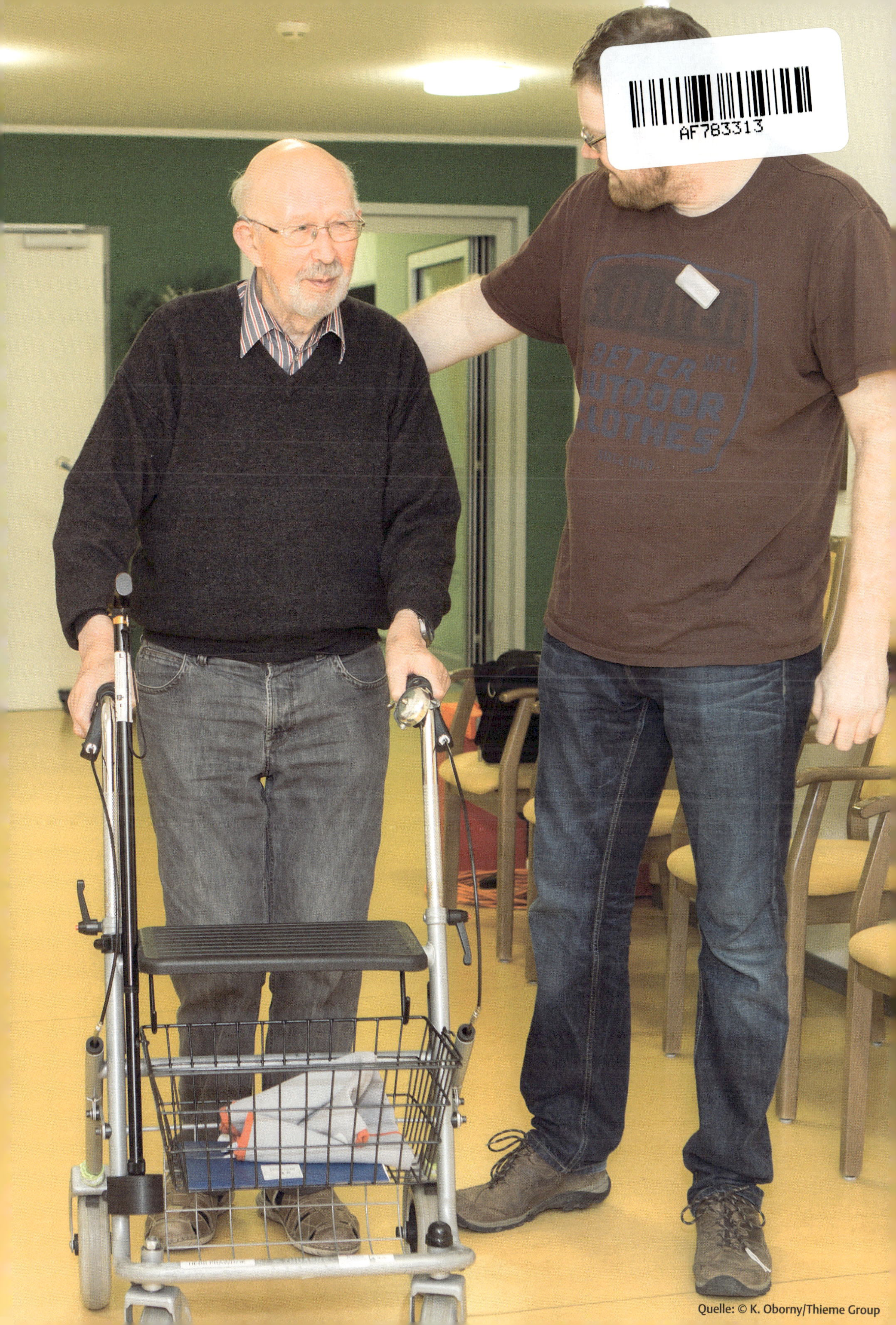

Quelle: © K. Oborny/Thieme Group

Thieme

Gerontopsychiatrie für die Pflege

Klaus Maria Perrar, Erika Sirsch, Andreas Kutschke

unter Mitarbeit von
Gabriele Bartoszek, Franziskus Knoll,
Monika Kutschke-Cebulla, Thomas Montag,
Pajam Rais Parsi, Svenja Sachweh,
Gerlinde Strunk-Richter

3., aktualisierte und erweiterte Auflage

137 Abbildungen

Georg Thieme Verlag
Stuttgart • New York

Impressum

Bibliografische Information der Deutschen Nationalbibliothek
Die Deutsche Nationalbibliothek verzeichnet diese Publikation in der Deutschen Nationalbibliografie; detaillierte bibliografische Daten sind im Internet über http://dnb.d-nb.de abrufbar.

Ihre Meinung ist uns wichtig! Bitte schreiben Sie uns unter:
www.thieme.de/service/feedback.html

Wichtiger Hinweis: Wie jede Wissenschaft ist die Medizin ständigen Entwicklungen unterworfen. Forschung und klinische Erfahrung erweitern unsere Erkenntnisse, insbesondere was Behandlung und medikamentöse Therapie anbelangt. Soweit in diesem Werk eine Dosierung oder eine Applikation erwähnt wird, darf der Leser zwar darauf vertrauen, dass Autoren, Herausgeber und Verlag große Sorgfalt darauf verwandt haben, dass diese Angabe **dem Wissensstand bei Fertigstellung des Werkes** entspricht.
Für Angaben über Dosierungsanweisungen und Applikationsformen kann vom Verlag jedoch keine Gewähr übernommen werden. **Jeder Benutzer ist angehalten**, durch sorgfältige Prüfung der Beipackzettel der verwendeten Präparate und gegebenenfalls nach Konsultation eines Spezialisten festzustellen, ob die dort gegebene Empfehlung für Dosierungen oder die Beachtung von Kontraindikationen gegenüber der Angabe in diesem Buch abweicht. Eine solche Prüfung ist besonders wichtig bei selten verwendeten Präparaten oder solchen, die neu auf den Markt gebracht worden sind. **Jede Dosierung oder Applikation erfolgt auf eigene Gefahr des Benutzers.** Autoren und Verlag appellieren an jeden Benutzer, ihm etwa auffallende Ungenauigkeiten dem Verlag mitzuteilen.

Georg Thieme Verlag KG
Rüdigerstraße 14, 70469 Stuttgart, Germany
www.thieme.de

Printed in Germany

1. Auflage 2007
2. Auflage 2011

Covergestaltung: © Thieme
Bildnachweis Cover: Kirsten Oborny, Thieme
Zeichnungen: Helmut Holtermann, Dannenberg; Christine Lackner, Ittlingen
Satz: L42 AG, Berlin; gesetzt aus: PTC APP
Druck: Aprinta Druck GmbH, Wemding

DOI 10.1055/b-006-163286

ISBN 978-3-13-140723-8 1 2 3 4 5 6

Auch erhältlich als E-Book:
eISBN (PDF) 978-3-13-241196-8
eISBN (epub) 978-3-13-241195-1

Wo datenschutzrechtlich erforderlich, wurden die Namen und weitere Daten von Personen redaktionell verändert (Tarnnamen). Dies ist grundsätzlich der Fall bei Patienten, ihren Angehörigen und Freunden, z. T. auch bei weiteren Personen, die z. B. in die Behandlung von Patienten eingebunden sind.

Vorwort

Da das Erscheinen der 2. Auflage nun fast 10 Jahre zurück liegt, wird es jetzt – wo wir nun selbst fast das Alter erreicht haben, mit dem sich unser Buch beschäftigt – Zeit für eine komplette Überarbeitung und Aktualisierung. Das Ergebnis halten Sie nun in Ihren Händen. Erfreulicherweise beobachten wir, dass gerontopsychiatrische Themen heute mehr Beachtung finden als noch vor einigen Jahren. Der damit verbundene Wissenszuwachs wurde auch dank der Mitautorinnen und Mitautoren in diese Neuauflage eingearbeitet.

Inhaltlich erweitert wurde das Buch um zahlreiche Aspekte, die in den beiden vorangegangenen Auflagen noch keine explizite Berücksichtigung gefunden hatten, wie ethische und spirituelle Aspekte, Sexualität im Alter, umfassende Pflegediagnosen, Pflege von alten Menschen mit geistiger Behinderung, Naturheilverfahren und Herausforderungen durch die Corona-Pandemie und weitere. Nach wie vor war es uns ein großes Anliegen, Theorie und Praxis mit dem Fokus auf einen multi- und interdisziplinären Ansatz eng miteinander zu verknüpfen, denn nur ein solches Grundverständnis wird den Herausforderungen der gerontopsychiatrischen Pflege gerecht.

Nicht nur für die Disziplin der Gerontopsychiatrie birgt zudem das Internet inzwischen einen großen Schatz an Informationen, sodass in den Buchbeiträgen immer wieder auf ergänzende Online-Beiträge verwiesen wird. Um schnell und unkompliziert auf diese zugreifen zu können, stellt der Thieme-Verlag Ihnen diesmal eine Link-Sammlung zur Verfügung, die Sie kostenlos herunterladen können unter: **www.thieme.de/perrar-gerontopsychiatrie**.

Die nun vorliegende 3. Auflage ist auch der Geduld und Expertise der Mitarbeiterinnen und Mitarbeiter des Thieme Verlages zu verdanken – allen voran des Bereichsleiters und Programmplaners Dr. med. Dieter Schmid, der uns beharrlich motivierte, diese anspruchsvolle Aufgabe gut zu Ende zu bringen. Unsere Projektmanagerin und Redakteurin Laura Berghoff sowie ihre Vorgängerin Johanna Hämmerling haben ebenfalls sehr zum Gelingen unseres Werkes beigetragen. Bei allen Dreien möchten wir uns herzlich für die konstruktive und sehr fachkundige Zusammenarbeit bedanken.

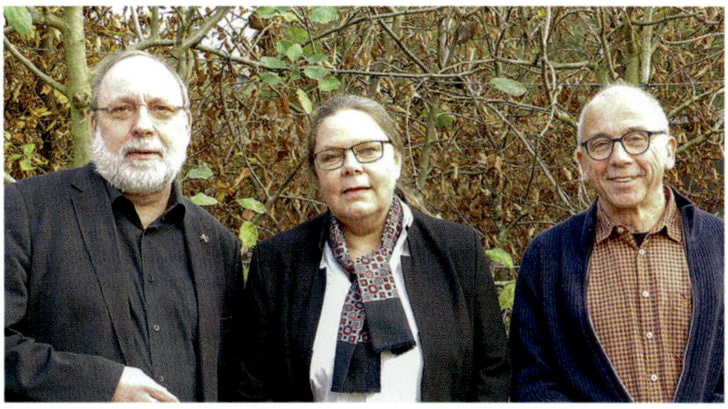

Besonderer Dank gilt erneut Ronny, Wolfgang und Rosa für ihre Geduld, kontinuierliche Unterstützung und ihre Anregungen auch bei dieser 3. Auflage. Nicht vergessen möchten wir all jene uns teils persönlich bekannten und nahestehenden Menschen, die uns in den beiden vorangegangenen Auflagen auf vielen Fotos begleitet haben und von denen einige inzwischen verstorben sind. Sie haben dabei geholfen, die Auflagen mit Leben zu füllen, und hätten sich sicher mit uns über diese Neuauflage gefreut.

Abermals möchten wir uns bei den zahlreichen alten Menschen und ihren Angehörigen bedanken, die uns in all den Jahren die Tugenden der Gerontopsychiatrie vermittelt haben: Toleranz, Geduld, Zuversicht und Humor.

Wir hoffen, dass auch diese 3. Auflage den Leserinnen und Lesern ein guter Ratgeber und Wegbegleiter in der Pflege psychisch kranker alter Menschen sein wird.

Merzenich, Alpen und Wegberg-Wildenrath
im Januar 2021

Dank

Wir danken den Bewohnerinnen und Bewohnern, deren Angehörigen sowie den Mitarbeiterinnen und Mitarbeitern der Städtischen Seniorenheime Krefeld sehr herzlich für die Unterstützung bei den Fotoaufnahmen für dieses Buch.

Inhaltsverzeichnis

Teil I Allgemeine Aspekte der Gerontopsychiatrie

Teil IV Strategien und Konzepte in der Gerontopsychiatrie

Anschriften

Hauptautoren und Hauptautorin

Dr. med. Klaus Maria Perrar
Facharzt für Psychiatrie
Psychotherapie, Palliativmedizin, Fachkunde Suchtmedizin
Zertifikat Gerontopsychiatrie, -psychotherapie und -psychosomatik
Lehrbeauftragter der Deutschen Akademie für Gerontopsychiatrie und -psychotherapie e.V.
Personaloberarzt und ärztlicher Leiter der Palliativstation
Hospiz- und Palliativzentrum der Uniklinik Köln
Kerpener Str. 62
50937 Köln
klaus-maria.perrar@uk-koeln.de

Prof. Dr. rer. medic. Erika Sirsch, MScN
Krankenschwester für Geriatrische Rehabilitation
Dekanin der Fakultät für Pflegewissenschaft
Lehrstuhl für Akutpflege
Philosophisch-Theologische Hochschule Vallendar
Pallottistr. 3
56179 Vallendar
esirsch@pthv.de

Andreas Kutschke, BScN
Krankenpfleger für geriatrische Rehabilitation
Pflegewissenschaftler
Qualitätsmanager im Seniorenheim der Stiftung St. Laurentius Elmpt
freiberufliche Referenten- und Beratungstätigkeit
Auf dem Kuhberg 40
41844 Wegberg Wildenrath
kutschke.saez@t-online.de

Mitarbeiterinnen und Mitarbeiter

Prof. Dr. Gabriele Bartoszek, MScN
Kursleiterin für Basale Stimulation
Professur für Pflegewissenschaft und Pädagogik
Fliedner Fachhochschule Düsseldorf
Geschwister-Aufricht-Str. 9
40489 Düsseldorf
bartoszek@fliedner-fachhochschule.de
Kap. 19.3.1 Basale Stimulation
Kap. 19.3.3 Atemstimulierende Einreibung

Prof. Dr. theol. Franziskus Knoll OP
Krankenpfleger, Diplom-Pflegepädagoge (FH)
Lehrbeauftragter für Ethik und ethische Fallarbeit in der Pflege an der FH Wiener Neustadt
Lehrbeauftragter für Nursing Ethics an der Universität Bremen
Professur für Diakonische Theologie, Spiritualität und Pflegeethik
Philosophisch-Theologische Hochschule Vallendar
Pallottistr. 3
56179 Vallendar
fknoll@pthv.de
Kap. 2.9 Alter(n) und psychische Krankheit im spirituellen Kontext
Kap. 6 Ethische Grundlagen
Kap. 19.11 Spirituelle Zugänge

Monika Kutschke-Cebulla
Ergotherapeutin
Am Hafensteig 11
23730 Neustadt in Holstein
monika.kutschke@holstenhof-reinfeld.de
Kap. 18.1 Ergotherapie

Thomas Montag
Fachkrankenpfleger für Anästhesie- und Intensivpflege
Pflegefachkraft Palliative Care
Case Manager DGCC, Qualitätsmanagementberater DGQ
Pflegerischer Bereichsleiter SAPV
Hospiz- und Palliativzentrum der Uniklinik Köln
Kerpener Str. 62
50937 Köln
thomas.montag@uk-koeln.de
Kap. 21.1 Die Hospizbewegung
Kap. 21.2 Formen der Hospizdienste
Kap. 21.3 Palliative Care/Palliativmedizin/Palliativpflege
Kap. 21.4 Hospizliche und palliative Versorgung in der Gerontopsychiatrie

Pajam Rais Parsi, MSc
Altenpfleger
Bachelorstudium Pflegepädagogik
Masterstudium Public Health
Leonhardistr. 31
86916 Kaufering
p.rais-parsi@gmx.de
Kap. 18.7 Naturheilverfahren und Homöopathie
Kap. 19.3.4 Aromapflege
Kap. 19.12 Einsatz technischer Hilfsmittel

Dr. phil. Svenja Sachweh
Sprachwissenschaftlerin
TalkCare – Kommunikationstraining für Pflegepersonen
Universitätsstr. 100a
44799 Bochum
sachweh@talkcare.de
www.talkcare.de
Kap. 19.2.4 Kommunikation mit Menschen mit Demenz: kein Buch mit 7 Siegeln

Dipl. Päd. Gerlinde Strunk-Richter
Krankenschwester, DCM-Evaluatorin und Trainerin (B)
Lehrkraft für besondere Aufgaben
Philosophisch-Theologische Hochschule Vallendar
Pallottistr. 3
56179 Vallendar
gstrunk-richter@pthv.de
Kap. 3.3.3 Dementia Care Mapping
Kap. 18.2 Logopädie
Kap. 18.3 Physiotherapie
Kap. 18.4 Musiktherapie
Kap. 18.5 Kunsttherapie
Kap. 19.9.1 Mäeutik
Kap. 25 Selbstpflege

Teil I

Allgemeine Aspekte der Gerontopsychiatrie

I

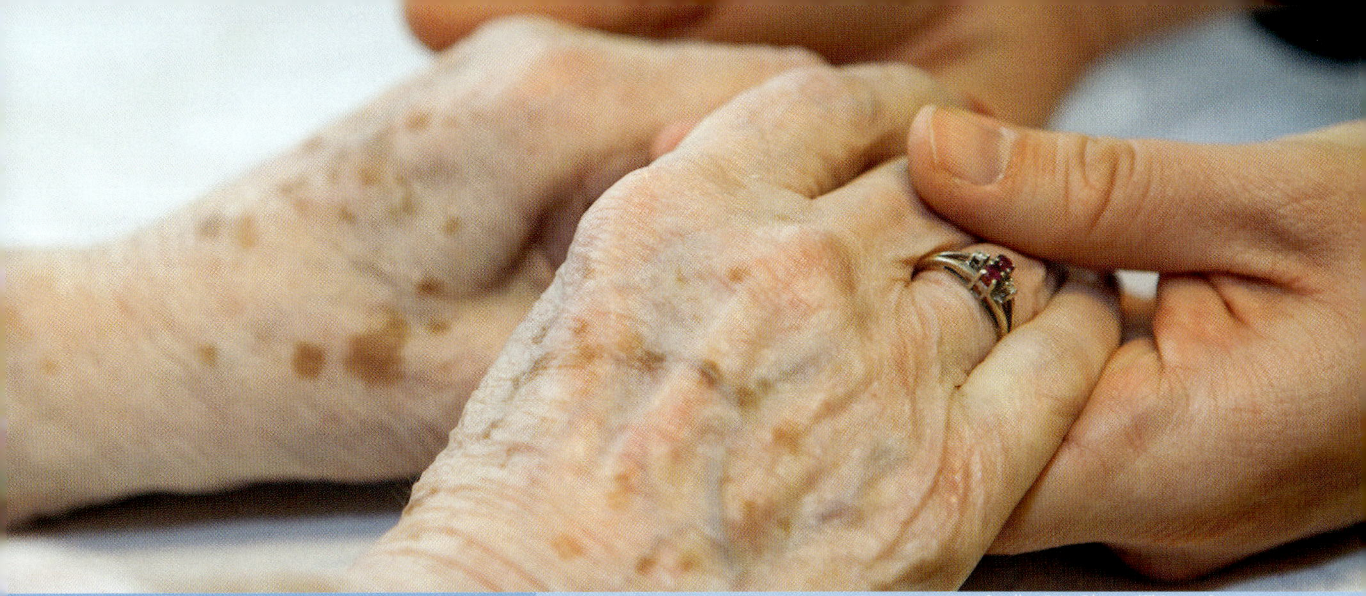

Quelle: © K. Oborny/Thieme Group

Kapitel 1

Aufgabengebiet der Gerontopsychiatrie

1

1 Aufgabengebiet der Gerontopsychiatrie

Die Gerontopsychiatrie – auch Psychogeriatrie oder psychiatrische Geriatrie genannt – hat in den vergangenen Jahren zunehmend an Bedeutung gewonnen. Diese Entwicklung ist einerseits das Resultat der demografischen Veränderungen, da nicht nur in Deutschland, sondern in allen Industrienationen mit der steigenden Zahl alter Menschen auch die Anzahl derer wächst, die an psychischen Erkrankungen leiden (▶ Abb. 1.1). Andererseits spiegelt sich in dieser zunehmenden Bedeutung auch die Eigenständigkeit einer medizinischen Fachdisziplin wider, die sich speziell den Besonderheiten des psychisch kranken alten Menschen und dessen Pflege und Behandlung sowie seiner psychosozialen Betreuung widmet.

1.1 Altern als Prozess verstehen

Die Gerontopsychiatrie versteht Alter bzw. Altern als einen mehrdimensionalen Prozess des So-Geworden-Seins und des allmählichen Wandels menschlichen Lebens in seiner 2. Lebenshälfte. Psychische Krankheit wird, mehr noch als in der Erwachsenenpsychiatrie oder ihrer Schwesterdisziplin, der Geriatrie, als ein körperlicher und seelischer Prozess gesehen. Folglich muss der alte Mensch in Hinblick auf Diagnostik und Therapie psychischer Störungen in der Gesamtheit seiner biologischen, psychischen, lebensgeschichtlichen sowie sozialen Bezüge und Veränderungen betrachtet werden.

Definition

Unter der **Gerontologie** wird die Alterskunde, unter der **Geriatrie** die Altersheilkunst (meist mit internistischer Ausrichtung) verstanden. Die **Gerontopsychiatrie** ist die Disziplin, die sich mit den psychiatrischen Erkrankungen des Alters befasst.

1.2 Besonderheiten des alten Menschen beachten

Obwohl in den Klassifikationen der psychischen Krankheiten – und auch in zahlreichen medizinischen Leitlinien – meist kein Unterschied zwischen jungen und alten Erwachsenen gemacht wird, unterscheiden beide sich doch in wesentlichen Belangen voneinander. Das Erleben von Krankheit, die biografischen und sozialen Bezüge oder die noch verbleibende Lebensspanne lassen psychische Erkrankungen im Alter in einem anderen Kontext erscheinen als in jüngeren Jahren. Medikamentöse oder psychotherapeutische Behandlungsformen werden oft an jüngeren, u. U. ansonsten körperlich gesunden Menschen erforscht und erprobt. Daher liegen über ihren Einsatz, ihre Wirkweise oder ihren Therapieerfolg in höherem Alter oft nur wenige Forschungsergebnisse vor.

In der Psychopharmakotherapie alter Menschen bedarf die veränderte Pharmakokinetik sowie die Interaktion mit anderen Wirkstoffen einer besonderen Aufmerksamkeit bezüglich Auswahl, Dosierung, Resorption oder Elimination der jeweiligen Medikamente. Schwindende kognitive Fähigkeiten, z. B. im Rahmen einer Demenz, erfordern bei allen diagnostischen, therapeutischen oder rehabilitativen Bemühungen ein abgewogenes, fürsorgliches Vorgehen, bei dem der mutmaßliche Wille des Patienten respektiert werden muss.

Auch wenn uns manche „Anti-Aging"-Kampagne etwas anderes suggerieren will, lassen sich im Alter „gesunde" und „krankhafte" Prozessen oft nur schwer voneinander abgrenzen. Die von den Individuen häufig als „Abbau" erlebten Veränderungen können Ursache einer psychischen Störung sein bzw. deren Entwicklung beschleunigen. Nicht selten stellen sich mehrere Krankheiten gleichzeitig ein, die oft schleichend verlaufen, voranschreiten oder unheilbar sind. So ist die Gerontopsychiatrie auch eine Disziplin, in der regelmäßig Antworten auf die Frage nach der Endlichkeit des eigenen Lebens und nicht zuletzt nach dem Sterben und dem Tod gesucht werden müssen.

Lernaufgabe

Nehmen Sie sich einen Augenblick Zeit, über folgende Fragen nachzudenken:

Wenn Sie im Alter psychisch krank wären,

- was könnte zu Ihrer Lebensqualität beitragen?
- wie und wo wollten Sie leben?
- worauf müssten Sie im neuen Umfeld eventuell verzichten und was würde sich für Sie ggf. verbessern?
- wie können Sie sich auf räumliche und andere damit verbundene Veränderungen vorbereiten?

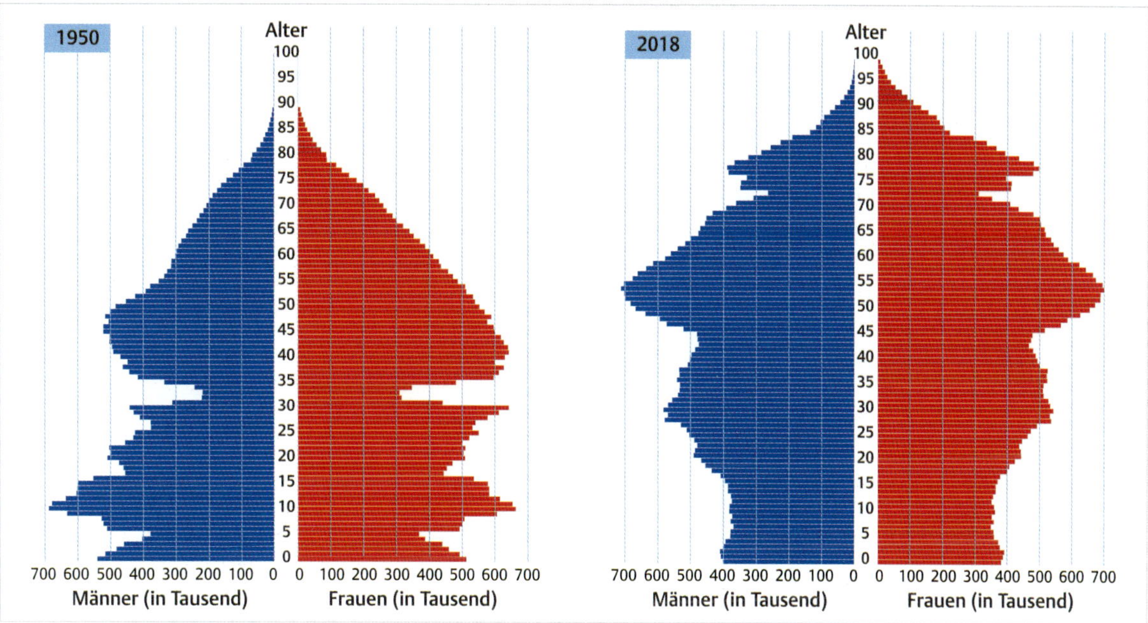

Abb. 1.1 Demografische Entwicklung. An der Entwicklung der Altersstruktur der Bevölkerung wird die zunehmende Bedeutung der Gerontopsychiatrie deutlich. (Quelle: © Statistisches Bundesamt (Destatis), 2020)

1.3 Aufgaben interdisziplinär bewältigen

Die Gerontopsychiatrie und -psychotherapie ist bereits durch ihre Grundaufgabe eine inter- und multidisziplinäre Fachrichtung (▶ Abb. 1.2). In ihr müssen nicht nur die einzelnen medizinischen Fachdisziplinen wie Geriatrie, Allgemeinmedizin oder Neurologie eng verzahnt zusammenwirken. Um der Aufgabe der Wahrnehmung des kranken alten Menschen aus seiner lebensgeschichtlichen, psychodynamischen, biologischen, familiären und soziokulturellen Perspektive sowie seiner aktuellen Lebenswelt gerecht zu werden, bedarf es der Kooperation zwischen ärztlichen und nichtärztlichen bzw. nichtpsychologischen Berufsgruppen. Hierzu zählen die Gesundheits- und Krankenpflege, die Sozialarbeit, die Seelsorge, die Hauswirtschaft, die Technik oder die Architektur und noch viele andere. Ein besonderes Augenmerk gilt der Zusammenarbeit mit den Angehörigen der Erkrankten, da sie vielfach deren Betreuung und Pflege übernommen haben.

Um die von der Gesellschaft und dem Gesetz formulierte Forderung „ambulant vor stationär“ erfüllen zu können, muss die Gerontopsychiatrie gemeindenah arbeiten. Sie muss daher in der Lage sein, ein Netz aus ambulanten, teilstationären und stationären Angeboten zu knüpfen, die es dem Betroffenen unter enger Einbeziehung seiner Bezugspersonen ermöglicht, auch im hohen Alter möglichst selbstbestimmt und mit großer subjektiv empfundener Lebensqualität im gewohnten Rahmen zu leben. Diesen Wunsch hat vermutlich jeder älter werdende Mensch.

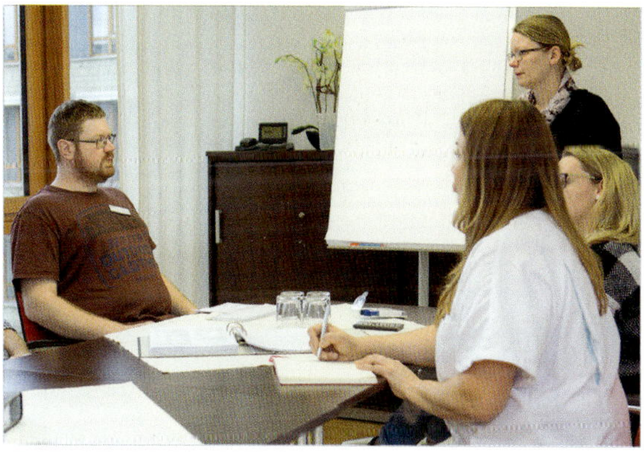

Abb. 1.2 Multidisziplinarität. Gerontopsychiatrie ist ein multi- und interdisziplinäres Fachgebiet. (Quelle: © K. Oborny/Thieme Group)

Lernaufgabe

Welche ambulanten, teilstationären und stationären Angebote für Menschen mit gerontopsychiatrischem Versorgungsbedarf existieren in Ihrer Umgebung? Welche Netzwerke gibt es?

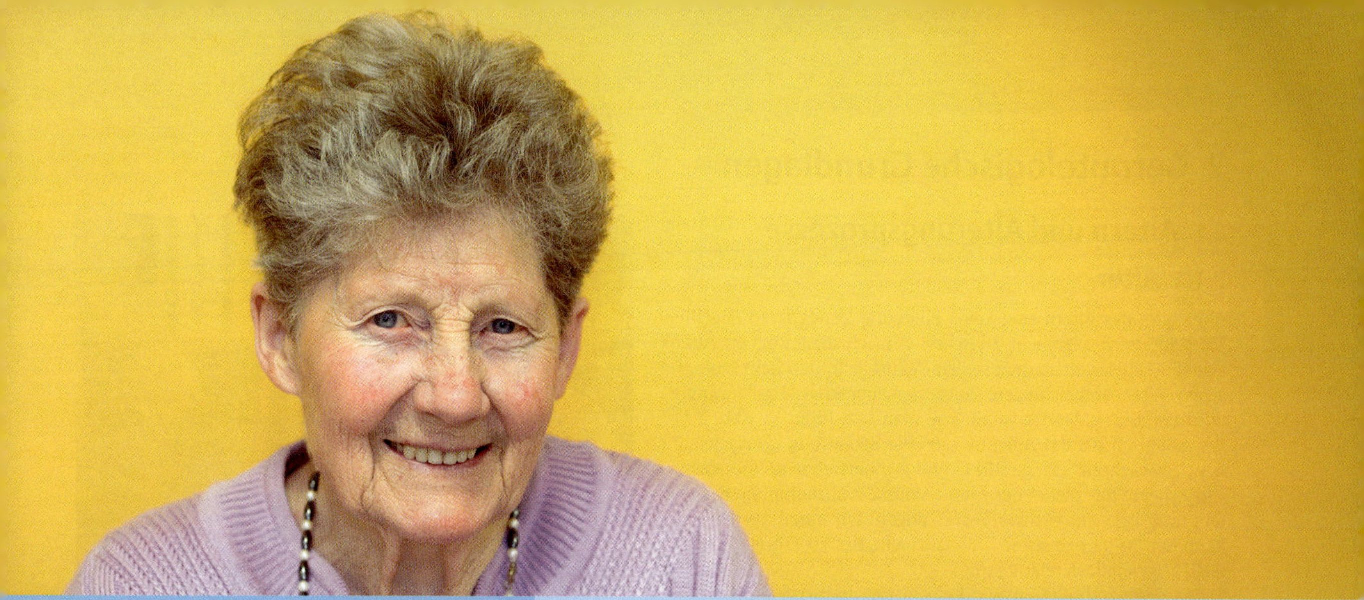

Quelle: © K. Oborny/Thieme Group

Kapitel 2

Gerontologische Grundlagen

2 Gerontologische Grundlagen

2.1 Altern und Alterungsprozesse

2.1.1 Alter

Alter oder das Altern sind keine eindeutig festlegbaren Begriffe. Meistens wird allgemein zwischen dem chronologischen Alter, also der Lebenszeit ab dem realen Geburtsjahr, und dem biologischen Alter unterschieden. Auch die subjektive Zuschreibung wird bemüht: „Man ist so alt, wie man sich fühlt" (▶ Abb. 2.1). Etymologisch hat das Adjektiv „alt" die Bedeutung „gewachsen" bzw. „erwachsen" (Kluge 2011) und erinnert eher an die positiven Aspekte der „Reife" des Alters. Unsere Wahrnehmung des Alters unterliegt subjektiven Verzerrungen: Für einen 10-Jährigen kann der 30-Jährige schon „steinalt" sein, der 70-Jährige für den 90-Jährigen jedoch relativ jung.

Die demografische Entwicklung in den Industrieländern mit der deutlichen Zunahme des relativen und absoluten Anteils älter werdender Menschen lässt es ratsam erscheinen, das Alter weiter zu differenzieren. Eine einheitliche Sprachregelung für das Alter steht allerdings noch aus. Gewöhnlich findet sich die Unterteilung in

- junge Alte (60/65 bis 75/80/85 Jahre) und
- alte Alte/Hochbetagte (über 75/80/85 Jahre).

Eine weitere Einteilungsmöglichkeit gliedert auf in

- ältere Menschen (55/60 bis 70 Jahre),
- alte Menschen (über 70 bis 75 Jahre),
- betagte Menschen (über 75 bis 80 Jahre),
- hochbetagte Menschen (über 80/90 bis 100 Jahre) und
- Langlebige (über 100 Jahre).

Die Zuordnung erscheint teilweise sprachlich nicht konsistent – warum sind „ältere Menschen" jünger als „alte Menschen"? – und gestaltet sich je nach medizinischer, psychologischer oder soziologischer Perspektive unterschiedlich. Manche psychiatrischen Kliniken unterscheiden in ihren Abteilungen folglich nur noch zwischen Patienten in der 1. (unter 50) oder 2. Lebenshälfte (über 50).

2.1.2 Alterungsprozesse

Alterungsprozesse sind allen lebenden Systemen gemeinsam – allerdings mit erheblich unterschiedlichen Zeitspannen. Der Ablauf der einzelnen Lebensphasen hängt in ihrem natürlichen Verlauf von der jeweiligen genetischen Disposition sowie von zahlreichen Existenzbedingungen der Individuen ab. Dabei lassen sich physiologische Alterungsprozesse von pathologischen nicht immer scharf abgrenzen.

Merke M!

Allgemein wird das 30. Lebensjahr als Wendepunkt angenommen, bei dem Reifung und Wachstum ihren Höhepunkt überschritten haben und ein Prozess des Abbaus beginnt (Ding-Greiner u. Lang 2004).

Menschen verspüren ab dem 30. Lebensjahr die Abnahme ihrer „Vitalität" und speziell eine Verringerung der physischen und körperlichen Leistungsfähigkeit. Ihr Vermögen, sich an verändernde Anforderungen ihrer Umwelt anzupassen, sinkt bzw. die Anpassungsdauer nimmt zu.

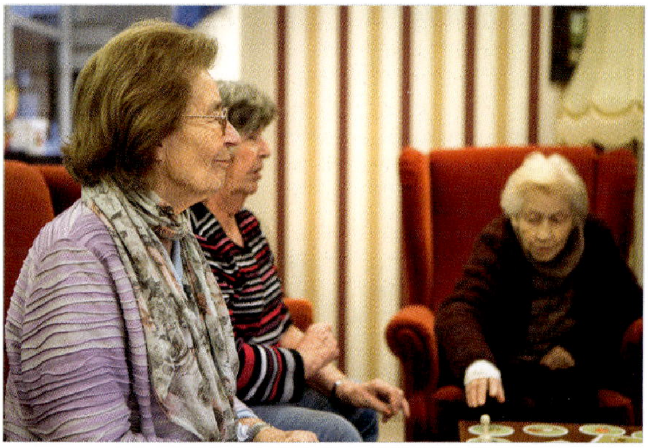

Abb. 2.1 Seniorentreff. Wann fühlt man sich „alt genug", um einen Seniorentreff zu besuchen? (Quelle: © K. Oborny/Thieme Group)

2.1.3 Theorien des Alterns

Es gibt zahlreiche Theorien über die Ursachen des Alterns bzw. der Alterungsprozesse (nach Prinzinger 1996, Behl u. Moosmann 2008):

- Stoffwechseltheorie nach Rubner (1908): Das Altern eines Organismus ist abhängig von der Intensität und dem Umfang seines Stoffwechsels.
- Abnutzungstheorie nach Pearl (1924): Der Gebrauch von Organen führt zu deren Verschleiß und Abnutzung.
- Theorie der freien Radikale nach Harman (1954): Hoch reaktionsfähige Zwischenprodukte des biochemischen Stoffwechsels führen zu Schäden im Organismus.
- Mutationstheorie nach Failla und Szilard (1958/59): Erbliche Veränderungen der Körperzell-DNA treten spontan oder aber auch durch äußere Faktoren auf.
- Katastrophentheorie nach Orgel (1963): Die Zunahme von Fehlinformationen bei der Zellteilung überschreitet die Reparaturfähigkeit des Organismus.
- Immuntheorie nach Walford (1969): Die Fähigkeit des Organismus, gegen Fremdkörper Antikörper zu bilden, nimmt ab.
- Zellteilungstheorie nach Hayflick (1969): Zellen teilen sich nicht beliebig oft, sondern unterliegen einem Programm des Alterns.
- Oxidativer Stress (Sies 1986): Werden sog. „freie Radikale" nicht in genügendem Ausmaß in der Zelle abgebaut, so führt dies zu „oxidativem Stress".
- Telomertheorie nach Chech (2004): Bei jeder Teilung der Chromosomen geht ein Teil ihrer Endstücke verloren.

Eine einheitliche Alternstheorie steht weiterhin aus. Die zuvor genannten Annahmen beeinflussen jedoch die Grundlagenforschung bzw. die Suche nach therapeutischen Zugängen, das Altern zu verlangsamen. Zu diesem Zweck wurden in den letzten Jahren zahlreiche Institute (z. B. das Max-Planck-Institut für Biologie des Alterns) gegründet.

2.1.4 Entwicklungspsychologische Konzepte

Aus entwicklungspsychologischer Sicht wird Altern als **lebenslanges Lernen** mit **altersspezifischen Anpassungsprozessen** beschrieben. Es ist geprägt durch die Auseinandersetzung mit bzw. der Bewältigung von kritischen Lebensereignissen (Erikson 1998, Oerter u. Montada 2002). In diesem Konzept wird dem alten Menschen eine eigene Weisheit zugesprochen, die v. a. aus der umfangreichen individuellen Lebenserfahrung resultiert.

Nach den Psychologen und Gerontologen Margret M. Baltes und Paul B. Baltes und deren Mitarbeitern (1999) ist ein erfolgreiches Altern entwicklungspsychologisch verknüpft mit **3 zentralen Entwicklungsprozessen**,
- der Selektion (**S**),
- der Optimierung (**O**) und
- der Kompensation (**K**).

Selektion

Definition

Selektion steht im entwicklungspsychologischen Kontext für die Entwicklung, Auswahl und Priorisierung geeigneter Ziele, die einer Person subjektiv erreichbar scheinen, auch wenn die eigenen Ressourcen als begrenzt wahrgenommen werden. Dabei werden der jeweilige Lebenskontext und die individuellen Voraussetzungen berücksichtigt.

Durch elektive Selektion wird zwischen unterschiedlichen, aber prinzipiell noch erreichbaren Zielen ausgewählt. Die verlustbasierte Selektion bezieht sich auf die **Umstrukturierung von Zielen**, wenn diese aufgrund von Verlusten oder Einschränkungen nicht aufrechterhalten werden können. Hierzu zählen das Setzen neuer Prioritäten, die Konzentration auf zentrale Ziele und die Anpassung von Zielen an neue Gegebenheiten.

Werden z. B. lange Reisen mit dem eigenen Auto zu anstrengend, so werden eben nähere Ziele ausgesucht oder Pauschalreisen gebucht. Die Festlegung bestimmter, noch zu erreichender Ziele ermöglicht die Fokussierung auf die für die Person noch vorhandenen Ressourcen. Es wird das angestrebt, was noch möglich ist und zur Lebensqualität beiträgt.

Fragen, die sich im Prozess der Selektion stellen, sind z. B.:
- Was oder welche Ziele sind für mein derzeitiges Leben oder meine derzeitige Situation wichtig?
- Was möchte und kann ich noch gut erreichen und verwirklichen?
- Was kann ich nicht mehr verwirklichen und sollte auch nicht mehr von mir verfolgt werden?

Fällt die Fortbewegung aufgrund körperlicher Gebrechen immer schwerer, so werden die Wege angepasst bzw. andere damit beauftragt, z. B. Einkäufe zu tätigen. Die dadurch gewonnene Zeit wird dann z. B. zur digitalen Kommunikation mit Freunden oder Verwandten genutzt.

Optimierung

Sind die noch zu erreichenden Ziele pragmatisch an die altersbedingten Verluste angepasst bzw. selektiert, dienen Optimierungsprozesse dem **Erwerb neuer Fertigkeiten** oder Ressourcen. Teilprozesse dabei sind das (oft zeitintensive und anstrengende) **Einüben** der Fertigkeiten sowie die **Integration** derer in größere Handlungsabläufe. So werden die zur Verfügung stehenden Ressourcen auf die konkrete Zielauswahl konzentriert, gepflegt oder ggf. trainiert.

Fragen, die sich im Prozess der Optimierung stellen, sind z. B.:
- Welche Mittel stehen mir zur Verfügung, um die verbleibenden Ziele umzusetzen?
- Wie kann ich meine verbliebenen Fähigkeiten weiter gut einsetzen oder ausbauen?

Wenn z. B. nähere Reiseziele gewählt oder Pauschalreisen gebucht werden, bleibt Zeit für ein neues Hobby, z. B. sich intensiv mit der Kultur der besuchten Länder zu befassen oder ein wenig von der fremden Sprache zu erlernen, indem ein Kurs der städtischen Volkshochschule besucht wird.

Kompensation

Definition

Verluste von Handlungskompetenzen können vermieden werden, indem eingeschränkte Handlungsoptionen durch neu erworbene und zuvor ungenutzte Ressourcen ersetzt werden, Hilfsmittel eingesetzt werden und/oder informelle Netze genutzt werden. Dies wird als **Kompensation** bezeichnet.

Während es die Selektion ermöglicht, sich von nicht mehr realistischen Zielen – allerdings wehmütig – zu „verabschieden", ist nach dem SOK-Modell die Kompensation die 2. Möglichkeit, Ressourcenverluste zu bewältigen.

Fragen, die sich im Prozess der Kompensation stellen, sind z. B.:
- Was kann ich sinnvollerweise tun, um die entstandenen Lücken zu füllen?
- Welche Möglichkeiten gibt es, verloren gegangene Fähigkeiten zu kompensieren?

So kann zum Erhalt bzw. der Verbesserung der eigenen Beweglichkeit ein Elektrorollstuhl angeschafft werden. Der alte Mensch lernt, diesen zu bedienen und sich mit ihm sicher im öffentlichen Raum zu bewegen. Hierbei trifft er vielleicht auf Mitglieder des städtischen Seniorenclubs für Rollstuhlfahrer, den er von nun an ebenfalls mit Freude besucht.

Bedeutung des SOK-Modells

Nach dem SOK-Modell ist die lebenslange Entwicklung v. a. durch die **wechselseitige Beziehung** dieser 3 grundlegenden Entwicklungsprozesse geprägt und letztlich dann von Erfolg gekrönt, wenn (altersbedingte) Funktionsverluste und Einschränkungen ausreichend kompensiert werden können und dadurch Handlungskompetenzen – und damit auch die Lebensqualität – erhalten bleiben. Wenn eine Balance zwischen den 3 zentralen Prozessen Selektion, Optimierung und Kompensation erzielt wird, kann das subjektive Wohlbefinden erhöht oder stabilisiert werden (Baltes et al. 1999, Freund u. Baltes 2002).

Im **mittleren Erwachsenenalter** funktioniert das Wechselspiel zwischen den 3 zentralen Prozessen optimal. Dagegen fehlen im **frühen Erwachsenenalter** noch die erlernten Aneignungsprozesse, während das **späte Erwachsenenalter** durch zunehmende Verluste geprägt ist.

Hervorzuheben ist, dass alte Menschen noch in einem beträchtlichen Ausmaß in der Lage sind, Neues zu erlernen und durch Übung zu festigen. Sie brauchen eben etwas länger dafür als jüngere Menschen.

2.2 Körperliche Veränderungen im Alter

2.2.1 Haut und Haare

Haut

Bezogen auf ihre Fläche ist die Haut das größte Organ des menschlichen Körpers. Ein Blick in die Werbung verdeutlicht, wie sehr die Faltenzunahme der Haut mit dem Älterwerden des Menschen in Verbindung gebracht wird. Durch Veränderungen des bindegewebigen Anteils verliert die Haut zunehmend an Elastizität und Speicherungsfähigkeit für Wasser. Die Altershaut verhornt stärker und wird schwächer durchblutet. Sie reißt leichter und ihre Wunden heilen langsamer. Darüber hinaus lassen die Schweißdrüsen mit der Zeit in ihrer Funktion deutlich nach (Prinzinger 1996, ▶ Abb. 2.2).

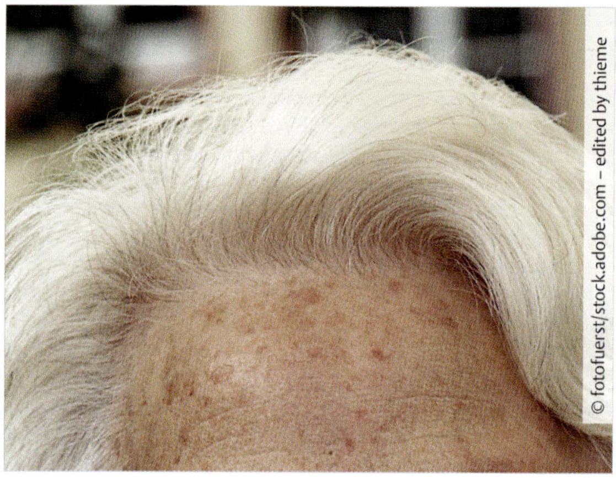

Abb. 2.2 Haut im Alter. Diese Stirn zeigt die typischen Veränderungen der Haut im Alter. (Quelle: © fotofuerst/stock.adobe.com – edited by Thieme Group)

Haare

Auch der Haarwuchs verändert sich sichtbar. Die Haare verlieren ihre Pigmente und werden dadurch grau. In Abhängigkeit von der Produktion der Geschlechtshormone kann es zu einem starken oder sogar kompletten Verlust der Kopf-, Körper- oder Schambehaarung kommen. Dagegen verstärkt sich das Haarwachstum in der Nase und den Ohren, bei Frauen nicht selten im Bereich der Oberlippe und des Kinns.

2.2.2 Bewegungsapparat

Muskulatur

Gemessen an ihrer Masse ist wiederum die Muskulatur das größte menschliche Organ. Sie macht zwischen 36 und 44 % unseres Körpergewichtes aus und speichert bis zu 60 % des Körperwassers. Dieser Anteil ist allerdings trainings- und geschlechtsabhängig. Zwei Drittel der Muskulatur liegen im Bereich der Hüften sowie der Beine und dienen der Bewegung und der aufrechten Haltung (Ding-Greiner u. Lang 2004).

Bis zum 70. Lebensjahr hat sich die Zahl der Muskelfasern um bis zu 50 % vermindert. Mit dem Ersatz des schwindenden Muskelanteils durch Fett- und Bindegewebe geht eine Verringerung der muskulären Kraft von 35–40 % zwischen dem 20. und 80. Lebensjahr einher (Sommer et al. 2004). Durch die ungleiche Abnahme der Muskelkraft im Alter – bei Frauen in den unteren Extremitäten größer als in den oberen Extremitäten – erhöht sich das Risiko eines Sturzes. Eine besondere Rolle bei diesem Sachverhalt spielt auch, dass diejenigen Muskelfasern durch den Alterungsprozess stärker beeinträchtigt werden, die für die schnelle Reaktion zuständig sind (Ding-Greiner u. Lang 2004). Diese Reaktionsbereitschaft ist z. B. für Ausgleichbewegungen beim Stolpern wesentlich.

> **Merke** (M!)
>
> Durch die altersbedingten Veränderungen der Muskulatur erhöht sich die Sturzgefahr deutlich.

Gelenke

Die Veränderungen des Bänder-, Sehnen- und Gelenkapparates sind mit denen in der Haut vergleichbar. Die Elastizität und das Vermögen, Wasser zu binden, nehmen ab. Hierdurch wird die Funktionsfähigkeit der einzelnen Gelenke beeinträchtigt – zu Beginn meist unmerklich, später dann bis zu einem schmerzhaften Funktionsverlust.

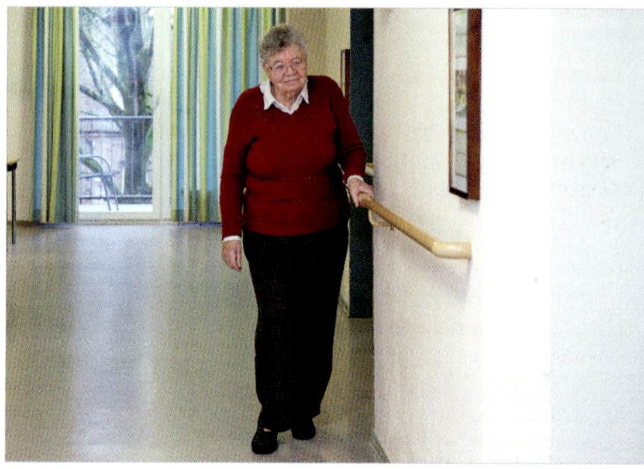

Abb. 2.3 Körperbau. Auch der Körperbau verändert sich im Alter auf typische Weise. (Quelle: © K. Oborny/Thieme Group)

Knochen

Die Knochenstruktur unterliegt einem ständigen Auf- und Abbau. Die Aktivität, der für den Aufbau der Knochensubstanz verantwortlichen Osteoblasten nimmt mit dem Alter allmählich ab, sodass die Funktion der Osteoklasten überwiegt. Dadurch werden die Knochen dünner, poröser und damit instabiler (▶ Abb. 2.3). Dieser Vorgang ist als Osteoporose bekannt und kann bei starker Ausprägung im hohen Alter zu Spontanfrakturen von Knochen ohne äußerlichen Anlass führen.

2.2.3 Herz-Kreislauf-System

Bei einem gesunden alten Menschen bleibt das Verhältnis zwischen Herzgewicht und Körpergewicht annähernd gleich. Dies ist allerdings die Folge der vermehrten Umbildung von Muskelfasermasse in Bindegewebe. Dieser Vorgang ist auch in den Arterien zu beobachten. Die Adern verlieren dadurch an Elastizität, was zu einer – in gewissen Grenzen – physiologischen Steigerung des systolischen Blutdrucks führt.

Ältere Menschen müssen eine körperliche Belastung überwiegend mit einer Erhöhung der Pulsfrequenz ausgleichen, damit die benötigte Blutmenge in der Muskulatur gesichert ist. Ist ein Herzmuskel durch arteriosklerotische Veränderungen bereits beeinträchtigt, kann dieser vermehrte Sauerstoffverbrauch des schneller schlagenden Herzens zu weiterer Schädigung führen.

Nicht zuletzt bedingen Veränderungen am Herzen Funktionsbeeinträchtigungen vor- und nachgeschalteter Systeme, z. B. in der Leber, Lunge, Niere oder beim Nährstofftransport im Blut. Ebenso ist der Abtransport von Abbauprodukten des Energiestoffwechsels bzw. der Rücktransport des Blutes zum Herzen hin vermindert.

2.2.4 Lunge

Im Alter vergrößern sich die Lungenbläschen um das Mehrfache, die Zahl der Kapillaren sowie die der elastischen Fasern nehmen ab. Da gleichzeitig der knöcherne Thorax ebenfalls starrer wird, sind alte Menschen weniger in der Lage, ihre Lunge zu belüften, d. h. die Vitalkapazität nimmt ab. Gleichzeitig erhöht sich jedoch die Resistance (durch das Fehlen der elastischen Fasern zur Weitstellung der Bronchiolen) und die funktionelle Residualkapazität nimmt zu. Durch diese Altersentwicklung verringert sich die maximale Sauerstoffaufnahme selbst beim gesunden alten Menschen um 60–70 % gegenüber dem jungen (Ding-Greiner u. Lang 2004).

Definition

Unter der **Vitalkapazität** wird das maximale Atemvolumen verstanden. Die **Residualkapazität** bezeichnet das bei normaler Ausatmung in der Lunge verbleibende Luftvolumen. Mit der **Resistance** wird der bronchiale Strömungswiderstand beschrieben.

2.2.5 Niere, Leber und Gastrointestinaltrakt

Niere

Bis zum 80. Lebensjahr hat sich die Zahl der Nierenkörperchen auf bis zu 30 % verringert. Dieser Verlust wird zwar durch die Vergrößerung der verbliebenen Nierenkörperchen auszugleichen versucht, insgesamt nimmt das Nierengewicht jedoch ab. Durch die verringerte Nierendurchblutung vermindert sich die glomeruläre Filtrationsrate. Sie ist ein wesentlicher Parameter für den Ausgleich des Körperwasser- und des Säure-Basen-Haushalts. Die glomeruläre Filtrationsrate beeinflusst in erheblichem Maße die Ausscheidung nierengängiger Medikamente, sodass diese bei eingeschränkter Nierenfunktion in ihrer Verabreichung angepasst werden müssen.

Leber

Die wichtigste Drüse unseres Körpers, die Leber, zeigt ebenfalls bedeutsame Altersveränderungen. Die für den Abbau zahlreicher körpereigener oder körperfremder Substanzen zuständigen Enzymsysteme gehen in ihrer Aktivität deutlich zurück. Dies führt zu einer erheblichen Verlangsamung von Abbau- und Ausscheidungsprozessen insbesondere vieler lebergängiger Pharmaka.

Gastrointestinaltrakt

Eine der bekanntesten Alterserscheinungen ist sicherlich der Verlust der eigenen Zähne. Sie nutzen sich ab oder fallen im Rahmen von Zahnbettschwund (Parodontose) aus.

Die Mundschleimhaut atrophiert mit zunehmendem Alter. In der Folge verringert sich die Speichelproduktion, die zusammen mit einer koordinierten Bewegung der Speiseröhre und des Mageneingangsmuskels (Kardia) einen koordinierten Schluckakt erst ermöglicht. Diese verminderte Produktion, schwächere Muskulatur, sich verlangsamende Peristaltik und unkoordiniertes Öffnen der Kardia führen zu einem häufigeren Verschlucken. Eine geringere Motilität des Dickdarms führt zu Obstipation. Durch Divertikel im letzten Teil des Darms kann die Darmentleerung noch zusätzlich erschwert werden.

2.2.6 Sinnesorgane

Tasten, Sehen, Hören, Riechen und Schmecken unterliegen ebenfalls in größerem Umfang altersbedingten Veränderungen. Durch den Verlust von Nervenendigungen in der Haut, wie den Meißner-Körperchen oder den Pacini-Körperchen (bis zu 30 % bei 90-Jährigen), verringert sich das taktile Empfinden, das Vibrationsempfinden und das Empfinden für Bewegungen (▸ Abb. 2.4).

Auge

Durch Wasserverlust und Einlagerung von unlöslichen Eiweißmolekülen wird die Linse des Auges weniger lichtdurchlässig. Zudem kann sie immer weniger akkommodieren und zum scharfen Sehen muss z. B. die Zeitung immer weiter weggehalten werden (▸ Abb. 2.5).

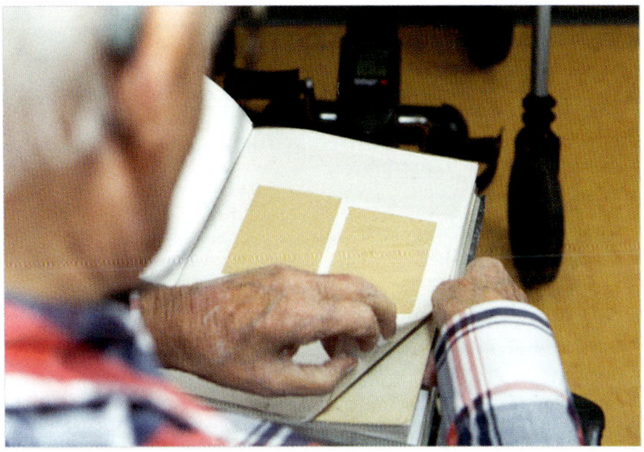

Abb. 2.4 Tastsinn. Der Tastsinn wird im Alter schlechter. (Quelle: © K. Oborny/Thieme Group)

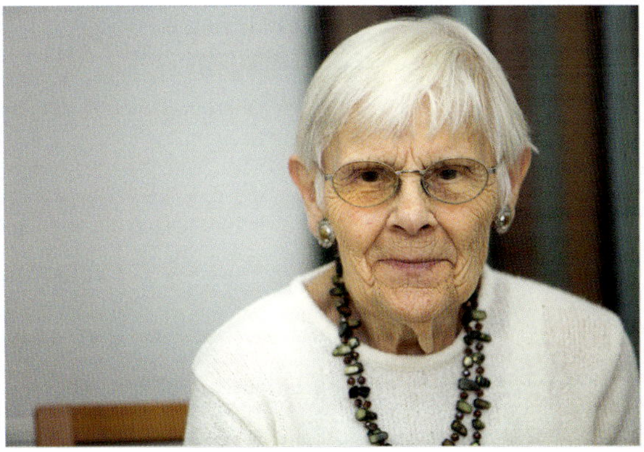

Abb. 2.5 Brille. Die Brille ist häufig das erste Hilfsmittel, das ein älter werdender Mensch benötigt. (Quelle: © K. Oborny/Thieme Group)

Ohr

Hohe Frequenzen sind von der Altersschwerhörigkeit (Presbyakusis) am meisten betroffen. Diese Form der Schwerhörigkeit hat vielfältige Ursachen. Mit ihr fällt es den betroffenen Menschen immer schwerer, Geräusche im räumlichen Zusammenhang zu orten. So wird die akustische Unterscheidung zwischen „hinten" und „vorne" beeinträchtigt.

Geruchs- und Geschmackssinn

Die Empfindlichkeit der Geruchs- und Geschmackszellen nimmt ebenfalls ab. Ihr Erneuerungsprozess verlangsamt sich. Durch diese Veränderungen kann die Wahrnehmungsschwelle abhängig vom untersuchten Stoff zwischen 20- und 80-Jährigen um das 2- bis 11-fache ansteigen (Prinziger 1996). Geschmacks- und Geruchsreize müssen aus diesem Grund mit zunehmendem Alter deutlich intensiver werden, um ein ähnliches Geschmacksempfinden zu erhalten wie in jüngeren Jahren.

Lernaufgabe

Recherchieren Sie im Internet Altersrekorde und vergleichen Sie sie humorvoll mit Ihren eigenen Leistungen.

2.2.7 Das Konzept der Gebrechlichkeit

Ein wesentliches Konzept zum Verständnis altersbedingter, körperlicher Veränderungen ist das Konzept der Gebrechlichkeit (frailty). Das Frailty-Syndrom ist durch die folgenden Kriterien gekennzeichnet (Fried et al. 2001):

- unfreiwilliger Gewichtsverlust (über 10 % in einem Jahr oder mehr als 5 % in 6 Monaten)
- objektivierte Muskelschwäche (z. B. durch Handkraftmessung bestimmt)
- subjektive Erschöpfung (mental, emotional, physisch)
- Immobilität, Instabilität, Gang- und Standunsicherheit mit Sturzneigung
- herabgesetzte körperliche Aktivität

Werden 2 dieser Kriterien erfüllt, so wird von einem Prefrailty-Syndrom gesprochen. Wenn mehr als 2 Kriterien erfüllt werden, liegt ein Frailty-Syndrom vor. Mit dem Fraility-Syndrom verbunden sind ein Abbau der Muskulatur (Sarkopenie), eine Schwäche der Muskulatur und ein Knochenschwund (Osteporose).

2.3 Psychische Veränderungen im Alter

Die zuvor skizzierten körperlichen Veränderungen sind in der Lage, unterschiedliche psychopathologische Symptombilder zu verursachen. Dieses Phänomen ist umso stärker zu beobachten, je weniger der betroffene alte Mensch über angemessene Copingstrategien verfügt, mit den sich ergebenden Veränderungen umzugehen.

Definition

Unter **Coping** versteht man die psychische Verarbeitung oder Bewältigung belastender Situationen.

Präventive Maßnahmen, wie ausreichende körperliche Bewegung, eine ausgewogene Ernährung, geistige und soziale Aktivität sowie das Meiden von Risikofaktoren wie Rauchen, Alkohol, Adipositas und pathogenen Umweltfaktoren, können zwar den Alterungsprozess verzögern, aufhalten können ihn jedoch selbst die besten Anti-Aging-Programme nicht. Allerdings lässt sich ein Teil der Altersveränderungen operativ oder durch technische Hilfen beeinflussen. Eine Linsentrübung (Katarakt) oder eine arthrotische Hüfte lassen sich i. d. R. gut operieren. Der Wohnraum lässt sich an die Veränderungen anpassen. Zahlreiche Hersteller bieten diverse Hilfsmittel zur besseren Alltagsbewältigung auf hohem technischem Niveau an. Trotzdem stellt das Altern für das an Leistungsfähigkeit und jugendlichem Aussehen orientierte Menschenbild eine existenzielle Bedrohung dar, die insbesondere bei plötzlich eintretenden Erkrankungen als Katastrophe erlebt werden kann.

2.3.1 Epidemiologie psychischer Störungen im Alter

Definition

Die **Epidemiologie** ist die Wissenschaft von der Häufigkeit (Prävalenz und Inzidenz) und Verteilung von Krankheiten bzw. deren Ursachen in einer Bevölkerung.

Lässt man in der Analyse die Delir- und Demenzerkrankungen außen vor, so sind laut einer großen epidemiologischen Studie, der European MentDis_ICF65 + -Studie, ca. 23 % der untersuchten 65–84-Jährigen an einer psychischen Störung erkrankt (Andreas et al. 2017, ▶ Tab. 2.1). Am häufigsten sind Angststörungen, ge-

Tab. 2.1 Punktprävalenz psychischer Erkrankungen (ohne Demenz und Delir) in der European MentDis_ICF65 + -Studie [Tabelle basiert auf Angaben aus: Andreas et al. 2017].

Psychische Störung	Punktprävalenz in %
alle psychischen Störungen	23,3
affektive Störungen	
Mayor Depression	6,0
Dysthymie	2,7
bipolare Störung	0
alle affektiven Störungen	8,0
Angststörungen	
Agoraphobie	3,4
Panikstörung	3,4
alle Phobien	6,6
posttraumatische Belastungsstörung	1,4
alle Angststörungen	11,4
substanzbezogene Störungen	
Alkoholabhängigkeit oder -missbrauch	1,1
alle substanzbezogenen Störungen	4,6

Tab. 2.2 Lebenszeitprävalenz psychischer Erkrankungen (ohne Demenz und Delir) in % in der European MentDis_ICF65 + -Studie [Tabelle basiert auf Daten aus: Andreas et al. 2017].

Psychische Störung	Lebenszeitprävalenz in %
alle psychischen Störungen	47,0
Affektive Störungen	
Mayor Depression	11,8
Dysthymie	2,9
bipolare Störung	4,4
alle affektiven Störungen	14,3
Angststörungen	
Agoraphobie	9,3
Panikstörung	4,5
posttraumatische Belastungsstörung	2,5
alle Phobien	16,7
alle Angststörungen	25,6
substanzbezogene Störungen	
Alkoholabhängigkeit oder -missbrauch	8,8
alle substanzbezogenen Störungen	18,2

folgt von affektiven Störungen und substanzbezogenen Störungen. An der 2017 veröffentlichten Studie nahmen insgesamt über 3 000 Frauen (50,7 %) und Männer (49,3 %) teil. Studienzentren lagen in Hamburg, Ferrara, London, Madrid, Genf und Jerusalem.

Im Laufe ihres Lebens leiden 47 % der untersuchten 65–84-Jährigen unter einer psychischen Störung (▶ Tab. 2.2).

Definition

- Die **Prävalenz** oder **Punktprävalenz** bezeichnet die Häufigkeit von Fällen einer bestimmten Krankheit oder eines Symptoms in einer Population zum Untersuchungszeitpunkt. Die **Lebenszeitprävalenz** ist die Häufigkeit von Fällen einer bestimmten Krankheit oder eines Symptoms in einer Population bezogen auf die gesamte Lebenszeit.
- Die **Inzidenz** beschreibt die Anzahl von Neuerkrankungen bezogen auf eine Zeiteinheit.

In einer der wenigen Übersichten über unterschiedliche Erhebungen schwankte der Anteil psychisch Erkrankter unter den Bewohnern der stationären Altenhilfe zwischen 42,6 % und 83,6 %. Der Durchschnitt dieses Anteils über alle berichteten Untersuchungen hinweg lag bei ca. 68 % (Hirsch u. Kastner 2004).

Demenzen

Die Demenzen, das Delir und die Depression zählen zu den häufigsten gerontopsychiatrischen Erkrankungen. Das Risiko, z. B. an einer Demenz zu erkranken, steigt mit zunehmendem Alter exponentiell an. Oft wird in ihr die psychische Alterserkrankung schlechthin gesehen. Der Epidemiologe schätzt die Anzahl der Betroffenen in Deutschland auf aktuell ca. 1,6 Mio. mit jährlich 300 000 Neuerkrankungen. 60 % dieser Erkrankungen treten erstmalig im Alter von über 80 Jahren auf, wegen ihrer höheren Lebenserwartung zu 70 % bei Frauen (Bickel 2020).

Depressive Störungen

Im Unterschied zu den Demenzen, deren Anteil mit zunehmendem Alter in der Bevölkerung steigt, ist dieser Zusammenhang für andere, funktionelle psychische Erkrankungen nicht belegt. Unter dem Begriff der depressiven Störungen werden sehr unterschiedliche Schweregrade subsumiert, die eine exakte Aussage über die Prävalenz erschweren. Die Häufigkeit des Anteils schwerer Depressionen in der alten Bevölkerung liegt je nach Untersuchung zwischen 7,2 % und 19,5 %. Frauen sind in etwa doppelt so häufig betroffen wie Männer (Riedel-Heller u. Luck 2021).

Schizophrenie und wahnhafte Störungen

Im Alter nehmen die Prävalenz und Inzidenz der Schizophrenie ab. Von den an dieser schweren psychischen Störung Betroffenen erkranken nur 4 % erstmalig nach dem 60. Lebensjahr (Howard 2002). Andere wahnhafte Symptome, über deren Zuordnung zu bestimmten Erkrankungen noch Unklarheit besteht, werden nach Bickel (2003) in Feldstudien gehäuft beschrieben. Die Angaben schwanken von Verfolgungswahn (ca. 4 %) bis hin zu allgemein-paranoiden Symptomen (ca. 6,3 %) sowie gegenwärtig wahnhaftes Symptom bzw. Vorhandensein einer halluzinatorischen Erfahrung (ca. 8 %). Die Prävalenz psychotischer Symptome bei nicht demenzkranken Patienten liegt bei bis zu 10 % (Riedel-Heller et al. 2006).

Angststörungen

Auch bei den Angststörungen lässt sich keine eindeutige Zunahme von Neuerkrankungen im Alter im Vergleich zu jüngeren Lebensphasen feststellen. Auch hier sind Frauen fast doppelt so häufig betroffen wie Männer. Schätzungen gehen von einer Prävalenz der Angstsymptome zwischen 15 % und 52 % aus. Hierbei sind allerdings nicht immer die Kriterien einer Angststörung erfüllt (Bryant et al. 2008).

Alkoholabhängigkeit

Der Anteil von Personen über 60 Jahre mit problematischem Alkoholkonsum wird auf 26 % der Männer und 8 % der Frauen geschätzt (Mühlig u. Wolter 2021). Allerdings geht mit dem Alter die Trinkmenge zurück und die Anzahl der Abstinenten nimmt zu.

Schlafstörungen

Eine Vielzahl altersbedingter Veränderungen kann den gewohnten Schlaf stören. So leiden ca. 12 % der Menschen über 60 Jahre an einer klinisch relevanten Schlafstörung (Zhuang et al. 2016). Die Prävalenz des Syndroms der ruhelosen Beine (Restless-Legs-Syndrom, RLS) wird in der Gesamtbevölkerung auf 6–12 % geschätzt. Das obstruktive Schlafapnoe-Syndrom (OSA) tritt kombiniert mit einer erhöhten Tagesschläfrigkeit in einer leichten Form bei 9–38 % und in einer mind. mittelgradigen Form bei 6–17 % auf (Senaratna et al. 2017).

Lernaufgabe

Welche älteren Personen mit psychischen Veränderungen kennen Sie in Ihrem Bekanntenkreis? Worunter leiden sie?

2.3.2 Gedächtnisstörungen als Folge altersbedingter Veränderungen

Das normal funktionierende Gedächtnis ist eine Voraussetzung für unser Erleben und unsere Identität. Es gibt dem Leben eine Vergangenheit, eine Gegenwart und es kann uns sogar in die Zukunft schauen lassen. Das Gedächtnis ist dynamisch und verändert sich fortwährend. Es wird in den Lebensabschnitten von dem Betroffenen unterschiedlich interpretiert, da die Erfahrungen sich im Leben verändern. Dieses Vermögen bildet das Selbst. Geht die Erinnerung verloren, hat dies tragische Folgen für den Betroffenen.

Dimensionen des Gedächtnisses

Gedächtnisleistungen werden an verschiedenen Stellen des Gehirns gespeichert, hieran sind komplexe Netzwerke von Nervenzellen und deren Verbindungen (Synapsen) beteiligt. Unterschiedliche Informationen werden an verschiedenen Orten gespeichert. Das Gehirn besitzt ca. 100 Milliarden Nervenzellen, von denen wiederum jede einzelne tausende Synapsen zu anderen Nervenzellen unterhält. Die Nervenzellen kommunizieren untereinander mit Neurotransmittern (Botenstoffen), z. B. dem Acetylcholin und schwachen elektrischen Impulsen.

Erinnerungen setzen sich meist aus unterschiedlichen, komplexen Eindrücken zusammen, z. B. Musikinterpret, Musikstück, Titel und Melodie. Wird etwas erinnert, ist dies meistens der gesamte Kontext. Oft werden mit einer Erinnerung auch komplexe Episoden verbunden. Diese verschiedenen Kontextinformationen werden an unterschiedlichen Stellen des Gehirns gespeichert.

▶ **Zeitliche Dimension.** Die zeitliche Dimension des Gedächtnisses wird in die kürzeste Einheit, das Ultrakurzzeitgedächtnis (wenige Millisekunden), in das Kurzzeit- bzw. Arbeitsgedächtnis (Sekunden bis Minuten) und das Langzeitgedächtnis (Informationen können lebenslang erhalten bleiben) eingeteilt. Die Informationen im Langzeitgedächtnis sind i. d. R. immer verfügbar, jedoch nicht immer sofort abrufbar, z. B. ein Name oder ein Buchtitel, der nicht gefunden wird.

▶ **Inhaltliche Dimensionen.** Das Gedächtnis besitzt verschiedene inhaltliche Dimensionen:

- Unter Priming wird die Beeinflussung der Verarbeitung eines aktuellen Reizes durch einen vorangegangenen, bekannten Reiz verstanden. So wird die Zitrone mit „sauer" oder der Regen mit „nass" verknüpft.
- Im prozeduralen Gedächtnis werden motorische Abläufe eingeübt und automatisiert, wie Auto fahren oder Schreibmaschine schreiben.
- Im semantischen Gedächtnis stehen Erziehungs- und Bildungswissen zur Verfügung, das im Laufe des Lebens gespeichert wurde, das „Weltwissen".
- Im episodischen Gedächtnis sind persönliche Ereignisse und deren zeitlicher Ablauf gespeichert, hier sind wesentliche Teile der eigenen Biografie verankert.

▶ **Gedächtnisstörung.** Eine eindeutige Abgrenzung zwischen pathologischen und physiologischen Gedächtnisstörungen ist schwierig, klare und eindeutige Kriterien gibt es nicht. Es gibt einen großen Überschneidungsbereich, bei dem nicht klar ist, ob eine normale Vergesslichkeit oder bereits der Beginn, z. B. einer Alzheimer-Erkrankung vorliegt. Bei diesem Bereich wird oft von Mild Cognitive Impairment (= leichte kognitive Beeinträchtigung) gesprochen. Leichte kognitive Beeinträchtigungen werden vielfach als Vorboten einer Demenz eingestuft.

Altern und Gedächtnis

Im höheren Alter werden die kognitiven Funktionen zunehmend beeinträchtigt, dies gilt v. a. für Menschen über 80 Jahren. Circa 25–50 % der über 65-Jährigen klagen über Störungen des Gedächtnisses. Dass das Gedächtnis nachlässt, ist ein natürlicher Vorgang, der einem gewissen Alterungsprozess unterliegt. Die Abläufe der Gedächtnisprozesse verlaufen langsamer, v. a. die Bereiche der mechanisch fluiden Intelligenz (▶ Tab. 2.3) sind betroffen. Die pragmatisch kristalline Intelligenz, also die wissensbasierte Intelligenz, hingegen bleibt besser erhalten.

Definition

- **Kristalline Intelligenz** umfasst bildungs-, erfahrungs- und sozialisationsabhängige Leistungen. Diese können bis ins Alter von 65 Jahren stabil bleiben oder sogar gesteigert werden. In höherem Alter verringert sich die Leistung allmählich.
- **Fluide Intelligenz** umfasst Aspekte wie Problemlösen, schlussfolgerndes Denken, Intuition, Flexibilität, Kreativität oder die Entwicklung neuer Ideen. Sie stellt die Basis der kristallinen Intelligenz dar und nimmt ab dem Alter von 25 Jahren v. a. bezüglich der Verarbeitungsgeschwindigkeit ab.

Allerdings sind nicht nur hirnorganische Veränderungen für eine nachlassende Gedächtniskapazität verantwortlich, sondern auch geringer werdende geistige Anregung, Abnahme sozialer Kontakte, reduzierte Bewegung und schlechte Ernährung.

Die Ursachen für altersbedingte Gedächtnisstörungen sind:

- Verlust von Kontaktstellen zwischen den Nervenzellen (Synapsen)
- verringerte Plastizität des Gehirns (Anpassung)
- reduzierter Anregungsgehalt

Tab. 2.3 Veränderung der Gedächtnisleistung in der 2. Lebenshälfte.

weitgehend erhaltene Gedächtnisleistungen	abnehmende Gedächtnisleistungen
• kristalline Intelligenz • sinnorientiertes Lernen • inhaltliches Lernen • Unterscheidung von Wichtigem und Unwichtigem • kognitive Lösungsstrategien	• fluide Intelligenz • Enkodieren und Dekodieren sind verlangsamt und erschwert • Zeitaufwand für Gedächtnisleistung erhöht • selektive Aufmerksamkeit verändert sich zuungunsten der geteilten Aufmerksamkeit

- Inaktivität
- verminderte geistige Anforderungen
- körperliche Erkrankungen

Strategien gegen Hirnalterung

„Je mehr du dem Gedächtnis anvertraust, desto treuer wird es alles bewahren; je weniger, um so treuloser“

(Juan Luis Vives; 1492–1540)

Ein hohes Bildungsniveau verlangsamt den Abbau kristalliner Intelligenz und hilft Störungen, die durch das Alter bedingt sind, zu kompensieren. Neben dem Bildungsstand und den kognitiven Aktivitäten verlangsamen soziale Kontakte und ein Psychomotoriktraining ebenfalls den geistigen Abbau.

M!

Merke

Eine Kombination aus Gedächtnis- und Bewegungstraining – das so genannte Dual Tasking – wirkt dem Hirnalterungsprozess entgegen, verbessert die Gedächtnisleistungen und fördert die Selbstständigkeit (z. B. das Programm „Fit für 100“ des Instituts für angewandte Sportgerontologie; www.ff100.de).

Die körperliche Bewegung bewirkt eine Verbesserung der Hirnstoffwechsellage, vorausgesetzt, dass vonseiten der Hirnzellen durch geistige Aktivität ein Bedarf besteht. Für die geistige Leistungsfähigkeit ideal sind Tätigkeiten oder Übungen, die gleichzeitig Motorik und Kognition ansprechen.

2.3.3 Depression und Angst als Folge altersbedingter Veränderungen

► **Einschränkungen der Beweglichkeit.** Die Verschlechterung der körperlichen Beweglichkeit und Koordinationsfähigkeit erhöht die Sturzgefahr in erheblichem Maße. Ein Stolpern kann schlechter abgefangen werden, da die Reaktion der schnellen Muskelfasern verzögert stattfindet. Der abnehmende Tastsinn erschwert es, Stolperfallen zu erspüren. Das nachlassende Sehvermögen verkennt Farbkontraste als Stufen oder kann den Untergrund nicht mehr scharf darstellen.

► **Rückzug.** Menschen mit solchen Beeinträchtigungen neigen dazu, diese kritischen Situationen zu meiden. Sie verlassen immer seltener ihr Haus oder ihre Wohnung und ziehen sich aus gewohnten Aktivitäten zurück. Dieser Rückzug führt letztlich zur sozialen Isolation, was eine weitere Reizarmut bedingt, die schließlich in eine sensorische Deprivation münden kann. Hinzu kommen Insuffizienzgefühle durch die zunehmenden Beschwerden bei der Durchführung von Alltagsaktivitäten.

► **Antriebsarmut.** Die Betroffenen leiden unter Ängsten (z. B. vor einem Sturz) oder gedrückten Stimmungslagen bzw. Insuffizienzgefühlen. Die daraus resultierende Antriebsarmut komplettiert das depressive Bild und verstärkt den zuvor beschriebenen Teufelskreis (► Abb. 2.6) zusätzlich.

In Kombination mit anderen sensorischen Beeinträchtigungen kann sich die Alltagskompetenz weiter verringern. Treppen werden zu kaum überwindbaren Hindernissen, die selbstständige Körperpflege fällt immer schwerer und selbst die Nahrungsaufnahme wird zur Anstrengung.

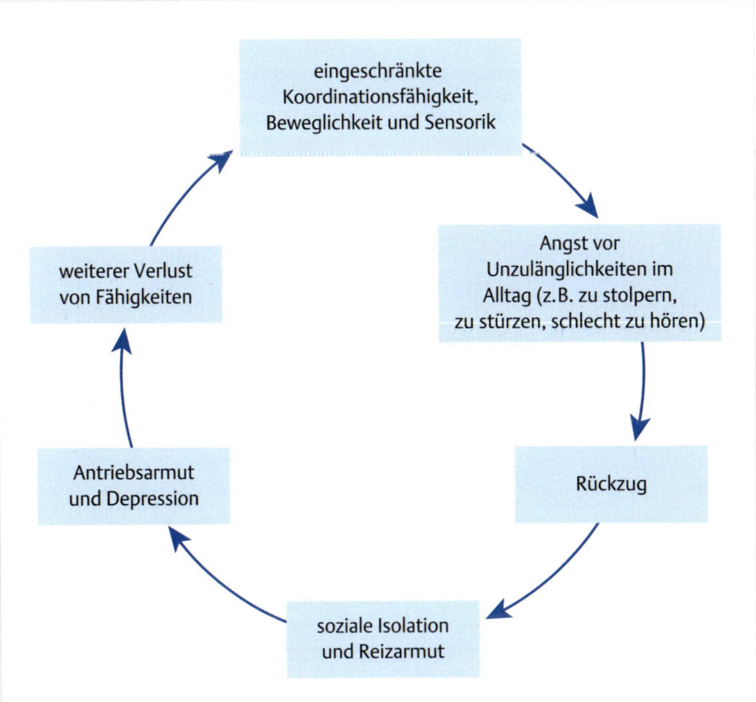

Abb. 2.6 Teufelskreis der Isolation und Depression im Alter. Rückzugsverhalten verstärkt die Einschränkungen der Beweglichkeit. (Quelle: © Thieme Group)

2.3.4 Wahn und Halluzinationen als Folge altersbedingter Veränderungen

Hören

Die akustische Welt eines schwerhörigen Menschen spielt sich innerhalb der noch wahrnehmbaren Frequenzen ab. Dies wird besonders relevant, wenn es um die räumliche Wahrnehmung außerhalb des Gesichtsfeldes geht. Alles was nicht gesehen werden kann, taucht für den Schwerhörigen plötzlich wie aus dem Nichts auf und führt zu starkem Erschrecken. Was hinter dem Rücken geschieht, ist nicht mehr wahrnehmbar. Gesprächen kann der Betroffene nicht mehr folgen, Geräusche nicht mehr zuordnen.

Ein funktionierendes Gehör ist – neben dem Sehen – als eines der wichtigen Fernsinne an zahlreichen Alltagsaktivitäten maßgeblich beteiligt. Die verbale Kommunikation mit anderen Menschen – in Form von Telefonaten oder Unterhaltungen – wird für den Schwerhörigen zunehmend beeinträchtigt (▶ Abb. 2.7).

Von schwerhörigen Menschen wissen wir, dass sie zu misstrauischer Verarbeitung der fehlenden akustischen Informationen über ihre Umwelt neigen. Aus anthropologischer Sicht ist diese Reaktionsbereitschaft durchaus sinnvoll. Für das Überleben der urzeitlichen Menschen war es sicher lebensdienlicher, bei Unbekanntem zunächst von einer Gefährdung auszugehen, statt darauf zu vertrauen, es werde sich schon nichts Bedrohliches dahinter verbergen. Dies führt allerdings dazu, dass der schwerhörige Mensch mitunter denkt, es würde schlecht über ihn geredet, wenn er das Gesprochene akustisch nicht verstehen kann. Er bezieht Gespräche und damit verbundene Handlungen u. U. wahnhaft auf sich selbst (▶ Abb. 2.7).

Manchmal scheint sich das Gehör zu „verselbstständigen". So werden von den Schwerhörigen gelegentlich Geräusche, Stimmen oder Gesang vernommen, ohne dass diese Wahrnehmung eine reale Entsprechung hätte.

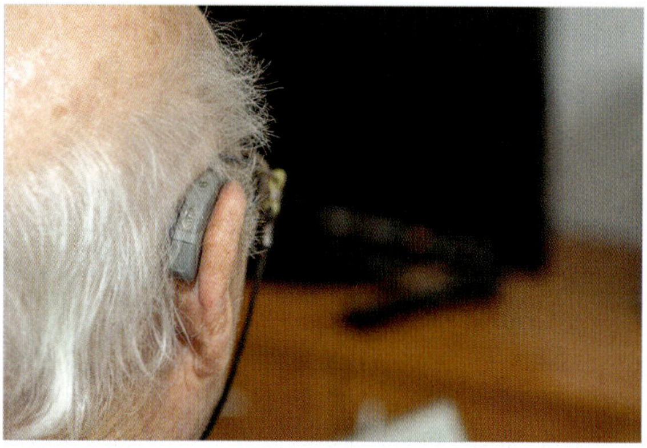

Abb. 2.7 Schwerhörigkeit. Mitunter kann Schwerhörigkeit die Ursache wahnhafter Verkennungen sein.
(Quelle: © K. Oborny/Thieme Group)

Sehen

Das Sehen dient in Kombination mit der Hand der Bewegung in gewohnten oder unbekannten Umwelten. Das Zusammenspiel beider ist an zahlreichen Aktivitäten des Alltages beteiligt. So ermöglicht uns das Sehen und Tasten die Orientierung beim Gehen oder Autofahren, das Lesen von Informationen oder das Ausfüllen von Formularen usw. Die Beeinträchtigung des Sehvermögens kann ebenfalls eine Isolation und den sozialen Rückzug verstärken.

Mit schwindender Sehfähigkeit nimmt das Auftreten illusionärer Verkennungen zu. Eine schlecht beleuchtete Umgebung führt zu einer Schattenbildung, die fremde Personen oder Tiere vortäuschen kann. Neben dem Schrecken, den die fremde oder unerwartete Wahrnehmung meist verursacht, können diese Situationen wahnhaft ausgeformt werden oder aber von der Umwelt als wahnhaft gedeutet werden.

Riechen und Schmecken

Die Nahrungsaufnahme ist für uns Menschen mehr als das bloße Zuführen von Kalorien. Das Essen soll auch gut riechen und gut schmecken (▶ Abb. 2.8). Schwinden Geruchs- und Geschmackssinn, wird das Essen fad und unappetitlich. Ist dann durch das eingeschränkte Sehen nicht zu erkennen, worum es sich bei dem Nahrungsmittel bzw. Gericht handelt, wird es eher nicht gegessen. Es könnte ja schaden oder könnte gar – im Sinne einer wahnhaften Befürchtung des betroffenen Menschen – vergiftet sein.

Wegen der verloren gegangenen geschmacklichen Kontrolle können Menschen mit kognitiven Beeinträchtigungen allerdings durchaus Dinge zu sich nehmen, die nicht zur Ernährung geeignet sind, wie Pflanzen, verdorbene Lebensmittel oder in extremen Fällen ihre eigenen Exkremente.

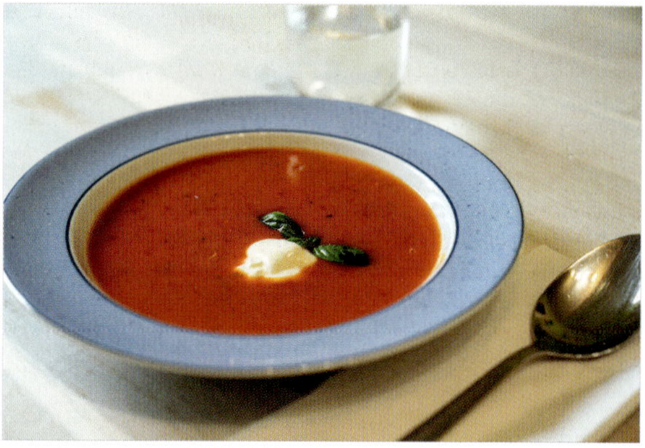

Abb. 2.8 Essen und Trinken. Die appetitliche Darreichung des Essens ist von großer Bedeutung.
(Quelle: © K. Oborny/Thieme Group)

2.3.5 Schlafstörungen als Folge altersbedingter Veränderungen

Physiologie des Schlafs

Definition

Schlaf ist eine physiologische Bewusstseinsvertiefung mit veränderten vegetativen Reaktionen (Blutdruck, Puls, Atmung, Temperatur usw.) und einem Erlöschen der zielgerichteten Motorik.

Die Wahrnehmungsbereitschaft bleibt im Schlaf zum großen Teil erhalten. Allerdings kommt es zu Bewusstseinsveränderungen wie dem Traum. Der Schlaf folgt einem zirkadianen Rhythmus

Tab. 2.4 Altersbedingte Veränderungen des Schlaf-Wach-Rhythmus [Tabelle basiert auf Angaben aus: Hajak et al. 2005].

Veränderung	Merkmale
Verlagerung der Schlafperiode	abends früher einschlafen, morgens früher wach werden
Abflachung der Schlafstadien	Abnahme des Tiefschlafs, Zunahme des Leichtschlafs
Kontinuitätsunterbrechung des Schlafes	Zunahme der Wecksignale in der Hirnstromkurve, dadurch häufige Schlafunterbrechungen
Schlafpolyphasie	Schlafperioden am Tag über den Nachtschlaf hinaus
interne Verflachung des Schlafrhythmus	verminderte Signale des zirkadianen Schrittmachers im Zentralnervensystem
externe Verflachung des Schlafrhythmus	Wegfall externer Zeitgeber für eine geregelte Schlaf-Wach-Rhythmik
organisch bedingte Schlafstörung	Nykturie, Schlafapnoe, Restless-Legs-Syndrom
psychisch bedingte Schlafstörung	Depression

und wird von mehreren psychophysiologischen Parametern gesteuert, der sog. inneren Uhr.

Schlaf ist kein gleichbleibender Zustand, er verändert sich mehrmals periodisch in der Nacht. Während des Schlafes wechseln sich Tiefschlafphasen mit Phasen des leichteren Schlafes ab. Typisch sind die EEG-Veränderungen und die regelmäßig auftretenden schnellen Augenbewegungen (rapid eye movement; REM-Schlafphase). Die genauen Ursachen, die zum Schlaf führen, kennt man nicht. Als gesichert scheint die Wirkung von Hell/Dunkel, Tag/Nacht und der Einfluss von Wachstumshormon sowie Kortisol auf die Schafphasen zu sein. Auch das Melatonin, das in der Zirbeldrüse produziert wird, scheint den Schlaf zu beeinflussen. Die Melatoninausschüttung wird vom Hypothalamus gesteuert und steht im engen Zusammenhang mit der Lichtzeit des Tages.

Schlafstörungen

Der Neurologe, Psychiater und Schlafmediziner Göran Hajak und Kollegen (2005) beschreiben unterschiedliche Faktoren, die einen Schlaf negativ beeinflussen können (▸ Tab. 2.4).

▸ **Verlagerung der Schlafperiode.** Die Einschlafzeit verschiebt sich mit dem Älterwerden von den frühen Nachtstunden in den Abend. Durch die Veränderungen in den sozialen Aktivitäten oder die externe Vorgabe der Zeiten durch ein Seniorenheim oder ein Krankenhaus gehen die Menschen früher zu Bett und wachen hierdurch früher wieder auf. Dadurch verschiebt sich die Schlafperiode.

B

Beispiel

Liegt ein älterer Mensch bereits um 21:00 Uhr im Bett, so ist er i. d. R. nach 7–8 h ausgeschlafen und steht zwischen 4:00 und 5:00 Uhr morgens wieder auf.

▸ **Abflachung der Schlafstadien.** Der Tiefschlaf vermindert sich zugunsten des Leichtschlafs. Darüber hinaus verringert sich der traumreiche Rapid-Eye-Movement-Schlaf (REM-Schlaf). Diese Schlafverflachung beeinträchtigt die Erholsamkeit des Schlafs; bereits geringe Weckreize können den Schlaf stören. Alte Menschen wachen mehrfach in der Nacht – meist ohne dies zu merken – für Sekunden auf. Diese Unterbrechungen beeinträchtigen die Erholsamkeit des Schlafs zusätzlich.

▸ **Schlafpolyphasie.** Schlafen alte Menschen über Tag oder nicken sie häufig bei monotonen Tätigkeiten (z. B. vor dem Fernseher) ein, sinkt der Druck, in der Nacht einzuschlafen.

▸ **Interne Verflachung des Schlafrhythmus.** Die innere Uhr des Menschen gibt im Alter zunehmend schwächere Signale ab. Die biologischen Rhythmen, wie Melatonin-Ausschüttung oder die Schwankung der Körpertemperatur, flachen ab. Zusätzlich fallen meist externe Zeitgeber durch die Veränderung der sozialen Aktivitäten oder der beruflichen Tätigkeit weg. Der für den Erwachsenen typische Schlaf-Wach-Rhythmus ist aufgehoben.

▸ **Organisch bedingte Schlafstörung.** Im Alter treten gehäuft körperlich begründbare Störungen des Schlafs auf. Zu nennen wäre das „Restless-Legs“-Syndrom, das durch unwillkürliche Bewegungen der Beine in der Nacht gekennzeichnet ist. Die „Schlafapnoe“ wird durch das Erschlaffen der oberen Luftwege verursacht. Für kurze Zeit setzt der zentralnervöse Atemimpuls aus und es kommt zu vorübergehenden Atemstillständen. Bei beiden Erkrankungen reduziert sich der Erholungswert des Schlafs deutlich und die Betroffenen neigen dazu, häufiger am Tage einzunicken. Weitere körperliche Erkrankungen wie Schmerzen, Prostatahypertrophie (Harnverhalt), nächtlicher Harndrang (z. B. bei Herzinsuffizienz) oder schlafbeeinflussende Medikamente stören ebenfalls das Schlafgeschehen.

2.4 Veränderungen der Sexualität im Alter

2.4.1 Altersbedingte Veränderungen

Neben den altersbedingten Veränderungen des Körpers, wie z. B. Faltenbildung, ein veränderter Fett/Muskelquotient, nachlassende körperliche Fitness usw., verringern sich auf hormoneller Ebene der Östrogenspiegel bei der Frau bzw. der Testosteronspiegel beim Mann. Unabhängig von dieser Entwicklung spielt Sexualität bei vielen alten Menschen weiterhin eine große Rolle. So waren in einer US-amerikanischen Erhebung noch 26 % der 75–85-jährigen Männer sexuell aktiv, in der Gruppe der 65–74-Jährigen waren es 53 % (Lindau et al. 2007). Circa 62 % der von der Internistin Holly Nicole Thomas und Kolleginnen (2015) befragten Frauen, die noch in einer Partnerschaft lebten, waren weiterhin sexuell aktiv.

2.4.2 Störungen der Sexualität

Liegen körperliche Beeinträchtigungen der sexuellen Funktion vor, so gelten sie erst dann als Störung, wenn sie mit einem entsprechenden Leidensdruck verbunden sind. Erschwerend kommt hinzu, dass eine Reihe von körperlichen Erkrankungen (oder deren medikamentöse Behandlung) mit einer sexuellen Dysfunktion einhergehen. So können kardiovaskuläre Erkrankungen oder ein Diabetes mellitus einen Libidoverlust und/oder eine erektile Dysfunktion zur Folge haben. Dies ist auch von der Gabe von Antihypertensiva (z. B. β-Blocker, Kalziumantagonisten, ACE-Hemmer) bekannt.

Der Urologe kann versuchen, den Testosteron-Spiegel durch Substitution zu verbessern. Der Gynäkologe kann eine durch Östrogenmangel bedingte vaginale Atrophie, die mit Lubrikationsstörungen und einem daraus resultierenden schmerzhaften Koitus (Dyspareunie) einhergeht, mittels Östrogensalben und/oder dem Einsatz von Gleitgel ausgleichen.

2.5 Prävention

Ein gesundes Altern ist von vielen Faktoren abhängig. Unbestritten ist, dass das Meiden von Noxen (z. B. Rauchen, übermäßiger Alkoholkonsum) gesünder altern lässt. Neben genetischen und umweltbezogenen Faktoren, die die Gesundheit fördern, lassen sich jedoch auch psychische Eigenschaften bestimmen, die ebenfalls als gesundheitsförderlich gelten.

2.5.1 Resilienz

Definition

Unter **Resilienz** (lat. resilire = abprallen) versteht man eine psychische Widerstandsfähigkeit gegenüber belastenden Situationen oder Ereignissen.

Dies bezieht sich v. a. auf die Fähigkeit, Krisen im Rückgriff auf individuelle oder sozial vermittelte Ressourcen zu bewältigen. Durch diese Eigenschaft bleibt die psychische Gesundheit auch bei kritischen Lebensereignissen erhalten oder wird rasch wiederhergestellt.

Wesentliche Faktoren einer Resilienz sind kognitive und emotionale Persönlichkeitsfaktoren sowie soziale Faktoren, insbesondere das Vorhandensein sozialer Beziehungen, die soziale Unterstützung und kulturelle Aspekte. Zu den kognitiven Faktoren zählen Intelligenz oder Fähigkeit zur Sinngebung, zu den emotionalen die Fähigkeit, Emotionen kontrollieren zu können. Hilfreich sind neben einer Bereitschaft zur Problemlösung auch eine Frustrationstoleranz sowie die Akzeptanz von Unveränderlichem.

2.5.2 Salutogenese

Zentraler Aspekt der Salutogenese (lat. salus = Gesundheit, genese = Entstehung) nach dem Soziologen Aaron Antonovsky (1997) ist das Kohärenzgefühl. Hierunter versteht der Autor:

- das Gefühl der **Verstehbarkeit**, d. h. die Fähigkeit, die Zusammenhänge des Lebens zu verstehen
- das Gefühl der **Handhabbarkeit** bzw. Bewältigbarkeit, d. h. die Überzeugung, das eigene Leben gestalten zu können
- das Gefühl der **Sinnhaftigkeit**, d. h. der Glaube an einen Sinn des Lebens

Ein ausgeprägtes Kohärenzgefühl ermöglicht es dem Menschen, flexibel auf Anforderungen zu reagieren, und kann damit gesundheitsförderlich sein.

2.5.3 Prävention durch Ernährung

Der Energiebedarf nimmt mit den Lebensjahren allmählich ab. Die empfohlene Kalorienzufuhr ist neben dem Alter abhängig von Geschlecht, Körpergewicht, Körperzusammensetzung, körperlicher Betätigung und weiteren Faktoren, z. B. krankheitsbedingter Mehrbedarf. Liegt der Kalorienbedarf pro Tag bei leichter körperlicher Tätigkeit bei den 25-Jährigen noch bei durchschnittlich 2 400 kcal für Männer bzw. 2 000 kcal für Frauen, so sinkt er auf durchschnittlich 2 000 kcal (m) bzw. 1 700 kcal (w) bei 70-Jährigen. Ein gesunder Mensch sollte seinen Energiebedarf zu 50 % über Kohlenhydrate, zu 25–30 % über Fett und zu 15–20 % über Eiweiße decken (D-A-CH Referenzwerte 2020). Differenziertere Empfehlungen geben auch die 10 Tipps der Deutschen Gesellschaft für Ernährung (www.dge.de/ernaehrungspraxis/vollwertige-ernaehrung/10-regeln-der-dge). Orientierung kann auch die sog. mediterrane Ernährung bieten (Dominguez u. Barbagallo 2018):

- mageres Geflügel, kein rotes Fleisch
- Brot und Nudeln aus Hartweizen
- Gemüse und Hülsenfrüchte
- Fisch (2–3-mal pro Woche)
- kein Tag ohne Obst
- Ersatz von Butter und Sahne durch Oliven- oder Rapsöl bzw. deren Margarine

Die Empfehlung eines Alkoholkonsums ist mittlerweile umstritten. Falls überhaupt soll er z. B. 125 ml Wein am Tag nicht überschreiten. Als Flüssigkeitszufuhr werden tägl. mind. 1,5–2 l Wasser bzw. kalorienfreie Flüssigkeit empfohlen.

2.5.4 Prävention durch körperliche Betätigung

Regelmäßige körperliche Übungen z. B. durch Walking, Spazierengehen, Radfahren oder Schwimmen vermindern den Abbau von Muskelmasse, regulieren den Blutdruck und senken die Sturzgefahr. Empfohlen wird allerdings weniger eine Orientierung des Trainings an den erzielbaren Leistungen, sondern vielmehr an der Möglichkeit, sie regelmäßig ausüben zu können. Der Erfolg hängt ebenso davon ab, wie viel Spaß die jeweilige Tätigkeit macht. Die folgende Auflistung zeigt einige Vorteile der körperlichen Aktivität (Navazio u. Timiras 2003):

▸ **gesicherte Vorteile**

- Verbesserung der Insulinempfindlichkeit und Glukosetoleranz
- Reduktion des Blutdrucks und des Auftretens von Arrhythmien
- verbesserte Blutversorgung des Gehirns
- Verbesserung des Gleichgewichts und Abnahme der Stürze
- geringere Sterblichkeitsrate
- Verbesserung des HDL/LDL-Quotienten
- Verminderung der Schwere einer Osteoporose

▸ **mögliche Vorteile**

- Vorbeugung der Osteoporose (geschlechtsspezifisch unterschiedlich; bei Männern bessere Prävention als bei Frauen)
- Prävention des Kolonkarzinoms
- Verbesserung der Stimmung

Die sportliche Betätigung sollte allerdings erst nach einer gründlichen medizinischen Untersuchung stattfinden, um Risiken zu vermindern.

2.5.5 Prävention durch geistige und soziale Aktivität

Geistige Aktivität und die aktive Teilnahme am sozialen Leben wirken sich positiv auf die Lebenszufriedenheit des alten Menschen aus. In dem Maße, in dem es ihm gelingt, trotz veränderter Rollen, körperlicher Beeinträchtigungen und Herausforderungen weiter den Alltag aktiv zu gestalten, sinkt auch das Risiko psychischer Störungen, wie das der Depression. Regelmäßigem geistigen Training bzw. geistigen Anforderungen wird eine demenzprotektive Wirkung zugeschrieben.

2.6 Lebensqualität und gesundes Altern

Der Begriff der Lebensqualität wird fast inflationär genutzt; viele pflegerische Maßnahmen werden mit der Steigerung der Lebensqualität begründet und zahlreiche Maßnahmen dazu kommen zur Anwendung. Unter dem Motto: „Den Jahren mehr Leben geben, statt dem Leben mehr Jahre!" wird aus unterschiedlichen Perspektiven die Frage nach der Qualität des Lebens kontrovers diskutiert.

Definition

Die WHO definiert **Lebensqualität** seit nunmehr 25 Jahren als die Wahrnehmung der eigenen Lebenssituation im Kontext der Kultur- und Wertesysteme, in denen man lebt, und in Bezug auf seine Ziele, Erwartungen, Standards und Anliegen (World Health Organization [WHO] 1995).

Lebensqualität ist mehrdimensional, ihr liegt ein breit gefächertes und komplexes Konzept zugrunde. Dabei wird von der Grundannahme ausgegangen, dass Lebensqualität durch die körperliche Gesundheit, den psychischen Zustand, die persönlichen Überzeugungen, die sozialen Beziehungen und Umweltfaktoren beeinflusst wird (World Health Organization [WHO] 1995). Gesundheitsbezogene Lebensqualität ist somit ein Anteil von Lebensqualität insgesamt und es besteht eine große Überlappung zu anderen Ansätzen, wie dem des Wohlbefindens oder dem der Salutogenese.

Da Lebensqualität durch jeden Menschen individuell in Bezug auf die eigenen Ziele bewertet wird, ist eine einheitliche Definition kaum möglich. Wenn sie bei Menschen mit kognitiven Beeinträchtigungen durch Dritte als Fremdeinschätzung beurteilt wird, kann das stets nur eine Annäherung sein. In soziologischen Zugängen wird davon ausgegangen, dass Lebensqualität mit objektiven und subjektiven Faktoren erfassbar ist. So könnten einige Aspekte der körperlichen und kognitiven Gesundheit sowie der sozioökonomische Status objektiv und damit messbar erfasst werden (Hasseler et al. 2016).

▸ **Lebensqualität erfassen.** Die Gerontopsychiatrie als medizinische Altersdisziplin muss sich angesichts der mit dem Alter verbundenen Beeinträchtigungen immer wieder die Frage stellen, wie es gelingen kann, diese qualitativen Aspekte des Lebens zu fördern oder zu erhalten. Neben der testpsychologischen Erfassung von Therapieerfolgen dient die Erfassung der Lebensqualität mittlerweile als ein weiteres Maß, um pflegerische oder therapeutische Interventionen zu beurteilen. Für den Bereich der Menschen mit Demenz wären als Beispiel das Dementia Care Mapping (S.83) (DCM) und das Heidelberger Instrument zur Erfassung der Lebensqualität demenzkranker Menschen (S.86) (H.I.L.DE.) zu nennen. Diese werden auch in den derzeit gültigen Transparenzkriterien des MDS für die stationäre Versorgung benannt (Medizinischer Dienst der Spitzenverbände der Krankenkassen e.V. [MDS] u. GKV-Spitzenverband 2018). In den letzten Jahren wurden auch im deutschsprachigen Raum Anstrengungen unternommen, darüber hinaus ein Indikatoren-Set zu entwickeln, das es ermöglichen soll, die objektiven Aspekte der Lebensqualität zu quantifizieren und zu erfassen. So wurde das englischsprachige Instrument „Quality of life in dementia" (S.85) zur Einschätzung der Lebensqualität bei Menschen mit Demenz für den deutschen Sprachraum bearbeitet und untersucht (QUALIDEM). In aktuellen Konzepten wird gefordert, dass die betroffenen Personen nicht nur zu ihrer Perspektive befragt werden sollen, ihre eigene Bewertung sollte im Sinne von „patient reported outcomes" einbezogen werden und ihre eigenen Ziele bzw. der Grad der Zielerreichung als „patient defined outcome" Berücksichtigung finden (Hasseler et al. 2016).

▸ **Lebensqualität als subjektives Konzept.** In neueren Ansätzen wird Lebensqualität daher als subjektives Konzept verstanden, bei dem die Perspektive der Betroffenen zentral ist. Nur die Betroffenen selbst können die (pflegerischen) Leistungen in Bezug auf ihre eigenen Erwartungen und Ziele beurteilen (Hasseler et al. 2016). Nach Wojnar (o. J.) werden verschiedene Konzeptionen der Lebensqualität diskutiert:

- Lebensqualität aus Bedürfnisbefriedigung
- Lebensqualität aus Bindungen an Zielen
- Lebensqualität als emotionales Wohlbefinden
- Lebensqualität aus Aktivität und Alltagskompetenz
- Lebensqualität als individuelle Glücksfähigkeit
- gesundheitsbezogene Lebensqualität

Zu den menschlichen Wünschen gehört es, trotz der in den vorangegangenen Kapiteln skizzierten Veränderungen im Alter, nach einem aktiven und gesunden Altwerden zu streben. Seit Jahrhunderten ranken sich zahlreiche Mythen um die Erhaltung der ewigen Jugend. Ein durchaus realer Aspekt dieser Mythen ist, dass der (auch genetisch bedingte) Verlauf der biologischen Alterungsprozesse in gewissem Maße variabel ist. Risikofaktoren wie Rauchen, Übergewicht, Mangel an Bewegung, fett-, salz- und zuckerreiche Ernährung sowie erhöhter Alkoholkonsum können die Lebenserwartung verkürzen und durch daraus resultierende Krankheiten auch die Lebensqualität beeinflussen. Beispiele für mit dem Alter assoziierte und z. T. durch die zuvor genannten Risikofaktoren verursachte Krankheiten sind Diabetes mellitus, Bluthochdruck oder andere kardiovaskuläre Erkrankungen. Die Lebensqualität kann daher bei Menschen mit gerontopsychiatrischen Erkrankungen durch unterschiedliche Faktoren beeinflusst werden, die z. T. krankheitsbedingt sein können.

▸ **Einfluss der Pflege-Qualität.** Allerdings kann es nicht nur ein einziger Aspekt sein, durch den die Lebensqualität aufrechterhalten oder gesteigert werden kann. Maßnahmen, die auf die körperliche Gesunderhaltung zielen, wie z. B. Bewegungstraining oder die medikamentöse Regulierung des Blutdrucks, können sicherlich dazu beitragen. Allerdings sind solche Anstrengungen nur bedingt erfolgreich, wenn die psychische Verfassung der Person beeinträchtigt ist, wie z. B. bei einer Demenzerkrankung und die Versorgung nicht den Umständen entsprechend gestaltet wird. In der stationären und ambulanten Versorgung ist es daher von besonderer Bedeutung, dass die sozialen Kontakte aufrechterhalten und die Umgebungsfaktoren der Person angepasst werden können, z. B. indem die Biografie berücksichtigt wird. Das ist in Situationen, in denen eine Einschränkung von Kontakten erforderlich sein kann, wie während der Corona-Pandemie, relevanter denn je (DGP 2020). In neueren Modellen zur Bewertung der Lebensqualität wird die Orientierung an gesellschaftlichen Normen

und den Aufgaben der Pflege empfohlen, dazu gehören (Hasseler et al. 2016):
- emotionale Unterstützung
- Unterstützung bei der Servicequalität
- Förderung von Autonomie
- soziale Unterstützung

Lebensqualität kann von der Qualität der pflegerischen Versorgung beeinflusst sein, aber auch davon völlig unabhängig sein. Wenn durch persönliche gesundheitliche Faktoren, wie z. B. Atemnot oder Lähmungen, die Lebensqualität stark beeinträchtigt ist, kann es auch bei bester und sehr professioneller Pflege unmöglich sein, diese zu beeinflussen. Umgekehrt kann auch bei relativ guter Gesundheit durch institutionelle Rahmenbedingungen, wie z. B. unpassende Essens- oder Besuchszeiten oder finanzielle Einschränkungen durch hohe Pflegekosten, die Lebensqualität stark eingeschränkt sein. Die Beurteilung der Lebensqualität muss daher stets die persönlichen Werte und Ziele der betroffenen Personen berücksichtigen und kann nur aus deren Perspektive beurteilt werden.

Lernaufgabe

Welche regionalen Angebote zur Förderung sozialer Kontakte kennen Sie? Prüfen Sie, ob es Angebote in der Nachbarschaft, im direkten Wohnumfeld oder der Einrichtung gibt und überlegen Sie, wie Bewohnerinnen und Bewohner davon profitieren können.

2.7 Soziologische und soziale Veränderungen im Alter

Der alternde Mensch darf nicht nur aus der biologischen Perspektive heraus betrachtet werden. Als ein von Geburt an soziales Wesen muss er ebenso in seinen gesellschaftlichen und sozialen Bezügen verstanden werden.

2.7.1 Demografischer Wandel

Nach Japan, Italien, Martinique und Portugal ist Deutschland derzeit weltweit das Land mit dem fünfthöchsten Durchschnittsalter der Bevölkerung. In Europa lag der Bevölkerungsanteil der über 65-Jährigen im Jahr 2019 bei 20,3 %, in der BRD im Jahr 2018 bei 17,9 % (Statistisches Bundesamt [Destatis] 2019a). 2060 werden in der BRD ca. 21 Millionen Menschen über 65 Jahren leben (Statistisches Bundesamt [Destatis] 2019a).

Lernaufgabe

Öffnen Sie im Internet den folgenden Link und betrachten Sie die Hochrechnungen für die Bevölkerungsentwicklung in Deutschland bis ins Jahr 2060.

https://service.destatis.de/bevoelkerungspyramide/index.html.

2.7.2 Soziale Herausforderungen

Neben den in den vorangegangenen Abschnitten beschriebenen biologischen Veränderungen führt dieser demografische Wandel zu einer Reihe von sozialen und gesellschaftlichen Herausforderungen. So wird bereits das Rentenzugangsalter kontrovers diskutiert. Renten-, Kranken- und Pflegeversicherung bedürfen nach Aussagen der Experten einer wiederholten „Korrektur“, d. h., letztlich ist die Frage nach der finanziellen Sicherheit im Alter existenziell berührt. Hierzu zählt auch die Frage nach der Versorgung bei Krankheit oder Pflegebedürftigkeit. Diese Entwicklung betrifft dort gerontopsychiatrische Belange, wo wegen des vermeintlich hohen Alters die Finanzierung von Diagnostik oder Behandlungen infrage gestellt wird.

Die noch zu erwartenden Lebensjahre im Anschluss an die Berentung lassen den Begriff des „Sich-zur-Ruhe-Setzens“ als zunehmend realitätsfern erscheinen. Der Eintritt in den Altersruhestand wird zur Herausforderung, sich mit der neuen Lebenssituation mehr oder weniger aktiv auseinanderzusetzen – auch wenn er z. B. krankheitsbedingt bereits vor dem 67. Lebensjahr stattfindet. Unter dem Motto „Teilhabe im Alter“ wird dieser individuellen Situation gesellschaftlich durch Programme Rechnung getragen, die es alten und älteren Menschen ermöglichen, gemäß ihren Vorstellungen und Werten stärker am öffentlichen Leben zu partizipieren. Gerontopsychiatrische Interventionen müssen sich zunehmend auch daran messen lassen, inwiefern sie über das Heilen oder Lindern der einzelnen Krankheit oder von Symptomen hinaus in der Lage sind, den betroffenen Menschen ein Leben in sozialen Bezügen zu ermöglichen.

2.7.3 Verlust des Partners

Eine weitere Herausforderung des Alterns stellt der mögliche Verlust des Lebenspartners dar. Frauen werden im Durchschnitt nicht nur älter als Männer, sie sind auch mehrheitlich in einer Beziehung die jüngere Person. So leben ältere Männer auch in hohem Alter überwiegend mit ihrer Ehefrau zusammen, während immer mehr Frauen mit zunehmendem Alter alleine wohnen.

Merke

Unabhängig von der Qualität der gelebten Beziehung bedeutet Verwitwung den Verlust einer gewohnten, meist emotional hoch besetzten und Sinn gebenden Beziehung.

So kann es nicht verwundern, dass der Partnerverlust ein erhöhtes Risiko für die Gesundheit mit sich bringt. Als Ursache für eine solche Gesundheitsgefährdung sind eine größere Lebensunzufriedenheit und eine ungesündere Lebensweise mit einem vermehrten Alkohol- und Nikotinkonsum anzunehmen. Anders als Menschen, die ein Leben lang alleine gelebt haben, müssen Verwitwete in diesem Lebensabschnitt erst lernen, bestimmte Aufgaben selbst zu bewältigen. Dabei kann die gedankliche Vorwegnahme des möglichen Versterbens des Partners bzw. der Partnerin hilfreich sein.

Wesentlich für die Bewältigung des Versterbens ist ebenfalls, inwiefern es sich um ein plötzliches, unvorhergesehenes oder ein sich schon länger abzeichnendes Ereignis handelt. Im letzteren Fall kann die Auseinandersetzung mit dem Verlust und den daraus resultierenden Veränderungen bereits früher und längerfristiger geschehen als beim überraschenden Tod des Partners.

2.8 Geschlechtsidentitäten sowie sexuelle Orientierungen und Alter(n)

Besonders die Diskussion um die sog. Queer-Theorie hat dazu beigetragen, die traditionelle Wahrnehmung und Deutung des „Geschlechts" zu hinterfragen und – teilweise im Widerspruch zu bio-logischen Aussagen ideo-logisch – zu kritisieren. In der Queer-Theorie, deren Ursprünge bereits in den 1970er- und -80er-Jahren liegen, geht es u. a. darum, den Geschlechterbegriff differenziert zu untersuchen: Neben dem anatomischen Geschlecht (engl. sex) sind die soziale Geschlechterrolle (engl. gender) und das erotische Begehren (engl. desire) für die Bildung einer sexuellen und geschlechtlichen Identität bedeutend.

Diese Entwicklung hat wesentlich zu einer differenzierteren Betrachtung sexueller Orientierung und Geschlechtlichkeit beigetragen.

2.8.1 Begriffsbestimmung

In der Folge werden unterschiedliche Begrifflichkeiten verwandt, von denen das Akronym **LGBT** vermutlich am bekanntesten ist.

LGBT steht für:

- Lesbian (Lesben)
- Gay (Schwule)
- Bisexual (Bisexuelle)
- Transgender

Lesbisch und schwul charakterisiert eine **sexuelle Orientierung** auf das jeweilige eigene Geschlecht, bisexuell auf beide „Geschlechter". Transgender bezeichnet Personen, deren **Geschlechtsidentität** nicht oder nicht vollständig mit dem nach der Geburt eingetragenen Geschlecht übereinstimmt oder die eine solche Zuordnung ablehnen. Transgeschlechtlichkeit ist unabhängig von sexueller Orientierung. Personen, die transgender sind, können z. B. heterosexuell, homosexuell, bisexuell oder asexuell sein oder eine nähere Bezeichnung ihrer Sexualität ablehnen (APA 2011). Das Gegenteil von Transgender ist Cisgender und beschreibt Personen, deren Geschlecht oder Geschlechtsidentität und Geschlechtsausdruck mit dem Geschlecht übereinstimmt, dem sie bei der Geburt zugeordnet wurden.

In den aktuellen Diskussionen wurde das Akronym schrittweise erweitert. So wird derzeit auch von LGBTQIA+ gesprochen. Q steht für „queer", I für intersexuell. Das A steht für **asexuell** und das + für **Sonstige**. Oft findet sich anstelle des + auch ein *. Als **„queer"** bezeichnet man Handlungen oder Personen, die durch oder als Ausdruck ihrer sexuellen oder geschlechtlichen Identität von einer gesellschaftlichen Heteronormativität abweichen.

Definition

Heteronormativität geht von einer dualen Geschlechterordnung von Mann und Frau aus, in der das biologische Geschlecht mit der Geschlechtsidentität, der Geschlechterrolle und der sexuellen Orientierung gleichgesetzt wird. Diese Sichtweise wird als „normative" sexuelle Verhaltensweise postuliert. In der Folge werden andere Aspekte oder Formen der menschlichen Sexualität oft diskreditiert oder sogar pathologisiert.

Intersexualität bezeichnet sehr unterschiedliche klinische Phänomene mit unterschiedlichen biologischen Ursachen, z. B. Abweichungen der Geschlechtschromosomen (Abweichungen von 46,XX bzw. 46,XY) oder genetisch bedingte hormonelle Entwicklungsstörungen.

Im weiteren Text wird zur Vereinheitlichung das deutschsprachige Akronym LSBT*, d. h., Lesben, Schwule, Bisexuelle, Transgender und Sonstige verwendet.

Praxistipp

Eine Übersicht über die sich dynamisch entwickelnde Terminologie findet sich z. B. unter: www.uis.edu/gendersexualitystudentservices/wp-content/uploads/sites/83/2013/04/lgbt-terminology-ucr.pdf

Es wird davon ausgegangen, dass ca. 4 % der deutschen Bevölkerung im Alter von 60 Jahren und darüber schwul oder lesbisch sind (Wortmann 2005). Zahlen für nicht heterosexuelle Menschen ohne deutsche Staatsangehörigkeit, die in Deutschland leben, existieren nicht. Der Anteil an Transgender-Personen soll weltweit insgesamt bei ca. 0,2 % liegen (Meier u. Labuski 2013).

2.8.2 Lebenswege homosexueller Menschen

Erwachsene homosexuelle Männer mussten noch bis zum Entscheid des Bundesverfassungsgerichts im Jahr 1973 mit Strafverfolgung rechnen. Eine Strafverfolgung sexueller Handlungen zwischen Frauen gab es nicht. Das wurde u. a. damit begründet, dass das weibliche Geschlecht nicht mit dem des Mannes zu vergleichen und lesbische Liebe damit kein mit männlicher Homosexualität vergleichbarer Tatbestand sei – was nicht bedeutet, dass gleichgeschlechtliche Liebe zwischen Frauen gesellschaftlich akzeptiert war.

Mit dem Aufkommen von HIV und AIDS Anfang der 1980er Jahre kam es zu einer erneuten Pathologisierung und Kriminalisierung homosexueller Männer. Die sog. AIDS-Krise der 1980er- und 1990er-Jahre führte zu nachhaltigen psychosozialen Belastungen von homosexueller Männern – mit und ohne HIV-Infektion: zum einen durch Todesfälle im Freundes- und Bekanntenkreis (Lottmann u. Lautmann 2015), zum anderen, weil sie zumindest in den frühen Jahren der AIDS-Krise für die Ausbreitung der Pandemie gesellschaftlich verantwortlich gemacht wurden. Davon zeugt die Verwendung des Begriffs „Schwulenseuche". Homosexuelle Männer mit HIV erleben bis in die heutige Zeit eine doppelte Stigmatisierung (Gerlach u. Schupp 2016).

Strafrechtlich gleichgestellt sind homo- und heterosexuelle Handlungen in der Bundesrepublik Deutschland erst seit 1994, dem Jahr, in dem das sog. Schutzalter (Sexualmündigkeit) für homosexuelle Menschen, das seit 1973 bei 18 Jahren lag, dem für heterosexuellen Menschen angeglichen wurde.

Der Dipl.-Psychologe, psychologische Psychotherapeut und Schauspieler Dieter Schmidt (2019) hat den Lebensweg von homosexuellen Menschen in einem Beispiel eindrücklich verdeutlicht:

„ein heute (2019) 80-jähriger …

- …wurde im Jahr des Ausbruchs des 2. Weltkrieges geboren und wuchs unter Hitler auf, bei dem Homosexuelle massenhaft ins KZ wanderten.
- … erlebte seine Jugend in der frühen Bundesrepublik, die den § 175 1:1 aus der Nazi-Zeit übernahm, was zu einer Atmosphäre der Denunzierung und Verleumdung führte, abertausenden Verurteilungen, Entlassungen z. B. aus dem Beamtendienst, unterbrochenen Erwerbsbiographien, Kontaktabbrüchen zur bzw. seitens der Herkunftsfamilie […]
- …erlebte im Alter von rund 30 die ersten Reformierungen des Paragraphen (1969: Schutzalter 21 / 1973: Schutzalter 18)

- ... mit 52 wurde er seitens der WHO nicht mehr als krank eingestuft
- ... mit 55 durfte er erleichtert die endgültige Abschaffung des § 175 erleben
- ... mit 62 wurde es ihm gesetzlich möglich, sich zu verpartnern
- ... mit 67 konnte er sich für Transmenschen freuen, dass sie sich nicht mehr zwangsweise scheiden lassen ...
- ... und mit 72, dass sie sich nicht mehr bei einer Personenstandsänderung operieren lassen mussten
- ... mit 78 war es ihm nun endlich möglich zu heiraten“

2.8.3 Empfehlungen für eine kultursensible Pflege

Es ist davon auszugehen, dass in allen Einrichtungen der Altenhilfe Menschen leben, die sich – mehr oder weniger offen lebend – der LSBT*-Community zugehörig fühlen. In Anlehnung an die Empfehlungen der Schwulenberatung Berlin (2020) und des Pflegewissenschaftlers Billy A. Caceres (2019) können die folgenden Herausforderungen bzw. Anregungen an die Versorgung von Menschen im Alter formuliert werden:

- Wir alle haben Vorurteile, die unsere Fähigkeit, bestimmte Patienten zu versorgen, beeinträchtigen können. Diese gilt es zu reflektieren und institutionelle Normen, die einer kultursensiblen Pflege entgegenstehen, kritisch zu hinterfragen.
- Diese kritische Reflexion kann eine offene Kommunikation mit den älteren homosexuellen, bisexuellen oder transgeschlechtlichen Menschen und Menschen mit sonstiger geschlechtlicher/sexueller Identität fördern. Es kann nicht davon ausgegangen werden, dass sie den Pflegenden gegenüber ohne Weiteres einen wesentlichen Teil ihres Selbst bzw. ihrer sexuellen Identität offenbaren.
- Pflegende müssen lernen, ihre Perspektive anzupassen: So ist der Partner oder Ehemann eben nicht der Freund bzw. die Partnerin oder die Ehefrau eben nicht die Freundin des homosexuellen alten Menschen.
- Sofern unklar, sollte mit der nötigen Sensibilität danach gefragt werden, welcher Name und welches Geschlechtspronomen verwendet werden sollen.
- Die angemessene Erfassung der sexuellen Orientierung und Geschlechtsidentität, z. B. in den Aufnahmebögen während einer ersten Begegnung, kann die Ängste eines alten Menschen vor der Offenlegung seiner stigmatisierten Identität verringern, Vertrauen schaffen und sein Wohlbefinden erhöhen.
- Einige pflegebedürftige Menschen haben während ihres gesamten Lebens Diskriminierung aufgrund ihrer sexuellen Orientierung oder geschlechtlichen Identität erfahren, die bei ihnen mit einem höheren Auftreten von Substanzkonsum, Depressionen oder/und Herz-Kreislauf-Erkrankungen in Verbindung zu bringen ist.
- Die Diskriminierungserfahrungen machen die Betroffenen zu einer besonders vulnerablen Gruppe. Dazu können auch negative Erfahrungen seitens des Gesundheitssystems beitragen, so z. B. die Ansicht, Homosexualität sei eine Krankheit oder falsche Annahmen über die Übertragbarkeit der HIV-Infektion.
- Die Furcht vor Diskriminierung durch Gesundheitsdienstleister kann Patienten davon abhalten, relevante Gesundheitsinformationen einzuholen oder Behandlern mitzuteilen, was die Qualität der Versorgung einschränkt.
- Es ist wichtig, dass Pflegende anerkennen, wie die Angst vor Diskriminierung sowohl das Risiko für die fehlende Inanspruchnahme von Gesundheitsleistungen erhöhen als auch die Kommunikation bei der Arbeit mit pflegebedürftigen älteren Menschen beeinträchtigen kann.
- Die Einbeziehung der sexuellen Orientierung und der Geschlechtsidentität in die Aufnahmeprozedur erfordert zumindest, dass Gesundheitseinrichtungen für Pflegepersonal und andere Anbieter von Pflegedienstleistungen Schulungen anbieten, damit sie die Wichtigkeit besser verstehen, die jeweilige sexuelle Orientierung und Geschlechtsidentität auf eine nicht wertende und fürsorgliche Weise zu erfassen.
- Sexuelle Orientierung und Geschlechtsidentität sind 2 getrennte Konzepte. In der Sprache oder in den jeweiligen Formularen der Einrichtungen sollte sich eine Offenheit gegenüber dieser Komplexität widerspiegeln. Sexuelle Orientierung bezieht sich darauf, von wem sich eine Person sexuell angezogen fühlt. Geschlechtsidentität bezieht sich dagegen auf die Wahrnehmung des Geschlechts der eigenen Person. Diese kann das der Person bei der Geburt zugewiesene Geschlecht widerspiegeln oder nicht.
- Es besteht weiterhin eine beträchtliche Wissenslücke in Bezug auf die evidenzbasierte Pflege älterer Menschen verschiedener sexueller Orientierungen und Geschlechtsidentitäten.

2.8.4 Projekte für ältere homosexuelle Menschen

Seit einigen Jahren entwickeln sich in Deutschland zahlreiche Projekte lesbisch-schwuler Seniorenarbeit. Meist sind die Initiativen aus der Lesben- und Schwulenbewegung heraus entstanden. In den letzten Jahren haben sich auch Projekte anderer Träger etabliert, wie z. B. das vom Rat der Stadt München beschlossene Projekt zur Öffnung der vollstationären Altenpflege für gleichgeschlechtliche Lebensweisen in den Einrichtungen des Münchenstifts. Ein weiteres Beispiel für eine Trägerschaft außerhalb der lesbisch-schwulen Community ist die Öffnung der Arbeiterwohlfahrt (AWO) mit dem Projekt für ältere Lesben und Schwule in Düsseldorf (Gerlach u. Schupp 2016).

Ein weiteres Projekt, das älteren Lesben und Schwulen sowohl den Schutzraum des „Unter-sich-Seins“ bietet als auch die Seniorennetzwerke in den Stadtteilen zu sensibilisieren versucht, ist das Projekt ALTERnativen Köln. Seit 2005 bietet dieses Netzwerk, angesiedelt im Beratungszentrum für Lesben und Schwule rubicon und finanziert von der Stadt Köln, älteren Lesben und Schwulen die Möglichkeit, sich zu gemeinsamen Freizeitaktivitäten wie auch zur Selbsthilfe für spezifische Themen, z. B. ein Coming-Out im Alter, zu treffen. Mittlerweile sind unter dem Dach der ALTERnativen zahlreiche Gruppen älterer Lesben und Schwuler etabliert (Gerlach u. Schupp 2016).

Lernaufgabe

Informieren Sie sich über Gruppen oder Angebote für ältere homo- oder bisexuelle Menschen in Ihrer Region. Informieren Sie sich auch darüber, ob es in Ihrer Region Projekte für (ältere) Menschen verschiedener Geschlechtsidentitäten gibt (z. B. für transgeschlechtliche Menschen). Laden Sie Vertreter dieser Gruppen zu einer innerbetrieblichen Fortbildung ein.

2.9 Alter(n) und psychische Krankheit im spirituellen Kontext

2.9.1 Begriffsbestimmung

Während das Thema **Spiritualität** in unserer Gesellschaft immer stärker an Raum gewinnt, verlieren Kirchen in Deutschland Mitglieder. Den kirchlichen Normen und Werten und den damit verbundenen traditionellen religiösen Ritualen stehen in zunehmendem Maß individuelle, spirituell-kreative Neuaufbrüche gegenüber. Die Zahl der Kirchenaustritte ist steigend – insbesondere aus den beiden großen christlichen Konfessionen. Der Anteil der Konfessionslosen (2019: 39 %) übersteigt mittlerweile jenen der katholischen (27 %) oder der evangelischen (25 %) Kirche (Forschungsgruppe Weltanschauungen in Deutschland 2020). Angesichts dieser Beobachtungen stellt sich die Frage, wer diese Konfessionslosen eigentlich sind und welche Bedeutung der religiösen Dimension im Leben dieser Menschen überhaupt noch zukommt (innerhalb oder außerhalb einer offiziellen Organisationsform).

In der Forschung zeichnet sich deutlich ab, dass

- die formale Religionszugehörigkeit weder Rückschlüsse darauf zulässt, *ob* und an *was* (oder besser: an *wen*) die Mitglieder tatsächlich glauben; und, dass
- mit einer Nichtzugehörigkeit das Religiöse nicht einfach verschwindet.

Stattdessen ist seit einigen Jahren ein Trend dahingehend erkennbar, dass sich das Religiöse – statt auf institutionalisierte Weise – in vielen individuellen Facetten zeigt, sich von traditionellen Formen abzulösen beginnt und sich zu etwas Neuem formiert. Angesichts dieser Beobachtungen können Konfessionslose nicht einfach als **a-religiös, indifferent** oder gar als **Atheisten** bezeichnet werden. So überrascht es auch wenig, dass die Qualifizierung **konfessionslos** von den betroffenen Nichtreligionsmitgliedern als ungerechtfertigte Defizitzuschreibung aufgefasst wird.

Defintion

Der **Religionsbegriff** befasst sich von seiner Etymologie und geschichtlichen Verwendung eher mit dem Vollzug vorgegebener kultischer Vorschriften. Auch suchen Religionen nach Antworten darauf, was Gott oder die Götter wollen. Zuletzt geht es um die Zugehörigkeit zu einer abgrenzbaren Gemeinschaft mit spezifischen rituellen und dogmatischen Lehrtraditionen und religiösen Autoritäten (z. B. Imam, Papst, Bischöfe, Synodalversammlung).

Insofern greift der Terminus **Religion** zu kurz, wenn es darum geht, was ein Teil der Konfessionslosen trotz fehlender institutioneller Anbindung (er)lebt.

Vielmehr sollte darum zutreffender zur Beschreibung dieser Bedürfnisse und Lebenspraxis statt von Religion von Spiritualität gesprochen werden. Im Wissen darum differenziert auch der Religionssoziologe Gert Pickel (2018) auf Basis des ALLBUS 2012 (= Allgemeine Bevölkerungsumfrage der Sozialwissenschaften) das Lager der Konfessionsfreien in 4 Gruppen:

- Atheisten (41 %)
- Areligiöse (28 %)
- Spirituelle (18 %)
- individuell Religiöse (13 %)

Das heißt, bei etwa einem Drittel der nicht konfessionell gebundenen Menschen scheint das Religiöse (oder besser: Spirituelle) im eigenen Leben von Bedeutung zu sein.

Definition

Atheismus meint die Lehre von der Abwesenheit und/oder Ablehnung eines Glaubens an einen Gott oder Götter. Ein **Atheist** ist folglich ein Mensch, der der Überzeugung ist, dass es keinen Gott oder Götter gibt. Er positioniert sich entschieden gegen einen solchen Glauben.

Areligiöse Menschen lehnen es ab, sich weltanschaulich zu positionieren. Bei dieser Nichtpositionierung handelt es sich um eine besonders ausgeprägte Form des Atheismus. Es fehlt jeglicher Bezug zu religiösen Fragen. Es kann durchaus sein, dass die Frage nach Religion gar nicht verstanden wird. Man erlebt sich selbst als normal.

Spiritualität kann als Sammel- oder Dachbegriff für ganz viele individuelle Annahmen und Praktiken außerhalb religiöser Organisationen und deren institutionellen Vorgaben herangezogen werden, aus denen der Einzelne Kraft für sein oder ihr Leben schöpfen kann. In diesem Sinn kann jemand dann als **spirituell** bezeichnet werden, wenn er sich grundsätzlich in einem Kontakt zu einem transzendenten Sein sieht. Wenn jedoch Spiritualität insgesamt alles berührt, woraus ein Mensch Kraft schöpft, kann auch jemand ohne einen expliziten Transzendenzbezug spirituell genannt werden. Menschen schöpfen dann z. B. Kraft aus der Musik, der Kunst, dem Tanz oder dem Kontakt mit der Natur.

2.9.2 Alter(n) und Spiritualität

Denkt man über religiöse und spirituelle Präferenzen von Menschen nach, gilt es auch die jeweilige Altersgruppe in den Blick zu nehmen. Bekannten sich im Jahr 2002 z. B. noch gut zwei Drittel der **Jugendlichen** in Deutschland zu einer der beiden großen Kirchen, sind es im Jahr 2019 nur noch 60 %. Mit aktuell 22 % machen die Konfessionslosen unter den Jugendlichen in Deutschland einen bedeutenden Anteil aus. Zwar lebt die Mehrheit dieser konfessionslosen Altersgruppe in den neuen Bundesländern, aber auch im Westen Deutschlands trifft die Konfessionslosigkeit inzwischen auf mind. 14 % zu (Shell Deutschland Holding 2019). Zudem zeigen sich in den Studien Veränderungen im Blick auf die Bedeutung des Glaubens an Gott für die Lebensführung. Inzwischen äußert die Hälfte, dass der Glaube weniger wichtig oder unwichtig für ihre eigene Lebensgestaltung ist. Für katholische und evangelische Jugendliche scheint der Glaube an Gott also im Laufe der Zeit erheblich an Bedeutung verloren zu haben.

Anders verhält es sich (derzeit noch) mit der Spiritualität bei **Menschen im höheren Lebensalter**. Eine ganze Reihe empirischer Erkenntnisse weisen auf eine Intensivierung personaler Spiritualität mit zunehmendem Lebensalter hin. Menschen werden heute älter und müssen sich dadurch häufiger in medizinische Behandlung begeben. Spiritualität wird hierbei als wichtige Ressource in der Stress- und Krankheitsbewältigung empfunden. Aber auch unabhängig von einem akuten oder chronischen Krankheitserleben leistet Spiritualität einen positiven Beitrag zum Wohlbefinden von Menschen im höheren Lebensalter. Eine der frühesten Studien darüber stammt von Joann Hungelmann und Kolleginnen aus dem Jahr 1985. Die Pflegewissenschaftlerinnen führten Tiefeninterviews mit Menschen im Alter von 65 Jahren und älter und identifizierten **6 Dimensionen**, deren harmonisches Zusammenspiel **spirituelles Wohlbefinden** kennzeichneten: zeitliche Ereignisse in **Vergangenheit**, **Gegenwart** und **Zukunft** sowie die **Mit-** und **Umwelt** (z. B. soziale Kontakte, Tiere, Natur) und eine **transzendente Ebene** (z. B. Universum, Schicksal, Gott, ein höheres Wesen) (Hungelmann et al. 1985, ► Abb. 2.9).

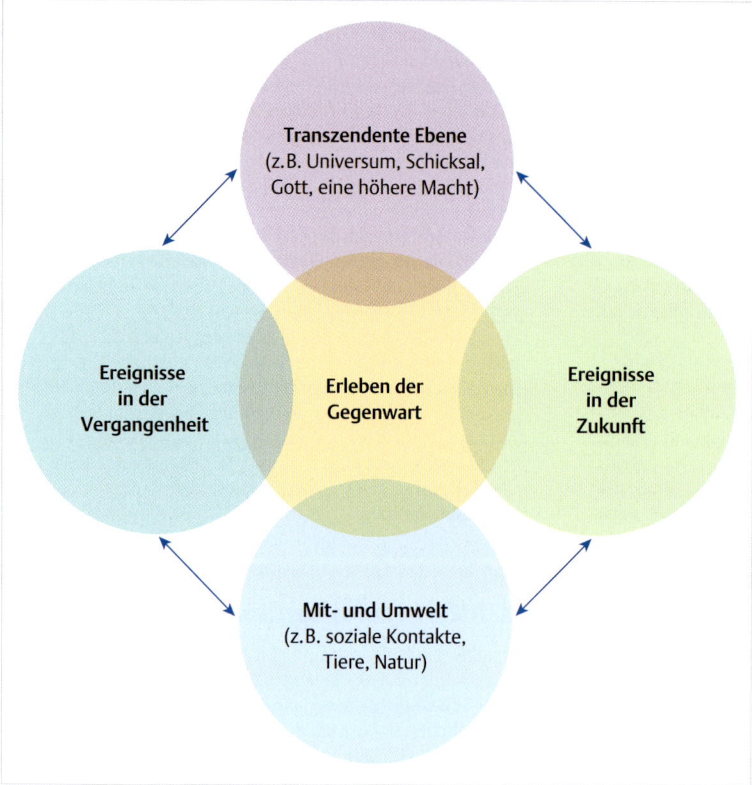

Abb. 2.9 Spirituelles Wohlbefinden. Die 6 Dimensionen [Abbildung basiert auf Angaben aus: Hungelmann et al. 1985].
(Quelle: © Thieme Group)

2.9.3 Religion, Spiritualität und gerontopsychiatrische Phänomene

Das Verhältnis zwischen Psychiatrie und Religion war in der Vergangenheit nicht immer spannungsfrei. Als sich die Psychiatrie zu einer eigenständigen Fachdisziplin zu entwickeln begann, galt das Religiöse als eher problematisch. So bezeichnete der Arzt und Begründer der Psychoanalyse Sigmund Freud das Religiöse als eine universale Zwangsneurose und seine (atheistische) Haltung stieß später bei vielen Psychoanalytikern auf eine positive Resonanz. Umgekehrt führte die Etablierung der Psychiatrie als eigenständige Fachdisziplin bei einigen Kirchenvertretern dazu, sie nicht nur als antichristlich, sondern sogar als gefährlich einzustufen. Jenseits solcher Extrempositionen haben andere psychotherapeutische Ansätze wie z. B. jene des Arztes und Begründers der analytischen Psychotherapie Carl Gustav Jung oder des Neurologen und Psychiaters Viktor Frankl seit jeher einer Transzendenzbezogenheit des Menschen eine zentrale Rolle beigemessen.

Definition

Das Wort **Transzendenz** kommt aus dem Lateinischen und meint „ein Übersteigen von etwas". Beim Sport übersteigen wir manchmal unsere eigenen Grenzen. Dann spricht man von **Selbsttranszendenz**. Als transzendent gilt aber auch, was außerhalb der normalen Sinneswahrnehmung liegt. Die Rede von einer **Transzendenzbezogenheit** des Menschen meint dann, dass sich der Mensch auf etwas (z. B. Universum, Schicksal) oder jemanden (z. B. personaler Gott; Götter) bezieht – dessen Existenz grundsätzlich außerhalb der Welt zu verorten ist. Gleichwohl kann dessen Präsenz in der Welt erlebt werden.

Frankl fokussiert die Exploration der individuellen Werte als Weg zum Sinn und nimmt im Zuge dessen auch die religiöse und spirituelle Dimension des Mensch-Seins in den Blick. Ähnliches zeigt sich auch im Lager verhaltenstherapeutischer Zugänge, bei welchen ebenfalls spirituelle Elemente in die Behandlung integriert werden können. Zusammengenommen hat sich in den letzten 30 Jahren das einst angespannte Verhältnis zwischen Religion bzw. Spiritualität und Psychiatrie durchaus entspannt. Religion, Spiritualität und Therapie werden nicht mehr stringent voneinander separiert, sondern religiös-spirituelle Anteile als Ressourcen für die innere Arbeit anerkannt und verfügbar gemacht, da die eigenen Werte und Grundannahmen im Zuge therapeutischer Prozesse wichtig sind. Religion und Spiritualität erleben auch in der psychotherapeutischen und psychiatrischen Forschung eine neue Aufmerksamkeit. Im Folgenden werden exemplarisch mögliche Wechselwirkungen zwischen einem (religiös-) spirituellem Erleben und depressiven sowie demenziellen Phänomenen beschrieben.

► **Spiritualität und Depression.** Spirituelles Erleben kann sich positiv oder negativ auf eine Depression auswirken. Einerseits weisen Studien auf mögliche positive Effekte von Religion und/ oder Spiritualität bei Depressionen hin – in Bezug auf Art, Ausmaß und Bewältigung der Depression. Die Teilnahme an gemeinschaftlich-religiösen Feiern oder das Tragen eines Amulettes zur Abwehr negativer Energie können sich z. B. positiv auswirken. Andererseits kann ein negatives religiöses Erleben – wie starke Gottesfurcht, Unzufriedenheit mit Gott oder ein Gefühl von göttlicher Strafe – Depressionen sogar verstärken.

Umgekehrt kann eine (schwere) Depression aber auch emotionale Facetten der Spiritualität negativ beeinflussen, u. a. weil Betroffene ein Gefühl der Gefühlslosigkeit haben. Viele Personen geben in einer schweren Depression das persönliche Beten bzw.

Zwiegespräch mit (einem) Gott sogar auf, weil sie dabei nichts empfinden oder ihnen ein Gebet generell sinnlos erscheint. Einige erleben, von Gott fallengelassen zu werden. Eine Depression kann außerdem zur Annahme von Insuffizienz und Schuld führen, die im religiösen Kontext als religiöse Schuld erlebt werden und sich sogar zu einem Schuldwahn auswachsen können.

Es sollte also nach der Wirkrichtung gefragt werden, d. h., wirkt sich religiöses Erleben auf die Depression aus oder zeigt sich eine depressive Symptomatik eben auch in einer entsprechenden negativen Glaubensüberzeugung und in einem negativen religiösen Erleben. Zusammengefasst können Religion und/oder Spiritualität scheinbar eine präventive Rolle im Zuge von Coping-Strategien übernehmen und/oder einen Beitrag zur Verstärkung depressiver Symptomatik leisten.

► **Spiritualität und Demenz.** Je nach Ausprägung oder Schweregrad eines Demenzsyndroms sind das Gedächtnis, andere geistige Leistungen sowie die Fähigkeit zur Wahrnehmung von Alltagsaktivitäten unterschiedlich stark betroffen. Sich in das Erleben ausgeprägt Demenzerkrankter einzufühlen, ist eine bleibende Herausforderung. Was einem Demenzerkrankten in seiner Orientierungssuche Halt und Richtung gibt, können Außenstehende zwar nicht unbedingt wissen, aber sie können eruieren, was den Betroffenen in ihrem Leben wichtig war. Diesem Ansatz folgend, kann dann auch eine religiös-spirituelle Anamnese im Zuge einer Biografiearbeit angezeigt sein. Dabei kann das, was den Betroffenen in ihrem Leben heilig war zur Sprache kommen und dann auf angemessene Weise in den Alltag integriert werden. Sinngenerierung und Sinnorientierung rücken bei Menschen mit wachsenden mentalen Einschränkungen in den Hintergrund. Die jetzige ältere Generation ist mehrheitlich immer noch religiös und/oder kirchlich sozialisiert aufgewachsen, d. h., sie sind z. B. vertraut mit dem Kirchenjahr und dem Kirchenbesuch. So kann es angezeigt sein, auf (frühere) religiös-spirituelle Praktiken zurückzugreifen (z. B. Gebete, Kirchenlieder), um den Betroffenen mögliche Kraftquellen zu erschließen. Allerdings können dabei – ähnlich wie bei der Depression – negative religiös-spirituelle Erfahrungen aus früheren Lebensabschnitten aktiviert und ein damit verbundenes Erleben in Gang gesetzt werden.

2.9.4 Fazit

Spiritualität unterscheidet sich von Religion durch eine (meist) fehlende institutionelle Komponente und einen größeren Bezug zum Einzelnen – beschreibt also ein sehr individuelles Konglomerat von Überzeugungen, Symbolen, Ritualen und Praktiken. Demgemäß ist Spiritualität weder mit Religion gleichzusetzen noch ausschließlich in religionsbezogenen Zusammenhängen verortbar. Spiritualität kann sogar Kraftquellen bezeichnen, die ohne irgendeine Form von Transzendenzbezug (z. B. Gott, höheres Wesen) auskommen. In diesem Sinn kann dann auch von einer Spiritualität bei Atheisten gesprochen werden.

Für die Gerontopsychiatrie gilt, sich möglicher positiver Wechselwirkungen zwischen Religion bzw. Spiritualität und (psychischer) Gesundheit bewusst(er) zu machen sowie damit verbundene Bedürfnisse zu beachten und in die Pflege einzubeziehen (S. 383).

M!

Merke

Eine die individuellen Ressourcen berücksichtigende, gerontopsychiatrische Anamnese und Pflege sollte auch die religiöse bzw. spirituelle Dimension der Betroffenen eruieren und einbeziehen.

Zugleich sollten sich zeigende, psychopathologische Phänomene daraufhin befragt werden, ob und wie sie auf ein religiös-spirituelles Erleben des Einzelnen zurückwirken und umgekehrt: ob und in welcher Weise Religion und Spiritualität sich als Teil einer vorhandenen psychischen Störung äußert oder die Betroffenen sogar erst haben krank werden lassen (z. B. in Form von Versündigungs- oder Schuldideen).

2

2.10 Psychisch kranke Menschen mit Migrationshintergrund im Alter

2.10.1 Begriffsbestimmung

[ ]

Definition

„**Migration** bezeichnet im Allgemeinen die längerfristige Verlegung des Lebensmittelpunkts über eine größere Entfernung und administrative Grenze hinweg: etwa vom Dorf in die Stadt, zwischen Landesteilen oder über Staatsgrenzen hinweg. Damit unterscheidet sich diese Form menschlicher Mobilität von anderen, etwa dem täglichen Pendeln zur Arbeit oder touristischem Reisen, denn eine Verlegung des Lebensmittelpunktes findet bei diesen Mobilitätsformen nicht statt." (Bundeszentrale für politische Bildung 2020)

Diese Beschreibung macht deutlich, dass Migration nicht an Staatsgrenzen gebunden ist. Wie lange jemand nach der Verlegung seines Lebensmittelpunktes „als Migrantin gilt oder sich selbst als Migrant betrachtet, hängt von vielen Faktoren ab. Hierzu gehören Fremdheitserfahrungen, also wie fremd sich Menschen in der neuen Umgebung fühlen oder von der alteingesessenen Bevölkerung wahrgenommen werden, rechtliche Einschränkungen oder kulturelle Unterschiede, wie z. B. eine andere Sprache. So wird der Umzug von Trier nach Luxemburg mit geringeren migrationstypischen Fremdheitserfahrungen verbunden sein, als etwa von Passau nach Hamburg" (Bundeszentrale für politische Bildung 2020).

Migration ist breit zu verstehen – wobei der Umzug von Passau nach Hamburg häufig nicht als Migration empfunden wird. Alle Migrantinnen und Migranten erleben ein Fremdheitsgefühl in ihrer neuen Umgebung. Wenn auch ein Umzug von Aleppo nach Mainz zumeist einen anderen Grad des Fremdheitsgefühls aufweist, als ein Umzug von Hamburg nach Passau. Dabei spielen Kriterien wie Sprachfähigkeit, Verständnis für Unterschiede im kulturellen Verhaltenskodex und die Bereitschaft, Vielfalt und Unterschiedlichkeit zuzulassen eine Rolle.

Die Vereinten Nationen weisen für das Jahr 2019 weltweit 272 Millionen (258 Millionen in 2018) internationale Migranten weltweit aus. Knapp die Hälfte (48 %) davon waren Frauen, ca. 38 Millionen Kinder (United Nations [UN] 2020).

2.10.2 Transkulturalität in der Pflege

Transkulturalität ist in der Pflege angekommen. Menschen aus den unterschiedlichsten Gebieten und Regionen, die nun an einem Ort zusammenleben, werden älter und erkranken. Daher ist es erforderlich diesen, möglicherweise unterschiedlichen, kulturellen Hintergründen Rechnung zu tragen. Dabei ist das kein neues Phänomen, Migration ist so alt wie die Menschheit.

2

▸ Migration nach dem 2. Weltkrieg. Eine große Migrationswelle im 20. Jahrhundert erlebte Deutschland nach dem 2. Weltkrieg als Millionen Menschen aus den alten deutschen Ostgebieten in den Westen vertrieben wurden oder flüchten mussten (Schilder u. Brandenburg 2020). Viele alte Menschen erinnern sich an diese Zeit, die nicht nur positiv erlebt wurde. Alte Menschen haben möglicherweise den Krieg nicht mehr erlebt, aber die Nachkriegszeit mit schwieriger Integration ist noch präsent. Bereits damals waren sprachliche (Dialekte) und kulturelle, ebenso wie religiöse Unterschiede charakterisierende Merkmale. So entstanden ganze Siedlungen für überwiegend katholische oder protestantische/evangelische geflüchtete und vertriebene Menschen (z. B. die Orte Reichswalde und Nierswalde am Niederrhein).

▸ Anwerben von sogenannten Gastarbeitern. Dem folgte eine weitere große, internationale Migrationswelle in den 50er- bis 70er-Jahren des 20. Jahrhunderts, es kamen zahlreiche „Gastarbeiter", die zunächst willkommene Arbeitskräfte in deutschen Fabriken waren. Erste Anwerbeabkommen wurden z. B. für türkische Arbeiter 1961 abgeschlossen und hatten bis zur ersten Ölkrise 1973 Gültigkeit. Seinerzeit war eine dauerhafte Verlagerung des Lebensorts von keiner Seite geplant, vielmehr sollten im Rotationsprinzip neue Arbeitskräfte angeworben werden. Diese Praxis kommentierte der Schriftsteller Max Frisch bereits 1965 kritisch mit dem Satz „Wir riefen Arbeitskräfte, und es kamen Menschen". Entgegen der ursprünglichen Absicht, wieder nach einer begrenzten Zeit in ihre Herkunftsländer zurückzugehen, entschieden sich viele Menschen dafür, dauerhaft in Deutschland zu bleiben. Sie holten ihre Familien nach oder gründeten Familien. Viele dieser Menschen sind inzwischen alt geworden und leiden nun an gerontopsychiatrischen Erkrankungen oder an Demenz.

▸ Menschen mit Migrationshintergrund in Deutschland. Im Jahr 2018 hatte jede vierte Person in Deutschland einen Migrationshintergrund (Statistisches Bundesamt [Destatis] 2019b) – insgesamt 20,8 Millionen Menschen, von denen 52 % deutsche Staatsbürger waren. Was macht einen Migrationshintergrund aus: „Eine Person hat einen Migrationshintergrund, wenn sie selbst oder mind. ein Elternteil nicht mit deutscher Staatsangehörigkeit geboren wurde. Im Einzelnen umfasst diese Definition zugewanderte und nicht zugewanderte Ausländerinnen und Ausländer, zugewanderte und nicht zugewanderte Eingebürgerte, (Spät-)Aussiedlerinnen und (Spät-)Aussiedler sowie die als Deutsche geborenen Nachkommen dieser Gruppen. Die Vertriebenen des 2. Weltkrieges haben (gemäß Bundesvertriebenengesetz) einen gesonderten Status" (Statistisches Bundesamt [Destatis] 2020b). Sie und ihre Nachkommen zählen, obwohl sie die eigentlichen Kriterien der Migration erfüllen, interessanterweise nicht zur Bevölkerung mit Migrationshintergrund.

Einen innerdeutschen Migrationshintergrund gibt es laut dieser Definition (für diese spezielle Personengruppe) nicht. Aber v. a. gibt es nicht „den Menschen mit Migrationshintergrund", es handelt sich um einen „sehr großen und heterogenen Bevölkerungsteil" (Bundeszentrale für politische Bildung 2020). Dieser Bevölkerungsteil verfolgt eine Vielzahl von unterschiedlichen Lebensentwürfen, Zielen und hat sehr unterschiedliche kulturelle und soziale Prägungen und religiöse Vorstellungen. Allein die Frage, ob jemand ein „Stadt- oder Dorfmensch" ist, kann große Unterschiede in den Lebensentwürfen bedeuten. Daher stellt sich die Frage, ob es nicht zielführender ist, statt von Migrationshintergrund von Diversität oder kultureller Vielfalt zu sprechen (vgl. Schilder u. Brandenburg 2020).

2.10.3 Beachtung individueller Bedürfnisse

Die kognitiven, emotionalen und instrumentellen Unterstützungsmuster, wie Rat geben, Trösten oder Pflegen, unterscheiden sich bei Menschen mit und ohne Migrationshintergrund kaum. Der Umfang in denen sie angefordert werden, ist so vielfältig wie die individuellen Lebensentwürfe. Die Pflege der Angehörigen innerhalb der Familie galt und gilt bei älteren Menschen als Grundsatz. Aber traditionelle Versorgungsmuster, wie sie in dörflichen Strukturen oder Großfamilien z. B. in Hessen, am Niederrhein, aber auch in Russland oder der Türkei anzutreffen waren, schwinden. Familiäre Unterstützung ist häufig die Idealvorstellung, kollidiert aber mit der Lebenswirklichkeit der Leistungsgesellschaft. Überforderung und nicht adäquate Pflege können dann die Folge sein. Das ist nicht von der Staatsangehörigkeit abhängig und kann dazu führen, dass Hilfe erst spät oder auch gar nicht angefordert wird. Die Intensität der geleisteten Pflege kann leicht darüber hinwegtäuschen, dass die Familie mit der Erbringung überfordert sein kann.

▸ Verzahnung der Laienpflege mit professioneller Pflege. Greifen die traditionellen Versorgungsmuster nicht im gewohnten und von den betroffenen Menschen erwarteten Maß, muss professionelle Unterstützung einsetzen. Insbesondere gilt es, Betroffenen und Angehörigen niedrigschwellige Angebote zu machen. Die Informationen hierüber müssen die betroffenen Menschen und ihre Angehörigen erreichen. Die betreuenden Angehörigen müssen einbezogen werden und die Beratung sowie die Informationsweitergabe so erfolgen, dass sie auch verstanden werden. Eine Hochglanzbroschüre allein hat wenig Sinn, wenn die Betroffenen sie nicht lesen können. Hilfreich kann hier der Kontakt über Stadtteil- oder Kulturvereine sein.

▸ Kultursensible Pflege psychisch kranker Menschen. Für die Pflege und Begleitung von psychisch kranken Menschen, die nicht mehr in der Lage sind, ihre Bedürfnisse verbal zu äußern, bedeutet dieser Sachverhalt, ggf. auf „andere" und „ungewohnte" Strukturen zurückzugreifen und so den kulturellen Hintergrund des zu Pflegenden zu berücksichtigen. Dies umfasst viele Aspekte, angefangen bei der Form der Speisenversorgung (z. B. statt klassischem deutschem Frühstück mit Kaffee und Brötchen ein warmes Reisgericht zum Frühstück) bis hin zur Berücksichtigung der völlig individuellen Wertevorstellungen innerhalb der Familie. Ein Beispiel ist die Waschung im Bett, die für Muslime unter fließendem Wasser zu erfolgen hat. Hier kann z. B. das Wasser beim Waschen aus einem Krug über Hände und Füße gegossen werden. Die Forderung, Biografiearbeit am individuellen Menschen auszurichten, hat hier besondere Bedeutung.

▸ Individuelle Ausrichtung der Pflege. Es kann nicht das Ziel sein, in der Pflege und Begleitung von psychisch kranken Menschen mit Migrationshintergrund eine spezielle „migrantenspezifische Pflege" zu leisten. Vielmehr ist die individuelle Ausrichtung an den Bedürfnissen des einzelnen Menschen erforderlich, das gilt für alle pflegebedürftigen Personen gleichermaßen, denn kulturelle Vielfalt gehört zum Lebensalltag.

Der deutsche Bundesverband für Pflegeberufe e. V. (DBfK) empfiehlt, die kulturellen Gegebenheiten als zentrale Aspekte in die Pflegeanamnese aufzunehmen und dabei die Wertung aus Sicht der Betroffenen einzubeziehen (DBfK 2005a, Zielke-Nadkarni 2006):

- Krankheitsvorgeschichte des Patienten
- Besonderheiten der Kommunikation
- aktueller Gesundheitszustand
- aktuelle Lebenssituation
- migrationstypische Belastungserfahrungen bzw. die Biografie des Patienten
- Erwartungen des Patienten bzw. seiner persönlichen Bezugspersonen

Die Arbeit mit der Biografie und deren Bewertung aus Sicht der Betroffenen hat in der Pflege und Begleitung von psychisch kranken Menschen einen hohen Stellenwert. Für professionell Pflegende bedeutet dies, sich mit der Lebenssituation der psychisch kranken Migranten und ihrer Angehörigen auseinanderzusetzen.

Merke

Wenn grundsätzlich der Leitsatz gilt, dass Biografie aus der Sicht des Betroffenen und des gelebten Lebens bewertet wird, gilt das für Menschen mit und ohne Migrationshintergrund gleichermaßen.

Diversität oder kulturelle Vielfalt ist nicht allein für die Personen mit Pflegebedarfein Thema, auch viele Pflegende haben einen Migrationshintergrund. Derzeit werden fehlende Pflegefachpersonen in zahlreichen europäischen und außereuropäischen Ländern angeworben. Kulturelle Vielfalt ist in beide Richtungen zentraler Bestandteil der pflegerischen Versorgungssituation.

Lernaufgabe

Prüfen Sie doch einmal, ob das aktuelle Frühstücksangebot den Gewohnheiten der Personen mit Pflegebedarf entspricht oder ob es für einzelne Personen alternative Angebote geben könnte.

2.11 Geistige Behinderung im Alter

„Was macht das Altwerden von Menschen mit geistiger Behinderung zu einer eigenen Frage in Bezug auf die Menschenwürde?" fragte der Sonderpädagoge Otto Speck bereits im Jahr 2000, wo doch geriatrische Komplikationen und Pflegebedürftigkeit eine immer größer werdende Zahl von Menschen betrifft.

Der Begriff „geistige Behinderung" ist seit vielen Jahren in der Diskussion. Es soll vermieden werden, mit dem Begriff „Behinderter" den Betroffenen das Etikett „Behinderung" zu verleihen. Vielmehr rückt der Mensch mit der Behinderung, in unterschiedlicher Ausprägung, in den Fokus. Denn die sog. „geistige Behinderung" ist keine Erkrankung, vielmehr eine Zuschreibung, die seit den 1960er Jahren genutzt wird (Theunissen 2000). Sie wird auf Menschen angewendet, die einen besonderen Förder- und Unterstützungsbedarf haben und deren kognitive Fähigkeiten sich langsamer und in einem begrenzten Rahmen entwickeln. Diese Menschen können einen erhöhten Hilfebedarf bei den Aktivitäten des täglichen Lebens haben – hier gibt es eine Übereinstimmung zu Menschen mit gerontopsychiatrischen Erkrankungen.

2.11.1 Begriffsbestimmung

Die Zuschreibung „geistige Behinderung" bzw. Intelligenzminderung (Dilling et al. 2015) wird dann benutzt, wenn

- eine deutlich unterdurchschnittliche allgemeine intellektuelle Leistungsfähigkeit, gemessen in IQ (< 60), besteht,
- Defizite in der sozialen Anpassungsfähigkeit bestehen, insbesondere bei im Alltag benötigten Fertigkeiten und Unabhängigkeit, bei der Kommunikation und der Verantwortlichkeit, und
- der Beginn vor dem 18. Lebensjahr liegt.

Die geistige Behinderung kann durch vielfältige Schädigungen verursacht werden, nicht immer ist die Ursache eindeutig. Dabei werden angeborene (z. B. Down-Syndrom) und erworbene Behinderungen (z. B. durch Geburtsschädigung oder durch Infektionen) unterschieden. Ursachen und Ausprägungen können sehr unterschiedlich sein. Die Lebensqualität der Betroffenen wird nicht nur durch die Art und das Ausmaß der Behinderung beeinflusst, vielmehr tragen die Lebensumstände und die Umweltfaktoren zum Grad der Teilhabe am Leben bei.

Die ICF (Internationale Klassifikation der Funktionsfähigkeit, Behinderung und Gesundheit) klassifiziert Behinderung nach Schädigung („impairment"), Aktivität („activity"), Teilhabe („participation") und den Kontextfaktoren (WHO 2001):

- **Schädigung:** Beeinträchtigung einer Körperfunktion oder -struktur im Sinne einer wesentlichen Abweichung oder eines Verlustes.
- **Aktivität:** Möglichkeiten der Aktivität eines Menschen, eine persönliche Verwirklichung zu erreichen.
- **Teilhabe:** Maß der Teilhabe an öffentlichen, gesellschaftlichen, kulturellen Aufgaben, Angelegenheiten und Errungenschaften.
- **Kontextfaktoren:** physikalische, soziale und einstellungsbezogene Umwelt, in der ein Mensch das eigene Leben gestaltet.

2.11.2 Demografische Entwicklungen

In den vergangenen Jahren ist die Lebenserwartung von Menschen mit geistiger Behinderung erheblich gestiegen. Für die stationäre und ambulante Altenpflege ist die Pflege und Begleitung von Menschen mit geistiger Behinderung allerdings nach wie vor eine große Herausforderung (Zander 2016).

Merke

Menschen mit geistiger Behinderung benötigen keine andere, sondern eine auf ihre speziellen Bedürfnisse ausgerichtete Pflege.

Hier gilt, ebenso wie für alte Menschen mit gerontopsychiatrischem Hilfebedarf, dass die individuelle Situation und die Biografie die Ausgangslage für den Pflegeprozess bilden. Allerdings setzen bereits ab dem 50. Lebensjahr bei Menschen mit geistiger Behinderung Alterungsprozesse ein. Gesundheitliche Probleme treten bei Menschen mit geistiger Behinderung früher auf. Sie tragen darüber hinaus ein größeres Risiko, psychisch zu erkranken (Zander 2016).

2.11.3 Lebenserfahrungen und familiäre Situation

Durch die Vernichtungspolitik der Nationalsozialisten bis ins Jahr 1945 erreichten in Deutschland überwiegend erst die später geborenen Menschen mit geistiger Behinderung das Rentenalter um die Jahrtausendwende.) Internationale Befunde aus den 1990er Jahren zeigen, dass 60 % der Menschen mit geistiger Behinderung mind. 60 Jahre und 13 % mind. 80 Jahre alt wurden (Dieckmann u. Metzler zit. nach Zander 2016). Bei Menschen mit Trisomie 21 stieg international die durchschnittliche Lebenserwartung zwischen 1929 und 2002 von 9 auf 60 Jahre. Trotz dieser Entwicklung gibt es einige Besonderheiten bei Menschen mit geistiger Behinderung. Diese alt gewordenen behinderten Menschen haben häufig andere Erfahrungen gemacht als Menschen ohne geistige Behinderung (Fringer 2005):

- Die vor 1940 geborenen Menschen haben wahrscheinlich wenig Wertschätzung erfahren, ein positives Selbstbild konnte sich dadurch nur schwer entwickeln.
- Lebenspläne konnten nicht verwirklicht werden.
- Besondere schulische Förderung gab es erst ab 1958.
- Berufstätigkeit war häufig erst im mittleren Lebensalter (nach 1960) durch die Werkstätten für Menschen mit Behinderungen möglich.
- Persönliche und intime Beziehungen blieben ihnen oft bis ins 4. Lebensjahrzehnt vorenthalten.
- Ein partnerschaftlicher Umgangsstil zwischen den Anbietenden und den Empfängern von Hilfe ist eher neu.
- Einzelzimmer sind ihnen oft fremd.

Merke

M!

Bei alten Menschen mit geistiger Behinderung sind Angehörige häufig in geringerem Maße in die Pflege und Betreuung involviert. Die Gründung einer eigenen Familie blieb ihnen oft verwehrt. Geschwister, Neffen oder Nichten sind nicht im gleichen Maß an Pflege und Begleitung beteiligt wie Kinder bei alten Menschen ohne geistige Behinderung.

In einer systematischen Literaturrecherche zur Versorgung von älteren Menschen mit geistiger Behinderung wurden als Befürchtungen und Herausforderungen von Seiten der Betroffenen bzw. der Versorgenden folgende Aspekte benannt (Innes et al. 2012):

- Sorgen über die aktuelle und zukünftige Wohnungssituation mit drohendem Verlust der Unabhängigkeit
- Wunsch, im Alter möglichst mit Gleichaltrigen oder in der Familie leben zu können
- fehlende geeignete Wohnplätze in Abgrenzung zur „klassischen" Altenhilfe
- Mangel an professioneller Unterstützung und Vorausplanung (z. B. im Falle des Versterbens betreuender Angehöriger)
- Forderung nach proaktiver Gestaltung bzw. Vorausplanung des Lebensalters
- wenig hilfreiches Konzept eines „Ruhestandes", da Menschen mit einer geistigen Behinderung oft nicht oder nur eingeschränkt erwerbstätig sind
- Wegbrechen der Tagesaktivitäten, z. B. bei Beendigung der Arbeit in der Werkstatt für Behinderte
- Notwendigkeit der Unterstützung von sozialen Netzwerken
- mangelndes Wissen um die Bedürfnisse und Bedarfe der Menschen mit geistiger Behinderung
- Fehlen von geeigneten Dienstleistungen
- Fehlen geeigneter Krankenhausangebote oder ärztlicher Versorgung
- Notwendigkeit der Erforschung der Bedürfnisse und Bedarfe von älter werdenden Menschen mit geistiger Behinderung
- Etablierung spezifischer und inkludierender Versorgungssysteme

Aufgrund des rückschauenden Ansatzes musste in dieser Auflistung noch unberücksichtigt bleiben, inwieweit in Zukunft die Entwicklung der Social Media bzw. der Digitalisierung zu einer Verbesserung der Versorgungssituation führen kann.

Die Psychologin Simone Reppermund und der Neuropsychiater Julian Trollor (2016) haben Schlüsselindikatoren definiert, die ein erfolgreiches Altern von Menschen mit geistiger Behinderung ermöglichen:

- Voraussetzung für ein erfolgreiches Altern ist eine gute körperliche und psychische Gesundheit, gesunde Lebensweisen und Verhaltensweisen, soziale Interaktion und Tätigkeiten, Lebenszufriedenheit und Zugang zu einer hochwertigen Gesundheitsversorgung.
- Verbesserte Strategien und Bemühungen zur Entwicklung von körperlichen Trainingsprogrammen und Programmen zur Teilhabe an sozialen Aktivitäten, die auf das Altern mit geistiger Behinderung ausgerichtet sind.
- Ältere Menschen mit einer geistigen Behinderung sind in hohem Maße heterogen in Bezug auf ihre Fähigkeiten und ihren biologischen, psychologischen und sozialen Hintergrund. Daher wird ein alleiniger Ansatz für erfolgreiches Altern, der allen gerecht werden soll, wahrscheinlich nicht erfolgreich sein.

2.11.4 Gerontopsychiatrische Testverfahren für Menschen mit geistiger Behinderung

Testverfahren, die zur Diagnostik bei gerontopsychiatrischen Erkrankungen entwickelt wurden, sind bei Menschen mit geistiger Behinderung nur bedingt valide. Diesbezüglich ist besondere Sorgfalt in der pflegerischen und medizinischen Diagnostik erforderlich. Bei einer Testung bzw. Beurteilung vermeintlicher Krankheitssymptome ist besonderes Augenmerk darauf zu richten, ob bzw. wie sehr die betroffenen Menschen von den bislang gewohnten Verhaltensweisen abweichen und es zu Verhaltensauffälligkeiten kommt wie (Theunissen 2000):

- erhöhte Ängstlichkeit, starke Verunsicherung
- depressive Verstimmungen ohne erkennbare Ursache
- ungewohntes, herausforderndes Verhalten, Gereiztheit
- Unruhezustände, Rast und Ruhelosigkeit
- wahnhafte Reaktionen
- Sinnestäuschungen durch Fehlwahrnehmungen
- apathisches Verhalten
- ungewohntes Zurückziehen
- sozialer Rückzug
- ungewohnte Tag-Nacht-Umkehr
- erhöhtes Misstrauen und Beschuldigungen Anderer

Bewährt hat sich die Verwendung der deutschen Version eines Fragebogens der National Task Group (NTG) on Intellectual Disabilities and Dementia Practices. Dieser Fragebogen ist geeignet, frühe Anzeichen einer Beeinträchtigung kognitiver Fähigkeiten, z. B. leichte kognitive Beeinträchtigung (S. 181), oder einer möglichen Demenz bei Personen mit intellektueller Behinderung zu erkennen (NTG-Early Detection and Screen for Dementia, www.the-ntg.org/ntg-edsd).

Einen umfassenden Überblick zur Früherkennung von Demenzerkrankungen bei Menschen mit geistiger Behinderung geben die Diplom-Psychologin Bettina Kuske und Kollegen (2016).

Merke

M!

Ein wesentlicher Bestandteil des gemeinsamen Pflegeprozesses ist die Einbeziehung der Betroffenen und ihrer Bezugspersonen. Die interdisziplinäre Vernetzung und die gemeinsame Planung durch alle an der Pflege und Begleitung beteiligten Personen sind unerlässlich.

2.12 Wohnformen für Menschen mit psychischen Veränderungen

In den vergangenen Jahren ist viel über die verschiedensten Wohnformen für gerontopsychiatrisch erkrankte Menschen diskutiert und veröffentlicht worden. Die meisten aktuell diskutierten Wohnformen sollen auch psychisch erkrankte Menschen ansprechen und verschiedene Anforderungen erfüllen können. Das Bundesministerium für Familie, Senioren, Frauen und Jugend (BMFSFJ 2017) geht davon aus, dass ältere Menschen sich wünschen, so lange wie möglich in der vertrauten Umgebung leben zu können, auch dann, wenn Krankheit, Hilfe- und Pflegebedürftigkeit eintreten. Das Ministerium fördert selbstständiges und selbstbestimmtes Wohnen im Alter. Im Bereich des SGB XI (S. 162) wird ebenfalls deutlich, dass der Gesetzgeber den Leitsatz „ambulant vor stationär" auch durch die gewährten Leistungen unterstreicht.

2.12.1 Bedeutung unterschiedlicher Wohnangebote

Unterschiedliche Formen des Wohnens sind aus verschiedenen Gesichtspunkten bedeutsam. So ist es im Verlauf einer Demenz notwendig, die Wohnverhältnisse der Erkrankung und den Bedürfnissen anzupassen. Geschieht dies nicht, kommt es ggf. früher zu einer vollstationären Betreuung als nötig. So kann man sagen, dass eine Erkrankung, deren Ausprägung und deren Verlauf einen Einfluss auf die Wohnraumbedürfnisse des Einzelnen haben. So werden hilfebedürftige Menschen in Mehrgenerationenhäusern ein gutes Zuhause finden. Andere müssen ggf. einen großen Betreuungsaufwand realisieren, wofür eine Wohngemeinschaft vielleicht passendere Leistungen anbietet. Ältere Menschen interessieren sich zunehmend für gemeinsame Wohnformen, ob mit Gleichaltrigen oder auch generationsübergreifend (BMFSFJ 2017).

Merke

Bei allen Wohnformen geht es immer auch um Versorgungssicherheit, in einem Umfeld größtmöglicher Selbstbestimmung (GKV 2016).

Dies führt zunehmend dazu, dass die Auswahl an Pflege- und Betreuungsleistungen immer mehr individuell zusammenstellbar sein müssen. Trotz aller Individualisierung und den vielfältigen Wohnangeboten müssen die Angebote aber auch bezahlbar und damit wirtschaftlich sein. Ein wahrhaftes Problem für Laien, Pflege- und Hilfebedürftige ist die Vielzahl an Begrifflichkeiten für die verschiedenen Angebote wie:

- vollstationäre Einrichtung
- teilstationäre Einrichtung
- betreutes Wohnen
- Wohnen mit Service
- barrierefreies Wohnen
- altengerechtes Wohnen
- Wohngemeinschaften
- Mehrgenerationenhäuser
- Pflegewohnungen usw.

Die Liste kann fast beliebig erweitert werden, es bleibt aber manchmal unklar, welche Leistungen sich genau hinter den Begriffen verbergen. Nimmt man nur einen Aspekt heraus, wird deutlich, dass z. B. die Vergleichbarkeit von Preisen schwierig ist, wenn unterschiedliche Leistungspakete unter dem gleichen Label wie z. B. „Betreuungspauschale" angeboten werden. Diese Betreuungspauschale ist jedoch von verschiedenen Anbietern mit unterschiedlichen Inhalten und Preisen versehen worden. Oft sind für Nutzer Begriffe wie „Pflege" oder „Betreuung" vermeintlich eindeutig, vor einem Umzug oder der Inanspruchnahme von Leistungen sollte jedoch genau geschaut werden, ob die Vorstellungen tatsächlich deckungsgleich sind.

Bei der grundsätzlichen Frage, welchen Anforderungen die verschiedenen Wohnformen entsprechen sollten, können verschiedene allgemeine Aspekte beschrieben werden:

- Sicherung der Autonomie: Hierbei geht es v. a. um selbstbestimmte Lebensführung
- Gewährleistung von Versorgungssicherheit (kontinuierliche Versorgung, Bezugspflegekonzepte, rund um die Uhr Versorgung)
- Wirtschaftlichkeit: Das inhaltlich gut gemachte Angebot muss natürlich bezahlbar sein; hierbei ist es z. B. gerade bei Wohngemeinschaften wichtig einen kalkulierbaren Mix an Mietern/Patienten mit unterschiedlichen Pflegegraden (sog. Case Mix) zu betreuen. Nur so können kontinuierlich Leistungen erbracht werden, die entsprechend entlohnt sind (GKV 2016).

Einen Bedarf an entsprechenden individuellen Wohnformen gibt es auch bei anderen gerontopsychiatrischen Erkrankungen, z. B. bei einer chronischen Suchterkrankung oder einer chronischen Psychose. Diese Patienten kommen oft im gewohnten häuslichen Umfeld nicht mehr zurecht, weil sie ihr Leben nicht mehr selbstständig führen können, für eine vollstationäre Versorgung aber zu jung oder doch noch zu selbstständig sind. Bezieht man diese verschiedenen Aspekte und Anforderungen mit ein, ist es empfehlenswert, für die meisten Nutzer bzw. deren Angehörigen, einen Berater, z. B. einen Case Manager hinzuzuziehen.

Lernaufgabe

Welche Vorstellung haben Sie davon, wie Sie im Alter leben wollen?

2.12.2 Wohnraumberatung/Case Management

Die verschiedenen Erkrankungen und die damit einhergehenden Anforderungen an das Umfeld benötigen sehr variable Wohn- und Betreuungsformen. Entscheidend ist, ob ein Patient eine für ihn geeignete Wohnform findet. Hierbei spielt eine kompetente umsichtige Beratung eine wichtige Rolle, in Deutschland kann diese durch das Case/Care Management vorgenommen werden (S. 170).

Definition

Beim **Case Management** geht es darum, mit und für die betroffene Person eine Bedürfnislage zu ermitteln, um dann ein mögliches Anforderungsprofil zu erstellen. Dieses Anforderungsprofil wird dann genutzt, um gemeinsam mit dem Betroffenen und dessen Angehörigen eine passende Wohnform zu finden.

Wenn dann ein geeigneter Wohnraum gefunden ist, benötigen die Betroffenen oft eine Wohnraumanpassung durch Wohnraumberater. Eine Beratungsstelle ist z. B. „Wohn mobil" in Köln (Beratungsstelle für Wohnraumanpassung und Wohnungswechsel). Durch Wohnraumberater wird i. d. R. vor Ort überlegt, welche individuellen Anforderungen an den Wohnraum durch eine Erkrankung entstehen und wie diese umgesetzt werden können. Wohnraumberatung ist in den Bundesländern sehr unterschiedlich gestaltet, eine Möglichkeit Wohnraumberater zu finden, ist die „Bundesarbeitsgemeinschaft Wohnungsanpassung e. V.".

Eine Wohnraumanpassung kann z. B. bei Menschen mit Demenz nötig werden. Kann ein an Demenz erkrankter Mensch am Anfang der Erkrankung noch sinnvoll mit den Geräten in der Küche umgehen, so geht diese Fähigkeit im weiteren Verlauf zunehmend verloren. Dies führt nicht selten zu einer konkreten Gefährdung des Betroffenen und seines Umfelds. Ein häufiges Beispiel ist, dass die Betroffenen den Herd, die Kaffeemaschine oder andere elektrische Geräte nicht abschalten und es dadurch zu Wohnungsbränden kommen kann. Für diese und andere Probleme haben Wohnraumberater Lösungen wie Abschalteinrichtungen, die die Gefahr reduzieren und so die Selbstständigkeit länger erhalten (S. 387).

► **Technische Unterstützung.** Im Bereich der technischen Unterstützung (S. 54) gibt es eine neue Entwicklung, die man als AAL (Ambient assisted Living) oder ins Deutsche übersetzt als altersgerechte Assistenzsysteme für ein gesundes und unabhängiges Leben bezeichnet.

Definition

Bei **Ambient Assisted Living (AAL)** werden, ähnlich wie bei Smart-Home-Konzepten, neue Technologien eingesetzt, um den Alltag zu erleichtern. AAL-Konzepte sind dabei speziell auf pflegebedürftige Menschen ausgelegt und sollen den Alltag nicht nur erleichtern, sondern diesen auch sicherer machen.

In Deutschland engagiert sich das Bundesministerium für Bildung und Forschung (BMBF; Ambient Assisted Living in Deutschland) federführend für dieses Thema. Technische Hilfen werden im Wohnraum für ältere Menschen mit körperlichen oder psychischen Problemen noch selten genutzt. Dabei gibt es durchaus Erfolgsbeispiele wie den Hausnotrufdienst oder die verschiedenen Induktionssysteme, die das Aufstehen von steh- und gehunsicheren Patienten anzeigen und so Stürze verhindern helfen. Sind im Verlauf einer Demenz verschiedene technische Hilfen nötig, wird das Umfeld bei älteren Suchterkrankten eher in einer zuverlässigen und präsent begleiteten Gemeinschaft bestehen bleiben.

Im Ergebnis wird es oft eine Suche nach einer geeigneten Möglichkeit für den Betroffenen sein, bei der das unterstützende Umfeld eine große Rolle spielt. Diese Suche fachlich zu begleiten, ist Aufgabe des Case Managements. Es ist in jedem Fall nötig, bei der Vielzahl an technischen und baulichen Möglichkeiten, Fachleute hinzuzuziehen. Viele dieser Möglichkeiten werden durch die aktuelle Gesetzgebung unterstützt.

► **Finanzielle Unterstützung.** Mit der Einführung des Pflegestärkungsgesetzes II ist der finanzielle Aspekt (S. 170) v. a. für psychisch erkrankte pflegebedürftige Personen verbessert worden. Vor allem ambulante Wohnformen profitieren von diesen Neuregelungen. Die folgenden Regelungen beziehen sich konkret auf ambulante Wohnformen

- § 38 SGB XI Wohngruppenzuschlag von 214 € je Monat
- § 40 SGB XI Pflegehilfsmittel und wohnumfeldverbessernde Maßnahmen 4 000 € bis 16 000 € einmalig
- § 45e SGB XI Anschubfinanzierung zur Gründung von ambulant betreuten Wohngruppen

Die vielfältigen Lebensentwürfe von älteren Menschen, die verschiedenen Verläufe im gesunden Alter, aber auch im Alter mit physischen und psychischen Einschränkungen, und darüber hinaus die Veränderung der familiären Strukturen, macht es notwendig, mit vielfältigen Wohn- und Pflegearrangements die Zukunft zu gestalten. Auf diese Entwicklung hat der Gesetzgeber im 2. Pflegestärkungsgesetz (PSG II) reagiert und die Leistungen deutlich flexibilisiert.

2.12.3 Unterschiedliche Wohnangebote

Wohnangebote lassen sich grob in 3 wesentliche Gruppen einteilen:

- stationär
- teilstationär
- ambulant

Stationäre Wohnform

Seniorenheime/Pflegeheime

Die meisten älteren Menschen wünschen sich, in den eigenen 4 Wänden zu bleiben. Manchmal sprechen aber gute Gründe für einen Umzug in ein Heim. Die pflegerisch/medizinische Betreuung ist dort oft besser gewährleistet, als in der eigenen Wohnung, bei Problemen steht Personal rund um die Uhr und das an 365 Tagen zur Verfügung. Bei Einrichtung und Betreuung gibt es große Unterschiede, was sich meist auch im Preis niederschlägt. Durch das Pflegeneuausrichtungsgesetz von 2017 (SGB XI) ist der Eigenanteil in einem Pflegeheim gleich, egal in welchem Pflegegrad der Betroffene eingruppiert ist. In den letzten Jahren hat sich viel in der stationären Altenpflege verändert. Waren bis vor wenigen Jahren noch Doppelzimmer eher die Regel als die Ausnahme, so sind diese Zimmer heute praktisch „Ladenhüter". In Ländern wie NRW wird nicht nur die Gesamtzahl von Bewohnern je Heim begrenzt (max. 80), sondern auch die Anzahl der Doppelzimmer ist begrenzt (Kaiser 2017). Wie zuvor bereits beschrieben, geht der Weg von dem klassischen Altenheim mit über 100 Plätzen und großen Wohnbereichen mit bis zu 40 Bewohnern, hin zu kleineren Einrichtungen im Quartier mit sehr individuellen Angeboten. Auch wenn andere Wohn-, Betreuungsformen auf dem Vormarsch sind, so wird es wohl auch in Zukunft die umfassende Versorgung von Menschen in der stationären Versorgung geben.

Manche gerontopsychiatrisch erkrankte Menschen leben in Alten- oder Pflegeheimen. Sie werden dort mit nicht psychisch Erkrankten zusammen betreut. Diese integrative Betreuungsform führt oftmals zu Problemen in der Betreuung, v. a., wenn kompetenzfördernde Aktivitäten fehlen und es dadurch zu Antriebs- und/oder Verhaltensstörungen kommt (BMFSFJ 2002).

In vielen Alten- und Pflegeheimen werden seit Jahren gerontopsychiatrische Fachbereiche angeboten. In diesen Bereichen werden v. a. alt gewordene, psychisch veränderte oder erkrankte Menschen gepflegt und betreut.

► **Integrative Betreuungsformen versus „Special Care Units" für Menschen mit Demenz.** In der Vergangenheit wurden demenziell erkrankte Patienten mit nicht demenziell erkrankten Bewohnern, v. a. in der stationären Altenhilfe, gemeinsam betreut. Diese Form der integrativen Betreuung, bei der orientierte und nicht orientierte Bewohner zusammenleben, hat mit der Zunahme von demenziell Erkrankten, v. a. bei gleichzeitig bestehendem herausforderndem Verhalten, immer wieder zu Schwierigkeiten im Zusammenleben geführt. Der Psychiater Christoph Held und die Demenzspezialistin Doris Ermini-Fünfschilling (2006) gehen sogar von besonderen Konflikten, seelischen und körperlichen Gewalttätigkeiten zwischen Demenzbetroffenen und nicht dementen Heimbewohnern im Heimalltag aus. Bei Untersuchungen zu nicht medikamentösen Behandlungsansätzen wird deutlich, dass spezialisierte Einrichtungen für Menschen mit Demenz (segregativer Ansatz) nicht spezialisierten Einrichtungen überlegen sind (Göhner et al. 2018).

Durch die Zunahme demenziell Erkrankter, v. a. in der stationären, aber auch teilstationären Pflege, wurden die Herausforderungen an die Institutionen größer. Ebenfalls wurde deutlich, dass demenziell erkrankte Menschen besondere Anforderungen an ihr Lebensumfeld stellen. Anfang der 90er-Jahre wurde immer häufiger der Begriff „segregativer Bereich" für Abteilungen benutzt, in denen ausschließlich demenziell erkrankte Patienten betreut wurden.

In den folgenden Jahren hat es regelmäßig Auseinandersetzungen zwischen Befürwortern und Gegnern streng getrennter Wohnformen gegeben. Eine besondere Anforderung an exklusiv für Demenzpatienten gestaltete Lebensbereiche ist, das Umfeld für deren Erfordernisse herzurichten und zu gestalten (S. 375). Dies umzusetzen, ist umso schwerer, weil sich Anfang der 2000er-Jahre noch viele Alters- und Pflegeheime auf geistig gesunde und urteilsfähige betagte Menschen aus- und eingerichtet hatten (Held u. Ermini-Fünfschilling 2006). Im europäischen Ausland, z. B. in Großbritannien, Schweden, Frankreich und Holland, haben sich bereits in den 80er-Jahren des letzten Jahrhunderts, sog. "Special Care Units for Dementia" gebildet. Diese speziellen Einrichtungen sind für die besonderen Anforderungen und Bedingungen demenziell Erkrankter ausgestattet worden – nicht nur räumlich, sondern auch personell (Held u. Ermini-Fünfschilling 2006).

Beide Systeme weisen allerdings Vor- bzw. Nachteile auf (Weyerer et al. 2005). In der integrativen Betreuung wurden höhere Aktivitätsraten ermittelt und Angehörige kamen häufiger zu Besuch. In den reinen Demenz-Abteilungen wurden jedoch

- mehr Daten zur Biografie erhoben,
- mehr Antidementiva und weniger Antipsychotika verabreicht,
- häufiger positive Gefühle festgestellt,
- mehr kompetenzfördernde Aktivitäten angeboten,
- Angehörige und ehrenamtliche Mitarbeiter stärker eingebunden,
- mehr soziale Kontakte initiiert und
- weniger freiheitsentziehende Maßnahmen durchgeführt.

Verhaltensauffälligkeiten nahmen allerdings bei den traditionell versorgten Menschen mit Demenz stärker ab als in den „Special Care Units".

Insgesamt spricht einiges für eine segregative Betreuungsform, sie hat einen klaren Vorteil bezüglich der Lebensqualität der Menschen mit Demenz und der Arbeitszufriedenheit der Mitarbeiter. In der zugrunde liegenden Untersuchung wurden auch eine höhere Eigenständigkeit der Bewohner und weniger Schmerzzustände beobachtet. Manche Autoren empfehlen sogar, dass jede Institution, die Demenzpatienten betreut, über eine segregative Abteilung verfügen sollte, da die Betreuungsqualität und die Arbeitszufriedenheit der Mitarbeiter höher sind (Heinsohn et al. 2017). Diese Haltung setzt jedoch eine klare Zugangsregelung zu diesen Bereichen voraus.

Dagegen zeigen erste Ergebnisse über das Wohnen in einer integrativen, am Normalitätsprinzip orientierten Lebenssituation in Haus- bzw. Wohngemeinschaften, dass in diesen meist deutlich kleineren Gruppen, eine wesentlich höhere Kohärenz und Gruppenzusammengehörigkeit zu beobachten ist, die herausfordernde Verhaltensweisen seitens der dementen Mitbewohner besser tolerieren lässt. Durch diesen sozialen Zusammenhalt scheinen die demenzverursachten Veränderungen im Verhalten seltener aufzutreten.

▸ **Seniorenheime im Wandel.** Seniorenheime sind dem Wandel unterworfen. Dies wird durch viele verschiedene Aspekte beeinflusst. Dazu zählen

- eine älter werdende Gesellschaft,
- die Zunahme von demenziell erkrankten Menschen,
- die Zunahme auch anderer psychischer Erkrankungen,
- Veränderungen im gesamten Gesundheitswesen wie z. B. kürzere Aufenthalte in Krankenhäusern/(zu) frühzeitige Entlassungen aus der Akutbehandlung zurück ins Pflegeheim,
- veränderte Finanzierung (nicht nur im SGB XI-Bereich),
- das klare Bekenntnis der Politik „ambulant vor stationär".

Diese und andere Gründe führen dazu, dass Menschen, die einen Heimplatz anfragen, immer älter und kränker sind. Oft wird für Menschen mit verschiedenen herausfordernden Verhaltensweisen ein Heimplatz gesucht. Aber immer häufiger werden auch Plätze für Menschen mit Alkoholabhängigkeit, Schizophrenie und anderen psychiatrischen Erkrankungen gesucht. Darüber hinaus kommen viele ältere Menschen zum Sterben in ein Seniorenheim. Ein Phänomen, das seit 2017 zu beobachten ist, ist die Zunahme von Kurzzeit- und Verhinderungspflegeplätzen, also zeitlich beschränkte, stationäre Pflege. Diese und andere Veränderungen führen dazu, dass sich die stationäre Pflege deutlich verändern muss, um sich auf diese Herausforderungen einzustellen.

Wohngruppen/Wohngemeinschaft

Wohngruppen entstanden in Schweden in den 80er-Jahren des 20. Jahrhunderts für demenziell erkrankte Menschen ohne starke Verhaltensauffälligkeiten. In diesen Wohngruppen leben bis zu 12 Bewohner, die über ihre eigenen Räumlichkeiten hinaus noch gemeinsam eine Küche oder Waschräume nutzen können. Die Bewohner werden tagsüber von besonders geschulten Mitarbeitern begleitet. Steigt der körperliche Hilfebedarf an und nehmen die kognitiven Störungen zu, müssen die Bewohner meist in Senioren-/Pflegeheime verlegt werden. Es existieren jedoch auch Konzepte, in denen man bis zum Lebensende in der Wohn- bzw. Hausgemeinschaft leben kann.

Der Begriff „Wohngruppe" wird in Deutschland ebenfalls benutzt und beschreibt meistens kleinere Wohneinheiten. Solche Wohneinheiten gehören zu stationären Einrichtungen, die durchaus auch Menschen mit höherem Pflegebedarf betreuen können. In Frankreich gibt es seit einigen Jahren eine ähnliche Wohnform, die "Cantous"; sie befinden sich, ähnlich wie in Deutschland, innerhalb größerer Einrichtungen. Das Grundprinzip dieser Wohnform beruht auf

- **Subsidiarität**: Der Bewohner bekommt nur die notwendige Hilfe, Ziel ist eine möglichst große Autonomie.
- **Gemeinschaftlichkeit**: Entscheidungen werden nach Möglichkeit von Bewohnern, Mitarbeitern und Angehörigen gemeinsam gefällt und getragen.

Eine Wohngemeinschaft ist für Menschen geeignet, die nicht gerne allein leben. Auch für ältere Menschen bietet diese Form des Miteinanders einige Vorteile: Es beugt Alterseinsamkeit vor, außerdem ist im Notfall fast immer jemand in der Nähe. Etwas Toleranz für die Eigenheiten und Gewohnheiten anderer sollte man beim Einzug allerdings mitbringen.

In Deutschland nimmt die Zahl der Wohngemeinschaften für ältere Menschen stetig zu, mittlerweile sind es etwa 3 500 (Klie 2018). In vielen dieser WGs leben v. a. Menschen mit Demenz. Organisiert ist diese Wohnform sehr unterschiedlich. So können Wohngemeinschaften z. B. von ambulanten Diensten organisiert

Tab. 2.5 Vor- und Nachteile einer Wohngemeinschaft.

Vorteile	Nachteile
• bietet individuelles Wohnen • ist übersichtlich und überschaubar aufgrund der geringen Anzahl von Mietern/Bewohnern • ermöglicht schnelle Absprachen • liegt meistens mitten im Quartier und ist damit nah am gewohnten Leben • ist familiär	• Wenn der Mieter/Bewohner körperlich pflegebedürftig wird, sind die Möglichkeiten der Pflege oft begrenzt. • Nicht alle demenziell Erkrankten kommen in kleinen Gruppen gut zurecht. • WGs reagieren auf Personalausfälle sehr sensibel. • Es kann nicht auf die zentrale Versorgung wie Großküche, Waschküche usw. zurückgegriffen werden.

und geführt werden, aber auch durch Angehörige initiiert werden. Diese Form der Betreuung erfreut sich gerade bei demenziell erkrankten Menschen zunehmender Beliebtheit.

Bei dem Modell der geteilten Verantwortung bringt jeder Beteiligte das ihm Gemäße in den Alltag und in die Versorgung der Bewohner ein (Klie 2018). So steuern die Pflegefachpersonen den Pflegeprozess, die Assistenzkräfte organisieren den Alltag und die Verwandten und Freunde können so viel Normalität hinzufügen, wie ihnen möglich ist. Unter solchen Bedingungen können am ehesten die Grundlagen für ein gutes Leben mit Demenz geschaffen werden (Klie 2018).

> **Merke** M!
>
> Die Menschen, die in einer WG leben und keine oder nur sehr wenige Angehörige haben, benötigen ein entsprechend feineres Case Management, da das Engagement der fehlenden Familie, soweit möglich, ersetzt werden muss.

Oft werden entsprechend große Wohnungen angemietet. Nicht selten mieten/kaufen die Verantwortlichen Bestandsgebäude wie alte Schulen, Bahnhöfe oder Fabriketagen. Ist die Anzahl der Mieter/Bewohner nicht höher als 12 Personen, dann unterliegt die WG i. d. R. (Heimrecht ist Ländersache) nicht dem Heimbaurecht. Wohngemeinschaften haben sowohl für die Bewohner als auch für etwaiges Personal Vor- und Nachteile (▸ Tab. 2.5).

Teilstationäre Wohnform

Nachtpflege und Nachtpflegeeinrichtungen

Die meisten Menschen mit einer gerontopsychiatrischen Erkrankung werden zuhause von den Angehörigen betreut. Von den 2,7 Mio. leistungsbeziehenden Personen leben knapp 2 Mio. zuhause (BMG 2017). Viele Ehefrauen und Töchter klagen über Probleme mit der Nachtruhe, da die Pflegebedürftigen nicht selten sog. chronobiologische Störungen entwickeln. Verschiedene Untersuchungen deuten darauf hin, dass die Pflegenden zuhause, die oft selbst schon älter sind, unter Ein- und Durchschlafstörungen leiden. Die Ursache hierfür ist nicht selten die Schlafstörung bei Menschen mit Demenz, die dann zu einem verschlechterten Schlaf der Pflegeperson führt. Aus diesem Grund ist das Angebot an Nachtpflegeeinrichtungen erst einmal nachvollziehbar.

Nachtkliniken oder Nachtpflegeeinrichtungen werden im Pflegeversicherungsgesetz als Hilfsmöglichkeit genannt, in der Praxis findet man diese Einrichtungen jedoch selten und meistens nur in größeren Städten, daran hat sich in den letzten 20 Jahren nur wenig geändert. Nachtpflege kann natürlich auch zuhause bei den Betroffenen in Anspruch genommen werden, allerdings muss die Finanzierung im Vorfeld gut abgesprochen und realisierbar sein.

▸ **Zielsetzung.** Die Aufgabe bzw. das Ziel dieser Einrichtungen besteht darin, den pflegebedürftigen Menschen in der Nacht zu begleiten. Wenn er schlafen will, hat er die Möglichkeit, dies zu tun, kann er jedoch nicht schlafen, wird er aktiv in der Nacht begleitet. Dies bedeutet nicht nur die Beaufsichtigung, sondern ein entsprechendes Angebot, das i. d. R. von den schlaflosen Gästen abhängig ist. Dieses Angebot ist nicht mit dem sog. „Nachtcafé" in der stationären Altenhilfe zu vergleichen. Die Nachtcafés beziehen sich primär auf Bewohner von vollstationären Altenhilfeeinrichtungen, während sich die Nachtpflegeeinrichtungen als Ergänzung zu den ambulanten Angeboten verstehen.

Tagespflege

Die Tagespflege ist ebenfalls ein teilstationäres Angebot, das in den letzten Jahren zunehmend an Bedeutung gewonnen hat. Durchschnittlich verfügen diese Einrichtungen über 12–20 Plätze. In der Vergangenheit konnten allerdings nicht alle Tagespflegeeinrichtungen ihr Angebot aufrechterhalten, sodass die Auslastung sehr unterschiedlich war. Je besser eine Tagespflegeeinrichtung in die Gesundheitsinfrastruktur eingebettet ist, desto höher ist die Akzeptanz bei den Nutzern. Der Vorteil liegt u. a. darin, dass sich die pflegenden Angehörigen sehr flexibel entlasten können. So können die Leistungen der Tagespflege z. B. für 1, 2 oder mehrere Tage pro Woche in Anspruch genommen werden. Durch die Umsetzung des PSG II (S. 162) kann in Deutschland neben dem Pflegegeld in Höhe der Sachleistungen zusätzlich Geld für Tages- und Nachtpflege ausgegeben werden. Im Pflegegrad 4 bedeutet dies z. B. 1612 € (SGB XI) je Monat. Dieser Betrag ist zweckgebunden und wird zunehmend von Betroffenen und Angehörigen für die Tagespflege genutzt. Durch diese deutliche finanzielle Unterstützung kann von einem regelrechten Boom in diesem Bereich seit der gesetzlichen Änderung (SGB XI PSG II 2017) gesprochen werden.

> **Merke** M!
>
> Normalerweise wird der Gast einer Tagespflegeeinrichtung noch zuhause gepflegt und angekleidet und meistens durch einen Fahrdienst zur Tagespflege gebracht.

Dort verbleibt er von ca. 8:00 bis ca. 16:00/17:00 Uhr. In dieser Zeit wird er professionell betreut. Es werden nicht nur Aktivitäten, wie z. B. Spiele, Gymnastik u. a. durchgeführt, sondern auch alltägliches, wie Kochen, Essen, aber auch Ruhen angeboten. Die Leistungen zielen direkt auf den Erhalt und die Förderung der Fähigkeiten ab, die benötigt werden, um möglichst lange zu Hause leben zu können. Es geht also primär nicht ausschließlich um eine Entlastung der Angehörigen, sondern auch um eine gezielte Förderung von Fähigkeiten. Beispielsweise den Erhalt und die Förde-

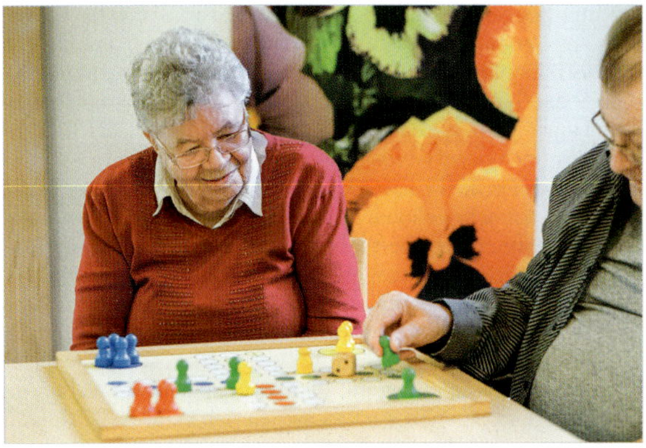

Abb. 2.10 **Tagespflege.** Gemeinsame Aktivitäten im Rahmen der Tagespflege. (Quelle: © K. Oborny/Thieme Group)

rung der Mobilität; durch den die Fähigkeit zu Hause die Treppe möglichst lange bewältigen zu können, stabilisiert werden kann. Ebenfalls ist die soziale Teilhabe ein wesentlicher Aspekt der Tagespflege, denn viele Betroffene können ihre Wohnung nur noch selten verlassen und es droht nicht selten eine Isolation (BMFSFJ 2017). In der Tagespflege werden Bekanntschaften und Kontakte durch verschiedene Aktivitäten gezielt gefördert oder erhalten (▸ Abb. 2.10).

Im Rahmen des Pflegestärkungsgesetzes II und der damit verbundenen veränderten Leistungen haben Tages- und Nachtpflegen profitiert. Die Betroffenen erhalten umfangreichere Leistungen als bisher. Da die stationäre Pflege v. a. bei niedrigeren Pflegegraden teurer werden kann, entschließen sich immer mehr Betroffene und deren Angehörige für eine ambulante Versorgung plus Tagespflege. Dies führt wiederum dazu, dass die Menschen in der Tagespflege immer pflegebedürftiger werden und einen höheren Pflegeaufwand haben.

▸ **Zielsetzung.** Die Ziele der Tagespflege sind:
- Aufrechterhaltung der relativen Selbstständigkeit pflegebedürftiger alter Menschen in der eigenen Häuslichkeit, auch zur Entlastung der Angehörigen
- aktivierende Pflege, soziale Betreuung und Möglichkeiten der Kommunikation
- teilweise auch Rehabilitation alter Menschen durch entsprechende pflegerische und medizinisch-therapeutische Angebote sowie durch soziale Beratung und Betreuung

Damit bildet die Tagespflege (zusammen mit den ambulanten Diensten) ein Bindeglied zwischen häuslicher Pflege und der „Vollversorgung" im Heim. Ein großer Vorteil dieses Angebots ist die Möglichkeit, dass die eigene Wohnung und die damit verbundene bekannte Umgebung für einen längeren Zeitraum noch erhalten bleiben können. Auch aus ökonomischer Sicht ist dies ein Vorteil, da ein teurerer vollstationärer Aufenthalt hinausgezögert werden kann.

▸ **Spezialangebote für Menschen mit Demenz.** In Deutschland gibt es mittlerweile zahlreiche Tagespflegeeinrichtungen, die sich auf demenziell erkrankte Gäste spezialisiert haben. Tagespflegeeinrichtungen werden allerdings nach wie vor von manchen pflegenden Angehörigen noch zurückhaltend betrachtet. Sie befürchten durch den ständigen Wechsel der Umgebung, dass sich eine Tagesbetreuung sogar ungünstig auf den Patienten bzw. sie selbst auswirken kann. Dieser Aspekt ist nicht von der Hand zu weisen, jedoch ist es ebenfalls notwendig die Gesundheit der Pflegeperson zu erhalten, diese also zu entlasten. Dieser vermeintliche Widerspruch bzw. die Problematik dahinter kann mit sog. „Probetagen" in der Tagespflege entgegengewirkt werden. An diesen Tagen wird geschaut, ob der Patient in der Gruppe und in der Situation zurechtkommt. Ebenfalls kann es einen langsamen Einstieg in die Tagespflege geben, z. B. wird nur ein Tag gebucht. Nicht selten erleben die Betroffenen diesen Tag als Besuch oder als seien sie zur Arbeit gegangen. Insgesamt kann die Tagespflege im häuslichen Umfeld für eine deutliche Entspannung sorgen und die Möglichkeit zu Hause zu leben, verlängern.

Im Strukturmodell (S. 108) wird in der Strukturierten Informationssammlung (SIS) für die Tagespflege besonders der Aspekt des Erhaltens und Förderns von Alltagsfähigkeiten, aber auch der Sicherstellung von Rückzugsmöglichkeiten herausgestellt. Damit werden zwei wesentliche Aspekte der Tagespflege beschrieben. Einerseits die Möglichkeit fachlich z. B. Sturzprävention und Alltagstraining durchzuführen, andererseits auch Rückzugsmöglichkeiten anzubieten, damit die Betroffenen zur Ruhe kommen können. Beides sind Aspekte die zu Hause nicht immer möglich sind.

Betreutes Wohnen

Das betreute Wohnen firmiert unter verschiedenen Begrifflichkeiten, u. a. auch „Wohnen mit Service". Diese Wohnform zeichnet sich v. a. dadurch aus, dass sie dem vorherrschenden Wunsch weitgehend entspricht, bei einer möglichst hohen Sicherheit die eigene Selbstständigkeit zu erhalten. Michael Konrad und Matthias Rosemann (2016) sprechen von betreutem Wohnen, wenn der Miet- und Betreuungsvertrag voneinander getrennt sind, wenngleich auch diese Beschreibung nicht immer zutreffend ist. Die beiden Autoren kommen außerdem zu dem Schluss, dass das betreute Wohnen die Langzeit- und Rehabilitationsstationen der großen Kliniken ersetzt hat. Ebenfalls wird von verschiedenen Autoren (Konrad u. Rosemann 2016) darauf hingewiesen, dass im Gegensatz zum betreuten Wohnen, selbstständiges Wohnen in einer eigenen Wohnung zu mehr Einsamkeit führen kann. Wird in der Begriffsbestimmung über das Klientel argumentiert, so wird darauf hingewiesen, dass Personen mit einem Pflegegrad zwischen 1 und 3 als Mieter in Frage kommen.

▸ **Angebote.** Im Idealfall bietet der Träger einer solchen Einrichtung barrierefreie altengerechte Wohnungen an, die mit einem Grundservice ausgestattet sind (hiermit ist meistens Wohnen mit Service gemeint). Jeder Mieter hat die Möglichkeit, Leistungen nach Bedarf oder Wunsch hinzu zu wählen. Diese Zusatzleistungen werden einzeln abgerechnet. Über das individuelle „Betreuungspaket" gibt es einen eigenen Vertrag. In betreuten Wohnungen gibt es z. B. fast immer einen 24-Stunden-Hausnotruf, sodass von der Wohnung aus jederzeit Hilfe geholt werden kann. Solche Notrufsysteme vermeiden gleichzeitig auch, dass der Mieter, z. B. nach einem Sturz, länger als 24 h hilflos in seiner Wohnung liegen bleibt.

Die Preise für diese Wohnungen und die Serviceleistungen variieren sehr stark. Oft hängt es an den finanziellen Möglichkeiten des Mieters, für welches Angebot er sich entscheiden kann bzw. was der Sozialhilfeträger bereit ist zu zahlen.

Seit 2006 regelt die DIN 77800 die Qualitätsanforderungen an die zu erbringenden Dienstleistungen, das Wohnangebot, die Vertragsgestaltung sowie an die qualitätssichernden Maßnahmen (Nullbarriere 2018). Hierbei wird unterschieden nach
- den Grundleistungen,
- den allgemeinen Betreuungsleistungen,
- den Wahlleistungen und
- den weitergehenden Betreuungsleistungen.

Das Angebot für das betreute Wohnen älterer Menschen wird durch diese Norm vergleichbarer und transparenter.

2

Definition

Der Begriff des **betreuten Wohnens** wird nicht einheitlich definiert und umfasst jeweils unterschiedliche Merkmale. Das betreute Wohnen beinhaltet folgende Punkte (Konrad u. Rosemann 2016):
- Der Mieter verfügt über eigenen Wohnraum mit „Schlüsselgewalt.
- Die Mieter haben regelmäßigen Kontakt zu professionellen Helfern.
- Die Unterstützungsleistungen werden getrennt von der Unterkunft finanziert.

▸ **Vor- und Nachteile von betreutem Wohnen.** Ein großer Vorteil dieser Wohnform liegt in den oft parallel angebotenen Gemeinschaftsaktivitäten, die ihrerseits Vereinsamung und soziale Isolation vermeiden (Konrad u. Rosemann 2016).

Ein Nachteil entsteht immer dann, wenn ein Mieter so krank wird, dass er sich nicht mehr alleine versorgen kann. In diesen Fällen ist ein Umzug in die vollstationäre Betreuung meist unumgänglich.

Wobei immer differenziertere und qualitativ bessere Betreuungs- und Pflegeangebote die Zeit, die die Betroffenen in den eigenen 4 Wänden verbringen können, deutlich verlängert. Dennoch ist ein Umzug in die vollstationäre Versorgung v. a. bei Menschen mit demenziellem Syndrom, bei depressiver Symptomatik, ausgeprägtem Bewegungsdrang, Fort- bzw. Hinlauftendenz und häufigen Stürzen immer wieder notwendig.

Betreutes Wohnen bietet sich für viele psychisch erkrankte ältere Menschen an, die eine korrigierende niedrigschwellige Begleitung benötigen. Hiermit sind v. a. Menschen mit leichter Demenz, mit einer Suchterkrankung und/oder ältere an Schizophrenie erkrankte Patienten gemeint.

Sonstige Wohnformen und wohnraumbezogene Aspekte

Wohnprojekte für ältere Menschen – Wohnen mit Jung und Alt

Die Wohnform „Jung und Alt" wird in unterschiedlichen Organisationsformen und verschiedenartigen architektonischen Ausgestaltungen realisiert. Solche Wohnprojekte gehen oft von persönlichen Initiativen aus. Aus gerontopsychiatrischer Sicht haben diese Projekte vielleicht weniger einen therapeutischen als einen präventiven Nutzen, denn in den meisten Projekten werden v. a.:
- die Gemeinschaft gefördert
- die Akteure in die Planung mit einbezogen
- Selbstorganisation gefördert
- Gruppenerleben durch gegenseitige Unterstützung möglich gemacht
- verschiedene Generationen und Erfahrungen wahrgenommen
- ein Wohnumfeld geschaffen, das auf Gemeinschaft und Älterwerden ausgerichtet ist

Es existieren in Bezug auf das individuelle Wohnen im Alter vielfältige Angebote. Holger Stolarz, Architekt beim Kuratorium Deutsche Altershilfe (KDA), charakterisiert diese Wohnform als Chance: „Hier ist vielleicht zum ersten Mal ein Experimentierfeld entstanden, wo ältere Leute selbst ausprobieren, wie sie wohnen wollen. Das wird Auswirkungen haben auf den normalen Wohnungsbau (…). Denn ältere Menschen als Akteure werden an Bedeutung gewinnen" (zit. n. Krietenstein 1999). In diesen Projekten sind pflegerische Angebote i. d. R. nicht von vorn herein geplant. Im Verlauf kann dann aber auf die vielfältigen ambulanten und teilstationären Angebote zurückgegriffen werden. Hier könnten in der Zukunft Kooperationen mit gerontopsychiatrischen Ambulanzen und spezialisierten gerontopsychiatrischen Pflegediensten geschlossen werden.

Das BMFSFJ (2017) hat 2015 ein Modellprogramm aufgelegt „Gemeinschaftlich wohnen, selbstbestimmt leben". Hiermit sollen Wohnformen gefördert werden, die z. B. hochaltrigen Menschen ein möglichst langes selbstbestimmtes Wohnen ermöglichen. Ebenfalls sollen die Angebote ältere, sozial schwächere Menschen erreichen und generationsübergreifend wirken. Darüber hinaus, und das gilt für die meisten Projekte, sollen die angebotenen Wohnformen eng mit dem Wohnumfeld verzahnt sein. Es ist davon auszugehen, dass Menschen sich in ihrem bekannten Umfeld sicher fühlen, besser auskennen und mehr soziale Kontakte haben. In diesem Zusammenhang wird immer wieder der Begriff des Quartiers verwendet, der viele dieser Aspekte impliziert.

Definition

Begriff **Quartier** kommt vom französischen „quartier" und bezeichnet in der deutschen Übersetzung das „Viertel".

Das Quartier
- hat keine fest definierte Größe, ist aber überschaubar (ein Dorf in der Stadt).
- basiert auf räumlichen und kulturell-sozialen Gegebenheiten (u. a. lokale Identität, hohe Interaktionsdichte, informelle Aktivitäten z. B. in Vereinen).
- zeichnet sich durch eine eigenständige, städtebauliche, infrastrukturelle und soziale Vielfalt aus und
- kann ebenso heterogen sein wie die Bewohnerschaft.
- ist der Ort, den Menschen zum Leben und als „Zuhause" wollen und brauchen.

(Ministerium für Heimat, Kommunales, Bau und Gleichstellung des Landes NRW 2018)

In diesem Zusammenhang kann im Augenblick beobachtet werden, dass das Defizit an individuellen altersgerechten Wohnungen ernstgenommen wird und aller Orten z. T. sehr differenzierte Angebote entstehen. Ein Trend, der ebenfalls zu beobachten ist, ist dass es auch Wohnangebote für spezielle Erkrankungen gibt wie MS, Gehörlosigkeit und Taubblindheit usw. (GKV 2016).

E-Health und Ambient assisted Living

Eine weitere Entwicklung, die in dem entstehenden Wohnraum zu beobachten ist, sind sog. E-Health-Lösungen (Gennrich 2018). Der Diplom-Sozialgerontologe Rolf Gennrich ist dabei der Meinung, dass es mit der Pflege 4.0 möglich wird, den Bewohnern zu Autonomie und sozialer Teilhabe zu verhelfen. In diesem Zusammenhang geht es um das Smarthome sowie AAL (Ambient assisted Living) also altersgerechte Assistenzsysteme. Diese sollen Menschen z. B. daran erinnern, ihre Medikamente einzunehmen. Außerdem können sie der Sturzprophylaxe dienen, indem das Licht angeht, sobald der Patient sich bewegt. Auch Brände können über eine automatisierte Abschaltvorrichtung z. B. an Küchengeräten verhindert werden.

Das Fraunhofer Institut hat im Bereich AAL viele Projekte, die auch für psychisch erkrankte ältere Menschen genutzt werden können. Beispielhaft sind zwei Projekte, die in diesem Bereich genutzt werden können. Das Projekt „AALADIN" etwa ist eine akustische und lautbasierte Erkennungstechnologie, die der Unterstützung pflegender Dienstleister dienen kann. Es geht dabei um ein Notrufsystem, das mithilfe lautbasierter Ereigniserkennung kritische Situationen erkennen und automatisch einen Notruf auslösen kann. Zusätzlich soll die akustische Erkennungstechnologie an bestehende Dokumentations- und Abrechnungssoftware angebunden werden, um durch Spracheingabe den Aufwand für die Pflegedokumentation zu verringern und so das Personal zu entlasten.

Ein zweites von vielen weiteren Projekten heißt „ALIAS“. Ziel des Projekts ist die Entwicklung eines sprachgesteuerten, mobilen Robotersystems, das ältere Menschen im täglichen Leben unterstützt. Dabei soll der Roboter dem Nutzer durch moderne Telekommunikationstechnologie helfen, existierende Kontakte zu pflegen und zu erweitern. Anliegen des Projekts ist es, die soziale Integration von älteren Menschen zu fördern, um drohende Vereinsamung zu vermeiden. Zur Aufrechterhaltung der Lebensqualität soll der Nutzer außerdem zu kognitiven Aktivitäten stimuliert werden.

Ein weiterer Aspekt kann in der Zukunft die sog. Telemedizin sein, die wesentliche Daten direkt an den Arzt sendet und dieser entsprechend reagiert. Bei zunehmendem Ärztemangel v. a. auf dem Land, können solche Systeme zusätzlich eine Entlastung bringen.

Ambulante Betreuung

Die meisten Menschen möchten auch im Alter in der eigenen Wohnung leben können. Durch eine gutes Case und Care Management (S. 169) und die Kombination von Tages-, Nacht- und Kurzzeitpflege, können Pflegesituationen zu Hause so fein justiert werden, dass viele Menschen heute deutlich länger zu Hause leben können, als dies in früheren Jahren möglich war. Auf diese Weise ist es heute möglich, auch mit dem Pflegegrad 5, in der eigenen Wohnung zu bleiben. Die Hilfen, um das zu realisieren, müssen heute professionell organisiert werden. Die Angebote sind häufig v. a. in Städten so vielfältig, dass Laien oftmals damit überfordert sind. In Deutschland ist ein wichtiger Anlaufpunkt für Informationen der Pflegestützpunkt (Care Management), der möglichst barrierefrei für Betroffene und deren Angehörige zu erreichen sein soll. Die fallbezogene Beratung (Case Management) koordiniert ggf. eine große Menge an verschiedenen Hilfen wie

- Hausnotrufdienst
- Essen auf Rädern
- Pflege im Rahmen von SGB V und XI
- Betreuungsangebote, z. B. § 45 SGB XI
- Schulungsangebote für Angehörige
- Palliativdienste
- Kurzzeitpflege/Verhinderungspflege
- Wohnraumberatung, Wohnraumanpassungen
- Wohnungsreinigung
- Fachärzte
- Spezialkliniken oder Seniorenheime

und viele mehr. Oft wird die Koordination der Angebote von Angehörigen geleistet, die dabei allerdings oft Hilfe benötigen.

Mittlerweile gibt es Träger, die barrierefreie Wohnhäuser anbieten, in denen pflegebedürftige Menschen normal zur Miete wohnen. Die Mieter werden durch verschiedene Hilfsangebote von ambulanten Diensten versorgt. Vielleicht sind dies die neuen Seniorenheime der Zukunft mit mehr Autonomie und Selbstständigkeit.

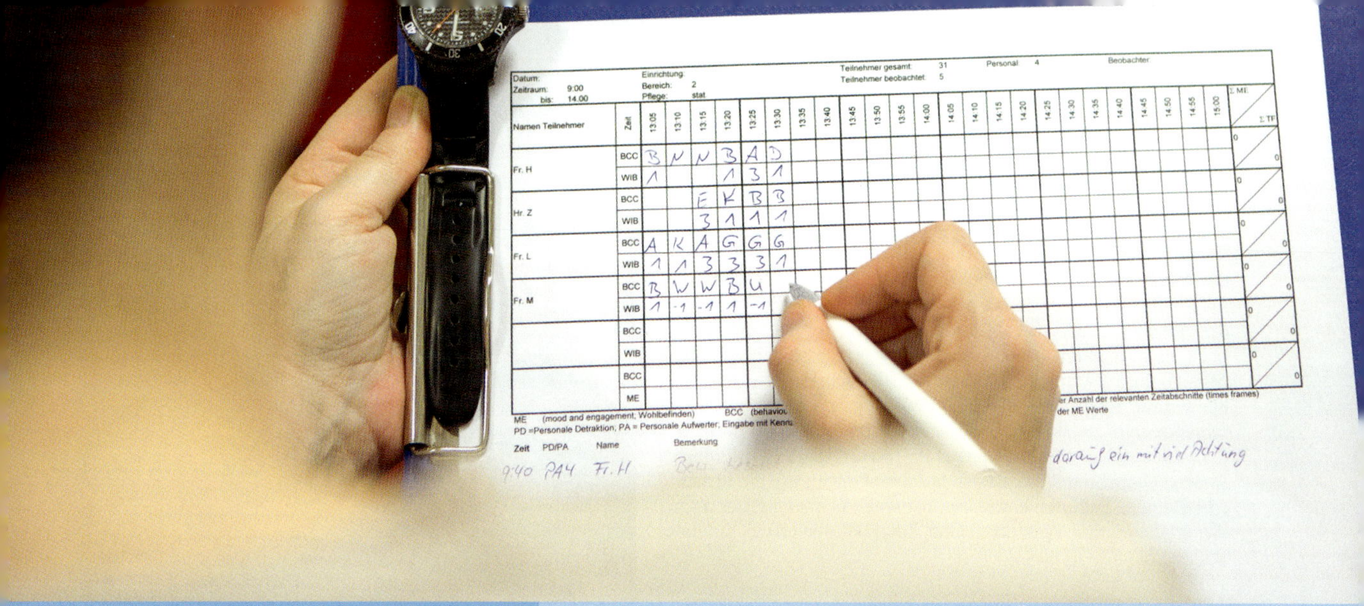

Quelle: © K. Oborny/Thieme Group

Kapitel 3

Gerontopsychiatrische Diagnostik

3 Gerontopsychiatrische Diagnostik

3.1 Diagnostische Grundlagen

Die Diagnostik psychischer Störungen bei älteren Menschen ist i. d. R. ein mehrdimensionaler Prozess. Die besonderen Aspekte des höheren Lebensalters erfordern eine Sichtweise, die mehr noch als in anderen Disziplinen der Psychiatrie sowohl körperliche als auch psychische Symptome berücksichtigen muss. Dabei können die Situationen, die eine Abklärung erfordern, sehr verschieden sein. Ein akuter Verwirrtheitszustand in Form eines Delirs stellt einen akuten Notfall dar, der rasches Handeln erfordert. Andere, eher chronisch verlaufende Erkrankungen wie die Alzheimer-Demenz bedürfen eines diagnostischen Leitfadens, der auch die Erhebung von Ressourcen und Alltagskompetenzen miteinschließt.

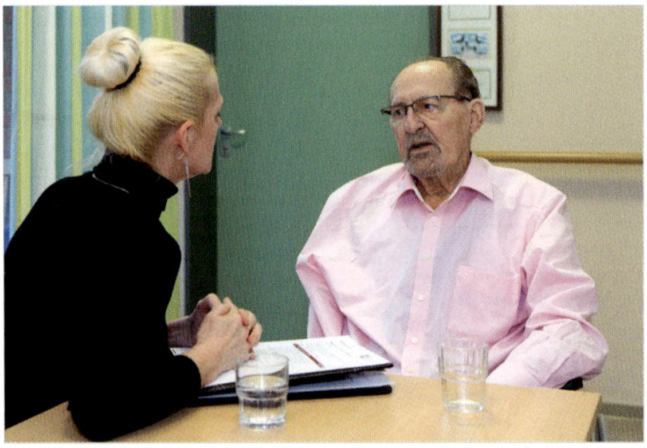

Abb. 3.1 **Anamnese.** Erfassung der durch den Betroffenen geäußerten Beschwerden. (Quelle: © K. Oborny/Thieme Group)

3.1.1 Grundlagen

In der Gerontopsychiatrie wird die Befunderhebung durch die individuellen Eigenschaften der Patienten beeinflusst. Die Beeinträchtigung der Kommunikation etwa durch Seh- oder Hörminderungen, die Einschränkungen der Bewegung durch körperliche Funktionseinbußen oder die Verminderung der Auffassungsgabe durch eine beginnende Demenz können eine umfassende Anamnese erschweren. Dies macht es in den meisten Fällen notwendig, die anamnestischen Daten durch die Angaben der Angehörigen, anderer Bezugspersonen oder Pflegepersonen zu ergänzen (**Fremdanamnese**).

M!

Merke

Die Komplexität der Befunderhebung stellt den Untersucher vor besondere Herausforderungen, die meist nur mit großem Zeitaufwand und der Bereitschaft zur interdisziplinären Zusammenarbeit zu bewältigen sind.

Vorgehen

► **Befunderhebung.** Das diagnostische Vorgehen sollte sich an einem einheitlichen Leitfaden orientieren, welcher letztlich der allgemeinen Vorgehensweise bei der Befunderhebung psychischer Symptome entspricht:

- **Anamnese:** Erfassung der durch den Betroffenen geäußerten Beschwerden (► Abb. 3.1). Der Betroffene wird hinsichtlich
  - der Art bzw. des Aussehens,
  - des Beginns,
  - der Dauer und
  - der Situationen des Auftretens der Beschwerden befragt.
- **Fremdanamnese und Verhaltensanalyse:** Ergänzung der Anamnese durch die Angaben der nahen Angehörigen oder der Pflegepersonen
- **psychopathologische Befunderhebung:** gezieltes Erfragen psychopathologischer Symptome, z. B. in Form des AGP-Systems
- Erfassung psychiatrischer und körperlicher **Vorerkrankungen/ Vorbefunde**
- Erhebung der **biografischen, Familien- und Sozialanamnese**
- **psychometrische Untersuchungen/Neuropsychologie:** Objektivierung und Quantifizierung psychopathologischer Symptomkomplexe und Zuordnung zu bestimmten Krankheitsbildern
- **Standardlaboruntersuchungen**: Erfassung möglicher körperlicher Verursachungen oder Risikofaktoren
- **körperlich-neurologische Untersuchung:** Erfassung möglicher körperlicher Ursachen von psychiatrischen Veränderungen oder Differenzialdiagnostik
- **funktionelle Untersuchungen:** EEG
- **bildgebende Verfahren:** cCT, cMRT
- **Spezialuntersuchungen** in begründeten Verdachtsfällen (Liquor, Serologie, PET)

Zahlreiche psychiatrische Erkrankungen lassen sich nicht anhand veränderter somatischer Parameter erfassen. Auch für den Fall, dass eine körperliche Ursache entdeckt wird, entzieht sich so manches psychopathologische Symptom z. B. einer laborchemischen Analyse.

► **Diagnostisches Gespräch.** Wahn, Halluzinationen oder depressive Stimmungslagen müssen erfragt oder – noch häufiger – beobachtet werden. Der Untersuchende kann in hohem Maße die Ergebnisse beeinflussen – ein Umstand, dem sich kein Untersuchender entziehen kann.

Praxistipp

Schaffen Sie für diagnostische Gespräche gute Rahmenbedingungen: Zeitdruck, Ablenkung und Störfaktoren sollten vermieden werden. In einer vertrauensvollen Atmosphäre ist eine Person eher bereit, z. B. über Ängste zu berichten, unter denen sie seit dem erstmaligen Auftreten akustischer Halluzinationen leidet (z. B. dass Nachbarn jeden Abend heimlich in ihre Wohnung eindringen, sie fesseln und in Schubladen und Schränken nach ihren Liebesbriefen suchen).

Durch eine **professionelle Gesprächsführung** müssen der Arzt oder die Pflegeperson vermitteln, dass sie den kranken alten Menschen ernst nehmen, dass sie ihm zuhören und an seiner Person interessiert sind, auch wenn die geschilderte Symptomatik völlig bizarr und unsinnig erscheint. Eine zugewandte, empathische, aktiv zuhörende und akzeptierende Gesprächshaltung ist für eine zuverlässige Befunderhebung unabdingbar.

Eine gerontopsychiatrische Befunderhebung muss die altersbedingten körperlichen (S. 30) und psychischen Veränderungen

(S. 32) berücksichtigen. So kann es hilfreich sein, insbesondere zu Beginn der Exploration die Geschwindigkeit und den Ablauf der Anamnese vom Erkrankten selbst bestimmen zu lassen. Es sollte nicht davon ausgegangen werden, dass der ältere Mensch von sich aus sofort über sensorische Beeinträchtigungen wie z. B. Schwerhörigkeit berichtet.

Merke

Da die psychopathologische Exploration oder erst recht die neuropsychologische Testung dem Betroffenen als eine Art „Defiziterfassung" erscheinen kann, muss man damit rechnen, dass der Untersuchte versuchen wird, Beschwerden zu kaschieren oder sich der Testung zu entziehen.

Rechtliche Situation

Eine rechtliche Grenzsituation stellt die Untersuchung von Menschen mit einer beginnenden Demenz dar, die selbst die Symptome bei sich nicht bemerken (wollen). Meist fallen den Außenstehenden die krankheitsbedingten Veränderungen deutlicher auf, als sie dem Betroffenen selbst bewusst sind. Ihn zu einem Arztbesuch zu bewegen, ist in vielen Fällen für die Angehörigen ein mühsamer Weg. In dieser Situation ist v. a. der Hausarzt gefragt, zu dem der Erkrankte ja i. d. R. schon mehrere Jahre Kontakt hat. Dieser muss dann allerdings die meist von den Angehörigen geäußerten Verhaltensänderungen auch ernst nehmen und darf sie nicht allzu schnell durch „normale" Alterungsprozesse erklären wollen.

Merke

Mit dem geriatrischen Basis-Assessment, in dem unterschiedliche Instrumente zur Erfassung der Kognition, der Beweglichkeit oder der Alltagskompetenz zusammengefasst sind, lassen sich z. B. eine demenzielle Störung oder eine Sturzgefährdung früh erfassen.

Rechtlich problematisch wird die Situation, wenn der Erkrankte dem Hausarzt die Erlaubnis verweigert, mit den Angehörigen über die Befunde zu sprechen. Meist sind es aber gerade sie, die die häusliche Versorgung übernommen haben und die weiteren Schritte planen müssen. Sollte sich der betroffene Patient nicht zu einem gemeinsamen Gespräch bewegen lassen, kann eine für diesen Fall vorsorglich erstellte Vollmacht (S. 151) hilfreich sein.

Beobachtungen Dritter

Menschen mit einer Demenz können sich im Verlaufe ihrer Krankheit immer weniger adäquat zu ihrem Befinden äußern. Es ist ein Spezifikum dieser Erkrankung, dass sich die Betroffenen in ihrem Selbstbild vom Fremdbild der Bezugspersonen entfernen. In der Regel fühlen sie sich vital, gesund und körperlich belastbar. In diesen Fällen sind die Gerontopsychiater für die Verhaltensanalyse wesentlich auf die Beobachtungsgabe und Dokumentationen der Bezugspersonen angewiesen.

Gerade für die Einrichtungen der stationären Altenhilfe könnte man überspitzt formulieren, dass der Arzt weniger den Patienten selbst als vielmehr die Beobachtungen der Pflegepersonen behandelt.

Merke

Diagnose und Therapie können in der Gerontopsychiatrie meist nur so gut und erfolgreich sein, wie es die pflegerische Beobachtung und die Dokumentation der Verhaltensänderungen und der psychopathologischen Symptome sind.

3.1.2 Psychopathologie

Als Funktionen der Psyche werden meistens das **Denken**, das **Fühlen** und das **Wollen** verstanden. Sie werden unterschiedlichen Aspekten zugeordnet.

„Denken" und „Kognition" werden oft synonym verwendet. „Kognition" ist wiederum ein Sammelbegriff für das Erkennen und Wissen. Dafür stehen Aspekte wie

- Bewusstsein,
- Aufmerksamkeit,
- Orientierung,
- Auffassung,
- Konzentration,
- unterschiedliche Gedächtnisvarianten (Ultrakurzzeitgedächtnis, Kurzzeitgedächtnis, Langzeitgedächtnis, aber auch prospektives Gedächtnis),
- Wahrnehmung und
- Intelligenz.

„Fühlen" beschreibt Formen des Erlebens. Hiermit sind im Besonderen der Affekt und die Emotion gemeint. „Wollen" beschreibt Vermögen wie Motivation, Intentionalität, Antrieb und die Psychomotorik.

Allgemeine Psychopathologie

Sind Funktionen der Psyche eingeschränkt oder verändert, spricht man von einer **Störung**. Diese Störungen werden in der allgemeinen Psychopathologie geordnet und erläutert. Sie sind für die Beschreibung einer psychischen Erkrankung wesentlich. Die allgemeine Psychopathologie gibt auch Auskunft über die Fähigkeiten und Grenzen eines Menschen und ist für die Erstellung einer Differenzialdiagnose hilfreich. Die Wertung der beschriebenen psychischen Veränderungen als **pathologisch** berührt fundamental die Abgrenzung solcher krankhaften Prozesse von einem „abnormen" Anders-Sein. Dieses besitzt per se keinerlei Krankheitswert, wird aber von der Umgebung bzw. der Gesellschaft oft als „störend" und „veränderungsbedürftig" erlebt. Die Psychopathologie ist damit eine Disziplin, die sich regelmäßig selbstkritisch mit dem Recht auf Abnormität in Abgrenzung von krankhaften, behandlungsbedürftigen Phänomenen befassen muss (u. U. sogar gegen den Willen des Betroffenen).

Zur Problematik von „normal/abnorm" und „gesund/krank"

Zwischen „normal/abnorm" und „gesund/krank" lässt sich keineswegs hinreichend klar differenzieren. Dennoch ist die psychiatrische Krankheitslehre und mit ihr auch die Gerontopsychiatrie dazu angehalten, zwischen krankhaften und möglicherweise behandlungsbedürftigen Verhaltensänderungen und dem von der Norm abweichenden, jedoch nicht krankhaften Verhalten zu unterscheiden. Die im Folgenden vorgenommene Annäherung an eine Unterscheidung dieser Begriffe ist Scharfetter (2017) entnommen.

Normal/abnorm

Der Begriff „Norm" bedeutet „Richtschnur" oder „Regel" (Kluge 2011). Diese Regeln und Richtschnüre helfen dem unfestgelegten, weltoffenen Menschen, sich in unterschiedliche Umwelten, Kulturen oder Gesellschaften einzuleben. Normen schaffen Ordnung und Verlässlichkeit, an ihnen können sich die einzelnen Menschen orientieren.

Zusatzwissen

Weltoffenheit bzw. **Unfestgelegtheit** sind Begriffe aus der Anthropologie. Sie beschreiben den Menschen als ein Wesen, das im Vergleich zu anderen Lebewesen mit weit weniger bzw. nur mangelhaft vorhandenen Instinkten geboren wird. Diese fehlende Festlegung auf bestimmte Umwelten ermöglicht dem Menschen jedoch, in völlig unterschiedlichen Umgebungen aufzuwachsen bzw. sich diesen durch Prägung, Enkulturation und Sozialisation anzupassen.

In der Medizin wird der Begriff „Norm" meist im Sinne einer **Durchschnittsnorm** bzw. statistischen Norm verwendet. Hiernach ist ein Mensch normal, wenn er möglichst viel mit den durchschnittlichen Merkmalen einer bestimmten Gruppe gemein hat bzw. die entsprechenden Verhaltensweisen zeigt. Diese „Normalität" ist letztlich abhängig von der jeweiligen Kultur, Sozialisation, Prägung oder einzelnen Umweltvariablen.

Von diesem Verständnis abzugrenzen ist der Begriff **Individualnorm**. Für ein Individuum können bestimmte Verhaltensweisen durchaus eine Kontinuität in seinem Leben darstellen. Für einen Menschen mit ausgeprägtem Ordnungssinn und Furcht vor unsichtbaren Mikroben ist ein konsequentes Ausrichten der Kugelschreiber auf dem Schreibtisch und das häufige Reinigen der Hände sowie der Türklinken normal; von einem Menschen mit einer Vorliebe für das Suchen kann Unordnung als normale, kreative Beschäftigung empfunden werden.

Zuletzt kann der Begriff „Normalität" im Sinne der **Idealnorm** ausgelegt werden, wobei sich das „Normale" hier am „Optimalen" bzw. „Idealen" orientiert.

Beispiel

Die Beurteilung des Körpergewichtes mittels des Body-Mass-Index (BMI) kann das unterschiedliche Verständnis des „Normalen" verdeutlichen. Das Normalgewicht (Idealnorm) orientiert sich im Wesentlichen an dem Körpergewicht, welches mit den wenigsten Erkrankungen bzw. Beeinträchtigungen korreliert.

Bei seiner Beurteilung muss jedoch die Individualnorm berücksichtigt werden. Hat jemand zeit seines Lebens einen BMI von 18, wäre er sicherlich im Sinne der Idealnorm untergewichtig, im Sinne der Individualnorm jedoch normalgewichtig.

Lebten in einem Land viele Menschen mit einem höheren BMI, so entspräche ein BMI von 30 eher dem Durchschnitt und wäre so gesehen „normal" (Durchschnittsnorm); gemessen an der Idealnorm wäre dieser Mensch jedoch übergewichtig und hätte damit einen nicht normalen BMI.

Bezüglich des Begriffes „abnorm" unterscheidet der Psychopathologe Christian Scharfetter (2017) zwischen Abnormitäten in „positiver" oder „negativer" Richtung. Eine Hoch- oder Höchstbegabung in einem rationalen oder künstlerischen Bereich wird als „genial" bezeichnet, während abweichendes Verhalten, das z. B. die Gruppenzusammengehörigkeit und das Zusammenleben negativ beeinträchtigt, als „störend" empfunden wird.

Gesund/krank

Definition

Psychisch gesund ist nach Scharfetter (2017) ein Mensch, „dem u. U. auch trotz des Leidensdrucks einer Körperkrankheit und/oder gegen den Normdruck seiner Gesellschaft – *sein* Leben gelingt (Selbstverwirklichung), der den Forderungen seines Wesens (Echtheit) und der Welt entsprechen und ihre Aufgaben bestehen kann (Adaptation, Coping) – einer, der sich im Leben bewährt."

Krankheit bedeutet im umgekehrten Sinne die Einschränkung dieses Vermögens durch Begrenzung der Variabilität und Flexibilität der Copingmechanismen bzw. ihr partielles oder totales, zeitweises oder andauerndes Versagen. Diese funktionale Definition ergänzt Scharfetter (2017) um die Definition des psychischen Krankseins:

Definition

Psychisch „**krank** ist im Selbstverständnis des ‚Patienten' und im Urteil seiner Umwelt, wer, aus welchem Grund auch immer, an sich und der Welt über das landes- und gruppenübliche Ausmaß [...] qualitativ oder/und quantitativ leidet (Leidensaspekt), wer mit den gegebenen, nicht allzu extremen Verhältnissen bis zu einem lebensbeeinträchtigenden Maß nicht zurechtkommt, wer in der Lebens- und Weltbewährung versagt (Versagensaspekt), wer infolge seines hochgradigen Andersseins nicht in lebendige Verbindung zu anderen Menschen treten kann (Beziehungsaspekt)." (Scharfetter 2017)

Die geschilderten 3 Aspekte des **Leidens**, des **Versagens** bzw. der **(fehlenden) Beziehung** ermöglichen ein Verständnis für die Abgrenzung zwischen einem psychischen Anderssein und einem psychischen Kranksein. Ein Mensch mit einer schweren Depression oder Angststörung leidet sehr unter seinen Symptomen, während der Mensch mit einer fortgeschrittenen Demenz sein eigenes Kranksein „vergisst" und sich damit überhaupt nicht krank fühlt, jedoch bei den üblichen Alltagsaktivitäten zunehmend versagt. Schließlich fühlt sich der Mensch mit einer manischen oder paranoiden Psychose u. U. bestens und damit ebenfalls nicht krank, isoliert sich mit seinem fehlenden Realitätsbezug jedoch immer weiter von anderen Menschen.

3.1.3 Psychopathologische Grundbegriffe

Die Beschreibung der psychopathologischen Grundbegriffe orientiert sich im Wesentlichen an der Systematik und den Inhalten, die von der Arbeitsgemeinschaft für Methodik und Dokumentation in der Psychiatrie bzw. vom AGP-System zur Dokumentation gerontopsychiatrischer Befunde vorgeschlagen wird (AMDP 2018).

Lernaufgabe

Schauen Sie in die Dokumentation eines psychisch kranken Bewohners und versuchen Sie, die pflegerischen Beobachtungen/ Eintragungen einem psychopathologischen Befund zuzuordnen.

Bewusstseinsstörungen

Definition

Unter **Bewusstseinsstörungen** werden alle Veränderungen der Bewusstseinslage verstanden. Unterschieden werden quantitative und qualitative Bewusstseinsveränderungen.

Quantitative Bewusstseinsstörungen

Bei den quantitativen Bewusstseinsstörungen wird nach **Ausprägungsgrad** der Bewusstseinsminderung unterschieden.

▸ **Benommenheit.** Die erste Form beschreibt die Benommenheit, bei der der Patient in seinem Denken und Handeln verlangsamt ist und z. B. neue Informationen nur noch schwer oder gar nicht verarbeiten kann. Dies zeigt sich v. a. durch eine undeutliche Sprache.

▸ **Somnolenz.** Im Zustand der Somnolenz weist der Patient eine deutliche Schläfrigkeit auf, wobei er immer noch durch Reize leicht erweckbar ist. Diese Reize können z. B. einfaches, aber deutliches Ansprechen sein.

▸ **Sopor.** Bei einer Verstärkung der Bewusstseinsstörung entwickelt sich ein Sopor, der dadurch gekennzeichnet ist, dass der Patient nur noch auf sehr starke Reize reagiert und durch sie meist kurz erwacht, um kurz darauf wieder tief einzuschlafen.

▸ **Koma.** Die stärkste und gleichzeitig die folgenschwerste Form der quantitativen Bewusstseinsstörung ist das Koma. Der Patient ist mit keinem Reiz mehr erweckbar und die meisten Reflexe, wie z. B. der Schluckreflex, funktionieren nicht mehr.

Qualitative Bewusstseinsstörungen

Bei den qualitativen Bewusstseinsstörungen handelt es sich um Bewusstseinsveränderungen, bei denen die **Inhalte** und die **Klarheit** des Bewusstseins verändert sind.

▸ **Bewusstseinstrübung.** Die Bewusstseineintrübung beschreibt v. a. die verschiedenen Aspekte der Fähigkeit, sich selbst in Beziehung mit der eigenen Umwelt zu setzen und diese Wahrnehmung zu verbinden. Denken und Handeln stehen zunehmend in einer chaotischen Beziehung. Diese Form der Bewusstseinsstörung ist oft in Verbindung mit einem Delir (akutes Verwirrtheitssyndrom) oder einem Dämmerzustand zu beobachten.

▸ **Bewusstseinseinengung.** Bei einer Bewusstseinseinengung fokussiert sich das Denken, Fühlen und Wollen auf wenige Themen. Das Erleben ist traumhaft, wobei komplizierte Handlungsabläufe trotzdem durchgeführt werden können. Dies erschwert die Erfassung dieser Störung deutlich. Diese Störung tritt u. a. bei Hypnose, Dämmerzuständen und posttraumatischen Belastungsstörungen auf.

▸ **Bewusstseinsverschiebung.** Bei einer Bewusstseinsverschiebung hat der Betroffene das Gefühl gesteigerter Wachheit, erweiterter Sinnesempfindung und eines vergrößerten Erfahrungshorizonts. Die Betroffenen beschreiben eine höhere Intensität in der Wahrnehmung von Helligkeit und Wachheit. Dieser Zustand kann durch Meditation, Hypnose, Manie und Drogen auftreten.

Orientierungsstörung und Desorientierung

Definition

Die **Orientierungsstörung** beschreibt die mangelnde oder fehlende Fähigkeit, sich zeitlich, räumlich, situativ und/oder zur eigenen Person zurechtzufinden. Je nach Intensität der Störung wird zwischen Orientierungsstörung und Desorientierung unterschieden.

Die verschiedenen Qualitäten der Orientierungsstörung können nicht nur unterschiedlich intensiv auftreten, sondern auch in unterschiedlichen Kombinationen. Die Orientierungsstörung tritt typischerweise bei Psychosen, demenziellen Syndromen sowie bei der akuten Verwirrtheit auf. Bei einer Demenz treten die verschiedenen Orientierungsqualitäten in einer zeitlichen Abhängigkeit auf. So geht die Orientierung zur Person als Letztes verloren, während die zeitliche Orientierung früh verschwindet.

Aufmerksamkeits- und Konzentrationsstörungen

Als Aufmerksamkeits- und Konzentrationsstörung wird die Unfähigkeit bezeichnet, die Wahrnehmung auf einen bestimmten Sachverhalt zu konzentrieren.

Definition

Bei der **Aufmerksamkeitsstörung** sind der Umfang und die Intensität von Wahrnehmungen beeinträchtigt.

Die **Konzentrationsstörung** wird als die Verminderung der Fähigkeit angesehen, sich ausdauernd einer Tätigkeit oder einem Thema zuzuwenden. Andere Reize können den Betroffenen schnell ablenken.

Konzentrationsstörungen kommen v. a. bei starker Ermüdung, depressiven Störungen, Hirnleistungsschwäche oder Hyperaktivitätsstörungen vor.

Die Prüfung der Konzentrationsfähigkeit erfolgt mithilfe verschiedener Assessmentinstrumente, z. B. im MMST (Mini-Mental-Status-Test) (S. 70) durch das fortlaufende rechnerische Abziehen von Zahlen (Subtraktion). Der Untersucher schätzt die Konzentrationsfähigkeit anhand seiner Beobachtungen ein.

3

Gedächtnisstörungen

Definition

Als **Gedächtnisstörung** bezeichnet man die Herabsetzung bis Aufhebung der Fähigkeit, Eindrücke oder Erfahrungen längerfristig (länger als ca. 10 min) zu speichern bzw. Erlerntes aus dem Gedächtnis abzurufen.

Durch Gedächtnisstörungen gehen frische und/oder alte Erfahrungen verloren. Die Gedächtnisfunktionen können in Ultrakurz- (Sekunden), Kurz- (Minuten) und Langzeitgedächtnis (Monate bis lebenslang) unterschieden werden. Das prospektive Gedächtnis gehört ebenfalls zu den Gedächtnisfunktionen und ist notwendig dafür, Dinge und Inhalte vorausschauend zu behalten.

► **Störungen der Merkfähigkeit.** Die Störung der Merkfähigkeit wird als Herabsetzung bis Aufhebung der Fähigkeit, sich frische Eindrücke über eine Zeit von ca. 10 min zu merken, beschrieben. Diese Fähigkeit ist z. B. notwendig, um zu lernen.

► **Störungen des Langzeitgedächtnisses.** Das Langzeitgedächtnis (auch Altgedächtnis) ist die Fähigkeit zur Erinnerung an Dinge, die lange zurückliegen. Es enthält nur einen Bruchteil der Informationen, die das Kurzzeitgedächtnis speichert, dafür behält es sie länger. In der Anfangsphase demenzieller Erkrankungen ist das Langzeitgedächtnis häufig noch nicht oder nur wenig gemindert.

► **Retrograde Amnesie.** Die retrograde Amnesie beschreibt einen Gedächtnisverlust, der sich auf den Zeitraum vor einem bestimmten Ereignis bezieht. So können z. B. bestimmte Gedächtnisinhalte aus der Zeit vor einem Unfall verloren gehen.

► **Anterograde Amnesie.** Bei der anterograden Amnesie handelt es sich um einen Gedächtnisverlust, der sich auf den Zeitraum nach einem bestimmten Ereignis bezieht.

► **Konfabulation.** Erinnerungslücken werden mit Einfällen ausgefüllt, die vom Patienten selbst für wahre und tatsächliche Erinnerungen gehalten werden. Ist man sich nicht sicher, ob der Patient konfabuliert, kann zur Überprüfung dieselbe Frage mehrfach gestellt werden. Der Patient wird im Falle der Konfabulation immer wieder andere Inhalte anbieten.

► **Paramnesie.** Unter dem Begriff der Paramnesie werden unterschiedliche Aspekte zusammengefasst:
- falsches Wiedererkennen und vermeintliche Vertrautheit, der Betroffene meint, dies schon einmal gesehen oder gehört zu haben („Déjà-vu"),
- aber auch das Gegenteil, er meint, diese Situation, obwohl erlebt, noch nie so erlebt zu haben („Jamais-vu").

Aber auch Störungen des Zeiterlebens (Vergangenheit wird als Gegenwart erlebt) können mit Paramnesie gemeint sein. Diese Form, die auch als Ekmnesie bekannt ist, tritt z. B. bei Gedächtnisstörungen im Alter auf. Hypermnesien beschreiben eine Steigerung der Erinnerungsfähigkeit.

Störungen des Gedächtnisses werden in unterschiedlichen Assessmentverfahren überprüft, u. a. im MMST, MoCA oder dem DemTect.

Störungen der Intelligenz

Definition

Intelligenz ist nach dem Psychologen William Louis Stern „eine allgemeine geistige Anpassungsfähigkeit an neue Aufgaben und Bedingungen des Lebens, also die Fähigkeit, das Denken auf neue Anforderungen einzustellen" (Psychrembel Wörterbuch Pflege 2003).

Störungen der Intelligenz werden je nach Grad auch als Minderbegabung, Oligophrenie oder geistige Behinderung beschrieben. Intelligenzstörungen können angeboren oder erworben sein. Der Intelligenzquotient (IQ) gibt die intellektuelle Leistungsfähigkeit eines Menschen an. Der durchschnittliche IQ liegt in den meisten Skalen bei 100, von einer Intelligenzminderung wird bei einem IQ < 70 gesprochen. Die wichtigsten Hinweise auf Intelligenz und ihre Störungen ergeben sich aus der Lebensgeschichte.

Formale Denkstörungen

Definition

Formale Denkstörungen zeigen sich meist auf der sprachlichen Ebene. Sie beziehen sich auf die Geschwindigkeit, den Zusammenhang und die Stringenz des Gedankenablaufs. Formale Denkstörungen äußern sich oft unter emotionaler Belastung oder bei langer Gesprächsdauer und können unterschiedliche Ausprägungen haben.

► **Verlangsamtes Denken.** Das Denken ist schleppend und führt zu einem trägen, zähen Gesprächsverlauf.

► **Denkhemmung.** Das Denken und Sprechen wirkt gebremst, mühsam und schleppend. Die Betroffenen können sich sprachlich nur schlecht mitteilen, obwohl sie sich darum bemühen.

► **Gedankenabriss/Gedankensperre.** Patienten erleben im entsprechenden Fall während eines Gedankengangs eine plötzliche Unterbrechung, nach der der Gedanke nicht mehr aufgenommen werden kann.

► **Umständliches Denken.** Dies bezieht sich auf Gesprächsinhalte, bei denen Nebensächliches nicht vom Wesentlichen trennbar ist, der Zusammenhang jedoch erhalten bleibt.

► **Eingeengtes Denken.** Mit eingeengtem Denken werden die Einschränkung des inhaltlichen Denkumfangs und das Verhaftetsein an einem oder wenigen Themen bezeichnet. Hiervon betroffene Patienten kommen, unabhängig davon, welches Thema angeschnitten wird, immer wieder auf „ihr" Thema zurück.

► **Perseveration.** Perseveration (Haften) bedeutet das Festhalten an denselben Themen und Gedankengängen. Die Patienten können sich nicht oder nur sehr schwer auf neue Gedanken einstellen; die Gedanken wirken zäh und starr. Perseveration kann v. a. bei depressiven Störungen, bei Epilepsiekranken, bei organischen Hirnschädigungen und bei der Schizophrenie beobachtet werden.

► **Grübeln.** Unter Grübeln wird das häufige oder unablässige Beschäftigtsein mit meist unangenehmen Themen verstanden.

► **Gedankendrängen.** Dieses Phänomen ist durch viele verschiedene Einfälle oder Gedanken gekennzeichnet, denen der Patient ausgeliefert ist.

► **Ideenflucht.** Unter Ideenflucht wird die Vermehrung von Einfällen verstanden, die aber nicht mehr von einer Zielvorstellung geführt werden. Das ursprüngliche Ziel geht durch neue Assoziationen verloren und wechselt. Der Betroffene kommt „vom Hölzchen aufs Stöckchen".

► **Inkohärenz/Zerfahrenheit.** Diese beiden Begriffe beschreiben den Zustand eines Patienten, dessen Denken und Sprechen für den Zuhörer den verständlichen Zusammenhang verliert. Die Sätze sind in einzelne, zufällig durcheinandergewürfelte Fragmente oder Gedankenbruchstücke zerstückelt.

► **Paralogisches Denken.** Der Patient verschmilzt heterogene Zusammenhänge bzw. Begriffsbedeutungen miteinander und redet dadurch am logischen Sachverhalt vorbei.

► **Neologismen.** Unter Neologismen versteht man Wortneubildungen, die unserem sprachlichen Verständnis nicht entsprechen und oft nicht verständlich sind.

Wahn

Definition

Wahn ist eine subjektive, unkorrigierbar starre und lebensbestimmende Überzeugung eines Menschen von sich selbst und/oder seiner Umwelt.

Der Wahn wird als unkorrigierbare und falsche Beurteilung der Realität bezeichnet, die mit erfahrungsunabhängiger Gewissheit auftritt und an der mit subjektiver Gewissheit festgehalten wird. Der Kranke hat im Allgemeinen nicht das Bedürfnis nach einer Begründung seiner wahnhaften Meinung, ihre Richtigkeit ist ihm unmittelbar gewiss und sie kann von anderen nicht korrigiert werden. Wahnvorstellungen treten bei unterschiedlichen gerontopsychiatrischen Erkrankungen wie bei der Demenz, der Depression oder den Schizophrenien auf. Ein Wahn kann allerdings auch isoliert, z. B. bei einer organisch wahnhaften Störung, das vordergründige Symptom darstellen.

► **Wahnstimmung.** Der Betroffene erlebt die Umwelt oder sich selbst als unheimlich oder bedrohlich verändert. Es besteht eine für andere nicht nachvollziehbare Stimmung des Misstrauens oder der Erwartung, es würde etwas Bedeutungsvolles passieren, ohne dass hierfür Gründe benannt werden können.

► **Wahnwahrnehmung.** Als Wahnwahrnehmung werden reale Wahrnehmungen verstanden, denen ohne verstandesmäßigen oder gefühlsmäßigen Anlass eine abnorme Bedeutung zugeschrieben wird. Die Thematik besitzt meist eine Eigenbeziehung, d. h., der Betroffene bezieht die wahrgenommenen und wahnhaft gedeuteten Phänomene auf sich. Ausschlaggebend für diesen zweigliedrigen Prozess ist also die Deutung. Der Inhalt des Denkens ist gestört und nicht die Wahrnehmung.

► **Wahneinfall.** Beim Wahneinfall handelt es sich um die Ausbildung einer Idee, in besonderem Maße berufen, befähigt, bedroht oder verfolgt zu sein. Bei wahnhaften Erkrankungen kann es zu unterschiedlichen Wahninhalten kommen wie dem Beziehungswahn, Verfolgungswahn, Verarmungswahn, Schuldwahn, Erkrankungswahn, dem hypochondrischen Wahn, Größenwahn oder Eifersuchtswahn. Werden z. B. Halluzinationen oder körperliche Vitalstörungen von dem Betroffenen wahnhaft gedeutet, wird von einem sekundären Wahn gesprochen.

Wahrnehmungsstörungen

Definition

Zu den **Wahrnehmungsstörungen** gehören Sinnestäuschungen, die in 3 Arten unterteilt werden: Illusion, Halluzination sowie Pseudohalluzination.

► **Illusion.** Bei der Illusion handelt es sich um verfälschte, aber wirkliche Wahrnehmung, die Realität (der Gegenstand) wird verkannt. Dieses Phänomen ist allen Menschen bekannt; so erschrickt man manchmal vor einem Schatten, der nicht sofort richtig zugeordnet werden kann.

Beispiel

Frau B. ist seit Längerem bettlägerig. Neben ihrem Bett steht ein Infusionsständer, an dem die Pflegenden immer einen Schutzkittel aufhängen. Frau B. spricht abends eine Pflegefachperson an, die das Zimmer betritt: „Sagen Sie doch mal der Dame, dass sie sich hinsetzen soll, sie muss doch hier nicht die ganze Zeit stehen!" Die Patientin konnte den Infusionsständer nur aus dem Augenwinkel sehen und hielt ihn für eine Frau.

► **Halluzination.** Halluzinationen sind Wahrnehmungserlebnisse ohne entsprechenden Außenreiz, die aber trotzdem für wirkliche Sinneseindrücke gehalten werden. Sie können in allen Sinnesbereichen wahrgenommen werden (akustisch, optisch, gustatorisch, olfaktorisch, vestibulär, taktil). Wie realistisch Halluzinationen wahrgenommen werden, kann sehr unterschiedlich sein. Außerdem kann in mehreren Sinnesgebieten gleichzeitig halluziniert werden. Eine Besonderheit stellen sicherlich die Körperhalluzinationen dar, da diese den eigenen Körper anders wahrnehmen lassen. „Qualitativ abnorme, neu- und fremdartige sowie häufig negativ getönte Leibsensationen. Sie sind von den Patienten oft schwer oder nur mit bizarren Vergleichen beschreibbar" (AMDP 2018): „Es fließt Strom durch meinen Körper" oder „Mein Körper zerläuft".

► **Pseudohalluzination.** Pseudohalluzinationen unterscheiden sich von Halluzinationen im Wesentlichen dadurch, dass der Betroffene den Trugcharakter der Halluzination erkennt.

Beispiel

Der 73-jährige Herr D., Patient in einer gerontopsychiatrischen Abteilung, berichtet, dass er während des tatsächlichen Klavierspielens immer von Kindern (Halluzination) beobachtet wird. Manchmal (3- bis 4-mal im Monat) jedoch greifen ihn diese Kinder an. Sie fordern ihn auf, weiterzuspielen, obwohl er das eigentlich gar nicht mehr kann. Er muss mehr und besser spielen! Herr D. spielt an diesen Tagen bis zur völligen Erschöpfung, bis der Kopf auf den Tasten liegt. Damit Herrn D. geholfen werden kann, müssen diese Beobachtungen in eine zeitliche Relation gesetzt werden. Da Halluzinationen mit hochpotenten Antipsychotika (Neuroleptika) behandelt werden können, müssen nun Vor- und Nachteile gegeneinander abgewogen werden. Vielleicht wird der behandelnde Arzt mit Herrn D. eine zeitlich begrenzte Medikation vereinbaren, die nur verabreicht wird, solange die negativen Halluzinationen auftauchen.

Andere Wahrnehmungsstörungen

▸ **Veränderung der Intensität.** Hierbei werden Dinge z. B. als farbiger, lauter bzw. monochromer oder leiser wahrgenommen.

▸ **Mikropsie oder Makropsie.** Dinge werden als kleiner oder größer wahrgenommen.

▸ **Metamorphopsie.** Gegenstände werden in Farbe und Form verzerrt wahrgenommen.

Ich-Störungen

Definition

Als **Ich-Störungen** werden Störungen bezeichnet, bei denen sich die Ichhaftigkeit des Erlebens verändert oder die Grenze zwischen dem Ich und der Umwelt durchlässig erscheint.

Bei Ich-Störungen gibt es verschiedene Phänomene, z. B. die Wahrnehmung, dass der Körper nicht mehr dem Patienten gehört oder dass andere Personen seine Gedanken kennen und ihm diese u. U. sogar entziehen können. Die Betroffenen können sich von außen gesteuert, gelenkt oder beeinflusst fühlen (AMPD 2018).

▸ **Derealisation.** Personen, Gegenstände und Umgebung erscheinen unwirklich, fremdartig oder räumlich verändert.

▸ **Depersonalisation.** Die Person kommt sich selbst fremd, unwirklich, verändert oder als ein anderer vor.

▸ **Gedankenausbreitung.** Die Gedanken gehören einem nicht mehr selbst. Andere haben an ihnen Anteil oder können sie lesen.

▸ **Gedankenentzug.** Der Person werden die Gedanken gestohlen, weggenommen oder entrissen.

▸ **Gedankeneingebung.** Die Gedanken werden als von außen beeinflusst, gemacht, gelenkt, eingegeben oder aufgedrängt empfunden.

▸ **Andere Fremdbeeinflussungserlebnisse.** Das eigene Fühlen, Streben, Handeln oder Wollen wird als von außen gemacht oder gesteuert erlebt.

Störungen der Affektivität und Stimmung

Definition

Unter einem **Affekt** wird die zeitlich kurze und intensive Gefühlsregung oder Gefühlswallung verstanden, z. B. Wut, Freude, Hass, Zorn.

Werden länger dauernde Gefühle beschrieben, wird von **Stimmungen** gesprochen, z. B. Heiterkeit, Gereiztheit, Traurigkeit oder Fröhlichkeit.

▸ **Affektbeschreibung.** Beispielhaft lassen sich verschiedene Affekte wie folgt beschreiben:

- **Gefühl der Gefühllosigkeit:** Der Patient fühlt sich leer. Er berichtet, dass er nichts mehr fühlt. Selbst wenn tragische Ereignisse geschehen, berührt es ihn kaum (z. B. der Tod des Ehepartners).
- **Ängstlichkeit:** Der Patient hat ein Grundgefühl der Angst, er kann jedoch nicht sagen, wovor er Angst hat.
- **Euphorie:** Die Zuversicht ist übersteigert. Der Betroffene fühlt sich ausschließlich wohl und traut sich oft mehr zu, als er tatsächlich bewältigen kann.
- **Dysphorie:** Die Stimmung des Betroffenen ist missmutig bis gereizt.
- **Affektlabilität:** Die Stimmung des Patienten schwankt schnell, meist auf einen äußeren Anstoß hin, aber auch spontan.
- **Affektinkontinenz:** Der Patient kann Gefühlsäußerungen nicht mehr beherrschen. Es platzt im ungeeigneten Moment lachend aus ihm heraus; im nächsten Augenblick beginnt er zu schluchzen und zu weinen.
- **Affektstarrheit:** Die gefühlsmäßige Schwingungsfähigkeit ist reduziert oder gänzlich herabgesetzt, obwohl es um ihn herum Anlass zur Freude, aber auch zur Trauer gibt.
- **Klagsam/jammrig:** Schmerz, Kummer und Ängstlichkeit werden ausdrucksstark und laut mit Weinen, Stöhnen und oft in vorwurfsvoller Art vorgetragen.
- **Ratlosigkeit:** „Der Patient wirkt stimmungsmäßig wie jemand, der sich nicht mehr zurechtfindet und seine Situation, seine Umgebung oder Zukunft kaum oder nicht mehr begreift. Er versteht nicht mehr, was mit ihm geschieht, und wirkt auf den Beurteiler ‚staunig' (verwundert und hilflos)" (AMDP 2018).

Phobien, Ängste und Zwänge

Definition

Angststörungen sind ein Sammelbegriff für eine Gruppe psychischer Störungen, denen ein übersteigertes Angstempfinden zu Grunde liegt. Dazu zählen die Phobie und diffuse Ängste.

▸ **Phobien.** Phobien beschreiben Ängste vor bestimmten Situationen oder Objekten. Diese führen fast immer dazu, dass der Betroffene diese Auslöser zu vermeiden versucht. Typische Phobien sind Arachnophobie (Angst vor Spinnen), Klaustrophobie (Angst vor geschlossenen Räumen), Agoraphobie (Angst vor Plätzen) oder Futurophobie (Zukunftsangst) bzw. die soziale Phobie, die Höhenphobie oder andere Tierphobien.

▸ **Angst.** Angst ist ein Gefühlszustand der Bedrohung, der körperlich von vegetativen Symptomen, wie Herzrasen, Zittern und Schwitzen, begleitet wird. Angst bei einem Patienten zu erkennen, der diese nicht mehr verbalisieren kann, ist schwierig, aber auch wichtig. Wahrscheinlich leiden viele ältere Menschen, v. a. bei depressiver Verstimmung und demenziellen Erkrankungen, unter Angst oder Ängstlichkeit, da die Betroffenen nicht wissen, wo sie sind oder was mit ihnen geschieht.

Definition

Eine **Zwangsstörung** besteht, wenn eine Person den Drang verspürt, bestimmte Dinge zu tun. Der Zwang kann unterschiedlich ausgeprägt sein. Beispiele sind der Wiederholungszwang, der Ordnungszwang oder auch der Waschzwang. Darüber hinaus gibt es Denkzwänge, die die Person zum Grübeln über bestimmte Inhalte zwingen (Krankheit, Religion und Gewalt).

► **Zwangsdenken, Zwangsimpulse und Zwangshandlungen.** Obwohl Zwangsgedanken, Zwangsimpulse und Zwangshandlungen als unsinnig erlebt und wahrgenommen werden, müssen sie von dem Patienten ausgeführt werden. Hierbei geht es nicht um die bloße Handlung, sondern um die genaue und richtige Ausführung, die sozusagen rituell vollzogen werden muss. So werden z. B. bei einem Waschzwang die Hände in immer der gleichen Weise gewaschen.

Beispiel

Frau L. wusch sich mit Seife und Fingernagelbürste auf die immer gleiche Weise die Hände. Da die Hände irgendwann rot und entzündet waren, schloss ihr Mann das Badezimmer ab und hoffte, sie werde von dem Zwang ablassen. Ab sofort wusch sich Frau L. die Hände im Eimer des Toilettenstuhls, aber auf die gleiche Weise wie zuvor am Waschbecken.

Antriebs- und psychomotorische Störungen

Definition

„**Antrieb** ist die vom Willen weitgehend unabhängig wirkende belebende Kraft, die die Bewegung aller seelischen Funktionen hinsichtlich Tempo, Intensität und Ausdauer bewirkt" (AMDP 2018).

► **Antriebsarmut.** Bei der Antriebsarmut steht die spärliche Spontanmotorik im Vordergrund, die sich u. U. trotz Anregung von außen nicht verbessert.

► **Antriebshemmung.** Die Antriebsenergie wird als gebremst oder gehemmt erlebt.

► **Antriebssteigerung.** Die Antriebssteigerung zeigt sich v. a. in der Zunahme von Energie und Initiative. Die Aktivitäten äußern sich in zielgerichteten Tätigkeiten.

► **Motorische Unruhe.** Bei der motorischen Unruhe steht die nicht zielgerichtete motorische Aktivität im Vordergrund. Der Betroffene ist ständig in Bewegung. Die motorische Unruhe kann sich auch nur auf die Hände oder andere Körperteile beziehen. Die Aktivitäten werden i. d. R. trotz deutlicher Aufforderung nicht unterbrochen.

Andere Störungen

► **Sozialer Rückzug.** Dies wird als Einschränkung der Kontakte zu anderen Menschen, v. a. auch zu Freunden, verstanden.

► **Selbstbeschädigung.** Mit Selbstbeschädigung sind Selbstverletzungen gemeint, die nicht in suizidaler Absicht durchgeführt werden.

► **Mangel an Krankheitsgefühl.** Der betroffene Patient fühlt sich nicht krank, obwohl er krank ist. Dieser Zustand kann in der täglichen Arbeit mit diesen Patienten problematisch sein. Oft wehren diese Patienten Hilfe mit dem Hinweis ab, sie könnten etwas noch selbst tun. Dieses Phänomen tritt nicht nur bei der Demenz auf, sondern häufig auch bei schizophrenen oder alkoholisierten Patienten.

► **Aggressivität.** Hiermit ist die Neigung zu Tätlichkeiten gemeint, also Angriffsverhalten als Reaktion auf eine wirkliche oder vermeintliche Minderung der eigenen Macht. Hierunter fällt nicht die tätliche Reaktion auf einen Angriff.

Merke

Die genaue Beschreibung von Verhalten und der einheitliche Gebrauch der Begriffe sind notwendig, damit Situationen und Symptome richtig bzw. von allen Personen gleichermaßen objektiv eingeschätzt werden können.

Vom Symptom zum Syndrom, vom Syndrom zur Diagnose

Merke

Ein psychopathologisches Symptom allein macht noch keine Krankheit.

Psychopathologische Symptome beschreiben einzelne Veränderungen im psychischen Verhalten und Erleben eines Menschen, denen ein Krankheitswert zukommen kann, jedoch nicht immer muss. Sie sind sozusagen die kleinste beschreibbare Untersuchungseinheit der Psychiatrie (Scharfetter 2017). Treten unterschiedliche Symptome typischerweise gemeinsam auf, wird von einem Syndrom oder einem Symptomkomplex gesprochen. Diese Zuordnung beinhaltet noch keine Aussage zu einer kausalen Verknüpfung der einzelnen Symptome bzw. einer verursachenden Krankheit.

Definition

Niedergeschlagenheit, Interessensverlust und Antriebsarmut unklarer Genese können als **depressives Syndrom**, mit zusätzlichen Suizidgedanken als **suizidales Syndrom** bezeichnet werden. Das **hirnorganische Psychosyndrom** (HOPS) ist gekennzeichnet durch Symptome einer kognitiven Störung, der emotionalen Veränderungen und des Persönlichkeitswandels.

Ein Syndrom bezeichnet somit noch keine Krankheit, bei der von einer Einheit von Symptomen bzw. von grundlegenden Annahmen über ihre Verursachung ausgegangen wird.

Operationale Klassifikationssysteme wie die Internationale Klassifikation der psychischen Störungen der WHO (ICD-10 Kapitel V [F], Dilling et al. 2015) oder das diagnostische und statistische Manual der psychischen Störungen der Amerikanischen Psychiatrischen Vereinigung (DSM-5, American Psychiatric Association [APA] 2018) gruppieren die unterschiedlichen Symptome und ordnen sie bestimmten psychischen Störungsbildern bzw. Krankheiten zu.

Einerseits vereinfachen diese Systeme den Austausch von Medizin und Pflege über die einzelnen Krankheitsbilder enorm, weil alle Beteiligten durch diese Systematik einheitlich von den gleichen Phänomenen sprechen. Andererseits unterliegt die Diagnosestellung bzw. Symptomzuordnung einer Krankheit immer dem vorgegebenen Definitionsraster, das in der Realität nicht immer mit der nötigen Eindeutigkeit erkennbar ist. Als Beispiel seien die Abgrenzung des prolongierten Delirs von einer Demenz, der nur einmalig auftretenden schizophrenen Episode von einer Schizophrenie oder der Trauer von einer Depression genannt.

Das rein zeitliche und eher durch Konvention begründete Kriterium der Dauer der gemeinsamen Symptome nach ICD-10 erscheint in diesem Zusammenhang eher pragmatischer und weniger sachlicher Natur zu sein. Darüber hinaus lässt sich das Spannungsfeld zwischen normaler Krankheit und gesundem Anderssein (S. 59) nicht immer gänzlich auflösen.

Lernaufgabe

Entnehmen Sie aus den Ihnen vorliegenden Patientenunterlagen die psychiatrischen Diagnosen und recherchieren Sie mithilfe des Buchteils III (S. 178), welche psychopathologischen Symptome bei der jeweiligen Erkrankung (ggf. unbehandelt) zu erwarten sind.

3.1.4 Pflegerische Diagnostik

Pflegende diagnostizieren in ihrer Arbeit ebenso wie Mediziner – aber auch wie Friseure oder Automechaniker. Viele Berufsgruppen diagnostizieren und leiten daraus Handlungen für ihre Arbeit ab. Obwohl Pflegediagnosen auch in Deutschland seit Jahren ein Begriff sind, nutzen Pflegende den Begriff des Diagnostizierens für ihre Arbeit selten. Seit dem 19. Jahrhundert ist der Begriff „Diagnose" eng mit der Medizin verbunden (Schrems 2003), daraus leitet sich jedoch kein Privileg für eine Berufsgruppe zur Nutzung des Begriffs „Diagnose" ab.

Klassifikationssystem NANDA

In den USA werden Diagnosen in der Pflege seit Jahrzehnten genutzt. Die North American Nursing Diagnosis Association (NANDA) wurde im Jahr 1984 gegründet und hat das Ziel, Pflegediagnosen zu entwickeln, zu formulieren und zu überprüfen. Eine Absicht dabei ist die Entwicklung einer einheitlichen Sprache. Diese wiederum ermöglicht es, Begriffe einheitlich zu definieren und im Pflegeprozess einheitlich zu nutzen.

Die von der Pflegewissenschaftlerin Marjory Gordon vorgestellten Pflegediagnosen sind ein Klassifikationssystem, das Phänomene in eine systematische, pflegerische Ordnung bringt. Sie wurden 1994 in deutscher Übersetzung vorgelegt. Die aktuelle Version der NANDA-Pflegediagnosen wurde 2019 neu herausgegeben von Herdman und Kamitsuru.

Merke

Für Pflegende ist es unumgänglich, eigene pflegerische Diagnosen zu stellen, um daraus pflegerische Handlungen abzuleiten.

In der Pflege von Menschen mit gerontopsychiatrischen Erkrankungen, bei denen eine ursächliche Behandlung u. U. nicht mehr möglich ist, müssen unbedingt die Bedürfnisse der erkrankten Personen berücksichtigt werden. Neben physiologischen Vorgängen (neurologischer Status und weiterer Gesundheitsstatus) sind auch Hintergrundfaktoren wie demografische und psychosoziale Variablen (Halek u. Bartholomeyczik 2009) von Bedeutung.

Der Pflegeprozess (▸ Abb. 3.2) beginnt stets mit der Informationssammlung, es folgt das Erkennen von Problemen und Ressourcen und die Festlegung der Pflegeziele. Anschließend werden die Pflegemaßnahmen geplant und durchgeführt. Dabei ist die systematische Informationsgewinnung durch Pflegende nicht neu: „Im Verlauf des 20. Jahrhunderts entwickelte sich die klinische Beurteilung (Assessment) im pflegerischen Bereich zu einem wichtigen Teil der Praxis und Ausbildung. Pflegefachpersonen haben schon immer Informationen zusammengetragen (…), um zu entscheiden, wie ein Patient zu pflegen sei" (Bartholomeyczik u. Gordon 2001). Der Pflegeprozess setzt eine differenzierte pflegerische Diagnostik voraus, die den Pflegealltag vereinfacht, wenn dafür eine einheitliche Fachsprache genutzt wird. Denn definierte Begriffe, die einheitlich gebraucht werden, führen zu weniger Missverständnissen, die sonst viel Zeit zur Klärung beanspruchen. Zu bedenken ist jedoch, dass der Gebrauch einheitlich defi-

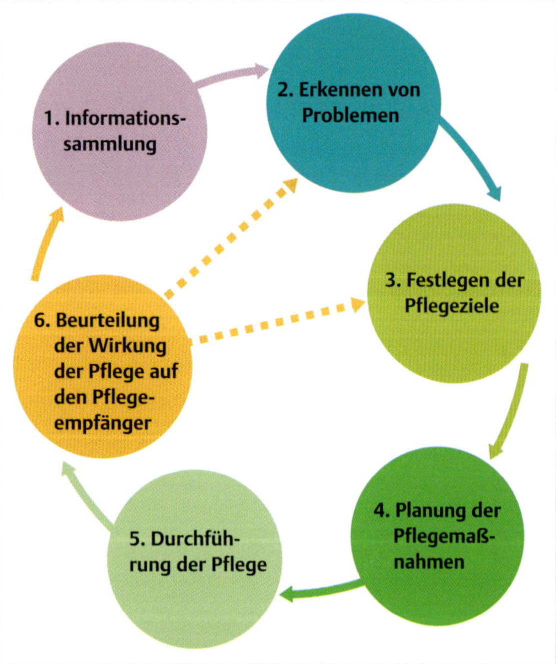

Abb. 3.2 Der Pflegeprozess. Der Pflegeprozess setzt eine differenzierte Informationssammlung und pflegerische Diagnostik voraus. (Quelle: Spranger C. 3.3 Pflegeprozessmodell nach Fiechter und Meier. In: I care Pflege. 2., überarbeitete Auflage. Stuttgart: Thieme; 2020)

nierter Begriffe keinen Rückschluss auf den Pflegebedarf von Menschen zulässt.

Lernaufgabe

Warum ist es sinnvoll, in der Pflegedokumentation und im pflegerischen Prozess mit Pflegediagnosen zu arbeiten? Wann und wo werden sie im Pflegeprozess eingesetzt?

Unterscheiden, Beurteilen und Erkennen

Pflegediagnosen zu stellen ist ein prozesshaftes Vorgehen und sie werden nicht als Label vergeben. Die Pflegewissenschaftlerin und Soziologin Berta Schrems (2008) beschreibt Pflegediagnostik als „verstehende Pflegediagnostik". Dazu gehören die **diagnostischen Kernkompetenzen**:

- Unterscheiden
- Beurteilen
- Erkennen

Diese Kernkompetenzen sind die Grundvoraussetzung für die Umsetzung des Pflegeprozesses. *Unterscheidet* sich z. B. das Verhalten eines Menschen mit Alzheimer-Demenz vom Verhalten an den Vortagen, kann zunächst *beurteilt* werden, was das für die Person bedeutet. Ergibt die *Beurteilung*, dass sich das Verhalten ausschließlich beim Essen zeigt, dann muss die Pflegeperson nicht nur *erkennen*, dass vielleicht ein kariöser und schmerzhafter Zahn diese Veränderung verursacht. Es muss auch *erkannt* werden, ob und wie sich das auf die Ernährungssituation auswirkt. Dabei ist die Zusatzinformation, dass die medizinische Diagnose ICD-10 F00.1 (Alzheimer-Demenz mit spätem Beginn) durch Mediziner gestellt wurde, wichtig, denn sie unterstützt das Unterscheiden, Beurteilen und Erkennen der Situation aus pflegerischer Sicht. Die medizinische Diagnose „Alzheimer-Demenz mit spätem Beginn" allein lässt aber keine Aussage über die Bedürfnisse und den Pflegebedarf dieses Menschen zu.

Merke

Pflegerische Diagnostik geht über die „Vergabe" eines Labels hinaus. Die Pflegediagnostik soll nicht nur klassifizieren, sondern auch Rückschlüsse auf Bedürfnisse der Person und den pflegerischen Bedarf ermöglichen. Daher ist auch die medizinische Diagnostik für Pflegende nur ein Baustein in ihrer eigenen pflegerischen Diagnostik.

Konzept für eine verstehende Diagnostik: NDB-Modell

In der Pflege von Menschen mit gerontopsychiatrischen Erkrankungen besteht meist ein langfristiger Pflegebedarf. Die pflegerische Leistung sollte daher auf den Bedürfnissen der betroffenen Menschen basieren. Zu den Bedürfnissen zählen physiologische wie z. B. Durst, Hunger, zur Toilette gehen zu können und Schmerzfreiheit, aber auch psychosoziale wie Kontakt, Teilhabe und Kontinuität in der Betreuung. In den USA wurde in den 1990er Jahren ein bedürfnisorientiertes Modell für die Pflege von Menschen mit Demenz entwickelt, das sog. **NDB-Modell** („need driven dementia compromised behaviour model", deutsch: bedürfnisorientiertes Verhaltensmodell bei Demenz, BMG 2006). Dieses Modell unterstützt das Unterscheiden, Beurteilen und Erkennen in der pflegerischen Diagnostik bei Menschen mit Demenz (▶ Abb. 3.3). Dabei werden **Hintergrundfaktoren** und **direkte Faktoren** (proximale/nahe Faktoren) zur Interpretation herausfordernden Verhaltens analysiert. Das NDB-Modell bildet z. B. die Grundlage für die Rahmenempfehlungen zum Umgang mit herausforderndem Verhalten bei Menschen mit Demenz in der stationären Altenhilfe (BMG 2006). Es ist ein Hilfsmittel für eine verstehende Diagnostik und wird in den Rahmenempfehlungen als erste Empfehlung gegeben.

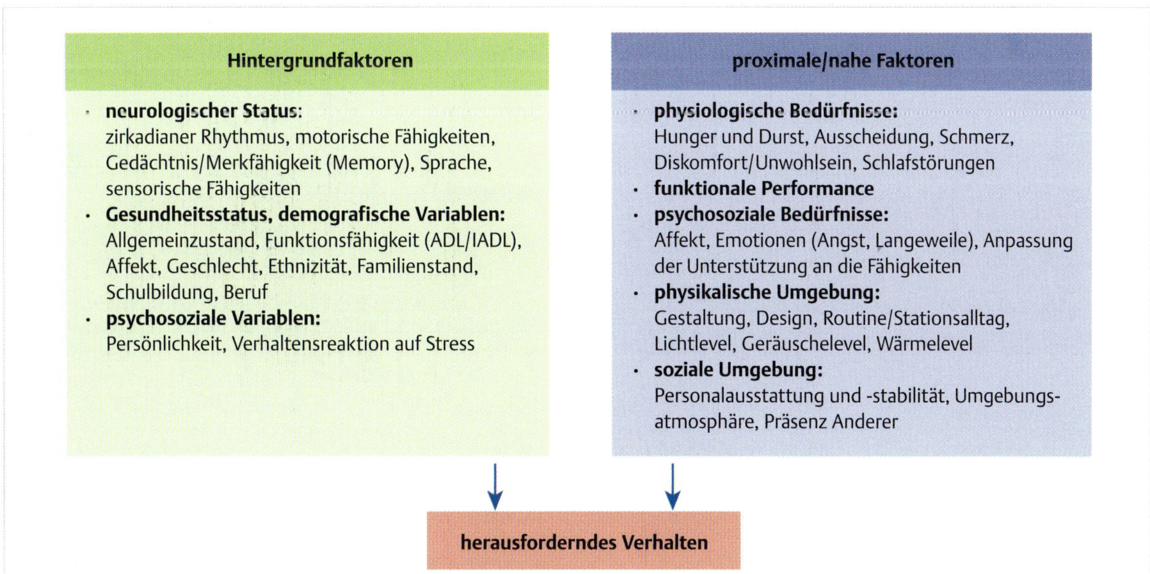

Abb. 3.3 Das NDB-Modell. Bedürfnisorientiertes Verhaltensmodell bei Demenz [Abbildung basiert auf Angaben aus: Kolanowski 1999, Halek u. Bartholomeyczik 2006]. (Quelle: © Thieme Group)

Das innovative demenzorientierte Assessmentsystem

Die Pflegewissenschaftlerinnen Margareta Halek und Sabine Bartholomeyczik (2009) definieren den Kern der verstehenden Diagnostik als „[...] die Interpretation des Verhaltens aus der Perspektive des Demenzkranken." Pflegende benötigen deshalb Wissen, um diese Perspektive überhaupt einnehmen zu können. Ein Assessmentinstrument für die verstehende Diagnostik wurde von Halek u. Bartholomeyczik (2009) entwickelt. Dieses „Innovative demenzorientierte Assessmentsystem" (IdA) zielt darauf ab, das herausfordernde Verhalten von Menschen mit Demenz zu beschreiben sowie darüber hinaus potenzielle Erklärungen dafür zu entwickeln.

Das Assessment umfasst Fragen

- zur Erfassung herausfordernden Verhaltens und seiner Effekte
- zum Gesundheitszustand und zur Selbstständigkeit im Alltag
- zur Kommunikation
- zu Persönlichkeit und zum Lebensstil vor der Demenzerkrankung
- zu Stimmungen und Emotionen
- zu Umwelteinflüssen

Der IdA-Leitfaden bietet eine Möglichkeit, Verhalten von Menschen mit Demenz zu unterscheiden, zu beurteilen und zu erkennen, und kann somit eine Grundlage für eine Fallkonferenz bilden. Die Fallbesprechung nach IdA gliedert sich in 5 Phasen (Buscher et al. 2012):

▸ **Phase 1**
- Methodik vorstellen
- Rollen erläutern
- Evaluationsergebnisse des letzten Falls besprechen

▸ **Phase 2**
- Problem skizzieren
- Fall schildern
- Ziel offenbaren
- Ergebnisse aus Phase 2 visualisieren

▸ **Phase 3**
- Fall näher untersuchen
  - Gesundheitszustand und Selbstständigkeit im Alltag
  - Kommunikation
  - Persönlichkeit und Lebensstil vor der Demenzerkrankung
  - Stimmung und Emotionen
  - Umwelteinflüsse
- Situation deuten
- Ergebnisse aus Phase 3 visualisieren

▸ **Phase 4**
- Ideen sammeln
- Maßnahmen planen
- Ergebnisse aus Phase 4 visualisieren

▸ **Phase 5**
- Gelerntes reflektieren
- Ablauf reflektieren

Lernaufgabe

Wenn Sie Menschen mit Demenz und herausforderndem Verhalten betreuen, laden Sie sich den Leitfaden zum *Wittener Modell der Fallbesprechung mit Hilfe des IdA* aus dem Internet herunter und suchen Sie Gleichgesinnte in Ihrem Team, mit denen Sie diese Besprechung durchführen können.

3.1.5 Psychometrie und Assessmentverfahren

Definition

Unter **Psychometrie** versteht man Verfahren und Methoden zur Messung psychischer Funktionen und Fähigkeiten.

Als Instrumente stehen heute vielfältige Hilfsmittel wie Assessments (z. B. Mini-Mental-Status), Checklisten (z. B. Cohen-Mansfield-Skala) oder Screenings (z. B. Tests zu Reihenuntersuchungen) zur Verfügung. Die Trennschärfe zwischen Assessments, Checklisten und Screenings ist nicht immer eindeutig und die Begriffe werden durchaus unterschiedlich gebraucht.

Definition

Ein **Assessment** dient einer Beurteilung oder Bewertung, die standardisiert ist und deren Ergebnis eine Zuordnung erlaubt.

Am Beispiel des Mini-Mental-Status ist dies die Zuordnung „leichte", „mittlere" oder „schwere Demenz". Im Unterschied hierzu beschreibt die Cohen-Mansfield-Skala lediglich die Häufigkeit bestimmter Verhaltensweisen, aber nicht, ob dies schwere oder weniger schwere Verhaltensauffälligkeiten sind.

Natürlich kann die Frage nach dem Sinn solcher Instrumente gestellt werden, die Notwendigkeit wird vielleicht durch ein Beispiel deutlicher.

Beispiel

Fragt man den Angehörigen eines Menschen mit Demenz, nach der Gedächtnisleistung des Betroffenen, wird man voraussichtlich eine andere Antwort und einen anderen Eindruck bekommen, als wenn man den Betroffenen selbst befragt. Bei der Gewinnung eines ersten Eindrucks spielt u. a. die persönliche Erfahrung eine große Rolle.

Man sollte sich also immer darüber im Klaren sein, dass die Einschätzung eines Betroffenen stark von der Einstellung, der Erfahrung und den Werten des Einschätzenden gefärbt sein kann. Will man nun eine möglichst genaue und vergleichbare Aussage treffen, muss ein Maßstab benutzt werden (z. B. standardisiertes Assessment), dessen Ergebnis unabhängig von demjenigen ist, der dieses Verfahren durchführt.

Lernaufgabe

In der psychiatrischen Pflege gibt es zahlreiche Tests, die u. a. dazu genutzt werden, mögliche kognitive Veränderungen verlässlich zu bestimmen. Man sollte sich bereits vor der ersten Anwendung mit den Instrumenten beschäftigen. Ein häufig angewendeter Test ist der Mini-Mental-Status-Test (MMST), der im Internet leicht zu finden ist (inkl. Anwendungshinweisen).

- Lesen Sie die Anwendungshinweise und den Test aufmerksam durch.
- Bitten Sie einen Kollegen darum, den Test bei Ihnen durchzuführen, und umgekehrt.
- Überlegen Sie, für welche Einsatzbereiche der Test geeignet ist.

Grundsätzliches zu Assessmentverfahren

- Wenn Sie Assessments nutzen, überzeugen Sie sich davon, dass Sie in der Anwendung des Instruments sicher sind.
- Assessmentverfahren zeigen immer nur einen auf den Untersuchungsgegenstand begrenzten Ausschnitt der Wirklichkeit. Soll ein komplexes Krankheitsgeschehen ausgeleuchtet werden, müssen daher oft mehrere Assessments eingesetzt werden.
- Assessmentverfahren ermöglichen u. U. den Vergleich zwischen 2 oder mehreren Personen bzw. Institutionen.
- Assessmentverfahren dienen auch zur rechtlichen Absicherung.
- Verlaufskontrollen bei längeren Krankheitsprozessen können durch Assessments dokumentiert werden.
- Es muss genau vorgegeben sein, was man messen will. Sonst kann es durchaus geschehen, dass ein verwendetes Instrument „vorbeimisst".
- Bei der Fülle der existierenden Assessments ist es schwierig, wirklich gute und überprüfte Instrumente zu finden.

DemTect

Der DemTect (Kessler 2000) ist ein Screeningverfahren zur Einschätzung der kognitiven Beeinträchtigungen eines Menschen. Menschen im Alter unterliegen einem kognitiven Leistungsabbau und nicht immer ist deutlich, ob die beobachtete Vergesslichkeit als normal einzuschätzen ist oder nicht.

Merke

Der DemTect soll bei der Beantwortung der Frage helfen, ob die kognitiven Fähigkeiten altersadäquat sind.

Da der Test für fast alle Altersstufen ab dem Erwachsenenalter geeignet ist, wird in der Auswertung mittels einer Umrechnungstabelle berücksichtigt, ob der Befragte jünger oder älter als 60 Jahre ist. Der DemTect schätzt v. a. das **verbale Gedächtnis**, die **kognitive Flexibilität**, die **Wortflüssigkeit**, das **Arbeitsgedächtnis** und die **mittelfristige Gedächtnisleistung** ein.

▸ **Durchführung und Auswertung.** Der Test besteht aus 5 Untertests:

1. Vom Tester wird eine Wortliste mit 10 Begriffen 2-mal langsam vorgelesen. Der Befragte soll im Anschluss möglichst viele Begriffe reproduzieren. Die Summe aller richtig genannten Begriffe wird festgehalten.
2. Bei der Aufgabe, Ziffern in Wörter umzuwandeln, muss der Patient schriftlich z. B. „504" in „fünfhundertvier" umwandeln. Es gibt 4 Umwandlungsaufgaben und entsprechend 4 Punkte.
3. Bei der Supermarktaufgabe soll der Befragte in 1 min so viele Begriffe aus dem Warenangebot eines Supermarkts nennen, wie er kann. Die maximale Punktzahl beträgt 30.
4. Zahlenfolgen sollen in dieser Aufgabe rückwärts wiederholt werden. Die Länge der Zahlenfolgen vergrößert sich von 2 Zahlen bis auf 6 Zahlen.
5. Erneute Abfrage der Wortliste; jetzt wird der Befragte nochmals nach den 10 eingangs genannten Begriffen gefragt und soll diese wiederholen.

Die Ergebnisse werden auf der Rückseite des Tests aufgelistet und mit der beiliegenden Umrechnungstabelle ausgewertet:

- 13–18 Punkte: altersgemäße kognitive Leistungen, es könnte nach 12 Monaten abermals getestet werden;
- 9–12 Punkte: leichte kognitive Beeinträchtigungen, die Empfehlung lautet, nach 6 Monaten erneut zu testen und den Verlauf zu beobachten;
- < 8 Punkte: es besteht ein Demenz*verdacht*, weitere diagnostische Abklärung und u. U. Therapie einleiten.

Der DemTect kann von geschultem Personal durchgeführt werden. Der Zeitaufwand beträgt etwa 8–10 min.

▸ **Bemerkungen und Tipps.** „Besonders zu beachten sind die erneute Abfrage der Wortliste (verzögerte Wiedergabe) und die Wortflüssigkeitsaufgabe. Sie haben sich bei der Früherkennung der Demenz als sensitive Indikatoren erwiesen" (Ivemeyer u. Zerfaß 2006).

Lernaufgabe

Der DemTect kann kostenlos unter dem Link: www.evidence.de/Leitlinien/leitlinien-intern/Demenz_Start/DemenzHintergruende/Demtect2_Text.pdf bezogen werden. Führen Sie diesen Test zunächst mit demenzunverdächtigen Kollegen oder Freunden durch, so bekommen Sie Erfahrung in der Durchführung.

Uhrentest

Der Uhrentest (Shulman et al. 1986) ist ein kognitives Screeningverfahren, das sowohl **visuell-räumliche Organisation** als auch **abstraktes Denken** erfasst. Er wird von den meisten Betroffenen gut angenommen, da die Aufforderung, eine Uhr zu zeichnen, von den meisten Patienten nicht problematisiert wird und die Ausführung weder von der Kultur noch von der Sprache oder dem Bildungsstand abhängig ist. Der Test eignet sich auch gut als Verlaufsuntersuchung (Wallesch u. Förstl 2017a).

▸ **Durchführung und Auswertung.** Die Instruktion an den Patienten lautet, das Ziffernblatt einer Uhr mit allen Ziffern zu zeichnen und die Zeiger z. B. auf 10 Minuten nach 11 einzustellen (Ivemeyer u. Zerfaß 2006).

Zur Früherkennung einer sich entwickelnden Demenz sind v. a. die einzuzeichnenden Ziffern und die Uhrzeit bedeutend. Die ersten kognitiven Probleme zeigen sich beim Einzeichnen der Uhrzeit (▸ Abb. 3.4).

Der Uhrentest kann nach einer Einweisung durch Mitarbeiter unterschiedlicher Berufsgruppen (z. B. medizinische Fachangestellte, Pflegende) durchgeführt werden. Neben dem gezeichneten Ergebnis ist auch die Beobachtung während des Zeichnens

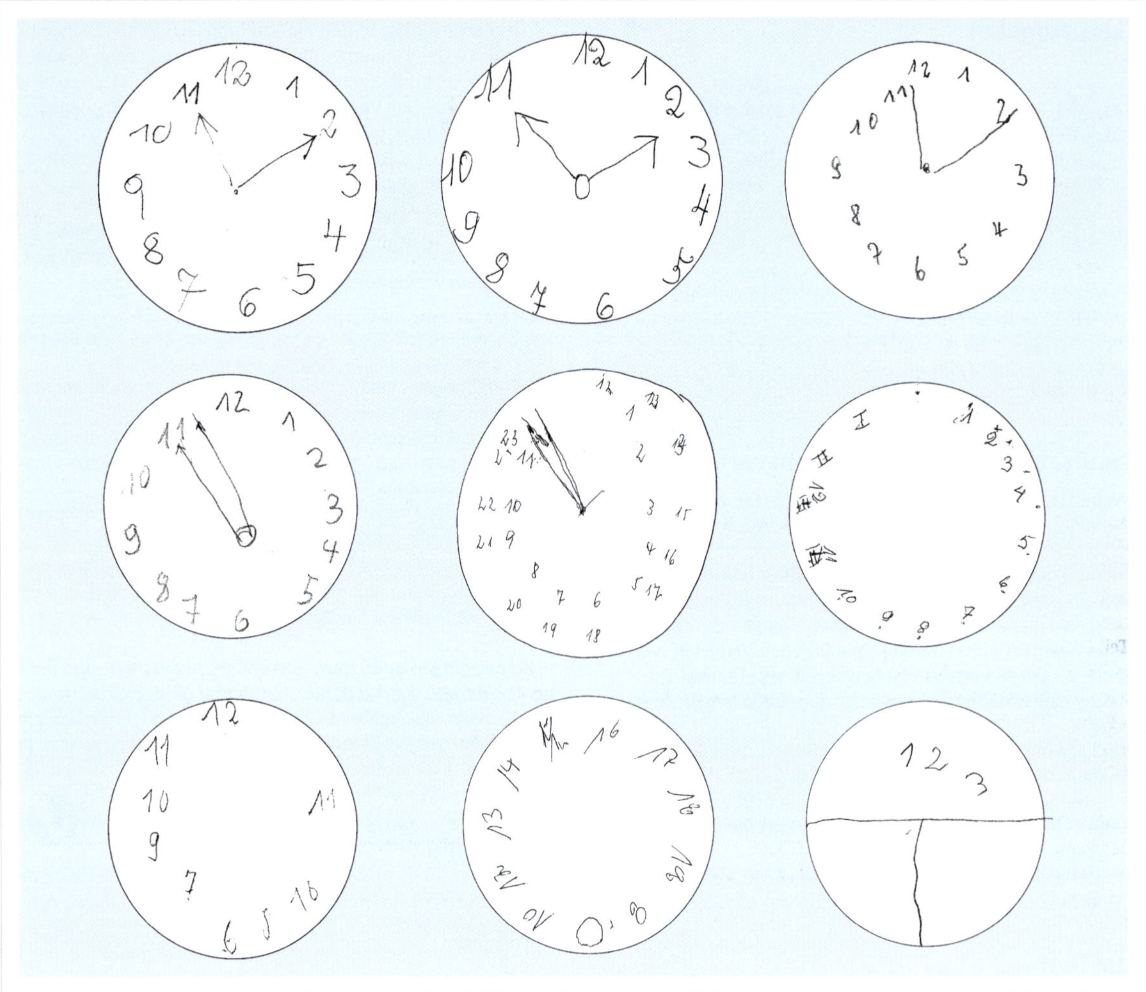

Abb. 3.4 Uhrentest. Die Abbildung zeigt eine zunehmende Desorganisation von Ziffern- und Zeiger-Eintrag bei Alzheimer-Patienten. (Quelle: Schmidtke K, Otto M. Störung des visuell-räumlichen Denkens. In: Wallesch C, Förstl H, Hrsg. Demenzen. 3. Auflage. Stuttgart: Thieme; 2017)

aufschlussreich. Bei Zögern des Patienten können die problematischen Stellen identifiziert werden.

▸ **Bemerkungen und Tipps.** Eine allgemein akzeptierte Auswertung und Interpretation existiert nicht. Die Punktevergabe variiert je nach Auswertungsverfahren (1–10 oder 1–6 Punkte). Vom Testergebnis lässt sich nicht auf die Lokalisation der Störung schließen, auch differenzialdiagnostische Erhebungen sind anhand des Tests nicht möglich.

Mini-Mental-Status-Test

In der Pflegepraxis dient der Mini-Mental-Status-Test (MMST) oder MMSE (engl.: mini mental state examination) v. a. zur Verlaufskontrolle und Einschätzung der getesteten Bereiche (z. B.: Ist der Patient orientiert oder nicht?). Wird in Einrichtungen regelmäßig in größerem Umfang der MMST durchgeführt, könnten die Ergebnisse auch zur Einschätzung der Art des psychosozialen Angebots einer Einrichtung dienen. Der MMST nach dem Mediziner Marshal F. Folstein und Kollegen (1975) ist der zurzeit bekannteste Test zu Erfassung geistiger (kognitiver) Störungen bei älteren Menschen. Es handelt sich um ein Interview, das v. a. alltagsnahe Fragen beinhaltet. Der Test umfasst Fragen zur **Orientierung**, zum **Gedächtnis**, zur **Wortfindung**, zum **Lesen** und **Schreiben** sowie zur **Aufmerksamkeit**.

▸ **Durchführung und Auswertung.** Der MMST wird eingesetzt:

- zur Verlaufskontrolle bei diagnostizierter Demenz einmal im Jahr
- als Aufnahme- oder Auswahlkriterium in gerontopsychiatrischen Abteilungen
- vor der Ein- oder Höherstufung durch den Medizinischen Dienst der Krankenkassen (MDK, v. a. bei Bewohnern mit einer hohen Mobilität)
- zur Anpassung von Freizeitangeboten z. B. durch die Tagesbetreuung (um eine Über- oder Unterforderung zu vermeiden)
- zur adäquaten Anpassung der Anforderungen an die Möglichkeiten des Bewohners

Der MMST kann von allen geschulten Kräften – medizinische Fachangestellte, Arzt oder Pflegefachperson – durchgeführt werden.

Praxistipp

Der Test muss nicht vollständig in einer Sitzung durchgeführt werden. Manchmal ist es sinnvoll, einzelne Fragen z. B. während einer Pflegeverrichtung zu stellen. Der ausgefüllte und ausgewertete Bogen kommt in die Dokumentation.

Der MMST besteht aus 30 Fragen in 5 Kategorien. Die Fragen müssen mit Ja oder Nein beantwortet werden bzw. sind offen gestellt. 0 Punkte stehen für eine massive kognitive Einschränkung, 30 Punkte sind die höchste zu erreichende Punktzahl.

- **Teil A**: Der erste Teil (10 Fragen) betrifft v. a. die Orientierung, z. B.: „Welche Jahreszeit haben wir?" Bei einem Jahreszeitenwechsel, wie z. B. März oder Juni, wird die Bewertung flexibel gehandhabt.
- **Teil B**: Zur Überprüfung der Merkfähigkeit werden dem Probanden 3 Begriffe langsam und deutlich vorgelesen. Er soll im Anschluss die 3 Begriffe wiederholen. Die Anzahl der beim 1. Versuch richtig genannten Begriffe bestimmt die Punktzahl. Falls der Proband nicht alle 3 Begriffe wiederholen konnte, werden die 3 Begriffe so lange vorgelesen, bis sie nachgesprochen werden können; allerdings nicht häufiger als 6-mal.
- **Teil C**: Der Proband wird gebeten, von der Zahl 100 rückwärts in 7er-Schritten zu subtrahieren (93, 86, 79, …). Die Aufgabe ist nach 5 Subtraktionen beendet. Jede richtige Subtraktion ergibt 1 Punkt. In Ausnahmefällen (z. B. Proband hat nie Rechnen gelernt) kann er aufgefordert werden, das Wort „Radio" rückwärts zu buchstabieren, wobei für jeden richtig positionierten Buchstaben 1 Punkt vergeben wird.
- **Teil D**: Der Proband soll die 3 in Teil B benannten Begriffe wiederholen. Diese Begriffe (z. B. „Auto", „Blume" und „Kerze") werden dieses Mal nicht mehr vorgesprochen, sondern müssen erinnert werden.
- **Teil E**: Für das richtige Benennen von Gegenständen, z. B. einer Armbanduhr oder eines Bleistiftes, wird jeweils 1 Punkt vergeben. Im Anschluss werden mehrere praktische Fragen gestellt. Die letzte Aufgabe ist erfüllt, wenn der Proband in der Lage ist, 2 sich überlappende Fünfecke so zu zeichnen, dass die Überlappung ein Viereck ergibt. Damit wird das räumliche Vorstellungsvermögen überprüft.

▸ **Auswertung**

- 30–28 Punkte: keine kognitive Störung
- 27–23 Punkte: leichte kognitive Störung
- 22–19 Punkte: leichte Demenz
- 18–11 Punkte: mittelschwere Demenz
- 10–0 Punkte: schwere Demenz

(Ivemeyer u. Zerfaß 2006)

▸ **Bemerkungen und Tipps.** Der MMST weist neben seinen Vorzügen auch einige problematische Bereiche auf. So ist die Sensitivität (die Fähigkeit des Tests, tatsächlich Kranke als krank zu erkennen) und die Spezifität (die Fähigkeit des Tests, einen Gesunden tatsächlich auch als gesund zu erkennen) eingeschränkt (Ivemeyer u. Zerfaß 2006). Außerdem vertreten die Psychologin Dorothee Ivemeyer und der Mediziner Rainer Zerfaß die Ansicht, dass sich der Test zur Früherkennung einer Demenz nicht eignet. Obwohl der MMST in der Demenzdiagnostik häufig genutzt wird, ist er ein sehr ungenauer Test. Deshalb ist das Testergebnis kritisch zu betrachten und der MMST muss durch weitere Testverfahren ergänzt werden. Pflegefachpersonen sollten sich dieser Ungenauigkeit bewusst sein und im Umgang mit den Bertoffenen das Testergebnis kritisch hinterfragen.

Montreal Cognitive Assessment

Das Montreal Cognitive Assessment (MoCA) verknüpft unterschiedliche Instrumente zur Erfassung kognitiver Störungen wie Teile des MMST, des Uhrentests und des Zahlenverbindungstests. Er untersucht unterschiedliche kognitive Bereiche wie **Aufmerksamkeit** und **Konzentration, Exekutivfunktionen, Gedächtnis, Sprache, visuokonstruktive Fähigkeiten, konzeptuelles Denken, Rechnen** sowie **Orientierung**. Durch die höheren Anforderungen an kognitive Leistungen gilt dieses Assessment als aussagekräftiger als der MMST.

▸ **Durchführung und Auswertung.** Die Durchführung dauert ca. 10 min. Maximal werden 30 Punkte erreicht. Ein Ergebnis von weniger als 26 Punkten gilt als weiter abklärungsbedürftig.

▸ **Bemerkungen und Tipps.** Nach einer kostenlosen Registrierung haben Fachpersonen Zugang zu den Testunterlagen und einem Trainingsprogramm (www.mocatest.org). Inzwischen liegen Übersetzungen in 30 Sprachen vor.

Global-Deterioration-Skala nach Reisberg

Diese 7-stufige Einteilung der Demenz nach **Schweregraden** bietet einen guten Überblick über den Verlauf und den Stand der Demenz (▸ Tab. 3.1).

Die Reisberg-Skala wird zur **Verlaufsbestimmung** eingesetzt und bildet gleichzeitig die wichtigsten Veränderungen bei dem betreffenden Patienten ab. Die Einschätzung sollte halbjährlich von Mitarbeitern durchgeführt werden, die in der gerontopsychiatrischen Beobachtung versiert sind. Die Einteilung und Auswertung erfolgt anhand der Beschreibung der Schweregrade (in der Global-Deterioration-Skala aufgeführt). Zusätzlich können die mit Kleinbuchstaben gekennzeichneten Beobachtungen angekreuzt werden. Die Einstufung erfolgt durch Beobachtung und Befragung des Probanden.

Beispiel

In längeren Gesprächen und verschiedenen Situationen wird deutlich, dass Frau M. den Namen ihres Ehepartners vergisst und sie die aktuelle Jahreszeit nicht angeben kann. Beim Toilettengang braucht sie meistens Hilfe, darüber hinaus gibt sie bei der Körperpflege oft an, dass in der Nacht Männer in ihrem Zimmer sind, die sie bestehlen wollten. Bei Frau S. wird der Schweregrad 6 + a eingeschätzt (▸ Tab. 3.1).

▸ **Bemerkungen und Tipps.** Die in der Skala aufgeführten Beobachtungspunkte werden häufig während der Körperpflege oder während der Mahlzeiten wahrgenommen, sodass nur einzelne Punkte, wie z. B. das rückwärts Zählen, gesondert abgefragt werden müssen.

Cohen Mansfield Agitation Inventory

Das Cohen Mansfield Agitation Inventory (CMAI) beschränkt sich auf die Darstellung **spezifischer Verhaltensweisen**, die verstärkt in bestimmten Umgebungen auftreten, wie z. B. besondere Agitiertheit in Pflegeheimen (Auer u. Boetsch 2003). Das Instrument dient darüber hinaus häufig in der Forschung dazu, spezielle Bewohnergruppen im Verhalten zu identifizieren. Es misst mit über 25 Items die Häufigkeit und die Formen der **Agitiertheit** des aggressiven Bewohners:

- inadäquates Verhalten

Tab. 3.1 Einstufung der Global-Deterioration-Skala nach Reisberg [Tabelle basiert auf Angaben aus: Herrschaft u. Glaser 2003].

Grade	Diagnose
Grad 1: keine kognitiven Leistungseinbußen	keine Hinweise auf ein Gedächtnisdefizit
Grad 2: sehr geringe kognitive Leistungseinbußen	Subjektive Klagen über Defizite: a) vergisst, wo Gegenstände liegen b) vergisst früher gut gekannte Namen usw.
Grad 3: geringe kognitive Leistungseinbußen	Erste eindeutige Defizite in mehr als einem der nachfolgenden Bereiche: a) kann sich an einem fremden Ort nicht zurechtfinden b) Freunde und Bekannte bemerken Wortfindungsstörungen und Defizite, sich an Namen von Bekannten zu erinnern c) behält nur einen geringen Teil einer gelesenen Textpassage d) kann sich neue Namen schlechter merken e) verlegt oder verliert Wertgegenstände f) Gedächtnisdefizite werden in psychometrischen Tests gefunden, verringerte Leistungsfähigkeit im Beruf oder im sozialen Umfeld, Defizite werden verleugnet, geringe Angst begleitet die Symptome
Grad 4: mäßige kognitive Leistungseinbußen	Im Gespräch werden eindeutige Defizite in folgenden Bereichen deutlich: a) Kenntnisse aktueller oder kurz zurückliegender Ereignisse b) Erinnern des eigenen Lebenslaufs c) Konzentration bei Aufgaben mit mehreren Subtraktionen d) Fähigkeit, sich an unbekannten Orten zurechtzufinden oder mit Geld umzugehen, das Verleugnen von Defiziten ist die dominierende Abwehrstrategie, der Affekt verflacht, Situationen mit höheren Anforderungen werden gemieden Keine Defizite: a) in der Orientierung zur Zeit und zur Person b) Wiedererkennen vertrauter Personen und Gesichter; Fähigkeit, sich an bekannten Orten zurechtzufinden
Grad 5: mittelschwere kognitive Leistungseinbußen	a) braucht fremde Hilfe, um zurechtzukommen, kann sich kaum an relevante Aspekte des eigenen Lebens erinnern, Namen von Angehörigen, Adressen oder langjährige Telefonnummern werden nicht mehr erinnert, häufige Desorientierung zum Ort und zur Zeit, Rechenaufgaben können nicht oder nur fehlerhaft durchgeführt werden, Schwierigkeiten bei der Auswahl situationsgerechter Kleidung b) eigener Name und Name des Ehepartners werden noch erinnert, keine Hilfe beim Gang zur Toilette oder beim Essen erforderlich
Grad 6: schwere kognitive Leistungseinbußen	Der Name des Ehepartners wird vergessen, keine Kenntnis kurz zurückliegender Ereignisse und Erfahrungen, Jahreszeiten oder zeitliche Veränderungen werden nicht mehr wahrgenommen, von 10 kann nicht mehr flüssig rückwärts gezählt werden, Toilettengang kann nur noch selten allein ohne Hilfe durchgeführt werden, Tag-Nacht-Rhythmus ist gestört, Persönlichkeitsveränderungen und Gefühlsstörungen treten in den Vordergrund: a) Verfolgungsgedanken und Wahnstörungen treten auf b) Zwangssymptome können sich einstellen, Putzen immer derselben Stelle. c) Angstsymptome, Unruhe und bisher nicht bekanntes aggressives Verhalten können auftreten d) Antrieb und Wille sind eingeschränkt
Grad 7: sehr schwere kognitive Leistungseinbußen	Oft totaler Sprachverlust, gelegentlich sind noch sprachliche Automatismen erhalten, Harninkontinenz, ist auf Hilfe beim Toilettengang und bei der Nahrungsaufnahme angewiesen, Verlust grundlegender psychomotorischer Fähigkeiten, kann z. B. nicht mehr laufen, das Gehirn scheint den Körper nicht mehr steuern zu können

- verbal nicht aggressives, aber agitiertes Verhalten
- verbal und physisch aggressives Verhalten

▸ **Durchführung und Auswertung.** Die jeweiligen Items werden mittels einer Häufigkeitsskala eingeschätzt, die von „nie" über „mehrmals wöchentlich" bis „mehrmals in der Stunde" reicht. So wird z. B. von Pflegepersonen retrospektiv eingeschätzt: „Wie häufig wirft der Patient mit harten Gegenständen?"

Weniger sinnvoll ist es, die Gesamtsumme aller Auffälligkeiten zu bilden, relevanter ist die Erkenntnis über die Zu- oder Abnahme von Verhaltensauffälligkeiten und/oder die Wahrnehmung, dass Agitiertheit vermehrt im physischen oder verbalen Bereich auftritt.

Confusion Assessment Method

In der Pflege alter Menschen, die plötzlich verwirrt erscheinen, ist es erforderlich abzuklären, ob diesem Zustand ein **Delir** zugrunde liegt. Ein Delir kann z. B. bei sehr heißem Sommerwetter durch eine Dehydratation auftreten oder nach Operationen. Die „Confusion Assessment Method" (CAM) wurde für eine systematische Abklärung entwickelt. In der Literatur wird die Nutzung der CAM inzwischen auch zum Screening durch Pflegende vorgeschlagen.

Praxistipp

Für die Betreuung alter Menschen auf Intensivstationen in besonderen Risikosituationen, z. B. nach Operationen, steht zur Erkennung eines Delirs eine Version für die Intensivversorgung, die CAM-ICU, zur Verfügung (AWMF 2015).

Zur Identifikation eines Delirs wird ein Fragebogen mit 9 Fragen und einem Algorithmus genutzt. Ursprünglich sollte die CAM „Nicht-Psychiatern" ermöglichen, einen deliranten Zustand schnell rasch und präzise zu erkennen (Wei et al. 2008). Bei der Einschätzung mittels der CAM werden Fragen zu folgenden Bereichen gestellt:

1. akuter Beginn und fluktuierender (schwankenden) Verlauf
2. Aufmerksamkeitsstörung
3. Denkstörungen
4. Veränderung des Bewusstseinszustands
5. Orientiertheit
6. Gedächtnisstörung
7. Wahrnehmungsstörungen
8. Psychomotorik
9. veränderter Schlaf-Wach-Rhythmus

▸ **Durchführung und Auswertung.** Je nach Bereich sind die Fragen unterschiedlich formuliert bzw. haben unterschiedliche Antwortmöglichkeiten. Manche lassen eine Angabe zur Ausprägung zu, andere nicht. Zum Beispiel gibt es in der Kategorie „Akuter Beginn" die Auswahlmöglichkeiten „ja", „nein" oder „nicht beurteilbar" (Bickel 2007). In der Kategorie „Bewusstseinszustand" wird die Ausprägung auf einer Skala von 0 (normal) bis 8 (nicht beurteilbar) erfasst. Nach Bickel (2007) ist eine Unterscheidung nach leicht oder schwer ausgeprägter Störung für die Diagnose eines Delirs nachrangig. Für die Diagnose eines Delirs sind die ersten 4 Bereiche – „akuter Beginn", „Aufmerksamkeitsstörungen", „Denkstörungen" und „veränderter Bewusstseinszustand" – entscheidend. Daher ist es für die Diagnose eines Delirs auch zulässig, die Kurzform zu nutzen, die sich auf diese 4 Bereiche konzentriert (Bickel 2007). Durch die systematische Frageabfolge kann bei Verdacht auf ein Delir die Diagnose ermittelt werden. Differenzialdiagnostisch ist z. B. eine Demenz auszuschließen. Dies kann durch gleichzeitige Überprüfung der kognitiven Fähigkeiten, z. B. mit einem MMST, erfolgen.

▸ **Bemerkungen und Tipps.** Aufgrund der immer älter werdenden Bevölkerung ist es im Alltag erforderlich, ein Delir möglichst rasch zu ermitteln und z. B. von einer Demenz zu unterscheiden. Das Delir ist ein akuter Zustand, der eine andere Behandlung und einen anderen Umgang erfordert als z. B. die Demenz. Pflegerische Handlungen müssen auf die Fähigkeiten der betroffenen Person abgestimmt werden. Gerade bei einem akut einsetzenden Delir, das sehr schwankend verlaufen kann, ist es wichtig, das zu wissen. Zum Beispiel kann die Schmerzerfassung bei deliranten Personen nicht immer als Selbsteinschätzung erfolgen, sondern muss ggf. durch eine Fremdeinschätzung gestützt werden. Die Erfassung eines Delirs ist in Akutsituationen eine Aufgabe auch für Pflegende, nicht nur für Mediziner.

Weitere Untersuchungen zur wissenschaftlichen Überprüfung der Güte des CAM für Deutschland stehen noch aus. Jedoch kann dieses Verfahren als Unterstützung zur Einschätzung eines Delirs verstanden werden.

Geriatrische Depressionsskala

Die üblicherweise in der Psychiatrie verwendeten **Depressionsskalen** wie z. B. die Hamilton-Skala oder das Beck-Depressionsinventar eignen sich, weil sie in Items formuliert sind, nur eingeschränkt für den Einsatz bei älteren Menschen. Die Geriatrische Depressionsskala (engl. Geriatric Depression Scale) wurde speziell für die Erfassung depressiver Symptome im Alter entwickelt (Yesavage et al. 1983). Mittels 30 Items in der Langfassung wird die Depressivität eingeschätzt. Die Durchführung dauert ca. 10 min. Werte bis 12 stehen für normale Stimmungslage, 13 und mehr sprechen für eine zunehmende Depression. Schwer depressive Menschen erzielen Werte über 23. Zusätzlich zur Langfassung wurde eine Kurzfassung mit 15 Items entwickelt. Beide Versionen sind verfügbar unter www.web.stanford.edu/~yesavage/GDS.html. Hier gelten Werte bis 5 als normal, 6–10 Punkte sprechen für eine leichte bis mäßiggradige Depression, Werte darüber sind als schwere Depressivität zu bewerten (Ivemeyer u. Zerfaß 2006).

CAGE-Interview

Beim Erkennen einer **Alkoholabhängigkeit** hat sich das CAGE-Interview bewährt. Es umfasst 4 zentrale Fragen:

- C = Cut down (Konsumeinschränkung): Hatten Sie schon einmal das Gefühl, dass Sie Ihren Alkoholkonsum reduzieren sollten?
- A = Annoyed (Verärgerung): Haben Sie sich schon darüber aufgeregt, wenn andere Leute Ihr Trinkverhalten kritisierten?
- G = Guilty (Schuld): Haben Sie sich wegen Ihres Alkoholkonsums schon einmal schlecht oder schuldig gefühlt?
- E = Eye Opener (Augenöffner): Haben Sie am Morgen nach dem Erwachen schon als Erstes Alkohol getrunken, um Ihre Nerven zu beruhigen oder den Kater loszuwerden?

Mindestens 2 „Ja" auf die o. g. Fragen weisen auf eine Alkoholabhängigkeit hin.

Barthel-Index

Der Barthel-Index (BI) ist ein von Florence I. Mahoney und Dorothea W. Barthel (1965) vorgestelltes Instrument zur Erfassung grundlegender **Funktionen im Bereich der Aktivitäten des täglichen Lebens**. Zunächst gedacht für Patienten mit neuromuskulären und oder muskuloskelettalen Erkrankungen, hat er sich inzwischen auch für die Beurteilung von alten Menschen mit allen anderen Erkrankungen gut bewährt. Der BI ist ein Fremdbeurteilungsinstrument und lässt sich in 10 min durchführen. In 5, 10 oder 15 Punkteschritten werden folgende Items gewichtet:

1. Essen
2. Bett-/(Roll-)Stuhltransfer
3. Waschen
4. Baden
5. An- und Auskleiden
6. Stuhlkontinenz
7. Urinkontinenz
8. Toilettenbenutzung
9. Gehen auf Flurebene
10. Treppensteigen

Maximal können 100 Punkte erreicht werden. Am zuverlässigsten wird der BI von den Bezugspflegepersonen erhoben.

Body-Mass-Index

Gerontopsychiatrische Patienten haben oft sehr unterschiedliche psychische Störungen, die in der Folge und Summe zu einer mangelhaften Nahrungsaufnahme führen können. Bei einem an Demenz erkrankten Patienten kann es der hohe Kalorienverbrauch durch Umherwandern sein oder eine Agnosie (Beeinträchtigung, Sinneswahrnehmungen als solche zu erkennen), die den Betroffenen das Essen nicht mehr erkennen lässt. Bei einem Patienten mit einer Depression kann der mangelnde Antrieb oder die Auswirkungen eines Erkrankungswahns zur Unterernährung führen. Aus diesem Grund ist die Einschätzung des Ernährungszustandes und seines Verlaufs von besonderer Bedeutung (▶ Abb. 3.5). An dieser Stelle sei der Body-Mass-Index (BMI), anschließend das Mini-Nutritional-Assessment (MNA) vorgestellt.

Der Body-Mass-Index (BMI) setzt die Körpergröße in Relation zum Gewicht und gibt Auskunft über **Unter-** bzw. **Übergewicht**. Der BMI gibt keine Auskunft über eine Fehlernährung (z. B. zu wenig Vitamine oder Elektrolyte). Der wünschenswerte Gewichtsbereich liegt für Erwachsene nach den Empfehlungen der WHO (1996; ▶ Tab. 3.2) zwischen 18,5 und 24,9 kg/m².

Da die Körpergröße im Alter abnimmt, steigt der BMI bei gleichbleibendem Gewicht leicht an. Der Ernährungszustand wird folglich tendenziell leicht überschätzt. Zudem ist es im Alter wichtig, über ausreichende Energiereserven für Stressphasen durch Erkrankungen (erhöhter Energiebedarf) und für Phasen einer schlechteren Nahrungsaufnahme (verminderte Energiezufuhr) zu verfügen. In der Grundsatzstellungnahme *Essen und Trinken im Alter* des Medizinischen Dienstes des Spitzenverbandes Bund der Krankenkassen (MDS) wird daher darauf hingewiesen, dass bei über 65-Jährigen ein BMI zwischen 24 und 29 wünschenswert sei (MDS 2014). Die zugrundeliegenden Daten stammen aus einer Erhebung des National Research Council (US) aus dem Jahr 1989 (▶ Tab. 3.3).

▶ **Durchführung und Auswertung.** Beim BMI wird das Verhältnis von Körpergewicht (in Kilogramm) zum Quadrat der Körpergröße (in Metern) berechnet:

BMI = Körpergewicht in kg/(Körpergröße in m × Körpergröße in m)

BMI = kg/m^2

Beispiel

Berechnung des BMIs bei einem Körpergewicht von 65 kg und einer Körpergröße von 1,70 m.

BMI = 65 kg/(1,7 m × 1,7 m) = 65 kg/2,89 m² = 22,49 kg/m²

Der BMI von ca. 22,5 entspräche bei (jüngeren) Erwachsenen einem Normalgewicht, bei einem älteren Menschen (> 65 Jahre) entspricht der Wert einem leichten Untergewicht.

Praxistipp

Damit Rechenarbeit gespart wird, bestimmen Dokumentationsprogramme den BMI oft automatisch.

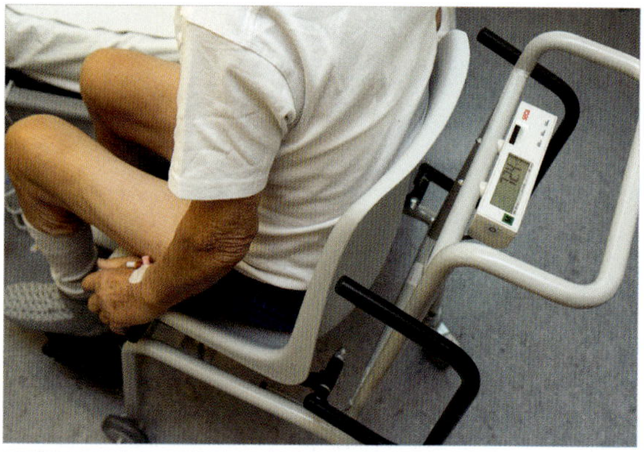

Abb. 3.5 Gewichtskontrolle. Eine regelmäßige Gewichtskontrolle ist für das Monitoring des Ernährungszustandes wichtig. (Quelle: Dörr B. Wiegen mit der Sitzwaage. In: I care Pflege. 2., überarbeitete Auflage. Stuttgart: Thieme; 2020)

Tab. 3.2 Einteilung von Über-, Unter- und Normalgewicht bei Erwachsenen [Tabelle basiert auf den Angaben der Empfehlungen der WHO 1996; nach National Research Council (US) 1998].

Gewicht	BMI (kg/m²)
Untergewicht	< 18,5
Normalgewicht	18,5–24,9
Übergewicht	> 25
Präadipositas	25–29,9
Adipositas Grad I	30–34,9
Adipositas Grad II	35–39,9
Adipositas Grad III	> 40

Tab. 3.3 Wünschenswerter BMI in Relation zum Alter [Tabelle basiert auf Angaben aus: National Research Council (US) 1989].

Alter in Jahren	wünschenswerter BMI
19–24	19–24
25–34	20–25
35–44	21–26
45–54	22–27
55–65	23–28
> 65	24–29

- Grundsätzlich sollte der BMI kurz nach der Krankenhausaufnahme oder dem Heimeinzug ermittelt werden (z. B. bei der Erstellung der Pflegeanamnese),
- außerdem alle 6 Monate bei einem BMI über 20,
- bei einem BMI unter 20 alle 3 Monate und
- bei einem BMI unter 17 jeden Monat (ergänzende Angaben zu entsprechenden Pflegemaßnahmen sind dringend erforderlich).
- Besteht eine Erkrankung (Tumor oder im Sterbeprozess), die eine Zunahme des Gewichts bzw. des BMI ausschließt, kann die Ermittlung des BMI ausgesetzt werden; Grund und Entscheidung werden dann entsprechend dokumentiert.
- Der BMI wird von der Bezugspflegefachperson ermittelt und dokumentiert.

▸ **Bemerkungen und Tipps.** Durch die Ermittlung des BMI wird ausschließlich Normal-, Über- oder Untergewicht dargestellt. Der Mangel an Vitaminen oder anderen wichtigen Nährstoffen muss auf andere Weise festgestellt werden.

Praxistipp

Gibt ein Bewohner an, immer schon ein niedriges Gewicht gehabt zu haben, versuchen Sie, genaue Gewichtsangaben zu recherchieren (z. B. über den Hausarzt). Nicht immer stimmt die Realität mit der Erinnerung des Bewohners überein.

War der BMI tatsächlich schon immer niedrig, darf der BMI auch im Alter etwas geringer sein, als die Normwerte es vorgeben (Prinzip der Individualnorm [S. 60]), ohne dass zwingend Maßnahmen ergriffen werden müssen.

Mini Nutritional Assessment

Mithilfe dieses Assessments, das in verschiedenen Studien eingesetzt und überprüft wurde, kann der Ernährungszustand älterer Menschen eingeschätzt werden. Das Mini Nutritional Assessment (MNA) besteht aus einer 6 Fragen umfassenden Kurzform (Screening) und einem ausführlichen Teil (Assessment). Stellt sich in der Kurzform ein Risiko heraus, wird das umfassendere Assessment empfohlen.

▸ **Durchführung und Auswertung.** Da Bewohner bei einer schwereren Demenz, aber auch bei einer Depression die Fragen oft nicht beantworten können, muss der Untersucher die Fragen nach seinem eigenen Eindruck beantworten und/oder die Familie des Betroffenen um Hilfe bitten. Der Test umfasst:

- Anthropometrie: Messung des Arm- und Wadenumfangs, Gewichtsverlust in einer bestimmten Zeit
- Allgemeinbeurteilung: Fragen nach Lebensgewohnheiten, Medikation und Selbstständigkeit
- Ernährungsgewohnheiten
- subjektive Einschätzung des Gesundheitszustands

Mit einem Punktesystem wird ein Score errechnet, sodass der Bewohner einer von 3 Kategorien zugeordnet werden kann:

- zufriedenstellender Ernährungszustand
- Risikobereich für Unterernährung
- schlechter Ernährungszustand

Praxistipp

Schauen Sie sich das Mini Nutritional Assessment im Internet an: www.mna-elderly.com/forms/MNA_german.pdf. Sie werden auf der linken Seite die grau hinterlegte Kurzform (das Screening) sehen. Erfassen Sie zuerst die Antworten auf diese 6 Fragen. Sollten Sie 11 oder weniger Punkte bei einem Bewohner addieren können, fahren Sie mit dem ausführlicheren Assessment fort. Sollten Sie beim Screening auf mehr als 11 Punkte kommen, ist das Risiko einer Mangelernährung gering.

Unter Punkt B wird nach dem Gewichtsverlust der vergangenen 3 Monate gefragt. Die schlechteste Bewertung erfolgt bei einem Verlust von > 3 kg in diesem Zeitraum. Dieses Item ist in der prospektiven Bewertung besonders wichtig, da es auch bei einem im Augenblick noch ausreichend schweren Bewohner den Hinweis auf eine bedenkliche Tendenz gibt. Dies bedeutet, dass man bei starkem Gewichtsverlust sofort reagieren kann und auch sollte, auch wenn der Bewohner noch normalgewichtig ist.

▸ **Bemerkungen und Tipps.** Das MNA erhebt wesentliche Informationen, lässt aber einige Bereiche außer Acht. So wird der wichtige Bereich des Mund- und Zahnstatus nicht berücksichtigt (Schreier u. Bartholomeyczik 2004). Er ist aber v. a. bei demenziell Erkrankten zu erheben, da diese Patienten Probleme oft nicht benennen können und ein schlechter Mundstatus die Nahrungsaufnahme beeinträchtigen kann. Die Informationen des MNA reichen allerdings nicht für die Planung von pflegerischen Unterstützungsmaßnahmen aus (Schreier 2005).

Neben dem MNA gibt es weitere Assessmentinstrumente für die Ernährung, wie das Subjective Global Assessment (SGA), die Nutrition Risk Assessment Scale (NuRAS) oder die Nutrition Form For Elderly (NUFFE). Einen von der Wissenschaft empfohlenen Standard gibt es bisher noch nicht. In jedem Fall sollten neben den Assessmentinstrumenten immer auch mögliche somatische oder psychische Ursachen für eine Mangelernährung in Betracht gezogen werden.

3.1.6 Gerontopsychiatrische Pflegevisite

Pflegevisiten mit somatischen Inhalten und Fragestellungen sind in der ambulanten und stationären Altenhilfe etabliert; sie sichern und verbessern die Qualität der pflegerischen Betreuung.

In der Pflegevisite werden verschiedene **Pflege- und Betreuungsleistungen** gezielt und regelmäßig überprüft. Durch die Pflegevisite haben Leitungspersonen, wenn sie die Visite durchführen, die Möglichkeiten, die Arbeit beim Patienten wahrzunehmen und einzuschätzen (Schädle-Deininger u. Wegmüller 2017). Die Visite kann so nicht nur zur **Qualitätskontrolle** und **Weiterentwicklung** genutzt werden, sondern ebenfalls als Bindeglied zwischen Leitung und der Pflege „vor Ort". Im psychiatrischen Bereich wird die Grenze zwischen einer Visite und kollegialer Fallarbeit nicht immer trennscharf sein können.

Gerade in der Pflege und Betreuung gerontopsychiatrisch erkrankter Menschen ist es notwendig, sich immer wieder am einzelnen Patienten/Bewohner sachkundig zu machen und gewählte Strategien zu überprüfen und zu hinterfragen. Visiten bieten eine gute Möglichkeit, Informationen umfassend im Gespräch mit dem Patienten/Bewohner zu erheben. Grundsätzlich kann die **Beteiligung von Angehörigen und/oder Betreuern** die Erkenntnisse erweitern und vertiefen. Außerdem wird eine positive Beteiligung der Angehörigen die Transparenz in der Pflege erhöhen und die gegenseitige Wertschätzung verbessern.

In der gerontopsychiatrischen Pflege spielt die Pflegevisite eine wichtige Rolle. Sie wird sinnvollerweise durch eine Pflegefachperson mit einer besonderen Expertise zusammen mit der Bezugspflegefachperson und dem Patienten durchgeführt. Bei diesem Besuch wird nach **vereinbarten Kriterien** ein Gespräch geführt und überprüft, ob die Aktivitäten, die Angebote und Interventionen angemessen sind und ob sie eine Verbesserung der Situation oder eine Stabilisierung erreicht haben.

Die Visite kann

- im Sinne einer **Evaluation** von Maßnahmen durchgeführt werden, dies kann eine sinnvolle Ergänzung zur üblichen Dokumentenevaluation darstellen.
- zur **Bearbeitung von schwierigen Situationen**, z. B. bei herausforderndem Verhalten, genutzt werden.
- **Routineüberprüfung** und Fortschreibung des Pflegeprozesses sein.
- **Vorbereitung für einer Höherstufung**, v. a. bei einem nicht sicheren höheren Pflegegrad, bieten.
- der Umsetzung des **Qualitätsmanagements** dienen.

- genutztes Handwerkszeug und die **pflegerische Umsetzung** beleuchten.
- **Kenntnisse, Rahmenbedingungen** und inhaltliches **Wissen** hinterfragen.

Ein wesentlicher Punkt, der für eine Pflegevisite gerade in der Gerontopsychiatrie spricht, ist, dass festgefahrene oder stagnierende Prozesse durch eine andere Fachmeinung belebt werden können. Die Ergebnisse der Visite werden dokumentiert; sie initialisieren fast immer Pflegehandlungen wie Veränderungen im Prozess, in den Angeboten, in der Beobachtung, im Verhalten oder führen z. B. zu einer Fallkonferenz.

Die Zeit, die für eine Visite benötigt wird, sollte festgelegt werden; dies vermeidet Ausschweifungen. Als Richtwert könnten 20 bis 30 min angesetzt werden. Jede Visite wird protokolliert; voll- oder teilstrukturierte Visitenprotokolle (▶ Tab. 3.4) scheinen sinnvoll zu sein.

Tab. 3.4 Struktur einer gerontopsychiatrischen Pflegevisite.

Bereich	Fragestellung, Klärungspunkte	Kommentar/Erläuterung	Aktion/Strategie/Person
Gesamteindruck	• Gesamteindruck • Selbstpflegefähigkeit • Kommunikationsfähigkeit • Kontaktaufnahme, Stimmung (freundlich, ablehnend oder andere)		
Antrieb und Konzentration	• Konzentrationsfähigkeit • Orientierung • Antrieb • Schlafstörung • Appetit		
Bewusstsein und Wahrnehmung	• Wahrnehmung/Denken • Bewusstseinszustand (schläfrig, somnolent, soporös, komatös) • Einschätzung der kognitiven Fähigkeiten (Amnesie, Apraxie, Agnosie u. a.)		
Medikation	• Wirkung der Psychopharmaka (wenn eingesetzt) • Notwendigkeit überprüfen		
Pflegemaßnahmen	• Einschätzung eingesetzter Strategien und Pflegemaßnahmen • Kontakt und Beteiligung der Angehörigen und/oder des Betreuers		
Pflegediagnosen	Gegebenenfalls zutreffende NANDA-Pflegediagnosen (wie chronische oder akute Verwirrtheit)		
Assessments	Assessments (MMST, Depressionsskala, DCM oder andere); durchgeführt oder notwendig		
Einschätzung der kognitiven und kommunikativen Fertigkeiten	Aspekte aus dem Modul 2 Kognition (NBA) sind beschrieben		
Einschätzung der Verhaltensweisen und psychischen Problemlagen	Herausforderndes Verhalten (wenn ja: welches, wie, Häufigkeit, der entsprechende Zusammenhang) ggf. Modul 3 NBA		
Einschätzung des Befindens	Aussagen zum Befinden der Betroffen (bezüglich Schmerzen, Angst, Isolation/Teilhabe, Freude, befriedigender Tätigkeiten)		
Beratung	• Beratungsangebot erhalten • Beratungsangebot erhalten und durchgeführt		
Dokumentation	• Dokumentation evaluiert • Aktualität geprüft		

Eine umfassendere Pflegevisite ist bei einer stärkeren Fokussierung auf gerontopsychiatrischen Aspekte aus qualitativer Sicht, aber auch aus Überlegungen der Einstufung heraus sinnvoll. Wenn perspektivisch Qualitätsindikatoren die Ergebnisqualität in der Pflege einschätzen, kann eine gerontopsychiatrisch modifizierte Visite positiven Einfluss auf das Ergebnis nehmen. Das Instrument Pflegevisite sollte jedoch in einer klaren Beziehung zur Fallbesprechung stehen. Die beiden Instrumente haben verschiedene Aufgaben. Aber in einer Routinevisite kann die Fragestellung für eine Fallbesprechung auftauchen und diese initiieren. Umgekehrt kann in einem Fallgespräch eine Visite initiiert werden.

3.1.7 Fallkonferenzen

Grundsätzliches

In der Praxis zeigen viele Besprechungen Elemente von „Fallbesprechungen", so z. B. „Übergaben" oder die „große Dienstbesprechung" an einem bestimmten Wochentag. Im semiprofessionellen Zusammenhang kann auch das Wort „Patientenbetreuung" für eine Besprechung der individuellen Versorgungssituation stehen. Wird die betreffende Person zur Fallbesprechung aufgesucht, wird oft von einer „Visite" gesprochen. Interkollegiale Fallkonferenzen haben in der Medizin eine lange Tradition. Der interdisziplinäre Austausch zwischen verschiedenen Fachrichtungen und Professionen ermöglicht ein besseres Verständnis von Krankheitssymptomen, -verläufen oder von als „schwierig" erlebten Verhaltensweisen der Bewohner bzw. Patienten. Diese Form der gemeinsamen Arbeit hält immer mehr Einzug in die stationäre Pflege. Im Weiteren wird ein **4-stufiges Konzept einer hermeneutischen Besprechung** vorgestellt, welches die Angehörigen als wesentliche Partner in das (Pflege-)Team einbezieht (Perrar 2005a).

Definition

Eine **Fallkonferenz** ist eine personzentrierte, interkollegiale Besprechung, in deren Mittelpunkt herausfordernde Situationen eines Menschen mit Demenz oder anderen Bewohners steht.

Definition

Unter **Hermeneutik** – aus dem Altgriechischen: „erklären", „auslegen" oder „übersetzen" – wird die Kunst der Auslegung und Erklärung z. B. eines Textes, von Verhaltensweisen oder von Ereignissen verstanden.

So können psychische Verhaltensauffälligkeiten (z. B. Wahnerleben, Unruhe, Aggressivität, ständiges Rufen, Nahrungsverweigerung usw.) Gegenstand der Betrachtung sein (Borutta u. Lennefer 2007). Meist war deren positive Beeinflussung zuvor nicht möglich oder ist fehlgeschlagen. Durch diese „problematischen" Verhaltensweisen leiden Bewohner sowie Pflegende.

Die Konferenzen bieten ein Gesprächsforum für den gedanklichen Austausch. Sie ermöglichen ein gemeinsames Betrachten problematisierter Verhaltensweisen, ohne dem Druck ausgesetzt zu sein, das Ergebnis sofort in die Tat umsetzen zu müssen. Durch diese Entlastung können unterschiedliche Perspektiven eingenommen werden, z. B. die der Kollegen, anderer Berufsgruppen oder der Angehörigen. Informationen, Beobachtungen, Meinungen, Vermutungen oder Wünsche werden ausgetauscht. Ideen zur Begründung oder Beeinflussung des Bewohnerverhaltens lassen sich sammeln. Nicht zuletzt kann die Konferenz auch einen kathartischen Effekt besitzen, d. h., Ärger, Wut, Enttäuschungen, die sich im Arbeitsalltag angesammelt haben, können sich in einem geschützten Raum Luft schaffen.

Merke

Fallkonferenzen haben zum Ziel, ein Problemlösungspotenzial zu entwickeln, Arbeitskonzepte zu erstellen und schließlich konkrete Aufgaben festzulegen.

Die Schilderungen der Kollegen oder der Angehörigen ermöglichen ein Lernen am Modell. Man kann vom Tun des anderen lernen, sich Rat und Anregung holen. Die Teammitglieder erfahren so eine gemeinsame Orientierung und können sich in diesem Rahmen absprechen. Grundhaltungen und Werte bezüglich der Arbeit oder der Begegnung mit Bewohnern werden transparenter. Darüber hinaus dienen die Konferenzen der Verbesserung des personellen Milieus.

Die Leitung der Fallkonferenzen sollte eine externe Fachkraft (aus Medizin, Psychologie, Pflege oder Sozialarbeit) mit gerontopsychiatrischer Erfahrung übernehmen. Als weitere Teilnehmer bieten sich an:

- die Mitglieder des Pflegeteams (insbesondere die Bezugspflegeperson)
- Hauswirtschaftspersonal
- sozialer Dienst
- ggf. Pflegedienst-, Heimleitung
- Qualitätsbeauftragte
- Schüler oder Praktikanten

Wesentlicher Bestandteil des vorgestellten Konzepts ist darüber hinaus die **Integration der Angehörigen**. Mit der Anzahl der Personen steigt der Umfang der eingebrachten Ideen und Anregungen. Manche Erkenntnisse resultieren erst aus der Möglichkeit, sich in einer größeren Gruppe kreativ auszutauschen.

Die Fallkonferenz (▸ Abb. 3.6) ist ein **Prozess in 4 Schritten**:

1. Schritt: Problemanalyse
2. Schritt: Wissenssammlung
3. Schritt: Reflexion eigener Erklärungstheorien
4. Schritt: Erarbeitung von Lösungsvorschlägen

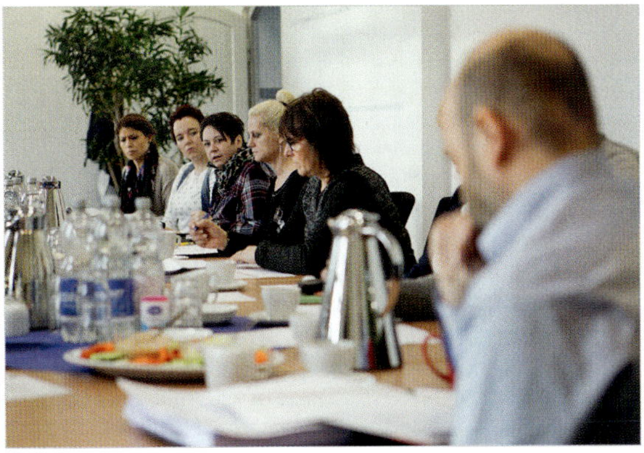

Abb. 3.6 Fallkonferenz. (Quelle: © K. Oborny/Thieme Group)

Vorbereitung

Vorbefunde, pflegerische Assessments, biografische Angaben usw. des Bewohners, um den es in der Fallkonferenz gehen soll, müssen zusammengetragen werden. Bei der Einladung der Angehörigen – am besten durch die Bezugspflegeperson – wird diesen der Anlass und der Zweck der Fallkonferenz erklärt.

Schritt 1: Problemanalyse

Zu Beginn der Fallkonferenz steht eine möglichst verhaltensnahe und operationale Beschreibung des als problematisch oder schwierig erlebten Verhaltens. Unterstützend können auch Ergebnisse von Assessmentinstrumenten (S. 68) sein. Fragen, die sich in diesem Zusammenhang stellen, lauten:

- Worin besteht konkret das Problem?
- Wie äußert es sich? Was sollte sich ändern?
- Wann tritt das problematische Verhalten auf?
- Wo, bei wem und wie oft?
- Gibt es Unterschiede im Tages- oder Wochenverlauf oder bei verschiedenen Personen?
- Gibt es Unterschiede in der individuellen Wahrnehmung des Verhaltens?
- Wann oder bei wem tritt das Verhalten *nicht* auf?
- Was würde sich ändern, wenn das Problem nicht vorhanden wäre?
- Für wen ist die vorgestellte Verhaltensweise ein Problem – für den Bewohner oder für seine Umgebung?

Die akribische Analyse hat zum Ziel, sich über die unterschiedlichen Sicht- und Erlebensweisen der beteiligten Personen auszutauschen. Sie schärft den Blick für die i. d. R. zahlreichen Facetten im Verhalten des besprochenen Bewohners.

Schritt 2: Wissenssammlung

Auch wenn biografische Daten über einen Bewohner existieren, so sind sie den Teammitgliedern meist unterschiedlich bekannt, oder sie sind trotz standardisierter Erhebungsbögen lückenhaft. Es ist also sinnvoll, sich – v. a. gemeinsam mit den Angehörigen – der Frage zu widmen, was von dem bzw. über den betroffenen Bewohner bekannt ist. Von den Angehörigen können fehlende Angaben zur Lebensgeschichte ergänzt und durch Beispiele oder Erläuterungen mit Leben gefüllt werden. Die biografischen Kenntnisse werden so präzisiert.

> **Merke** M!
>
> Die Sammlung von Angaben zum Lebensverlauf, zu den Vorlieben, Abneigungen, Wünschen, Hoffnungen oder vielleicht auch zu Brüchen ergibt ein besseres Verständnis des Bewohners. Sie soll – mit aller Vorsicht in der Interpretation – nachvollziehbar machen, was der Bewohner fühlt, was er denkt, was er will, worauf er stolz ist oder was ihn in seinem Handeln leitet.

Vor dem Hintergrund des So-Geworden-Seins und des Verstehens seiner Geschichte können sich Ressourcen für den Zugang zu dem erkrankten Menschen eröffnen oder sich bestimmte Verhaltensweisen erklären. Der Mensch wird als historisches Produkt verstanden, dessen Wesen man erst begreifen kann, wenn man es aus unterschiedlichen Blickwinkeln betrachtet. Hier spielen Fragen nach dem Mann/Frau-Sein, der früheren und jetzigen Lebenswelt, den historischen Aspekten des jeweiligen Zeitalters während der Kindheit, der Jugend oder des Erwachsenseins sowie der Zugehörigkeit zu einer Klasse, zu einer Religionsgemeinschaft oder einer Bevölkerungsgruppe eine bedeutsame Rolle.

Schritt 3: Reflexion eigener Erklärungstheorien

Menschen neigen dazu, sich Sachverhalte mehr oder weniger spontan erklären zu wollen. Wir ordnen ein, schreiben Personen oder Gegenständen Eigenschaften zu, verdinglichen oder suchen nach einem „tieferen" Sinn. Im Erleben des Verhaltens der Bewohner, v. a. wenn es nicht in das gewohnte Handeln passt und das Umfeld herausfordert, generieren wir überraschend schnell Annahmen darüber, wie dieses Verhalten zu erklären sei und warum ein Bewohner sich so und nicht anders verhält. Diese Zuschreibungen entlasten unser Erleben, weil sie komplexe, uns zunächst nicht verstehbare Wahrnehmungen scheinbar begründen und so nachvollziehbar machen. Bekanntlich ist das Verhalten z. B. eines dementen Menschen mit zunehmender Dauer der Krankheit immer weniger spontan verständlich, sondern bedarf der Deutung durch seine Umgebung. Unabhängig davon, ob diese Interpretationen objektiv zutreffend sind, leiten sie unser Verhalten und beeinflussen unsere Wahrnehmung.

> **Merke** M!
>
> Sich über „naive" Erklärungstheorien auszutauschen, sie zur kritischen Diskussion zu stellen, eröffnet die Möglichkeit, sie an der Realität, d. h. individuell auf den Bewohner bezogen zu überprüfen.

Im Rahmen der Fallkonferenz kann durch die Rückbesinnung auf die konkreten, problematisierten Verhaltensweisen eines Bewohners, durch das Verstehen dieses Menschen aus seinem historischen Kontext heraus die eigene Wahrnehmung korrigiert oder auch bestätigt werden. Grundvoraussetzung hierfür ist eine Atmosphäre, in der die unterschiedlichen Annahmen wertschätzend zur Diskussion gestellt werden können.

Schritt 4: Erarbeitung von Lösungsvorschlägen

Die zuvor genannten 3 Schritte der Problemanalyse, der Wissenssammlung sowie der Reflexion eigener Erklärungstheorien ermöglichen es in einem 4. Schritt, gemeinsam Lösungsvorschläge zur Veränderung der problematisierten Verhaltensweisen zu erarbeiten:

- Bislang erfolgreiche Strategien werden festgehalten sowie
- neue Ideen gesammelt und konkret ausformuliert.
- Hilfreich ist die Festlegung von Verantwortlichkeiten, d. h., wer welche Aufgaben übernimmt.

Durch die Teilnahme der verschiedenen Berufsgruppen sowie der Angehörigen an den Fallkonferenzen lassen sich Strategien vernetzen oder unterschiedliche Ressourcen besser nutzen.

> **Merke** M!
>
> Nicht selten kann das Ergebnis sein, dass sich weniger die Verhaltensweise des Bewohners ändert, sondern sich vielmehr die Einstellung seiner Umgebung ihm gegenüber verändert.

Ratsam ist es, die erarbeiteten Lösungsvorschläge in die Pflegeplanung einzuarbeiten. Nicht zuletzt kann die intensive Diskussion dazu führen, dass spezifische (fachliche) Wissensdefizite entdeckt werden. Diese Themen können als Vorschlag in das Fortbildungsprogramm der jeweiligen Einrichtung einfließen.

Organisatorische Aspekte

Das Team der Wohngruppe/Station sollte entscheiden, welcher Bewohner in der Konferenz vorgestellt wird. Die Besprechungen stellen eine hohe Anforderung an die Kommunikationsbereitschaft der Teammitglieder und der Angehörigen. Die gewonnenen Erkenntnisse müssen sich erst „setzen" und sich in den Alltag einbringen lassen. Als Termin für die Konferenz erscheint ein von der üblichen Arbeitszeit abgekoppelter Zeitpunkt wünschenswert. Denkbar ist auch die sog. Übergabezeit, vorteilhafter ist jedoch ein möglichst vom Alltagsablauf ungestörter Zeitraum und Ort. Die große Effizienz der Besprechungen wiegt i. d. R. das zeitliche Engagement der Teilnehmer auf. Die erarbeiteten Lösungsvorschläge können in die Pflegeprozessplanung aufgenommen werden und z. B. dem Medizinischen Dienst der Krankenkassen (MDK) die Qualität der eigenen Arbeit verdeutlichen. Werden die Konferenzen als Teil der Zusammenarbeit mit einem gerontopsychiatrischen Zentrum durchgeführt, können medizinische Behandlungsschritte, pflegerische Maßnahmen, Hilfen durch die Angehörigen sowie Beratungen aufeinander abgestimmt werden.

Der gemeinsame, angeleitete Austausch über den betroffenen Bewohner erhöht das gegenseitige Wissen um das jeweilige Handeln, die jeweiligen Absichten, Motive, Wünsche, Ängste, Hoffnungen usw. Angehörige und Mitarbeiter lernen einander besser kennen und verstehen.

Merke

Mehr Wissen voneinander reduziert Streitigkeiten oder hilft – wo sie entstanden sind – diese zu klären. Konfliktsituationen, die z. B. aus unterschiedlichen Auffassungen resultieren, können konstruktiv und fokussiert auf die konkreten Verhaltensweisen des Bewohners gelöst werden.

Angehörige, die lange vor dem Heimeinzug des Bewohners selbst die Pflege übernommen haben, klagen häufig über eine Stimmung der Leere oder des Sinnverlustes. Durch die Einbeziehung in Lösungsversuche zur Veränderung der „schwierigen" Verhaltensweisen verstärkt sich dagegen das Gefühl, weiterhin gebraucht und akzeptiert zu sein. Da die Angehörigen in einer besonderen Weise Experten für das Verstehen des Bewohnerverhaltens sind, bieten Fallkonferenzen die Chance, ihre Ressourcen langfristig zu nutzen. Die regelmäßige Einbeziehung der Angehörigen in die Fallkonferenzen führt zu einer Systematisierung der „Arbeit" mit diesem Personenkreis. Durch die Teilnahme der unterschiedlichen Professionen wird sie als multiprofessionelle Aufgabe wahrgenommen und weniger z. B. funktional der Wohngruppenleitung oder dem Sozialen Dienst zugeordnet. Von diesem Miteinander profitieren alle Gruppen und nicht zuletzt der jeweilige Bewohner.

3.2 Spezielle medizinische Diagnostik

3.2.1 Laboruntersuchungen

Bei erstmaligem Auftreten oder bei Veränderungen psychischer Symptomlagen ist immer – also nicht nur im Alter – auch an eine körperliche Ursache zu denken. Laborchemische Parameter dienen zur Diagnostik und Eingrenzung möglicher behandelbarer psychischer Störungen im Alter. Die Vulnerabilität des Gehirns im Rahmen körperlicher Veränderungen zeigt sich im Besonderen am Krankheitsbild des akuten Verwirrtheitszustandes bzw. Delirs. Darüber hinaus können spezielle Untersuchungen, z. B. Liquoruntersuchungen, bei der Differenzialdiagnose hilfreich sein.

▶ Tab. 3.5 führt allgemein empfohlene Laboruntersuchungen auf, die beim Auftreten psychiatrischer Symptome im Alter erhoben werden sollten.

Auch in der weiteren Diagnostik spielen Laborparameter v. a. bei differenzialdiagnostischen Erwägungen eine wichtige Rolle.

Tab. 3.5 Empfohlene Basisuntersuchungen zur diagnostischen Abklärung körperlicher Störungen als Ursache für psychiatrische Symptome im Alter.

Untersuchung	gibt Hinweis auf
allgemeine Untersuchungen	
BSG	entzündliche Prozesse, Anämie
Blutzucker	Diabetes mellitus
Hämoglobingehalt	Anämie
Hämatokrit	Anämie, Exsikkose
MCV	Alkoholabusus, Vitamin-B_{12}-Mangel
Leukozyten	entzündliche Prozesse, Infektionen
Elektrolyte	Exsikkose
Kreatinin	Niereninsuffizienz
Bilirubin, GOT, GPT, γ-GT	Leberstoffwechselstörungen, Alkoholabusus, Enzyminduktion durch Medikamente
CK	Traumata
Cholesterin, Triglyceride	Fettstoffwechselstörungen
TSH, T_3, T_4	Störungen der Schilddrüsenfunktion
Gesamteiweiß	Mangelernährung
Vitamin B_6, Vitamin B_{12}, Folsäure	Mangel- oder Fehlernährung
Urinanalyse	entzündliche Prozesse, Stoffwechselstörungen
spezielle Untersuchungen	
Treponema-pallidum-Hämagglutinintest	Neurosyphilis
Vitamin B_1	Wernicke-Enzephalopathie, Mangelernährung
ApoE-Genotypisierung	Demenzrisiko
Liquoruntersuchungen	
Klarheit, Farbe	Meningitis, subarachnoidale Blutung
Zellzahl, Albumin, IgG, IgM, Glukose	Virusenzephalitiden, Meningitiden

Dies betrifft jedoch Fragestellungen zu speziellen Markern, die mehr oder weniger spezifisch für eine Erkrankung sind, wie z. B. der Nachweis von Amyloidpeptiden und Tau-Proteinen im Liquor bei der Alzheimer-Demenz.

3.2.2 Bildgebende Verfahren

Durch die rasante technische Entwicklung von hochauflösenden Geräten verbunden mit einer enormen Steigerung der Rechenleistung gibt es eine zunehmende Anzahl unterschiedlicher bildgebender Verfahren (▶ Abb. 3.7), die v. a. bessere differenzialdiagnostische Aussagen ermöglichen. Darüber hinaus können zur Verbesserung der Diagnostik Ergebnisse der einzelnen Verfahren (z. B. PET und MRT) im Auswertungsprozess zusammengeführt werden.

Lernaufgabe

Recherchieren Sie im Internet Bilder der unterschiedlichen bildgebenden Verfahren. Dort können Sie sich auch die entsprechenden Gerätschaften anschauen.

Kraniale Computertomografie

Insbesondere im Rahmen der Differenzialdiagnostik der Demenzen spielt die Bildgebung mittels kranialer Computertomografie eine wichtige Rolle. Bei der kranialen Computertomografie (cCT) wird das darzustellende Körperteil – der Kopf, daher „cranial" (lat. *cranium* = „Schädel") – von **Röntgenwellen** durchstrahlt, die von einer um diesen Körperteil rotierenden Röntgenröhre erzeugt werden. In Abhängigkeit von der Dichte des jeweiligen Gewebes kommt es durch Streuung oder Absorption der Strahlung zu einer Veränderung der ursprünglich ausgesandten Energie, die von Detektoren angezeigt wird. Schließlich berechnet ein Computer die digitalisierten Signale und setzt sie zu einem Bild zusammen. Durch einen kontinuierlichen Vorschub des Untersuchungstisches entsteht eine schichtweise Darstellung.

Die Äquivalenzdosis der benötigten Röntgenstrahlen für eine cCT beträgt etwa das 5-fache derjenigen für eine Standardschädeldarstellung in 3 Ebenen. Je nach Fragestellung ist die diagnostische Aussagekraft eines cCT jedoch größer als die der klassischen Röntgenaufnahme. Liegen keine Anwendungsbeschränkungen wie Funktionsstörungen der Schilddrüse, Kontrastmittelallergien oder Einschränkungen der Nierenfunktion vor, so kann diese Aussagekraft durch die Gabe von **Kontrastmittel** noch erhöht werden.

Typische **Anwendungsgebiete** der cCT als Basisverfahren sind der Ausschluss bzw. der Nachweis einer organischen Genese von gerontopsychiatrischen Störungsbildern im Rahmen einer Demenzdiagnostik. Diese sind:

- atrophische Prozesse
- Hirninfarkte bzw. lakunäre Infarkte
- akute oder chronische intrakraniale bzw. intrazerebrale Blutungen
- Tumoren bzw. Metastasen
- Normaldruckhydrozephalus

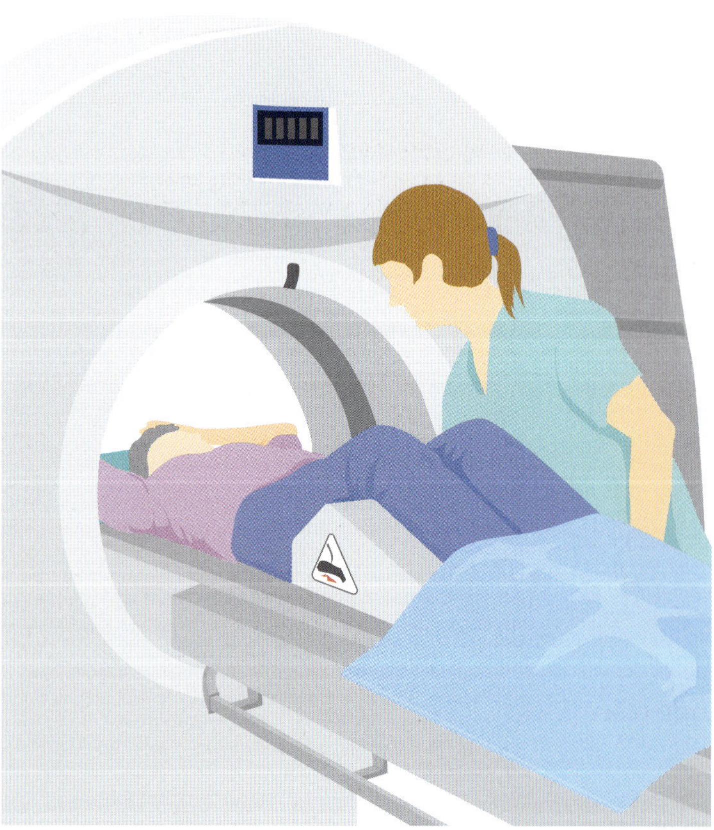

Abb. 3.7 Bildgebende Verfahren. Für viele Menschen ist eine Untersuchung in der „Röhre" unangenehm. Besonders ängstliche und demente Menschen sollten dabei von einer vertrauten Person begleitet werden (z. B. Bezugspflegeperson, Angehörige). (Quelle: © Thieme Group)

M!
Merke

Die cCT gilt wegen ihrer schnellen, sicheren Durchführbarkeit und der geringeren Kosten als bildgebendes Verfahren der Wahl. Im Verlauf einer Demenz-Diagnostik sollte eine Bildgebung per cCT erfolgen.

Kraniale Magnetresonanztomografie

Das Verfahren der Magnetresonanztomografie (MRT) beruht auf der magnetischen Anregbarkeit der Atomkerne mit ungerader Protonenzahl in den unterschiedlichen Zellstrukturen. Durch die Anregung mittels eines äußeren **Magnetfelds** richten sie sich zunächst parallel aus. Nach Wegfall der magnetischen Beeinflussung nehmen die Protonen wieder ihre ursprüngliche Ausrichtung ein. Dieser Vorgang ist abhängig von der molekularen Struktur des untersuchten Gewebes.

M!
Merke

Herzschrittmacher, metallische Herzklappen oder metallische Gefäßclips im Kopfbereich stellen Kontraindikationen für den Einsatz einer cMRT dar.

Typische **Anwendungsgebiete** der cMRT sind der Ausschluss bzw. der Nachweis einer organischen Genese gerontopsychiatrischer Störungsbilder insbesondere bei Beteiligung des Hirnstamms. Dazu gehören:

- lakunäre Infarkte
- entzündliche Prozesse, wie Enzephalitiden, Meningitiden
- Gliome
- Temporallappenepilepsie
- Gefäßmissbildungen
- Störungsbilder des Hippocampus

Die cMRT besitzt einen ähnlichen Stellenwert wie die cCT. Sie ist jedoch aufwendiger sowie teurer und wird deshalb häufiger bei zusätzlichen Fragestellungen durchgeführt, bei der die cCT weniger aussagekräftig oder nicht aussagekräftig genug ist, wie z. B. Läsionen im Bereich des Hirnstamms oder zur Beurteilung kleinster lakunärer Veränderungen des Gehirns.

Single-Photonen-Emissionscomputertomografie

Die Single-Photonen-Emissionscomputertomografie (SPECT), ein teures und deshalb selten angewendetes Verfahren, nutzt die Verteilung einer **gammastrahlenden Substanz** (^{99m}Tc-HMPAO) entsprechend der Durchblutung des Gehirns. Eine spezielle Kamera vermag die abgegebene Strahlung aufzuzeichnen und damit die Perfusion (Durchblutung) abzubilden.

Anwendungsgebiete der SPECT sind:

- Differenzialdiagnose demenzieller Abbauprozesse
- Nachweis fokaler Durchblutungsstörungen
- Nachweis epileptischer Herde
- Nachweis degenerativer Basalganglienveränderungen

Positronenemissionstomografie

Mittels schwach radioaktiv markierter Glukosemoleküle (z. B. 18-Fluor-markierte Fluor-2-Desoxi-D-Glukose) und eines speziellen Scanners zum Erfassen der abgegebenen **Positronenstrahlung** lassen sich Aussagen über die Glukoseaktivität der einzelnen Hirnregionen treffen. Inzwischen ist auch die Darstellung von Amyloid- oder Tau-Ablagerungen sowie des Dopaminstoffwechsels mittels spezieller Tracer möglich.

Die Positronenemissionstomografie (PET) wird wegen ihrer hohen Kosten und ihres hohen technischen Aufwands ähnlich wie die SPECT eher zu Forschungszwecken in entsprechenden Zentren oder Universitätskliniken eingesetzt. Da sie in ihrer Auswertung auf korrespondierende cCT bzw. cMRT angewiesen sind, ersetzen sie die beiden strukturellen Verfahren nicht, sondern dienen eher einer funktionellen Ergänzung.

Pflegerische Begleitung

Vor allem die cCT sowie die cMRT sind als Standardverfahren in der gerontopsychiatrischen Diagnostik weit verbreitet. Die Durchführung der Untersuchungen gestaltet sich jedoch nicht selten schwierig, da die Patienten eine gewisse Zeit ruhig in einer Röhre liegen müssen. Neuere Geräte besitzen zwar eine größere Öffnung und arbeiten schneller. Aber gerade nicht einsichtsfähige Menschen, wie Menschen mit Demenz, können selten einen Sinn in der Untersuchung erkennen. Hinzu kommen unbekannte, z. T. recht laute Geräusche, die technisch bedingt sind.

Praxistipp

Damit die Untersuchungen gelingen, ist es sinnvoll, ängstliche oder demente Menschen von vertrauten Personen begleiten zu lassen. Im Idealfall sind dies nahe Angehörige oder eine Bezugspflegeperson.

Hilfreich können auch entspannende Musik oder beruhigende ätherische Öle sein, wie z. B. Lavendel. Sollten diese Maßnahmen nicht für eine Beruhigung ausreichen, so können auch angstlösende Medikamente gegeben werden. Liegen keine Kontraindikationen vor, bieten sich Substanzen aus dem Bereich der Benzodiazepine (z. B. Lorazepam) an.

3.2.3 Sonstige diagnostische Verfahren

Elektroenzephalogramm

Das Elektroenzephalogramm (EEG) zeigt ein aktuelles Bild der elektrischen Aktivität des Nervensystems. Wie diese Aktivität zustande kommt, ist noch immer nicht hinreichend geklärt. Das Verfahren ist nichtinvasiv, wenig belastend, kostengünstig und in einem breiten Umfang verfügbar. 8–20 **Elektroden** werden auf der Kopfhaut platziert. Die einzelnen Ableitpunkte sind entsprechend dem internationalen 10/20-System normiert. Auf diesem Weg wird eine Vergleichbarkeit zwischen unterschiedlichen Untersuchungszeitpunkten bzw. Auswertern gewährleistet. Beim klassischen EEG werden die aktuellen elektrischen Aktivitäten mittels eines Direktschreibers in Form mehrerer parallel verlaufender **Kurven auf Papier** aufgezeichnet.

Die abgeleiteten **Hirnströme** stellen ein elektrophysiologisches Korrelat funktionaler Prozesse des Gehirns dar.

Merke

M!

Der Befund „normales EEG“ bedeutet nicht automatisch eine physiologische Hirnfunktion, ebenso wie ein „pathologisches EEG“ nicht automatisch für eine krankhaft veränderte Hirnfunktion steht.

Die Hirnströme unterliegen auch situativen Beeinflussungen, die in die Interpretation mit einbezogen werden müssen. Das EEG zeigt eine Grundaktivität, die in 4 unterschiedliche Frequenzbänder eingeteilt wird: Delta-Wellen (0–3 Hz), Theta-Wellen (4–7 Hz), Alpha-Wellen (8–12 Hz) sowie Beta-Wellen (13 Hz und schneller).

Mögliche Anwendungsgebiete des EEG in der Gerontopsychiatrie sind:

- Ausschluss bzw. Nachweis epileptischer Veränderungen der Hirnströme
- Ausschluss oder Nachweis fokaler Befunde
- Ausschluss oder Nachweis von Allgemeinveränderungen
- Differenzialdiagnose demenzieller Prozesse
- Verlaufsbeobachtung von Bewusstseinsstörungen deliranter Prozesse

Die Standardauswertung des EEG in der Papierform ermöglichte bislang die Erfassung von:

- Veränderungen der Grundaktivität (Abnahme des Beta-/Alpha-Anteils zugunsten des Theta-/Delta-Anteils im Sinne von Allgemeinveränderungen),
- fokalen Veränderungen (als unspezifisches Zeichen einer lokalen morphologischen Veränderung, wie eines Insultes, oder einer Raumforderung im Sinne eines Herdbefundes),
- „Spitzen“ oder „Wellen“ (als Zeichen einer erhöhten Krampfbereitschaft oder eines epileptischen Geschehens im Sinne von Krampfpotenzialen).

Computerunterstützte Analysen der EEG-Ableitungen ermöglichen durch die rechnergestützte, differenzierte Auswertung eine qualitative Beurteilung der Hirnströme.

Doppler-Sonografie und transkranielle Doppler-Sonografie

Strömungshindernisse in den extrakraniellen Arterien (insbesondere A. carotis interna sowie A. vertebralis) in Form von Verschlüssen, Stenosen oder arteriosklerotischen Plaques lassen sich mittels der Doppler-Sonografie schonend erfassen. Durch eine niedrige Sendefrequenz bei gleichzeitig verstärkter Sendeleistung können auch Knochen durchdrungen werden. Dies ermöglicht mittels der transkraniellen Doppler-Sonografie die Darstellung auch basaler Hirnarterien. Die Untersuchung ermöglicht somit Aussagen über die Strömungsverhältnisse in einzelnen gefäßversorgenden Hirnarterien.

Liquordiagnostik

In besonderen Fällen wie z. B. bei der Diagnostik und Differenzialdiagnostik der Demenzen, bei der Diagnostik chronisch entzündlicher Prozesse des zentralen Nervensystems wie der Multiplen Sklerose sowie bei der Diagnostik von Infektionen wie der Neurosyphilis oder der Neuroborreliose kommt der Liquorpunktion ein hoher Stellenwert zu.

Durch die Weiterentwicklung Biomarker-gestützter Diagnostik ist es möglich, für die Demenzdiagnostik relevante Liquor-Parameter zu erheben. Dies betrifft die Bestimmung:

- des Aβ-Peptidquotienten 1–42/1–40
- des Tau-Protein
- des Aβ1–42, Gesamt-Tau und Phospho-Tau als klinisch bedeutsamer Quotient zur Differenzialdiagnostik der Alzheimer-Krankheit.

3.3 Spezielle pflegerische Diagnostik

3.3.1 Neuropsychiatrisches Inventar

Das neuropsychiatrische Inventar (NPI; Cummings et al. 1994) erfasst in 12 Bereichen charakteristische **Verhaltensänderungen** von Menschen mit Demenz. Die mittels Angehörigeninterview erfassten Bereiche beziehen sich auf:

- Wahnvorstellungen
- Halluzinationen
- Unruhe/Agitiertheit
- Depression
- Angst
- Euphorie
- Apathie
- Enthemmung
- Reizbarkeit
- motorische Unruhe
- nächtliche Unruhe
- Appetit- und Essstörungen

Ausgehend von Leitfragen werden die jeweiligen Verhaltensänderungen nach Häufigkeit, Schwere und Belastung eingeschätzt. Je nach Anzahl der vorhandenen Symptombereiche dauert das Interview ca. 15–20 min.

3.3.2 Nurses' Observation Scale for Geriatric Patients

Die Nurses' Observation Scale for Geriatric Patients (NOSGER) ist eine Fremdbeurteilungsskala, die leichte **Verhaltensveränderungen** bei zu Hause lebenden älteren Menschen und schwerere Beeinträchtigungen bei Heimpatienten erfasst (abrufbar über: www.testarchiv.eu/de/test/9002549). Die beurteilende Person sollte in jedem Fall regelmäßigen Kontakt zu dem Patienten haben (mehr als 6 h/Wo). In der Skala werden den folgenden **6 Dimensionen** jeweils 5 Fragestellungen zugeordnet:

- Gedächtnis
- instrumentelle Aktivitäten des täglichen Lebens (Instrumental Activities of Daily Living; IADL)
- Körperpflege/Aktivitäten des täglichen Lebens (Activities of Daily Living; ADL)
- Stimmung
- Sozialverhalten
- störendes Verhalten

Mithilfe der Fragen soll erfasst werden, wie häufig gewisse Verhaltensweisen in den letzten 2 Wochen aufgetreten sind. Die NOSGER gibt die unterschiedlichsten Informationen zu einem Patienten mit Demenz, v. a. mit einer hohen Alltagsrelevanz. Die Daten können z. B. als Gesprächsgrundlage für Treffen mit den Angehörigen dienen. Die NOSGER kann gut als Verlaufsuntersuchung eingesetzt werden.

▸ **Durchführung und Auswertung.** Jede der 6 Dimensionen wird mit 5 Fragen vertieft. Die Einschätzung der tatsächlichen Situation des Patienten wird dann mit der Skalierung „immer", „meistens", „oft", „hier und da", „nie" bewertet. So können pro Frage zwischen 1 und 5 Punkten erreicht werden.

In der Gesamtbewertung ist die Verteilung auf die einzelne Dimension wichtiger als die gesamte Punktzahl, denn erst hier wird deutlich, ob alle Dimensionen gleichmäßig betroffen sind oder einzelne besonders. 5 Punkte in einer Dimension entsprechen keinerlei Störung, 25 Punkte entsprechen der maximalen Ausprägung der Störung. Das Ausfüllen des Bogens dauert ca. 10 min.

▸ **Bemerkungen und Tipps.** Diese reliable und valide Skala ist für Längsschnittuntersuchungen besonders geeignet und deshalb Bestandteil vieler Interventionsstudien in der Gerontopsychiatrie (Ivemeyer u. Zerfaß 2006).

Praxistipp

Diese Skala kann – bei entsprechender Vorinformation – sehr gut von Angehörigen im häuslichen Bereich eingesetzt werden. Dies könnte v. a. deshalb sinnvoll sein, da Pflegepersonen im häuslichen Bereich meistens nur einen geringen Teil des Tages Kontakt zum Patienten haben und zudem diese Zeit mit Pflegeaktivitäten ausgefüllt ist. Die Informationen aus dem Einsatz dieses Instruments können zur Ein- oder Höherstufung bei einer Pflegebedürftigkeit im Sinne des SGB XI genutzt werden.

3.3.3 Dementia Care Mapping

Die Sozialpsychologen Tom Kitwood und Kathleen Bredin entwickelten das Dementia Care Mapping (DCM) Ende der 1980er Jahre in Großbritannien. Durch die praktische Anwendung entwickelte sich das Instrument stetig weiter.

DCM hat einen großen Bekanntheitsgrad in der fachlichen Öffentlichkeit gewonnen, seit es 1998 in Deutschland eingeführt wurde. Das Verfahren nimmt einen wichtigen Platz in der **entwicklungsbezogenen Evaluation** von stationären und teilstationären Angeboten für Menschen mit Demenz ein. Zunehmend wird das Instrument auch in ambulant betreuten Wohngruppen eingesetzt.

Merke

In Deutschland stellt DCM den ersten konsequenten Versuch dar, das Erleben von Menschen mit Demenz in stationären, teilstationären und ambulant betreuten Einrichtungen der Altenhilfe zur Grundlage professioneller Reflexion und Handlungsplanung zu machen. Dies geschieht mithilfe strukturierter Beobachtung innerhalb eines klar umschriebenen organisatorischen Rahmens.

Die Praxiserfahrungen zeigen, dass sich während der Implementierung von DCM-Prozessen (so z. B. Bedürfnisorientierung, Änderung von Wahrnehmungsgewohnheiten, Selbstverständnis des pflegerischen Auftrages) auch Änderungen in der Team- und Organisationsentwicklung vollziehen. Diese beeinflussen nachhaltig die innere Haltung der Pflegenden, das Pflegeverständnis, die Arbeitsstrukturen, die Prioritätensetzung und nicht zuletzt die Professionalisierungsbemühungen innerhalb einer Einrichtung.

DCM ermöglicht eine **Darstellung des Verhaltens und Befindens** von Menschen mit Demenz. Das umfangreiche erhobene Datenmaterial gibt Auskunft über den Grad des Wohlbefindens, der Zufriedenheit, des Beschäftigtseins und des Einbezogenseins von Personen mit Demenz. Das in der Pflege gelebte Menschenbild, die damit verbundene Haltung und Einstellung, wird offenkundig: Wird den Menschen mit Respekt und Achtung begegnet oder werden sie eher als Objekt betrachtet und behandelt?

Merke

DCM basiert auf dem Ansatz der positiven Personenarbeit, d. h., der an Demenz erkrankte Mensch steht als **Person** im Vordergrund und nicht die Krankheit. Dieser Ansatz beschreibt, was Menschen mit Demenz für ein Leben mit Qualität brauchen. Das Ziel ist die Förderung und Stärkung des Personseins der Betroffenen.

Beobachtungen und Einschätzungen während eines Mappings

▸ **1. Verhaltenskategorien** (**BCC = Behaviour Category Coding**). Hierbei handelt es sich um 23 definierte Verhaltensweisen, welche Aufschluss darüber geben womit sich Menschen mit Demenz beschäftigen. Die 23 Verhaltenskategorien werden in (▸ Abb. 3.8) aufgezählt und bezogen auf ihr Potenzial im Hinblick auf Affekt und Kontakt in 3 Gruppen eingeteilt. Verhaltenskategorien der **1. Gruppe** zeichnen sich durch ein **hohes Potenzial** aus, dazu gehören z. B.:

- Kommunizieren
- Arbeit
- Spielen
- gymnastische Übungen
- Singen

Die Verhaltenskategorie „auf passive Weise Anteil nehmen" bildet für sich die **Gruppe 2** mit einem **mittleren Potenzial**. Zur **3. Gruppe** gehören 3 Verhaltenskategorien, die ein **niedriges Potenzial** aufweisen:

- kommunizieren ohne Antwort
- repetitive Selbststimulation
- sozial nicht einbezogen sein

Jede Kategorie ist durch einen Buchstaben gekennzeichnet. Dieser orientiert sich an der englischen Bezeichnung. Alle 5 min wird das Verhalten der beobachteten Personen kodiert (siehe Einstiegsbild Kapitel 3). Dabei wird den Verhaltenskategorien ein Wert für Affekt und Kontakt (ME) zugewiesen.

▸ **2. Werte für Affekt und Kontakt** (**ME = mood and engagement**). Diese Werte geben Auskunft über den Grad des Affektes und das Ausmaß des Kontaktes. Für Affekt gibt es i. d. R. 6 Werte zwischen + 5 und –5. + 5 steht für einen ausgeprägten Affekt, der nicht mehr zu steigern ist, –5 für das Gegenteil. Für Kontakt stehen i. d. R. 4 Werte zwischen + 5 bis –1 zur Verfügung. + 5 steht für einen starken, tiefen Kontakt und –1 für keinen Kontakt. Die anderen Werte charakterisieren die Bereiche zwischen den beiden extremen Polen. Jeder Wert ist allgemein, aber auch speziell für jede Verhaltenskategorie definiert.

▸ **3. Personale Detraktionen** (**PD**). Personale Detraktionen sind Verhaltensweisen, die erniedrigende oder depersonalisierende Botschaften transportieren. Damit tragen sie zu einer schlechten

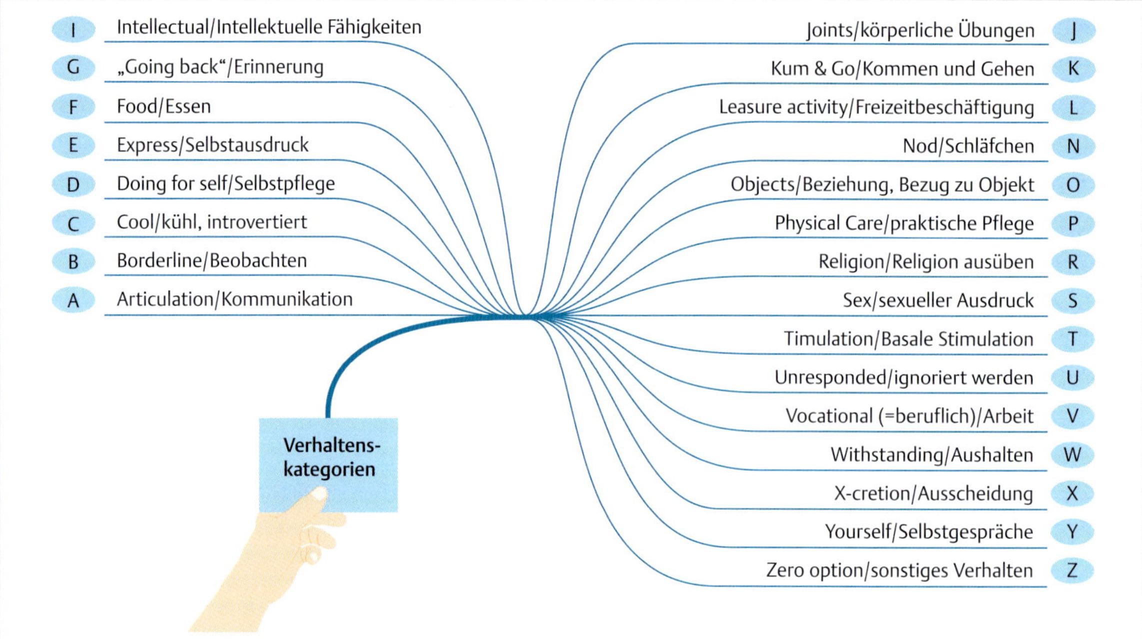

Abb. 3.8 Behaviour Category Coding (BCC). BCC ist der erste Schritt des Dementia Care Mapping. (Quelle: © Thieme Group)

Pflegequalität bei. Diese Verhaltensweisen werden selten absichtlich und/oder bösartig ausgelebt, sondern entspringen unserer Kultur bzw. Sozialisation, die nicht reflektiert wird. Kitwood (2019) bezeichnet dieses Verhalten auch als bösartige Sozialpsychologie.

17 verschiedene Verhaltensweisen sind definiert und dezidiert beschrieben. Sie werden den psychischen Bedürfnissen Identität, Einbeziehung, Bindung, Beschäftigung und Geborgenheit zugeordnet. Diese Zuordnung kann zu einer stärkeren Priorisierung der erforderlichen Veränderungen führen und dort ansetzen, wo der größte Mangel herrscht. Denn Ziel des DCM ist es, an diesen Verhaltensweisen zu arbeiten, um Einstellung und Haltung im Sinne des personzentrierten Ansatzes weiterzuentwickeln und somit zur Befriedigung der Bedürfnisse der Menschen mit Demenz beizutragen.

▸ **4. Personale Aufwerter (PA).** Personale Aufwerter (PA) zeigen gute bewohnerorientierte Interventionen auf, die nicht immer unmittelbar Einfluss auf die Lebensqualität des Einzelnen haben. Sie sind als eine Ergänzung zu den kodierten ME-Werten zu sehen. Damit wird anerkannt, dass eine gute Pflegequalität sich nicht immer unmittelbar in hohen ME-Werten, also freudiger Stimmung oder interessiertem Tätigsein, niederschlägt. Ziel der PA ist es u. a., entscheidende Ereignisse oder Vorkommnisse mit bis dahin unerkanntem Potenzial hervorzuheben.

Da DCM eine auf Entwicklung ausgerichtete Evaluation ist, können personale Aufwerter (PA) im Feedback zur Stärkung der Teams beitragen und eine Auseinandersetzung mit Veränderung und Entwicklung unterstützen. PA werden äquivalent zu den PD benannt und definiert (▸ Abb. 3.9).

Nach festgelegten Regeln werden die Daten ausgewertet und die Ergebnisse im Feedback vorgestellt und diskutiert (▸ Abb. 3.10). Daraus entwickelt sich ein Handlungsplan, der so gestaltet sein sollte, dass Entwicklung möglich ist.

Merke

DCM ist ein auf positive Entwicklung ausgerichtetes Instrument, das durch intensive Evaluation Pflegeteams stärken und die Lebensqualität demenziell erkrankter Menschen verbessern kann.

Die folgende Auflistung zeigt exemplarisch einige Punkte, die durch die Auseinandersetzung mit den DCM-Ergebnissen initiiert werden können.

- Für die Pflegedienstleitung:
  - systematischer Veränderungsprozess
  - gezielte Fortbildungsplanung
  - gezielte Personalentwicklung
  - Transparenz von Leistung
  - systematische Qualitätsüberprüfung
- Für die Mitarbeiter:
  - umfangreiche Informationen über die Bewohner
  - Reflexion über ihre Arbeit
  - Veränderungen werden gezielt geplant und umgesetzt
  - Zufriedenheit nimmt zu
  - Transparenz der Arbeit nimmt zu
  - „Teamgeist" wächst
  - stärkere fachliche Argumentation Dritten gegenüber
  - Forderungen seitens Leitung werden transparenter und nachvollziehbarer

Praxistipp

Obgleich das DCM für den teilstationären und stationären Bereich der Altenhilfe konzipiert worden ist, findet es zunehmend auch Anwendung im gerontopsychiatrisch-klinischen Bereich.

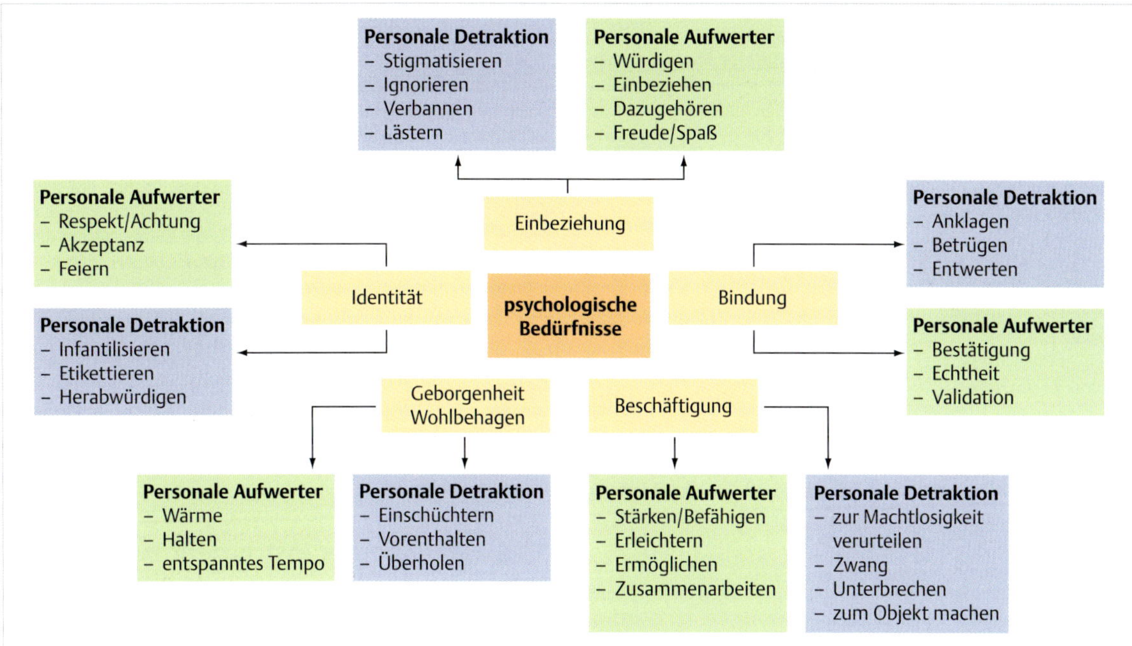

Abb. 3.9 Personale Detraktionen und Aufwerter im Dementia Care Mapping. Zuordnung der Personalen Detraktionen und der Personalen Aufwerter zu den psychologischen Bedürfnissen. (Quelle: © Thieme Group)

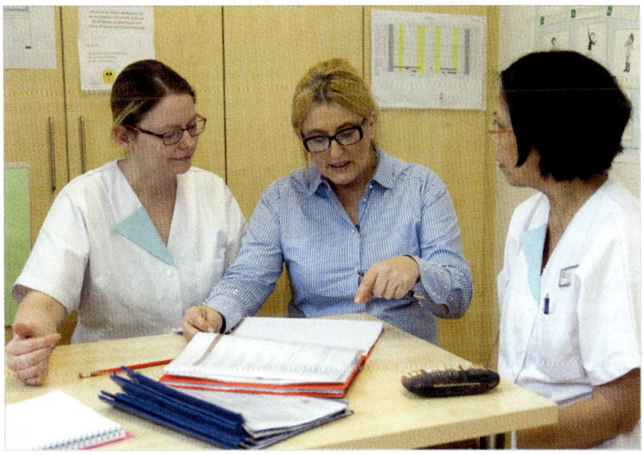

Abb. 3.10 Dementia Care Mapping. Rückmeldung der Ergebnisse an das Team. (Quelle: © K. Oborny/Thieme Group)

3.3.4 Quality of life in dementia

Lebensqualität gilt als Qualitätskriterium in der Altenpflege. In der stationären Altenpflege gehört die Erfassung und Dokumentation der Lebensqualität der dort lebenden Menschen zu den Pflege-Transparenzkriterien und wird bei Qualitätsprüfungen erfragt. In den Prüfanleitungen werden die Instrumente H.I.L.DE. (S. 86) und DCM (S. 83) vorgeschlagen (Medizinischer Dienst der Spitzenverbände der Krankenkassen e.V. [MDS] u. GKV-Spitzenverband 2018). Inwieweit diese tatsächlich die Lebensqualität abbilden, wird unterschiedlich diskutiert und es ist letztlich noch nicht eindeutig, wie eine solche Erfassung aussehen kann. Für die ambulante Versorgungssituation kann derzeit noch kein Instrument empfohlen werden, da die pflegewissenschaftliche Grundlage der Indikatoren noch nicht ausreichend gesichert ist. (Medizinischer Dienst der Spitzenverbände der Krankenkassen e.V. [MDS] u. GKV-Spitzenverband 2019a). Was letztlich betroffene Menschen als Lebensqualität ansehen, kann sehr stark variieren. Dazu muss die Perspektive der betroffenen Personen im Sinne von „patient reported outcomes" (Ergebnis einer pflegerischen oder medizinischen Behandlung, das *direkt* vom Patienten zurückgemeldet wird) für die Bewertung eingenommen werden. Das können körperliche Beeinträchtigungen wie der Gesundheitszustand, die Bewegungsfähigkeit und psychische Faktoren wie die Stimmung sein. Aber auch die Pflegebeziehung oder die finanzielle Situation können für die jeweilige Beschreibung der Lebensqualität eine Rolle spielen. Daher variieren auch Instrumente zur Erfassung der Lebensqualität stark. Sie basieren oft auf der Selbstauskunftsfähigkeit der betroffenen Personen, eine solche Selbstauskunft ist allerdings bei Menschen mit Demenz nicht immer möglich. Dazu stehen Verfahren zur Erfassung der Lebensqualität bei Menschen mit Demenz, wie das „Quality of life in dementia" (QUALIDEM), zur Verfügung. Es fokussiert besonders die psychosozialen Dimensionen, wie die „Pflegebeziehung" oder „soziale Isolation" (Dichter u. Halek 2011). Der Leitfaden zur Anwendung kann (englisch sprachig) unter der folgenden Adresse abgerufen werden: www.dzne.de/fileadmin/Dateien/editors/images/Standorte/Witten/Projekte/QoL-Dem/QUALIDEM_User_Guide_2016_final_30_06_2016_01.pdf. Dieses ursprünglich in den Niederlanden entwickelte Instrument (Ettema et al. 2007) wurde von einer Forschergruppe an der Charité in Berlin übersetzt und anschließend überprüft (Dichter et al. 2013, 2016, Palm et al. 2019). Für Menschen mit sehr schwerer Demenz steht eine Version mit 18 Fragen zu Verfügung. Für Personen mit leichter bis schwerer Demenz umfasst das QUALIDEM 37 Fragen. Die Einschätzung erfolgt über Fremdbeobachtungen durch Pflegende und die möglichen Antworten sind: „nie", „selten", „manchmal" und „oft".

▸ **Durchführung und Auswertung.** Es wird der Zeitraum der vergangenen 14 d durch die Beantwortung der Fragen des QUALIDEM-Fragebogens erfasst. Die Pflegenden, die eine Fremdeinschätzung mittels dieses Instrumentes vornehmen, sollten die betroffene Person umfänglich kennen, möglichst am Tage und in der Nacht.

Es wird ein „Profil der Lebensqualität" aus den einzelnen Dimensionen ermittelt, welche lauten (Dichter u. Halek 2011):

- Pflegebeziehung
- positiver Affekt
- negativer Affekt
- ruhelos, angespanntes Verhalten
- positives Selbstbild
- soziale Beziehungen
- soziale Isolation
- sich zu Hause fühlen
- etwas zu tun haben

Dazu kommen 3 zusätzliche Fragen ohne Zuordnung zu einer Dimension. Bei sehr schwerer Demenz fallen die Dimensionen „positives Selbstbild", „sich zu Hause fühlen" und „etwas zu tun haben" weg, so auch die zusätzlichen 3 Fragen ohne Zuordnung zu einer Dimension (Dichter u. Halek 2011).

Dabei wird für jede Dimension ein eigener Wert ermittelt, der vom Verhalten des Patienten abhängig ist. Ein hoher Wert weist auf eine höhere Lebensqualität hin. Eine scharfe Grenze zwischen „schlechter" und „guter" Lebensqualität gibt es nicht. Die Dimension müssen auf die einzelne Person bezogen ausgewertet werden.

▸ **Anwendung.** Ein Profil der Lebensqualität durch das QUALIDEM kann z. B. bei Einzug oder Veränderung der Pflegesituation ermittelt werden. Dieses Profil wird in definierten Abständen, z. B. bei der Überprüfung der Pflegeplanung, aktualisiert und mit den vorherigen abgeglichen. Es wird ein Rhythmus von 3 Monaten zur Überprüfung empfohlen, damit Veränderungen auch erfasst werden können (Dichter u. Halek 2011). Die einzelnen Dimensionen müssen dabei auch einzeln betrachtet, analysiert und bewertet werden. Durch diese individuelle Auswertung können z. B. auch die Auswirkung von pflegerischen Maßnahmen ausgewertet werden. Es ist allerdings nicht zulässig, aus den Werten der einzelnen Dimensionen einen Gesamtscore zur ermitteln und diesen zu vergleichen (Dichter u. Halek 2011). Die Auswertung erfolgt immer bezogen auf die einzelne Dimension.

▸ **Anmerkungen zum Instrument.** Mit dem QUALIDEM werden Dimensionen von Lebensqualität, die von extern aufgestellt wurden und die sich nicht zwangsläufig als die Dimensionen der jeweiligen Person erweisen müssen, erfasst. Es bedarf immer einer individuellen Auswertung der einzelnen Dimensionen der Ergebnisse für die betroffene Person. Erste Erfahrungen in der pflegerischen Praxis liegen vor, diese Ergebnisse zeigten auf, dass „blinde Flecken" in der Erfassung der Lebensqualität von Menschen mit Demenz ermittelt werden können (Dichter u. Halek 2011). Die wissenschaftliche Testung des QUALIDEM lässt noch keine abschließende Aussage zum Nutzen in der Praxis zu, das gilt allerdings für alle derzeit diskutierten Verfahren zur Erfassung der Lebensqualität von Menschen mit Demenz.

3.3.5 Heidelberger Instrument zur Erfassung der Lebensqualität demenzkranker Menschen

Das Heidelberger Instrument zur Erfassung der Lebensqualität demenzkranker Menschen (H.I.L.DE.) ist eine standardisierte und strukturierte Erfassung und Interpretation der **aktuellen Lebensverhältnisse** eines demenzkranken Bewohners in einer stationären Pflegeeinrichtung (▸ Abb. 3.11). Prinzipiell können Heimbewohner in allen Krankheitsstadien der Demenz bzw. mit unterschiedlich erhaltenen Kompetenzen eingeschätzt werden. Des Weiteren wird nicht zwischen der Form oder der Ursache der Demenz unterschieden (Becker et al. 2011).

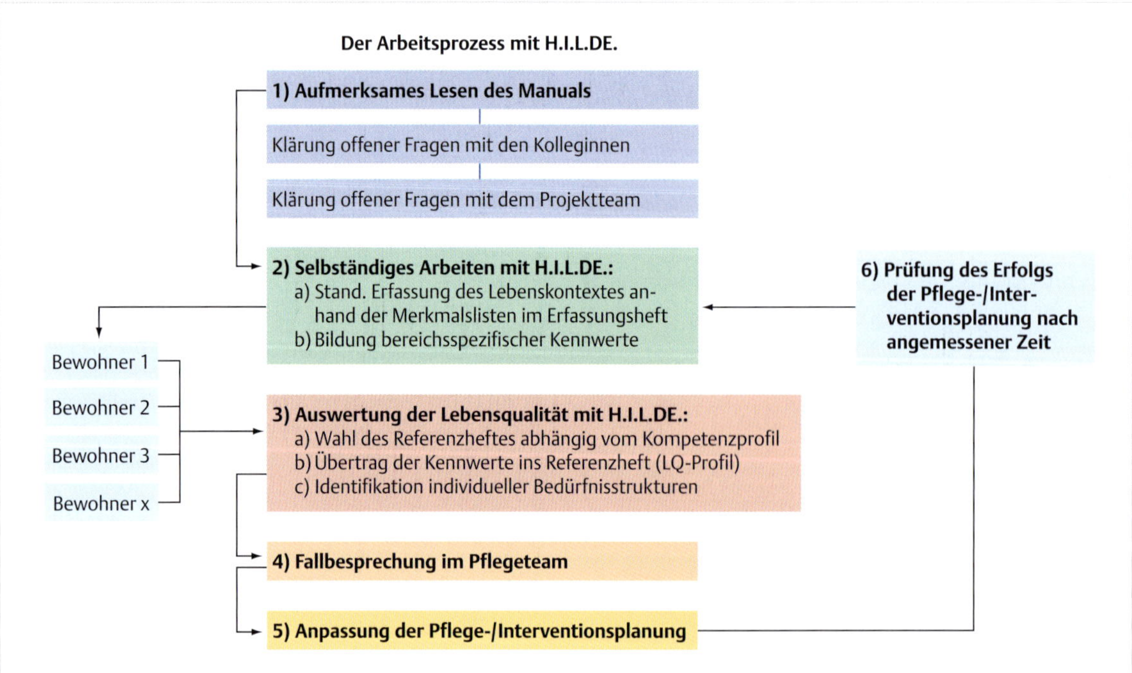

Abb. 3.11 Heidelberger Instrument zur Erfassung der Lebensqualität demenzkranker Menschen [Abbildung basiert auf Angaben aus: Becker et al. 2005]. (Quelle: © Thieme Group)

Praxistipp

Die Erfassung und Einschätzung erfolgt durch diejenige Bezugspflegeperson, die über die beste Kenntnis der aktuellen Lebenssituation des Bewohners verfügt. Auch wenn die Verantwortung für die bestmögliche Einschätzung bei Bezugspflegepersonen liegen, können Rücksprachen mit den Kollegen des Pflegeteam helfen, Unsicherheiten zu klären und zu einer fundierteren Einschätzung zu gelangen.

Der Großteil der Arbeit mit dem Instrument besteht darin, sich Gedanken darüber zu machen, ob die für verschiedene Lebensbereiche beschriebenen **Kriterien** auf den jeweiligen Bewohner zutreffen oder nicht. Die Grundlage für diese rückblickende Einschätzung stellt die individuelle Erfahrung des Pflegenden mit dem Bewohner dar. Zusätzlich können Informationen zu einzelnen Bereichen auch aus den jeweiligen Dokumentationen entnommen werden. Ein weiterer Teil der erfragten Informationen wird durch zehnminütige Beobachtungen des Bewohners in vorgegebenen Alltagssituationen gewonnen. Abschließend wird der einzuschätzende Bewohner direkt nach seiner Zufriedenheit mit seinem Leben im Allgemeinen gefragt, damit nach Möglichkeit auch eine „Innensicht" der erlebten Lebensqualität des Menschen mit Demenz gewonnen wird. Hierzu werden Bewohner mit geringeren kognitiven Einbußen eher in der Lage sein als demenzkranke Bewohner mit ausgeprägteren Einbußen (Becker et al. 2011).

Die Bewohner werden **4 unterschiedlichen Kompetenzgruppen** zugeordnet:

1. **Leicht demenzkranke Bewohner** (**LD**) mit weitgehend erhaltenen alltagspraktischen Kompetenzen bei beginnender Demenz.
2. **Mittelgradig demenzkranke Bewohner** (**MD**) mit in Teilen erhaltenen alltagspraktischen Kompetenzen bei mittelgradigen kognitiven Einbußen und erkennbaren nichtkognitiven Symptomen.
3. **Schwer demenzkranke Bewohner mit somatischen Einschränkungen** (**SD-S**) mit stark eingeschränkten alltagspraktischen Kompetenzen bei schweren kognitiven Einbußen.
4. **Schwer demenzkranke Bewohner mit psychopathologischen Verhaltensauffälligkeiten** (**SD-P**) mit eingeschränkten alltagspraktischen Kompetenzen bei schweren kognitiven Einbußen und einer Häufung verschiedener nichtkognitiver Symptome.

Nachdem die Bewohner den **4 unterschiedlichen Kompetenzgruppen** zugeordnet wurden, werden die in ▶ Tab. 3.6 aufgeführten, individuellen **Lebensqualitätsprofile** eingeschätzt.

Zur Interpretation werden die erhobenen individuellen Lebensqualitätsprofile in Bezug zu Referenzprofilen der einzelnen Kompetenzgruppen gesetzt. Abweichungen zwischen Referenz- und Individualprofil können für die Identifikation individueller Bedarfe bzw. Potenziale zur Förderung von Lebensqualität genutzt werden, an denen sich auch nachfolgend die entsprechenden daraus abgeleiteten Pflegeplanungs- bzw. Interventionsmaßnahmen ausrichten. Nach der Gerontologin Stephanie Becker und Kollegen (2011) kann durch den H.I.L.DE.-Einsatz eine den verbliebenen Kompetenzen angemessene Förderung der Lebensqualität demenzkranker Bewohner erreicht werden, die eine Über- oder Unterforderung des Bewohners, aber auch eine Frustration der Pflegenden zu vermeiden hilft.

Tab. 3.6 Lebensqualitätsprofile [Tabelle basiert auf Angaben aus: Becker et al. 2011].

	Dimension
A	**medizinische Betreuung und Schmerzerleben**
A1	Schmerzerleben
A2	medizinische Betreuung
B	**räumliche Umwelt**
B1	objektive Umweltmerkmale
B 1.1	allgemeine öffentliche Räumlichkeiten des Wohnbereiches
B 1.2	individuelle Wohnumwelt – Bewohnerzimmer
B 2	subjektive bedeutsame Umweltmerkmale
B 2.1	Bewegungsradius
B 2.2	Lieblingsplätze
B 2.3	unbeliebte Plätze
C	**Aktivitäten des Bewohners**
C 1	vom Haus angebotene und angeleitete Aktivitäten
C 2	selbständig vom Bewohner ausgeübte Aktivitäten
D	**soziales Bezugssystem**
D 1	emotionale Bedeutsamkeit soziale Beziehungspersonen
D 2	Kontakthäufigkeit
E	**Emotionalität**
E 1	emotionales Erleben – typische Stimmungslagen
E 1.1	als positiv erlebte Alltagssituationen
E 1.2	als negativ erlebte Alltagssituationen
E 1.3	Strategien bei als negativ erlebten Alltagssituationen
E 2	emotionales Erleben – Beobachtung
E 2.1	Beobachtungssituation: Bewohner in Ruhe
E 2.2	Beobachtungssituation: Bewohner in Aktivität
E 2.3	Beobachtungssituation: Bewohner in Pflegesituation
E 3	Zufriedenheit des Bewohners mit seinem Leben im Allgemeinen

Merke

Das Heidelberger Instrument zur Erfassung der Lebensqualität sensibilisiert Pflegepersonen für die Bedürfnisse, das Erleben und die Kompetenzen der Menschen mit Demenz. Gleichzeitig bietet es die Möglichkeit, das eigene Handeln im Hinblick auf die Orientierung an den Patientenbedürfnissen zu reflektieren.

3.3.6 Serial Trial Intervention

Menschen mit gerontopsychiatrischen Erkrankungen können ihre Bedürfnisse häufig nicht mehr adäquat verbal äußern (Halek u. Bartholomeyczik 2006, Fischer et al. 2008). Oft werden dann Verhaltensweisen, die nicht direkt einzuschätzen sind, oder herausforderndes Verhalten mit den Veränderungen begründet, die mit einer Demenz einhergehen. Dazu wurde ursprünglich in den USA von der Pflegewissenschaftlerin Christina Kovach und Kollegen mit der Serial Trial Intervention (STI) ein Verfahren entwickelt, das in einer systematischen Abfolge von Assessment und Intervention diesen Verhaltensveränderungen nachgeht (Kovach et al. 2006). Es wurde von dem Pflegewissenschaftler Thomas Fischer und Kollegen als STI-D ins Deutsche übersetzt (Fischer et al. 2008).

Merke

Es kann zu herausfordernden Verhaltensweisen kommen, wenn menschliche Bedürfnisse nicht befriedigt werden (Halek u. Bartholomeyczik 2006).

Ein gestuftes Verfahren wie die „Serial Trial Intervention" kann ein Hilfsmittel zur systematischen Analyse von Verhaltensveränderungen bei Menschen mit gerontopsychiatrischen Erkrankungen sein. Grundlage dieses Verfahrens ist die **Bedürfnislage** der betroffenen Personen nach dem NDB-Modell (S. 67), das „Hintergrundinformationen" und „direkte Faktoren" enthält. Die direkten Faktoren enthalten u. a. „physiologische Bedürfnisse" und „psychosoziale Bedürfnisse" (Kovach et al. 2015). Die STI-D basiert auf der Einschätzung dieser Bedürfnisse. Als Grundhypothese wird davon ausgegangen, dass nicht befriedigte Bedürfnisse das herausfordernde Verhalten beim Betroffenen hervorrufen. Einen wesentlichen Aspekt stellt dabei ein Schmerzerleben dar.

▸ **Durchführung und Auswertung.** Die systematische Analyse von Verhaltensänderungen durch Assessments und Interventionen bietet einen ersten Ansatzpunkt für die Initiierung von Maßnahmen, insbesondere auch dann, wenn die Ursache für neu aufgetretene, herausfordernde Verhaltensveränderungen nicht bekannt ist. Dabei legt das Verfahren unbefriedigte Bedürfnisse zu Grunde, die der Betroffene nicht verbal artikulieren kann. Zunächst werden körperliche und affektive Verhaltensänderungen analysiert. Es wird geprüft, ob diese durch unbefriedigte körperliche (z. B. Hunger oder Harndrang) oder affektive Bedürfnisse (z. B. zu laute Musik) hervorgerufen wurden. Dabei wird so weit wie möglich versucht, die Bedürfnisse zu befriedigen. Gelingt das nicht und das Verhalten besteht weiter, wird schrittweise interveniert. Mit nicht medikamentösen Maßnahmen zur Schmerzreduktion wie z. B. entspanntes Lagern, Kälte oder Wärmeanwendung bis hin zur versuchsweisen Gabe eines Analgetikums. Erst wenn diese Maßnahmen erfolglos bleiben, schließt sich die versuchsweise Gabe eines Psychopharmakons an. Gegebenenfalls folgt eine ausführlichere Fallkonferenz mit dem behandelnden Arzt und ggf. weiteren Beteiligten.

▸ **Anwendung.** Treten herausfordernde Verhaltensweisen neu auf oder können nicht gedeutet werden, wird eine systematische Abfolge eingehalten.

- **Schritt 1**: Suche nach der körperlichen Ursache. Durst, Hunger oder ein Diuretikum, das zu vermehrtem Harndrang führt, können z. B. die Ursache für unruhiges Laufen sein. Wird die Ursache nicht ermittelt, erfolgt der 2. Schritt.
- **Schritt 2**: Mit dem affektiven Assessment wird geprüft, ob umgebungsbedingte Faktoren das Wohlbefinden von Menschen mit Demenz beeinflussen. Ein Überangebot von Reizen wie zu laute Musik, aber auch eine Überforderung in der Beschäftigungsgruppe können Verhaltensänderungen auslösen.
- **Schritt 3**: Sind Schritt 1 und 2 erfolglos geblieben, können gezielt nicht medikamentöse Maßnahmen zur Schmerzreduktion eingesetzt werden. Alte Menschen mit Demenz leiden oft an chronischen Schmerzen, z. B. durch Rheuma, Arthrose oder Osteoporose. In Absprache mit dem behandelnden Arzt und unter Berücksichtigung der gesundheitlichen Situation des alten Menschen können alle nicht medikamentösen Maßnahmen angewendet werden.
- **Schritt 4**: In Absprache mit dem behandelnden Arzt können versuchsweise Analgetika eingesetzt werden, wenn das Verhalten durch nicht medikamentöse Maßnahmen nicht beeinflusst wurde.
- **Schritt 5**: Mit dem behandelnden Arzt und den weiteren Beteiligten wie Angehörigen oder Betreuern wird beraten, ob eine Behandlung mit Psychopharmaka erfolgversprechend sein kann, wenn sich nach Schritt 4 wiederum keine Veränderung des Verhaltens zeigt.

▸ **Anmerkungen zum STI-D.** Die STI-D ist ein Verfahren, welches die Aufmerksamkeit auf die Bedürfnisse (Halek u. Bartholomeyczik 2009) der betroffenen Personen lenkt. Es vergibt keine festgelegten Punktwerte, anhand deren gezielte Handlungen eingeleitet werden. Es bietet Unterstützung in der Analyse der Bedürfnisse von Personen mit herausforderndem Verhalten und bezieht dabei einen möglicherweise vorliegenden Schmerz mit ein.

Merke

Der Einsatz der STI-D erfordert von den einschätzenden Personen fachliche Expertise, damit sie aus ihren Beobachtungen die erforderlichen, für die Praxis relevanten Schlüsse ziehen können.

Lernaufgabe

Welche Assessments wenden Sie bei Ihren Bewohnern mit Demenz an, wenn diese ihr Verhalten ändern? Welche Schritte folgen aus den Ergebnissen?

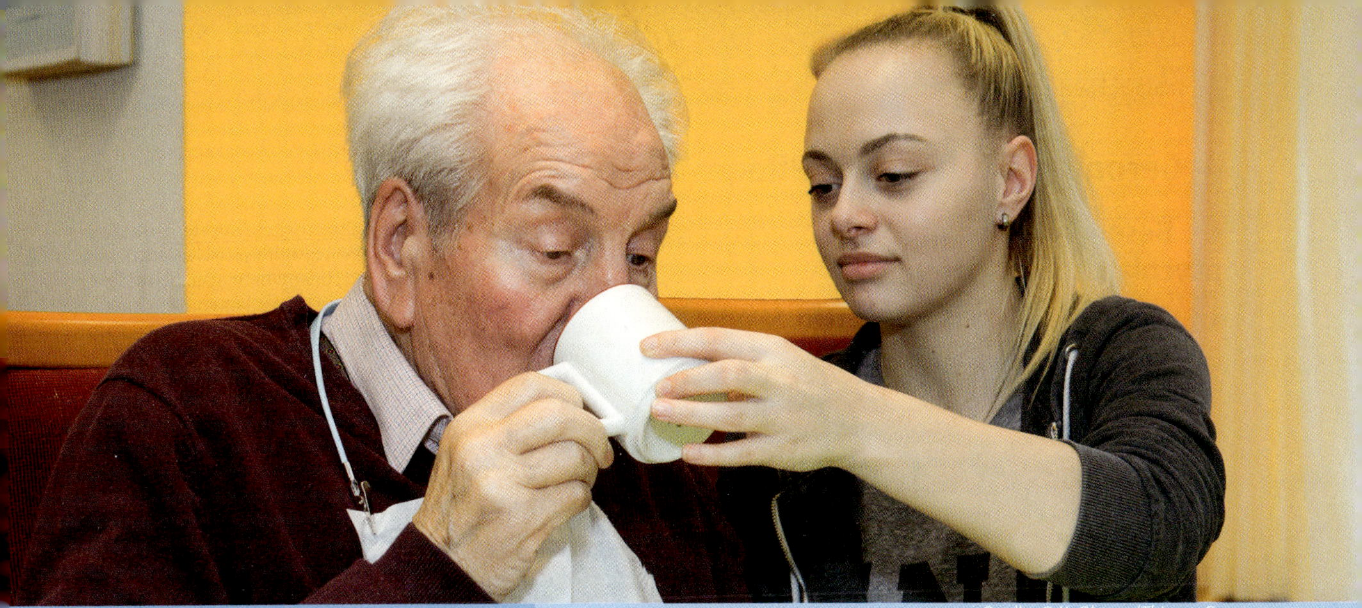

Quelle: © K. Oborny/Thieme Group

Kapitel 4

Gerontopsychiatrische Pflege

4 Gerontopsychiatrische Pflege

4.1 Besonderheiten gerontopsychiatrischer Pflege

4.1.1 Pflegerische Perspektiven im Wandel

In der 1975 veröffentlichten Psychiatrie-Enquête (Bericht über die Lage der Psychiatrie in der Bundesrepublik Deutschland) wurden u. a. die schlechten Lebens- und Arbeitsumstände und die mangelhafte Betreuung bzw. Behandlung in psychiatrischen Einrichtungen kritisiert. Es wurden Empfehlungen für eine Umstrukturierung der psychiatrischen Versorgung ausgesprochen. Infolgedessen wurden u. a. Ende der 1970er und in den 1980er Jahren viele Patienten entlassen, psychiatrische (Langzeit-)Stationen geschlossen und eine gemeindenahe Versorgung angestrebt. Damals war noch nicht deutlich, dass später in den Einrichtungen der stationären Altenhilfe ein großer Bedarf an Unterstützung für Menschen mit gerontopsychiatrischem Hilfebedarf entstehen würde. Gerontopsychiatrische Pflege spielte bis Anfang der 1990er Jahre auch in den psychiatrischen Kliniken eine eher untergeordnete Rolle.

Es ist bekannt, das mit einem höheren Lebensalter auch ein höheres Risiko einer gerontopsychiatrischen Erkrankung verbunden ist und die Zahl der Menschen mit Multimorbidität in allen Versorgungsbereichen zunimmt. Dennoch wurden Spezialisten, wie z. B. für die palliative Pflege, eher zögerlich ausgebildet. Auch schien es so, und ist z. T. bis heute so, dass die Pflege eher „geteilt" wahrgenommen wird:

- als die eher somatisch und klinisch orientierte Kranken- und Gesundheitspflege und
- als die eher sozialpflegerisch orientierte Altenpflege.

Dabei zeigt die aktuelle Situation, dass eine solche Teilung nicht mehr tragfähig ist. Menschen mit gerontopsychiatrischem Versorgungsbedarf werden zunehmend wegen akuter Erkrankungen in Krankenhäusern behandelt und alte Menschen in stationären Einrichtungen der Altenhilfe oder im häuslichen Bereich leiden zunehmend an körperlichen Erkrankungen. Diesem Umstand wird u. a. mit dem **Gesetz über die Pflegeberufe** (Pflegeberufegesetz, PflBG) aus dem Jahr 2017 Rechnung getragen, welches den Grundstein für die generalistische Pflegausbildung legte. Es sieht eine gemeinsame Berufsausbildung in den ersten beiden Ausbildungsjahren vor. Nach Ablauf dieser beiden Jahre, können die Auszubildenden entscheiden, ob sie die Ausbildung in der generalistischen Form als Pflegefachfrau oder Pflegefachmann weiterführen und abschließen wollen oder einen spezialisierten Abschluss für die Altenpflege oder Kinderkrankenpflege anstreben möchten (BMG 2020).

Allerdings ist der Wissensbestand in der Pflege so umfangreich, dass er in einer dreijährigen Ausbildung nicht vollumfänglich für alle Bereiche der Pflege vermittelt werden kann; weder für die Akutpflege noch für die Altenpflege. Daher ist eine, auf die Grundausbildung aufbauende, Ausbildung als **Spezialistin oder Spezialist für Gerontopsychiatrie** sicherlich eine Option um vertieftes Wissen zu erlangen und anzuwenden. Aktuell sind in Deutschland unterschiedliche Zugänge zu mehr Spezialwissen und zur Erlangung von erweiterten Kompetenzen möglich (Deutscher Berufsverband für Pflegeberufe [DBfK] et al. 2013):

- fachschulische (klassische) Weiterbildungen
- akademische Angebote (u. a. Gerontologie, Advanced Nursing Practice)

Bei den aktuellen Entwicklungen ist es entscheidend, dass es sich bei der generalistischen Ausbildung nicht nur um einen ausschließlichen Transfer krankenpflegerischer Aspekte in die Altenhilfe handelt. Vielmehr muss die sozialpflegerische Perspektive, die bisher der Altenpflege zugerechnet wurde, gleichermaßen in die Kranken- und Gesundheitspflege Einzug halten. Denn die Versorgung von Menschen mit gerontopsychiatrischem Pflegebedarf ist unabhängig vom Setting, wie auch die Versorgung von Personen mit akutpflegerischem Bedarf nicht nur dem Akutkrankenhaus vorbehalten ist.

4.1.2 Anforderungen an die pflegerische Versorgung

Bereits im 4. Bericht zur Lage der älteren Generation in der Bundesrepublik Deutschland (BMFSFJ 2002) wird als Grundlage für die Versorgung von Personen mit gerontopsychiatrischem Versorgungsbedarf beschrieben, dass „unabhängig von den gesetzlichen Grundlagen [...] ein Curriculum zur Weiterbildung von Pflegefachpersonen für gerontopsychiatrische Pflege entwickelt werden" sollte. Weiter wurde gefordert, dass Pflegestudiengänge mit den Schwerpunkten gerontologische und gerontopsychiatrische Pflege einzurichten sind. Auch sollen Ärzte, Physio- und Ergotherapeuten stärker einbezogen werden. Die personelle Schlechterstellung (v. a. der Pflegepersonen, Ärzte und Psychologen) der gerontopsychiatrischen Abteilungen soll innerhalb der psychiatrischen Krankenhäuser ausgeglichen werden, sodass psychiatrische und gerontopsychiatrische Abteilungen personell gleichgestellt sind. Der Forderung nach (multiprofessionellen) Curricula entsprechend wurden auch vereinzelt Studiengänge zur multiprofessionellen und interdisziplinären Versorgung für Menschen mit gerontopsychiatrischem Versorgungsbedarf an Hochschulen und Universitäten eingerichtet.

Schwerpunkte

Pflegefachpersonen benötigen für eine professionelle Versorgung von Personen mit gerontopsychiatrischem Versorgungsbedarf Kompetenzen auf unterschiedlichen Ebenen. Die professionelle Handlungskompetenz differenziert sich in Wissen, Fertigkeiten und Haltung (Hülsken-Giesler u. Korporal 2013, Dütthorn 2015):

- Das **Wissen** umfasst Kenntnisse, Verständnis und Erkenntnisse für die Pflegesituation, die Pflegefachpersonen haben müssen, um professionell agieren zu können.
- Unter **Fertigkeiten** werden die Analyse, Planungs-, Durchführungs- und Evaluationsaspekte der pflegerischen Handlungen subsumiert.
- Unter **Haltung** wird die Professionalität bzw. die professionelle Haltung der Pflegefachperson verstanden.

Mögliche inhaltliche Schwerpunkte zum Kompetenzerwerb für die Qualifikation und Ausbildung von Pflegefachpersonen speziell für die Gerontopsychiatrie können sein:

- **Wissen**
  - **Biografische Kenntnisse** sowie eine hohe Sensibilität und Neugier für das gelebte Leben und die Zeit, an die sich die Patienten am besten erinnern.
  - Detaillierte Kenntnisse über **physiologische und pathophysiologische Veränderungen** sind notwendig. Nur wenn in diesem Bereich die Fähigkeiten sehr ausgeprägt sind, können somatische Beschwerden verlässlich erkannt werden. Dies ist v. a. bei Menschen unerlässlich, die selbst nicht eindeutig auf ihre Situation aufmerksam machen können, weil ihnen der Antrieb oder die kognitiven Fähigkeiten dazu fehlen. Von besonderer Bedeutung sind die Kenntnisse über häufige Alters-

erkrankungen, wie Diabetes mellitus, Herz-Kreislauf-Erkrankungen, Lungenerkrankungen usw.
  - Es sind genaue Kenntnisse über die **psychischen und neurologischen Veränderungen** notwendig.
  - **Rechtliche Kenntnisse** sind notwendig, um alltägliche Situationen wie Freiheitsentzug, Zwangsmaßnahmen oder Ablehnung bei Medikamentengaben einschätzen zu können. Der rechtliche Bereich ist in der Arbeit mit Menschen, die psychisch erkrankt oder kognitiv beeinträchtigt sind und dadurch in der „freien" Willensbildung beeinträchtigt sind, unvergleichlich komplexer als in der vorwiegend somatischen Betreuung und Pflege.
  - Die Kommunikation mit den Patienten spielt eine entscheidende Rolle und erfordert sowohl Einfühlungsvermögen als auch genaue Kenntnisse über verbale und nonverbale **Kommunikationsformen**.
- **Fertigkeiten**
  - Eine genaue **Beobachtung** als Grundlage der (pflegerischen) Diagnostik während alltäglicher Verrichtungen, die körperliche, aber eben auch psychische Veränderungen sensibel aufnimmt.
  - Fähigkeit zur **Beratung**, die in verschiedenen Ebenen eine große Rolle für die Pflege spielt. Sie ist abhängig vom Wissen, der Erfahrung und der jeweiligen Intuition.
  - Eine besondere Anforderung besteht darin, psychisch erkrankte Menschen in der Krankheit, aber auch im Sterben zu begleiten. Betrachtet man die professionelle **Begleitung** Sterbender, wird deutlich, dass sie oft auf kommunikativen Fähigkeiten aufbaut. Diese Fähigkeiten besitzen viele gerontopsychiatrisch erkrankte Menschen jedoch nur eingeschränkt oder verändert. So müssen sich auch die Mitarbeiter von Hospizen auf die besonderen Herausforderungen des Umgangs mit psychisch erkrankten oder kognitiv beeinträchtigten Menschen einstellen.
  - Das Konzept der Beratung bezieht sich außer auf den Bewohner auch auf die Angehörigen, die in der gerontopsychiatrischen Pflege stärker involviert sind als in anderen Pflegebereichen (ausgenommen die Pädiatrie oder palliative Versorgung). Die Angehörigen bilden in der Langzeitpflege mit dem Bewohner und den Pflegepersonen ein **Beziehungsdreieck**. Die Pflegenden haben den Auftrag, diese Beziehung fachlich zu begleiten und auszubalancieren.
  - Allerdings ist es notwendig, in diesem Bereich sowohl **Nähe** (z. B. in der Betreuung von demenziell erkrankten Menschen) als auch eine therapeutische **Distanz** (z. B. in der Betreuung von an Sucht oder Depression erkrankten Menschen) zu wahren und einschätzen zu können.
- **Haltung**
  - Die **Toleranz**, „Anderssein" auch im institutionellen Rahmen zulassen zu können und mit den Betroffenen eine professionelle Beziehung einzugehen.
  - Viele psychisch erkrankte ältere Menschen können oder wollen sich nicht einer Institution (Altenheim oder Klinik) anpassen, von der sie u. U. sogar abhängig sind. Die daraus resultierenden Situationen erfordern häufig ein Handeln und Reagieren jenseits unserer Konventionen. Für die Einrichtungen, aber im Besonderen für die am Prozess beteiligten Personen bedeutet dies, kreativ und flexibel **mit Situationen umzugehen**.
  - Die **Bereitschaft** mit hochbetagten Menschen kontinuierlich zusammen zu sein.

Merke M!

In der gerontopsychiatrischen Arbeit benötigen Pflegende solide Kenntnisse in somatischer und psychiatrischer Pflege. Sie sollten über Fertigkeiten verfügen, diese anzuwenden sowie über Empathie und Kreativität, um diese einzusetzen.

Einzelne oder mehrere der hier aufgeführten Positionen treffen sicher auch auf andere Bereiche der Pflege zu. Die Kombination jedoch fordert zu einer umfangreichen Diskussion heraus, wenn es um die Frage der Qualifikationen geht, die für die gerontopsychiatrische Betreuung erworben werden müssen. Von besonderer Bedeutung ist diese Diskussion auch hinsichtlich spezieller Bedürfnisse von Menschen mit Demenz. So bedarf z. B. ein an Demenz erkrankter Bewohner der Hilfestellung beim Einfordern und Einklagen seiner Rechte (z. B. Pflegeeinstufung nach SGB XI).

Merke M!

Die Verantwortung einer Pflegefachperson ist für einen demenziell erkrankten Bewohner oder eine Bewohnerin in einem Altenheim sehr hoch. Dies gilt auch für die erforderliche Kompetenz, die Angehörigen mit in das pflegerische Handeln einzubeziehen.

Vorbehaltene Tätigkeiten

Für Pflegefachpersonen ändert sich aber mit dem Pflegeberufegesetz vom 17. Juli 2017 nicht nur die Aus-, Fort- oder Weiterbildung. Erstmalig wurden Tätigkeiten definiert, die nur Pflegefachpersonen durchführen dürfen. Im Gesetzestext sind die vorbehaltenen Tätigkeiten folgendermaßen ausgewiesen (Gesetz über die Pflegeberufe [Pflegeberufegesetz – PflBG], Teil 1, Abschnitt 2, § 4 Abs. 2):

„Die pflegerischen Aufgaben im Sinne des Absatzes 1 umfassen
1. die Erhebung und Feststellung des individuellen Pflegebedarfs nach § 5 Absatz 3 Nummer 1 Buchstabe a,
2. die Organisation, Gestaltung und Steuerung des Pflegeprozesses nach § 5 Absatz 3 Nummer 1 Buchstabe b sowie
3. die Analyse, Evaluation, Sicherung und Entwicklung der Qualität der Pflege nach § 5 Absatz 3 Nummer 1 Buchstabe d."

Somit ist seit Inkrafttreten des Gesetzes zum 01. Januar 2020 der Verantwortungsbereich im Pflegeprozess verbindlich festgelegt.

Pflegefachpersonen sind eigenverantwortlich für die pflegerische Diagnostik, die Erfassung des pflegerischen Bedarfes, die Planung und Steuerung sowie die Evaluation der pflegerischen Maßnahmen. Dieses Vorgehen ist nicht neu, aber erstmalig obliegt die gesetzlich zugeschriebene Verantwortung **ausschließlich** Pflegefachfrauen und Pflegefachmännern.

Die Durchführung von pflegerischen Maßnahmen, wurde jedoch **nicht** ausschließlich Pflegefachpersonen übertragen. Je nach Zuständigkeit und Kompetenz kann die Durchführung auch an Nichtpflegefachpersonen übertragen werden. Die Einrichtungen sind seit dem Inkrafttreten dieser gesetzlichen Regelung zur Einhaltung dieses Gesetzes verpflichtet.

4.1.3 Gerontopsychiatrische Pflege als Beziehung

Kernbereich der gerontopsychiatrischen Pflege ist die Gestaltung der Beziehung zwischen Patienten bzw. Bewohnern, Angehörigen und den Pflegenden (**Beziehungsdreieck**). Die Klarheit und Verbindlichkeit der Beziehung wird darüber entscheiden, wie der Pflegeprozess verläuft. Diese Bedeutung der Beziehung spiegelt sich auch im Expertenstandard „Beziehungsgestaltung in der Pflege von Menschen mit Demenz" wider (DNQP 2018).

Die gerontopsychiatrische Pflegebeziehung beschreibt die Qualität der Verbundenheit oder Distanz zu einem Patienten oder einer Patientin. Zur Herstellung einer Beziehung werden Sprache, Gestik, Mimik und Berührung genutzt. Beziehung setzt immer Wechselseitigkeit voraus. Sie kann im intensiven verbalen Austausch bestehen oder aber im Stillen bei der Körperpflege eines schwerstkranken Patienten. Der Begriff der Beziehung stützt sich auf unterschiedliche Pflegekonzepte.

Eines der bekanntesten und ältesten pflegetheoretischen Konzepte ist das der Pflegepionierin und Pflegetheoretikerin Hildegard Peplau, die Beziehung als psychodynamischen Prozess beschreibt. Diese interpersonale Beziehung (S. 98) unterteilt sich nach Peplau (1995) in 4 Phasen:

1. Orientierung
2. Identifikation
3. Nutzung bzw. Ausbeutung
4. Ablösung

Diese 4 Phasen sind auch in der Pflegeperson-Patient-Beziehung klar voneinander abzugrenzen (Simpson 1997).

Therapeutische Beziehung

Pflegende benötigen eine professionelle Beziehung zu ihren Patienten bzw. Bewohnern, um diese bei gesundheitlichen Problemen unterstützen oder bei der Alltagsgestaltung helfen zu können (▶ Abb. 4.1). Die Beziehung zwischen Pflegendem und Patient ist i. d. R. zweckgebunden und erstreckt sich über den Behandlungszeitraum. Wesentlicher Inhalt der Beziehung ist „Gesundheit". Ein Patient richtet üblicherweise besondere **Erwartungen** an einen Pflegenden:

- er erwartet ein positives Interesse an seiner Person,
- der Pflegende soll einfühlend und verständlich reden,
- Abläufe sollen ihm erklärt werden,
- er will im geschützten Raum Dinge ausprobieren können, also auch kreativ sein,
- er will so akzeptiert werden, wie er sich gibt.

> **Merke**
>
> Ein weiterer wesentlicher Bestandteil der pflegerischen Beziehung ist die professionelle Reflexion, die es beiden ermöglicht, Reaktionen zu verstehen und sich zu entwickeln.

„Pflegende erkennen zum einen an, dass nicht alle Kontakte zu KlientInnen therapeutischen Charakter haben, dass zum anderen aber in jedem Kontakt das Potenzial ruht, therapeutisch zu werden" (Wolff 2011a). Ergänzend sollte eine aktuelle Entwicklung beobachtet werden: In fast allen pflegerischen Diskussionen wird großer Wert darauf gelegt, dass Patienten, und seien sie noch so alt, höchste **Autonomie** erreichen sollen. Diese Perspektive ist jedoch für viele Patienten und Bewohner in Seniorenheimen unrealistisch. Der Gerontopsychiater und Psychoanalytiker Martin Teising (2004) führt hierzu aus: „In der letzten Lebensphase und besonders mit beginnender Pflegebedürftigkeit wird schmerzlich bewusst, dass der Mensch letztlich kein autonomes Individuum, sondern ein soziales Wesen ist, dessen Existenz auf der Beziehung von zwei anderen Menschen und der Existenz seines Körpers beruht". Menschen tun viel dafür, die Tatsache, dass wir abhängig und in manchen Lebensphasen sogar völlig abhängig sind, nicht wahrzunehmen. Dies ist sicherlich ein Grund, weshalb viele Menschen Angst vor dem Alter haben. Andererseits ist aber auch die Pflegeperson abhängig vom Patienten, denn sie wünscht sich Anerkennung, Lob und Zuneigung: die eigene Pflegebedürftigkeit wird altruistisch befriedigt (Teising 2004). Gleichzeitig ist die Pflegeperson auch wirtschaftlich vom Patienten abhängig, ähnlich wie alle anderen medizinischen Berufe.

Alle genannten Faktoren haben Einfluss auf die Beziehung zwischen Pflegeperson und Patient, sie bestimmen u. a. darüber, wie die Beziehung gestaltet wird und wie sie sich entwickelt. Aus diesem Grund ist die professionelle Reflexion dieser Aspekte notwendig.

Gesprächsführung

Gestalten Pflegende eine Beziehung zu einem Patienten bzw. Bewohner, geschieht dies meistens über Gespräche (▶ Abb. 4.2). Die Fähigkeit, Gespräche zu führen, kann erlernt werden und ist ein wesentliches Werkzeug psychiatrischer Pflege.

Das wohl bekannteste Konzept zur Gesprächsführung stammt von dem Psychologen Carl Rogers. Es wurde bereits 1940 vorgestellt und hat bis heute kaum Aktualität eingebüßt. Rogers stellt in

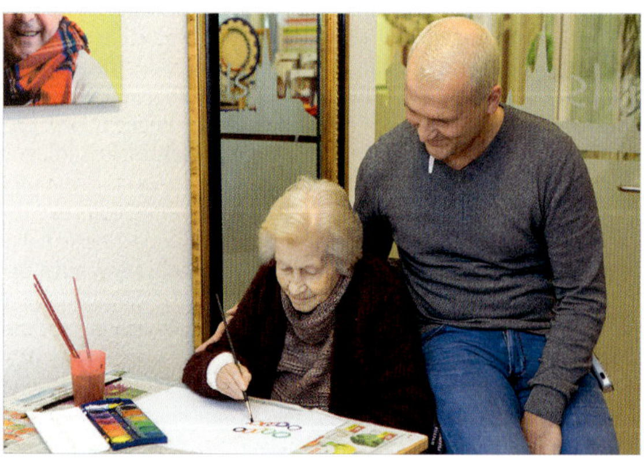

Abb. 4.1 Therapeutische Beziehung. (Quelle: © K. Oborny/Thieme Group)

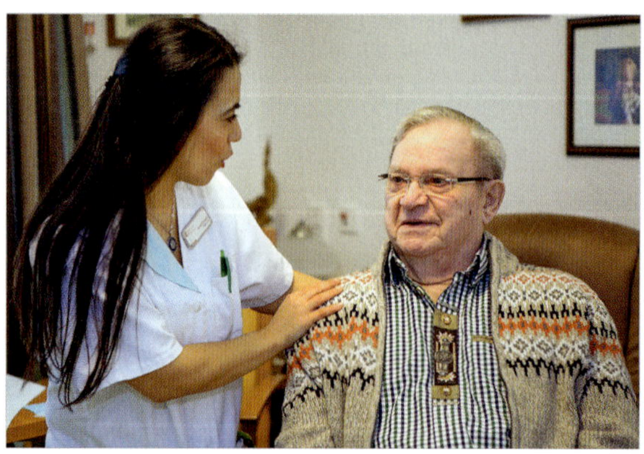

Abb. 4.2 Kommunikation. (Quelle: © K. Oborny/Thieme Group)

seiner klientzentrierten Gesprächsführung Elemente vor, die für eine Beziehung ein wachstumsförderndes Klima herstellen sollen.

▸ **Kongruenz.** Kongruenz beschreibt die Übereinstimmung mit sich selbst. Es geht darum, sich nicht zu verstellen: das, was ich nach außen trage und deutlich mache, stimmt mit meiner inneren Haltung überein. Es bedeutet nicht, dass Pflegende unüberlegt ihre Gefühle und Vorstellungen preisgeben, sondern dass sie Verunsicherung bei dem Patienten vermeiden und aufmerksam sind. Bemerken Pflegende, dass sie selbst der Situation und den Gesprächen nicht mehr gewachsen sind, ist es wichtig, den eigenen Hilfebedarf zu akzeptieren. Eine völlige Kongruenz lässt sich jedoch nicht erreichen (Sauter 2011).

▸ **Empathie.** Rogers definiert Empathie als „die innere Welt des Klienten so zu verspüren, als wäre sie die eigene" (Sauter 2011). Im ursprünglichen Verständnis beinhaltet Empathie das Verständnis für die Erfahrungen, Verhaltensweisen und Gefühle anderer Personen. Besonders wichtig, gerade für den Umgang mit gerontopsychiatrisch Erkrankten, ist das Erspüren von Bedeutungen, die dem Patienten selbst kaum bewusst sind (Rogers in Duxbury 2001).

▸ **Wertschätzung.** Einen Patienten als Persönlichkeit und positiv wahrzunehmen, benötigt die Fähigkeit der Wertschätzung bzw. der positiven Zuwendung (▸ Abb. 4.3). Die positive Wertschätzung einem anderen Menschen gegenüber steht über dessen augenblicklichem Verhalten. Wertschätzung findet Ausdruck im Respekt gegenüber einem Menschen (Pschyrembel Pflege 2003).

▸ **Bedingungsfreies Akzeptieren.** Bedingungsfreies Akzeptieren meint, dass Pflegende alle Empfindungen eines Menschen akzeptieren und nicht nur diejenigen, die den eigenen Vorstellungen und Wünschen entsprechen. Dieses Element scheint in der gerontopsychiatrischen Praxis oft besonders schwierig zu sein. Es bedeutet in der Praxis, dass z. B. depressive Symptome wie das subjektive Klagen über gesundheitliche Beschwerden akzeptiert werden, obwohl seitens der Pflegenden körperliche Gesundheit wahrgenommen wird. Auch das ständige Erzählen von Früher, der Zeit also, in der sich der demenzielle Patient noch erkennt und sicher fühlt, kann für den Zuhörer schwer sein.

▸ **Wahrnehmungswelt des Patienten.** Die Orientierung an der Wahrnehmungswelt des Patienten ist notwendig, denn sie kann durch psychische Veränderungen auf sehr unterschiedliche Art und Weise von der Wahrnehmungswelt der Pflegenden abweichen. Aus diesem Grund ist es sinnvoll, sich so mitzuteilen, dass der Patient die Pflegenden eindeutig begreifen kann.

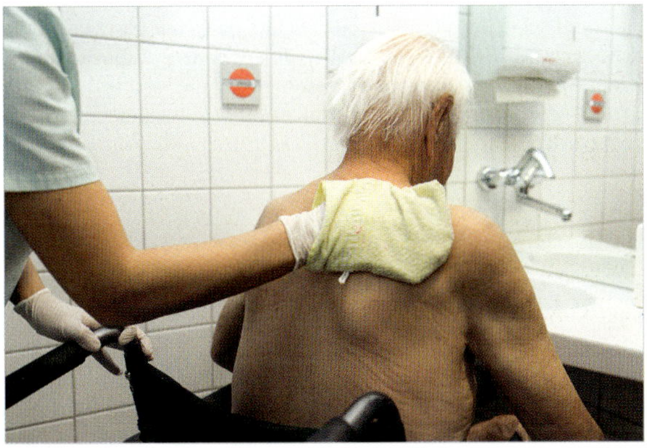

Abb. 4.3 Gewohnheiten. Die Berücksichtigung persönlicher Gewohnheiten, z. B. bei der Körperpflege, ist ein Zeichen von Wertschätzung. (Quelle: © K. Oborny/Thieme Group)

4.2 Evidence-based Nursing

„Lass Dir von keinem Fachmann imponieren, der Dir erzählt: ‚Lieber Freund, das mache ich schon seit 20 Jahren so!' Man kann eine Sache auch 20 Jahre lang falsch machen."

(Kurt Tucholsky, 1890–1935)

Pflege benötigt neben Erkenntnissen aus den Bezugswissenschaften wie der Medizin, der Psychologie oder der Pädagogik v. a. einen eigenen Wissenskanon. War in vergangenen Jahren pflegerisches Wissen häufig **evidenzbasiert** (sog. oder tatsächliche Experten definierten die Korrektheit und Bedeutung von Wissen), sollte heute **evidenzbasiertes** Regelwissen die Grundlage für pflegerische Entscheidungen und Handlungen sein (Behrens u. Langer 2016). Denn nicht alles was vor 30 Jahren in Krankenpflegeschulen vermittelt wurde, gilt auch heute noch. Zudem müssen pflegewissenschaftliche Studienergebnisse auf ihre Übertragbarkeit und Anwendbarkeit im jeweiligen Versorgungskontext überprüft werden, denn Erkenntnisse aus den USA sind nicht ohne weiteres auf Deutschland oder die Schweiz zu übertragen.

> **Merke** M!
>
> Wissen hat auch in der Pflege eine Halbwertszeit und eine kontinuierliche Aktualisierung des Wissens ist für Pflegende unabdingbar.

4.2.1 Evidenz versus evidence

Aber was bedeutet Evidence-based Nursing eigentlich, und ist Evidenz das gleiche wie evidence? Dazu bedarf es einer kurzen Begriffsklärung. Im deutschsprachigen Raum verbinden wir mit **Evidenz** nach Duden die „unmittelbare und vollständige Einsichtigkeit, Deutlichkeit, Gewissheit", eine „unumstößliche Tatsache, faktische Gegebenheit" (Bibliographisches Institut 2020). Im Englischen steht das Wort **evidence** für den „(…) gewissenhaften, ausdrücklichen und vernünftigen Gebrauch der gegenwärtig besten externen, wissenschaftlichen Evidenz für Entscheidungen in der Versorgung individueller Patienten" (Sackett et al. 1996).

Wo liegt jetzt der Unterschied zwischen Evidenz und evidence. Sackett beschrieb vor nunmehr über einem Vierteljahrhundert, dass die (medizinische) Versorgung auf Basis der am besten verfügbaren Wissensbestände zu erfolgen hat. Diese am besten verfügbaren Wissensbestände haben aber keinen Anspruch auf die absolute Wahrheit, wie im deutschen Sprachgebrauch impliziert ist. Vielmehr ist Wissen vorläufig. Wenn Forschung zu neueren und anderen Ergebnissen kommt, muss sich das Handeln daran erneut ausrichten. Wissen ist nicht absolut, sondern hat möglicherweise ein beschränktes Haltbarkeitsdatum.

Entscheidungen werden demokratisiert, wenn jeder Mann und jede Frau sich über aktuelles, evidence-based Wissen informieren und es anwenden kann. Evidence-based Wissen muss in den Prozess der Entscheidungsfindung zu Diagnostik und Maßnahmenplanung einfließen. Die Zeit des eminenzbasierten Wissens, bei dem ausschließlich einzelne Autoritäten vorgaben, was zu tun und zu lassen sei, sollte vorbei sein.

Diese Entwicklung, von „evidence based" zu sprechen, hat aus der Medizin auf die Pflege übergegriffen und ist als Evidence-based Nursing populär wie nie. Evidence-based Nursing und Empfehlungen, die darauf basieren, sind, wie bereits der Mediziner und Pionier der Evidenz-basierten Medizin David Lawrence Sackett und Kollegen (1996) beschrieben, kein Kochbuch. Pflegerische Entscheidungen und Handlungen müssen immer mit der jeweiligen Situation des individuellen Menschen, den aktuellen Möglichkeiten, den Rahmenbedingungen und der pflegerischen Expertise abgeglichen werden. Erst im Zusammenspiel von hermeneutischen Fallverstehen und der Anwendung des Regelwissens auf den individuellen Fall (im Sinne einer doppelten Handlungslogik) entsteht professionelles Handeln (Behrens u. Langer 2016, Hülsken-Giesler 2016).

Definition

Behrens u. Langer (2016) definieren **Evidence-based Nursing** als die „[...] Nutzung der derzeit besten wissenschaftlich belegten Erfahrungen Dritter im individuellen Arbeitsbündnis zwischen einzigartigen Pflegebedürftigen oder einzigartigem Pflegesystem und professionell Pflegenden".

4.2.2 Gebündeltes Wissen nutzen

Es ist u. a. ein Aufgabenfeld der **Pflegewissenschaft**, Wissensbestände für die direkte Versorgung in gebündelter Form bereitzustellen. Dies geschieht u. a. über die **monodisziplinären Expertenstandards** des Deutschen Netzwerks für Qualitätsentwicklung in der Pflege (DNQP). Ein Expertenstandard legt dar, wie qualitativ hochwertige Pflege in Einrichtungen im Gesundheitswesen und in den Einrichtungen der Altenhilfe durchgeführt werden soll. Seine Entwicklung erfolgt in 5 Schritten:

- Bildung einer Expertenarbeitsgruppe
- Literaturrecherche und -analyse
- Konsensuskonferenz
- Implementierung in die Praxisfelder
- zeitlich notwendige Aktualisierungen

Aktuell stehen 11 DNQP-Expertenstandards zur Verfügung, welche z. T. bereits zum zweiten Mal überarbeitet wurden:

- Dekubitusprophylaxe in der Pflege (2017)
- Entlassungsmanagement in der Pflege (2019)
- Schmerzmanagement in der Pflege (2020, Zusammenlegung der Standards zu akuten Schmerzen und chronischen Schmerzen)
- Sturzprophylaxe in der Pflege (2013)
- Förderung der Harnkontinenz in der Pflege (2014)
- Pflege von Menschen mit chronischen Wunden (2015)
- Ernährungsmanagement zur Sicherung und Förderung der oralen Ernährung in der Pflege (2017)
- Förderung der physiologischen Geburt (herausgegeben zusammen mit dem Verbund Hebammenforschung, 2014)
- Beziehungsgestaltung in der Pflege von Menschen mit Demenz (2018)
- Erhaltung und Förderung der Mobilität (Aktualisierung des Entwurfs 2020)
- Erhaltung und Förderung der Mundgesundheit in der Pflege (2021)

Der 1. Standard zur Erhaltung und Förderung der Mobilität fällt ein wenig aus dem Rahmen, da dieser Standard ursprünglich durch den GKV-Spitzenverband beim DNQP in Auftrag gegeben wurde – im Rahmen des 2008 in Kraft getretenen Pflegeweiterentwicklungsgesetz. Details können auf der Homepage des GKV-Spitzenverbands eingesehen werden: www.gkv-spitzenverband.de/pflegeversicherung/qualitaet_in_der_pflege/expertenstandards/expertenstandards.jsp

Die Ausführungen der einzelnen Standards lassen sich in QM-Prozessen auditieren. Hierzu stellt das DNQP Auditmaterialien zur Verfügung (www.dnqp.de/expertenstandards-und-audit-instrumente). Darüber hinaus werden zu dem thematischen Fokus modellhafte Implementierungen vorgestellt.

Lernaufgabe

Welche Pflegestandards finden ausdrücklich in Ihrer Arbeit Berücksichtigung? Nehmen Sie ggf. die Qualitätshandbücher Ihrer Einrichtung zur Hilfe.

Für Pflegende ist das Wissen um Evidence-based Nursing von Relevanz, wenn Fragen zur direkten Patientenversorgung auftreten – z. B. wenn es unklar ist, wie das Schmerzassessment für eine spezielle Patientin gestaltet werden soll, ober ob eine Maßnahme zur Kontinenzförderung dem aktuellen Wissensstand entspricht.

Es ist dann zu klären, ob die Vorgaben bzw. die einrichtungsspezifischen Standards dem aktuellen Stand entsprechen. Falls dies nicht der Fall ist, müssen die internen Standards sorgfältig auf Grundlage aktueller Leitlinien und Expertenstandards überarbeitet werden – denn für Pflegende in der direkten Versorgungssituation wird es aus Ressourcengründen kaum möglich sein, sich umfassend mit allen Originalquellen für ihren Aufgabenbereich zu befassen. Dies kann nicht im pflegerischen Regelbetrieb der direkten Versorgung erfolgen, vielmehr müssen für eine solche Aufgabe Ressourcen zur Verfügung stehen.

Praxistipp

Eine Bewertung von Studienergebnissen zu speziellen Themen ist z. B. in den nationalen Expertenstandards des DNQP oder den Leitlinien der AWMF zusammengefasst. In jeder Einrichtung sollte regelmäßig geprüft werden, ob interne Standards oder Regelungen den aktuell geltenden Expertenstandards oder Empfehlungen aus Leitlinien entsprechen.

Pflegende sollten darüber informiert sein, wie Regelwissen entsteht und wie es beschafft werden kann. Regelwissen ist zeitsensitiv, das bedeutet, es gilt nur solange, bis aktuelleres Wissen verfügbar ist. Daher ist lebenslanges Lernen – das Aneignen von aktuellem Wissen für Pflegende ein Muss. Dazu steht Wissen in gedruckter oder elektronischer Form in Standards, Leitlinien, Zeitschriften oder Büchern zur Verfügung. Häufig sind diese über Datenbanken im Internet abrufbar. Einzelne **Artikel** sind meist aktueller und schneller verfügbar als Bücher, da es bei Buchveröffentlichungen oft mehrere Jahre bis zu einer (neuen) Auflage dauern kann. **Bücher** sind besonders geeignet für die Vermittlung von Grundlagenwissen, da das dort aufbereitete Wissen nachgeschlagen werden kann.

4.2.3 Suchen und finden

Neben Expertenstandards oder Leitlinien sind auch Artikel zu Studien- oder Projektergebnissen eine zentrale Quelle für Regelwissen. Dabei gilt es zu prüfen, ob den Ergebnissen einer Studie vertraut werden kann. In einer Leitlinie sind diese Prüfungen der methodischen Güte durch die Entwickler bereits vorgenommen worden.

Merke

Die Tatsache, dass eine Studie durchgeführt wurde, lässt noch keine Aussage zur Güte der Ergebnisse und dem Nutzen der Studie für die eigene Situation zu. Jede Studie muss auch wiederum Qualitätskriterien genügen.

Wird Regelwissen zu einem bestimmten Thema benötigt, kann neben der Suche nach Leitlinien oder Standards eine systematische Recherche nach aktuellen systematischen Übersichtsarbeiten oder Artikeln in Datenbanken sinnvoll sein. Die Einträge in Datenbanken sind international in Englisch abgefasst, es stehen aber auch deutschsprachige Datenbanken zur Verfügung (z. B. LIVIVO). Allerdings sind dort oft nicht die gesamten Artikel einsehbar, sie können aber (meist kostenpflichtig) bestellt werden.

Die Deutsche Gesellschaft für Pflegewissenschaft (DGP) steht ebenfalls für die Verbreitung von pflegewissenschaftlichem Wissen und sie fördert den Austausch von an der Pflegewissenschaft interessierten Personen. Auf der Homepage der Fachgesellschaft sind z. T. Artikel der Fachzeitschrift „Pflege & Gesellschaft" online abrufbar.

Beispiele für unterschiedliche Datenbanken, in denen Wissen zur Verfügung steht:

- Deutsches Netzwerk für Qualitätsentwicklung in der Pflege (DNQP; www.dnqp.de)
- Datenbank zu Leitlinien der Arbeitsgemeinschaft der wissenschaftlichen medizinischen Fachgesellschaften (AWMF; www.awmf.org)
- Datenbank zu pflegerelevanten Leitlinien der Deutschen Gesellschaft für Pflegewissenschaft e. V. (DGP; www.dg-pflegewissenschaft.de)
- Pflegerische Leitlinien beim Zentrum für Qualität in der Pflege (ZQP; www.zqp.de/portfolio/studie-pflegerische-leitlinien)
- Deutsches Zentrum für Altersfragen (DZA; www.dza.de)
- Das Suchportal für Lebenswissenschaften der Zentralbibliothek für Medizin in Köln LIVIVO (mit deutschsprachiger Benutzeroberfläche, www.livivo.de)
- Deutsches Institut für Medizinische Dokumentation und Information (DIMDI; www.dimdi.de/static/de/index.html)
- Das Suchportal der U.S. National Library of Medicine (PubMed; www.pubmed.gov)
- Das Suchportal der Cochrane Collaboration (Cochrane Library; www.cochranelibrary.com)
- ÜBERGABE – der Podcast (www.uebergabe.de/podcast)

4.3 Pflegerelevante medizinische Leitlinien

Neben pflegerischen Expertenstandards gewinnen **inter- oder multidisziplinäre Leitlinien** auch für die Pflege zunehmend an Bedeutung, so z. B. die S 2k-Leitlinie zur „Einwilligung von Menschen mit Demenz in medizinische Maßnahmen" oder die S3-Leitlinie „Schmerzassessment bei älteren Menschen in der vollstationären Altenhilfe". Solche Leitlinien, die ursprünglich medizinisch orientiert waren, schließen inzwischen Angehörige anderer an der Versorgung beteiligten Berufsgruppen ein. Pflegende nehmen daher zunehmend an der Entwicklung von Leitlinien teil.

Zusatzwissen

Weiterführende Informationen zur **Klassifikation von Leitlinien** finden Sie unter www.awmf.org/leitlinien/awmf-regelwerk/ll-entwicklung/awmf-regelwerk-01-planung-und-organisation/po-stufenklassifikation.html und im Podcast „Leitlinien in der Pflege" unter www.uebergabe.de/podcast/ug029. Hinweise zur Entwicklung von Leitlinien und pflegerelevanten Leitlinien finden sich u. a. auf den Seiten der Deutschen Gesellschaft für Pflegewissenschaft e. V. (DGP), dem Zentrum für Qualität in der Pflege (ZQP) oder der Arbeitsgemeinschaft der wissenschaftlichen medizinischen Fachgesellschaften (AWMF).

Pflegerische Expertenstandards und medizinische Leitlinien geben eine **Orientierungshilfe** und eine Richtschnur, wie eine qualitativ hochwertige, am Stand des aktuellen Wissens ausgerichtete Pflege und Therapie aussehen sollte. Die Anzahl der jeweiligen Themenbereiche hat in den letzten Jahren rapide zugenommen. Ihre Aussagen sind jedoch nicht gesetzlich bindend. Vielmehr besteht v. a. im Rahmen der Therapiefreiheit des Arztes die Möglichkeit, von den Empfehlungen abzuweichen. Auch lassen sich die Standards nicht auf jede pflegerische Situation gleichermaßen anwenden. Sind solche Abweichungen notwendig, wie z. B. die „Vernachlässigung" des Pflegestandards „Förderung und Erhalt der Mobilität", „Ernährungsmanagement zur Sicherung und Förderung der oralen Ernährung" oder „Dekubitusprophylaxe" in einer Sterbesituation, so muss dies entsprechend begründet und dokumentiert werden.

Leitlinien und Expertenstandards können Gutachtern dazu dienen, in Zweifelsfällen **Pflege- oder Behandlungsfehler festzustellen**, zumindest in den Fällen, in denen die Empfehlungen keine Berücksichtigung gefunden haben und diese Ausnahme nicht (nachvollziehbar) begründet wurde. Zudem können Krankenkassen Regressforderungen für Behandlungskosten stellen, wenn nicht leitliniengerecht behandelt wurde.

Insofern kommt den medizinischen Leitlinien und pflegerischen Expertenstandards eine große Verbindlichkeit zu, auch wenn sie – wie zuvor gesagt – keine Gesetzeskraft besitzen. Sie müssen jedoch in regelmäßigen Abständen überprüft werden und haben oft nur eine Gültigkeitsdauer von 1–5 Jahren.

Seit 1995 koordiniert die Arbeitsgemeinschaft der Wissenschaftlichen Medizinischen Fachgesellschaften (AWMF) die Entwicklung von Leitlinien für Diagnostik und Therapie der einzelnen wissenschaftlichen medizinischen Fachgesellschaften. Im Jahr 2019 vertritt die AWMF 182 medizinische Fachgesellschaften, davon 3 assoziierte (AWMF 2019). Unter ihrer Federführung entstanden 285 S 1-, 39 S 2e-, 251 S 2k- und 193 S3-Leitlinien (Stand 08/2020).

4.3.1 S 1-, S 2- und S 3-Leilinien

Nach der Systematik der AWMF werden Leitlinien in 4 Entwicklungsstufen von S 1 bis S 3 erarbeitet, wobei in dieser Systematik S 3 die höchste Stufe darstellt (AWMF 2012):

- S 1: Handlungsempfehlungen von Expertengruppen. Methode: Konsensfindung in einem informellen Verfahren
- S 2k: Konsensbasierte Leitlinie. Methode: Repräsentatives Gremium, strukturierte Konsensfindung
- S 2e: Evidenzbasierte Leitlinie. Methode: Systematische Recherche, Auswahl, Bewertung der Literatur
- S 3: Evidenz-und konsensbasierte Leitlinie. Methode: Repräsentatives Gremium, systematische Recherche, Auswahl, Bewertung der Literatur, strukturierte Konsensfindung

Tab. 4.1 Empfehlungsgrade medizinischer Leitlinien [Tabelle basiert auf Angaben aus: AWMF 2012].

Empfehlungsgrad	Beschreibung und Wortlaut
A	starke Empfehlung; soll
B	Empfehlung; sollte
0	offene Empfehlung; kann erwogen werden

Während bei akutem Regelungsbedarf nach einem informellen Verfahren in Form einer S1-Leitlinie Experten Empfehlungen aussprechen, erfordert die S2k-Leitlinie bereits eine strukturierte Konsensfindung und ein repräsentatives Gremium an Experten. Ab der Klassifikation S2e handelt es sich um eine evidenzbasierte Leitlinie. Methodisch am anspruchsvollsten ist die S3-Leitlinie, deren Empfehlungen sowohl konsensbasiert als auch evidenzbasiert sind. Anzustreben ist stets eine evidenzbasierte Leitlinie (mind. S2e); eine S1- oder eine S2k-Leitlinie kann dabei jedoch ein erster Schritt sein.

Medizinische Leitlinien werden i.d.R. auf der Basis von konsentierten, möglichst alltagsrelevanten Schlüsselfragen zu einem bestimmten Themenbereich wie einer Erkrankung (z.B. Hypertonus oder Diabetes) oder bestimmten Querschnittssymptomen bei unterschiedlichen Erkrankungen (z.B. Symptome bei Patienten mit einer nicht heilbaren Krebserkrankung) erstellt. In einem je nach Systematik der Leitlinie unterschiedlichen Prozess werden zu den Schlüsselfragen jeweils Schlüsselempfehlungen erarbeitet, diskutiert und konsentiert. Diese geben nicht nur den aktuellen Stand des Wissens wieder, sondern dienen der Orientierung im Sinne von Entscheidungs- und (Be-)Handlungsoptionen.

Die einzelnen Schlüsselempfehlungen unterliegen – je nach Güte der zugrunde liegenden Studien – unterschiedlichen Empfehlungsgraden, die in ▶ Tab. 4.1 dargestellt sind.

Der sog. Evidenzgrad (Level of Evidence, LoE) und die Stärke der Empfehlung (Grades of Recommendations, GoR) sind in jeweiligen Empfehlungen der Leitlinien ausgewiesen. Wenn es für eine Behandlungsmethode (noch) keine ausreichenden wissenschaftlichen Studien gibt oder diese Studien nicht möglich sind, kann es sein, dass sich die Methode in der Praxis bewährt hat, sie damit dennoch eine gewisse empirische Evidenz besitzt. Wird sich in der Expertengruppe diesbezüglich geeinigt, so erhält diese Methode die „schwächste" Empfehlungsstärke Good Clinical Practice (GCP) oder klinischer Konsensuspunkt (KKP).

In diesem Buch berücksichtigte Leitlinien sind u.a.:

- S1-Leitlinie „Soziale Teilhabe und Lebensqualität in der stationären Altenhilfe unter den Bedingungen der COVID-19-Pandemie"
- S2k-Leitlinie „Notfallpsychiatrie"
- S2k-Leitlinie „Einwilligung von Menschen mit Demenz in medizinische Maßnahmen"
- S3-Leitlinie „Verhinderung von Zwang"
- S3-Leitlinie „Demenzen"
- S3-Leitlinie „Alkoholbezogene Störungen"
- S3-Leitlinie „Schizophrenie"
- S3-Leitlinie „Diagnostik und Therapie Bipolarer Störungen"
- S3-Leitlinie „Zwangsstörungen"
- S3-Leitlinie „Posttraumatische Belastungsstörung"
- S3-Leitlinie „Nicht erholsamer Schlaf/Schlafstörungen"
- S3-Leitlinie „Schmerzassessment bei älteren Menschen in der vollstationären Altenhilfe"
- S3-Leitlinie „Palliativmedizin bei Patienten mit einer nicht-heilbaren Krebserkrankung"
- S3-Leitlinie „Langzeitanwendung von Opioiden bei chronischen Schmerzen (LONTS)"

Neben den beschriebenen Organisationen geben auch einzelne medizinische Fachgesellschaften eigene Leitlinien heraus, wie z.B. die Deutsche Gesellschaft für Allgemeinmedizin und Familienmedizin (DEGAM; www.degam.de/degam-leitlinien-379.html).

Lernaufgabe

Welche medizinischen Leitlinien sind für Ihre Einrichtung relevant? Gibt es auf Ihre Bedürfnisse hin zugeschnittene Verfahrensanweisungen? Nehmen Sie ggf. die Qualitätshandbücher Ihrer Einrichtung zu Hilfe.

4.3.2 Nationale VersorgungsLeitlinien

Laut dem **Programm für Nationale VersorgungsLeitlinien** der AWMF, der Bundesärztekammer und der kassenärztlichen Bundesvereinigung handelt es sich:

„bei einer Nationalen VersorgungsLeitlinie (NVL) [...] um eine systematisch entwickelte Entscheidungshilfe über die angemessene ärztliche Vorgehensweise bei speziellen gesundheitlichen Problemen im Rahmen der strukturierten medizinischen Versorgung und damit um eine Orientierungshilfe im Sinne von ‚Handlungs- und Entscheidungsvorschlägen', von denen in begründeten Fällen abgewichen werden kann oder sogar muss.

Die Entscheidung darüber, ob einer bestimmten Empfehlung gefolgt werden soll, muss individuell unter Berücksichtigung der beim jeweiligen Patienten vorliegenden Gegebenheiten und Präferenzen sowie der verfügbaren Ressourcen getroffen werden.

Eine NVL wird erst dann wirksam, wenn ihre Empfehlungen bei der Patientenversorgung Berücksichtigung finden. Die Anwendbarkeit einer Leitlinie oder einzelner Leitlinienempfehlungen muss in der individuellen Situation geprüft werden nach den Prinzipien der Indikationsstellung, Beratung, Präferenzermittlung und partizipativen Entscheidungsfindung" (Bundesärztekammer, Kassenärztliche Bundesvereinigung, Arbeitsgemeinschaft der Wissenschaftlichen Medizinischen Fachgesellschaften 2018).

Die NVL stellen einen Konsens mehrerer Experten aus unterschiedlichen Fachbereichen und Arbeitsgruppen zu bestimmten ärztlichen Problemstellungen dar, an dem möglichst auch Patientenvertreter und Vertreter anderer Fachberufe des Gesundheitswesens sowie Selbsthilfegruppen beteiligt sind. Stand August 2020 gibt es 11 Nationale VersorgungLeitlinien. In diesem Buch findet die Nationale Versorgungsleitlinie „Unipolare Depression" Berücksichtigung.

4.3.3 Patientenleitlinien

Neben den medizinischen Leitlinien, die in erster Linie für das ärztliche Handeln bei einer bestimmten Erkrankung erstellt wurden, gibt es in einigen Fällen entsprechende Patientenleitlinien, die die medizinische Fachinformation für Patienten und deren Angehörige verständlich machen. Sie können auch für Pflegende eine gute Wissensquelle sein.

4.3.4 Kritik

Bereits früh gab es kritische Stimmen bezüglich der Expertenstandards und den ärztlichen Leitlinien. So beklagte Sabine Bartholomeyczik bereits 2002 eine babylonische Sprachverwirrung bezüglich des Begriffes „Standard" (Bartholomeyczik 2002). Als Fazit ihrer Kritik führte die Krankenschwester, Sozial- und Pflegewissenschaftlerin aus:

„Die Leitlinien oder Standards können quasi als Landkarte dienen: Sie bieten damit eine Möglichkeit zum Ausgleich praktischer Defizite als

- Lernanleitung
- Ausdehnen von Sachkenntnis (bei Fehlen von Expertinnen und Experten)
- Gedächtnisstütze, Sicherheitsnetz
- Wegweiser durch schwieriges Gebiet (Kompass)."

Sie können weiterhin als Grundlage für Übereinstimmung genutzt werden, v. a. dann, wenn ein gemeinsames Verständnis fehlt. Kein Standard kann ein Lehrbuch ersetzen, er kann v. a. keine gute Ausbildung ersetzen. Und: Ein Standard ist immer nur so lange gültig, wie die zu Grunde liegenden Kenntnisse nicht überholt sind, d. h. er muss ständig überprüft werden" (Bartholomeyczik 2002).

Darüber hinaus berücksichtigen sowohl die pflegerischen Expertenstandards als auch die medizinischen Leitlinien psychisch kranke, alte Menschen oft nur am Rande, es sei denn, es handelt sich um eine explizit geriatrische oder gerontopsychiatrische Fragestellung wie z. B. die der Sturzprophylaxe oder die der Diagnose und Therapie von Demenzen.

Nicht zuletzt muss immer bedacht werden, ob der individuelle Fall bzw. Sachverhalt – der sich u. U. nicht in den Studien wiederfindet oder für den es gar keine Studien gibt – auch in den vorliegenden Standards oder Leitlinien abgebildet ist.

Merke

M!

Bedenken Sie: Nicht jeder unserer Bewohner oder Patienten hat auch unsere Standards oder unsere Leitlinien gelesen.

4.4 Pflegemodelle

„(…) Trotz der frühen Erkenntnis von Nightingale, dass intellektuelle Fähigkeiten und praktische Fertigkeiten kombiniert werden müssen, erscheint die Krankenpflege immer noch als aufgabenorientiert. Als Folge dieser Entwicklung ist die Krankenpflege mehrheitlich nur auf einem praktischen Niveau verblieben, ohne die Theorie als Grundlage für die Praxis einzubeziehen. Immer mehr Krankenschwestern gelangen zur Überzeugung, dass sich denken und tun nicht ausschließen (…)"

(Roper et al. 1993)

In dieser Aussage aus den frühen 90er Jahren spiegelt sich die Annahme der Pflegewissenschaftler Nancy Roper, Winifred W. Logan und Alison Tierney wider, dass bis dahin immer noch weitestgehend nach Erfahrungswerten gepflegt wurde, statt (z. T. bereits vorhandene) Modelle und Theorien einzubinden.

Pflegemodelle (auch **Pflegetheorien** genannt) wurden überwiegend im angloamerikanischen Raum entwickelt und erlebten schließlich in den 1990er Jahren auch im deutschsprachigen Raum Hochkonjunktur.

Definition

Pflegetheorien bilden einen systematischen Ausdruck von Feststellungen, die sich auf die wesentlichen Fragen der Disziplin beziehen und ein sinnvolles Ganzes bilden. Aspekte der Pflegerealität werden mit dem Ziel dargestellt, Phänomene zu beschreiben, Beziehungen zwischen Phänomenen zu erklären, Folgen vorherzusagen oder Pflegehandlungen vorzuschreiben (Meleis 1999).

Die vielen Modelle und Theorien zeichnen sich durch unterschiedliche **Herangehensweisen** aus. Nach der Pflegewissenschaftlerin und Medizinsoziologin Afaf Ibrahim Meleis (Schaeffer u. Moers 2009) können Pflegemodelle unterteilt werden, in:

- **Interaktionsmodelle** – Wie tun Pflegende das, was sie tun?
- **Bedürfnismodelle** – Was tun Pflegende?
- **Pflegeergebnismodelle** – Warum und mit welchem Ziel wird Pflege durchgeführt?

Darüber hinaus können Pflegemodelle nach ihrer Funktion, der Ebene oder der Reichweite unterteilt werden (Brandenburg u. Dorschner 2015).

Trotz aller Unterschiede gibt es dennoch Gemeinsamkeiten. Schrems (2003, 2008) merkt dazu an, dass auf den ersten Blick die Fülle der unterschiedlichen Konzepte und Modelle verwirrend sei; aber bei genauerer Betrachtung zu erkennen sei, dass im Kern bei allen der **Pflegeprozess** im Fokus steht.

4.4.1 Gerontopsychiatrische Pflege und Beziehung

In der Zusammenarbeit mit Menschen mit gerontopsychiatrischen Erkrankungen bedeutet Pflege auch immer Beziehungsarbeit. Nicht zuletzt heißt der Nationale Expertenstandard, der sich mit der Pflege von Menschen mit Demenz befasst „Beziehungsgestaltung in der Pflege von Menschen mit Demenz" (DNQP 2018). Um diese Beziehung zu entwickeln und mit ihr aktiv zu arbeiten, wird neben der funktionellen Organisationsstruktur zusätzliche Kompetenz der Pflegenden benötigt. Durch die „technische" Durchführung der Bezugspflege allein kann diese wirksame Arbeit nicht gesichert werden. Pflegende müssen Klarheit darüber gewinnen, dass Pflege nicht nur das ist, was Pflegende „tun". Vielmehr wird durch die Beziehung erfasst und bewertet, was hinter den „technischen" Verrichtungen stattfindet (▸ Abb. 4.4). Pflegende müssen das erkennen und in die Planung und Durchführung der Arbeit mit einbeziehen. Es ist nicht nur das **Wie** einer Information wichtig, auch das **Warum** oder **Wodurch** und was mit der Information geschieht.

Menschen gehen ihren eigenen Lebensweg und leben in ihrer eigenen Lebenswelt. Es ist eine pflegerische Aufgabe, Menschen dabei, soweit sie das wünschen, in ihren Lebenssituationen zu begleiten. Pflege orientiert sich besonders in der Begleitung von Menschen mit langfristigem Pflegebedarf an deren **Bedürfnissen** und **Bedarfen**.

Für die pflegerische Versorgung von Menschen mit gerontopsychiatrischen Erkrankungen spielt die Beziehung eine besondere Rolle. Daher sind Pflegetheorien oder -systeme, die die Beziehung in den Mittelpunkt stellen, besonders relevant. Dies trifft u. a. auf das System des „Primary Nursing" zu (Manthey 2011).

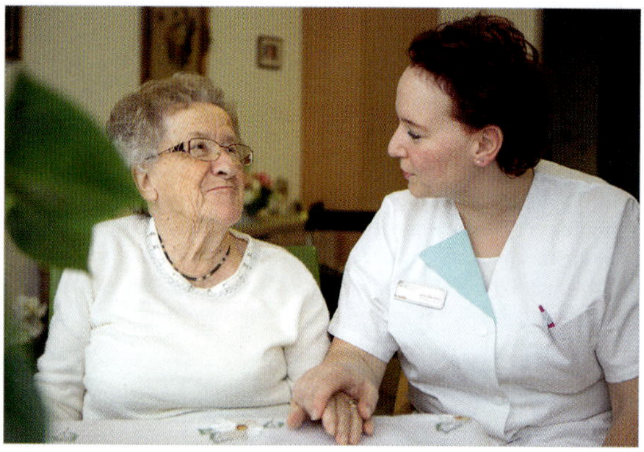

Abb. 4.4 Bezugspersonenpflege. Die Pflege durch eine feste Bezugsperson schafft Vertrauen. (Quelle: © K. Oborny/Thieme Group)

Definition

Primary Nursing ist ein Pflegesystem, dessen zentrales Konzept die bedarfs- und bedürfnisorientierte Versorgung des Menschen mit Pflegebedarf ist und das die ganze Person in den Blick nimmt. 4 Kernelemente sind zentral:
- persönliche Verantwortung der Pflegenden für den Patienten bzw. Bewohner
- Kontinuität in der pflegerischen Versorgung
- direkte Kommunikation
- der Grundsatz, dass die Person, welche die Pflege plant, diese auch durchführt

Weitere Informationen zu Primary Nursing gibt das Deutsche Netzwerk Primary Nursing des Deutschen Berufsverbands für Pflegeberufe:
www.dbfk.de/de/expertengruppen/netzwerk-primary-nursing/index.php

Merke

Die Beziehungsarbeit ist verbunden mit der Orientierung an der Person und der Individualisierung der Pflegeabläufe. Die Kompetenz der Mitarbeitenden, diese Beziehung professionell zu steuern, steht dabei im Mittelpunkt, nicht allein die „technischen Abläufe" der Pflegehandlungen.

4.4.2 Interaktionsmodell nach Peplau

Die Pflegepionierin und Pflegetheoretikerin Hildegard Peplau entwickelte bereits 1952 in den USA ein Modell, das Pflege als einen absichtsvollen Prozess beschreibt, in dem die **Interaktion** zwischen Pflegenden und zu Pflegenden sowie ihre Beziehung im Mittelpunkt stehen (Schaeffer u. Moers 2009). Pflege ist nach Peplau ein Beziehungsprozess, der verschiedene Stadien durchläuft und in dem Pflegende und zu Pflegende unterschiedliche Rollen einnehmen. Das kann die Rolle der Fremden sein oder der Person als Ressource, als Lehrer, Führungsperson oder als Berater. Das Ziel dieses Prozesses ist die Förderung der Gesundheit.

Definition

Gesundheit ist im Interaktionsmodell nach Hildegard Peplau als eine Vorwärtsbewegung der Persönlichkeit und anderer im Gang befindlicher Prozesse in Richtung auf ein kreatives, konstruktives und produktives persönliches und gesellschaftliches Leben beschrieben.

Die Hauptelemente des Modells von Peplau sind:
- Beschreibung psychodynamischer Pflege
- Phasen der Beziehung zwischen Pflegeperson und Patient
- Beschreibung der Rollen, die in dieser Beziehung übernommen werden

Die Beziehung zwischen zu Pflegenden und Pflegenden werden geprägt durch:
- Orientierung
- Identifikation
- Ausbeutung
- Nutzung
- Ablösung

Pflegerische Aktivitäten werden nach Peplau dann nötig, wenn eine Patientin pflegerischer Hilfe bedarf und dies auf irgendeine Weise zum Ausdruck bringt. Für die pflegerische Praxis bedeutet dies, dass jeder Patient eine pflegerische Bezugsperson braucht, die den Beziehungsprozess dokumentiert und individuelle Pflegepläne erstellt.

Das Interaktionsmodell von Peplau war prägend für die Einbeziehung von psychosozialen und Beziehungsaspekten in die Pflege. Ihr Modell gibt wichtige Hinweise auf die Gestaltung der pflegerischen Beziehung, weniger auf die konkrete inhaltliche Ausgestaltung. In der Gerontopsychiatrie muss das Ziel der „Vorwärtsbewegung" zur Förderung von Gesundheit modifiziert werden. In der Pflege von alten Menschen ist die Zielsetzung nicht immer die Förderung der Gesundheit, vielmehr steht hier häufig die Erhaltung der Lebensqualität auch bei sich verschlechterndem Gesundheitszustand im Vordergrund.

4.4.3 Aktivitäten des täglichen Lebens

Das Modell der Aktivitäten des täglichen Lebens (ATL-Modell, Brandenburg et al. 2017) – oder englisch „activities of daily living" (ADL) – mit 12 Aktivitäten wird auch in der Geriatrie genutzt und findet in der Betrachtung von Alltagskompetenzen Berücksichtigung. Das ATL-Modell nach der Krankenschwester Liliane Juchli umfasst:
1. atmen
2. Körpertemperatur regulieren
3. sich bewegen
4. kommunizieren
5. essen und trinken
6. ausscheiden
7. sich waschen und kleiden
8. ruhen und schlafen
9. für Sicherheit sorgen
10. Zeit und Raum gestalten
11. Sinn finden
12. Mann, Frau oder Kind sein

Dieses bedürfnisorientierte ATL-Modell von Juchli wurde von dem Psychiatriepfleger und Pflegewissenschaftler Christoph Abderhalden (1999) modifiziert. Ihm zufolge ist seine Modifikation die Erweiterung der ATL-Liste für ein Ausbildungsprogramm in psychiatrischer Pflege und kein eigenes Pflegemodell.

Punkt 11 änderte er ab in „sich beschäftigen" und 6 neue Punkte (13. bis 18.) fügte er hinzu:

13. sich informieren und orientieren
14. Beziehungen aufnehmen, aufrechterhalten, beenden
15. mit Problemen und Realitäten umgehen
16. persönlichen Besitz verwalten
17. wohnen
18. seine Rechte wahren, seine Pflichten erfüllen

Beim ATL-Modell, das für akut kranke Menschen entwickelt wurde, überwiegen die körperlich bezogenen Aktivitäten. Durch die Ergänzungen von Abderhalden (1999) wurde eine andere Schwerpunktsetzung vorgenommen. Sie unterstreichen den, für die Langzeitversorgung hohen **Stellenwert des Wohnens** und der damit verbundenen Aspekte in der Pflege von Menschen mit psychischen Erkrankungen. Besonders Menschen mit Demenz sind in hohem Maße darauf angewiesen, das diese Aktivitäten in ihrem Leben berücksichtigt werden, wenn sie selbst dafür nicht mehr Sorge tragen können.

4.5 Interdisziplinarität und Zusammenarbeit mit anderen Berufsgruppen

Definition

Disziplin bedeutet nach dem Duden-Fremdwörterbuch: „Teilbereich oder Unterabteilung, aber auch ein auf Ordnung bedachtes Verhalten." Unter dem Schlagwort **Interdisziplinäre Zusammenarbeit** findet sich dort der Eintrag: „Zusammenarbeit mehrerer Disziplinen."

Die interdisziplinäre Zusammenarbeit in der Pflege von Menschen mit gerontopsychiatrischem Hilfebedarf hat das Ziel, rein krankheitsbezogene oder eindimensionale Strukturen der Versorgung zu überwinden. Es soll durch **fachübergreifendes Denken und Handeln** partikuläres (in Teilbereiche aufgespaltetes) Vorgehen vermieden werden. Pflegende nehmen dabei eine **zentrale Rolle** ein. Sie sind „rund um die Uhr" bei den betroffenen Menschen, die Pflege ist also eine 24 h anwesende Disziplin. Mediziner sind nicht kontinuierlich anwesend und auch Mitarbeiter anderer Berufsgruppen wie Sozialarbeiter, Ergotherapeuten oder Logopäden kommen im Behandlungsprozess nur partiell hinzu.

4.5.1 Gemeinsames Ziel

Eine erfolgreiche interdisziplinäre Zusammenarbeit in der Pflege von Menschen zeichnet sich dadurch aus, dass sie **ein gemeinsam formuliertes Ziel** verfolgt. Das gilt für die Pflege in der Gerontopsychiatrie ebenso wie für andere Bereiche der Pflege. Um diese Gemeinsamkeit zu erreichen, müssen die Verantwortungsbereiche der Beteiligten klar definiert und die Aufgabenverteilung transparent sein. Alle Beteiligten müssen auf die relevanten Informationen zurückgreifen können. Es ist von großer Bedeutung, dass alle Bereiche die Verantwortung für diese Informationsweitergabe übernehmen. Beobachtungen und Informationen können mündlich in festgelegten Verfahren, wie **Übergabegesprächen** oder **Fallbesprechungen**, weitergegeben werden. Bewährt hat es sich, in der Dokumentation an einer prominenten Stelle (z. B. **Kommunikationsblatt**) auf diese Informationen zu verweisen.

4.5.2 Kommunikation und Informationsfluss

Der Kommunikation der beteiligten Personen untereinander kommt eine besondere Bedeutung zu. Sie ist nicht Selbstzweck, sondern das Mittel zum Zweck.

Für eine umfassende Behandlung durch alle Beteiligten ist es nötig, dass die Aktivitäten und existenziellen Erfahrungen bei Menschen mit gerontopsychiatrischem Hilfebedarf von den kontinuierlich anwesenden Pflegenden **beobachtet** und **eingeschätzt** werden. Auftretende Erfordernisse sollten **erfasst** und **formuliert** werden. Hat ein Mensch mit einer Demenz, z. B. beim Aufstehen, immer wieder Schmerzen, kann dies seine Mobilität und seine Lebensqualität erheblich einschränken.

Beispiel

Bei Herrn B. (82 J.) wurde vor 2 Jahren eine beginnende Demenz diagnostiziert.

Seine Bezugspflegerin **beobachtet** seit Kurzem bei Ihm eine veränderte Mimik: sein Gesicht wirkt beim Aufstehen „schmerzverzerrt" und Herr B. scheint die Aufstehbewegung immer häufiger zu vermeiden. Seine Pflegerin **deutet** dieses Verhalten als Ausdruck von Schmerzen, **dokumentiert** ihre Beobachtungen und ihre Deutung und **gibt** sie an weitere behandelnde Disziplinen **weiter**.

Der behandelnde Arzt **leitet passende Maßnahmen ein** (u. a. die Gabe von Schmerzmitteln).

Der behandelnde Physiotherapeut kann dank der Beobachtungen der Pflege und der Maßnahmen des Arztes ein erfolgreiches (schmerzfreies) Training mit Herrn B. durchführen. Beim 3. Training nach der Einleitung der Maßnahmen **beobachtet** er jedoch, dass Herr B. trotz Analgetika-Gabe Schmerzen zu haben scheint. Umgehend **meldet** er dies an Pflege und Arzt **zurück**, damit die Maßnahmen angepasst werden können.

Durch den kontinuierlichen Kontakt mit den Betroffenen können Pflegende Reaktionen auf Behandlungen oder Medikamente beobachten und einschätzen. Mediziner und Mitarbeiter anderer Berufsgruppen sind oft auf diese Beobachtungen und Einschätzungen angewiesen, um die Wirkweise der getroffenen Maßnahmen beurteilen zu können. Außerdem kann eine Behandlung durch Kollegen einer anderen Disziplin durch die kontinuierlichen Beobachtungen der Pflegenden und eine gemeinsame Auswertung, z. B. in **Fallkonferenzen** (S. 77), initiiert und evaluiert werden. Beispielsweise kann durch die Beobachtungen der Pflegenden bei einem durch eine gestörte Balancefähigkeit stark sturzgefährdeten Menschen, ein Physiotherapeut hinzugezogen werden. Oder eine vorhandene Schluckstörung kann durch einen Logopäden sinnvoll mit behandelt werden.

Merke

Die Pflegefachperson (im Ideal die Bezugspflegefachperson) koordiniert die Wissensbestände der Mitarbeiter der unterschiedlichen Disziplinen und stimmt sie mit den betroffenen Menschen und deren Angehörigen ab.

Zusammenarbeit bedeutet
- Ziele aushandeln und definieren,
- alle Beteiligte einbeziehen,
- Angebote machen,
- Absprachen im Team treffen,
- Konzepte über 24 Std. anwenden und dadurch Kontinuität schaffen,
- den Prozess evaluieren und
- ggf. festgelegte Ziele und Maßnahmen modifizieren.

Die relevanten Informationen müssen strukturiert erfasst, dokumentiert und transparent gemacht werden und allen Beteiligten zur Verfügung stehen. Die komplexe Situation, in der sich Menschen mit gerontopsychiatrischem Hilfebedarf befinden, erfordert das zielgerichtete Zusammenwirken aller Beteiligten. Dabei sollte es eine Selbstverständlichkeit sein, den betroffenen Menschen und seine Angehörigen oder die ihn betreuenden Personen in die Pflege mit einzubeziehen und die Zielsetzung mit ihnen abzustimmen.

4.6 Dokumentation

Die Dokumentation spielt in der Arbeit von allen Pflegenden eine große Rolle; an dieser Stelle werden allerdings nur die Bereiche beschrieben, die für die gerontopsychiatrische Pflege von Belang sind.

Im Prinzip heißt Dokumentation erst einmal nur, bestimmte Dinge wie pflegerische Beobachtungen oder Vereinbarungen niederzuschreiben. In den 70er und 80er Jahren des letzten Jahrhunderts wurde der berufsfachliche Konsens gebildet, Pflegedokumentation im sog. Pflegeprozess zu organisieren. Die Pflegeprozessplanung (S. 101) wurde dann auf der Basis von verschiedenen Pflegeprozessschritten aufgebaut.

Neben der Struktur, die in Deutschland fast immer aus 6 Prozessschritten bestand, wurde die Prozessplanung inhaltlich nach einem Pflegemodell ausgerichtet, z. B. dem von der Pflegewissenschaftlerin Monika Krohwinkel mit 13 ABEDLs (Aktivitäten, soziale Beziehungen und existenzielle Erfahrungen des Lebens). Neben diesem Pflegemodell gibt es viele andere Pflegemodelle wie z. B. die von Nancy Rooper, Dorothea Orem und Hildegard Peplau. Die Umsetzung der Dokumentation anhand dieser Struktur hat in der Praxis immer wieder zu der Kritik geführt, dass die Dokumentation im Pflegealltag viel zu viel Zeit in Anspruch nimmt. 2014 hat dann, initiiert durch das Bundesministerium für Gesundheit (BMG), ein Probelauf zu einer entbürokratisierten Pflegedokumentation stattgefunden (Beikirch et al. 2017). Dieses sog. Strukturmodell enthält statt 6 Schritten nur noch 4 Prozessschritte und wird seit 2015 durch EinSTEP (Einführung des Strukturmodells zur Entbürokratisierung der Pflegedokumentation), einer Initiative zur Neuausrichtung der Dokumentationspraxis, in der ambulanten und stationären Langzeitpflege eingeführt. Im Sommer 2020 ist auf der Seite von EinSTEP zu lesen, dass ca. 50 % der ambulanten und stationären Einrichtungen die Pflege mithilfe des Strukturmodells organisieren und dokumentieren (Bundesarbeitsgemeinschaft der Freien Wohlfahrtspflege e. V. 2020).

Sowohl die ältere 6-schrittige Dokumentationsweise als auch die 4-schrittige verkürzte Dokumentationsweise des Strukturmodells finden also aktuell in der Praxis Anwendung. Beide Systeme werden unterstützt durch passende Dokumentationssoftware, die Ordnungsinstanzen, die Medizinischen Dienste (MDS 2019a, b) und die Heimaufsichten.

Im Folgenden werden daher zunächst die Grundlagen der Dokumentation und die Dokumentation des 6 Schritte umfassenden Prozesses beschrieben, danach das Strukturmodell zur Entbürokratisierung der Pflegedokumentation (S. 108).

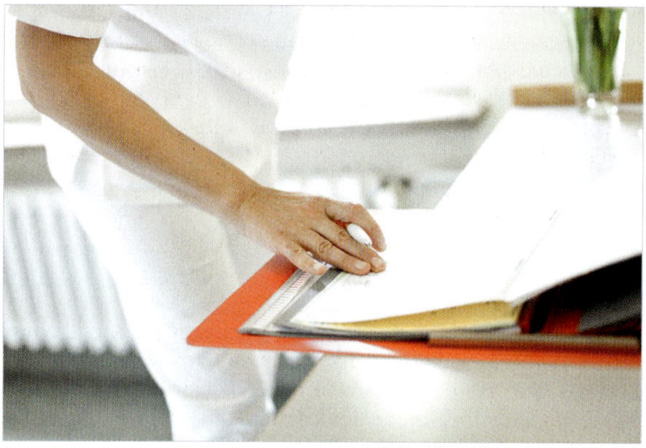

Abb. 4.5 Dokumentation. Es besteht Dokumentationspflicht. (Quelle: © A. Fischer/Thieme Group)

4.6.1 Dokumentationspflicht

Die allgemeine Verpflichtung zur Dokumentation leitet sich aus dem Gesetz über die Pflegeberufe vom 17. Juli 2017 § 5 Abs. 3 ab:

„Die Ausbildung soll insbesondere dazu befähigen […] die folgenden Aufgaben selbstständig auszuführen:
a) Erhebung und Feststellung des inividuellen Pflegbedarfs und Planung der Pflege,
b) Organisation, Gestaltung und Steuerung des Pflegeprozesses,
c) Durchführung der Pflege und Dokumentation der angewendeten Maßnahmen"

> **Merke** M!
>
> Durch die Begegnung zwischen Pflegendem und Patient ergibt sich eine direkte Verantwortung für den Patienten. Eine lückenlose Dokumentation kann als obligat bezeichnet werden (▶ Abb. 4.5).

Dies gilt v. a. in der gerontopsychiatrischen Pflege, da dort Menschen sowohl mit somatischen als auch mit psychischen Veränderungen zu betreuen sind. Bezüglich der Dokumentation bedeutet dies einen höheren Aufwand, da es oft nicht um eine einzelne Erkrankung geht, sondern um ein Konglomerat unterschiedlicher Symptomkomplexe und Diagnosen. Für die Dokumentation ist daher eine möglichst übersichtliche Darstellung der Erkenntnisse sowie Beobachtungen und den daraus folgenden Prozessen wichtig.

4.6.2 Ziele der Dokumentation

Die Zielsetzungen der Dokumentation sind:
- Nachweis der professionellen, systematischen und individuellen Pflege
- Sicherung der Kontinuität und eine Verlaufsdarstellung der konkreten Pflegeorganisation
- Kommunikationsmittel der unterschiedlichen Professionen (es ist unverständlich, wenn unterschiedliche Berufsgruppen, wie z. B. Arzt, Physiotherapeut, Logopäde, Mitarbeiter der Sozialen Dienste und Pflegende an unterschiedlichen Stellen dokumentieren und so praktisch keine vollständige Übersicht über die Wahrnehmungen und Durchführungen bezüglich eines Patienten besteht)

- Bereitstellen von Informationen und Daten intern und extern (so können bei Verlegungen oder Einweisungen Dokumente ausgetauscht werden, sodass die aufnehmende Institution wichtige Kenntnisse über den Patienten zur Verfügung hat)
- rechtskräftiger Nachweis über durchgeführte Leistungen
- Bereitstellen wichtiger Daten für ein internes Personalcontrolling
- Unterstützung bei Einstufungen nach SGB XI (MDS 2017)

4.6.3 Elemente der Dokumentation

Die Organisation der Dokumentation kann von Einrichtung zu Einrichtung sehr unterschiedlich sein, so kann sie handschriftlich oder EDV-gestützt durchgeführt werden. Im Wesentlichen besteht die Dokumentation aus den folgenden Elementen.

▸ **Stammblatt.** Hier werden neben den Stammdaten der Bezugsperson v. a. Diagnosen, Hilfsmittel und Besonderheiten aufgeführt, z. B. die genauen Informationen über einen Betreuer und dessen Aufgabenkreise. Diese Information ist auch im Notfall wichtig, da dann schnell bekannt sein muss, wer Entscheidungen treffen kann. Darüber hinaus werden auf vielen Stammblättern pflegebegründende Diagnosen geführt. Demenzielle Syndrome sind pflegebegründend und geben damit relativ schnell Aufschluss, dass in diesen Fällen Pflege notwendig ist oder sein wird.

▸ **Informationssammlung.** Diese besteht aus biografischen Informationen, dem Ist-Zustand und der Pflegeanamnese.

▸ **Pflegeplanung.** Die Pflegeplanung ist eine der viel diskutierten Leistungen in der Pflege. Sie ist ein Instrument, mit dessen Hilfe man die Pflege 1. strukturieren und 2. transparenter machen will. Das Hauptziel der Pflegeprozessplanung ist, die Pflege nachvollziehbar zu machen und vorausschauende Überlegungen von Anfang an einzubeziehen. Alle Planungen müssen dabei mit dem Bewohner oder deren Betreuer oder Bezugspersonen abgestimmt werden.

▸ **Durchführungsnachweise.** Die Dokumentation der erbrachten Pflegeleistung erfolgt zeitnah und mit Handzeichen der durchführenden Pflegeperson im Durchführungsnachweis (MDS 2005).

▸ **Formulare.** Dem Dokumentationssystem müssen, wenn dies notwendig wird, weitere Formulare beigefügt werden. Dies kann z. B. bei der Dokumentation von freiheitsentziehenden Maßnahmen notwendig sein oder bei mangelhafter Nahrungs- oder Flüssigkeitsaufnahme. Weitere mögliche Formulare: Vitalzeichenkontrollblatt, Ernährungs- und Trinkprotokoll, Risikoerfassungsblatt, Überleitungsbogen, Bogen zur Erfassung von Betreuungsangeboten.

▸ **Pflegebericht.** Der Pflegebericht ist ein qualitativer Rechenschaftsbericht. Er beschreibt alle Leistungen und Beobachtungen sowie die im Verlauf des Pflegeprozesses aufgetretenen Besonderheiten. Der Bericht beinhaltet alle Informationen, die für die geleistete Pflege und die darauf folgenden Reaktionen des älteren Menschen wesentlich sind. Er ist somit die entscheidende Quelle für eine Evaluierung und Verlaufsbeschreibung der durchgeführten Pflege. Der Bericht sollte kontinuierlich den Bezug zu den geplanten Pflegezielen und den durchgeführten Maßnahmen herstellen. Damit er übersichtlich und lesbar bleibt, sind immer wiederkehrende Formulierungen zu vermeiden. Informationen, die besonders wichtig sind oder die Konsequenzen haben, werden hervorgehoben.

4.6.4 Pflegeprozessplanung

Merke

M!

Der Pflegeprozess setzt sich zusammen aus: Erhebung – Einschätzung – Planung – Durchführung – Beurteilung.

Die Pflegewissenschaftlerinnen Verena Fiechter und Martha Meier (1998) erläutern in ihrem wegweisenden Buch zur Pflegeplanung den Pflegeprozess als Problemlösungsprozess.

Der Pflegeprozess entspricht auf systematische Art und Weise dem Bedürfnis des älteren Menschen nach pflegerischer Begleitung (▸ Abb. 4.6). Dieser Prozess besteht aus Überlegungs-, Entscheidungs- und Handlungsschritten. Die Schritte stehen in einer logischen Reihenfolge und dienen der Problemlösung. Der Gesamtprozess enthält einen Rückkopplungseffekt in Form von Beurteilung (Evaluation) und Neuanpassung.

Phase 1: Informationssammlung

Die Informationssammlung entspricht dem 1. Schritt. Jeder zu betreuende Mensch hat eine individuelle Lebensgeschichte. In ihr haben sich Charakter, Problemlösungsstrategien, Handlungsweisen und auch Selbstpflegestrategien entwickelt. Damit Pflege effektiv, personen-, problem- und ressourcenorientiert durchgeführt werden kann, müssen möglichst konkrete Informationen zur betroffenen Person vorliegen. Diesem Zweck dient die Informationssammlung. Sie orientiert sich im Wesentlichen an 3 Aspekten:

- der Biografie
- der Pflegeanamnese
- dem Ist-Zustand

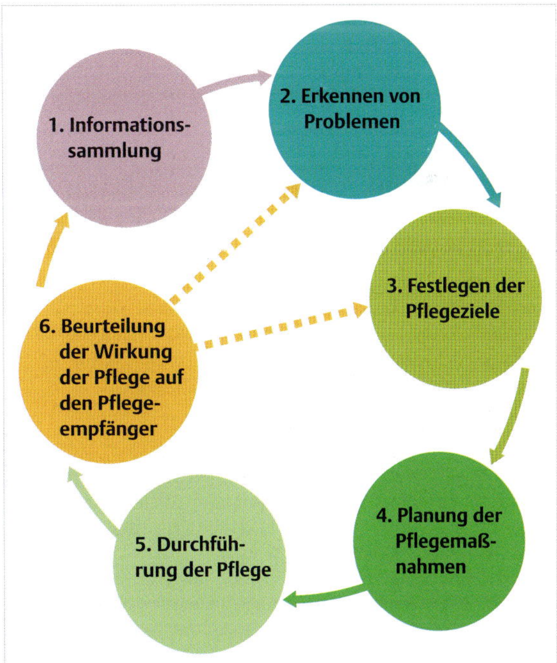

Abb. 4.6 Pflegeprozess. Das 6-Phasen-Modell des Pflegeprozesses. (Quelle: Spranger C. 3.3 Pflegeprozessmodell nach Fiechter und Meier. In: I care Pflege. 2., überarbeitete Auflage. Stuttgart: Thieme; 2020)

Biografie

Bei der Biografieerhebung werden die Informationen aufgenommen und erfasst, die in der Lebensgeschichte des älteren Menschen eine wichtige Rolle spielten. Dabei kommt es weniger darauf an, das gelebte Leben in Bezug auf die für die Pflege wesentlichen Daten in einer tabellarischen Übersicht wiederzugeben, vielmehr sollen Erklärungen für Zustände, Verhaltensweisen und Entwicklungen des Bewohners gefunden werden.

Merke

Das Interesse und das Verständnis für die Geschichte eines Patienten sind gerade in der psychiatrischen Pflege von besonderer Bedeutung, sie geben dem Betreuenden die Möglichkeit, das „So-Geworden-Sein" des Patienten nachzuvollziehen.

Bei bestehenden Pflegeproblemen müssen die auf dem Formblatt angesprochenen biografischen Daten unbedingt erhoben werden. Wenn es z. B. bei einem Bewohner zu Trinkstörungen kommt und er infolgedessen dehydriert, sind biografische Daten über seine Trinkgewohnheiten von entscheidender Bedeutung.

Merke

Biografische Daten sind **persönliche Daten**. Aus diesem Grund müssen die abzufragenden Details sensibel ausgewählt werden. Es wird überprüft, ob sie für den Pflegeprozess tatsächlich notwendig sind.

Zur Erhebung der Biografie empfehlen sich nicht nur schriftliche Aufzeichnungen, sondern auch Fotografien oder bedeutsame Gegenstände, z. B. die persönliche Handtasche oder ein Bild usw. Dies ist v. a. für die Planung der Pflege von desorientierten Menschen sinnvoll (S. 213).

Pflegeanamnese

Definition

Der Begriff der **Pflegeanamnese** wird oft mit dem des Ist-Zustands oder des aktuellen Zustands verwechselt. Der Begriff Anamnese bedeutet „Erinnerung" oder die „Vorgeschichte einer Erkrankung" (Duden-Fremdwörterbuch 1990).

So erhebt der Arzt in der medizinischen Anamnese die Vorgeschichte einer Krankheit nach Angaben des Kranken. In der Pflege bezieht sich die Anamnese auf die Erfassung der für die Pflege relevanten Vorgeschichte.

In der Pflegeanamnese wird erfasst, mit welchen Strategien der ältere Mensch selbst in der Vergangenheit seinen gesundheitlichen Problemen begegnet ist. Die Anamnese zielt darauf ab, die von ihm erfolgreich durchgeführten Selbstpflegestrategien zu nutzen, um sich den aktuellen Pflegeproblemen stärker widmen zu können.

Beispiel

So mancher pflegebedürftige Mensch hat bereits seit vielen Jahren eine schlaganfallbedingte Halbseitenlähmung, die er durch Hilfsmittel und Training gut kompensieren kann. Wenn ein solcher Mensch z. B. wegen eines Tumorleidens akut in die stationäre Behandlung gekommen ist, ist es wenig sinnvoll, viel Energie in die Pflege und Behandlung der Schlaganfallauswirkungen zu investieren. Vorrang hat der Umgang mit der akuten Erkrankung.

Folgende Fragen könnten bei der Pflegeanamnese dieses Patienten gestellt werden:
- Hat er Strategien im Umgang mit diesen Einschränkungen entwickelt?
- Wie ging der Betroffene mit bestehenden Problemen, z. B. Schlafstörungen, um?
- Mit welchen Orientierungshilfen hat sich der ältere Mensch in seiner Umgebung bewegt?
- Welche Medikamente/Anwendungen hat er bei verschiedenen Alltagsleiden erfolgreich eingesetzt, z. B. bei Obstipation (Verstopfung), Kopfschmerzen?
- Konnte er soziale Isolation durch andere Strategien kompensieren, z. B. durch Haustiere?

Die Genauigkeit der Informationssammlung bei der Pflegeanamnese ist entscheidend für die weiteren Planungsschritte.

Ist-Zustand

Merke

Unter dem Ist-Zustand versteht man eine Momentaufnahme des gesamten Pflegebedarfs einer Person. In der Praxis werden Ist-Zustand und Pflegeanamnese häufig gemeinsam erhoben.

Die Daten werden überwiegend durch direkte Beobachtung gewonnen. Hierzu nimmt die Pflegeperson die Informationen mithilfe ihrer Sinnesorgane auf, also mit den Augen (optisch), mit den Ohren (akustisch), mit der Nase (olfaktorisch) und mit den Händen (taktil). Darüber hinaus erfasst sie die aktuelle soziale Situation des älteren Menschen: Hat die betroffene Person Angehörige oder Freunde, gibt es Menschen, die in die Pflege mit eingebunden werden können?

Ergänzende Informationsquellen sind
- Einzugs- bzw. Aufnahmegespräch,
- Alltagsgestaltung, kommunikatives Verhalten,
- messen von Körperfunktionen.
- Gezielte Befragung: eine präzise Befragung ist v. a. bei desorientierten Menschen relevant, denn dadurch können die verschiedenen psychischen Werkzeugstörungen wie Apraxie (Störung der Koordination), Agnosie (Störung des Erkennens), erkannt werden.
- Fragen nach dem psychischen Befund.

Die Erhebung des Ist-Zustands ist auch für spätere Vergleiche von Bedeutung. So kann v. a. in der Langzeitpflege immer wieder verglichen werden, wie sich der Zustand und das Befinden der Person im Laufe der Zeit verändert haben.

► **Ergänzende Pflegeassessments.** Um frühere und jetzige Zustände miteinander vergleichen zu können, werden unterschiedliche Bewertungsinstrumente und -methoden (Pflegeassessments) verwendet (S. 82):

- Der Body-Mass-Index (BMI) erlaubt Aussagen zum Ernährungszustand einer Person.
- Der Mini-Mental-Status-Test (MMST) wird eingesetzt, wenn man das Vorliegen einer Demenz vermutet. Mit seiner Hilfe wird der Schweregrad bestimmt.
- Die Reisberg-Skala erleichtert es den Pflegenden objektiviert über die Einschätzung der kognitiven Fähigkeiten, ihre Kommunikations- und Umgangsstrategien an die Hirnleistungsfähigkeit des Pflegebedürftigen anzupassen.
- Die Nurses' Observation Scale for Geriatric Patients (NOSGER) ist eine Fremdbeurteilungsskala, die leichte Verhaltensveränderungen bei zu Hause lebenden älteren Menschen und schwerere Beeinträchtigungen bei Heimpatienten erfasst.
- Die Cohen-Mansfield-Skala wird bei bestehenden Verhaltensauffälligkeiten eingesetzt und soll deren Umfang und Art deutlicher bestimmen, um den Betroffenen Hilfsangebote machen zu können.

Es können natürlich viele andere Assessments eingesetzt werden, entscheidend ist jedoch immer, dass die gewählten Instrumente zur Fragestellung passen.

Die Module zur Einschätzung eines Pflegegrades können ebenfalls genutzt werden, um Zustände und Bedingungen für die Betroffenen einzuschätzen (siehe Kap. 9 [Leistungsrecht] und MDS 2017). In der Dokumentationspraxis werden diese Fragen verschiedenen ABEDLs (Aktivitäten, soziale Beziehungen und existenzielle Erfahrungen des Lebens) oder ATLs (Aktivitäten des täglichen Lebens nach Abderhalden) zugeordnet (S. 98).

► **Modellorientierung.** In Deutschland orientieren sich die meisten Konzepte zur Pflegeprozessplanung in ihrer Systematik am Modell der „ganzheitlich fördernden Prozesspflege" und den ABEDLs nach Krohwinkel. Diese ABEDLs können bei desorientierten Menschen durch die 18 ATLs nach Abderhalden ergänzt werden. Die 18 ATLs nach Abderhalden basieren auf den 12 ATLs von Juchli und sind um die zuvor beschriebenen 6 Aspekte der psychiatrischen Pflege erweitert (Sauter et al. 2011).

Spezifische gerontopsychiatrische Pflegemodelle existieren zurzeit nicht – andere mögliche Modelle, an denen sich die Pflegeprozessplanung orientieren kann, wurden zuvor in diesem Kapitel beschrieben.

Phase 2: Erkennen von Ressourcen und Problemen

Die Angaben in diesem Bereich werden erhoben, wenn ein Hausbewohner in die Einrichtung einzieht.

Ressourcen

Definition

In der Pflege versteht man unter **Ressourcen** Fähigkeiten, die der pflegebedürftigen Person zur Verfügung stehen.

An diese Fähigkeiten können Pflegende anknüpfen, um Pflegeziele zu erreichen. Solche Ressourcen sind allerdings nicht immer auf Anhieb erkennbar. Trotzdem ist das Bemühen um die Wahrnehmung dieser Fähigkeiten meist lohnend.

So kann ein Mensch mit Demenz im fortgeschrittenen Stadium nicht mehr mit Geld oder gar einer Scheckkarte umgehen. Das heißt aber nicht, dass er keine Vorstellung mehr von persönlichem Besitz hat. Möglicherweise stopft er sich die Taschen mit Papierhandtüchern voll und verteidigt diese, wie es gesunde Menschen bei ihrem Geld auch tun würden. Dieses Verhalten ist ein deutlicher Hinweis auf Fähigkeiten, also eine Ressource mit Eigentum umzugehen.

Für einen älteren Menschen, der infolge eines Schlaganfalls an einer Schluckstörung (Dysphagie) und einer Sprachstörung (Aphasie) leidet, kann das Trinken zur Qual werden. Presst der Betroffene nun die Lippen aufeinander oder legt er die Zunge vor die Lippen, ist dies eine eindeutige Willensbekundung. Auch diese Fähigkeit zur nonverbalen Kommunikation ist eine wesentliche Ressource.

Im Zustand der Abhängigkeit ist der Betroffene für sein Selbstbild besonders darauf angewiesen, sich in verschiedenen Bereichen kompetent und selbstständig zu fühlen. Auf die tägliche Pflege bezogen bedeutet dies, dass die Dinge, die der ältere Mensch kann (Gesicht waschen, Hemd knöpfen usw.), unbedingt aufgenommen und selbstwertfördernd genutzt werden sollten.

Pflegeprobleme

Pflegeprobleme machen ein pflegerisches Eingreifen nötig. Die Beschreibung eines Problems in der Dokumentation sollte direkt auf dessen Ursache verweisen. Hilfreich ist hier die Beantwortung der Frage „warum?" oder die Begründung „weil ...".

Beispiel

Bei einem Dekubitusrisiko ist nicht das Druckgeschwür in erster Linie das vordergründige Problem. Eine Vielzahl von Auslösern kann Ursache des eigentlichen Pflegeproblems sein. So können z. B. nicht nur Immobilität und der damit verbundene unzureichende Positionswechsel, sondern auch eine Unter- oder Fehlernährung, ein Flüssigkeitsmangel (Dehydratation) oder eine Pilzinfektion (Mykose) zu einem Dekubitus führen.

Der MDS rät in seiner Stellungnahme, in der Problembeschreibung folgende Bereiche und Aspekte zu beachten (MDS 2005):

- die betroffene Lebensaktivität
- die Spezifizierung
- Problem, Art der Beeinträchtigung
- Qualität, Quantität
- Ursachen, Zusammenhänge, Einfluss, Risikofaktoren
- Ausdruck
- Ressourcen, Fähigkeiten, Potenziale

Merke

Häufig ist zu beobachten, dass auftretende Pflegeprobleme bei Pflegeplanungen in der Systematik der ABEDL nacheinander „abgearbeitet" werden. Es kommt jedoch vielmehr darauf an, die Pflegeprobleme nach ihrer Dringlichkeit und Bedrohlichkeit zu sortieren und Prioritäten im pflegerischen Handeln zu setzen.

Das bedeutet, dass aktuelle und akute Pflegeprobleme als erstes behandelt werden müssen. Sie sollten in der Planung klar und schnell ersichtlich sein. Es gilt auf diese Weise zu verhindern, dass

z. B. eine Beziehungsstörung hinsichtlich ihrer Dringlichkeit mit einem vitalen Problem wie Harnverhalt, Dehydratation oder akuter Luftnot gleichgesetzt wird. Es gibt allerdings auch psychische Probleme, die eine hohe Dringlichkeit haben (z. B. „Panikattacke").

Zu Pflegeproblemen kommt es immer dann, wenn die Ressourcen der Pflegebedürftigen nicht mehr ausreichen, um die Selbstpflege im gewohnten Maß auszuführen. Dies ist z. B. dann der Fall, wenn sich die Betroffenen nicht mehr selbstständig vor Schädigung schützen können (z. B. durch ausreichende Flüssigkeitsaufnahme).

Pflegeprobleme können grundsätzlich in 3 Kategorien unterteilt werden:

- aktuelle und akute Probleme
- potenzielle Probleme
- individuelle und soziale Probleme

▸ **Aktuelle und akute Probleme.** Akute Probleme, z. B. Panik, Dehydratation mit akuter Verwirrtheit oder Dekubitalgeschwüre, müssen sofort planerisch erfasst und bearbeitet werden, da sie unbehandelt zu lebensbedrohlichen Zuständen führen können. Eine Verzögerung hätte also eine unabsehbare Verschlimmerung des Zustands zur Folge.

▸ **Potenzielle Probleme.** Bei potenziellen Problemen handelt es sich um Probleme, die noch nicht akut bestehen, aber schnell akut werden können. Ihre Dringlichkeit wird durch gezielte Krankenbeobachtung und durch Assessmentinstrumente eingeschätzt. In diesem Fall muss man entsprechend prophylaktisch tätig werden.

▸ **Individuelle und soziale Probleme.** Individuelle Probleme sind v. a. Schwierigkeiten, die einen speziellen Menschen betreffen wie z. B. eine Pflasterallergie. Soziale Probleme sind solche, die im zwischenmenschlichen, emotionalen Bereich auftreten können, wie z. B. Angstzustände oder Rückzugsverhalten. Wenn sich solche Probleme ergeben, haben die pflegerischen Begleitpersonen die Aufgabe, die Gründe dafür herauszufinden bzw. einen diesbezüglichen Verdacht oder eine Vermutung zu erhärten. Diese „Ursachenforschung" geschieht i. d. R. durch Beobachten und Recherchieren.

Merke M!

Bei der **Formulierung von Pflegeproblemen** gilt es, folgende Aspekte zu beachten. Sie sollen

- kurz,
- präzise,
- objektiv (aus medizinischer/pflegerischer Perspektive) und
- subjektiv (aus Sicht der betroffenen Person) erfolgen.

Phase 3: Festlegen der Pflegeziele

Mithilfe ausformulierter Pflegeziele soll eine klare Orientierung und ein Maßstab zur Beurteilung durchgeführter Pflegemaßnahmen gewonnen werden. Ihr Zweck ist also der Erhalt einer „Messlatte", an der der Erfolg der Pflegemaßnahmen gemessen werden kann.

Die anvisierten Pflegeziele müssen die internationalen „RUMBA-Forderungen" erfüllen; sie sollen folgendermaßen formuliert sein:

- R: relevant
- U: understandable (= verständlich)
- M: measurable (= messbar)
- B: behavioral (= verhaltensbezogen)
- A: attainable (= erreichbar)

Aus diesem Grund sind Formulierungen, die kaum zu überprüfen sind, problematisch (z. B. „größtmögliches Wohlbefinden").

Für die Formulierung gelten außerdem folgende Kriterien:

- Das Ziel wird als positiver Zustand beschrieben.
- Es beschreibt das Ergebnis.
- Es lässt sich konkret vom Problem ableiten.
- Es ist realistisch aus Sicht des Planenden.
- Es entspricht dem Patientenwunsch.
- Es ist überprüfbar (z. B. „Frau S. führt die Zahnpflege selbstständig durch.", „Herr K. lässt die Intimpflege durchführen.", „Frau F. schläft in der Nacht durch.").

Bereiche, auf die sich Pflegeziele beziehen können, sind (MDS 2005)

- der **Zustand** des Pflegebedürftigen (z. B. „hat intakte Haut", „die Mundschleimhaut ist feucht und sauber"),
- das **Können** des Pflegebedürftigen (z. B. „geht selbstständig vom Bett bis zum Waschbecken"),
- das **Wissen** des Pflegebedürftigen (z. B. „kennt die Wirkung des Insulins", „weiß, warum er eine Hüftprotektorhose trägt"),
- das **Verhalten** und der Entwicklungsprozess des Pflegebedürftigen (z. B. „kann Ängste äußern und formulieren"),
- das **Wollen** des Pflegebedürftigen (z. B. „ist bereit, 1,5 l am Tag zu trinken").

Merke M!

Prioritäten setzen: Wie beim Erfassen von Problemen ist den dringlichen und wichtigen Zielen Vorrang vor anderen zu geben. Die Anzahl der formulierten Ziele sollte überschaubar sein.

Phase 4: Planung der Pflegemaßnahmen

Beim Einzug eines neuen Hausbewohners oder der Aufnahme eines Patienten ist **unverzüglich** (d. h. noch am selben Tag) eine erste Pflegeprozessplanung anzulegen. Diese Pflegeprozessplanung muss noch nicht komplett sein, enthält aber die wesentlichen Probleme, v. a. die möglicherweise vital bedrohenden.

Der Pflegeplan beschreibt das geplante pflegerische Vorgehen. Dabei beziehen sich die anvisierten Pflegemaßnahmen auf die beschriebenen Ressourcen, Pflegeprobleme und Pflegeziele.

Voraussetzung zur Formulierung der Maßnahmen ist das Einverständnis des Bewohners bzw. von dessen Angehörigen oder Begleitpersonen. Wird das Einverständnis verweigert, hat das Recht auf Selbstbestimmung des älteren Menschen Priorität. In diesem Fall geht man nach ethischen und professionellen Grundsätzen vor.

Die ausformulierten Pflegemaßnahmen legen die Vorgehensweise und die erforderlichen Schritte bis zur Erreichung des vorgegebenen Ziels fest. Es wird nicht nur das Vorgehen bei Problemen beschrieben, sondern auch die Förderung der Ressourcen. Vorbeugende (prophylaktische) Maßnahmen werden genauso festgehalten wie pflegerelevante ärztliche Anordnungen.

Die Maßnahmen werden wie die anderen Schritte federführend durch die zuständige Pflegefachperson in ihrer Funktion als Bezugspflegende erstellt. Alle anderen Mitarbeiter werden bei Bedarf durch die Bezugspflegeperson in den Pflegeprozess eingebunden.

▶ **Kriterien zur Beschreibung.** Bei der Beschreibung der Pflegemaßnahmen gelten die sog. W-Fragen, z. B.:

- Welche Hilfsmittel werden wie eingesetzt?
- Wer führt die Maßnahme durch?
- Wann und wie oft wird die Maßnahme durchgeführt?
- Welche Wege und Anforderungen sollen eingehalten werden (z. B. eine Fallbesprechung, ein Pflegekonsil einer Fachklinik)?

Im Pflegeplan werden auch die Kontrolldaten zur Evaluation des Prozesses festgehalten.

▶ **Pflegestandards.** Sind konkrete Pflegestandards eingeführt, müssen diese in die Planung aufgenommen werden, mit dem Verweis auf Name des Pflegestandards, Nummer und Leistung.

Da die wenigsten Standards unverändert für einen Bewohner eingesetzt werden können, müssen die Abweichungen in den Bereichen Problem/Ressource, Ziel und Maßnahme aufgeführt werden. Ein Beispiel: Ein Patient verlässt regelmäßig die Station, es besteht die Gefahr, dass er nicht mehr zurückfindet. Existiert ein Standard zum Umgang mit dieser Situation, muss dieser in den Maßnahmen aufgenommen und ggf. angepasst werden.

M!

Merke

Werden von Pflegenden Pflegestandards verwendet, z. B. im Umgang mit freiheitsentziehenden Maßnahmen bei unkontrolliertem Verlassen des Wohnbereichs usw., sollten diese in die Pflegeplanung eingefügt oder vermerkt werden.

Phase 5: Pflegemaßnahmen durchführen und nachweisen

Die Durchführung der Pflegemaßnahmen wird in den Durchführungsnachweisen festgehalten.

▶ **Hausbesuchsprotokoll.** Hier können Fragen und Informationen an den Arzt bzw. vonseiten des Arztes festgehalten werden.

▶ **Medikamentenblatt.** Arzneimittel, -formen und -dosierungen werden mit den Verabreichungszeitpunkten festgehalten. Die Kooperation mit dem Arzt hinsichtlich des An- und Absetzens von Medikamenten ist über dessen Handzeichen geregelt. Außerdem enthält das Blatt gesonderte Spalten für Tropfen, Infusionen, Injektionen und Sondennahrung.

▶ **Wunddokumentationsblatt.** Das Blatt wird bei Bedarf zur Erhebung des Dekubitusrisikos und beim Vorliegen eines Dekubitus geführt. Verantwortlich ist die zuständige Pflegefachperson. Alle bisher beschriebenen Schritte müssen zum Ausgangsproblem zurückzuverfolgen sein.

B

Beispiel

Herr S. hat eine mittelschwere Demenz.

Pflegeproblem: Herr S. erkennt Trinkgefäße nicht mehr und kann sie nicht mehr benennen. Gefahr der Dehydratation!

Ressource: Herr S. ist mit Brille normal sehfähig, er zeigt Durst durch Unruhe und Lecken des Mundes mit der Zunge an.

Ziel: Herr S. ist hydriert (ca. 1 800 ml Trinkflüssigkeit tgl.)

Maßnahmen:

- Dehydratationszeichen bei der Körperpflege kontrollieren
- Getränk in die Hand geben, je 200 ml
  - 4-mal Frühdienst
  - 3-mal Spätdienst
  - 2-mal Nachtdienst (nicht im Schlaf stören, Wachphasen nutzen)
- Getränk immer anbieten, wenn Durstzeichen erkannt werden
- Einfuhrkontrollblatt über definierten Zeitraum führen und überprüfen

Bericht: Frühdienst: Herr S. hat jedes angebotene Getränk angenommen. Spätdienst: Herr S. hat den Tee (schwarzer Tee) zum Abend abgelehnt.

Phase 6: Beurteilung der Wirkung der Pflege

Die Planung wird zu vorgegebenen Terminen regelmäßig überprüft. Die Terminierung nimmt die zuständige Pflegefachperson vor. Bei akuten Pflegeproblemen werden die Kontrollzeiträume sehr kurz gehalten, u. U. wenige Tage (Dekubitusrisiko, Dehydratation). Bei langfristigen Prozessen ohne akute vitale Bedrohung für den Bewohner können die Evaluationszeiträume Wochen oder sogar Monate betragen.

Die zuständige Pflegefachperson trägt im Rahmen der Bezugspflege die Verantwortung für die Pflegeprozesse, der ihr anvertrauten Bewohner. Aus Gründen der Qualitätssicherung nimmt sie ergänzend zu den aktuellen Überarbeitungen regelmäßig Überprüfungen der Pflegedokumentationen und Pflegeprozessplanungen vor.

4.6.5 Exemplarische Pflegeplanung

Informationssammlung

Der 1. Schritt in der Pflegeprozessplanung besteht in der Erhebung von Daten und Informationen über die Bewohnerin. Üblicherweise werden Informationen zum Ist-Zustand, der Pflegeanamnese und der Biografie des Betroffenen erhoben. War- und Ist-Zustand stehen gleichwertig nebeneinander und stellen eine wichtige Basis für gerontopsychiatrisches Arbeiten dar. Eine wesentliche Voraussetzung für die Erstellung der Pflegeprozessplanung sind aktuelle und genaue Informationen zur Problematik, in diesem Fall zu den psychischen Veränderungen.

Frau T. hat eine mittelschwere Demenz vom Alzheimer-Typ. In der **Kommunikation** ist sie v. a. in folgender Weise eingeschränkt, sie

- kann längeren Gesprächen nicht folgen,
- hat Wortfindungsstörungen,
- vergisst gerade Gesagtes innerhalb weniger Augenblicke,
- kann Wünsche und Bedürfnisse nicht adäquat in Worte fassen,
- gibt durch Gestik, Mimik und Stimmlage ihrer augenblicklichen Befindlichkeit Ausdruck.

In der **Bewegung** ist sie

- nicht eingeschränkt,
- in Handlungsabläufen nicht zielgerichtet und unkoordiniert (Apraxie),
- unruhig und läuft oft ohne Pausen mehrere Stunden umher.

Die lebenswichtigen **Funktionen** sind bis auf ein Untergewicht (BMI 17) im Normbereich. Der Temperatur angepasste Kleidung wählt sie nicht aus. **Körperhygiene** und **Selbstpflege** werden von der Bewohnerin nicht durchgeführt. Sie

- vergisst die Aufforderung (Merkfähigkeitsstörung),
- versteht die Notwendigkeit der Körperhygiene nicht immer.

Im Bereich **Essen** und **Trinken**
- kann sie kauen und schlucken, sie isst gerne süße Speisen,
- kann sie nicht mehr differenziert mit Messer und Gabel umgehen,
- kann sie Becher und Tassen nicht mehr als solche erkennen (Agnosie),
- hortet sie in ihrem Nachttisch alte Lebensmittel,
- glaubt sie manchmal, die Nahrung sei von den Mitarbeitern vergiftet (Vergiftungswahn).

Sie findet die Toilette nicht mehr und benutzt ungeeignete Gegenstände, um die Notdurft zu verrichten (Papierkörbe, Tassen usw.).

Frau T. kann **Kleidung** nur unter Anleitung
- in der richtigen Reihenfolge anlegen,
- situationsgerecht auswählen.

Der **Schlaf** ist gestört:
- Tag-Nacht-Rhythmusstörungen in unterschiedlicher Ausprägung;
- die Ruhephasen sind v. a. von den Tagesaktivitäten und den eingenommenen Medikamenten abhängig.

Frau T. **beschäftigt sich** scheinbar **unsinnig**:
- Sie verrückt Gegenstände, streichelt liebevoll die Pflanzen im Wohnbereich.
- Sie hat einen gesteigerten Antrieb und wirkt v. a. nachmittags getrieben.

Die **Intimsphäre** ist ihr wichtig, denn
- sie freut sich, wenn sie Parfüm riecht,
- sie hält gerne die Hand anderer Bewohner.

Selbstgefährdung besteht durch
- Desorientierung; sie verläuft sich v. a. außerhalb des Wohnbereichs,
- unzureichende Nahrungsaufnahme ohne Anleitung und Unterstützung.

Frau T. erkennt Angehörige nur noch sporadisch, ist aber gerne in Gesellschaft und nimmt andere Bewohner als Freunde und Verwandtschaft wahr. Sie ist manchmal sehr schreckhaft und ängstlich, v. a. wenn sie sich alleine fühlt (nachts im Dunkeln) und wenn sie Anforderungen nicht erfüllen kann. In diesen Situationen zieht sie sich zurück.

Pflegeanamnestisch ist bekannt, dass Frau T. in den vergangenen Monaten durch immer gleiche Abläufe beim Essen und der Körperpflege durch die Tochter betreut wurde. Beschriftete Zettel auf den Schränken führten z. T. zu einer Wiedererkennung und Orientierung durch Frau T. Sie erzählt immer wieder voller Stolz von ihrem Haus und ihren Kindern. Die aufgeführten Informationen decken sich mit den Ergebnissen aus den durchführten Assessments, dem Mini-Mental-Status-Test (14 Punkte) und die NOSGER-Skala (S. 82).

Merke M!

Psychische Veränderungen präzise und im Kontext zu beschreiben, ist notwendig, erfordert jedoch eine genaue Beobachtung und eine präzise Beschreibung.

Planung der Maßnahmen

Die Problembereiche sind nach eingeschätzter Dringlichkeit und Gefahrenpotenzial geordnet (▶ Tab. 4.2).

Tab. 4.2 Exemplarische Pflegeplanung.

Problem/Ressource	Ziel	Maßnahme
• Frau T. ist untergewichtig (BMI 17), sie nimmt nicht ausreichend Nahrung auf • Nahrungsaufnahme verändert: geringer als der Nährstoffbedarf • sie hat manchmal verdorbene Lebensmittel in ihrem Nachtschrank, die sie unbedingt behalten möchte • sie vergisst zu essen • das Erkennen von Geschirr und Besteck ist tageweise unterschiedlich stark eingeschränkt • sie kann das Angebot mehrerer Speisen und den Umgang mit Messer und Gabel nicht koordinieren • Frau T. mag Süßspeisen, kann gut kauen und schlucken. Essen mit Händen und Löffel ist gut möglich	• Frau T. erreicht einen BMI von 19 • Nahrung kann von ihr selbstständig aufgenommen werden • in ihrem Nachtschrank befinden sich unbedenkliche Lebensmittel	• wöchentlich Gewicht kontrollieren • 2-mal tägl. Zusatznahrung mit erhöhter Nährstoffdichte 15:00 u. 20:00 Uhr • Absprache mit der Küche (Datum) über Zusatznahrung, verschiedene Süßspeisen, Fingerfood und haltbare Imbisse • Anleitung beim Essen durch Vormachen mit Löffel, Reihenfolge der Speisen ist immer gleich • zusammen mit Frau T. verdorbene Lebensmittel gegen haltbare tauschen • den Hausarzt informieren, Angehörige informieren und einbeziehen bzw. beraten
• Frau T. trinkt nicht ausreichend, sie ist Dehydratationsgefährdet • sie erkennt Trinkgefäße und Becher nicht selbstständig • sie äußert kein Durstgefühl • Frau T. mag gesüßten Kaffee, Kakao und Sirupgetränke, der Schluckvorgang ist nicht eingeschränkt	• Sie trinkt mind. 1 300 ml tägl. • bei halbierter Nahrungsaufnahme 1 700 ml • Dehydratationszeichen werden erkannt	• nach den Mahlzeiten und vor den Dienstübergaben blauen Becher in die Hand geben • 1-mal wöchentlich Trinkprotokoll zur Kontrolle führen • tägl. bei der Körperpflege Dehydratationszeichen kontrollieren (Mundschleimhaut, RR Montag und Freitag) • bei Fieber und heißem Wetter Flüssigkeitsmenge anpassen • Arzt und Angehörige informieren

Tab. 4.2 Fortsetzung

Problem/Ressource	Ziel	Maßnahme
• Frau T. verlässt 1- bis 2-mal pro Woche unbemerkt den Wohnbereich, Gefahr der Unterkühlung, Gefahr, nicht mehr zurückzufinden und Unfallgefahr im Straßenverkehr • Desorientierung zur Situation und zum Ort • vergisst, wo sie im Augenblick wohnt • kennt sich im Straßenverkehr nicht mehr aus • zieht nicht witterungsgemäße Kleidung an • Frau T. lässt sich, wenn sie umherirrt, gerne begleiten und zurückführen, lässt einmal Angezogenes an, sie geht auch längere Strecken stabil	• die Umstände beim Verlassen des Wohnbereichs sind bekannt • sie verunfallt nicht • sie ist witterungsangepasst gekleidet • Rechtssicherheit ist hergestellt	• Frau T. beobachten und beim Verlassen des Wohnbereichs begleiten und befragen • alternativ mit Frau T. spazieren gehen (im beschützten Garten ohne Begleitung) • auffällige Funktionskleidung mit Reflektoren • Adresskarte in den Brusttaschen • Frau T. benötigt Kleidung für Regentage, diese bei den Angehörigen anfordern (Datum) • Termin mit den Angehörigen (Tochter ist Betreuer) und dem Arzt (Datum) vereinbaren; Klären von Wohnform, Risiko und Aufsicht
• Frau T. reagiert schreckhaft und ängstlich, wenn sie sich in dunklen Räumen aufhält oder Anforderungen nicht versteht; dann schreit sie, ruft um Hilfe und bedroht andere Bewohner • sie erkennt im Dunkeln ihre Umgebung nicht mehr (Desorientierung, wenn sie nachts im ihrem dunklen Zimmer wach wird) • sie kann Anforderungen, wie sich zu waschen oder den Tagesraum aufzusuchen, nicht umsetzen • Frau T. reagiert positiv auf angebotene Hilfe und Trost durch Angehörige und Mitarbeiter	• Angst und Überforderungssituationen treten nicht oder kaum noch auf • Erregungszustände können spontan beeinflusst werden • Anforderungen sind den Fähigkeiten angepasst	• zeitliche und räumliche Beobachtung der auslösenden Situationen • Installation einer stärkeren Nachtbeleuchtung (u. U. mit Bewegungsmelder, Frage an die Haustechnik) • Frau T. bei Angstzuständen aus dem entsprechenden Raum führen und trösten (gute Reaktion, wenn man mit ihr über ihre Kinder spricht) • in Erregungssituationen validieren und das auslösende Thema vermeiden • veränderte Hilfestellung bei der Körperpflege s. u. • Nachtwache! Beim Erwachen in der Nacht wird RR und BZ gemessen; u. U. zur Toilette begleiten (dies könnte ein Grund für die nächtliche Unruhe sein) • Absprache mit dem Arzt über Medikation im Falle stärkster nicht anders beeinflussbarer Erregung
• Frau T. führt die Körperpflege nicht selbstständig durch • nicht ausreichende Reinigung nach der Blasen- und Darmentleerung führen zu starken Hautreizungen • Hilfe bei der Körperpflege lehnt sie oft ab • verlässt die Pflegeperson das Badezimmer während der Pflege, bricht Frau T. die Körperpflege ab und verlässt das Badezimmer • kann Urin und Stuhlgang halten, findet die Toilette oft nicht rechtzeitig • sie fühlt sich nicht hilfebedürftig • erkennt Handlungen, z. B. dass sie gewaschen wird, nicht • sie findet Räume, wie die Toilette, nicht zielgerichtet • Frau T. lässt sich zur Toilette führen, freut sich über die Hilfe; sie imitiert vorgemachte Tätigkeiten und lässt ihre Hand bei der Körperpflege führen	• Frau T. hat keine Hautreizungen • lasst die Körperpflege 3-mal wöchentlich durchführen • sie erlebt die Körperpflege nicht als Bedrohung • sie geht zur Blasen- und Darmentleerung auf die Toilette	• Hautreizungen werden mit Salbe (s. Behandlungsplan) eingecremt • Verhalten von Frau T. beim Waschen und vor dem Ausscheiden genau beobachten • bei der Körperpflege mit den Händen beginnen, dann Rücken weiter wie im Standard 5.1 beschrieben, bei Gesicht, Intimbereich und Oberkörper wird die Hand von Frau T. geführt • bei Problemen der Pflege im Badezimmer, den Waschversuch im Zimmer am Tisch durchführen • die Körperpflege positiv mit Parfüm und warmem Wasser verstärken • bei Unruhe, Suchen und Ausziehgesten wird Frau T. zur Toilette begleitet • Toilettentür kennzeichnen (beschriften wie zuhause, Tochter fragen) • Frau T. jeden Tag zum Frühstück gesüßten Pflaumensaft anbieten
• Frau T. sucht im Laufe des Tages oft ihre Wohnung • sie sucht auch Beschäftigung, beides oft in den Zimmern von Mitbewohnern • Desorientierung zu Raum und Zeit • orientiert sich in ihrer Vergangenheit und fühlt sich jung • Langeweile, da der Tag nicht ausgefüllt ist • einfache Tätigkeiten, wie Teller stapeln, Gemüseputzen, Socken falten, andere Bewohner bedienen, macht sie gerne; sie spricht viel von und über ihre Wohnung	• Frau T. erkennt ihre Zimmertür • ihr Zimmer entspricht ihren Vorstellungen • mind. 5 initiierte Tätigkeiten im Tagesverlauf	• probeweise die Zimmertür mit Vor- und Mädchenname versehen (48er-Schriftgröße) • mit der Tochter das Zimmer gestalten: Bilder, Sessel, Gardinen (Datum) • Frau T. an Prozessen teilnehmen lassen und zu ihrer Wohnung befragen. • 2-mal Frühdienst, 2-mal Spätdienst, 1-mal nachts Tätigkeit initiieren in Form eines Auftrages: „Können Sie mir helfen, ich schaffe es sonst nicht, Frau Sorg" • mit Tochter und Sohn nach weiteren Tätigkeiten suchen • Absprache mit dem Sozialen Dienst 1-mal wöchentlich Kurzgruppe kreativ, 2-mal wöchentlich Kurzgruppe „aktive Sturzprophylaxe"

Evaluation der Ziele und Maßnahmen

- Ernährung monatlich
- Trinken wöchentlich
- Verlassen des Bereichs in der Situation oder monatlich
- Angst/Erregung vorläufig wöchentlich
- Körperpflege monatlich
- Zimmeranpassung und Beschäftigung vorläufig monatlich

In dieser exemplarischen Pflegeprozessplanung wurden die wesentlichen Lebensbereiche, in denen Frau T. Hilfe benötigt, betrachtet. Diese wurden nach Prioritäten geordnet, der Aspekt der Dringlichkeit bzw. der vitalen Bedrohung hat die Rangfolge geprägt. Geplante Pflege kann auch anders gestaltet werden, hier wurde eine etablierte Form gewählt.

4.6.6 Strukturmodell zur Entbürokratisierung der Pflegedokumentation

In den letzten 2 Jahrzehnten wurde die Kritik an den größer werdenden administrativen Aufgaben in der Altenhilfe immer lauter. Dies führte 2005 zu einem „RundenTischPflege" (Arbeitsgruppe III), der sich diesem Thema annahm. Im Wesentlichen hieß es in der Empfehlung zur Dokumentation des „RundenTischPflege", dass ein sinnvolles Maß an Dokumentation und Pflegeplanung auf der Grundlage eines für die jeweilige Einrichtung gewählten Pflegemodells wichtig sei (Deutsches Zentrum für Altersfragen [DZA] 2005). 6 Jahre später wurde die Kinderkrankenschwester und Pflegemanagerin Elisabeth Beikirch als Ombudsfrau (unparteiische Schiedsperson) vom BMG eingesetzt, um Informationen zu sammeln und daraus Strategien zu entwickeln, die die Bürokratie reduziert und die Effizienz erhöht. Daraus entstand das **„Strukturmodell zur Effizienzsteigerung in der Pflege"**, dass von fast allen Institutionen – wie dem Medizinischen Dienst des Spitzenverbandes Bund der Krankenkassen (MDS) und der Wohlfahrtspflege – unterstützt wird.

Praxistipp

Weiterführende Informationen zum Thema Strukturmodell finden Sie unter: www.ein-step.de

EinSTEP (Einführung des Strukturmodells zur Entbürokratisierung der Pflegedokumentation) ist eine Initiative zur Neuausrichtung der Dokumentationspraxis in der ambulanten und stationären Langzeitpflege, eine Initiative des Bundesministeriums für Gesundheit.

Die strukturellen Aspekte des **Strukturmodells** sind bereits seit den 1980er-Jahren bekannt. Damals wurde der Pflegeprozess in 4 Schritten von der WHO vorgestellt (WHO 1987):

1. Strukturierte Informationssammlung
2. Maßnahmenplanung
3. Durchführung
4. Evaluation

Jedoch wurde in den letzten 3 Jahrzehnten in Deutschland v. a. ein 6 Schritte umfassendes Modell von Fiechter u. Meier (▶ Abb. 4.6) verwendet, welches ebenfalls in den 80er-Jahren eingeführt wurde.

Das Strukturmodell, ist v. a. eine Struktur zur **Umsetzung des Pflegeprozesses**, jedoch kein Pflegemodell oder eine Pflegetheorie. Das Strukturmodell wird von den Autoren als wissenschaftsbasiert beschrieben (EinSTEP 2017). Die Verbindung dieser Struktur mit einem Pflegemodell oder einer Trägerphilosophie kann sinnvoll sein, muss aber nicht erfolgen.

▶ Was hat sich mit dem Strukturmodell verändert?

- Es bezieht die Betroffenen mehr mit ein (der Betroffene wird persönlich befragt).
- Der Pflegeprozess (z. B. die Pflegemaßnahmen) wird zwischen den Pflegenden und der Person mit Pflegebedarf ausgehandelt.
- Betroffene und Angehörige werden mit in die Erfassung der Informationen und die Planung der Maßnahmen einbezogen.
- Gezieltere Risikoeinschätzung, da die individuellen Informationen aus der Strukturierten Informationssammlung (SIS) direkt in der Risikoeinschätzung verwendet werden
- Es bildet die wesentlichen Lebensbereiche und das Wohnen ab (letzteres spielte in den bisherigen Modellen keine Rolle) – neben den persönlichen Aspekten wird auch das direkte und persönliche Umfeld einbezogen.
- Leistungsnachweise sind nur noch in Bezug auf Behandlungspflege erforderlich (außer in der ambulanten Pflege).
- klarere Abgrenzung der Schritte des Pflegeprozesses
- Synchronisierung der Einstufung in einen Pflegegrad und der Einschätzung der Ergebnisqualität
- vielleicht schneller als das alte System

Aufbau und praktische Anwendung der entbürokratisierten Pflegedokumentation

Im alten Dokumentationssystem wurde sowohl für die Informationssammlung als auch für die Maßnahmenplanung ein ATL-System (S. 98) oder ein ABEDL-System genutzt. Dies bedeutet, dass die Beobachtungen in der Informationssammlung, aber auch die Maßnahmen 10 oder mehr ATLs zugeordnet wurden.

Die **4 Schritte des Strukturmodells** ersetzen die bisher meistens genutzten 6 Schritte (Fiechter u. Meier 1998) und es werden nur noch **6 Themenfelder** zur Strukturierung der Informationen verwendet. Die Themenfelder, siehe auch pflegerische Perspektiven im Wandel (S. 90), sind:

- Kognition
- Mobilität
- krankheitsbezogene Aspekte
- Selbstversorgung
- leben in sozialen Beziehungen
- Wohnen (stationär) bzw. Häuslichkeit (ambulant)

Die **Maßnahmenplanung** ist im Gegensatz zu den früheren Systemen nicht an ATLs oder die Themenfelder gekoppelt, sondern orientiert sich am Tagesverlauf.

▶ Abb. 4.7 zeigt das 4-schrittige Modell (WHO 1987), sprachlich angepasst an das Strukturmodell (Beikirch et al. 2017, Kämmer 2017).

In der entbürokratisierten Dokumentation werden die ersten 3 Elemente aus dem 6-schrittigen Modell zusammengefasst, wobei die einzelnen Aspekte nicht mehr in der stringenten Form angewendet werden. Es geht v. a. darum, wesentliche Aspekte zu der Person zu erkennen und zu dokumentieren. Weniger geht es darum, möglichst viele Aspekte „abzuarbeiten". Das bedeutet, in diesem ersten Schritt werden Informationen, Situationsbeschreibungen und ggf. persönliche Zielsetzungen des Betroffenen dargestellt.

Die Bedürfnisperspektive des Pflegebedürftigen soll mit der fachlichen Pflegeperspektive abgeglichen werden. Dieser Abgleich mündet im besten Fall in einem Aushandlungsprozess und dieser in einer gezielten pflegerisch betreuerischen Maßnahme. In diesem Zusammenhang wird deutlich, dass die Einschätzung von Ressourcen und Problemen durchaus sehr unterschiedlich sein kann und nicht selten in der Wahrnehmung des Betrachters

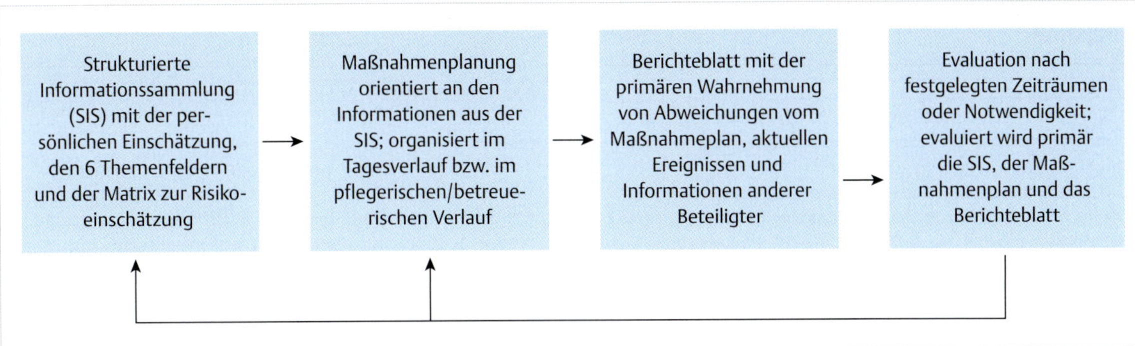

Abb. 4.7 Die 4 Schritte des Strukturmodells. [Abbildung basiert auf Angaben aus: WHO 1987, Beikirch et al. 2017, Kämmer 2017]. (Quelle: © Thieme Group)

liegt. Ähnliches zählt für die Beschreibung von Zielen, selbstverständlich ist es ein Ziel professionell Pflegender, Körperfunktionen zu erhalten und Wohlbefinden weitestgehend herzustellen oder zu bewahren. In dem vorgestellten Strukturmodell wird davon ausgegangen, dass diese Ziele fachpflegeimmanent sind. In der neuen Struktur wird der Pflegebedürftige angeregt und motiviert, persönliche Ziele, Wünsche und Vorstellungen zu benennen. Wenn ein Konsens aus fachlichen und persönlichen Vorstellungen erzielt ist, wird dieser in der Strukturierten Informationssammlung (SIS) dargestellt.

B

Beispiel

Zentral: Maßnahmen nach Aushandlungsprozess
Eine Pflegefachperson erkennt eine deutliche Sturzgefahr bei einem Bewohner und möchte dieser mittels Kraft- und Balancetraining und dem Anlegen von Hüftprotektoren entgegenwirken. Der Bewohner möchte aber weder am Kraft-Balance-Training teilnehmen noch die Hüftprotektoren bezahlen oder anziehen. Der Aushandlungsprozess ergibt eine Einigung auf tägl. festes Schuhwerk und kurze Spaziergänge. Diese Aktionen zur Reduktion des Sturzrisikos nimmt die Pflegefachkraft in die Maßnahmenplanung auf, den Aushandlungsprozess skizziert sie in der SIS unter dem entsprechenden Themenfeld. Im weiteren Verlauf wird evaluiert ob und wie die Aushandlung gewirkt hat und ob die Maßnahmen angepasst werden müssen oder weitergeführt werden können.

Über die pflegerischen Aspekte hinaus ist es ein professionelles Anliegen, soziale Beziehungen möglich zu machen, v. a. bei Hilfebedürftigen, die dies nicht mehr aus eigener Kraft können. Hier wird ein weiteres Anliegen der neuen Struktur deutlich, nämlich die Informationen und Handlungsweisen der verschiedenen am Prozess beteiligten Berufsgruppen zusammenzuführen und abzustimmen. In den Schulungsunterlagen von EinStep wird dieser Aspekt als „Teil des professionellen Denkens" beschrieben. Werden in dem Aushandlungsprozess besondere Ziele formuliert, werden diese in dem entsprechenden Themenfeld beschrieben.

Schritt 1: Strukturierte Informationssammlung

Die Strukturierte Informationssammlung versteht sich als eine Informationssammlung, die verschiedene Aspekte der Pflege und Betreuung zusammenbringt, wie:

- Ist-Zustand
- pflegerische Anamnese
- biografische Informationen
- mögliche Aushandlungsprozesse durch die Akteure

Die SIS bezieht sich nicht nur auf die professionelle Sicht der Pflegenden, sondern im besonderen Maße auf die Einschätzung der pflegebedürftigen Person bzw. deren nahestehenden Personen. Dem Aspekt der **Orientierung an der pflegebedürftigen Person** ist in diesem Zusammenhang besondere Aufmerksamkeit geschenkt worden. Dies wird v. a. daran deutlich, dass der zu Pflegende **direkt** zu Wünschen und Bedürfnissen befragt wird und die Auskünfte nicht interpretiert, sondern in der originalen Aussage verschriftlicht werden sollen. Kann der Betroffene dies nicht mehr, kann ein nahestehender Angehöriger stattdessen befragt werden. Bevor die pflegefachliche Einschätzung in der Struktur der Themenfelder vorgenommen wird, soll der pflegebedürftige Mensch direkt und selbst befragt werden. Hierzu gibt es in der SIS auch direkte Fragen wie:

- Was bewegt sie im Augenblick?
- Was brauchen sie?
- Was können wir für sie tun?
- Warum kommen sie zu uns?

Die Antworten sollen **wörtlich dokumentiert** werden und einen möglichst direkten Blick auf die Situation, Wünsche und Prioritäten des Betroffenen erlauben. Was für eine gerontopsychiatrische Einschätzung von großem Wert ist, da die Selbsteinschätzung möglicherweise von einer fachlichen Einschätzung deutlich abweicht.

B

Beispiel

Persönliche Einschätzung 1
Auf die Frage „Warum kommen Sie zu uns?" antwortet ein 79-jähriger alkoholkranker Bewohner, der von seinem Betreuer aus einer desolaten und verwahrlosten Wohnungssituation geholt wurde:

„Ich bin hier nicht freiwillig! Mein Betreuer hat mich hergebracht. Er sagt, ich kann nicht mehr alleine leben – das ist doch Quatsch! Ich kann doch alles!"

Beispiel

Persönliche Einschätzung 2
Eine psychotische Bewohnerin, die viele Jahre in der Psychiatrie gelebt hat und nun in ein Seniorenheim kommt, antwortet auf die Frage „Was können wir für Sie tun?“:

„Mein Mann verfolgt mich und will mich töten, deshalb heiße ich nicht mehr Frau Fischer*, sondern bin für alle Frau Schneider, verstehen Sie das? Mein Leben hängt davon ab!“

Fallbeispiel fiktiv, Namen frei erfunden

In beiden Fällen muss die jeweilige persönliche Wahrnehmung im Themenfeld „Kognition und Kommunikation“ erläutert werden und in beiden Fällen hat die persönliche Wahrnehmung direkten Einfluss auf die Maßnahmenplanung. Die Person mit Pflegebedarf wird in der Einstiegsfrage aufgefordert, ihre Gründe, ihre Wünsche und Bedürfnisse für die Aufnahme von professioneller Pflege zu formulieren. Die persönliche Beteiligung der Personen mit Pflegebedarf ist vielleicht einer der wesentlichen Unterschiede zu der bisherigen Pflegeprozessplanung, die eine größere Partizipation ermöglicht.

In der Einstiegsfrage (z. B. „was bewegt Sie im Augenblick“) wird nach der **persönlichen Einschätzung** des Betroffenen gefragt, in den Themenfeldern soll die Pflegefachperson eine **fachliche Einschätzung** vornehmen. Diese Einschätzung soll kurz, knapp und präzise sein. Wenn man das Themenfeld 1 „Kognition und Kommunikation“ betrachtet, können die folgenden Aspekte beschrieben werden, soweit diese zutreffend sind:

- Bewusstseinslage, Orientierung?
- Antrieb, Stimmung?
- Erinnern an wesentliche Ereignisse?
- Denken und Wahrnehmen (Wahn/Halluzination)?
- Erkennen und Einschätzen von Personen aus dem näheren Umfeld?
- Agnosie, Apraxie?
- Fähigkeit zu Entscheidungen?
- Verstehen von Sachverhalten, Informationen und Anforderungen?
- Erkennen von Risiken?
- Mitteilen von Bedürfnissen?
- Teilnahme an Gesprächen (Mimik und Gestik)?
- Fähigkeit zu schreiben?
- Hörgerät oder Brille? Jeweils funktionstüchtig?
- Angst, herausforderndes Verhalten oder inadäquates Verhalten?
- Motorische Verhaltensauffälligkeiten?
- Selbstschädigendes oder aggressives Verhalten?
- Vokale Auffälligkeiten?
- Abwehr unterstützender Maßnahmen?
- Worüber spricht die Person mit Pflegebedarf verständlich?

Diese Aspekte müssen nicht abgearbeitet werden, sondern können ein Leitfaden für die Beschreibung der Person mit Pflegebedarf in verschiedenen Themenfeldern sein.

Besonders attraktiv an dem System der **Themenfelder** ist die fast vollständige Übereinstimmung mit den Modulen aus dem NBA mithilfe dessen eingeschätzt wird, wie pflegebedürftig ein Versicherter ist, der einen Antrag auf Pflegeleistungen gestellt hat.

Diese Übereinstimmung synchronisiert die beiden Systeme Pflegeeinstufung und Pflegedokumentation an vielen Stellen zumindest formal. Aber nicht nur mit den Modulen des NBA überschneiden sich die Themenfelder der SIS: auch die Qualitätsindikatoren (QI) (S. 123) haben eine deutliche Schnittmenge mit der

Tab. 4.3 Gegenüberstellung der Module aus dem NBA und der Themenfelder aus der SIS.

Module aus dem NBA	Themenfelder aus der SIS
Mobilität	Mobilität und Beweglichkeit
kognitive und kommunikative Fähigkeiten	kognitive und kommunikative Fähigkeiten
Verhaltensweisen und psychische Problemlagen	–
Selbstversorgung	Selbstversorgung
Bewältigung von und selbstständiger Umgang mit krankheits- und therapiebedingten Anforderungen und Belastungen	krankheitsbezogene Anforderungen und Belastungen
Gestaltung des Alltagslebens und soziale Kontakte	Leben in sozialen Beziehungen
außerhäusliche Aktivitäten und Haushaltsführung	Wohnen und Häuslichkeit (stationär), Haushaltsführung (ambulant)

SIS (Themenfelder 1, 2 und 4). Zuletzt gibt es Verbindungen bzw. Überschneidungen zu neuen Expertenstandards, wie dem Expertenstandard „Mobilität fördern und erhalten“ (DNQP, Konsultationsfassung 2020).

Das Themenfeld „Wohnen und Häuslichkeit“ bzw. „Haushaltsführung“ variiert in den verschiedenen SIS-Vorlagen für stationäre, ambulante, Tages- oder Kurzzeitpflege. Nach dem Ausfüllen der 6 in der rechten Tabellenspalte von ▶ Tab. 4.3 aufgelisteten Themenfelder der SIS sollen mithilfe einer Risikomatrix pflegesensitive Risiken und Phänomene eingeschätzt werden (▶ Abb. 4.8).

▶ Wie funktioniert die Risiko- und Phänomeneinschätzung?. Sie fungiert wie ein fachliches Screening, bezogen auf häufige pflegerische Risiken:

- Dekubitus
- Schmerz
- Inkontinenz
- Ernährung
- ggf. sonstiges Risiko

Es handelt sich dabei um Risiken, die sich auch in den nationalen Expertenstandards widerspiegeln. Darüber hinaus ist nur 1 weiteres frei verfügbares Feld (Sonstige) anzuwenden. Dieses „Sonstige-Feld“ kann für andere Risiken wie Intertrigo, Kontrakturen oder sensorische Deprivation verwendet werden. Wenn mehrere dieser Risiken gleichzeitig auftreten, bleibt in der Anleitung unklar, wie zu verfahren ist. Wie mit weiteren Expertenstandards (Expertenstandard „Mobilität fördern und erhalten“/Expertenstandard „Beziehungsgestaltung in der Pflege von Menschen mit Demenz“) in der SIS umzugehen ist, ist ebenfalls nicht erläutert. Diese zusätzlichen Aspekte sollten in einer künftigen Fassung ergänzt werden.

In der ersten **Risiko- und Phänomeneinschätzung** entscheidet die Pflegefachperson, ob ein Risiko vorliegt oder nicht.

In der Risikoeinschätzung wird bezogen auf ein Risiko, z. B. „Sturz“, eine **Beziehung zu allen Aussagen in den Themenfeldern** hergestellt (siehe linke Spalte der Risikomatrix, ▶ Abb. 4.8). Also hat die kognitive Situation einen Einfluss auf das Sturzrisiko (Beispiel: Der Bewohner kann Gefahren nicht mehr richtig einschätzen). Wird ein Risiko gesehen und mit „ja“ bewertet, so wird

SIS – **ambulant** –
Strukturierte Informationssammlung

☐ Erstgespräch ☐ Folgegespräch

Name der pflegebedürftigen Person | Gespräch am | Handzeichen Pflegefachkraft | pflegebedürftige Person/Angehöriger/Betreuer

Was bewegt Sie im Augenblick? Was brauchen Sie? Was können wir für Sie tun?

Themenfeld 1 – kognitive und kommunikative Fähigkeiten

Themenfeld 2 – Mobilität und Beweglichkeit

Themenfeld 3 – krankheitsbezogene Anforderungen und Belastungen

Themenfeld 4 – Selbstversorgung

Themenfeld 5 – Leben in sozialen Beziehungen

Themenfeld 6 – Haushaltsführung

Erste fachliche Einschätzung der für die Pflege und Betreuung relevanten Risiken und Phänomene																										Sonstiges				
	Dekubitus					Sturz					Inkontinenz					Schmerz					Ernährung									
			weitere Einschätzung notwendig		Beratung			weitere Einschätzung notwendig		Beratung			weitere Einschätzung notwendig		Beratung			weitere Einschätzung notwendig		Beratung			weitere Einschätzung notwendig		Beratung			weitere Einschätzung notwendig		Beratung
	ja	nein	ja	nein		ja	nein	ja	nein		ja	nein	ja	nein		ja	nein	ja	nein		ja	nein	ja	nein		ja	nein	ja	nein	
1. kognitive und kommunikative Fähigkeiten	☐	☐	☐	☐	☐	☐	☐	☐	☐	☐	☐	☐	☐	☐	☐	☐	☐	☐	☐	☐	☐	☐	☐	☐	☐	☐	☐	☐	☐	☐
2. Mobilität und Beweglichkeit	☐	☐	☐	☐	☐	☐	☐	☐	☐	☐	☐	☐	☐	☐	☐	☐	☐	☐	☐	☐	☐	☐	☐	☐	☐	☐	☐	☐	☐	☐
3. krankheitsbez. Anforderungen u. Belastungen	☐	☐	☐	☐	☐	☐	☐	☐	☐	☐	☐	☐	☐	☐	☐	☐	☐	☐	☐	☐	☐	☐	☐	☐	☐	☐	☐	☐	☐	☐
4. Selbstversorgung	☐	☐	☐	☐	☐	☐	☐	☐	☐	☐	☐	☐	☐	☐	☐	☐	☐	☐	☐	☐	☐	☐	☐	☐	☐	☐	☐	☐	☐	☐
5. Leben in sozialen Beziehungen	☐	☐	☐	☐	☐	☐	☐	☐	☐	☐	☐	☐	☐	☐	☐	☐	☐	☐	☐	☐	☐	☐	☐	☐	☐	☐	☐	☐	☐	☐

Abb. 4.8 Risikomatrix der SIS. Erste fachliche Einschätzung der pflegerelevanten Risiken und Phänomene. (Quelle: Bundesministerium für Gesundheit)

eine Beziehung zu allen Themenfeldern, bezogen auf ein Risiko, hergestellt. Ist das Ergebnis eindeutig, werden entsprechende **Maßnahmen** (Kap. Schritt 2: Maßnahmenplanung) abgeleitet.

Nur wenn die Einschätzung nicht eindeutig ist oder es zusätzlicher Informationen bedarf, wird eine vertiefte bzw. eine **weitere fachliche Einschätzung** vorgenommen. Welche Hilfsmittel (z.B. Assessments) den pflegerischen Entscheidungsprozess unterstützen können, sollte individuell in den Einrichtungen festgelegt werden. Dafür ist das Qualitätsmanagement zuständig. In aller Regel geben die Expertenstandards einen Hinweis, welche Strategien angewendet werden können. Bei Risiken, die bisher noch nicht durch Expertenstandards abgedeckt werden, sollte es unternehmensinterne Vorgehensweisen geben. Typische Probleme können die sensorische Deprivation, Intertrigo, Obstipation, Thrombose und andere sein (Kämmer 2017).

Die SIS integriert mit der Risikomatrix eine **individualisierte Risikowahrnehmung**, was viele Assessments oder Screenings nicht bieten. Ändert sich der Zustand einer Person mit Pflegebedarf stark, muss im Rahmen der Evaluation (S. 114) erwogen werden, eine neue SIS inkl. Risikomatrix anzulegen. Wird die SIS elektronisch ausgefüllt, können gleich gebliebene Aspekte dann per „copy and paste" aus dem alten in den neuen Vordruck übertragen werden.

Praxistipp

Als Ausdruck der gemeinsamen Verständigung können Personen mit Pflegebedarf oder deren Angehörige darum gebeten werden, die SIS zu lesen und ihre Zustimmung durch ihre Unterschrift kenntlich zu machen. Dieser Schritt sollte bei Änderungen oder Erneuerung der SIS wiederholt werden.

Schritt 2: Maßnahmenplanung

Die Beschreibung der **Unterstützungsmaßnahmen** ist im Strukturmodell nicht festgelegt. Sie kann im Tagesverlauf (Tagesstruktur) chronologisch geführt werden, aber auch in der Themenfeldstruktur, also mit Bezug zu den 6 Themenfeldern. Praktisch verwenden wahrscheinlich die meisten Pflegeeinrichtungen die Tagesstruktur, da in diesem System die Leistungen über den Tag verteilt chronologisch aufeinander folgen und so schnell zu finden und nachzuvollziehen sind.

Wie die Maßnahmenplanung dargestellt und strukturiert wird, hängt nicht nur von eigenen Vorlieben ab, sondern auch von dem entsprechenden Pflegesetting: so werden die Strukturen variieren, je nachdem, ob die Institution Planungen in **ambulanten, stationären** oder **teilstationären** Bereichen abbilden will.

Beispiel

Beispiel für eine mögliche **Tagesstruktur** in einer stationären Einrichtung:

- Besonderheiten und Wünsche des Bewohners/Patienten
- Morgentoilette mit den notwendigen Prophylaxen
- Mahlzeiten
- Freizeitaktivitäten
- Gruppenangebote
- Einzelangebote
- Mittagsversorgung
- Abendversorgung
- Nachtversorgung

Im **stationären Setting** werden Aspekte der „grundpflegerischen Versorgung" beschrieben. Grundsätzlich sollen in diesem System aber auch die Leistungen der anderen Berufsgruppen abgebildet werden, so z.B. die Leistungen des sozialen Dienstes und der Betreuungspersonen. Behandlungspflegerische Leistungen werden nur dann beschrieben, wenn diese in besonderer Weise pflegerische/betreuerische Maßnahmen erfordern. Die Behandlungspflege ist bereits in der ärztlichen Anordnung beschrieben und muss nicht nochmal in der Maßnahmenplanung aufgeführt werden.

Unter jedem der Punkte in der Tagesstruktur werden dann die tatsächlich mit dem Bewohner vereinbarten pflegerischen Maßnahmen beschrieben.

Beispiel

Morgentoilette

Herrn B.s Tag beginnt zwischen 7:00 und 7:30 Uhr. Er entscheidet selbst, wann er aufstehen möchte. Die Körperpflege wünscht Herr B., vollständig am Waschbecken durchzuführen. Er sitzt dabei vor dem Waschbecken auf einem Toilettenstuhl. Er wäscht sich bis auf Rücken und Füße selbstständig. Die Mund- und Zahnpflege führt er selbstständig durch. Er rasiert sich selbstständig. An- und Auskleiden kann er sich selbstständig. Die trockene Haut muss tägl. mit Bodylotion eingecremt und beobachtet werden. Herr B. wird am Freitagabend beim Duschen unterstützt.

Mahlzeiten

Herr B. geht mit dem Rollator in den Speisesaal. Er nimmt seine Mahlzeiten selbstständig zu sich. Wenn die Tätigkeiten ins Stocken geraten, Herrn B. ermuntern und ggf. anleiten durch Vormachen.

Sturzprophylaxe

Die Brille wird vor dem Aufsetzen von der Pflegefachperson gereinigt. Es wird darauf geachtet, dass Herr B. festes Schuhwerk trägt. Hindernisse und Stolperfallen im Zimmer beseitigen. Motivieren, mit dem Rollator zu laufen, aber Überanstrengung vermeiden. Dienstag und Freitag Kraft-Balance-Training.

So können alle anderen Punkte der Tagesstruktur ebenfalls beschrieben werden. Ganze Sätze sind nicht erforderlich, die pflegerischen Leistungen können auch in Stichpunkten beschrieben werden.

Im ersten Punkt in der Tagesstruktur, **„Besonderheiten und Wünsche"** (dieser Punkt kann auch anders benannt werden), werden Maßnahmen oder Anliegen beschrieben, die nicht einem einzelnen pflegerischen Aspekt zugeordnet werden können, sondern mehreren. Hat ein Bewohner z.B. eine Depression mit einem ausgeprägten Motivationsdefizit, so kann im Punkt „Besonderheiten und Wünsche" die Art und Weise der Motivation beschrieben werden, die bei allen pflegerischen Tätigkeiten am Tag angewendet werden soll. Unter dem Punkt „Besonderheiten und Wünsche" kann z.B. für einen Bewohner, der raucht, dokumentiert werden, wie die Zigaretten über den Tag verteilt werden sollen. Neben solchen (organisatorischen) Besonderheiten können auch persönliche Wünsche der Person (z.B. ein besonderes Outfit oder eine persönliche Ansprache mit Titel) in diesem Punkt erfasst werden.

Die Maßnahmenplanung in der **ambulanten Pflege** unterscheidet sich von den beschriebenen Möglichkeiten im stationären Setting dadurch, dass der Umfang der Maßnahmen i.d.R. deutlich geringer ist und sich die Beschreibungen v.a. auf die vereinbarten und abrechnungsfähigen Leistungen beziehen. Es werden also v. a. die Module und ggf. Sondervereinbarungen beschrieben. Liegen bei den Kunden ein oder mehrere Risiken vor (Dekubitus, Sturz usw.), müssen die Kunden und/oder die Angehörigen zu diesen Risiken entsprechend beraten und die Beratung dokumentiert werden. Die Dokumentation der Beratung würde dann im Berichtsblatt/Evaluationsblatt (wenn vorhanden) oder auf gesonderten Protokollen erfolgen. Anders als in der stationären Pflege werden in der ambulanten Pflege auch weiterhin die pflegerischen **Leistungsnachweise** erbracht bzw. abgezeichnet. Dies ist notwendig, um die entsprechenden Leistungen abrechnen zu können.

Beispiel

Ist in der Strukturierten Informationssammlung beschrieben worden, dass eine Bewohnerin Schluckstörungen hat und angedickte Kost erhalten soll, sie aber besonders gerne Kakao und Apfelsaft trinkt und sie selbständig essen kann, könnte in der Maßnahmenplanung stehen:

Frau M. erhält ihre Getränke zu den Mahlzeiten in angedickter Form (Joghurtkonsistenz) im Becher mit Langlöffel:

- zu Frühstück und Kaffeezeit jeweils angedickten Kakao
- zur Zwischenmahlzeit, dem Mittagessen und dem Abendbrot jeweils angedickten Apfelsaft

Weitere Beispiele finden Sie unter www.ein-step.de.

Letztlich haben geplante Maßnahmen das **Ziel** einen Zustand

- zu **verbessern**,
- zu **erhalten** oder
- dafür zu sorgen, dass er sich möglichst **langsam verschlechtert**.

Ob dies gelingt, muss überprüft werden. Dies geschieht in der Regel in dem Prozessschritt der Evaluation.

Schritt 3: Durchführung/Bericht

Der **Pflegebericht** ist Steuerungs- und Kommunikationsinstrument mit dem Schwerpunkt, Veränderung im Pflegeprozess schnell kenntlich zu machen (Beikirch et al. 2017).

Definition

Im **Pflegebericht** werden Abweichungen von den geplanten Pflegemaßnahmen dokumentiert und Besonderheiten aufgeführt.

Wie bisher beschrieben, konzentriert sich die Pflege-/Betreuungsdokumentation auf die Absprachen und Beobachtungen aus der SIS und die daraus folgenden Maßnahmen, welche im Einverständnis mit der Person mit Pflegebedarf getroffen werden. Durch die Regel, dass die Pflege genau nach Planung durchgeführt wird, konzentriert sich die Dokumentation im Berichtsblatt auf die **Abweichungen** von der Regel. Außer den Abweichungen von der Regel werden – wie bisher – z. B. Angehörigenbesuche und pflegerische oder medizinische Besonderheiten beschrieben.

Praxistipp

Entsprechend dem Strukturmodell müssen (im stationären Setting) im Pflegebericht nur noch Vorkommnisse/Maßnahmen dokumentiert werden, die von der Maßnahmenplanung abweichen (Kämmer 2017).

Beispiele:

- „Frau L. hatte heute einen Schwächeanfall …"
- „Frau W. konnte heute nicht gewaschen werden, weil …"

Ebenfalls können Arztkontakte, wenn diese nicht an anderer Stelle dokumentiert sind, eingetragen werden.

Damit ist die Menge der Information im Vergleich zum bisherigen System im Berichtsblatt deutlich reduziert. In der Vergangenheit sind (u. a. aus Angst vor juristischen Schäden) umfängliche Dokumentationen entstanden, z. B. durch Wiederholungen von:

- „Es war nichts Besonderes"
- „Der Bewohner war wie immer"
- „Pflege/Betreuung nach Plan usw."
- „…geht es gut…"
- „…war wieder unruhig..."

Dies soll in Zukunft verhindert werden, da der Gehalt dieser Aussagen zweifelhaft und wahrscheinlich eher Routine ist. Besser ist es, **wichtige** Beobachtungen und Verläufe zu dokumentieren und in einer Evaluation münden zu lassen. Nimmt ein Bewohner z. B. immer wieder an bestimmten Angeboten **nicht** teil, muss überlegt werden, warum das so ist und ob es bessere Alternativen gibt.

Merke

Ein fehlender Einzelnachweis von Leistungen stellt im stationären Setting keine verschlechterte beweisrechtliche Situation dar, sofern eine aussagekräftige Pflegeplanung vorliegt. Für den ambulanten Bereich gilt dies nicht, da hier die Leistungsnachweise für Behandlungs- und Grundpflege zur Abrechnung genutzt werden.

Praxistipp

Eine genaue Anamnese in der Strukturierten Informationssammlung und die genaue Beschreibung der daraus resultierenden Maßnahmen (Pflegeplanung) ersparen eine ausschweifende Dokumentation im Pflegebericht.

Im Berichtsblatt ist darauf zu achten, dass Abweichungen von den in der Pflegeplanung beschriebenen Maßnahmen aufgeführt werden.

Schritt 4: Evaluation

Definition

Unter einer **Evaluation** versteht man eine Bewertung oder Begutachtung eines Prozesses unter fachlichen Gesichtspunkten.

Ziel der **pflegerischen Evaluation** ist es, ein für alle nachvollziehbares Update zu dem körperlichen, psychischen und sozialen Zustand einer Person mit Pflegebedarf herzustellen, um ggf. Maßnahmen anzupassen.

In der Vergangenheit hat unter diesem Aspekt eine erneute Einschätzung verschiedener Risiken mithilfe von Assessments wie z. B. der Braden-Skala (zur Einschätzung des Dekubitusrisikos) stattgefunden. Dies hat nicht selten dazu geführt, dass Risikoeinschätzungsinstrumente monatlich oder einmal im Quartal, in einer Art Routine verwendet wurden, obwohl bestehende Risiken lange erkannt waren und umfangreiche Maßnahmen bereits geplant und durchgeführt wurden.

In der neuen Dokumentation ist eine routinemäßige Wiederholung von Assessments nicht vorgesehen. Ein wesentlicher Aspekt der Evaluation ist es wirkliche oder potenzielle Risiken erneut zu bewerten:

- Wurde in der SIS festgestellt, dass in einem Lebensbereich (Sturz, Ernährung usw.) eindeutig **kein** Risiko besteht, wird in der Evaluation lediglich überprüft, ob dieser Status quo noch zutreffend ist. Besteht also nach erneuter Einschätzung immer noch kein Risiko wird dies kurz dokumentiert – damit wird das Risiko ausgeschlossen.
- Ist in der SIS bereits ein **Risiko festgestellt** und eingeschätzt worden, wird in der Evaluation überprüft, ob die ergriffenen Maßnahmen noch ausreichen und das Risiko reduziert werden kann.

Insgesamt müssten bei einer routinemäßigen Evaluation alle wesentlichen Veränderungen aber auch die Stimmung der Person mit Pflegebedarf und dessen soziale Teilhabe berücksichtigt und vermerkt werden, sodass sich ein aktuelles Bild über den Zustand des Betroffenen abzeichnet und sich auf der Grundlage der SIS ein Verlauf abbildet.

Praxistipp

Werden in der Evaluation Risiken oder Verhaltensweisen des Betroffenen anders eingeschätzt, als in der Ersteinschätzung in der SIS, sodass bislang geplante Maßnahmen nicht mehr adäquat sind, muss die Maßnahmenplanung entsprechend angepasst werden.

► **Bedarf für neue SIS erkennen.** Inwieweit die SIS bei in der Evaluation festgestellten Änderungen angepasst werden muss, wird aus der Handlungsanleitung nicht ganz deutlich (MDS 2015). Es liegt daher in der Entscheidung der Pflegenden selbst, ob die SIS erneuert wird. Bei einer drastischen Veränderung im Zustand der Person mit Pflegebedarf eine neue SIS anzulegen, bietet sich an.

Praxistipp

Kommt es bei einer Person mit Pflegebedarf zu einer akuten Verschlechterung der Gesundheit, z. B. durch einen Schlaganfall, akute psychische Veränderung oder eine Oberschenkelfraktur mit Mobilitätsverlust, sollte eine neue SIS angelegt werden, sofern der Betroffene eine deutlich veränderte Lebenssituation aufweist. Ein möglicher neuer Aushandlungsprozess wird dann ebenfalls in den Themenfeldern hinterlegt. Wird eine neue SIS angelegt, muss nicht zusätzlich evaluiert werden, da der aktuelle Stand dann in der „neuen" SIS dokumentiert ist.

► **Häufigkeit der Evaluation.** Häufig wird eine Regelevaluation im **Dreimonatsintervall** für den stationären Bereich vorgegeben, obwohl es hierzu keine wissenschaftliche Begründung gibt.

Merke

Die Intervalle werden durch die Pflegefachperson initiiert und können abhängig von der Pflegesituation kürzer oder länger ausfallen.

Ergänzt werden die Informationen für die Evaluation durch Informationen aus dem Pflegebericht, den verschiedenen Kontroll- oder Verlaufsblättern und Assessments, soweit diese für die entsprechendePerson mit Pflegebedarf geführt wurden. Folgende Aspekte könnten bei einer Evaluation berücksichtigt werden:

- Gibt es eine **grundsätzliche Veränderung im Zustand** (Allgemeinzustand oder Ernährungszustand) des Bewohners?
- Gab es **Besonderheiten** wie Krankenhausaufenthalte oder akute Ereignisse und haben diese möglicherweise Einfluss auf die Planung?
- Sind **Informationen** der Bezugspflegen und anderer Berufsgruppen, z. B. des Sozialen Dienstes in der Evaluation **eingefügt**?
- Sind **Maßnahmen**/Module in der Maßnahmenplanung **aktuell**?
- Sind alle **Medikamente** nach wie vor **notwendig** (z. B. bei Polypharmazie/oder bei Medikamenten, deren Einnahmedauer problematisch sein kann [z. B. Benzodiazepine])?
- Wurden **freiheitsentziehende Maßnahmen** vorgenommen und waren/sind diese **notwendig**?
- Wurden mögliche **Risiken (neu) bewertet** (unter Verwendung von Assessments)?
- Wie steht es um die **psychische, geistige und körperliche Situation** und das **Befinden**? (Beispiel für eine kurze Beschreibung dessen: „Fr. M. ist psychisch stabil, ihre kognitiven Fähigkeiten sind unverändert.")

Praxistipp

Vermerken Sie in der Evaluation auch Beratungen, Fallgespräche und andere Informationen.

Damit entsteht in adäquatem, zeitlichem Rhythmus eine Evaluation, die gemeinsam mit den pflegerischen Leistungen abgebildet wird. Es sei denn, dass aktuelle Ereignisse eine direkte und schnellere Evaluation erforderlich machen. Der weitere Pfle-

Tab. 4.4 Vorteile des Strukturmodells und Vorteile des ATL-Systems im 6-schrittigen Prozess.

Vorteile des Strukturmodells	Vorteile des ATL-Systems im 6-schrittigen Prozess
Übersichtlichkeit	Abläufe in den meisten Einrichtungen sind darauf ausgerichtet und eingespielt.
einfache Handhabung	viele Routinen
Praxisnähe	Prozess ist oft kleingliedriger nachzuvollziehen
Zeitersparnis?	–

geprozess findet im Wechselspiel von Evaluation (Beobachtungen, Veränderungen im Zustand usw.) und den angepassten Maßnahmen statt, die wiederum durch die Evaluation überprüft werden.

Vorteile und Nachteile des Strukturmodells

Ob im Strukturmodell tatsächlich Zeit eingespart wird und wenn ja wieviel, muss sich in der Zukunft noch zeigen. Es wird sich ebenfalls zeigen, ob sich eine der Vorgehensweisen durchsetzt oder beide nebeneinander bestehen werden. Vielleicht wird es in der Zukunft auch noch einen 3. Weg geben, der z. B. stärker an Pflegediagnosen ausgerichtet ist. ► Tab. 4.4 stellt die Vorteile beider Dokumentationssysteme gegenüber.

4.7 Verantwortlichkeiten der Pflegefachperson

Die Verantwortlichkeiten der Pflegefachpersonen und Pflegepersonen sind nicht einfach zu benennen und ändern sich je nach Perspektive, Pflegesetting und Auftrag. Auch der neue Pflegebedürftigkeitsbegriff (S. 163) hat Einfluss auf die Verantwortlichkeit und hat den Verantwortungsbereich noch einmal deutlich erweitert. Standen in der Vergangenheit v. a. somatische Aspekte in der Pflege im Vordergrund, werden jetzt psychische und soziale Anforderungen gleichberechtigt wahrgenommen.

4.7.1 Verantwortungsbereiche

Definition

Der ICN (International Council of Nurses) definiert: „**Pflege** umfasst die eigenverantwortliche Versorgung und Betreuung, allein oder in Kooperation mit anderen Berufsangehörigen, von Menschen aller Altersgruppen, von Familien oder Lebensgemeinschaften sowie von Gruppen und sozialen Gemeinschaften, ob krank oder gesund, in allen Settings. Pflege schließt die Förderung der Gesundheit, Verhütung von Krankheiten und die Versorgung und Betreuung kranker, behinderter und sterbender Menschen ein. Weitere Schlüsselaufgaben der Pflege sind Wahrnehmung der Interessen und Bedürfnisse, Förderung einer sicheren Umgebung, Forschung, Mitwirkung in der Gestaltung der Gesundheitspolitik sowie im Management des Gesundheitswesens und in der Bildung." (DBfK 2020)

Es gibt verschiedene rechtliche Aspekte bezogen auf die **Verantwortung von Pflegenden**, was die Durchführung von medizinischen, aber auch pflegerischen Leistungen angeht. In der täglichen Praxis gibt es die verschiedensten Positionen, die eine klare Einordnung von Verantwortung schwer machen.

Gesundheits- und Krankenpflegerin und Pflegeethikerin Irmgard Hofmann (2013) meint,

- wenn die **Politik** über Pflege spricht, geht es um Kosten und Stellen,
- wenn **Ärzte** über Pflege sprechen, geht es um Delegation von medizinischen Leistungen,
- sprechen **Laien** über Pflege, meinen diese meistens Körperpflege, vielleicht noch das Anreichen von Nahrung,
- sprechen **pflegebedürftige Menschen** über Pflege, meinen sie Fachkompetenz und das individuelle Verständnis für die eigene Situation,
- sprechen **Pflegende** über Pflege, meinen sie den Pflegeprozess.

Diese Sichtweisen können beliebig ergänzt werden, wenn man die Sicht von anderen Berufsgruppen, Interessensvertretungen, Kranken- und Pflegekassen usw. auf die Pflege einbezieht.

In den unterschiedlichen pflegerischen Versorgungssettings gibt es verschiedene Aufgaben. So sind pflegerische Aufgaben im **ambulanten Bereich** klar definiert und i. d. R. vertraglich vereinbart. In diesem Fall muss man davon ausgehen, dass die durchführende Pflegefachperson die ausgeführten Tätigkeiten, wie das Anlegen von Kompressionsverbänden, beherrscht und sachgerecht ausführt.

Im **stationären Bereich** ist die Verantwortung aufgrund der vielen Bewohner und den verschiedenen Qualifikationen der Mitarbeitenden nicht so einfach. So gibt es verschiedene Vorbehaltsaufgaben, wie das Stellen und Verabreichen von Medikamenten, das Verabreichen von Injektionen oder das Verbinden von Wunden. Die Fachkraft, die die Verantwortung übernimmt, trägt dafür Sorge, dass die pflegerischen Leistungen von den richtigen und kompetenten Mitarbeitenden durchgeführt werden.

In der **teilstationären Versorgung** liegt der Fall wieder etwas anders, da meistens weniger ärztliche Verordnungen aufgeführt werden müssen und die Anzahl der Mitarbeiter kleiner als im stationären Bereich ist. Vergleicht man die 3 Settings, so stellt man fest, dass die Verantwortungsbereiche durchaus unterschiedlich sind.

In Bezug auf Maßnahmen im Rahmen einer **gerontopsychiatrischen Versorgung** ist zu beachten,

- die Maßnahmen auf ethische Aspekte zu überprüfen,
- die Reichweite der Maßnahmen mit den beteiligten Personen abzustimmen,
- im Verlauf zu überprüfen, ob die vorgenommenen Maßnahmen und Strategien zum Wohl des Betroffenen sind.

Diese Prozesse zu **koordinieren** und zu **gestalten,** liegt in der Hand der Pflegefachpersonen. Maßnahmen sollten von Personen durchgeführt werden, die dafür ausreichend qualifiziert sind, denn nicht jede Pflegeperson beherrscht z. B. die Durchführung eines Mini-Mental-Status-Tests oder eines validierenden Gesprächs.

4.7.2 Anordnungs- und Durchführungsverantwortung

Der Arbeitgeber hat das Recht, dem Arbeitnehmer im Rahmen des Arbeitsverhältnisses bestimmte Tätigkeiten zuzuweisen und nähere Anweisungen über Art, Umfang, Zeit und Ort der Dienstleistung zu treffen (Direktions- bzw. Weisungsrecht). Allerdings muss die Pflegeperson überprüfen, ob sie über die nötigen Fähigkeiten verfügt, die geforderte und zu übernehmende Tätigkeit inhaltlich und praktisch durchzuführen. In diesem Bereich sind 2 Aspekte von Bedeutung:

- Ist aktuelles theoretisches Wissen vorhanden?
- Wurde die praktische Durchführung geübt?

Zu diesem Direktions- bzw. Weisungsrecht des Arbeitgebers gehört in der Gesundheitsversorgung auch die Übertragung ärztlicher Aufgaben auf das nichtärztliche Personal.

Definition

Die Übertragung ärztlicher Aufgaben auf nichtärztliches Personal, z. B. auf Pflegefachpersonen, wird als **Delegation** bezeichnet. Voraussetzung dafür ist, dass die Mitarbeiter dafür ausreichend qualifiziert sind (§ 28 Abs. 1 Sozialgesetzbuch [SGB] V)

Man spricht dabei auch von einer **vertikalen Arbeitsteilung**. Gesetzliche Vorschriften, die zum Delegationsrecht eindeutige Antworten geben, gibt es (leider) nicht. Gleichwohl ist in der Rechtssprechung und der Literatur nicht umstritten, **ob** die Delegation ärztlicher Aufgaben erlaubt ist. Umstritten ist lediglich, **in welchem Umfang** ärztliche Aufgaben delegiert werden dürfen.

In einem Urteil des Bundesgerichtshofes (BGH) vom 24.6.1975 – VI ZR 72/74 – heißt es u. a.:

„Die Verwendung nichtärztlicher Hilfspersonen ist, aus der modernen Medizin und insbesondere aus dem heutigen Klinikwesen nicht wegzudenken. Es ist auch unvermeidlich, dass diesen Hilfspersonen ein hohes Maß an Verantwortung zufällt [...] Ein persönliches Eingreifen des Arztes ist vielmehr grundsätzlich nur zu fordern, wo die betreffende Tätigkeit gerade beim Arzt eigene Kenntnisse und Kunstfertigkeiten voraussetzt."

Definition

Unter Ausübung der Heilkunde versteht man die auf Feststellung, Heilung oder Linderung menschlicher Krankheiten, körperlicher Beeinträchtigungen und Leiden gerichtete Tätigkeit, die nach allgemeiner Auffassung besondere Fachkenntnisse voraussetzt. Zur Ausübung der Heilkunde gehören alle für die Berufsgruppe spezifischen Diagnose- und Therapieentscheidungen sowie solche Verrichtungen und Eingriffe. Bislang konzentrierte sich die Ausübung von Heilkunde auf Ärzte. Diese ausschließliche Fokussierung der Heilkunde auf Ärzte verändert sich durch die aktuelle Gesetzgebung, wenn auch ärztliche Tätigkeiten noch den größten Teil ausmachen. So gehören z. B. Pflegeberufekammern ebenso zu den Heilberufekammern wie Ärzte- oder Psychotherapeutenkammern (www.pflegekammer-rlp.de/index.php/fuer-mitglieder.html).

▸ **Aufgaben der Pflegepersonen = Heilkunde im weiteren Sinne.** Die Aufgaben von Pflegefachpersonen werden durch das Pflegeberufegesetz (PflBG) in § 5 durch die Festlegung der Ausbildungsziele wie folgt beschrieben:

„(1) Die Ausbildung zur Pflegefachfrau oder zum Pflegefachmann vermittelt die für die selbstständige, umfassende und prozessorientierte Pflege von Menschen aller Altersstufen in akut und dauerhaft stationären sowie ambulanten Pflegesituationen erforderlichen fachlichen und personalen Kompetenzen einschließlich der zugrunde liegenden methodischen, sozialen, interkulturellen und kommunikativen Kompetenzen und der zugrunde liegenden Lernkompetenzen sowie der Fähigkeit zum Wissenstransfer und zur Selbstreflexion. Lebenslanges Lernen wird dabei als ein Prozess der eigenen beruflichen Biographie verstanden und die fortlaufende persönliche und fachliche Weiterentwicklung als notwendig anerkannt.

(2) Pflege im Sinne des Absatzes 1 umfasst präventive, kurative, rehabilitative, palliative und sozialpflegerische Maßnahmen zur Erhaltung, Förderung, Wiedererlangung oder Verbesserung der physischen und psychischen Situation der zu pflegenden Menschen, ihre Beratung sowie ihre Begleitung in allen Lebensphasen und die Begleitung Sterbender. Sie erfolgt entsprechend dem allgemein anerkannten Stand pflegewissenschaftlicher, medizinischer und weiterer bezugswissenschaftlicher Erkenntnisse auf Grundlage einer professionellen Ethik. Sie berücksichtigt die konkrete Lebenssituation, den sozialen, kulturellen und religiösen Hintergrund, die sexuelle Orientierung sowie die Lebensphase der zu pflegenden Menschen. Sie unterstützt die Selbstständigkeit der zu pflegenden Menschen und achtet deren Recht auf Selbstbestimmung.

(3) Die Ausbildung soll insbesondere dazu befähigen

1. die folgenden Aufgaben selbstständig auszuführen:
   a) Erhebung und Feststellung des individuellen Pflegebedarfs und Planung der Pflege,
   b) Organisation, Gestaltung und Steuerung des Pflegeprozesses,
   c) Durchführung der Pflege und Dokumentation der angewendeten Maßnahmen,
   d) Analyse, Evaluation, Sicherung und Entwicklung der Qualität der Pflege,
   e) Bedarfserhebung und Durchführung präventiver und gesundheitsfördernder Maßnahmen,
   f) Beratung, Anleitung und Unterstützung von zu pflegenden Menschen bei der individuellen Auseinandersetzung mit Gesundheit und Krankheit sowie bei der Erhaltung und Stärkung der eigenständigen Lebensführung und Alltagskompetenz unter Einbeziehung ihrer sozialen Bezugspersonen,
   g) Erhaltung, Wiederherstellung, Förderung, Aktivierung und Stabilisierung individueller Fähigkeiten der zu pflegenden Menschen insbesondere im Rahmen von Rehabilitationskonzepten sowie die Pflege und Betreuung bei Einschränkungen der kognitiven Fähigkeiten,
   h) Einleitung lebenserhaltender Sofortmaßnahmen bis zum Eintreffen der Ärztin oder des Arztes und Durchführung von Maßnahmen in Krisen- und Katastrophensituationen,
   i) Anleitung, Beratung und Unterstützung von anderen Berufsgruppen und Ehrenamtlichen in den jeweiligen Pflegekontexten sowie Mitwirkung an der praktischen Ausbildung von Angehörigen von Gesundheitsberufen,
2. ärztlich angeordnete Maßnahmen eigenständig durchzuführen, insbesondere Maßnahmen der medizinischen Diagnostik, Therapie oder Rehabilitation,
3. interdisziplinär mit anderen Berufsgruppen fachlich zu kommunizieren und effektiv zusammenzuarbeiten und dabei individuelle, multidisziplinäre und berufsübergreifende Lösungen bei Krankheitsbefunden und Pflegebedürftigkeit zu entwickeln sowie teamorientiert umzusetzen.

(4) Während der Ausbildung zur Pflegefachfrau oder zum Pflegefachmann werden ein professionelles, ethisch fundiertes Pflegeverständnis und ein berufliches Selbstverständnis entwickelt und gestärkt." (Gesetz über die Pflegeberufe – Pflegeberufegesetz – PflBG).

Merke

Unter Substitution wird, im Gegensatz zur Delegation, die selbstständige Anwendung heilkundlicher Tätigkeit durch Pflegefachpersonen (oder anderer Personen im Gesundheitssystem bei entsprechenden Aufgaben) verstanden. Ein erster Modellstudiengang mit der heilkundlichen Befähigung auf Bachelorebene wurde 2016 durch das Bundesgesundheitsministerium (BMG) zugelassen.

Alle angeordneten Tätigkeiten, soweit sie übertragbar sind, müssen vom Arzt angeordnet sein (vgl. Schnell 2018). Inzwischen wird von der Übernahme von heilkundlichen Tätigkeiten gesprochen. Bei der Übernahme dieser Tätigkeiten, z. B. der Behandlung chronischer Wunden oder des Diabetes mellitus Typ II im Sinne von § 63 Abs. 3c SGB V, wird allerdings nicht mehr von „Delegation" bzw. „Substitution" gesprochen www.g-ba.de/themen/qualitaetssicherung/weitere-bereiche/weitere-bereiche-heilkundeuebertragung.

4.7.3 Ethische Verantwortung

▸ **Ethik in der Pflege allgemein.** Der ICN hat 2014 einen **Ethikkodex** für Pflegende erstellt, der wesentliche Grundlagen ethischer Verantwortung beschreibt. Demnach haben Pflegende **4 grundlegende Aufgaben**:

- Gesundheit zu fördern,
- Krankheit zu verhüten,
- Gesundheit wiederherzustellen,
- Leiden zu lindern.

Darüber sind in der Pflege zu achten:

- die Menschenrechte,
- das Recht auf Leben,
- das Recht auf Entscheidungsfreiheit und
- das Recht auf Würde und auf respektvolle Behandlung

ohne Wertung

- des Alters,
- der Hautfarbe,
- des Glaubens und der Kultur,
- des Geschlechts und der sexuellen Orientierung,
- der Nationalität,
- der politischen Gesinnung,
- und des sozialen Status.

Pflegende sind nach diesem Ethikkodex für die Ausübung der Pflege sowie für die fachliche Ausführung **persönlich verantwortlich** (ICN 2014) und **rechenschaftspflichtig**, auch durch eine ständige Fortbildung. In diesem Zusammenhang spielen **Leitlinien, Expertenstandards** und andere Qualitätsvereinbarungen eine wichtige Rolle, an denen sich Verantwortlichkeit festmachen lässt. Delegiert die Pflegefachperson Tätigkeiten, z. B. an Pflegeassistenten oder Betreuungspersonen, dann beurteilt sie auch die Fachkompetenz des Ausführenden. Neue Technologie und neues Wissen wird vor der Umsetzung immer auf Sicherheit für den Menschen, aber auch darauf hin überprüft, ob die Würde und die Rechte der Betroffenen gewahrt bleiben.

▸ **Ethische Konflikte in der Gerontopsychiatrie.** Es gibt wahrscheinlich nicht viele pflegerische Bereiche in dem so viele ethische Konflikte entstehen können wie in der Gerontopsychiatrie (S. 138). Dies liegt v. a.

- an **konträren Positionen der Beteiligten** (nicht selten wollen die Betroffenen gar nicht behandelt werden und vertreten den Standpunkt „ich bin doch gesund, was wollt ihr von mir?"),
- an **Abhängigkeiten** (Bewohner sind in vielerlei Hinsicht von den Pflegenden abhängig),
- an **eingeschränkten kognitiven Fähigkeiten** (gerade bei Menschen mit Demenz kommt erschwerend hinzu, dass Erläuterungen und Aufforderungen, z. B. zum Essen zu kommen oder nicht einfach über die Straße zu gehen, nicht immer verstanden oder missverstanden werden),
- am **Unvermögen, sinnvolle Schlüsse zu ziehen** (der Betroffene hat z. B. wegen einer Inkontinenz die Hose beschmutzt, versteht aber nicht, warum er die Hose ausziehen soll; möchte die Pflegeperson die Hose wechseln, fühlt sich der Bewohner ggf. angegriffen und empfindet das Verhalten der Pflegeperson als übergriffig; die Pflegefachperson empfände es dagegen als unethisch, die mit Ausscheidungen beschmutzte Hose nicht zu wechseln).

Diese Dilemmata kommen im Alltag öfter vor, als man vielleicht glaubt, z. B. beim

- Einteilen/Verteilen von Zigaretten an Bewohner: Einerseits möchte die Pflegeperson die Freiheit des Betroffenen waren, so zu leben wie er möchte, andererseits möchte sie den Bewohner vor übermäßigem Rauchen und den daraus resultierenden Gesundheitsschäden schützen.
- Einschränken der Mobilität in beschützten Einrichtungen: Einerseits wird dadurch die Freiheit des Bewohners eingeschränkt, andererseits wird der Bewohner dadurch z. B. vor Stürzen geschützt.
- Vorenthalten von Angeboten: Zum Beispiel einem Bewohner, der ständig laut ruft, die Entspannungsgruppe vorenthalten, damit er die anderen Bewohner dabei nicht stört.
- Einschränken der Sexualität eines Bewohners: Einerseits wird die Freiheit des Bewohners eingeschränkt, andererseits wird er vor Folgen geschützt, die er ggf. nicht tragen könnte.

In solchen konfliktreichen Situationen ist es wichtig, professionell zu reagieren, indem z. B. **ethische Fallgespräche** anberaumt und durchgeführt oder andere Formen ethischer Beratung in Anspruch genommen werden (S. 134).

4.8 Konzeptentwicklung und Qualitätssicherung

4.8.1 Qualität in der Pflege

Eine einheitliche Definition von Qualität gibt es nicht, aber einige Hinweise, die die Diskussion über den Begriff Qualität anregen können.

Definition

Qualität wird laut der Norm DIN EN ISO 9000:2015–11 definiert als „Grad, in dem ein Satz inhärenter Merkmale eines Objekts Anforderungen erfüllt".

Die Qualität gibt damit an, in welchem Maße ein Produkt (Ware oder Dienstleistung) den bestehenden Anforderungen entspricht. Inhärent meint hier die Beschreibung eines kennzeichnenden ständigen Merkmals, das dem Produkt **innewohnt**. Inhärente Merkmale sind häufig messbar (z. B. der Durchmesser bei einer Schraube).

Analog zu dieser allgemeinen Qualitätsdefinition gibt es verschiedene Definitionen für Pflegequalität. Eine häufig verwendete Definition stammt von Avedis Donabedian.

Definition

Pflegequalität ist der „Grad der Übereinstimmung zwischen den Zielen des Gesundheitswesens und der wirklich geleisteten Pflege" (Avedis Donabedian 1966, zit. im Landeszentrum Gesundheit NRW 2018).

Die 3 Qualitätsdimensionen **Struktur-**, **Prozess-** und **Ergebnisqualität** finden sich in den verschiedensten pflegerischen Richtlinien wieder, wie z. B. der Qualitätsprüfungsrichtlinie (QPR; MDS 2018) oder den Expertenstandards. In den letzten Jahren wurden den 3 Dimensionen eine weitere, die des **Planens**, vorangestellt.

Die meisten Qualitätskonzepte beziehen sich auf Fertigung und Produktion von Waren, deshalb stößt die Übertragung auf die Pflege immer wieder an Grenzen. Dies wird schnell deutlich, wenn über die Pflegequalität, z. B. bei der Betreuung von Menschen mit Demenz oder Menschen mit Abhängigkeit von Suchtstoffen diskutiert wird. Toleranzbreiten bei der Einschätzung von Qualität und Beziehungsprozesse sind hier besonders schwer klar definier- und normierbar. Aus diesem Grund gibt es eine „gewisse Unschärfe" bei der Bewertung von Pflege.

▸ **Bedeutung des Qualitätsmanagements.** Die Bedeutung des **Qualitätsmanagements** in der Pflege wächst seit der Einführung der Pflegeversicherung im Jahr 1996 ständig, da die Versicherungen seither immer genauer prüfen, wie gut und effizient die Pflegeleistungen einzelner Anbieter tatsächlich sind. Durch die verschiedenen externen Prüfinstanzen (s. u.) in der stationären und ambulanten Altenpflege, ist es für Pflegeanbieter immer wichtiger geworden, eine hohe Qualität zu liefern. Das Pflegeweiterentwicklungsgesetz (SGB XI), das 2008 in Kraft getreten ist, verstärkte dieses Bestreben weiter, denn in ihm wurde festgelegt, dass Pflegebedürftige und deren Angehörige zukünftig über die Qualität jeder Pflegeeinrichtung informiert werden sollen. In der Folge dieses Gesetzes wird seit 2011 ein Teil der Ergebnisse aus der Qualitätsprüfung durch den Medizinischen Dienst der Krankenversicherung (MDK) veröffentlicht: die sog. **Transparenzkriterien.**

Prüfinstanzen in der stationären/teilstationären Altenhilfe sind u. a.:
- MDK Qualitätsprüfung § 114 SGB XI
- Heimaufsicht (Ordnungsbehörde) nach WTG Wohn und Teilhabegesetz
- Hygieneprüfungen (z. B. durch die Gesundheitsämter)
- Medikamentenversorgung durch Apotheken/ggf. durch Gesundheitsämter usw.

In den **Transparenzkriterien** müssen definierte Aspekte
- zur Pflege und medizinischen Versorgung,
- zum Umgang mit demenzkranken Personen mit Pflegebedarf,
- zur sozialen Betreuung und Alltagsgestaltung,
- zum Wohnen, der Verpflegung, Hauswirtschaft und Hygiene
- sowie die Antworten Pflegebedürftiger auf Zufriedenheitsfragen

veröffentlicht werden.

▸ **Optimierungen im Pflegstärkungsgesetz II.** Ziel war und ist es, die Prüfberichte möglichst verständlich und verbraucherfreundlich zu formulieren. Dies soll mit dem jetzt aktuellen Pflegestärkungsgesetz II vom 1. Januar 2016 gelingen. Ziel ist es, insbesondere **Pflegeergebnisse** mit sog. Qualitätsindikatoren (S. 123) zu prüfen (Wingenfeld et al. 2018). Das bisherige Augenmerk lag v. a. auf der sog. Struktur- und Prozessqualität und soll nun auf die Ergebnisse gelenkt werden.

▸ **Qualitätsverantwortung und -sicherung.** Im § 112 SGB XI (Qualitätsverantwortung) steht „Die Träger der Pflegeeinrichtungen bleiben, unbeschadet des Sicherstellungsauftrags der Pflegekassen [...], für die Qualität der Leistungen ihrer Einrichtungen einschließlich der Sicherung und Weiterentwicklung der Pflegequalität verantwortlich." In diesem und den folgenden Paragraphen wird dann auch geregelt, welche Leistungs- und Qualitätsmerkmale erfüllt werden müssen. Es geht dabei um die Qualität, Qualitätssicherung und die Qualitätsdarstellung. Unter anderem ist unter § 113a das Verfahren und der Umgang mit den Expertenstandards geregelt. So heißt es dort „Expertenstandards tragen für ihren Themenbereich zur Konkretisierung des allgemein anerkannten Standes der medizinisch-pflegerischen Erkenntnisse bei."

4.8.2 Konzeptentwicklung

Wenn es darum geht, die Begegnung, die Beziehung und den Umgang mit psychisch erkrankten Menschen zuverlässig und nachvollziehbar zu gestalten, haben sich in der Vergangenheit **Konzeptentwicklungsprozesse** bewährt. Konzepte werden immer dann benötigt, wenn umfangreiche und längerfristige Vorhaben realisiert werden sollen. In ihnen werden die gemeinsamen **Überlegungen**, **Ziele** und **Vorgehensweisen** beschrieben und für alle Beteiligte verbindlich dargestellt. Es liegt also in der Natur der Sache, dass es in einer Einrichtung verschiedene Konzepte geben wird.

So wird es in einer Einrichtung ggf. ein Einrichtungskonzept, ein Pflegekonzept, ein Hauswirtschaftskonzept und ein Sozialdienstkonzept geben. Gibt es in dieser Einrichtung eine spezialisierte Abteilung für Menschen mit Demenz oder Menschen mit psychischen Erkrankungen, kann es sinnvoll sein, für diesen Bereich ein entsprechendes Konzept zu verfassen. Auf diese Weise entsteht eine gewisse **Hierarchie,** nach der das Einrichtungskonzept die höchste Priorität hat, darauf folgt das Pflege- oder/und Sozialdienstkonzept und als eine besondere Ausprägung eine spezialisierte Konzeption, z. B. für Menschen mit Demenz, für noch konsumierende Alkoholkranke, für Menschen mit Depression oder anderen psychischen Erkrankungen. Die Konzepte in dieser Hierarchie werden sinnvollerweise **verknüpft betrachtet**, sodass es inhaltlich möglichst keine Doppelungen und keine Widersprüche gibt. Ist also das Unternehmensleitbild im **Einrichtungskonzept** beschrieben, wird sich im Pflege- oder „Demenzkonzept" lediglich darauf bezogen. In der folgenden Abbildung wird eine mögliche Struktur von einem Konzept für Menschen mit Demenz vorgestellt (▸ Abb. 4.9).

▸ **Andere Konzepte erfordern andere Inhalte.** Bei einer anderen Anforderung, wie z. B. bei alkoholkranken älteren Menschen in der stationären Pflege, beinhaltet eine Gliederung andere Inhalte und Überlegungen. Die Inhalte sind sinnvollerweise individuell an die Bedarfe und Möglichkeiten der Einrichtung angepasst.

Konzepte werden entsprechend in das **Qualitätsmanagement-Handbuch** eingefügt und regelmäßig auf Aktualität und den Umsetzungsgrad hin überprüft. Mit einem hohen Grad an Genauigkeit und Verbindlichkeit werden Konzepte zur Steuerung von Organisationsprozessen angewendet. Empfehlenswert ist es in Abständen, z. B. von einem Jahr, die Vorgaben eines Konzeptes mit der Wirklichkeit abzugleichen, um möglicherweise nachzusteuern. Tut man dies nicht, wird ein Konzept nicht selten zu einem „Papiertiger".

Konzept für Menschen mt Demenz

Inhalt:

1. **Intention des Konzeptes für Menschen mit Demenz**
2. **Ziele, die mit dem Konzept erreicht werden sollen**
3. **Ist-Zustand**
4. **Milieugestaltung**
   - Biopgraphiearbeit
   - Sicherheitsaspekte im Rahmen der Betreuung demenziell Erkrankter
   - Alltags- und Tagesstruktur
5. **Angebote für demeziell erkrankte Bewohner**
   - Kommunikation
   - basale Stimulation
   - Einzel- und Gruppenangebote
6. **Grundhaltung/Beziehungsgestaltung/personenzentrierter Ansatz**
7. **Umgang mit herausforderndem Verhalten**
8. **Betreuungsorganisation**
   - Öffentlichkeitsarbeit
   - interne, externe Kommunikation
   - Angehörigenarbeit
   - Bewohneraufnahme
   - Umgang mit sterbenden demenziell Errankten
   - Fortbildungen für Mitarbeiter
9. **Pflegeorganisation**
   - Demenzstandards (Weg-/Hinlaufen usw.)
   - gerontropsychiatrische Pflegevisite
   - Fallbesprechung und integrierte Fallbesprechung
   - Team- oder Fallsupervision
   - Assessments
   - Bezugspersonenpflege/personenzentrierter Ansatz
10. **Umsetzung des Konzeptes/Qualitätssicherung/Überprüfung Bearbeitung**
11. **Quellenangaben**

Abb. 4.9 Konzept für Menschen mit Demenz. Beispiel für die Gliederung eines Demenzkonzeptes einer stationären Einrichtung. (Quelle: © Thieme Group)

▶ **Erfolgsfaktoren für Qualitätsmanagement.** Ein **erfolgreiches Qualitätsmanagement** sollte folgendes beinhalten (Kämmer 2008):

- das Vertrauen in die Kompetenz der Mitarbeitenden,
- die Befähigung der Mitarbeitenden zur Übernahme von Verantwortung und
- einen **Prozess der ständigen Verbesserung.**

Merke M!

Qualitätsmanagement wird erfolgreich, wenn es von den Mitarbeitenden, der Organisation und der Institution mit Leben erfüllt, getragen und gefördert wird (Kämmer 2008).

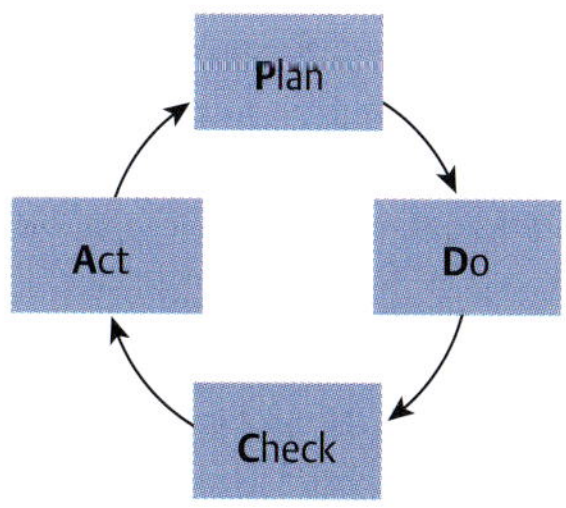

Abb. 4.10 PDCA-Zyklus. Plan (planen), Do (umsetzen), Check (überprüfen) und Act (handeln/anpassen) als Phasen des kontinuierlichen Verbesserungsprozesses. (Quelle: © Thieme Group)

4.8.3 Prozess der ständigen Verbesserung

Mit dem **Plan-Do-Check-Act-Zyklus** (PDCA-Zyklus, nach dem Mathematiker William Edwards Deming), auch bekannt als Deming-Kreis, kann der Verbesserungsprozess in 4 einfachen Schritten dargestellt und umgesetzt werden (▶ Abb. 4.10).

Die Umsetzung des PDCA-Zyklus ist auch Bestandteil der MDK-Qualitätsprüfung (MDK 2018). Der PDCA-Zyklus kann praktisch auf alle einzuführenden Maßnahmen angewandt werden, z. B. die Einführung des Strukturmodells (S. 108), die Umsetzung der Validationsmethode zur Kommunikation mit Menschen mit Demenz, motivationale Kommunikation mit Suchterkrankten (Miller u. Rollnick 2015) und so weiter. Prinzipiell entspricht der PDCA-Zyklus einem **Optimierungsprozess.**

- **Plan** – Planung = eine Maßnahme beschreiben und die dazugehörigen Ziele formulieren
- **Do** – Durchführen = die Maßnahme wird möglichst auf der Basis der zuvor festgelegten Vereinbarungen eingeführt
- **Check** – Prüfung = der Erfolg der Umsetzung wird durch die Verantwortlichen (ggf. Pflegedienstleitung, Pflegefachperson, Sozialer Dienst oder andere) anhand der festgelegten Kriterien überprüft.
- **Act** – Anpassung = in diesem Schritt werden jetzt die noch nicht erreichten Ziele durch Anpassung der Maßnahmen nachjustiert. Diese Maßnahmen werden dann wieder geplant (Plan), sodass der Prozess von Neuem beginnt.

Die Anwendung des PDCA-Zyklus übernimmt in einer Einrichtung z. B. ein Qualitätszirkel, eine Steuerungsgruppe o. Ä. Für die Mitglieder dieser Gremien können weitere Fortbildungen oder Schulungen zum Thema Qualitätsmanagement/Prozessoptimierung notwendig sein.

In **Qualitätszirkeln** (QZ) treffen sich Mitarbeiter hierarchielos und erörtern gemeinsame Themenfelder, mit dem Ziel Schwachstellen zu erkennen und selbstbestimmt Lösungen zu finden. Je nach QZ kommen praktisch alle Berufsgruppen in Frage. Interessant ist v. a., wie in Bezug auf einen bestimmten Prozess „außenstehende" Mitarbeiter Abläufe und Konzepte sehen und diese einschätzen.

Steuerungskreise setzen sich meistens aus besonders qualifizierten Mitarbeitern, z. B. Wohnbereichsleitungen, Pflegedienstleitung, Leitung des Sozialen Dienstes usw., zusammen. Steuerungskreise evaluieren z. B. Konzepte oder begleiten die Umsetzung von Projekten.

4.8.4 Zertifizierungsverfahren in der Altenpflege

Definition

Ein **Qualitätsmanagementsystem** (kurz: QM-System) ist eine Methode/Struktur, mithilfe derer die Prozess-, Struktur- und Ergebnisqualität überprüft wird. Ziel ist es dabei, die vorhandene Qualität festzustellen, zu sichern und weiterzuentwickeln.

Im deutschen Gesundheitswesen sind 3 Qualitätsmanagementsysteme gängig:

- das **KTQ-Verfahren**, entwickelt von der Kooperation für Transparenz und Qualität im Gesundheitswesen (KTQ)
- die **DIN EN ISO 9001**, veröffentlicht von der Internationalen Organisation für Standardisierung (ISO)
- das **EFQM-Modell**, entwickelt von der European Foundation for Quality Management (EFQM)

Wendet ein Unternehmen bzw. eine Einrichtung eines dieser Qualitätsmanagementsysteme an und erfüllt alle Anforderungen, kann es sich nach der jeweiligen Norm zertifizieren lassen.

KTQ-Verfahren

Gemäß den gesetzlichen Vorschriften müssen Einrichtungen im Gesundheitswesen einen Nachweis über ein internes Qualitätsmanagement erbringen. Das KTQ-Verfahren ist ein freiwilliges Verfahren und eignet sich, um dieser gesetzlichen Verpflichtung nachzukommen.

Das KTQ-Verfahren ist auf die speziellen Anforderungen von ambulanten und stationären Pflegeeinrichtungen, Hospizen und alternativen Wohnformen ausgerichtet. Ziel der KTQ-Zertifizierung ist die Optimierung von Prozessen innerhalb der Patientenversorgung.

In den KTQ-Katalogen sind die Kriterien zur Qualitätssicherung in **6 Kategorien** zusammengestellt, die im Rahmen der Zertifizierung von Einrichtungen des Gesundheitswesens abgefragt werden, um Aussagen über die Qualität der Prozessabläufe in der Versorgung treffen zu können. Diese Kategorien sind:

- Patientenorientierung
- Mitarbeiterorientierung
- Sicherheit und Risikomanagement
- Kommunikations- und Informationswesen
- Unternehmensführung
- Qualitätsmanagement

Damit steht eine Systematik als Grundlage zur Verfügung, die eine transparente und nachvollziehbare Bewertung ermöglicht (KTQ 2018). KTQ ist ein Selbst- und Fremdbewertungssystem, in dem als erstes nach den vorgegebenen Kriterien aus dem KTQ-Manual eine strukturierte Selbsteinschätzung erfolgt. Die Selbsteinschätzung wird dann durch einen sog. **KTQ-Visitor** überprüft. Es gibt unterschiedliche Zertifizierungsstellen, laut KTQ für Pflegeeinrichtungen:

- die QMS Cert Zertifizierungsgesellschaft mbH
- die WIESO Cert GmbH
- die proCum Cert GmbH Zertifizierungsgesellschaft

Das KTQ bietet einen sog. **Qualitätsbericht** an, der detailliert eine umfassende Gesamtdarstellung der Leistungen des internen Qualitätsmanagements darstellt. Im KTQ-Qualitätsbericht werden alle Kategorien und Kriterien der KTQ-Kataloge berücksichtigt und die wichtigsten Leistungen des internen Qualitätsmanagements vorgestellt (KTQ 2018). Das Verfahren wurde u. a. von Kranken- und Pflegekassen, dem Deutschen Pflegerat und der Ärztekammer initiiert.

DIN EN ISO 9001

In der Vergangenheit wurde die Zertifizierung nach DIN EN ISO 9001 in der Pflegepraxis unterschiedlich diskutiert: Praxisferne und Formalismus waren und sind Argumente, die immer wieder gegen dieses QM-System angeführt werden. In der aktuellen Fassung von 2015 werden Mitarbeiter von Seniorenheimen mehr eingebunden, Geschäftsführer und Heimleitung stärker in die Pflicht genommen (Vincentz Network GmbH & Co. KG 2016).

DIN (Deutsche Industrienorm) verdeutlicht die nationale Gültigkeit der Norm, **EN** (Europäische Norm) die Gültigkeit in ganz Europa. Anerkannt wird die Zertifizierung nach DIN EN ISO 9001 weltweit. Sie beinhaltet Mindestanforderungen an ein QM-System. Entsprechend der aktuellen Struktur beinhaltet die überarbeitete ISO 9001:2015 **10 Abschnitte**:

- Anwendungsbereich
- normative Verweisungen
- Begriffe
- Kontext der Organisation
- Führung
- Planung
- Unterstützung
- Betrieb
- Bewertung der Leistung
- Verbesserung

Die Arbeit mit oder die Umsetzung der DIN EN ISO verfolgt das Ziel der Zertifizierung. Diese erfolgt durch eine **externe und autorisierte Stelle**, die das Qualitätsmanagementsystem der zu überprüfenden Einrichtung, auf der Grundlage der gültigen Anforderungen, überprüft (Kämmer 2008).

EFQM-Modell

Das EFQM -Modell kann als Qualitätsmanagementstruktur und als Mittel zur Selbstbewertung genutzt werden (Kämmer 2008). Das EFQM-Modell soll helfen, eigene Stärken, Schwächen und Verbesserungspotenziale zu erkennen und die Unternehmens- bzw. Einrichtungsstrategie darauf auszurichten.

Das EFQM umfasst **3 wesentliche Aspekte:**

- Menschen
- Prozesse
- Ergebnisse

„Der zugrunde liegende Qualitätsgedanke lässt sich beschreiben als das Bemühen, die strategische Ausrichtung, das Verhältnis zu den Kunden und die Einbindung der Mitarbeitenden zu optimieren sowie die Prozesse, den Einsatz der Ressourcen und die Ergebnisse zu verbessern." (Kämmer 2008)

Integriertes Qualitätsmanagementsystem Demenz

Das Qualitätssicherungsgesetz aus dem Jahre 2004 wollte Alternativen zu den MDK-Prüfungen ermöglichen. Um dies in der Praxis umzusetzen, hat die Deutsche Expertengruppe Dementenbetreuung (DED) in einem **ersten Schritt,** gefördert durch das BMFSFJ, ein integriertes Qualitätsmanagement (IQM Demenz) mit 8 Best-Practice-Einrichtungen auf Grundlage eines kanadischen Instrumentes entwickelt und erprobt (Bruder et al. 2007). Dahinter stand die Frage: „Was braucht der Mensch mit Demenz?" und die These, dass eine nachhaltige gute Betreuung besser gelingt, wenn neben der Pflege die gesamte Einrichtung in den Blick genommen wird – Leitung und Organisation, Einbindung in das Quartier, fachliche Netzwerke und die Beteiligung von Familien und Ehrenamt (IQM Demenz 2020).

Der Abschlussbericht „Herausforderungen an das Management am Beispiel von IQM Demenz" dokumentiert die Wirkung eines solchen spezifischen Qualitätsmanagements auf die Qualität, die Teamentwicklung und die Motivation. Bis zu 80 % der Mitarbeiter haben sich im Heim beteiligt und die Wichtigkeit der einzelnen Anforderung bestätigt (Bruder et al. 2007).

Hohe Erwartungen stellt das Konzept an die Vorbildfunktion und das Charisma der Leitungen. Durch die Einführung des IQM sollen sie in die Lage versetzt werden, „Mitarbeitende für die ‚Ich-Du-Begegnung' und eine personenbezogene Betreuung, Pflege und Therapie der Menschen mit Demenz zu begeistern und zu inspirieren" (BMFSFJ 2020).

Im **2. Schritt** folgte unter der Schirmherrschaft der (damaligen) Bundesfamilienministerin Ursula von der Leyen die Evaluation des IQM in weiteren Gruppen. Leider wurde das Qualitätssicherungsgesetz nicht umgesetzt, sondern anstelle möglicher Qualitätsverfahren ab 2009 die Pflegezensuren bzw. ab 2020 die Ergebnisindikatoren eingeführt. Diese Anforderungen werden in der Weiterentwicklung des IQM Demenz berücksichtigt. In das Konzept integriert ist auf der einen Seite die Umsetzung von Handlungskonzepten, wie das der Basalen Stimulation sowie nicht medikamentöse und milieutherapeutische Behandlungsansätze. Auf der anderen Seite lässt sich IQM Demenz in QM-Systeme wie die DIN ISO oder EFQM integrieren.

In **4 Phasen** werden in Selbstbewertungsgruppen 6 Qualitätsbereiche in einem 2-jährigen Prozess bearbeitet. Moderatoren und Qualitätskoordinatoren werden in Gruppen ausgebildet – zentral ist dabei der Austausch unter den Kollegen.

In der 1. Phase der **Profilerhebung** geht es um die differenzierte Beschreibung im Sinne einer Einrichtungs- und Markt- bzw. Umfeldanalyse. Zusammengetragen werden Eckpunkte aus den Qualitätsbereichen und dazugehörige Konzepte, Standards und Leitlinien, spezifische Angebote, die räumliche und technische Ausstattung usw. Hinzu kommen Aufgaben, z. B. das „gewisse Extra" der Einrichtung zu beschreiben oder für das strategische Management zu recherchieren, wie Mitarbeiter und Angehörige im Quartier vernetzt sind. Die Qualitätsindikatoren und spezifische Kennzahlen der Einrichtung werden erfasst und ausgewertet. Sie liefern Argumente für Weiterentwicklung, für Pflegesatzverhandlungen oder das Pflegegrademanagement.

In der 2. Phase einer **Selbstbewertung** reflektieren die Mitarbeiter ihr eigenes Handeln mit den Qualitätsmerkmalen mittels der Leitfrage: „Wie stellen wir sicher, dass...". Hierbei regt das Leitungsteam Veränderungen für personzentrierte Entwicklungen an und hinterfragt Wertvorstellungen und Haltungen. Im Anschluss an diese Reflexion wird zusammengetragen, wie die Anforderung bezogen auf den Aspekt „Beziehungsgestaltung" des Expertenstandards Demenz (DNQP 2018) vor Ort sichergestellt wird. Im Weiteren folgt die Bewertung der erarbeiteten Kriterien nach Wichtigkeit, Bekanntheit und Umsetzungsgrad in Prozent. Dokumentiert werden auch Unterschiede in der Einschätzung der Teilnehmer.

In der 3. **Qualitätsverbesserungsphase** erarbeiten die Teams systematisch mit ihrer Leitung 3 Projekte zur Verbesserung des täglichen Handelns. In einer Einrichtung wurde z. B. zunächst die Feuerwehr in die Selbstbewertungsgruppe zum Risikomanagement einbezogen und später im Projekt geübt, wie schnell alle Bewohner in einen anderen Brandabschnitt gebracht werden. Dies soll möglichst ohne Hektik, als Teamleistung und als gemeinsames Erlebnis geschehen. Durch den gemeinsamen Ablauf und dessen Ergebnisse kann zusammen mit der Feuerwehr die Milieugestaltung der Wohnbereiche großzügiger erweitert werden.

In der letzten, 4. Phase folgt ein 3-tägiges **Qualitätsfeedback** durch einen externen Praktiker zum aktuellen Stand in den 6 Qualitätsbereichen. Hierzu werden jeweils 2 Mitarbeiter aller Bereiche und Hierarchieebenen, Angehörige, Heimbeirat oder Ehrenamtliche zu den Anforderungen befragt. Die Ergebnisse und Eindrücke aus den Interviews und der teilnehmenden Beobachtung werden mit der Selbstbewertung aus der 2. Phase verglichen und in einem Qualitätsbericht zusammengefasst.

Die in der Einrichtung bestehenden Qualitätsmanagementsysteme und Konzepte werden in den folgenden 6 Bereichen evaluiert (BMFSFJ 2020):

- „**Pflege und Betreuung.** Erfüllen die Konzepte für die Betreuung, Pflege, Sterbebegleitung bewährte Kriterien? Wie gelingt es, Pflege, Therapie und Betreuung nach den fachlichen Standards sicherzustellen?
- **Informationsmanagement.** Wie sichert der Informationsfluss und die Transparenz nach innen und außen die Qualität der Versorgung?
- **Personalmanagement.** Wie gelingt es, geeignete Mitarbeitende zu finden, zu fördern, zu halten und für die tägliche Arbeit zu begeistern?
- **Risikomanagement.** Wie gelingt es, im Spannungsfeld von Sicherheit, Selbstbestimmung und Wohnlichkeit, Wohlbefinden in jedem Moment zu sichern?
- **Alltagsmanagement.** Wie gut ist die Leitung in die Herausforderungen der Praxis einbezogen, damit sie ihre Vorbildfunktion optimal wahrnehmen kann, Mitarbeitende unterstützt und einen Beitrag dafür leistet, dass die Einrichtung positiv in das Quartier oder den Sozialraum wirkt?
- **Strategisches Management.** Wie ist die Institution im Versorgungsnetz und im Gemeinwesen verankert, wie wirkt dies auf das Wohlbefinden des Menschen mit Demenz?"

Im Mittelpunkt steht „Pflege und Betreuung" – in der neuen Pflegeausbildung ist dies die **Mikroebene**. Sie wird gestützt durch die **Mesoebene**, nämlich die Einrichtungskultur, das Personalmanagement, das Risikomanagement und das Informationsmanagement. Die **Makroebene** fokussiert die strategische Entwicklung, die Wirtschaftlichkeit und das „Alltagsmanagement", in dem beleuchtet wird, wie die Herausforderungen der Praxis Rückhalt durch den Träger, die Netzwerke und die Politik erhalten.

Das systematische Vorgehen und die Zeitvorgabe – 3–5 Teamsitzungen à 1,5 h pro Qualitätsbereich – haben zum Ziel, dass eine Einführung auch bei einer engen Personaldecke gelingt und möglichst viele Mitarbeiter beteiligt werden. Die Ausbildung der Moderatoren in Gruppen soll zudem den Austausch, die Vernetzung und Synergien zwischen Einrichtungen fördern.

2020 wurden die Erfahrungen aus 15 Jahren ausgewertet und mit Beispielen sowie Praxistipps vorgestellt (Hamborg 2020a). Die nun vorliegende Version IQM Demenz 4.0 „integriert wesentliche Merkmale modernen Managements und der Organisations- und Personalentwicklung und schlägt neue Strategien für das Alleinstellungsmerkmal Demenz vor. Sie unterstützt Altenpflegeeinrichtungen bei der Umsetzung der neuen fachlichen Anforderungen: des neuen Pflegebegriffs, der neuen Begutachtungsrichtlinie, der neuen Qualitätsprüfung des ‚Pflege-TÜVs', des neuen Expertenstandards Beziehungsgestaltung" (Hamborg 2020a).

4.8.5 Demenzlabel

Im Rahmen der Qualitätssicherung, speziell der Dementen-Betreuung, haben verschiedene Organisationen ein Güte-Label entwickelt. Alle Label bzw. Siegel sind kostenpflichtig und müssen in gewissen Zeitabständen erneut vergeben werden.

Demenzlabel Aachen

Das Label wurde nach pflegewissenschaftlichen Kriterien im Rahmen eines von der EU und des Landes NRW geförderten Projektes unter Beteiligung des Erstautors dieses Buches entwickelt (Fuchs-Frohnhofen et al. 2008). Das Verfahren wird inzwischen durch einen eingetragenen Verein weiterentwickelt und angeboten (www.demenzlabel.de). Hierbei handelt es sich um ein Auditverfahren in 6 Schritten. Nach **Initiativbewerbung** der Pflegeeinrichtung (Schritt 1) und **Vertragsabschluss** zwischen Einrichtung und Demenzlabel-Verein (Schritt 2) führt die Pflegeeinrichtung eine eigenverantwortliche **Selbstanalyse** (Schritt 3) anhand eines Kriterienkataloges durch, der 10 Aspekte erfasst:

- Heimaufnahmekultur
- Mitarbeiterqualifikation
- Milieu (bauliches, organisatorisches und soziales Milieu)
- nicht medikamentöse Interventionsansätze/Anwenderkonzepte
- professionelle (hermeneutische) Fallarbeit
- Zusammenarbeit mit Fachärzten und Fachärztinnen
- Risikomanagement
- Gewährleistung einer gewaltfreien Pflege
- Reduktion von freiheitsentziehenden Maßnahmen
- Hospizkultur und Palliative Care

Ergänzende Themen können von der Einrichtung in diesem Prozessschritt aufgenommen werden.

Im 4. Schritt wird diese Analyse einer **Selbstbewertung** unterzogen. Hierbei werden die Gegebenheiten der Einrichtung mit den ausführlichen Labelkriterien und den dort formulierten Anforderungen an die Vergabe eines Labels verglichen.

Im 5. Schritt führen qualifizierte Auditoren eine **externe Bewertung** auf Grundlage der Labelkriterien durch.

Im Schritt 6 erhalten die Einrichtungen ein **Feedback und Empfehlungen** zur Weiterentwicklung. Ähnlich wie bei anderen Qualitätsverfahren muss zur Labelerteilung eine gewisse Quote erreicht werden. So müssen 80 % aller Anforderungen zu den 10 Labelkriterien mit „ist voll erfüllt" oder „ist im Wesentlichen erfüllt" bzw. 70 % der Anforderungen innerhalb jeden Labelkriteriums erfüllt sein, um das Label verliehen zu bekommen. Die Gültigkeit des Labels beträgt 3 Jahre.

DGGPP-Siegel „Demenzsensible Einrichtung"

Die Deutsche Gesellschaft für Gerontopsychiatrie und -psychotherapie (DGGPP) erteilt ein Qualitätssiegel „Demenzsensible Einrichtung" (siegel.dggpp.de/verfahren.html). Nach Beantragung gibt die stationäre Pflegeeinrichtung mittels **Fragebogen** Auskunft über Basisinformationen sowie bestimmte Qualitätsindikatoren, z. B.:

- Konzeption der Einrichtung
- räumliche Situation
- Personalausstattung und Qualifikation
- medizinisch-pflegerische Versorgung
- therapeutische Angebote
- demenzsensible Indikatoren u. a. Umgang mit herausforderndem Verhalten, freiheitsentziehende Maßnahmen, Willensbekundungen

Auf Wunsch der Einrichtung kann ebenfalls eine Befragung der Angehörigenzufriedenheit durchgeführt werden. Im Anschluss an diese Vorprüfung wird die Einrichtung durch einen erfahrenen Gerontopsychiater visitiert und **begutachtet**. Die Ergebnisse werden protokolliert und der Einrichtung zur Verfügung gestellt. Abschließend entscheidet ein Prüfausschuss der DGGPP über die **Vergabe des Qualitätssiegels**. Wird das Siegel erteilt, so werden die Prüfungsunterlagen dem Heim zur Veröffentlichung zur Verfügung gestellt. Das Siegel besitzt eine Gültigkeit von 2 Jahren und kann in einem vereinfachten Verfahren erneuert werden.

4.8.6 MDK-Pflege-Benotungen

Seit der Einführung der Pflegeversicherung werden die ambulanten und stationären Einrichtungen im Rahmen des SGB XI geprüft. Hierzu dient die **Qualitätsprüfungsrichtlinie** (QPR) für die ambulante und stationäre Pflege: „Der GKV-Spitzenverband hat, unter Beteiligung des MDS, die Richtlinien über die Prüfung der in Pflegeeinrichtungen erbrachten Leistungen und deren Qualität nach § 114 SGB XI (Qualitätsprüfungsrichtlinien – QPR) an die Regelungen des 3. Pflegestärkungsgesetzes (PSG III) angepasst. Die überarbeiteten QPR in der Fassung vom 27. November 2017 treten zum 1. Januar 2018 in Kraft." (MDS 2018; Umstellung auf die Transparenzkriterien) (S. 162)

Die jetzt aktuelle Fassung der QPR ist nicht mehr als gedrucktes Dokument erhältlich, da in der jetzt gültigen Fassung des SGB XI bereits die Einführung des indikatorengestützten Qualitätsmanagements vorgestellt wird. So heißt es unter § 113 „mit der Einführung des indikatorengestützten Qualitätsmanagements geht eine Umstrukturierung der Prüfinhalte und des Prüfgeschehens einher, denn die Indikatoren und die Gewinnung von bewertbaren Informationen sind in den gegenwärtigen Erhebungsbogen der Qualitätsprüfungsrichtlinien nicht ohne Weiteres integrierbar".

Die Vorschrift konkretisiert daher, dass in den Maßstäben und Grundsätzen für den stationären Bereich, Inhalte und Verfahren dieses Modells umfassend zu beschreiben sind. „Insbesondere sind die Indikatoren, das Datenerhebungsinstrument sowie die bundesweiten Verfahren für die Übermittlung, Auswertung und Bewertung der Daten sowie die von Extern durchzuführende Prüfung der Daten festzulegen. Die Prüfung der Daten hat sowohl den Aspekt der Plausibilität als auch den der Richtigkeit zu beinhalten" (§ 113 SGB XI). Da die QPR voraussichtlich nicht mehr lange in der jetzt bekannten Form Anwendung findet und die letzte Entscheidung über die Art und Weise der Ergebnisindikatoren aber noch nicht gefallen ist, werden beide Systeme in einer Qualitätsprüfung hier nicht näher beleuchtet. Hier sollte die Website des MDS (www.mds-ev.de) im Blick behalten werden, auf der am ehesten das neue Verfahren erläutert und veröffentlicht wird. Für die aktuell vorliegenden Ergebnisindikatoren siehe Integriertes Qualitätsmanagementsystem Demenz (S. 121).

4.9 Qualitätsindikatoren

4.9.1 Von Kennzahlen zur Qualität

Seit dem Inkrafttreten des Pflegeweiterentwicklungsgesetzes im Jahr 2008 wird in der Öffentlichkeit intensiv über die Transparenz von Qualität und die Vergleichbarkeit von Leistungen diskutiert. Allgemeingültige Vorgaben für eine methodisch belastbare Qualitätsmessung auf der Basis von abgestimmten Kennzahlen fehlen bislang.

Bisher wurden v. a. **Struktur- und Prozessqualität** im Rahmen der Qualitätsprüfung über den Medizinischen Dienst der Kranken- und Pflegekassen begutachtet. Ähnliches gilt auch für die Überprüfung durch die Heimaufsichten der Sozialbehörden. Dieses Vorgehen hat dazu geführt, dass Einrichtungen ihre Struktur (oft das Qualitätsmanagementhandbuch mit Standards und Vereinbarungen) und ihre Prozesse an die Prüfung angepasst und im Verlauf der Entwicklung immer bessere „Noten“ erhalten haben.

Der Vorwurf an dieses System ist u. a., dass „schlechte“ Pflege durch eine gute Administration ausgeglichen werden kann – oder anders gesagt: dass es um die Qualität der Qualitätshandbücher geht, nicht um die Qualität der tatsächlichen Pflegeleistungen und die daraus resultierenden Ergebnisse.

Definition

Qualitätsindikatoren (QI) sind Hilfsgrößen, die Aspekte von Qualität durch Zahlen oder Zahlenverhältnisse indirekt anzeigen können. Sie ermöglichen Aussagen zu den Bereichen Strukturqualität, Prozessqualität und Ergebnisqualität. Durch das Einbinden von QI in das Qualitätsmanagement kann die aktuelle Versorgungsqualität aber auch die Weiterentwicklung quantitativ dargestellt werden (Kassenärztliche Bundesvereinigung 2020).

Um nun tatsächlich die Qualität von Ergebnissen zu überprüfen, wurden sog. **Qualitätsindikatoren** (QI) eingeführt. Sie überprüfen also z. B. wie viele Dekubitalgeschwüre tatsächlich auftreten oder wie viele freiheitsentziehende Maßnahmen durchgeführt werden mussten. Diese Ergebnisse sollen dann intern, aber auch extern, zu Qualitätsvergleichen (Benchmarking) genutzt werden.

Außerhalb von Deutschland gehören QI bereits seit längerem zur Beurteilung der aktuellen Pflegequalität im pflegerischen Alltag. So hat sich in den USA z. B. die Verwendung des **Minimal Data Sets** (MDS) durchgesetzt (Bates-Jensen et al. 2004). Mit dem MDS sind Daten gemeint, die regelmäßig erhoben werden können und einerseits einen guten Überblick über den Pflege-Gesundheitsstatus geben und andererseits im Zeitverlauf Veränderungen abbilden können. Diese Daten dienen hier sowohl dem internen als auch dem externen Vergleich.

▸ **Qualitätsindikatoren – ein Auftrag aus dem SGB XI.** 2011 wurde der Abschlussbericht zur Entwicklung von Qualitätsindikatoren von Wingenfeld vorgestellt (Wingenfeld et al. 2018). Die Entwicklung dieser Indikatoren basierte auf einem Auftrag des BMG und des BMFSFJ. In diesem Zusammenhang wurden die 15 entwickelten QI in den 2 Projekten EQMS (ergebnisorientiertes Qualitätsmodell Münster) und EQisA (Ergebnisqualität in der stationären Altenpflege) erprobt (SGB XI § 113). Mit der Einführung des neuen Pflegebedürftigkeitsbegriffs (S. 163) sollte auch die bisherige Qualitätsprüfungsrichtlinie (QPR) mit den Transparenzkriterien durch diese QI abgelöst werden. Offenbar sah man an den Ergebnissen von Wingenfeld von 2011 noch Prüfungs- oder Veränderungsbedarf. Die 15 Indikatoren von Wingenfeld wurden im Auftrag des BMG durch die Zentren für Alterns- und Pflegeforschung und für Sozialpolitik der Uni Bremen Campus (UBC) untersucht. Die Indikatoren wurden hinsichtlich der Eignung und Reichweite und hinsichtlich der vergleichenden Messung und Darstellung von Ergebnisqualität geprüft. Im Fokus standen Validität, Reliabilität sowie Praktikabilität und Durchführbarkeit.

Wesentliche Forschungsfragen aus der Untersuchung sind (Abschlussbericht zum Forschungsprojekt 2017):

- Welche (technischen) Voraussetzungen muss ein Unternehmen/eine Einrichtung haben, damit die QI übernommen werden können?
- Können die Ergebnisse aus der Erhebung im Rahmen der QPR § 114 überprüft werden?
- Können auf der Grundlage der Ergebnisse aus den QI Bescheide nach § 115 Abs. 2 SGB XI erfolgen (z. B. mit den Sozialbehörden vor Ort)?
- Wie kann eine verbraucherfreundliche Darstellung der Ergebnisse erfolgen?
- Sind die 2011 vorgestellten 15 Indikatoren ausreichend oder müssen weitere hinzugefügt werden?

4.9.2 Aktuelle Indikatoren

Seit 2019 finden 10 QI praktische Anwendung (▸ Tab. 4.5). Hinter den einzelnen Indikatoren verbergen sich viele Einzelfragen, die zu einem großen Teil den Modulen aus dem Begutachtungsinstrument zur Einstufung von Pflegebedürftigkeit (S. 163) entsprechen (Wingenfeld et al. 2018). Die Indikatoren werden mithilfe des Erhebungsinstrumentes für jeden einzelnen Bewohner erhoben. In diesem Erhebungsinstrument werden ca. 100 Items zur Beantwortung aufgelistet, die das Gesamtergebnis beeinflussen. Unter anderem wird auch danach gefragt, ob sich der Bewohner in einer palliativen Versorgung befinde. Eine Bewertung von Ernährung oder der Entstehung eines Dekubitus ist natürlich abhängig von dieser Information. In der ▸ Tab. 4.5 werden die 10 Indikatoren vorgestellt.

Im Rahmen der halbjährlichen Erhebung mithilfe des Erhebungsinstrumentes werden auch weitere Informationen erhoben, wie z. B. die Bewusstseinswachheit und das Modul 2 Kognition und Kommunikation der von der Einrichtung versorgten Bewohner. Wie in der ▸ Tab. 4.5 zu erkennen ist, werden 5 Indikatoren mit einem Sternchen versehen. Für diese Indikatoren gilt, dass bei der Bewertung berücksichtigt wird, ob Bewohner keine/geringe oder erhebliche Einschränkungen in kognitiven Bereichen haben. Dies hat zum Ziel, die Vergleichbarkeit verschiedener Einrichtungen zu gewährleisten (ansonsten würden Einrichtungen mit kognitiv stärker eingeschränkten Bewohnern schlechter bewertet werden).

So wird der Erhalt der Selbstständigkeit bei der Mobilität, den Alltagsverrichtungen, der Entstehung eines Dekubitus, bei Sturzfolgen oder Gewichtsverlust bei schwerwiegenden kognitiven Einschränkungen anders bewertet als bei geringen kognitiven Einschränkungen. Diese Differenzierung ist vielleicht nachvollziehbar, wenn man sich folgendes Szenario vorstellt:

Einrichtung A hat nur wenige Bewohner mit Demenz und legt großen Wert auf Sturzprophylaxe mit vielen verschiedenen aktivierenden Angeboten, die von den Bewohnern gut angenommen

Tab. 4.5 Seit 2019 angewendete Qualitätsindikatoren.

Indikator (Wingenfeld et al. 2018)	Bemerkungen
1. erhaltene Mobilität*	Die Bewertung erfolgt im Wesentlichen mit den aus dem Begutachtungsassessment (NBA) bekannten 5 Mobilitätsstufen (Positionswechsel im Bett, Halten einer stabilen Sitzposition, Umsetzen, Fortbewegen innerhalb des Wohnbereichs). Die Kriterien werden mit selbstständig, überwiegend selbstständig, überwiegend unselbstständig, unselbstständig bewertet (wie im NBA).
2. erhaltene Selbstständigkeit bei Alltagsverrichtungen (Selbstversorgung)*	Auch hier kommen die Aspekte aus dem 4. Modul des NBA (Selbstversorgung) zum Einsatz. Es sollen entsprechend Fähigkeiten wie Waschen des Oberkörpers, An- und Auskleiden des Unterkörpers, benutzen der Toilette usw. eingeschätzt werden.
3. erhaltene Selbstständigkeit bei der Gestaltung des Lebensalltags	Hier sollen die Aspekte aus dem Modul 6 des NBA (Gestaltung des Alltagslebens und soziale Kontakte) eingeschätzt werden. In diesem Indikator geht es um die Fähigkeit, den Tagesablauf zu planen, in die Zukunft zu planen oder Kontakte zu pflegen, also um planerische Fähigkeiten, die kognitive Fähigkeiten voraussetzen.
4. Dekubitusentstehung*	Hier sollen Informationen zu möglichen Dekubitusgeschwüren gegeben werden, wie Schweregrad, Zeitraum und u. a. wo der Dekubitus entstanden ist.
5. Sturz mit gravierenden Folgen*	Auch hierzu beinhaltet das Erhebungsinstrument verschiedene Fragen, z. B. ob es einen Sturz innerhalb des letzten halben Jahres gab und welche Folgen sich daraus ergeben haben (z. B. Frakturen, behandlungsbedürftige Wunden).
6. unbeabsichtigter Gewichtsverlust*	Das Körpergewicht sowie die Gründe für den Gewichtsverlust werden erfasst.
7. Durchführung eines Integrationsgesprächs	In diesem Indikator wird erhoben, ob nach Ablauf der ersten 8 d und bis spätestens 8 Wochen nach Heimeinzug mit der Person mit Pflegebedarf ein Gespräch über dessen Einleben in die Einrichtung geführt wurde.
8. Anwendung von Gurten bei kognitiv beeinträchtigten Bewohnern	Anteil der Bewohner mit kognitiven Beeinträchtigungen, bei denen in einem Zeitraum von 4 Wochen vor dem Erhebungstag Gurtfixierungen angewendet wurden (nur bei Bewohnern die mind. erhebliche kognitive Beeinträchtigungen im Sinne des NBA-Modul 2 haben).
9. Anwendung von Bettseitenteilen bei kognitiv beeinträchtigten Bewohnern	Anteil der Bewohner mit kognitiven Beeinträchtigungen, bei denen in einem Zeitraum von 4 Wochen vor dem Erhebungstag durchgehende Bettseitenteile angewendet wurden (nur bei Bewohnern die mind. erhebliche kognitive Beeinträchtigungen im Sinne des NBA-Modul 2 haben).
10. Aktualität bei der Schmerzeinschätzung	Hier werden verschiedene Informationen um das Thema Schmerz erhoben, wie z. B. „Liegen Anzeichen für wiederholtes Auftreten von Schmerzen vor?“, „Liegt eine Schmerzeinschätzung vor?“, „Welches Instrument wurde eingesetzt?“, „Welcher Wert wurde bei welcher Einschätzung dokumentiert?“.

* unterteilt in 2 Risikogruppen (keine/geringe kognitive Beeinträchtigungen und erhebliche kognitive Beeinträchtigungen)

werden. In der Einrichtung B werden v. a. Bewohner mit Demenz u. a. auch in einer beschützenden Abteilung versorgt. Diese Einrichtung verzichtet auf freiheitsentziehende Maßnahmen und weitgehend auf sedierende Mittel. Nun kann es in der Einrichtung B zu häufigeren und vielleicht auch schwereren Stürzen kommen. Bei dem Vergleich und der Bewertung durch die QI könnte nun der Eindruck entstehen, die Ergebnisqualität der Einrichtung A wäre besser als die in der Einrichtung B, obwohl die beiden Einrichtungen, was die Möglichkeiten der Bewohner angeht, nicht vergleichbar sind.

Dieses Phänomen der „Ungleichheit“ soll durch die unterschiedlichen Kennzahlen bei gleichem Indikator angeglichen werden, wenngleich gemessen an den verschiedenen Bewohnerstrukturen in Seniorenheimen hiermit kein vollständiger Ausgleich, sondern nur eine Annäherung erreicht werden kann.

Es ist also im Interesse jeder Einrichtung, in dem Erhebungsinstrument für die QI die Informationen zu dem Modul 2 (Kognition) und die zu erhebenden Diagnosen (z. B. Demenz), gewissenhaft und aktuell durchzuführen. Nur so können die Ergebnisse (Kennzahlen) bei den 5 „Sternchen-Indikatoren“ adäquat ermittelt werden.

4.9.3 Umsetzung

Die Indikatoren werden (aufgrund einer Verzögerung durch die Corona-Pandemie) verbindlich ab Dezember 2020 **alle 6 Monate** durch Pflegefachpersonen erhoben. Das Jahr 2020 kann dazu genutzt werden, die Indikatoren im Qualitätsmanagement zu etablieren. Dies bedeutet, dass in einer Datenmaske die zuvor genannten Inhalte strukturiert durch Pflegefachpersonen (am besten die Bezugspflegefachpersonen) beschrieben werden müssen. Dies wiederum ist nur möglich, wenn die geforderten Informationen, schnell und eindeutig aus der Dokumentation zu entnehmen sind. Die durchschnittliche Erhebungsdauer wird, je nachdem wie geübt die erhebende Person ist, und je nach vorliegenden Dokumentationsdaten, 14–21 min pro Bewohner dauern (Abschlussbericht zum Forschungsprojekt 2017). Erhebende Mitarbeiter, die die betroffenen Bewohner kennen, haben es in der Erhebungssituation leichter (Wingenfeld et al. 2018), da sie i. d. R. viele Informationen (wie z. B. die Diagnosen) präsent haben. Informationen darüber, ob der Betroffene z. B. in einer palliativen Versorgung oder länger im Krankenhaus war, geben Aufschluss darüber, ob bestimmte Indikatoren bei bestimmten Bewohnern erhoben werden können oder ob dies unsinnig wäre. Eine Erhebung der

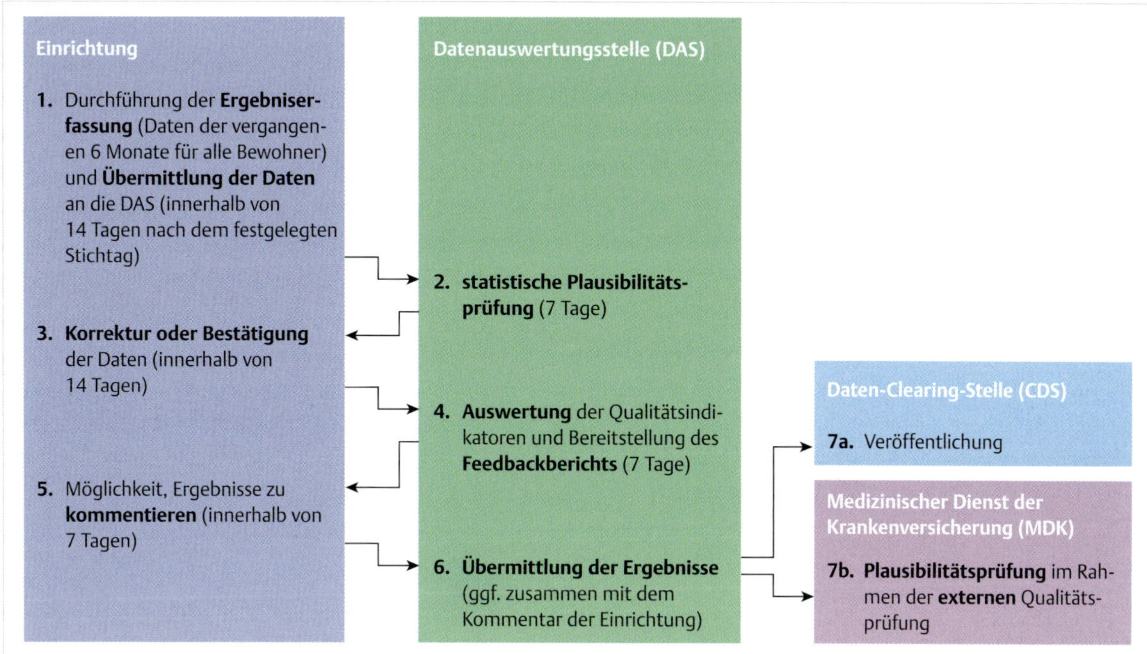

Abb. 4.11 Qualitätsbeurteilung mithilfe der Qualitätsindikatoren. (Quelle: © Thieme Group)

Mobilität bei einem bewusstlosen oder einem sterbenden Bewohner ist z. B. nicht sinnvoll. Ebenfalls ist es notwendig, eine geringe Mobilität oder Selbstversorgung, mit einem möglichen Ablehnen von Maßnahmen durch den Betroffenen ins Verhältnis zu setzen. Solche Ausschlusskriterien müssen ggf. bei jedem Indikator überdacht und verbindlich benannt werden, damit es nicht zu Fehleinschätzungen kommt. Muss der Mitarbeiter diese Informationen nicht in jedem Fall in der Dokumentation nachschauen, kann die Erhebung zügiger erfolgen.

Für den gerontopsychiatrischen Bereich bedeutet dies, dass zahlreiche Fragen zur psychischen Befindlichkeit gestellt und auch beantwortet werden müssen. Schon allein die Fragen zu Kognition und Kommunikation erfordern eine genaue Beobachtung des Bewohners und Kenntnisse des psychiatrischen Befundes. Wenn ein indikatorgestütztes System etabliert wird, müssen gerade in den psychischen Bereichen die Beschreibungen in der Dokumentation verlässlich sein. Weitere Erfahrungen aus dem Abschlussbericht (Wingenfeld et al. 2018) weisen darauf hin, dass derjenige, der die Daten anhand der Dokumentation ermittelt, im Anschluss einen guten Überblick über die Dokumentation und mögliche Lücken hat. Dies ist durchaus ein Hinweis darauf, dass die Erhebung der Indikatoren mit dem Qualitätsmanagement, z. B. der Dokumentationsüberprüfung, verknüpft werden kann und soll.

Wenn die Erhebung für alle Bewohner der Einrichtung erfolgt ist, werden die Daten elektronisch und anonymisiert zur sog. **Datenauswertungsstelle** (DAS) gesendet. Dort werden die Informationen/Datensätze der Bewohner zunächst auf Plausibilität geprüft. Danach haben die Einrichtungen die Möglichkeit, nicht/wenig plausible Daten zu bestätigen oder zu korrigieren. Anschließend werden die QI vom DAS ausgewertet und dann die Ergebnisse den Einrichtungen zurückgemeldet. Die Einrichtungen haben dann die Möglichkeit, die Ergebnisse zu kommentieren. Ist dies geschehen, werden die Ergebnisse für jeden einzelnen QI pro Einrichtung durch die DAS an die DatenClearingStelle zur Veröffentlichung weitergeleitet. Die DatenClearingStelle wurde auf Bundesebene im Namen und im Auftrag der Landesverbände der Pflegekassen eingerichtet, um die Veröffentlichung der Qualitätsprüfergebnisse bundesweit zu vereinheitlichen. Die DAS stellt zudem dem MDK die Daten aus den QI zur Verfügung und übermittelt 6 Bewohner, deren Daten dann u. a. bei der externen Qualitätsprüfung durch den MDK auf Plausibilität überprüft werden, um ggf. Falscheintragungen bei der Erhebung der QI aufzudecken.

In ▸ Abb. 4.11 werden zusammenfassend die Schritte des neuen Systems der Qualitätsindikatoren verdeutlicht.

4.9.4 Ausblick

Für die absehbare Zukunft ist es notwendig, in der Umsetzung genau darauf zu achten, dass die Zahlen und Schlüsse, die sich aus den QI-Erhebungen der einzelnen Einrichtungen ergeben, auch tatsächlich vergleichbar sind, da sich Einrichtungen z. T. deutlich voneinander unterscheiden. Ebenfalls wird es notwendig sein, Indikatoren weiterzuentwickeln oder aber neu zu entwickeln – auch zu Themen, die bislang nicht berücksichtigt werden, wie die Begleitung des Sterbeprozesses oder die soziale Begleitung der Betroffenen. Eine wichtige praktische Frage für die Zukunft wird sein, ob und wie die zu erhebenden Daten erfasst werden und ob es kluge Systeme gibt, die die Fragen mit einem möglichst geringen zusätzlichen Aufwand erfassen können. Man darf nicht vergessen, dass ein nicht unerheblicher Teil der Einrichtungen die Pflegedokumentation noch per Hand schreibt und der Zeitaufwand für die QI-Erhebung (selbst bei Erfassung über elektronische Systeme) hoch ist. Die Erhebung der QI dauert auch mit einem EDV-gestützten System ca. 20 min.

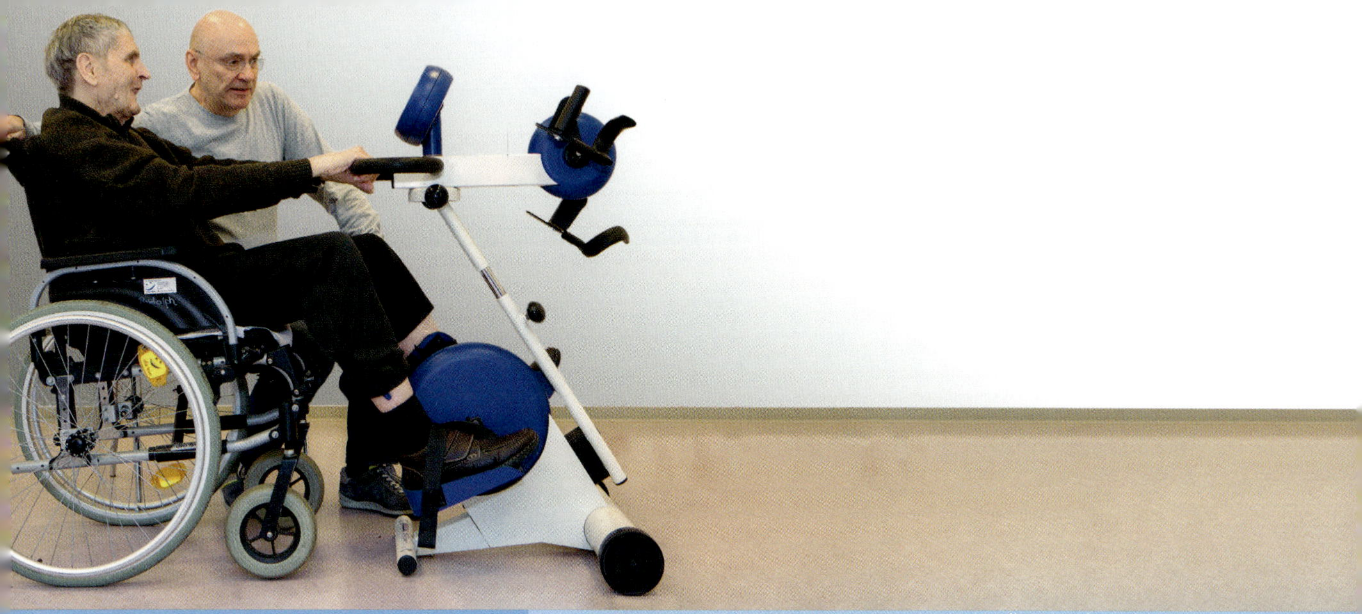

Quelle: © K. Oborny/Thieme Group

Kapitel 5

Prävention und Rehabilitation

5 Prävention und Rehabilitation

In der Gesundheitsversorgung wird grundsätzlich zwischen Prävention (S. 38) und Rehabilitation unterschieden.

Definition

Während **Prävention** Erkrankungen oder Pflegebedürftigkeit verhindern soll, hat **Rehabilitation** das Ziel, Behinderung oder Pflegebedürftigkeit abzuwenden oder abzumildern.

5.1 Prävention

Bei der Prävention werden im Sozialgesetzbuch V Leistungen der Krankenkassen

- zur verhaltensbezogenen Prävention (§ 20 Abs. 5),
- zur Gesundheitsförderung und
- zur Prävention in Lebenswelten (§ 20a) sowie
- zur betrieblichen Gesundheitsförderung (§§ 20b und c)

unterschieden.

Leistungen der Rehabilitation werden von unterschiedlichen Leistungsträgern definiert und kategorisiert.

5.1.1 Nationale Präventionskonferenz

Mit dem 2015 in Kraft getretenen Präventionsgesetz wurde die **Nationale Präventionskonferenz (NPK)** ins Leben gerufen (weitere Infos: www.npk-info.de). Dieser Konferenz gehören Vertreter

- der Sozialversicherungsträger,
- des Bundes,
- der Länder,
- der kommunalen Spitzenverbände,
- der Sozialpartner sowie
- Vertretungen der Patientinnen und Patienten und
- zivilgesellschaftlicher Akteure an.

Alle Beteiligten entwickeln gemeinsam eine **nationale Präventionsstrategie** (§ 20d und § 20e SGB V) und schreiben sie fort. Damit soll u. a. den wachsenden Anforderungen der alternden Gesellschaft Rechnung getragen werden. In der Nationalen Präventionsstrategie wurden **3 Ziele** formuliert (Die Träger der Nationalen Präventionskonferenz 2018):

- gesund aufwachsen
- gesund leben und arbeiten
- gesund im Alter

In Letzterem werden auch Personen in der nachberuflichen Lebensphase, die in **stationären Altenpflegeeinrichtungen** leben, in den Blick genommen. „Die Bedingungen für ein gesundes Älterwerden von Bewohnerinnen und Bewohnern von stationären Pflegeeinrichtungen werden maßgeblich von den stationären Einrichtungen gestaltet." (Die Träger der Nationalen Präventionskonferenz 2018). Dabei sollen sich die Gesundheit, die Sicherheit und die Teilhabe systematisch in die Strukturen und Prozesse der Lebenswelten integrieren. Die Herausforderung dabei ist, dass die Einrichtungen damit maßgeblich für die Gestaltung der Bedingungen zuständig sind und präventive Maßnahmen sich von der „professionellen Pflege" abgrenzen müssen (Die Träger der Nationalen Präventionskonferenz 2018).

Zentral sind dabei Maßnahmen

- zum Schutz von Nichtraucherinnen und Nichtrauchern,
- zur Förderung einer Gesundheitsstruktur, die Erholung, Sport und ausgewogene Ernährung ermöglicht und
- zur gesundheitlichen Aufklärung.

Solche Leistungen zur Gesundheitsförderung und Prävention in den jeweiligen Lebenswelten werden durch die gesetzlichen **Krankenkassen** gemäß § 20a Abs. 1 SGB V erbracht – das gilt allerdings nicht für Präventions- und Gesundheitsförderungsleistungen für Menschen im stationären gerontopsychiatrischen Setting.

Lernaufgabe

Welche Maßnahmen unternehmen Sie für Ihre Gesundheitsprävention? Gibt es Angebote bei Ihrem Arbeitgeber?

5.1.2 Prävention und Gesundheitsförderung in der Gerontopsychiatrie

Leistungen zur Prävention und zur Gesundheitsförderung in stationären Pflegeeinrichtungen für nach SGB XI versicherte Personen werden gemäß § 5 Abs. 1 SGB XI durch die **Pflegekassen** getragen. Hier gilt es künftig auch für die gerontopsychiatrische Personengruppe passende Angebote zu konzipieren, die sich an der Lebenswelt von gerontopsychiatrisch erkrankten Personen orientiert. Denn auch die Pflegekassen sind aufgefordert, sich an der nationalen Präventionsstrategie zu beteiligen (§ 5, Abs. 5 SGB XI).

5.2 Rehabilitation

Mit der Verabschiedung des SGB IX „Rehabilitation und Teilhabe behinderter Menschen" am 01. Juli 2001 wurden die allgemeinen **Ziele** der Rehabilitation neu definiert als:

- **Selbstbestimmung** und
- **gleichberechtigte Teilhabe** am Leben in der Gesellschaft.

Die bis dahin geltende Orientierung an Defiziten wurde durch die Zielsetzung Partizipation ersetzt (BAR 2005a, b).

So beginnt das Kapitel zur rehabilitativen Versorgung im 6. Bericht zur Lage der älteren Generation in der Bundesrepublik Deutschland (BMFSFJ 2010) mit dem Satz: „Rehabilitation hat zum Ziel, die Autonomie und Selbstversorgungsfähigkeit älterer und hochbetagter Menschen zu stärken".

Das Gesetz der sozialen Pflegeversicherung besagt, dass die Leistungsträger auch nach Eintritt der Pflegebedürftigkeit ihre Leistungen zur medizinischen Rehabilitation und ergänzenden Leistungen in vollem Umfang einzusetzen haben und darauf hinzuwirken haben, die Pflegebedürftigkeit zu überwinden, zu mindern sowie eine Verschlimmerung zu verhindern (§ 5 Abs. 6 SGB XI).

Merke

Bei präventiven, wie auch rehabilitativen Angeboten ist die Förderung von Teilhabe (Partizipation) zentraler Ansatz.

5.2.1 Internationale Klassifikation der Funktionsfähigkeit, Behinderung und Gesundheit

Eine Möglichkeit Fähigkeiten, Funktionen oder auch Kontextfaktoren, die auf die Fähigkeiten Einfluss haben, einzuteilen, ist die „International Classification of Functioning, Disability and Health“ (ICF; dt. Internationale Klassifikation der Funktionsfähigkeit, Behinderung und Gesundheit). Bei diesem Klassifikationssystem steht Teilhabe im Mittelpunkt. Die ICF ist geeignet, um die Fähigkeiten einer Person oder die Art und das Ausmaß einer Behinderung einer Person zu beschreiben oder eben deren Veränderung zu klassifizieren. Dieses von der Weltgesundheitsorganisation (WHO) herausgegebene Klassifikationssystem definiert das Verständnis von Gesundheit und beschreibt die Kontextfaktoren, die diese beeinflussen. Das Ziel dieser Klassifikation ist es nicht, die Folgen einer Erkrankung zu beschreiben, vielmehr werden Gesundheitsprobleme in 2 Komponenten eingeteilt:

- Der 1. Teil beschreibt die **Funktionsfähigkeit** und **Behinderung** mit den Untergruppen
  - Körperfunktionen und -strukturen,
  - Aktivitäten und
  - Partizipation.
- Den 2. Teil bilden die **Kontextfaktoren**, mit den Untergruppen
  - Umweltfaktoren und
  - personenbezogene Faktoren.

Mittels der ICF-Klassifikation wird also ein Gesundheitsproblem nach seiner möglichen Funktionsbeeinträchtigung (impairment), der Aktivität (activity), der Teilhabe (participation) und den Kontextfaktoren analysiert.

► **Funktionsbeeinträchtigung.** Hiermit ist die Beeinträchtigung einer Körperfunktion oder der Körperstruktur im Sinne einer wesentlichen Abweichung oder eines Verlustes bezeichnet. Die Veränderung der Körperstruktur bezeichnet die Schädigung eines Organs oder von Organsystemen. Das kann z. B. nach einem Schlaganfall, der die Lähmung eines Arms nach sich zieht, eintreten. Diese Schädigung der Körperstruktur führt dann zu einer Beeinträchtigung von Körperfunktionen.

► **Aktivität.** Die Aktivitäten des täglichen Lebens sind beeinträchtigt, wenn sie nur noch eingeschränkt ausgeführt werden. Mobilität ist dann nur durch die Hilfe von Dritten und/oder die Unterstützung durch Hilfsmittel möglich.

► **Partizipation (Teilhabe).** Die Teilhabe an öffentlichen, kulturellen Ereignissen und das gesellschaftliche Leben sind beeinträchtigt. Das kann der Besuch von Verwandten, aber auch die Erreichbarkeit des Veranstaltungsraums in der stationären Einrichtung sein.

► **Kontextfaktoren.** Darunter werden zum einen Umweltfaktoren verstanden, die die sozialen und materiellen Bedingungen beeinflussen, der Wohnsituation kommt dabei eine wichtige Rolle zu. Mit personenbezogenen Faktoren sind z. B. Vorerfahrungen und die Bewältigungsstrategien der betroffenen Person gemeint. Die individuellen Charaktereigenschaften und die Persönlichkeit eines Menschen spielen eine große Rolle und haben Einfluss auf die Motivation, z. B. bei der Akzeptanz von Hilfsmitteln oder rehabilitativen Maßnahmen.

5.2.2 Geriatrische Rehabilitation

Personen, die Leistungen der geriatrischen Rehabilitation bekommen, sind i. d. R. älter als 70 Jahre und haben multiple Erkrankungen. Das bedeutet, dass die Gesundheitsprobleme nicht nur durch eine, sondern mind. durch 2 Erkrankungen verursacht sind. Für die Zuweisung (Allokation) von Leistungen zur Rehabilitation sind nicht nur die Gesundheitsprobleme der betroffenen Person entscheidend. Neben der **Rehabilitationsbedürftigkeit** sind die individuelle **Rehabilitationsfähigkeit**, die **Rehabilitationsziele** und die **Rehabilitationsprognose** relevant (Bundesarbeitsgemeinschaft für Rehabilitation [BAR] 2010).

- Rehabilitations**bedürftigkeit:** besteht,
  a) wenn aufgrund einer physischen, mentalen oder psychischen Störung für den Alltag bedeutende und nicht vorübergehende Beeinträchtigungen vorliegen, die in absehbarer Zeit **zu einer verringerten Teilhabe führen können** oder
  b) wenn die **Teilhabe bereits verringert** ist und für die Versorgung (mit dem Ziel der Heilung) ein mehrdimensionaler und interdisziplinärer Ansatz erforderlich ist. Voraussetzung ist auch hier, dass die bestehenden Beeinträchtigungen den Menschen im jeweiligen Umfeld (z. B. im häuslichen Wohnumfeld) im Alltag in seiner Selbstständigkeit einschränken, z. B.
    - beim Essen und Trinken,
    - bei der Körperpflege,
    - in der Mobilität,
    - in der Kommunikation,
    - bei der Gestaltung einer adäquaten Beschäftigung,
    - in der Gestaltung und Aufrechterhaltung sozialer Kontakte.
- Rehabilitations**fähigkeit**: Ein- und Ausschlusskriterien definieren, welche Personen als rehabilitationsfähig gelten.
  a) Sie müssen den **physischen Belastungen** der Maßnahmen gewachsen sein (z. B. dazu in der Lage sein, nach einer Oberschenkelhalsfraktur an Gangübungen teilzunehmen). Des Weiteren müssen etwaige Begleiterkrankungen vom Team einer Rehabilitationseinrichtung behandelt werden können.
  b) Entscheidend sind jedoch Motivation, Wille, Bereitschaft und **psychische Belastbarkeit** (► Abb. 5.1). Eine schwere Depression oder ausgeprägte Hin- und Weglauftendenzen können Ausschlusskriterien sein. Menschen mit Demenz (und alle anderen älteren Menschen) müssen bei Angeboten aktiv mitmachen können, um rehafähig zu sein. Rehabilitation kann nicht passiv durch das versorgende Team erfolgen. Ein erhöhter Unterstützungsbedarf und eine geringere Belastbarkeit älterer Menschen sind keine Ausschlusskriterien. Im Gegensatz zur indikationsspezifischen Rehabilitation sind die Einschlussbedingungen in einer geriatrischen Rehabilitation insgesamt niedrigschwelliger, sodass z. B. auch Menschen mit Demenz teilnehmen können.
- Rehabilitations**ziele**: Wiedererlangung, Verbesserung oder Erhalt der **Selbstständigkeit**, v. a. Verbesserung der Aktivität, der

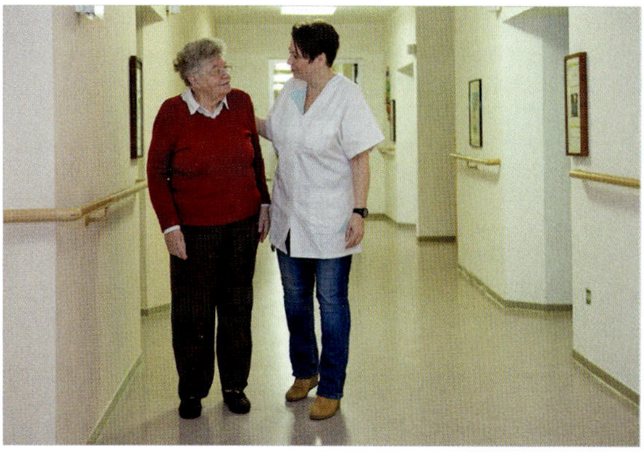

Abb. 5.1 Geriatrische Rehabilitation. Aktiv mitmachen zu können und zu wollen ist die Grundvoraussetzung für jede Art der Rehabilitation. (Quelle: © K. Oborny/Thieme Group)

Teilhabe und die Verringerung von Abhängigkeit und/oder Pflegebedürftigkeit (auch bei Menschen mit Demenz z. B. nach einer Operation)
- Rehabilitations**prognose**: In einem angemessenen Zeitraum soll mithilfe von Rehabilitationsleistungen ein **realistisches Ziel** erreicht werden.

Im Rahmen einer **sozialmedizinischen Begutachtung** wird auf Grundlage der Rehabilitationsbedürftigkeit, -fähigkeit, -ziele, Kontextfaktoren und des bisherigen Verlaufs eine Aussage dazu gemacht, wie erfolgsversprechend die geriatrische Rehabilitation ist.

5.2.3 Leistungen zur Rehabilitation

Bei der medizinischen Rehabilitation erbringen die Krankenkassen nur dann Leistungen, wenn kein anderer Leistungsträger vorrangig und in der Leistungspflicht ist (§ 40 Abs. 4 SGB V). Bei erwerbstätigen Personen werden medizinische Rehabilitationen häufig von der deutschen Rentenversicherung finanziert, bei nicht mehr erwerbstätigen Personen hingegen erfolgt die Finanzierung im Regelfall durch die Krankenkassen.

Ist eine sofortige geriatrische Rehabilitation notwendig bzw. ist die Verschlimmerung einer Pflegebedürftigkeit zu verhüten, kann die Pflegekasse auch vorläufig Leistungen übernehmen (§ 32 SGB XI), um eine bestehende Pflegebedürftigkeit zu überwinden, zu mindern oder eine Verschlimmerung der Pflegebedürftigkeit zu verhindern (Bundesarbeitsgemeinschaft für Rehabilitation (BAR) 2010).

Dazu wurden in einem gemeinsamen Positionspapier der Bundesarbeitsgemeinschaft der Klinisch-Geriatrischen Einrichtungen e. V., der Deutschen Gesellschaft für Geriatrie e. V. und der Deutschen Gesellschaft für Gerontologie und Geriatrie e. V. die „Abgrenzungskriterien der Geriatrie" (2004) zu den unterschiedlichen geriatrischen Leistungsbereichen definiert.

Definition

- Eine **geriatrische Akutbehandlung** sollte erfolgen, wenn bei einem multimorbiden geriatrischen Patienten eine Akutbehandlung erforderlich ist (Indikation zur Krankenhausbehandlung), er aber nicht nach § 39 SGB V (noch) nicht (früh-) rehafähig ist.
- Eine **geriatrische Frührehabilitation** sollte erfolgen, wenn ein multimorbider geriatrischer Patient eine Akutbehandlung benötigt, sowie ein (früh-)rehabilitativer Behandlungsbedarf vorliegt und er bedingt rehafähig oder rehafähig mit unsicherer Prognose ist.
- Eine **geriatrische Rehabilitation** sollte erfolgen, wenn über die Akutbehandlung eines multimorbiden geriatrischen Patienten hinaus ein indikationsübergreifender Behandlungsbedarf vorliegt. Der Patient muss dazu rehafähig mit positiver Prognose bei einer realistischen Zielsetzung sein. Eine geriatrische Rehabilitation kann in Einrichtungen erbracht werden, für die ein Versorgungsvertrag nach § 111 SGB V besteht. Sie kann, wenn dies bedarfsgerecht ist, ambulant erfolgen (§ 40 Abs. 1 SGB V). Falls ambulante Leistungen nicht ausreichen, kann eine Rehabilitation in stationären oder teilstationären Einrichtungen (§ 40 Abs. 2 SGB V) erforderlich sein.

5.2.4 Leistungsbereiche der geriatrischen Rehabilitation

Das geriatrische Behandlungskonzept sieht vor, dass es eine Verknüpfung von vollstationären, teilstationären und ambulanten Versorgungseinrichtungen gibt. Die Einbeziehung des Hausarztes und des sozialen Umfelds, insbesondere der Angehörigen der betroffenen Person, ist erforderlich. Geriatrische Rehabilitation kann **vollstationär**, **teilstationär** oder **ambulant** erfolgen.

Da die Gesundheitspolitik z. T. in der Hoheit der Bundesländer liegt, führte das dazu, dass sich die Strukturen in der geriatrischen Rehabilitation auch länderspezifisch entwickelten. Je nach Bundesland findet geriatrische Rehabilitation daher in Krankenhäusern, in speziellen Rehabilitationseinrichtungen oder auch in beiden Institutionsformen statt. Für Personen, die die Leistungen der geriatrischen Rehabilitation in Anspruch nehmen, aber z. B. im gewohnten häuslichen Umfeld übernachten möchten, bieten sich ambulante geriatrische Rehabilitationseinrichtungen an. Diese werden entweder als selbstständige Rehabilitationseinrichtungen oder in Anbindung an stationäre geriatrische Rehabilitationseinrichtungen angeboten.

Für manche **Menschen mit Demenz** kann eine ambulante Rehabilitation eine Option sein, sie nehmen Leistungen in Anspruch und leben ansonsten in ihrer gewohnten Umgebung. Aber es ist auch möglich, dass genau diese Ortswechsel sie zusätzlich verwirren. Eine gelungene Rehabilitation alter Menschen ist das Ergebnis der erfolgreichen Zusammenarbeit aller Beteiligten. Doch nur durch die aktive Einbindung und Mitarbeit des alten Menschen und seiner Angehörigen kann die geriatrische Rehabilitation gelingen.

Merke

Für eine funktionierende Zusammenarbeit sind alle Teammitglieder verantwortlich. Keiner kann allein eine Atmosphäre des Vertrauens schaffen und ohne tragfähige Beziehungen wird sich der alte Mensch kaum auf die Anstrengungen rehabilitativer Versuche einlassen.

In der Pflege, aber auch bei anderen Therapien, muss eine gemeinsame Grundlage für alle Beteiligten geschaffen werden, indem **Ziele ausgehandelt, definiert** und **evaluiert** werden. Alle Beteiligten müssen einbezogen und verbindliche Absprachen im Team getroffen werden. Angewandte Konzepte sollen kontinuierlich im Tagesverlauf angewendet werden und ihre Kontinuität für die betroffene Person erlebbar sein. Letztlich müssen alle Prozesse evaluiert werden, um ggf. Modifikationen (Anpassungen) im Rehabilitationsverlauf vornehmen zu können.

Merke

Bei Menschen mit gerontopsychiatrischen Erkrankungen muss immer eine Abwägung im Einzelfall erfolgen, ob die zusätzlichen Anforderungen einer Rehabilitationsmaßnahme sie zusätzlich belasten oder ob sie von der Rehabilitation profitieren. Es muss eine Abwägung zwischen Rehabilitationsziel, Rehabilitationsfähigkeit und Rehabilitationsprognose erfolgen, die alle Betroffene mit in diese Entscheidung einbezieht. Dann profitieren auch Menschen mit Demenz von Leistungen der geriatrischen Rehabilitation.

► **Links zum Thema Prävention und Rehabilitation**
- Die Nationale Präventionskonferenz (NPK): www.npk-info.de
- Bundesarbeitsgemeinschaft für Rehabilitation (BAR): www.bar-frankfurt.de
- GKV-Spitzenverband: www.gkv-spitzenverband.de/krankenversicherung/praevention_selbsthilfe_beratung/praevention_und_bgf/praevention_und_bgf_1.jsp

Teil II

Ethische und rechtliche Grundlagen der Gerontopsychiatrie

II

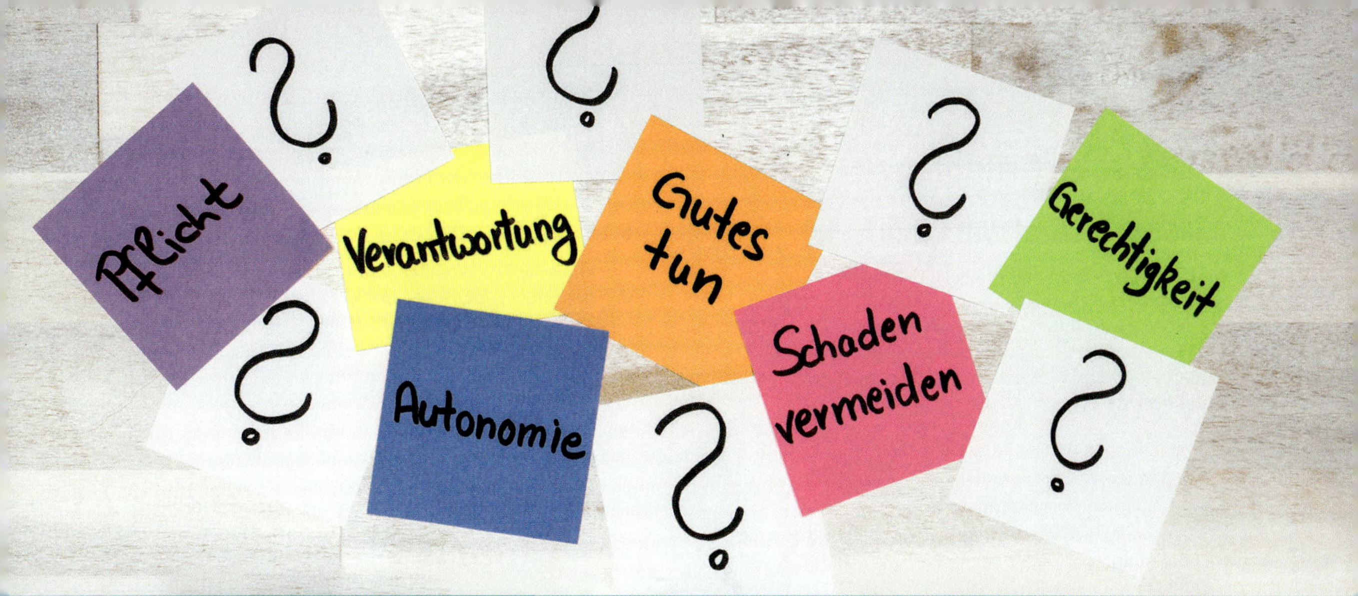

Quelle: © K. Oborny/Thieme Group

Kapitel 6

Ethische Grundlagen

6 Ethische Grundlagen

6.1 Was ist und will Ethik?

In den Gesundheits- und Pflegeeinrichtungen sind die dort versorgten Menschen, Angehörige, Ärzte und Pflegende tägl. mit Situationen konfrontiert, in denen sie Entscheidungen treffen müssen. Angesichts dessen gilt es zu fragen: Wie kommen wir eigentlich zu einer angemessenen, guten oder richtigen Entscheidung? Antworten darauf gibt uns u. a. die Ethik (Maio 2017).

Definition

Als philosophisch-wissenschaftliche Disziplin setzt sich die **Ethik** kritisch mit Fragen der persönlichen Haltung, Normen und Werten sowie der (Lebens-)Praxis auseinander. Ethik will dabei prüfen, inwiefern ein Handeln einschließlich seiner Voraussetzungen (Werthaltungen) als gut und damit erstrebenswert zu qualifizieren ist.

Das heißt, die Ethik befasst sich mit Kriterien des sittlich richtigen Urteilens und versucht, sowohl Probleme des menschlichen Zusammenlebens als auch beruflicher Handlungsfelder mit rationalen Mitteln zu lösen.

Je nach Blickrichtung lassen sich in der Ethik **5 Hauptansätze** bzw. Ethiktypen unterscheiden:

- eine **teleologisch** (griech. télos = Ziel) verfasste **Tugendethik** (hier geht es einerseits um die Herausbildung oder Stärkung von Charaktereigenschaften einer Person – in der Philosophie auch Tugenden genannt – und andererseits um Zielorientierungen wie z. B. die Klärung der Frage „Was ist gute Pflege?")
- eine religiöse, Glaubensauffassungen einbeziehende **theologische Ethik** (z. B. katholische, evangelische, islamische oder andere Lehren)
- eine an Pflichten ausgerichtete **Prinzipienethik**, z. B. biomedizinische Prinzipien (S. 136)
- eine die Konsequenzen/den Nutzen einer Handlung abwägende Ethik (**Utilitarismus**)
- eine besonders die Pflegebeziehung und individuelle Situation des einzelnen Patienten oder Angehörigen würdigende **Care-Ethik**

Dabei gilt: Nicht immer lässt sich die Frage nach einem ethisch angemessenen Handeln mithilfe eines einzelnen (vielleicht persönlich bevorzugten) Ethiktyps beantworten. Vielmehr ergibt sich die heranzuziehende ethische Begründungsweise aus der jeweils zur Deutung anstehenden Situation. Ethisch angemessene Entscheidungen gründen sich mitunter sogar auf Mischformen verschiedener Ethiktypen. Darüber hinaus kann man nach einer bereits erfolgten Handlung die erlebte Situation erneut ethisch reflektieren, um daraus Konsequenzen für künftiges Handeln abzuleiten.

6.2 Formen ethischer Beratung

Eine Reihe institutionalisierter Formen ethischer Beratung sorgt dafür, dass der Einzelne nicht mit der Last einer ethischen Entscheidungsfindung oder Reflexion allein gelassen wird.

6.2.1 Ethikkomitee

Das klinische Ethikkomitee will in Form eines ethischen **Konsils** den betroffenen Menschen im Falle einer ethischen Krisensituation zur Beratung zur Verfügung stehen (▸ Abb. 6.1).

Definition

Ein **Ethikkomitee** ist ein Berater-Team, das Personen berät, die mit der Behandlung eines Menschen befasst sind, wenn es ethische Fragestellungen bezüglich dessen weiterer Behandlung gibt.

Das Ethik-Komitee arbeitet entweder trägerweit oder einrichtungsbezogen. Die zur Verfügung gestellte Beratung ist auf einen konkreten Fall bezogen, der auf einer Station oder Abteilung auftritt.

6.2.2 Ethische Fallbesprechung

Definition

Eine **ethische Fallbesprechung** ist eine strukturierte und von einer (abteilungs-)externen, neutralen Person moderierte Besprechung in einem multidisziplinären Behandlungsteam mit dem Ziel, bei einer konkreten ethischen Frage nach Abwägung von bestimmten ethischen Aspekten zu einer begründeten Entscheidungsempfehlung zu gelangen.

Zu einer ethischen Fallbesprechung kommen die beteiligten Personen anlassbezogen innerhalb einer Fachabteilung zusammen (▸ Abb. 6.1). Im Rahmen einer ethischen Fallbesprechung kann generell mit unterschiedlichen Methoden zur ethischen Empfehlungsfindung gearbeitet werden – man muss sich nur auf ein Instrument verständigen. Die Rolle eines Ethik-Komitees besteht in diesem Setting in einer koordinierenden und organisierenden Funktion (z. B. Schulungen der Mitarbeiter in ethischer Fallbesprechung; Rekrutierung und Organisation eines neutralen Moderators; Sicherstellung der finanziellen Rahmenbedingungen.

6.2.3 Ethikkommission

Definition

Ethikkommissionen sind von Universitäten, berufsständischen Vereinigungen oder Ländern eingerichtete unabhängige Gremien, die Wissenschaftler speziell in ethischer und rechtlicher Hinsicht beraten, kontrollieren und beaufsichtigen sollen. Dies ist insbesondere dann notwendig, wenn Forschung am lebenden und am verstorbenen Menschen geplant ist – darunter auch klinische Studien (▸ Abb. 6.1).

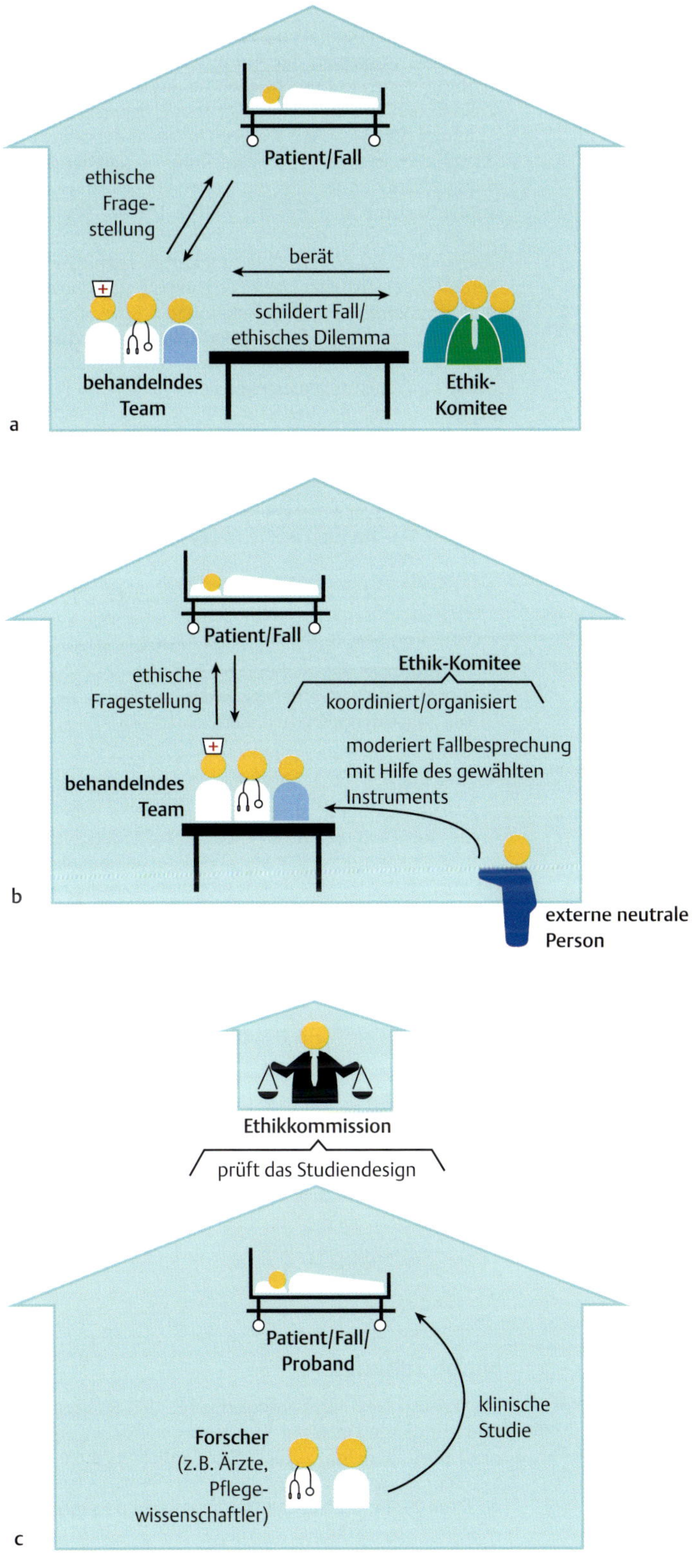

Abb. 6.1 Formen ethischer Beratung.

a Beratung durch einrichtungsinternes Ethik-Komitee. (Quelle: © Thieme Group)

b Fallbesprechung moderiert durch externe neutrale Person (das einrichtungsinterne Ethik-Komitee agiert hier lediglich als Koordinator/Organisator). (Quelle: © Thieme Group)

c Prüfung des Studiendesigns durch unabhängiges Gremium (Ethikkommission). (Quelle: © Thieme Group)

Lernaufgabe

Ethische Beratung hat zum Ziel, die direkt betroffenen Personen bei einer schwierigen Entscheidungsfindung zu entlasten.

- Gibt es in Ihrer Einrichtung ein Ethik-Komitee und wenn ja, wissen Sie, wie Sie es erreichen können bzw. wer der richtige Ansprechpartner ist?
- Sind ethische Fallbesprechungen in Ihrem Pflegeumfeld gängig?
- Welche Erfahrungen haben Sie mit verschiedenen Formen der ethischen Beratung gemacht?
- Gibt es Verbesserungsvorschläge, die Sie für die ethische Beratung in ihrer Einrichtung unterbreiten möchten?

6.3 Ethische Kriterien zur Beurteilung von Handlungen

Zur ethischen Beurteilung und Rechtfertigung von Handlungen findet sich eine Fülle von Theorien. Dabei stellt sich unweigerlich die Frage: Welche ist denn nun die beste Theorie? Oder: Welcher Ansatz führt mit der höchsten Wahrscheinlichkeit zu einer guten oder richtigen Lösung in einer Entscheidungssituation?

Die häufig zugrunde gelegten klassischen **4 biomedizinischen Prinzipien**

- Autonomie,
- Nicht-Schaden,
- Wohltun und
- Gerechtigkeit,

haben ihren ethisch-theoretischen Ursprung in der Pflichtenethik (Immanuel Kant) sowie in dem wichtigen, korrigierenden Moment der Verantwortungsübernahme (Max Weber).

▸ **Pflicht vs. Verantwortung.** Etymologisch ist das deutsche Wort „Pflicht" auf das griechische Wort „deon" rückführbar. Die deontologische Ethik ist also eine pflichtenbasierte Ethik. Der Grundgedanke: Das Gute stellt sich dann ein, wenn man seine Pflicht(en) erfüllt. Das Hauptaugenmerk der **Pflichtenethik** liegt nach dem Philosophen Immanuel Kant weder auf der Motivationslage (Tugendethik) noch auf dem Folgenspektrum eines Handelns (Utilitarismus), sondern auf der konsequenten Orientierung des Handelns an vorgegebenen Prinzipien. Demgegenüber nimmt eine **Verantwortungsethik** im Sinne des Soziologen Max Weber zur Entscheidung zwischen Handlungsalternativen oder bei der normativen Beurteilung von Handlungen die tatsächlichen Konsequenzen bzw. Ergebnisse in den Blick und fragt nach deren Verantwortbarkeit. Das gebotene Handeln hat sich folglich nicht nur an der konsequenten Realisierung von vorgegebenen Prinzipien zu orientieren, sondern es muss auch mit dem verantwortungsethischen Gebot vereinbar sein: dass man für die (voraussehbaren) *Folgen* seines Handelns aufzukommen hat. Im Hinblick auf die Pflege wurden solche Überlegungen inzwischen in der so genannten **Care-Ethik** rezipiert und inhaltlich spezifiziert (z. B. in Anlehnung an die Politikwissenschaftlerin Joan Tronto oder der Philosophin Elisabeth Conradi).

6.3.1 Biomedizinische Prinzipien

Zur ethischen Einschätzung konkreter Problemstellungen werden häufig die Prinzipien der **Autonomie**, des **Nicht-Schadens**, des **Wohltuns** und der **Gerechtigkeit** herangezogen. Sie gehen auf die Philosophen und Medizinethiker Tom L. Beauchamp und James F. Childress (2012) zurück. Darüber hinaus unterstreicht die Multidisziplinäre ethische Fallbesprechung in schwierigen Entscheidungssituationen (S. 139) die Notwendigkeit einer Orientierung an der Maxime menschlicher **Würde**. Die Beachtung der Würde ist im biomedizinischen Vier-Prinzipien-Ansatz nicht explizit vorgegeben. Bei potenziell verminderten kognitiven Fähigkeiten gerontopsychiatrischer Personengruppen gewinnt die (Be-)Achtung der Würde jedoch an Bedeutung: z. B. bei der Selbstbestimmung der Person mit Pflegebedarf bzw. wenn Selbstbestimmung nicht mehr möglich ist oder im Falle, dass Angehörige oder Pflegende von einer angemessenen Fürsorge in eine Bevormundung der Person mit Pflegebedarf abdriften.

Autonomie

Der Begriff *Autonomie* geht sprachlich auf die griechischen Wörter *autos* (= selbst) und *nomos* (= Gesetz) zurück.

Definition

Das **Autonomiekonzept** beschreibt die Fähigkeit einer Person, für sich selbstbestimmt Entscheidungen über die sie betreffenden Angelegenheiten zu treffen.

Personale Autonomie meint also ein Freisein von Fremdbestimmung oder Faktoren, die eine freie Entscheidung der Person einschränken könnten (z. B. mangelnde Information oder mangelhaftes Verstehen). Die Rechtslage gibt dem ärztlichen und pflegerischen Handeln dabei einen Rahmen vor, innerhalb dessen die Autonomie der Anvertrauten zu wahren ist. Grundsätzlich ist die Zustimmung von Betroffenen zu einer Behandlung einzuholen, d. h., eine ärztliche Indikation bewirkt nicht automatisch eine Behandlung gegen den Willen des Patienten. Analog lässt sich das Gesagte auf pflegerische Handlungen übertragen.

Beispiel

Für den Fall, dass ein Mensch selbst nicht (mehr) entscheidungsfähig ist, besteht die Möglichkeit, seine Selbstbestimmung durch eine (bereits vorher von ihm erstellte) Patientenverfügung, eine Vertretungsvollmacht oder einen gerichtlichen Beschluss zu sichern.

Nicht-Schaden

Das Prinzip des *Nicht-Schadens* oder der *Schadensvermeidung* geht auf den lateinischen Begriff *non maleficus* (= nicht boshaft; nicht übel handelnd) zurück. Gelegentlich wird diese Forderung mit dem Prinzip des *Wohltuns* verwechselt. Es handelt sich jedoch um 2 unterschiedliche Prinzipien. Denn: Es macht einen Unterschied, ob jemand nicht getötet (Nicht-Schaden) oder aus einer lebensbedrohlichen Situation gerettet wird (= Wohltun). In Bezug auf die Pflege meint das Prinzip der Schadensvermeidung die Ablehnung jeglicher Maßnahmen, die eine Person verletzen oder Leiden hervorrufen könnten.

Definition

Es geht beim **Prinzip des Nicht-Schadens** um ein Verbot, einem Menschen (un-)bewusst Schaden zuzufügen oder umgekehrt: um das Gebot, Schaden zu vermeiden.

Verletzt wird eine Person dadurch, dass ihr Wohlbefinden, ihre Interessen oder ihre Bedürfnisse missachtet werden. Beispiele für ein bewusstes Schaden wären der Verzicht auf eine regelmäßige Händedesinfektion sowie ein Verbandwechsel oder das Legen eines Blasenkatheters unter nicht sterilen Bedingungen.

Wohltun

Dieses Prinzip strebt das Gute, das Wohl oder das Wohlbefinden der Anvertrauten an. Während es beim Prinzip des Nichtschadens oder der Schadensvermeidung um ein Unterlassen geht, fordert das Prinzip *Beneficence* (engl. für Wohltätigkeit, Wohltat) ein aktiveres Gestalten ein.

Definition

Beim **Prinzip des Wohltuns** geht es um aktive Maßnahmen zum Wohl und zum Schutz von Anderen.

Dazu zählen letztlich auch aus (tugendhaften) Haltungen entspringende Handlungen wie Fürsorge, Mitleid, Empathie, Freundlichkeit, Liebe, Wertschätzung oder Hilfsbereitschaft. Ein durch diese Impulse geleitetes Handeln zu Gunsten Dritter kann u. U. zu Lasten des Hilfeanbieters gehen. Sowohl beim Nichtschadensprinzip als auch beim Prinzip des Wohltuns geht es um eine Abwägung: Schaden ist gegen Nutzen abzuwägen. Wenn Schaden unvermeidbar ist, kann man u. U. zwischen 2 Übeln jenes mit den geringeren negativen Auswirkungen wählen. Wenn man ein Gut nur dadurch erlangen kann, dass man irgendwo einen Schaden zufügt, muss beides in einer Gegenüberstellung von Nutzen, Kosten und Risiken sorgfältig abgewogen werden.

Praxistipp

Steht in der Behandlung eines Patienten eine Therapieform mit starken Nebenwirkungen oder eine unangenehme Pflegemaßnahme zur Debatte, kann u. a. mithilfe folgender Fragestellung abgewogen werden:

- Welche negativen Auswirkungen hat die Therapieform/die Maßnahme?
- Wie steht es um den Behandlungserfolg der Therapie oder die Wahrscheinlichkeit positiver Auswirkungen der Maßnahme?
- In welchem Verhältnis steht das Leid während der Behandlung/Maßnahme zur Lebensqualität (und Lebensdauer) danach?
- Wiegt der Schaden also den Nutzen einer Therapie/Maßnahme auf?

Gerechtigkeit

Beim Prinzip der Gerechtigkeit geht es u. a. um *Fairness*, d. h., dass jemand das erhält, worauf er einen Anspruch hat. Im Gesundheitskontext kommt der **Verteilungsgerechtigkeit** eine wichtige Bedeutung zu: Vorhandene Güter sollen im Gesundheitswesen mit einer angemessenen Priorisierung verteilt werden. Aus Gerechtigkeitserwägungen im Sinne der exakten Gleichbehandlung müssten jedem Betroffenen gleiche Leistungen zustehen und dennoch kann (mit Blick auf das Wohltun) eine kostenintensivere Behandlung im Einzelfall notwendig sein – eine exakte Gleichbehandlung wäre hier dann ungerecht. Gerechtigkeit sollte also einerseits als Pflicht verstanden werden, knappe Ressourcen möglichst effizient und egalitär einzusetzen, und andererseits bei Verteilungsentscheidungen den individuell betroffenen Personen gerecht(er) zu werden.

Lernaufgabe

Als Pflegefachperson betreuen Sie Personen mit Pflegebedarf mit hohem und mit niedrigem pflegerischem Aufwand. Ist es gerecht, für eine Person mit Pflegebedarf mehr Zeit aufzuwenden als für einen anderen? Wie begründen Sie Ihre Entscheidung? Reflektieren Sie für sich den Begriff „Gerechtigkeit“ im Kontext der Pflege.

6.3.2 Würde

Als oberster ethischer Bewertungsmaßstab wird oft das Argument der *Würde* ins Feld geführt. Wem dabei Würde zukommt oder zukommen soll, dazu existieren unterschiedliche Auffassungen. In juristischer Hinsicht scheint relativ klar definiert zu sein, wer Würde trägt.

Definition

„Wo menschliches Leben existiert, kommt ihm **Menschenwürde** zu“ – so das Bundesverfassungsgericht (BverfGE 39, 41).

Im Unterschied zu dieser positiv-rechtlichen Festlegung zeigt sich die philosophisch-ethische Argumentation weitaus komplizierter, denn es kommt zusätzlich der **Personenbegriff** ins Spiel:

Anhänger einer **inklusionistischen Personentheorie** bejahen die Anwendung des Personenbegriffs auf alle Menschen (z. B. der Philosoph Robert Spaemann). Das heißt, unabhängig davon, ob ein Mensch über einen vollen Verstandesgebrauch verfügt oder seine Interessen und Wünsche äußern kann, ist er eine Person und ihm kommen Würde und damit (Schutz-)Rechte zu. Dieser Ansatz deckt sich weitestgehend mit der rechtlichen Festlegung des Bundesverfassungsgerichtes (s. o.).

Nach dem exklusionistischen Ansatz sind Ungeborene, Säuglinge, Demenzerkrankte oder Komatöse – also jene, die (noch) nicht oder nicht mehr vernunftfähig sind – dagegen keine Personen und damit keine Würdeträger im vollen Sinn, obwohl sie Menschen sind. Ein bekannter Vertreter der **exklusionistischen Personentheorie** ist Moralphilosoph Peter Singer.

Wann also von einer *Person* gesprochen wird, der Würde zukommt, darüber sind sich nicht alle einig. Ob ein Mensch aber als Person im vollen Sinn zu betrachten ist, hat enorme Auswirkungen auf die Schutzwürdigkeit menschlichen Lebens.

► **Fazit.** Im Blick auf die klinische Behandlung und Pflege können eine Sondierung und Abwägung der Werte Gerechtigkeit, Nicht-Schaden, Wohltun und Autonomie hilfreich sein. Dabei gilt es auch das Würde-Prinzip im Blick zu behalten. Zugleich sei jedoch betont, dass die Prinzipien nicht isoliert oder losgelöst voneinander existieren, sondern in ihrem Zusammenhang gesehen und gegeneinander abgewogen werden müssen. So kann z. B. eine Verabsolutierung des Prinzips der Autonomie (= Achtung des Patientenwillens) möglicherweisen zu Lasten des Wohltuns/des Fürsorgeprinzips (= fachlich begründetes Handeln der Professionen) gehen, so wie umgekehrt eine Überbeanspruchung des Prinzips des Wohltuns in Form bevormundend-paternalistischen Handelns als eine Einschränkung des Autonomieprinzips erlebt werden kann.

6.4 Ethische Problemstellungen in der Pflegepraxis

In der gerontopsychiatrischen Pflege ergeben sich ethisch relevante Herausforderungen im Kleinen wie im Großen, im Sichtbaren wie im Nicht-Öffentlichen, in sensiblen Momenten beim direkten Kontakt zur Person mit Pflegebedarf wie auch bei grundlegenden Entscheidungen über Pflegemaßnahmen oder Therapien. Für jeden dieser Fälle gibt es Fragestellungen, die aus den Aspekten der Selbstbestimmung, des Nicht-Schadens, des Wohltuns, der Gerechtigkeit oder der Würde resultieren:

- Können in der Pflege stets der **Wille** und die individuellen **Wünsche** der anvertrauten Menschen geachtet werden (= Autonomie)?
- Welche besonderen Situationen rechtfertigen, angesichts einer bestehenden pflegerischen Verantwortung, zum Wohl der anvertrauten Menschen zu handeln (= Prinzip des Wohltuns), ein gut zu begründendes und rechtlich zulässiges, **alternatives Vorgehen** (z. B. im Blick auf die Gewährleistung der Körperpflege, auf den Selbstschutz durch freiheitsbeschränkende Maßnahmen oder einer Aufrechterhaltung der Ernährung)?
- Welche **pflegerischen Reaktionen** verstoßen, im Kontext physischer (z. B. in Form von Beißen, Schlagen, Anspucken) und/oder psychischer Aggressionsereignisse (z. B. in Form von Schreien, ständigem Rufen) von Patienten, gegen das Prinzip des Nicht-Schadens oder auch das Würdeprinzip (z. B. durch gewaltsames Handeln, verbale Beleidigungen, den Entzug des Patientenrufes, die dauerhafte Gabe sedierender Medikamente oder eine Nichtbeseitigung von Ausscheidungen)? Welche persönlichen und betrieblichen Möglichkeiten wären geeignet, solchen aggressiven Ausbrüchen vorzubeugen?
- Sollte man in der **Dienstübergabe** einen Patienten als *ausgesprochen schwierig* und *anstrengend* oder dessen Angehörige als *komisch* bezeichnen? Welche Bewertungsmaßstäbe werden hier zu Grunde gelegt? Wird das gehörte Fremdurteil kritisch hinterfragt? (Prinzip der Würde)
- Ist ein Aufenthalt in einer **Frührehabilitation** vor einer Verlegung in eine Langzeitpflegeeinrichtung für gerontopsychiatrische Patienten angezeigt, obwohl Zweifel hinsichtlich ihres Rehabilitationspotenzials bestehen und die Zahl der Plätze in der Reha-Einrichtung zudem begrenzt ist? (Prinzip der Gerechtigkeit)
- Muss jeder **Patientenwunsch** sofort erfüllt werden? Oder ist eine zu intensive Beanspruchung des Pflegepersonals durch einen Einzelnen nicht eine unzuträgliche Zumutung, denn schließlich kann sich ja nicht alles um eine einzige Person drehen? (Prinzip des Nicht-Schadens und Wohltuns; Prinzip der Gerechtigkeit)
- Soll eine **bestimmte therapeutische Maßnahme** (noch) eingeleitet werden, obwohl ihr Nutzen die damit verbundenen Belastungen möglicherweise nicht aufwiegt? Wie lässt sich eine (Nicht-)Änderung des Therapieziels ethisch rechtfertigen? Wann ist die Anlage einer PEG zur Durchführung einer Sondenernährung (nicht mehr) angezeigt? Fördert die Sonde das Wohlbefinden des Patienten? Werden Komplikationen oder Verschlechterungen des Allgemeinzustandes vermieden? Vor allem aber: Werden die Lebensqualität verbessert und die Autonomie gestärkt? (Prinzip des Nicht-Schadens; Wohltuns; der Autonomie und der Würde)
- Inwiefern wird bei pflegerischen Handlungen die **Intimsphäre** und damit die Würde der Menschen ge- oder eben missachtet? Welche Handlungsweisen gehen zu deren Lasten (z. B. im Zuge einer mangelnden Abdeckung des Intimbereichs bei der Körperpflege oder einem Offenlassen von Badezimmertüren beim Toilettengang)? Wo ereignen sich sogar massive Grenzüberschreitungen (z. B. in Form sexueller Übergriffe)?
- Welche pflegerischen Handlungen sind im Zuge eines **Sterbeprozesses** zulässig? Welche Maßnahmen haben noch einen palliativ-begleitenden Charakter und welche Methoden gehen weit darüber hinaus (streben z. B. eine gezielte Beendigung des Lebens an)?

In diesen exemplarischen Szenarien geht es neben der Suche nach ethisch angemessenen Antworten auch um rechtlich relevante Entscheidungen! Deshalb gilt es zu klären: Welche rechtlichen Bestimmungen (S. 150) stehen im Raum? Welche bindenden Willensbekundungen der Menschen liegen vor? Gibt es eine bestehende Patientenverfügung für spezifische Situationen? Gibt es ein Mandat für einen benannten oder bestellten Betreuer? Muss ggf. ein Richter konsultiert werden?

6.5 Instrumente zur ethischen Entscheidung und Reflexion

6.5.1 Entscheidungsfindungsmodelle

Auf der Suche nach einer ethisch guten Entscheidung in therapierelevanten Fragen stehen eine ganze Reihe von Modellen zur Verfügung, die ein strukturiertes Vorgehen zur ethischen Entscheidung – oder besser: zur ethischen Empfehlungsfindung – bereitstellen wollen. Die Therapieentscheidung trifft letztlich der Arzt unter Wahrung des Patientenwillens. Im Folgenden werden exemplarisch die *Nimwegener Methode* sowie die *Multidisziplinäre ethische Fallbesprechung in schwierigen Entscheidungssituationen* vorgestellt.

Nimwegener Methode

Bei der *Nimwegener Methode*, auch *Nimwegener Modell* genannt, nach den klinischen Ethikern Norbert Steinkamp und Bert Gordijn handelt es sich um eine prospektive Methode, d. h., sie arbeitet vorausschauend: *Was sollen wir tun?* Zur Beantwortung dieser Frage erfolgt die ethische Auseinandersetzung in 4 Schritten unter Anleitung eines neutralen Moderators, der nicht selbst zur Abteilungshierarchie gehört, aber mit den Gegebenheiten im Krankenhaus bzw. Pflegeheim vertraut sein sollte. Die Fallbesprechungsmethode dient dabei als äußerer Rahmen zur Strukturierung einer multidisziplinären Teambesprechung auf Augenhöhe. Die Lösung findet sich nicht dort, wo jemand qua Profession recht zu haben glaubt bzw. über ein spezielles Expertenwissen verfügt, sondern sie ergibt sich aus der gemeinsamen Suche nach einem begründeten und verantwortungsvollen Handeln für das Anliegen eines anvertrauten Menschen. Die Ergebnisse werden in einem Protokoll festgehalten.

Die **4 Schritte** der *Nimwegener Methode* sind Folgende:

1. Formulierung des Problems/der ethischen Ausgangsfrage
2. Faktenerhebung

3. Abwägung von Bewertungen
4. Beschlussfassung

▸ **Formulierung des Problems.** Das Problem oder die ethische Frage soll möglichst konkret beschrieben werden, damit die Ausgangsfrage für die Moderation bzw. die Teambesprechung klar (er) wird. Inhaltlich geht es auch darum, von der Intuition (dem Gefühl *Hier stimmt etwas nicht*) zu einer rational nachvollziehbaren Argumentation zu gelangen. Es geht also an dieser Stelle darum, ein von Einzelnen oder dem Team erfahrenes ethisches Unbehagen genau zu untersuchen, zu verstehen und in Worte zu fassen. Mithilfe dieser Ausgangsfrage soll die darauf zu entwickelnde Antwort so konkret und situationsbezogen wie möglich formuliert werden.

▸ **Faktenerhebung.** Für die sich daran anschließende Faktensammlung aus Sicht der beteiligten Professionen werden **4 Dimensionen** vorgegeben:
- medizinisch
- pflegerisch
- weltanschaulich/sozial
- organisatorisch

Damit bezieht das *Nimwegener Modell* auch Aspekte aus den Sektoren Palliative Care (z. B. Sinnfragen, Lebensqualität) und der Organisationsethik (z. B. Wirtschaftlichkeit, Verteilungsgerechtigkeit) mit ein.

▸ **Abwägung von Bewertungen.** Die ethische Bewertung der Fakten orientiert sich dann im nächsten Schritt im Wesentlichen an **3 Perspektiven:**
- Patientenwohl
- Patientenautonomie
- Verantwortlichkeiten der betroffenen Berufsgruppen und anderer Betreuender

Dazu stellt das Modell einen ganzen Katalog von Fragen zur Verfügung (Godijn 2000).

▸ **Beschlussfassung.** Für die Beschlussfassung ist es wichtig, dass das moralische Problem oder die ethische Frage nochmals wiederholt wird; so wird geprüft, ob und welche Veränderungen sich möglicherweise im Diskussionsverlauf ergeben haben. Ebenso gilt es auf unbekannte Aspekte oder offen gebliebene Fragen hinzuweisen. Die wichtigsten Argumente sind hervorzuheben, um dann Empfehlungen auszusprechen bzw. einen (erweiterten) Behandlungsplan zu konzipieren.

Modell der Multidisziplinären ethischen Fallbesprechung in schwierigen Entscheidungssituationen

Das *Modell der **M**ultidisziplinären **e**thischen **F**allbesprechung in schwierigen **E**ntscheidungs**s**ituationen* (MEFES) wurde von dem Moraltheologen Rupert Maria Scheule (2018) in Zusammenarbeit mit dem Augsburger Forum für Ethik in der Medizin e. V. entwickelt. Grundsätzlich trachtet die MEFES ebenfalls danach, den Blickwinkel der beteiligten Professionen über die eigene Disziplin hinaus zu weiten und mithilfe eines neutralen Moderators den Blick auf die ethische Dimension einer vorliegenden ethischen Fragestellung zu lenken. Ziel ist eine gemeinsame ethische Meinungsfindung im Sinne eines kooperativen Prozesses. An dessen Ende soll möglichst eine ethische Empfehlung stehen. Die ethische Erörterung der Entscheidungsalternativen orientiert sich dabei im Unterschied zur *Nimwegener Methode* an folgenden 3 Prinzipien: (1) **Würde**, (2) **Freiheit** und (3) **Gerechtigkeit**.

Tab. 6.1 Fragstellungen für Phase 5 der MEFES.

Wert	Fragestellungen
Würde	• Bei welcher Entscheidungsalternative wird der Betroffene am wenigsten zum Objekt, zum bloßen Mittel, zur vertretbaren Größe herabgewürdigt? • Gibt es Entscheidungsalternativen, bei denen der Betroffene diskriminiert oder missbraucht wird?
Freiheit/ Autonomie/ Patientenwille	• Welche Entscheidung entspricht (am ehesten) dem (mutmaßlichen) Patientenwillen? • Welche Entscheidung bietet die größte Chance auf zukünftige Freiheitserlebnisse? • Welche Entscheidung fördert den Betroffenen bzw. ermöglicht es dem Betroffenen, in ein freies Selbstverhältnis zu treten und/oder dieses zu bejahen?
Gerechtigkeit	• Besteht überhaupt ein Gerechtigkeitsproblem, das von den Beteiligten der MEFES zu verantworten ist (Einzelfall oder Politikum)? • Bei welcher Entscheidung ist sichergestellt, dass bei gleichen Kriterien auch die gleichen Rechte zuerkannt werden? • Wurde an alle gedacht, die von der Entscheidung betroffen sind?

Das MEFES (Scheule 2018) folgt dazu einem stark strukturierten Design:
1. Vorstellung von Teilnehmern und Methode
2. Vorstellung des Entscheidungsproblems
3. Situationsbeschreibung aus der Sicht aller Beteiligten
4. Visuelle Darstellung der Entscheidungsalternativen durch den (Co-)Moderator.
5. Erörterung der Entscheidungsalternativen aus den bisher eingenommenen Blickwinkeln
6. Ethische Erörterung der Entscheidungsalternativen
7. Visuelle Darstellung der Entscheidungssituation
8. Entscheidungsempfehlung (Votum) und Protokoll

In Phase 5. findet in der ethischen Erörterung der Entscheidungsalternativen ein offener Diskurs statt, d. h., es erfolgt weder eine Einzelabfrage aller 3 Wertdimensionen, noch besteht ein Zwang zur Teilnahme an der Diskussion. Zur Unterstützung des offenen Gesprächs führt der Moderator die Begriffe mithilfe von Fragestellungen (▸ Tab. 6.1) ein.

In der ethischen Abwägung darf das Prinzip der Würde niemals verletzt werden. Zudem gilt es, die Freiheit möglichst weitgehend zu wahren oder zu ermöglichen und Gerechtigkeit im Rahmen der Möglichkeiten der Entscheidungsträger nach bestem Wissen herzustellen. Nach der ethischen Erörterung der Entscheidungsalternativen erfolgt eine erneute Abfrage und Visualisierung der zur Disposition stehenden Optionen. Die tatsächliche Entscheidungsempfehlung (= Votum) erfolgt dann durch eine mehrheitliche Positionierung. Die wesentlichen Inhalte der Fallbesprechung werden in einem Protokoll festgehalten und in der Patientenakte hinterlegt.

6.5.2 Reflexionsmodell

Neben den 2 erörterten ethischen Entscheidungsfindungs- oder ethischen Empfehlungsmodellen gibt es auch ethische Reflexionsansätze. Sie arbeiten nicht vorausschauend, d. h. im Blick auf eine zu treffende Entscheidung, sondern sie betrachten eine Situation im Nachgang. Das von Marianne Rabe entwickelte Modell strebt eine ethische Sensibilisierung durch den expliziten Einbezug der **emotionalen Betroffenheit** der Beteiligten an. Es wird also nicht nur die Frage nach der Verantwortung gestellt, sondern auch die Gefühlsebene bedacht. Auf diese Weise wird nicht nur das Bewusstsein der beteiligten Akteure für unterschiedliche Verantwortungsebenen und die Wahrnehmung der Verantwortung geschärft, sondern es werden auch die in Pflegesituationen präsent-wirksamen Emotionen und Belastungen besprechbar – ohne dass dabei Anspruch auf eine therapeutische Bearbeitung erhoben wird. Konkret wird eine als „missglückt" beurteilte Situation im Nachhinein noch einmal überdacht und durchgesprochen. Selbst wenn zum jetzigen Zeitpunkt an dem Geschehenen nichts mehr geändert werden kann, soll daraus etwas für künftige Ereignisse gelernt werden. Pflegepersonen sollen für ähnliche Situationen andere Wege beschreiten lernen. Darüber hinaus setzt eine bewusste(re) Reflexion entlastende Momente frei.

Der ethische **Reflexionsprozess nach der Pflegeethikerin Marianne Rabe** (1998, 2017) gliedert sich in 3 Schritte:

1. Situationsanalyse
2. Ethische Reflexion
3. Ergebnisse

6

Situationsanalyse

- persönliche Reaktionen
- die Sicht der Anderen: Perspektive aller am Fall beteiligten Personen
- alternative Handlungsmöglichkeiten und Folgen für die Betroffenen

Die ethischen Überlegungen beginnen mit einem Nachdenken über die persönliche Betroffenheit. Denn Gefühle wie Unbehagen oder Ärger machen die Pflegefachperson darauf aufmerksam, dass an einer erlebten Situation noch etwas klärungsbedürftig ist. Das kann ein Unbehagen sein, das am Ende eines Dienstes bleibt, oder eine Unsicherheit oder das Gefühl, dass etwas würdelos war. Dieses **Gefühl** steht als Auslöser am Beginn der reflektierenden Überlegung und soll möglichst genau bestimmt werden: Womit bin ich unzufrieden? Warum? Bin ich verletzt worden? Durch wen oder was? Welche Gefühle habe ich zu der Situation/zu den Beteiligten? Wofür bin ich verantwortlich und wofür nicht?

In der nächsten Phase der Situationsanalyse geht es darum, die **Sichtweise anderer Beteiligter** einzubeziehen. Dadurch weitet sich der eigene Blick. Zumindest geht es hier darum, sich den Sichtweisen anderer vorstellend anzunähern. Ohne eine solche Perspektivenweitung wird nur *eine* Position gestärkt und andere Facetten einer problematischen Situation bleiben außen vor. Auch die Beziehung der Beteiligten zueinander dürfen hier thematisiert werden. Da viele Fälle Fragen offen lassen, ist es durchaus sinnvoll, Vermutungen zu äußern – diese aber auch zu begründen. An dieser Stelle geht es aber immer noch um eine Sammlung von Informationen. Es geht noch nicht um eine Bewertung!

Der letzte Schritt der Situationsanalyse fokussiert schließlich die **Handlungsmöglichkeiten und deren Folgen**. Neben der tatsächlich gezeigten Handlung geht es darum, verschiedene Handlungsvarianten in den Blick zu nehmen – auch dem Gefühl, nichts ausrichten zu können, zu begegnen. Denn es gibt immer mehrere Möglichkeiten, mit einer gegebenen Situation umzugehen. Es geht um eine (kreative) Klärung der Frage: Was wären mögliche Alternativen zum tatsächlichen Handeln gewesen? Gleichzeitig werden zu jeder Handlungsalternative die möglichen Folgen durchgespielt. Im Zuge dessen kann einem plötzlich etwas einfallen, das die Situation entschärft hätte, die vorher ausweglos erschien. Die Folgen einer Handlung hängen dabei auch davon ab, welche Personen beteiligt sind, wie sie miteinander im Kontakt sind und in welchem institutionellen Umfeld sich das Ganze ereignet.

Ethische Reflexion

- Benennung des ethischen Problems
- Formulierung der normativen Orientierungen (= alle moralischen Normen, Grundsätze und Werthaltungen, die den Diskutanten zu dem Fall einfallen) und Formulierung der übergeordneten Prinzipien (z. B. Menschenwürde, Autonomie, Fürsorge, Gerechtigkeit, Verantwortung, Dialog), die für diese Situation von Bedeutung sind
- Verantwortungsebenen: persönlich, institutionell, gesellschaftspolitisch

Die ethische Reflexion sucht zunächst durch die **Benennung des ethischen Problems** die Überlegungen auf den Punkt zu bringen – oder aber sie zeigt, dass keine Einigkeit über die Definition des Problems besteht. Der Übergang von der Situationsanalyse zur ethischen Reflexion ist dabei nicht einfach, da hier eine Abstraktion von dem (emotional) Erlebten gefordert wird.

Im Anschluss daran gilt es, jene **normativen Orientierungen** und **Prinzipien** in Worte zu fassen, die in der Situation verletzt wurden oder zu ihrer Beurteilung dienen könnten. Rabe postuliert mit Blick auf die Pflegepraxis 6 Prinzipien als kritische Grundorientierung. Die Würde des Menschen steht als übergeordnetes Prinzip im Mittelpunkt, mit der Vorstellung, dass sie die oberste Orientierung für die Ethik (nicht nur) im Gesundheitswesen ist und alle möglichen anderen Prinzipien schon enthält. Die anderen 5 Prinzipien der Autonomie, Fürsorge, Gerechtigkeit, Verantwortung und des Dialogs sind auf die Menschenwürde bezogen und stellen Ausdifferenzierungen dar, die in ihrer Gesamtheit verschiedene Facetten eben dieser Würde widerspiegeln.

Schließlich dient die **Frage nach der Verantwortung** für die Situation zur Klärung der Frage, auf welchen Ebenen die Verantwortung anzusiedeln ist. Dieser Schritt vervollständigt die ethische Reflexion und bildet eine Grundlage für die abschließende Beurteilung.

Ergebnisse

- ethisch begründete Beurteilung
- Konsens/Dissens
- nötige praktische Konsequenzen und ihre Durchsetzung

In der Ergebnisphase führt die **ethisch begründete Beurteilung** die Erkenntnisse aus den ersten beiden Phasen zusammen. Dabei gehören nicht nur der gefundene ethische **Konsens** zum Ergebnis der ethischen Diskussion, sondern auch die deutlich gewordenen Unterschiede in der Beurteilung des Falls. Hier sind nicht nur reine Feststellungen interessant, sondern auch deren begründende Erläuterung, um die gefundenen Beschlüsse auch im Nachgang nachvollziehen zu können – denn in der Ethik geht es um die Suche nach und die gute Begründung von Entscheidungen.

6.5.3 Wie verschaffe ich der Pflegepraxis Gehör?

In der täglichen Pflegepraxis und im Pflegemanagement ergeben sich zahlreiche ethische Fragestellungen, die sich auf die Qualität der Arbeit, das Arbeitsumfeld, das interdisziplinäre Team und Formen der Organisation beziehen. Grundsätzlich eröffnen Fallbesprechungen durch Ethikkomitees bzw. Fallbesprechungen auf den Stationen einen institutionalisierten und strukturierenden Raum dafür, nicht nur komplexe ethische Fragen der Pflegepraxis zu thematisieren, sondern die eigene Pflegearbeit und die moralische Verantwortlichkeit gegenüber ihren Patienten überhaupt sichtbar(er) zu machen. Andernfalls zahlen Pflegende für ihre (nicht artikulierten) Arbeitsumstände einen hohen persönlichen

Preis: Erschöpfung, Schuldgefühle, Ohnmacht oder Wut und Frustration. Pflegepersonen fühlen Frustration, wenn sie nicht das tun können, was sie unter *guter Pflege* verstehen, und haben das deprimierende Gefühl, an den vorherrschenden Arbeitsbedingungen nichts ändern zu können.

Pflegende haben einen hohen Bedarf an Beachtung und Partizipation in Strukturen institutioneller Ethikberatung, der in der Realität häufig (bewusst oder unbewusst) übersehen wird. Die Partizipation an Ethikkomitees und das Vorbringen von Anliegen seitens der Pflege sind häufig nicht oder nur eingeschränkt vorgesehen (Kohlen 2019).

Pflegende sollten den Mut haben (und hier ausdrücklich dazu ermutigt werden), in der Praxis ihre Stimme zu erheben, sich widerständig zu zeigen und ihre Erfahrungen, ihre pflegerische Expertise und ihre (ethisch-sensiblen) Beobachtungen wirksam werden zu lassen. Um vorhandene Barrieren zu beseitigen und Themen der Pflegepraxis Gehör zu verschaffen, sollten Pflegepersonen in den Einrichtungen darauf drängen, **multiprofessionelle Ethikkomitees** einzurichten und **Fallbesprechungen** auf den Abteilungen bzw. Stationen zu etablieren. In Deutschland liegen bereits seit dem Jahr 1997 seitens der katholischen und evangelischen Kirche Empfehlungen zur Etablierung klinischer Ethikkomitees vor. Um diesen Bedarf zu decken, braucht es jedoch einerseits ein entsprechendes organisatorisches Klima. Andererseits sollten Pflegende durch entsprechende Fortbildungen ethisches Argumentieren einüben, was sie dazu ermutigen soll, ihre Beiträge in einem multidisziplinären Setting gut begründet einzuspeisen und sich dadurch Gehör zu verschaffen.

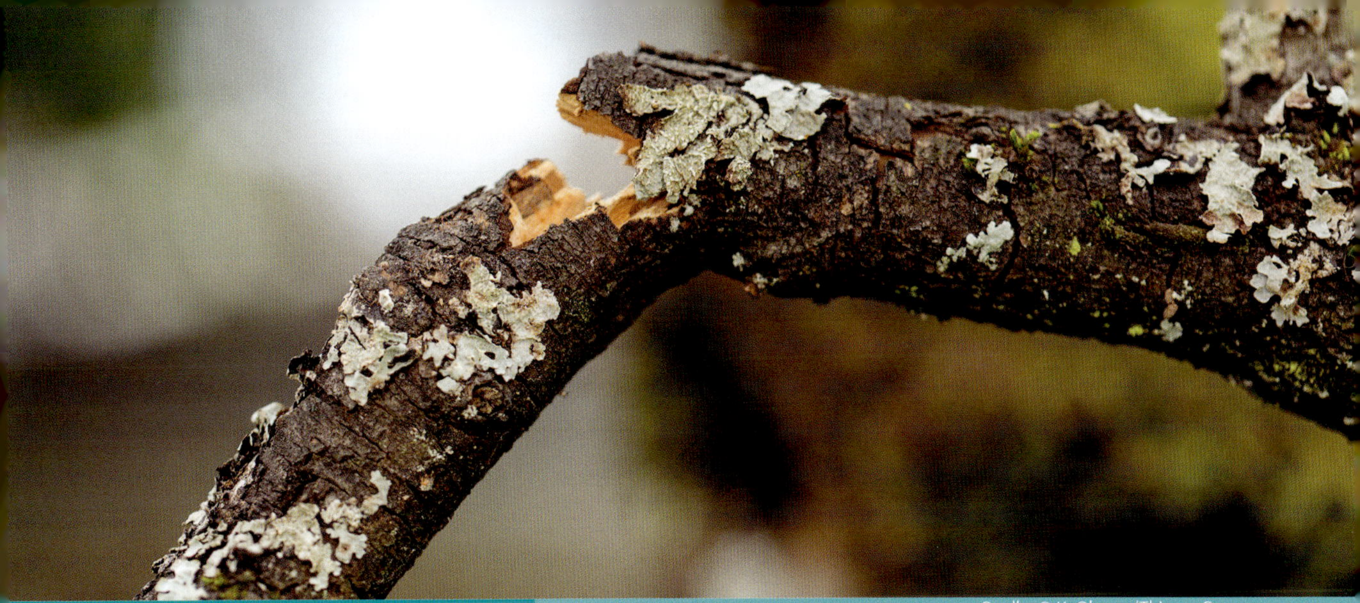

Quelle: © K. Oborny/Thieme Group

Kapitel 7

Aggression und Gewalt

7 Aggression und Gewalt

Gewalt fängt nicht an, wenn einer einen erwürgt
Sie fängt an, wenn einer sagt: „Ich liebe dich: Du gehörst mir!"
Die Gewalt fängt nicht an, wenn Kranke getötet werden
Sie fängt an, wenn einer sagt: „Du bist krank: Du musst tun, was ich sage!"

(Auszug aus dem Gedicht „Gewalt" von Erich Fried 1985)

7.1 Definitionen und Theorien

Gewalt gegenüber alten Menschen wird in unserer Gesellschaft als Problem beschrieben. In einer Befragung des Zentrums für Qualität in der Pflege (ZQP) zu Gewalt gegen pflegebedürftige Personen bzw. struktureller Gewalt, die in stationären Altenpflegeeinrichtungen durchgeführt wurde, gaben 47 % (von 250 befragten Pflegedienstleitungen und QM-Beauftragten) an, dass „Konflikte, Aggression und Gewalt in der Pflege stationäre Einrichtungen vor ganz besondere Herausforderungen stellen". Die in dieser Untersuchung am häufigsten genannten Gewaltformen gegenüber den Bewohnern sind verbale Aggressivität, Vernachlässigung und körperliche Gewalt (Eggert et al. 2017).

Die Entstehung von Gewalt und Aggression ist vielschichtig, sie lässt sich nicht eindimensional erklären und in der Literatur werden unterschiedliche Modelle zur Entstehung beschrieben. In diesem Kapitel werden daher unterschiedliche theoretische Modelle zur Gewaltentstehung vorgestellt.

7

7.1.1 Definitionen von Gewalt und Aggression

Aggression und Gewalt sind im Alltag allgegenwärtig, wenn auch der Staat das Monopol zur Vollziehung von Gewalt in Deutschland hat (Artikel 20, GG). Medien bringen uns tägl. Berichte und Bilder von Aggression und Gewalt „frei Haus". Die Begriffe Aggression und Gewalt haben dabei vielfach Eingang in die Umgangssprache gefunden und werden oft synonym genutzt. Die Sachverhalte, die sie beschreiben, sind allerdings unterschiedlich und je nach zugrundeliegender Theorie ergeben sich unterschiedliche Definitionen. Eine besondere Relevanz hat in den letzten Jahren die Bedeutung von sexueller Gewalt, die gegen alte Menschen und Pflegende, aber auch von alten Menschen an alten Menschen ausgeübt werden kann (Depauli u. Plaute 2016). Dies gilt auch für die Altenhilfe, wobei zu vermuten steht, dass sexuelle Gewalt nicht vermehrt ausgeübt wird, vielmehr wird sie vermehrt bekannt und öffentlich gemacht (Böhmer 2011).

Zunächst sollte zwischen Aggression und Gewalt unterschieden werden. Aggression ist ein Verhalten, es ist kein Gefühl wie z. B. Angst oder Wut (Selg et al. 1997).

Definition

Unter **Aggression** wird das Verhalten einer Person gegen andere Personen, gegen andere Lebewesen, gegen sich selbst (Autoaggression) oder gegen Dinge verstanden.

Definition

Gewalt ist eine Zwangseinwirkung zur Überwindung eines erwarteten oder geleisteten Wiederstands bei einem Gegenüber. Gewalt wird gegen andere angewendet und sie beginnt nicht erst mit körperlicher Gewalt.

Im ZQP-Report *Gewaltprävention in der Pflege* wird Gewalt wie folgt definiert:

Definition

Gewalt in der Pflege betrifft „nicht nur körperlichen Zwang, sondern auch verbal aggressives und demütigendes Verhalten, pflegerische Vernachlässigung und oft auch psychosoziale Formen der Vernachlässigung, Eigentums- und Vermögensdelikte gegenüber älteren Menschen. Gewalt umfasst somit aktives Tun ebenso wie das Unterlassen von Handlungen, die im Interesse der pflegebedürftigen Person eigentlich geboten wären" (Görgen 2017).

In der Pflege werden unterschiedliche Formen der Gewalt gegen ältere Menschen erlebt (Eggert et al. 2017):

- körperliche Misshandlungen
- psychische Misshandlung/verbale Aggression
- pflegerische Vernachlässigung
- emotionale/psychosoziale Vernachlässigung
- finanzielle Ausbeutung
- vermeidbare Einschränkungen der Freiheit
- Handlungs- und Entscheidungsautonomie

In der Pflege und Betreuung von Personen mit gerontopsychiatrischen Erkrankungen ist die **Prävention** von Gewalt besonders relevant, da diese Personen oft nicht (mehr) in der Lage sind, selbst in ausreichendem Maße ihre Interessen zu vertreten. Sie sind oft als Angehörige einer vulnerablen (verletzlichen) Gruppe von professionell Pflegenden oder pflegenden Angehörigen abhängig.

Für in der Pflege und Begleitung von Menschen mit gerontopsychiatrischen Erkrankungen Tätige ist es daher wichtig, Aggression und Gewalt nach der Wirkung und nicht nach der Absicht zu beurteilen. Was für die einen Gewalt ist, kann für die anderen, die Ausführenden, lediglich ein „gut gemeinter Klaps" sein.

Der Aggression hingegen liegt eine **schädigende Absicht** gegen sich selbst, andere Personen, andere Lebewesen oder Gegenstände zugrunde.

7.1.2 Gewalt- und Aggressionstheorien

Zur Entstehung von Gewalt und Aggressionen liegen unterschiedliche Theorien vor. In der Gerontopsychiatrie können insbesondere die nachfolgend beschriebenen Theorien zum Tragen kommen.

Frustrations-Aggressions-Theorie

Die Frustrations-Aggressions-Theorie nach dem Psychologen John Dollard und Kollegen (1939) ist ein behavioristisches (Verhaltens-) Modell. Danach gehen der Frustration eine oder mehrere frustrierende, enttäuschende Situationen voraus. Die Frustrationstoleranz ist bei jeder Person unterschiedlich groß, daher kann die gleiche Situation bei unterschiedlichen Personen unterschiedliche Reaktionen hervorrufen. Bei gerontopsychiatrisch erkrankten Menschen ist zu beachten, dass die Frustrationstoleranz herabgesetzt sein kann. Es kann aus scheinbar nichtigem Anlass zu unerwarteten/aggressiven Reaktionen der erkrankten Person kommen.

Lerntheoretisches Modell

Im lerntheoretischen Modell nach dem Sozialpsychologen Albert Bandura und Kollegen (1963) wird davon ausgegangen, dass aggressives Verhalten ein erlerntes Verhalten ist. Die in einer Familie oder Gruppe geltenden Regeln und Normen sind dabei mitentscheidend für das Entstehen und die Ausprägung von Aggression. Menschen lernen nach diesem Modell in Reiz-Reaktions-Zusammenhängen (Stangl 2020).

Motivationstheorie

In der Motivationstheorie nach dem pädagogischen Psychologen Hans-Joachim Kornadt (1993, 2010) wird davon ausgegangen, dass bei Menschen 2 unterschiedliche Pole miteinander ringen: die Aggression und die Aggressionshemmung bzw. Impulskontrolle. Erlernte Verhaltensmuster, die Aussicht auf Erfolg und die individuelle Reife eines Menschen geben den Ausschlag dafür, ob nun Aggression oder Aggressionshemmung vorherrschen. In der Gerontopsychiatrie spielt gerade dieser Aspekt eine wichtige Rolle, da durch die Erkrankung die Pole Aggression und Aggressionshemmung verschoben und die Affektkontrolle verändert sein kann.

Weitere Aggressionsmotive

Daneben können weitere Motive Auslöser oder Anlass für Aggression sein (Needham u. Sauter 2011):

- Angst
- Rivalität
- instrumentelle Aggression, die nicht auf eine Schädigung des anderen zielt, sondern auf die Erreichung eines Ziels

Bei Menschen mit kognitiven Beeinträchtigungen ist daher immer auch zu berücksichtigen, dass sie aus solchen Motiven heraus zu Aggressivität neigen können, z. B. wenn sie sich bedroht fühlen. Pflegenden und Menschen mit kognitiven Beeinträchtigungen können sich Situationen dabei sehr unterschiedlich darstellen.

> **B**
>
> **Beispiel**
>
> Ein 84-jähriger Mann mit mittelschwerer Demenz sucht seine Mutter. Augenscheinlich ist er sehr verzweifelt, da er sie nicht finden kann. Eine Pflegeperson versucht, ihn zu beruhigen, und nutzt dabei einen kognitiven Zugang. Sie erklärt ihm, dass seine Mutter bereits vor mehr als 30 Jahren verstorben ist. Der alte Mann kann das nicht begreifen und glaubt vielmehr, man wolle ihn absichtlich nicht zu seiner Mutter lassen. Er bezichtigt die Pflegeperson der Lüge und wird handgreiflich, als er auf der Suche nach seiner Mutter daran gehindert wird, den Wohnbereich zu verlassen.

7.2 Ursachen und Wahrnehmung von Gewalt

Gemäß dem Friedensforscher und Soziologen Johan Galtung (2007) wird im Modell des **Gewaltdreiecks** zwischen **struktureller**, **kultureller** und **personaler** Gewalt unterschieden. Gewalt kann dementsprechend nicht nur durch Personen, sondern auch durch starre Strukturen ausgelöst werden.

> **M!**
>
> **Merke**
>
> Starre Strukturen z. B. in Einrichtungen der stationären Altenhilfe können Gewalt auslösen.

So kann es sein, dass Menschen zu aggressivem und gewaltbetontem Verhalten neigen und gleichzeitig durch äußere Einflüsse, wie z. B. soziale Situationen oder gesellschaftliche Konditionierung, eine Aggressionshemmung vorliegt. Aber auch der umgekehrte Fall ist denkbar: Sehr „friedliche" Personen werden, wenn das Umfeld gewalttätig ist, selbst aggressiv. Es liegt immer eine Interaktion zwischen Personen, gesellschaftlichen, sozialen und situativen Momenten vor, wenn es zu Aggressionen und Gewalt kommt.

Die Viktimisierung (das zum Opfer machen) von Personen mit gerontopsychiatrischen Erkrankungen durch Aggression und Gewalt ist in Deutschland noch wenig untersucht. Allerdings hat die pflegewissenschaftliche Forschung sich in den letzten Jahren intensiv mit **Fixierungen** als Form der Gewalt in der Pflege beschäftigt. Dennoch ist noch nicht vollumfänglich geklärt, wie z. B. Schulungsprogramme zur Vermeidung von Fixierungen wirken und welche Faktoren zur Vermeidung von Fixierungen beitragen (Möhler et al. 2012). Allerdings kann festgehalten werden, dass Angehörige, beruflich Pflegende und Betreuer eine eher unkritische Haltung zu Fixierungen haben und wenig darüber wissen (Nordhausen et al. 2019). Die sehr informative Leitlinie zur Reduktion von Fixierungen liegt inzwischen in der 2. Auflage vor und kann kostenfrei bezogen werden (www.leitlinie-fem.de/download/LL_FEM_2015_Auflage-2.pdf; Köpke et al. 2015).

> **M!**
>
> **Merke**
>
> „Gewalt ist ein gesellschaftliches und auch permanent präsentes ‚Alltagsphänomen'. Sie kann in jeder Beziehung vorkommen, einzeln oder kollektiv, gemeinsam oder arbeitsteilig, in allen Situationen sowie in verschiedenen Gemütszuständen. Jeder kann, muss aber nicht gewalttätig sein." (Hirsch u. Nikolaus 2005)

Gewalt durch professionell Pflegende oder pflegende Angehörige wird häufig nicht als solche betrachtet, u. U. wird sie „nur" von den Betroffenen wahrgenommen oder beobachtet. Die Gewaltausübenden können somit den gleichen Sachverhalt möglicherweise völlig anders bewerten als die Gewaltempfangenden. Professionalität zeigt sich hier, indem die Pflegefachpersonen die Perspektive der betroffenen Personen einnehmen.

7.3 Professionelles Handeln bei Gewalt

Nach dem derzeitigen Kenntnisstand ist Gewalt ein häufiges Phänomen, das nicht den in der Altenarbeit Tätigen allein angelastet werden kann (Hirsch u. Nikolaus 2005). Auch unzulängliche Rahmenbedingungen können zu struktureller oder kultureller Gewalt führen. Die Pädagogin Ursula Ruthemann (1993) beschreibt z. B. den „Teufelskreis Zeitnot" als Merkmal für strukturelle Gewalt (▶ Abb. 7.1).

Gewalt kann gegen Personen mit gerontopsychiatrischen Erkrankungen gerichtet sein, aber auch gegen professionell Pflegende, andere alte Menschen und/oder pflegende Angehörige. Die eingeschränkte Alltagskompetenz und die häufig tägl. wechseln-

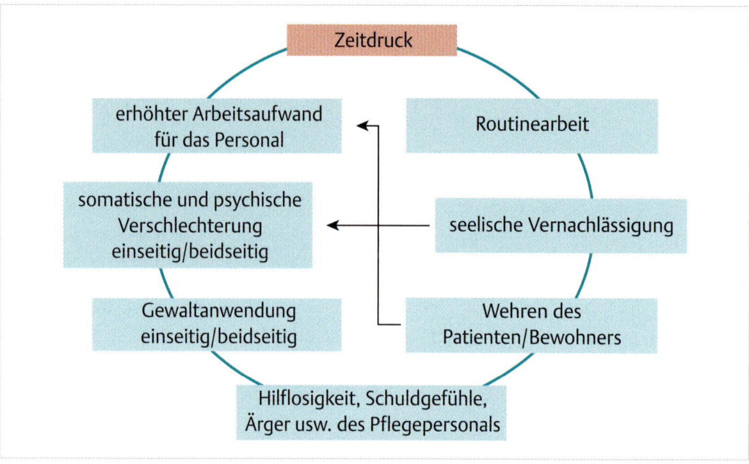

Abb. 7.1 Teufelskreis Zeitdruck. Zeitdruck kann zu Vernachlässigung führen und diese wiederum – über ein verändertes Verhalten der Betroffenen – zu weiterem, erhöhtem Zeitaufwand [Abbildung basiert auf Angaben aus: Ruthemann 1993].
(Quelle: © Thieme Group)

de „Tagesform" der betroffenen Personen bedeuten für die Pflegenden, kontinuierlich ihre Pflegeleistungen an die u. U. wechselnden Bedürfnisse anzupassen. Daher erfordert die Pflege und Betreuung von Menschen mit gerontopsychiatrischen Erkrankungen von allen Beteiligten ein hohes Maß an **Professionalität**.

Merke

M!

Sind das Verhalten bzw. die Haltung der Pflegenden nicht auf die kognitiven Fähigkeiten der Personen abgestimmt, kommt es leicht zu Störungen in der Kommunikation.

Beispiel

B

Herr M. lebt seit 2 Wochen im Seniorenheim. Er scheint sich ganz gut eingewöhnt zu haben – wäre da nicht die Sache mit der Körperhygiene: Obwohl sich die Pflegefachpersonen viel Mühe geben, die Situation für Herrn M. angenehm zu gestalten, reagiert er auf jeden morgendlichen „Duschversuch" mit Abwehr. Auch das Waschen am Waschbecken lehnt er meist ab. Als seine Tochter zu Besuch kommt, geht eine der Pflegenden auf sie zu und schildert ihr die Situation. Die Tochter erzählt von den früheren Gewohnheiten ihres Vaters rund um das Thema Körperhygiene und da wird klar: Herr M. versteht nicht, warum er sich am Morgen duschen soll, wo er doch zeit seines Lebens am Abend gebadet hat. Die Pflegehandlung Duschen wird folglich beendet und Herr M. wird von nun an abends beim Baden unterstützt, was er gerne annimmt.

Durch die **Reaktion** von Pflegenden kann die Situation eskalieren oder eine Veränderung herbeigeführt werden, die Entspannung bewirkt. Für Menschen mit gerontopsychiatrischen Erkrankungen kann entweder durch pflegerisches Handeln **Vertrautheit** herbeigeführt werden, damit die Ursache für Abwehr entzogen wird, oder „der Teufelskreis" dreht sich weiter.

▸ **Pflegende können Aggression positiv beeinflussen.** Pflegende erleben sich in solchen Situationen auch selbst als „Opfer", sie können aber im Gegensatz zu den Personen mit gerontopsychiatrischen Erkrankungen die Handlung meist professionell beeinflussen. Gewalt hat immer 2 beteiligte Parteien: die Gewalt ausübende und die Gewalt erfahrende Seite. In der ungleichen Beziehung mit gerontopsychiatrisch Erkrankten kann diese Beziehung durch Pflege bewusst beeinflusst werden. Dieser professionelle Umgang fällt nicht immer leicht; besonders dann nicht, wenn Pflegende ihrerseits Gewalt durch Personen mit gerontopsychiatrischen Erkrankungen erfahren. Hier sind auch die Verantwortlichen in den jeweiligen Organisationen dafür zuständig, dass mit Gewaltrisiken verantwortlich umgegangen wird und **Gewalthandlungen als Qualitätsproblem** und ggf. als strukturelle Gewalt in beide Richtungen erkannt und bearbeitet werden. Die handelnden Berufsgruppen in der Organisation tragen gemeinsam die Verantwortung für die Vermeidung von Gewalt.

Bereits an der **Sprache**, die in einer Organisation oder einem ambulanten Dienst benutzt wird, lassen sich Gewalttendenzen ausmachen. Es macht einen Unterschied, ob wertschätzend von einem pflegebedürftigen Menschen geredet oder die Person als „Pflegefall" klassifiziert wird (▸ Tab. 7.1).

Tab. 7.1 Begrifflichkeiten im gerontopsychiatrischen Alltag.

abwertend	alternativ
Pflegefall	pflegebedürftiger Mensch, Mensch mit Pflegebedarf
Alzi, Geronto, Geri	gerontopsychiatrisch erkrankter Mensch
fertig machen	bei der Körperpflege unterstützen
füttern	Essen reichen
pampern, windeln	Inkontinenzhilfsmittel wechseln
Bettlägeriger	bewegungsbeeinträchtigter Mensch
bettflüchtig	verlässt häufig das Bett
leitbar, führbar	alltagskompetent
Katastrophe, Windei	Mensch mit herausfordernden Verhaltensweisen
Schreihals	Mensch mit Schreisyndrom bzw. disruptivem Vokalisieren
HOPS	Delir oder Persönlichkeitsbeeinträchtigung

7.4 Gewalt begegnen

Definition

In der Forschung zu Gewalt wird unterschieden zwischen **struktureller** und **personeller Gewalt.** Unter struktureller Gewalt wird eine nicht offensichtliche Gewalt verstanden. Dazu kann eine in der Institution geltende Regelung oder Zeitmangel zählen.

Ist es z. B. üblich, alle Menschen mit Demenz, die in einem Wohnbereich gemeinsam leben, nach dem gleichen Schema anzukleiden, sie im vorgegebenen Rhythmus zu duschen oder Nahrungsangebote ausschließlich an den Öffnungszeiten der Küche zu orientieren, kann das strukturelle Gewalt sein. Diese Form der Gewalt ist **indirekt** und unabhängig von individuell handelnden Personen, wenn sie zur Regel erhoben wird (von Hirschberg et al. 2009).

Demgegenüber steht die personelle Gewalt, die von oder durch Personen erfolgt. Sie ist meist **direkter.** Hier kann es dazu kommen, dass eine einzelne Person einen Menschen mit Demenz z. B. fixiert oder seine Bedürfnisse bewusst missachtet (von Hirschberg et al. 2009).

7.4.1 Gewaltfelder

Gewalt gegen Personen kann unterteilt werden in die direkten Felder der personellen oder strukturellen Gewalt. Die personelle Gewalt ist meist als direkte Gewalt eher zu objektivieren. Sie äußert sich durch Handeln oder Nicht-Handeln. Daneben beschreibt Galtung auch kulturelle Gewalt, die sich als generelle Missachtung oder Herabsetzung von religiösen oder kulturellen Vorlieben zeigen kann (Galtung 2007). Kulturelle Gewalt kann ideell die Basis für personelle oder strukturelle Gewalt sein (► Abb. 7.2).

7.4.2 Gewalt einschätzen

Gewalt ist nicht immer einfach zu erfassen. Wenn die personelle Gewalt im primären Fokus steht, kann die strukturelle Gewalt leicht aus dem Blickfeld geraten. Es ist oft auch nicht immer eindeutig, wer **Opfer** und wer **Täter** oder möglicherweise beides ist. Wenn Pflegende sich von Menschen mit kognitiven Beeinträchtigungen bedroht fühlen, kann das durchaus sehr real sein. Möglicherweise ging aber dieser Handlung eine andere voraus, die diese Handlung bei den alten Menschen ausgelöst hat. In dem Beispiel des alten Herrn, der seine Mutter sucht, kann es dazu kommen, dass Pflegende angegriffen werden. Dieser Handlung geht aber voraus, dass der alte Herr sich unverstanden fühlt und aus dem Gefühl der Angst heraus handelt. Wer Opfer und wer Täter ist, ist damit nicht immer eindeutig und bedarf einer systematischen Analyse der Situation (Heitmeyer u. Hagan 2002).

7.4.3 Handlungsleitsätze

Interventionen gegen Gewalt, ob es nun strukturelle, persönliche oder kulturelle Gewalt ist, beruhen immer darauf, dass Gewalt erkannt wird. In der Pflege und Begleitung von Menschen mit gerontopsychiatrischen Erkrankungen sollten besonders die folgenden Handlungsleitsätze berücksichtigt werden:

- Gewinner-Verlierer-Denken vermeiden
- Vertrautheit herbeiführen
- Raum geben
- den Dingen auf den Grund gehen
- Gefahren realistisch einschätzen
- die Situation aus der Sicht der betroffenen Person anschauen
- die Situation auswerten und im Team besprechen, Maßnahmen verbindlich festlegen
- vorausschauend handeln

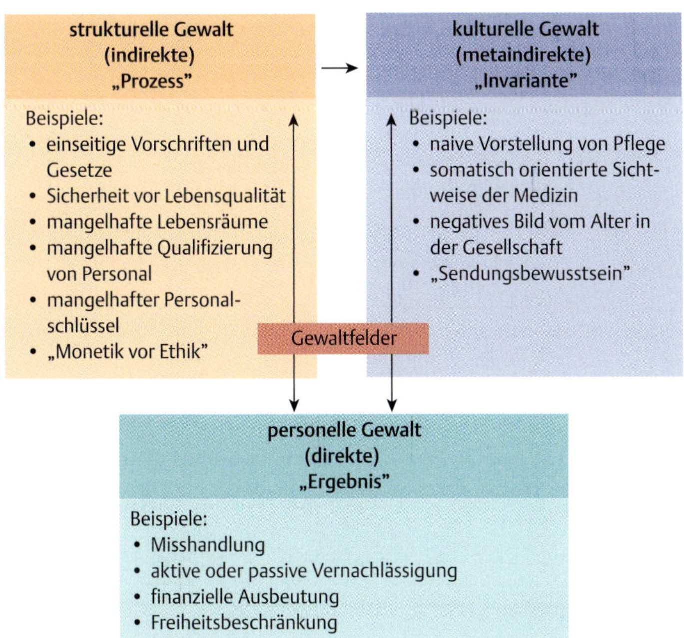

Abb. 7.2 Gewaltfelder. Kulturelle und/oder strukturelle Gewalt hat Auswirkungen auf personelle Gewalt und wird wiederum von ihr beeinflusst [Abbildung basiert auf Angaben aus: Galtung 2007]. (Quelle: © Thieme Group)

7.4.4 S3-Leitlinie „Verhinderung von Zwang: Prävention und Therapie aggressiven Verhaltens bei Erwachsenen“

Im Rahmen einer S3-Leitlinien-Entwicklung wurde im September 2018 die S3-Leitlinie zur *Verhinderung von Zwang: Prävention und Therapie aggressiven Verhaltens bei Erwachsenen* vorgestellt (DGPPN 2018a). Zwar haben die vorgestellten Empfehlungen v. a. die verfügbare Evidenz zur Behandlung aggressiven Verhaltens bei psychischen Erkrankungen und die Verhinderung von Zwang v. a. bei psychotischen Patienten im Blick. Die Leitlinie adressiert jedoch auch gerontopsychiatrische Krankheitsbilder wie Demenz, Delir oder organische Persönlichkeitsstörungen.

Die Psychiater Tilman Steinert und Sophie Hirsch (2020) schlagen einen **12-Punkte-Plan** zur Implementierung der genannten Leitlinie auf psychiatrischen Stationen vor:

1. standardisierte Erfassung von Zwangsmaßnahmen und aggressiven Übergriffen
2. interne, an die Vorgaben der Leitlinie adaptierte Standards für die Indikation, Durchführung, Überprüfung, Dokumentation und Nachbesprechung von Zwangsmaßnahmen
3. monatliche Teambesprechung, in der die Daten zu Zwangsmaßnahmen und aggressiven Vorfällen analysiert und die Hintergründe besprochen werden
4. Schulungsplan für alle Beschäftigten mit Patientenkontakt in Deeskalation/
5. Aggressionsmanagement
6. kontinuierliche persönliche Betreuung bei Fixierungen und Isolierungen
7. Nachbesprechungen nach Zwangsmaßnahmen
8. Beschäftigung von Genesungsbegleitern
9. Aktionsplan für die aggressionsmindernde Gestaltung der räumlichen Umgebung auf
10. der Station
11. Risikoerkennung mit der Brøset Violence Checklist (BVC)
12. Erstellung von Behandlungsvereinbarungen nach erfolgten Zwangsmaßnahmen
13. Maßnahmen zur Sicherstellung einer leitliniengerechten Pharmakotherapie
14. Einführung von „Safewards“ oder des „Weddinger Modells“

▸ **Die Brøset Violence Checklist.** Die norwegische BVC nimmt eine Einschätzung des Gewaltrisikos von Patienten vor. Sie liegt mittlerweile in der modifizierten Schweizer Fassung vor (www.gesundheitsdienstportal.de/risiko-uebergriff/infoplus/6_4_3a.pdf). Die Risikoeinschätzung wird durch Pflegepersonen am Aufnahmetag sowie 2-mal tägl. zwischen 10:00 und 11:00 Uhr und zwischen 17:00 und 18:00 Uhr vorgenommen. Eingeschätzt werden Menschen mit Pflegebedarf anhand der Kategorien:

- verwirrt
- reizbar
- lärmig
- körperliches Drohen
- verbales Drohen
- Angriff auf Gegenstände

Darüber hinaus erfolgt eine subjektive Bewertung des Gewaltrisikos (ob ein Patient in den Stunden bis zur nächsten Einschätzung jemanden körperlich angreifen könnte). Dies geschieht mittels einer numerischen Rangskala. Erhoben werden ebenfalls präventive Maßnahmen wie z. B. gezielte Zuwendung, begleitete Spaziergänge, Erhöhung der Medikation oder vorsorgliche Isolation.

▸ **Das Weddinger Modell.** Das „Weddinger Modell“ ist ein umfassendes Konzept zur Resilienz- und Ressourcenorientierung auf der Grundlage einer partizipativen Therapieplanung im psychiatrischen Krankenhaus (www.psychiatrie-verlag.de/wp-content/uploads/2019/01/555_fuer_Internet_01.pdf).

Sicherlich handelt es sich bei diesen Konzepten um spezielle Weisen des Umgangs mit Gewalt auf einer psychiatrischen (Akut-)Station. Es ist nicht auf die Gegebenheiten in der stationären Altenhilfe generell zu übertragen. Hilfreich kann es in „beschützten“ Einrichtungen sein, die bereit sind, auch psychisch kranke, alte Menschen mit einem gewissen Gewaltpotenzial zu betreuen.

Lernaufgabe

Falls Sie in Ihrer Einrichtung Patienten oder Bewohner mit Gewaltpotenzial behandeln oder pflegen: Welche Konzepte zur Deeskalation gibt es? Welche Maßnahmen zur Verhinderung von Zwang werden ergriffen? Welche Schulungen finden dazu statt bzw. werden angeboten?

▸ **Links zum Thema Gewaltprävention**

- HSM – Handeln statt Misshandeln – Gegen die Gewalt im Alter: www.hsm-bonn.de
- Initiative zur Vermeidung freiheitseinschränkender Maßnahmen in der beruflichen Altenpflege: www.leitlinie-fem.de
- Zentrum für Qualität in der Pflege (ZQP); Gewaltprävention in der Pflege: www.pflege-gewalt.de

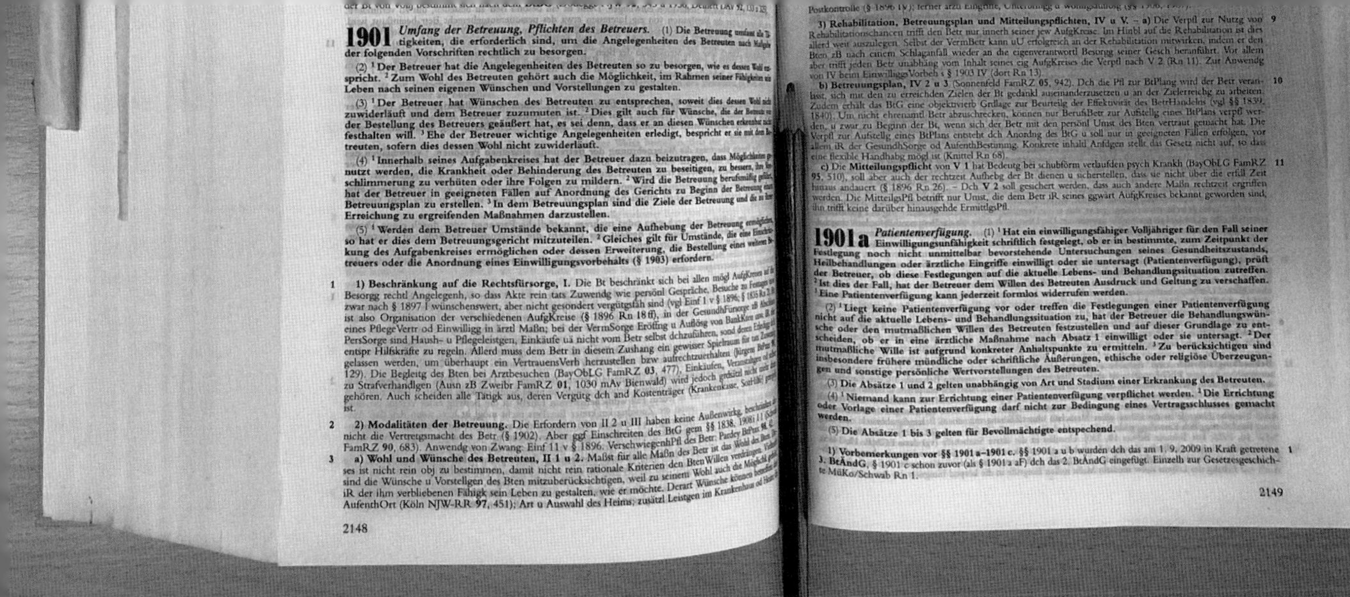

Quelle: K. M. Perrar, © Thieme Group

Kapitel 8

Rechtliche Grundlagen

8 Rechtliche Grundlagen

8.1 Einwilligung in die Therapie

8.1.1 Aufklärung

Die Basis für eine medizinische Behandlung ist die Aufklärung über die Diagnose und die empfohlenen therapeutischen Maßnahmen. Das Selbstbestimmungsrecht eines jeden Menschen gibt ihm das grundgesetzlich verbriefte Recht, einer Behandlung zuzustimmen oder diese abzulehnen. Dieser in der Fachwelt als „Informed Consent" bezeichnete Sachverhalt stellt die Grundlage des Behandlungsvertrages zwischen Arzt und Patient dar.

Definition

Unter **Informed Consent** (wörtlich: informiertes Einverständnis) wird die Einwilligung eines informierten, handlungsfähigen Patienten in eine medizinische Behandlung verstanden. Diese Einverständniserklärung setzt eine umfassende Aufklärung, eine Einsichtsfähigkeit sowie eine Freiwilligkeit der Zustimmung bezüglich der beabsichtigten Maßnahme voraus.

Voraussetzung für eine rechtsverbindliche Einwilligung in die vorgeschlagene Maßnahme ist somit eine natürliche **Einsichtsfähigkeit**. Das heißt, der Patient muss verstehen können, worum es geht, sowie den Sinn, die Tragweite und die Bedeutung seiner Entscheidung überblicken. Bei einer Vielzahl gerontopsychiatrisch erkrankter Menschen ist diese Einsichts- und Urteilsfähigkeit beeinträchtig bis völlig aufgehoben, wie z. B. bei schweren Depressionen, fortgeschrittenen Demenzen oder akuten Verwirrtheitszuständen. Dies bedeutet jedoch nicht, dass eine bestimmte Diagnose automatisch eine Einwilligungsfähigkeit ausschließt. Es kommt im Einzelfall einerseits auf den Grad der Beeinträchtigung an, anderseits auf die Komplexität der zur Diskussion stehenden Therapie. So ist die Einwilligung in eine Zahnbehandlung etwas anderes als die Einwilligung in eine große Bauchoperation.

Die Aufklärung durch den Arzt muss die kognitive oder intellektuelle **Auffassungsgabe** berücksichtigen. Wählt er Therapiemethoden, die nicht den zugelassenen Empfehlungen entsprechen – wie z. B. einen „Off-Label-Use" –, werden an die Information des Patienten bzw. seines gesetzlichen Vertreters besonders hohe Anforderungen gestellt.

Definition

Unter einem **Off-Label-Use** wird der Einsatz eines Medikamentes außerhalb der in der Zulassung beantragten und von den Zulassungsbehörden genehmigten Verwendung hinsichtlich der Indikation, der Dosierung oder der Behandlungsdauer verstanden. Er ist im Rahmen der ärztlichen Therapiefreiheit möglich, kann aber zu Regressforderungen seitens der Kostenträger führen.

In der **Aufklärung** wird der Patient informiert über
- die erhobenen Befunde und die Diagnose,
- die daraus abgeleiteten Symptome,
- die vorgeschlagene Behandlung inkl.
  - der zu erwartenden Wirkung,
  - der möglichen unerwünschten Wirkungen oder Risiken,
  - der Vor- und Nachteile alternativer Therapieformen sowie
- Chancen und Risiken einer Nichtbehandlung im Vergleich zur Behandlung.

Merke

Da nur der Arzt über das nötige Fachwissen verfügt, ist die Aufklärung über eine Behandlung eine **originär ärztliche** Aufgabe. Sie kann nicht an Pflegepersonen delegiert werden. Die Beweislast für eine ordnungsgemäße Aufklärung liegt beim Arzt.

Praxistipp

Die S 2k-Leitlinie (DGGG et al. 2020) zur Einwilligung von Menschen mit Demenz in medizinische Maßnahmen beinhaltet 33 Empfehlungen für die Praxis: www.awmf.org/uploads/tx_szleitlinien/108-001l_S2k_Einwilligung_von_Menschen_mit_Demenz_in_medizinische_Ma%C3%9Fnahmen_2020-10_01.pdf

8.1.2 Recht auf Unversehrtheit

Psychische Erkrankung bedeutet häufig ein Anders-Sein im Vergleich zu der Umwelt. Umgekehrt ist aber nicht jedes Anders-Sein gleichbedeutend mit einer psychischen Erkrankung (S. 60). Leidet ein Mensch unter dieser krankhaften Veränderung oder beeinträchtigt sie ihn erheblich in seiner Lebensführung, stellt sich die Frage nach einer medizinischen Behandlung. Das Grundgesetz der Bundesrepublik Deutschland gesteht prinzipiell jedem Betroffenen ein Recht auf körperliche **Unversehrtheit** und damit auch auf sein Anders-Sein zu. Es muss schon eine krankheitsbedingt gravierende Selbst- oder Fremdgefährdung vorliegen, damit in dieses Grundrecht eingegriffen werden darf. Entsprechendes regeln Bundes- oder Landesgesetze.

Praxistipp

Bei nicht einsichts- oder urteilsfähigen Patienten muss der rechtliche Vertreter in die Behandlung einwilligen. Es empfiehlt sich, das Aufklärungsgespräch z. B. im Rahmen einer gemeinsamen Visite von Arzt, Pflegeperson und rechtlichem Vertreter bzw. Angehörigen zu führen. Hierdurch sind alle auf dem gleichen Stand.

Kann ein alter Mensch aufgrund einer körperlichen, geistigen oder seelischen Behinderung die Entscheidung für oder gegen eine Behandlung nicht mehr überblicken, wie dies meist bei Menschen mit einer fortgeschrittenen Demenz der Fall ist, muss sie stellvertretend getroffen werden. Dann müssen die Bevollmächtigten oder rechtlichen Betreuer über eine einzuleitende Therapie informiert werden (S. 150) und können ihr zustimmen oder sie ablehnen.

Merke

Bei kontroversen Ansichten zwischen Arzt und Betreuer/Bevollmächtigten über die Behandlung oder bei Behandlungsmethoden, die mit einer Gefährdung bzw. Schädigung des Patienten einhergehen können, muss das zuständige Amtsgericht um Genehmigung ersucht werden.

8.1.3 Behandlungsvereinbarungen

Einige psychische Erkrankungen verlaufen in Episoden, die oft mit einer stationären Behandlung einhergehen. Muss die stationäre Aufnahme aufgrund der Schwere der Erkrankung wiederholt ohne Zustimmungsfähigkeit des Patienten erfolgen, so besteht die Möglichkeit, für solche stationären Aufenthalte eine Behandlungsvereinbarung abzuschließen. Dies geschieht schon regelhaft bei jüngeren psychisch Kranken in der Allgemeinpsychiatrie, jedoch zunehmend auch bei alt gewordenen psychisch Kranken. Dies dient letztlich dem möglichst weitgehenden Erhalt der Selbstbestimmung auch unter den Maßgaben einer Zwangsunterbringung.

Diese Vereinbarung regelt u. a.:

- die Auswahl der Medikamente
- den Ausschluss von Medikamenten
- die individuellen Angebote zur Verhinderung von Zwangsmaßnahmen
- bei Notwendigkeit die Reihenfolge von Zwangsmaßnahmen
- den Umgang mit Krisen und Notfallsituationen
- die gewünschte Aufnahmestation
- den Kontakt zu und die Pflege durch Vertrauenspersonen
- die Kontakte zu und Information von Angehörigen oder Selbsthilfegruppen

Die Behandlungsvereinbarung kann auch die notwendige Regelung sozialer Aspekte wie der Versorgung von Haustieren oder Pflanzen beinhalten bis hin zur Krankschreibung über den Hausarzt ohne Nennung der behandelnden psychiatrischen Klinik an den Arbeitgeber.

Die Vereinbarung gilt als prinzipiell verbindlich. Von ihr darf nur im Einzelfall durch fachärztliche bzw. oberärztliche Anweisungen abgewichen werden. Die Gründe hierfür sind zu dokumentieren und dem Betroffenen mitzuteilen. Eine Behandlungsvereinbarung ersetzt nicht die einzelnen Zustimmungspflichten seitens der Amtsgerichte z. B. in eine Zwangsunterbringung oder -behandlung.

8.1.4 Rechtfertigender Notstand

Kann ein Mensch seinen Willen nicht mehr äußern oder ist dieser krankheitsbedingt nicht mehr freiverantwortlich, so darf eine Behandlung oder schützende Maßnahme auch ohne Einwilligung erfolgen, wenn durch das Unterlassen dieser Maßnahme eine akute Gefahr für den Patienten selbst oder seine Umwelt besteht und die Maßnahme geeignet ist, diese Gefahr abzuwenden. Hier gilt der sog. rechtfertigende Notstand, der in § 34 StGB festgelegt ist.

Definition

Rechtfertigender Notstand: „Wer in einer gegenwärtigen, nicht anders abwendbaren Gefahr für Leben, Leib, Freiheit, Ehre, Eigentum oder ein anderes Rechtsgut eine Tat begeht, um die Gefahr von sich oder einem anderen abzuwenden, handelt nicht rechtswidrig, wenn bei Abwägung der widerstreitenden Interessen, namentlich der betroffenen Rechtsgüter und des Grades der ihnen drohenden Gefahren, das geschützte Interesse das beeinträchtigte wesentlich überwiegt. Dies gilt jedoch nur, soweit die Tat ein angemessenes Mittel ist, die Gefahr abzuwenden" (§ 34 StGB).

Beim Handeln aufgrund eines rechtfertigenden Notstands kann es sich also nur um eine akute, eher **kurzfristige Maßnahme** handeln, die ggf. Zeit verschafft, weitere rechtliche Schritte zur Zustimmung z. B. in ärztliche Maßnahmen zu unternehmen.

8.2 Betreuung und Vorsorgevollmacht

8.2.1 Betreuungsrecht

Kann ein Volljähriger aufgrund einer psychischen Krankheit oder einer körperlichen, geistigen oder seelischen Behinderung seine Angelegenheiten ganz oder teilweise nicht besorgen, so bestellt das Vormundschaftsgericht auf seinen Antrag hin oder von Amts wegen für ihn einen Betreuer. So sieht es § 1896 des **Betreuungsrechts** vor. Als Teil des Bürgerlichen Gesetzbuches (BGB) ist es bundesweit gültig. Das Betreuungsrecht hat 1992 das alte Vormundschaftsrecht abgelöst. Diese grundlegende Reform sollte die Rechte des betroffenen Bürgers stärken und insgesamt die Zahl der entmündigten Menschen in Deutschland reduzieren helfen.

► **§ 1901 BGB: Umfang der Betreuung, Pflichten des Betreuers.** „(1) Die Betreuung umfasst alle Tätigkeiten, die erforderlich sind, um die Angelegenheiten des Betreuten nach Maßgabe der folgenden Vorschriften rechtlich zu besorgen.

(2) Der Betreuer hat die Angelegenheiten des Betreuten so zu besorgen, wie es dessen Wohl entspricht. Zum Wohl des Betreuten gehört auch die Möglichkeit, im Rahmen seiner Fähigkeiten sein Leben nach seinen eigenen Wünschen und Vorstellungen zu gestalten.

(3) Der Betreuer hat Wünschen des Betreuten zu entsprechen, soweit dies dessen Wohl nicht zuwiderläuft und dem Betreuer zuzumuten ist. Dies gilt auch für Wünsche, die der Betreute vor der Bestellung des Betreuers geäußert hat, es sei denn, dass er an diesen Wünschen erkennbar nicht festhalten will. Ehe der Betreuer wichtige Angelegenheiten erledigt, bespricht er sie mit dem Betreuten, sofern dies dessen Wohl nicht zuwiderläuft.

(4) Innerhalb seines Aufgabenkreises hat der Betreuer dazu beizutragen, dass Möglichkeiten genutzt werden, die Krankheit oder Behinderung des Betreuten zu beseitigen, zu bessern, ihre Verschlimmerung zu verhüten oder ihre Folgen zu mildern. Wird die Betreuung berufsmäßig geführt, hat der Betreuer in geeigneten Fällen auf Anordnung des Gerichts zu Beginn der Betreuung einen Betreuungsplan zu erstellen. In dem Betreuungsplan sind die Ziele der Betreuung und die zu ihrer Erreichung zu ergreifenden Maßnahmen darzustellen.

(5) Werden dem Betreuer Umstände bekannt, die eine Aufhebung der Betreuung ermöglichen, so hat er dies dem Betreuungsgericht mitzuteilen. Gleiches gilt für Umstände, die eine Einschränkung des Aufgabenkreises ermöglichen oder dessen Erweiterung, die Bestellung eines weiteren Betreuers oder die Anordnung eines Einwilligungsvorbehalts (§ 1903) erfordern"

Antrag auf Betreuung

Angeregt werden kann eine Betreuung – neben dem eigenen Antrag der betroffenen Person – durch behandelnde Ärzte, Krankenhäuser, Angehörige oder öffentliche Institutionen. Das zuständige Amtsgericht ermittelt daraufhin den Sachverhalt in Zusammenarbeit mit der Betreuungsstelle des Wohnsitzes unter Einholung eines Gutachtens. Im Eilfall kann per einstweiliger Anordnung das Einrichten einer vorläufigen Betreuung für max. 6 Monate gerichtlich angeordnet werden.

Kann der Betroffene sich im Verfahren nicht selbst vertreten, wird ihm ein sog. **Verfahrenspfleger** zur Seite gestellt, der ihn rechtlich im Hinblick auf seine Verfahrensrechte vertritt. Zur Ermittlung des Sachverhalts gehört auch, Alternativen und andere Hilfen aufzuzeigen, die eine Betreuung entbehrlich machen. In fast allen Bundesländern ist das für den Wohnsitz oder im Eilfall den aktuellen Aufenthaltsort zuständige Amtsgericht für die Einrichtung der Betreuung zuständig. Im württembergischen Rechtsgebiet obliegt sie den Notaren.

Betreuer

Zum Betreuer können Angehörige, ehrenamtliche Betreuer, Berufs- oder Vereinsbetreuer sowie Behörden bestellt werden.

Spätestens nach 7 Jahren ist die Notwendigkeit des Fortbestehens einer Betreuung zu überprüfen. Existieren Umstände, die bereits zu einem früheren Zeitpunkt die Betreuung entbehrlich machen, muss der Betreuer dies dem Amtsgericht mitteilen.

Eine Besonderheit stellt die Einrichtung eines sog. **Einwilligungsvorbehalts** dar. Er richtet sich gegen Willenserklärungen eines Betreuten, die mit einer erheblichen Gefahr für die Person oder das Vermögen des Betroffenen einhergehen. Ist ein Einwilligungsvorbehalt eingerichtet, bedarf die Willensäußerung des Betreuten einer Zustimmung des Betreuers. Vom Vorbehalt ausgeschlossen sind jedoch ausdrücklich die Eheschließung oder Willensäußerungen von Todes wegen (z. B. Testament).

Aufgabenkreise

Das neue Recht sieht eine konkrete Festlegung des **Unterstützungsbedarfs** vor. Ein Betreuer darf nur für solche Aufgabenkreise bestellt werden, in denen eine Betreuung wirklich erforderlich ist. Zu den Pflichten des gerichtlich bestellten Betreuers gehört es, die Angelegenheiten so zu besorgen, dass sie dem Wohl des Betreuten entsprechen. Insbesondere im Zusammenhang mit geäußerten Wünschen, z. B. eine Patientenverfügung betreffend, hat der Betreuer diesen zu folgen. Allerdings wird diese sehr weitreichende Verpflichtung dadurch eingegrenzt, dass diese Wünsche nicht dem Wohl des Betreuten zuwiderlaufen dürfen und die Umsetzung dem Betreuer zuzumuten ist (§ 1901 BGB).

Aufgrund eines ärztlichen Attests kann in Eilfällen eine vorläufige Betreuung für max. 6 Monate eingerichtet werden. In diesem Zeitraum muss ein fachärztliches Gutachten die Notwendigkeit der Betreuung und die Festlegung der Aufgabenkreise begründen. Beispiele für **Aufgabenkreise** sind:

- Bestimmung des Wohnorts und des Aufenthaltes
- Regelung aller Wohnungsangelegenheiten
- sämtliche Angelegenheiten der Gesundheitsfürsorge, insbesondere der Einwilligung in Untersuchungen des Gesundheitszustands, der Heilbehandlung und ärztliche Eingriffe jeder Art
- Entscheidung über freiheitsbeschränkende Maßnahmen
- Entscheidung über eine geschlossene Unterbringung
- Vertretung gegenüber Behörden, Renten- und sonstigen Leistungsträgern
- Regelungen vermögensrechtlicher Angelegenheiten jeglicher Art
- Kontrolle der Post
- Entscheidungen über das Umgangs- und Besuchsrecht
- die Art und Weise der Bestattung
- sonstige

Einwilligungsvorbehalt

Mit der Einrichtung einer rechtlichen Betreuung ist der Betroffene nicht automatisch geschäftsunfähig. Je nach Einsichts- und Urteilsfähigkeit bzw. Aufgabenkreis des Betreuers kann der Betreute auch in medizinische Eingriffe einwilligen. In seltenen Fällen, wie z. B. bei einer anhaltenden manischen Störung mit unkontrollierbarem Kaufverhalten, kann das zuständige Amtsgericht einen Einwilligungsvorbehalt aussprechen. Dies bedeutet, dass der Betroffene z. B. für seine Käufe die Zustimmung seines rechtlichen Betreuers benötigt.

Zustimmung durch das Amtsgericht

Für eine Reihe von Maßnahmen muss der Betreuer die Zustimmung des Amtsgerichts einholen. Dazu gehören ärztliche **Untersuchungen, Heilbehandlungen** oder **Eingriffe**, wenn die begründete Gefahr besteht, dass der Betreute durch diese Maßnahme stirbt oder einen schweren und länger andauernden gesundheitlichen Schaden erleidet (§ 1904 BGB). Dies betrifft z. B. umfangreiche Operationen oder aber auch die Gabe von bestimmten Medikamenten.

Praxistipp

Die Auffassungen der einzelnen Amtsgerichte unterscheiden sich manchmal in diesen Punkten. Daher sollte sich jede Einrichtung beim zuständigen Amtsrichter erkundigen, welche konkreten Maßnahmen bzw. Therapieformen als genehmigungspflichtig erachtet werden.

Ähnlich verhält es sich mit einer Unterbringung, die mit einem **Freiheitsentzug** einhergeht (§ 1906 BGB). Als Voraussetzungen werden gefordert, dass diese Maßnahme zum Wohl des Betreuten erforderlich ist, weil aufgrund einer psychischen Krankheit oder geistigen oder seelischen Behinderung des Betreuten die Gefahr besteht, dass er sich selbst tötet oder sich erheblichen gesundheitlichen Schaden zufügt. Erlaubt werden kann aber auch eine notwendige Untersuchung des Gesundheitszustands, eine Heilbehandlung oder ein ärztlicher Eingriff, wenn dieser ohne eine Unterbringung nicht möglich ist und der Betroffene aufgrund einer psychischen Krankheit, einer seelischen oder körperlichen Behinderung nicht in der Lage ist, die Notwendigkeit dieser Maßnahme zu erkennen.

Merke

Zu den genehmigungspflichtigen Angelegenheiten zählen auch sog. unterbringungsähnliche Maßnahmen. Damit sind mechanische Vorrichtungen (z. B. Bettgitter), gewisse Medikamente (z. B. Sedativa) oder andere Vorrichtungen (z. B. Trickverschluss an der Tür) gemeint, die über einen längeren Zeitraum oder regelmäßig persönliche Freiheiten einschränken.

Auch in diesen Fällen empfiehlt es sich, z. B. die Genehmigungsbedürftigkeit bestimmter Medikamentengruppen beim zuständigen Amtsgericht zu erfragen. Ebenso bedürfen Zwangsbehandlungen gegen den Willen des Betroffenen der vorherigen richterlichen Genehmigung. Möglich sind sie nur im Rahmen einer stationären Unterbringung.

8.2.2 Vorsorgevollmacht

Die mit der Reform des alten Vormundschaftsrechts ursprünglich angestrebte Verminderung der Zahl von Betreuungen hat sich nicht realisiert. Auch deshalb haben die Überarbeitungen des Betreuungsrechts die Möglichkeit einer vorsorglichen **Bevollmächtigung** gestärkt. So ist es einer Person möglich, eine Person ihres Vertrauens (vorsorglich) zu bevollmächtigen für den Fall, dass sie selbst durch eine körperliche, geistige, seelische und/oder psychische Erkrankung oder Behinderung nicht mehr in der Lage ist, ihre Angelegenheiten ganz oder teilweise zu besorgen. Ist dieser Fall eingetreten, so muss ein Arzt diesen Sachverhalt attestieren. Erst dann tritt die Vorsorgevollmacht in Kraft. Dagegen gilt eine Vollmacht ab dem Zeitpunkt der Unterschrift. Manche Geldinstitute bestehen auf die Vorlage ihrer eigenen Formulare für entsprechende Bankvollmachten.

Vollmachten können jederzeit widerrufen werden. Besteht der Verdacht auf missbräuchliche Ausübung der Bevollmächtigung, kann das zuständige Amtsgericht einen so genannten Kontrollbetreuer einsetzen, der die Ausführung der Bevollmächtigung kontrolliert.

Aufgabenkreise der Vorsorgevollmacht

Die Bevollmächtigung muss die Aufgabenkreise **konkret bestimmen** und **benennen**. Zahlreiche Betreuungsstellen oder Landesjustizministerien bzw. Bundesministerium für Justiz und Verbraucherschutz (BMJV) haben entsprechende Formulare erarbeitet. Der vorsorglich Bevollmächtigte hat damit prinzipiell die gleichen Rechte und auch Pflichten wie ein gerichtlich bestellter Betreuer. Dies betrifft sowohl § 1901 BGB (Wohl des Betreuten) als auch § 1904 BGB (Zustimmung zu ärztlichen Maßnahmen) und § 1906 BGB (Unterbringung und unterbringungsähnliche Maßnahmen). Auch der Bevollmächtigte muss sich diese Zustimmungen vom Amtsgericht genehmigen lassen.

M!

Merke

Von den genannten Pflichten abgesehen, ist eine Bevollmächtigung eine höchstpersönliche Angelegenheit, die nicht der Kontrolle eines Gerichts unterliegt. Sie erteilt dem Bevollmächtigten weitreichende Befugnisse.

Notarielle Beglaubigung

Eine notarielle Beglaubigung der Vorsorgevollmacht ist für ihre Verbindlichkeit nicht notwendig. Manche Angelegenheiten, wie z. B. die Regelung von Haus- oder Grundstücksgeschäften, sind jedoch nur mit einer notariellen Beglaubigung möglich. Darüber hinaus ist eine notariell beglaubigte Vorsorgevollmacht ab der Beglaubigung gültig.

8.2.3 Betreuungsverfügung

Eine weitere Form der Vorsorge ist die Abfassung einer **Betreuungsverfügung**. In ihr kann man festlegen, welche Person zum Betreuer bestimmt werden soll, falls dies notwendig werden sollte. Genauso ist es möglich, bestimmte Personen auszuschließen. Im Unterschied zur Bevollmächtigung untersteht dieser eingesetzte Betreuer einer gerichtlichen Kontrolle. Besitzt jemand ein Schriftstück, in dem jemand für den Fall seiner Betreuung Vorschläge für die Auswahl des Betreuers oder Wünsche zur Wahrnehmung der Betreuung geäußert hat, hat er es unverzüglich an das Betreuungsgericht auszuliefern, sobald er von der Einleitung eines Verfahrens über die Bestellung eines Betreuers weiß. Ebenso hat der Besitzer das Betreuungsgericht über Schriftstücke zu unterrichten, in denen der Betroffene eine andere Person mit der Wahrnehmung seiner Angelegenheiten bevollmächtigt hat (§ 1901c BGB).

8.2.4 Beendigung einer Betreuung

Die Aufgaben eines rechtlichen Betreuers enden mit dem Tode des Betreuten. Liegen z. B. bei psychischen Erkrankungen die Voraussetzungen für eine Betreuung nicht mehr vor, weil sich der Patient in einem stabilen und symptomfreien Zustand befindet, so ist das Amtsgericht darüber zu informieren und ggf. die Betreuung aufzuheben.

8.2.5 Novellierung des Betreuungsrechts

Das seit 1992 geltende Betreuungsrecht bedarf einer grundlegenden Modernisierung, da das **Gebot größtmöglicher Selbstbestimmung** von Menschen mit Behinderungen der UN-Behindertenrechtskonvention im Vorfeld und während einer rechtlichen Betreuung nicht durchgängig zufriedenstellend verwirklicht ist und es zudem Qualitätsmängel bei der praktischen Umsetzung der gesetzlichen Vorgaben gibt, die Änderungen der gesetzlichen Rahmenbedingungen erforderlich machen (BMJV 2020).

Ein 1. Referentenentwurf (BMJV 2020) sieht vor,

- das „Unterstützen vor Vertreten" zu stärken, also zunächst sozialrechtliche Hilfen einzusetzen und erst wenn dies unzureichend ist eine Betreuung zu veranlassen.
- die Finanzierung der unverzichtbaren Arbeit der Betreuungsvereine in Zusammenarbeit mit den Ländern zu verbessern.

Die mit diesem Referentenentwurf vorgeschlagenen Änderungen sind darauf ausgerichtet, die Selbstbestimmung und die Autonomie unterstützungsbedürftiger Menschen im Vorfeld und innerhalb einer rechtlichen Betreuung im Sinne der UN-Behindertenrechtskonvention zu stärken und sicherzustellen, dass ein rechtlicher Betreuer nur dann bestellt wird, wenn dies zum Schutz des Betroffenen erforderlich ist. Die Novellierung soll noch in der 19. Legislaturperiode – also bis spätestens September 2021 – verabschiedet werden. Mit einem Inkrafttreten ist voraussichtlich zum 01. Januar 2022 zu rechnen.

Mögliche Neuerungen (nach Referentenentwurf), die für die Betreuten in der Gerontopsychiatrie von Belang sind, werden im Folgenden kurz skizziert:

- Die künftige Fassung des Betreuungsrechts wird eine **andere Paragraphenbezeichnung** haben (beginnend mit § 1814 statt derzeit § 1896) und Inhalte werden teilweise anders geordnet und/oder erweitert.
- In der vorgeschlagenen Neufassung ist die **Voraussetzung der Einrichtung einer Betreuung** (§ 1814) die Unfähigkeit eines Volljährigen seine Angelegenheiten ganz oder teilweise rechtlich zu besorgen, wenn dies auf einer Krankheit oder einer Behinderung beruht. Sofern der Volljährige seine Angelegenheiten lediglich aufgrund einer körperlichen Erkrankung oder Behinderung nicht besorgen kann, darf ein Betreuer nur auf Antrag des Volljährigen bestellt werden – es sei denn, dass dieser seinen freien Willen nicht kundtun kann.
- Bestimmte **Aufgabenkreise** müssen explizit in der Bestellung benannt sein, wie z. B.
  - Freiheitsentzug (Unterbringung),
  - freiheitsentziehende Maßnahmen,

8

- die Bestimmung des Umgangs des Betreuten oder
- die Entscheidung über die Telekommunikation einschließlich der elektronischen Kommunikation.
- Die Aussagen der jetzigen Fassung der § 1901 a und b (Patientenverfügung), § 1904 (Einwilligung in ärztliche Maßnahmen) sowie der § 1906a (freiheitsentziehende Unterbringung und Maßnahmen) und § 1906b (ärztliche Zwangsmaßnahmen) bleiben nach jetzigem Entwurf **im Wesentlichen unverändert**.

Die Novellierung versucht, eine Lücke im bisherigen Recht zu schließen. Ehegatten können nämlich nach geltendem Recht weder Entscheidungen über medizinische Behandlungen für ihren nicht mehr selbst handlungsfähigen Partner treffen, noch diesen im Rechtsverkehr vertreten, solange sie nicht als rechtliche Betreuer ihres Partners bestellt werden oder von ihm durch eine Vorsorgevollmacht bevollmächtigt worden sind. So schlägt der Referentenentwurf eine **gegenseitige Vertretung von Ehegatten in Angelegenheiten der Gesundheitssorge** vor. Dies betrifft auch – unbenommen der Genehmigungspflicht durch das zuständige Amtsgericht – die Einwilligung in freiheitsentziehende Maßnahmen oder Unterbringungen, sofern die Dauer der Maßnahme im Einzelfall 6 Wochen nicht überschreitet. Die Berechtigungen sollen nicht bestehen, wenn die Ehegatten getrennt leben, dem vertretenden Ehegatten oder dem behandelnden Arzt bekannt ist, dass der vertretene Ehegatte eine Vertretung abgelehnt hat oder jemand anderen bevollmächtigt hat. Das Vorliegen der Voraussetzungen und der Zeitpunkt, zu dem diese spätestens eingetreten sind, sind ärztlicherseits schriftlich zu bestätigen. Das Ehegattenvertretungsrecht ist **auf 3 Monate** nach diesem Zeitpunkt **begrenzt** und endet bei anhaltender Unfähigkeit, seine Angelegenheiten selbst rechtlich zu besorgen, sobald eine Betreuung eingerichtet wurde.

8

Die Absicht, betreute Menschen zu stärken, zeigt sich auch darin, dass die Pflichten des Betreuers bezüglich der **Berücksichtigung der Wünsche des Betreuten** deutlich angehoben bzw. präzisiert werden sollen. So ist – laut Entwurf – der Betreuer nach dem neuen § 1821 aufgefordert, „den erforderlichen persönlichen Kontakt mit dem Betreuten zu halten, sich regelmäßig einen persönlichen Eindruck von ihm zu verschaffen und dessen Angelegenheiten mit ihm zu besprechen" (BMJV 2020).

8.3 Patientenverfügung

8.3.1 Inhalt der Patientenverfügung

Mit einer **Patientenverfügung** kann ein Patient seinen Willen und seine Wünsche in Hinblick auf zukünftige Entscheidungen über medizinische Behandlungen festlegen. Dies ist für den Fall von Bedeutung, in denen dieser Patient selbst nicht mehr in der Lage ist, seinen Willen zu äußern (▸ Abb. 8.1).

M!

Merke

Der Begriff „Patiententestament" ist nicht mehr gebräuchlich, da es sich nicht um eine Verfügung für die Zeit nach dem Tode handelt, sondern noch zu Lebzeiten zum Tragen kommen kann.

Patientenverfügungen entspringen der Absicht, auch im Fall der Unfähigkeit, sich zu äußern, über sein eigenes Wohl bestimmen zu können. Getragen werden sie häufig von der Furcht vor einer Übertherapie oder einem Ausgeliefertsein an eine technisierte Medizin.

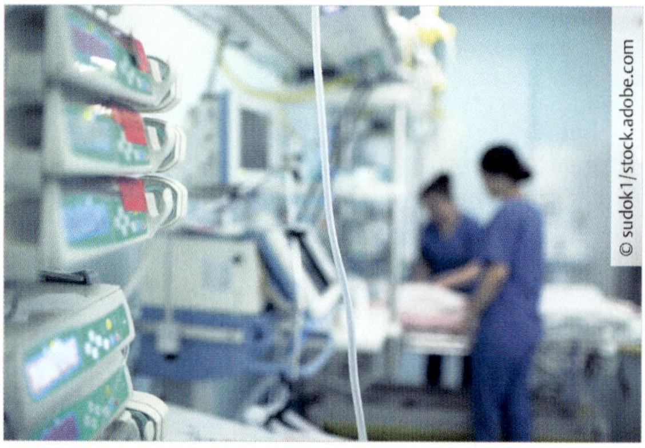

Abb. 8.1 Patientenverfügung. Manche Menschen möchten nicht alle technischen Möglichkeiten der Medizin in Anspruch nehmen. (Quelle: © sudok1/stock.adobe.com)

8.3.2 Rechtliche Grundlage

Seit dem 01. September 2009 besteht eine gesetzliche Grundlage für Patientenverfügungen.

▸ **§ 1901a BGB: Patientenverfügung.** „(1) Hat ein einwilligungsfähiger Volljähriger für den Fall seiner Einwilligungsunfähigkeit schriftlich festgelegt, ob er in bestimmte, zum Zeitpunkt der Festlegung noch nicht unmittelbar bevorstehende Untersuchungen seines Gesundheitszustands, Heilbehandlungen oder ärztliche Eingriffe einwilligt oder sie untersagt (Patientenverfügung), prüft der Betreuer, ob diese Festlegungen auf die aktuelle Lebens- und Behandlungssituation zutreffen. Ist dies der Fall, hat der Betreuer dem Willen des Betreuten Ausdruck und Geltung zu verschaffen. Eine Patientenverfügung kann jederzeit formlos widerrufen werden.

(2) Liegt keine Patientenverfügung vor oder treffen die Festlegungen einer Patientenverfügung nicht auf die aktuelle Lebens- und Behandlungssituation zu, hat der Betreuer die Behandlungswünsche oder den mutmaßlichen Willen des Betreuten festzustellen und auf dieser Grundlage zu entscheiden, ob er in eine ärztliche Maßnahme nach Absatz 1 einwilligt oder sie untersagt. Der mutmaßliche Wille ist aufgrund konkreter Anhaltspunkte zu ermitteln. Zu berücksichtigen sind insbesondere frühere mündliche oder schriftliche Äußerungen, ethische oder religiöse Überzeugungen und sonstige persönliche Wertvorstellungen des Betreuten.

(3) Die Absätze 1 und 2 gelten unabhängig von Art und Stadium einer Erkrankung des Betreuten.

(4) Der Betreuer soll den Betreuten in geeigneten Fällen auf die Möglichkeit einer Patientenverfügung hinweisen und ihn auf dessen Wunsch bei der Errichtung einer Patientenverfügung unterstützen.

(5) Niemand kann zur Errichtung einer Patientenverfügung verpflichtet werden. Die Errichtung oder Vorlage einer Patientenverfügung darf nicht zur Bedingung eines Vertragsschlusses gemacht werden.

(6) Die Absätze 1 bis 3 gelten für Bevollmächtigte entsprechend."

Lernaufgabe

Laden Sie sich aus dem Internet ein Formular einer Patientenverfügung herunter (z. B. www.kreis-dueren.de/kreishaus/amt/51/vordrucke.php) und füllen Sie es probeweise für sich aus. Wenn sie mögen, diskutieren Sie den (sehr persönlichen) Inhalt in der Familie oder mit befreundeten Kollegen.

► **§ 1901b BGB: Gespräch zur Feststellung des Patientenwillens.** „(1) Der behandelnde Arzt prüft, welche ärztliche Maßnahme im Hinblick auf den Gesamtzustand und die Prognose des Patienten indiziert ist. Er und der Betreuer erörtern diese Maßnahme unter Berücksichtigung des Patientenwillens als Grundlage für die nach § 1901a zu treffende Entscheidung.

(2) Bei der Feststellung des Patientenwillens nach § 1901a Absatz 1 oder der Behandlungswünsche oder des mutmaßlichen Willens nach § 1901a Absatz 2 soll nahen Angehörigen und sonstigen Vertrauenspersonen des Betreuten Gelegenheit zur Äußerung gegeben werden, sofern dies ohne erhebliche Verzögerung möglich ist.

(3) Die Absätze 1 und 2 gelten für Bevollmächtigte entsprechend."

Patientenverfügungen gelten also unabhängig von der Art oder dem Stadium einer Erkrankung. Sie sollten **schriftlich** verfasst sein, jedoch können auch mündliche Äußerungen zur Ermittlung des mutmaßlichen Willens des Betroffenen herangezogen werden. Der Rolle des Betreuers bzw. des Bevollmächtigten kommt hierbei eine entscheidende Bedeutung zu. Nur der Betreuer bzw. der Bevollmächtigte kann im Rahmen seines Aufgabenkreises Gesundheitssorge als Einziger rechtsverbindlich in eine medizinische Maßnahme zustimmen. Besteht keine Betreuung oder Bevollmächtigung und ist keine Gefahr im Verzug, so muss zunächst eine Betreuung beim zuständigen Amtsgericht beantragt werden. Erst bei Uneinigkeit zwischen dem durch den Betreuer zu vertretenden Patientenwillen und der ärztlichen Auffassung zu einer medizinisch indizierten Behandlungsmaßnahme bzw. Untersuchung kann und muss das Amtsgericht entscheiden.

Merke

Voraussetzung für jede medizinische Maßnahme ist allerdings, dass sie auch medizinisch indiziert ist. Fehlt diese Indikation, so ist sie zu unterlassen – dafür ist auch keine Zustimmung seitens der rechtlichen Vertretung oder eines Amtsgerichtes notwendig.

8.3.3 Verbindlichkeit

Je konkreter die Situation beschrieben wurde, für die die Patientenverfügung gelten soll, desto klarer ist auch der darin festgelegte Wille. Regelmäßiges Unterzeichnen der Verfügung bestärkt die Verbindlichkeit. Gesetzlich nicht zulässige Maßnahmen, z. B. Töten auf Verlangen, würden allerdings nicht befolgt werden, da sich die ausführenden Personen strafbar machten.

Merke

Zur Durchsetzung des formulierten Willens ist es erforderlich, eine rechtliche Vertretung in Form einer Bevollmächtigung oder einer Betreuung mit der Patientenverfügung zu kombinieren. Nach § 1901 BGB sind die mit dieser Aufgabe betrauten Personen auch prinzipiell dazu verpflichtet, diesem Willen Geltung zu verschaffen. § 1901a BGB verpflichtet den Betreuer bzw. Bevollmächtigten zur Prüfung, ob die in der Patientenverfügung getroffenen Festlegungen auf die aktuelle Lebens- und Behandlungssituation zutreffen.

Eine richterliche Genehmigung der Maßnahmen ist für den Fall erforderlich, wenn Betreuer/Bevollmächtigter und Arzt gegensätzlicher Meinung sind. Hält der Mediziner eine Therapie für indiziert und sinnvoll, steht die Patientenverfügung dem aber entgegen, so muss im Zweifel das zuständige Amtsgericht entscheiden.

In der Gerontopsychiatrie berührt eine Patientenverfügung in vielen Fällen die Frage nach der Anlage einer **perkutanen endoskopischen Gastrostomie (PEG)** bzw. die Fortführung der Ernährung und Flüssigkeitsgabe über diese Sonde bei Verschlechterung der Nahrungsaufnahme im Rahmen eines weit fortgeschrittenen demenziellen Prozesses (► Abb. 8.2). In dieser Situation ist die Patientenverfügung ein hilfreiches Instrument für die Ermittlung des mutmaßlichen Patienten- oder Bewohnerwillens, der Maßstab für die letztlich getroffene Entscheidung sein muss.

Nicht alle Krankheiten sind in ihrem Verlauf vorhersehbar und man weiß schließlich nicht, an welcher Erkrankung man erkranken wird. Eine Herausforderung kann es sein, wenn der mutmaßliche Wille eines Menschen mit Demenz seinem in Zeiten ohne demenzielle Symptome vorausverfügten Willen widerspricht. Als Beispiel mag das Leben von Walter Jens gelten, der, als er noch nicht dement war, für das Recht auf eine selbstbestimmte Beendigung des Lebens eingetreten war. Als er jedoch dement wurde, war dieser Wunsch nicht mehr konkret (Jens 2009).

Bei unterschiedlichen Auffassungen über die Auslegung einer Patientenverfügung sind die Bevollmächtigten zu Rate zu ziehen und ggf. mit diesen zusammen eine ethische Fallbesprechung (S. 134) durchzuführen.

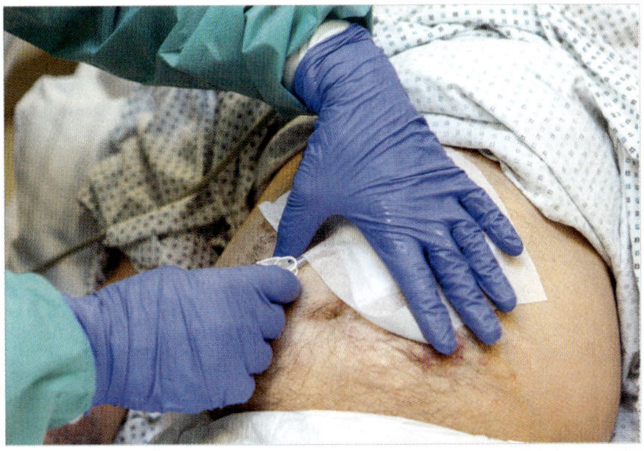

Abb. 8.2 PEG. Die Anlage einer PEG ist häufig Diskussionspunkt bei gerontopsychiatrischen Patienten.
(Quelle: © K. Oborny/Thieme Group)

8

Lernaufgabe

Welche Patientenverfügungen liegen in Ihrer Einrichtung vor? Gibt es eine Verfahrensanweisung dazu, wie diese im Alltag umgesetzt werden können?

8.4 Testierfähigkeit

Nach § 2229 BGB (Bürgerliches Gesetzbuch) ist jeder, der das 16. Lebensjahr vollendet hat, testierfähig und kann ein Testament errichten. Wer allerdings wegen krankhafter Störung der Geistestätigkeit, wegen Geistesschwäche oder wegen Bewusstseinsstörung nicht in der Lage ist, die Bedeutung oder Tragweite der von ihm abgegebenen Willenserklärung zu überblicken und nach dieser Einsicht zu handeln, kann dagegen ein Testament nicht errichten. Dies gilt z. B. bei Vorliegen eines Delirs oder einer fortgeschrittenen Demenz.

8.5 Freiheitseinschränkende Maßnahmen und Unterbringung

8.5.1 Rechtliche Aspekte

Freiheitseinschränkende Maßnahmen spielen in der Geschichte der psychiatrischen Pflege eine unrühmliche Rolle. Psychiatrisch erkrankte Menschen sind immer wieder durch Mediziner und Pflegende in ihrer Freiheit gravierend eingeschränkt worden, nicht selten mit der Folge von Verletzungen, in manchen Fällen sogar mit tödlichem Ausgang. Obwohl wir heute erheblich mehr über gerontopsychiatrische Interventionen wissen, erscheint auch aus heutiger Sicht eine psychiatrische Pflege ganz ohne einschränkende, mechanische oder medikamentöse Maßnahmen leider nicht realisierbar. Dies betrifft v. a. Situationen, in denen der Erkrankte sich selbst und/oder andere Personen erheblich gefährdet.

Das Recht auf körperliche Unversehrtheit und damit auch auf Bewegungsfreiheit bezieht sich auf jede natürliche Person und ist u. a. im Artikel 2 des Grundgesetzes garantiert (▸ Tab. 8.1). Wird die Freiheit eines Menschen, z. B. eines Heimbewohners, ungerechtfertigt eingeschränkt, kann dies nach § 239 StGB strafrechtlich verfolgt werden.

Tab. 8.1 Rechtsquellen, die den Bereich der Fixierungen berühren.

Rechtsquelle	Artikel bzw. Paragraf
Grundgesetz (GG)	Art. 1 Abs. 1: Würde des Menschen Art. 2 Abs. 1: Entfaltung der Persönlichkeit
Strafgesetzbuch (StGB)	§ 32 Abs. 1 u. 2: Notwehr § 34: Rechtfertigender Notstand § 239 Abs. 1: Freiheitsberaubung § 240 Abs. 1: Gewalt oder Drohung § 227: Notwehr
Bürgerliches Gesetzbuch (BGB)	§ 1901 Abs. 1: Umfang der Betreuung, Pflichten des Betreuers § 1903 Abs. 1: Einwilligungsvorbehalt § 1906 Abs. 1: Genehmigung des Vormundschaftsgerichts bei der Unterbringung
Landesunterbringungsgesetze	z. B. Psych-KG NRW

Die Freiheit eines Menschen kann durch **mechanische Vorrichtungen** (z. B. Bauchgurte und Bettgitter), aber auch durch die Vorenthaltung oder Wegnahme von Bewegungshilfen sowie durch die Gabe von **bewegungsbeeinflussenden Medikamenten** eingeschränkt werden.

Im europäischen Vergleich gibt es keine einhellige Meinung über die Verwendung von Zwangsmaßnahmen. Die einzelnen Länder schätzen die unterschiedlichen Maßnahmen sehr individuell ein, vielleicht auch aus der eigenen Tradition heraus. So sind in Großbritannien seit Jahren mechanische Fixierungen verpönt, während in anderen Ländern Haltetechniken, Videoüberwachung oder Isolation als problematisch eingeschätzt werden (Sauter et al. 2011).

Höchstrichterliche Urteile, z. B. das Urteil des Bundesverfassungsgerichtes vom 24. Juli 2018, haben strenge Anforderungen an die Rechtmäßigkeit einer nicht nur kurzfristigen Fixierung gestellt und eine richterliche Zustimmung gefordert, die ggf. unverzüglich nachzuholen ist. Die Fixierung (einer untergebrachten) Person muss ärztlich angeordnet sein und in einer Eins-zu-eins-Betreuung durch pflegerisches oder therapeutisches Personal überwacht und umfassend dokumentiert werden.

Darüber hinaus ist es auch möglich, durch Zwang, Einschüchterung oder die Vorenthaltung notwendiger Kleidung einen Menschen an der Bewegung zu hindern – z. B. an einem Spaziergang. Diese oft subtilen und ethisch sowie rechtlich problematischen Maßnahmen werden hier nicht diskutiert, sollten im Alltag jedoch z. B. in Fallbesprechungen oder in Supervisionssitzungen aufgegriffen und kritisch reflektiert werden.

Generell empfiehlt sich die regelmäßige Schulung der Mitarbeiter in **Deeskalationsmaßnahmen** (S. 457).

8.5.2 Ursachen freiheitseinschränkender Maßnahmen

In der allgemeinen Psychiatrie gibt es vielfältige Gründe für die zwangsweise Verhinderung selbstbestimmter Bewegung.

Merke

Begründend für eine Zwangsmaßnahme ist eine gravierende Selbst- oder Fremdgefährdung, sofern diese Gefährdung nicht anders verhindert werden kann.

In der gerontopsychiatrischen Arbeit gibt es ebenfalls zahlreiche Ursachen für freiheitseinschränkende Maßnahmen. Die Begründungen für die Anwendung solcher Maßnahmen dagegen sind immer wieder die gleichen. Der Jurist und Gerontologe Thomas Klie (2003) stellte in einer Untersuchung in den Münchener Pflegeheimen fest, dass mehr als 90 % der freiheitseinschränkenden Maßnahmen mit **Sturzgefährdung** begründet wurden. Ein weiterer Grund für einschränkende Maßnahmen ist das **Weglaufen**, v. a. bei desorientierten Patienten, sowohl aus Institutionen als auch aus der ambulanten Versorgung (Sauter et al. 2011). In diesem Bereich spielen die unterschiedlichen Verhaltensauffälligkeiten und deren Ursachen eine große Rolle.

In der Vergangenheit hat Rechtsunsicherheit bei Angehörigen, Ärzten und Pflegenden zu einem Teil dazu beigetragen, dass versucht wurde, mit einer freiheitseinschränkenden Maßnahme eine höhere Sicherheit herzustellen. In letzter Zeit setzt sich eine stärkere Wahrnehmung der Persönlichkeitsrechte der Betroffenen durch. Dies wird u. a. durch ein Urteil des Bundesgerichtshofs (BGH) aus dem Jahr 2005 unterstützt, in dem die persönliche Freiheit höher eingeschätzt wird als der Wunsch nach Sicherung, auch oder gerade beim Vorliegen einer Demenz (BGH, Urteil vom 28.04.2005/III, AZ: ZR 399/04, KG Berlin 2005).

Die Autoren verschiedener Untersuchungen konnten feststellen, dass Fixierungen in der Psychiatrie mehr von äußeren Bedingungen wie personelle Besetzung, Ausbildungsstand der Mitarbeiter und Schichtzeiten abhängig sind als vom Verhalten der betroffenen Patienten (Sauter et al. 2011).

8.5.3 Formen freiheitseinschränkender Maßnahmen

Als freiheitseinschränkend können folgende Maßnahmen angesehen werden (Borutta 2000, Henke 2006):

- geschlossene Unterbringung durch das **Verschließen** der Station, des Wohnbereichs oder der Wohnung, dies kann mittels normaler Schließsysteme oder mithilfe sog. Trickschlösser (Tür lässt sich z. B. nur mit einem Zahlencode öffnen) geschehen; Abschließen des Zimmers oder der Station, wenn die Öffnung auf Wunsch des Pflegebedürftigen nicht jederzeit gewährleistet ist
- Bauchgurt, Hand- oder Fußgurte, die im Bett oder im Stuhl angewendet werden können
- Bettgitter (▶ Abb. 8.3)
- Vorsatztische
- Pflegestühle, die so konstruiert sind, dass der Patient sie nicht verlassen kann
- Medikamente, die mit der Absicht gegeben werden, den Bewohner in seiner Bewegung einzuschränken
- sog. Schutzdecken
- Overalls, die den Patienten in seinem Bewegungsdrang einschränken
- Entziehen von Hilfsmitteln, die der Betroffene benötigt, um sich fortzubewegen
- Tragen eines Transponders

8.5.4 Risiken freiheitseinschränkender Maßnahmen

Alle angewandten Maßnahmen bergen Risiken in sich. So können v. a. körpernahe Maßnahmen wie Bauchgurtfixierungen, sog. Schutzdecken, aber auch Bettgitter zu schweren **Verletzungen** führen. In diesem Zusammenhang wird immer wieder von Strangulationen und Quetschungen berichtet. Völlig auszuschließen sind diese Probleme auch durch sachgerechten Umgang mit den verschiedenen Systemen nicht. Dieser Sachverhalt ist bei der Betreuung der fixierten Person zu berücksichtigen.

Im nationalen Pflegestandard Sturzprophylaxe (DNQP 2013) wird ausgeführt, dass die Freiheitsentziehung keinen Prophylaxevorteil bringt. In diesem Standard wird sogar darauf hingewiesen, dass einige Maßnahmen die **Sturzhäufigkeit** erhöhen können. Daneben kann es durch die einschränkenden Maßnahmen noch zu weiteren Problemen kommen, z. B.

- **Pneumonien**,
- **Thrombosen**,
- **Dekubitus**,
- **Langeweile**,
- **dem Gefühl, erniedrigt zu werden**.

Als eine besondere Schwierigkeit wird in der Praxis oft der Zwiespalt zwischen dem Betreuungsideal – eine möglichst hohe Patientenautonomie erreichen zu wollen – und dem durch freiheitseinschränkende Maßnahmen eingeschränkten Selbstbestimmungsrecht beschrieben.

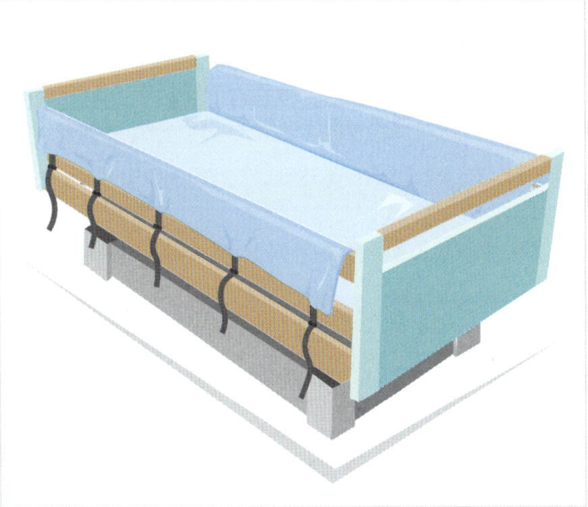

Abb. 8.3 Bettgitter mit Polsterung. (Quelle: © Thieme Group)

8.5.5 Einsatz freiheitseinschränkender Maßnahmen

Grundsätzlich ist die Beschränkung der Freiheit eines Menschen nicht erlaubt und i. d. R. strafbar (§ 239 StGB). Dies gilt im Prinzip auch für den häuslichen Bereich, der nicht der Kontrolle und der Genehmigungspflicht seitens des Amtsgerichts unterliegt. Wird der Patient durch eine freiheitseinschränkende Maßnahme geschützt, kann dies eine begrenzte Einschränkung der Freiheit legitimieren – Voraussetzung ist jedoch, dass alle weniger einschränkenden Möglichkeiten vorher ausgeschöpft wurden. In diesem Bereich können 5 Situationen unterschieden werden.

▶ **Situation 1.** Der Bewohner möchte selbst, dass eine freiheitseinschränkende Maßnahme durchgeführt wird (**Freiwilligkeit**), z. B. sollen die Bettgitter angebracht werden. Diese Situation setzt die Einwilligungsfähigkeit des Bewohners voraus: Der Betroffene soll die Bedeutung der Maßnahme in Art, Bedeutung und Tragweite erkennen und abschätzen können.

> **Merke**
>
> Bei Zweifeln an einer Einwilligungsfähigkeit sollte ein ärztliches Attest eingeholt werden.

Bei der Diagnose Demenz, hirnorganisches Psychosyndrom o. Ä. sollte die Einwilligungsfähigkeit eines Bewohners sehr genau geprüft werden. Problematisch ist v. a. die Freiwilligkeitserklärung bei einer Freiheitseinschränkung durch die Gabe sedierender Medikamente, denn nach der Einnahme dieser Medikamente kann die Willensbildung beeinträchtigt sein. Diese Situation stellt die Entscheidungsfähigkeit des Betroffenen infrage.

▶ **Situation 2.** Ist in einer akuten Situation ein Patient gefährdet oder er gefährdet andere Patienten, z. B. durch aggressives Verhalten, und ist diese Situation nicht anders zu beherrschen, entsteht ein rechtfertigender Notstand (§ 34 StGB). Der rechtfertigende Notstand bzw. „Gefahr im Verzug" liegt bei einer akuten und erheblichen **Eigen- oder Fremdgefährdung** vor. Eine richterliche Entscheidung oder Prüfung ist dann erforderlich, wenn dieser Zustand regelmäßig wiederkehrt.

Merke

M!

Entsteht ein Notstand durch Eigen- oder Fremdgefährdung regelmäßig, ist ein Beschluss des Amtsgerichts erforderlich.

▸ **Situation 3.** Bei einem nicht einwilligungsfähigen und nicht bewegungsfähigen Bewohner, der nicht mehr zu gezielten, vom Willen gesteuerte Bewegungen, sondern nur noch zu **unwillkürlichen Bewegungen** fähig ist, ist keine richterliche Genehmigung erforderlich. Diese Situation wird im engeren Sinne auch nicht als Freiheitsentzug gewertet, da der Betroffene (z. B. **zum Schutz** vor dem Sturz aus dem Bett bei unwillkürlichen Bewegungen) geschützt werden soll.

Merke

M!

Da es in der Praxis immer wieder zu Grenzfällen kommt, ist es sinnvoll, ein ärztliches Attest über die Unfähigkeit zu willkürlichen Bewegungen einzuholen und den Fall zur Prüfung beim zuständigen Amtsgericht vorzulegen.

▸ **Situation 4.** Nicht einwilligungsfähige, aber **bewegungsfähige** Bewohner dürfen nur mit richterlicher Genehmigung z. B. durch ein Bettgitter zum Schutz vor einem Sturz aus dem Bett in ihrer Freiheit eingeschränkt werden. Eine freiheitsentziehende Maßnahme darf nur mit der Genehmigung des Amtsgerichts durchgeführt werden, die ausschließlich durch einen Betreuer (mit dem Aufgabenkreis: Aufenthaltsbestimmung, meist auch zusätzlich die Einwilligung in freiheitsentziehende Maßnahmen) oder Bevollmächtigten beantragt wird. In der Regel kann die Maßnahme ab dem Tag der Antragstellung durchgeführt werden.

▸ **Situation 5.** Landesunterbringungsgesetze wie das PsychKG-NRW (Gesetz über Hilfen und Schutzmaßnahmen bei psychischen Krankheiten) regeln die gesetzlichen Grundlagen für die Durchführung von Zwang gegenüber psychisch Erkrankten. Es trifft meistens auf die Unterbringung in psychiatrischen Kliniken zu, ist ein Landesgesetz und damit von Bundesland zu Bundesland unterschiedlich. Beispielsweise wird im § 11 PsychKG NRW geregelt, dass Patienten nur dann zwangsweise untergebracht (und behandelt) werden können, wenn und solange durch ihr krankheitsbedingtes Verhalten (z. B. eine behandlungsbedürftige psychische Erkrankung wie eine Psychose oder Suchterkrankung) eine erhebliche und gegenwärtige **Selbstgefährdung oder Gefährdung bedeutender Rechtsgüter** anderer besteht, die nicht anders als durch eine Unterbringung abgewendet werden kann. Die fehlende Bereitschaft, sich behandeln zu lassen, rechtfertigt ausdrücklich für sich allein keine Unterbringung. Alle Maßnahmen bedürfen eines Antrags bei den zuständigen Behörden. Je nach Bundesland wird die entsprechende Anordnung der sofortigen Unterbringung im Eilfall durch die Polizei oder die Ordnungsbehörde erteilt.

Merke

M!

Eine richterliche Anhörung ist binnen klarer gesetzlicher Fristen (i. d. R. bis spätestens um 24:00 Uhr des auf die Unterbringung folgenden Tages) durchzuführen, soweit nicht im Vorfeld der Aufnahme bereits ein richterlicher Beschluss zur Anordnung der Unterbringung ergangen ist.

Auch für eine Fixierung gilt ein Richtervorbehalt, d. h., ein Antrag auf Genehmigung muss unverzüglich gestellt werden und die Fixierung muss richterlich genehmigt werden.

8.5.6 Dokumentation freiheitseinschränkender Maßnahmen

Die verschiedenen angebotenen Systeme haben strukturell unterschiedliche Formblätter zur Dokumentation freiheitseinschränkender Maßnahmen. Inhaltlich sollten sie sich jedoch kaum unterscheiden. Die wesentlichen Inhalte der Dokumentation sind (Borutta 2000, Klie u. Stascheit 2004):

- **Name** des Bewohners
- **Grund** für die Durchführung der Maßnahme
- **Art** der Maßnahme
- **Beginn** und **Ende** der Maßnahme
- erfolglose **alternative Maßnahmen**,
- **Handzeichen** der jeweils durchführenden Pflegeperson
- Anforderungen der **Maßnahmenüberwachung** (im Pflegeplan beschrieben: Häufigkeit der Kontrollen der Fixierung sowie der Befindlichkeit des Bewohners)
- **Begleitung** und **Beobachtung** während der Maßnahme
- **Verlaufskontrolle** mit Handzeichen
- **Fallbesprechungen** (in denen die Aktualität der Maßnahmen, eine Reduktion der Maßnahmen oder deren Dauer überprüft wird)

Aus der Verlaufskontrolle muss ersichtlich sein, dass die angewendete Maßnahme immer noch notwendig ist und nicht durch eine andere, weniger einschneidende ersetzt werden kann. Die Dokumentation der Maßnahmen ist verpflichtend.

Merke

M!

Sollten Medikamente im Sinne einer Freiheitsentziehung verabreicht werden, erfolgt die Dokumentation wie bei anderen freiheitseinschränkenden Maßnahmen auch.

Zusätzlich sollte die Wirkung dieser Medikamente bzw. deren unerwünschten Wirkungen detailliert im Berichtsblatt dokumentiert werden. Ebenfalls muss regelmäßig überprüft werden, ob das Medikament noch notwendig ist.

Merke

M!

Alle freiheitseinschränkenden Maßnahmen werden regelmäßig auf Notwendigkeit und mögliche Alternativen überprüft, das Ergebnis wird schriftlich festgehalten.

8.5.7 Durchführung von freiheitseinschränkenden Maßnahmen

Alle freiheitseinschränkenden Maßnahmen werden in ihrer Durchführung fachlich überwacht. Die Verantwortung hierfür hat die zuständige Fachkraft. Besonders bei körpernahen Fixierungen, wie Bauch-, Schulter oder Handfixierungen (▶ Abb. 8.4), ist es notwendig, dass
- das Material in einem einwandfreien Zustand ist,
- das Material den Anforderungen des Medizinproduktegesetzes entspricht,
- die Mitarbeiter/Pflegenden in der Handhabung des Materials eingewiesen sind,
- die Anwendung regelmäßig überprüft wird,
- nur geeignetes Material verwendet wird,
- Gebrauchsanleitungen vorgehalten werden.

Regelmäßige **Schulungen** können v. a. in gerontopsychiatrischen Bereichen, in denen nicht häufig fixiert wird, zur Schadensabwehr sinnvoll sein.

Die folgenden Punkte sollten bei der Durchführung einer freiheitseinschränkenden Maßnahme Beachtung finden:
- Bei Bettgittern wird bei bewegungsunruhigen Bewohnern zum Schutz vor Verletzung werksseitig eine Polsterung angebracht, die ein Einklemmen von Gliedmaßen oder ein Strangulieren ausschließt (▶ Abb. 8.3).
- Bauchgurte werden fachgerecht angelegt (nicht zu fest und nicht zu weit). Wenn notwendig, wird der Bauchgurt an dem beweglichen Teil des Bettrahmens befestigt. Zusätzliche Polsterungen im Bauchgurt, die werksseitig nicht empfohlen werden, dürfen nicht angebracht werden. Die Seitenbefestigungen des Bauchgurtes werden immer angebracht. Bettgitter werden hochgestellt.
- Wird der Bauchgurt in einem Stuhl oder Rollstuhl benutzt, muss in jedem Fall ausgeschlossen werden, dass der Stuhl nach vorn kippen kann. Außerdem muss verhindert werden, dass der Bewohner nach unten abrutscht. Sollte dieses Risiko bestehen, wird eine hierfür vorgesehene Vorrichtung angebracht.
- Das Bundesinstitut für Arzneimittel und Medizinprodukte (BfArM) schreibt vor, die Fixierung nur durch Personal durchführen zulassen, das im Umgang mit dem Produkt geschult wurde.

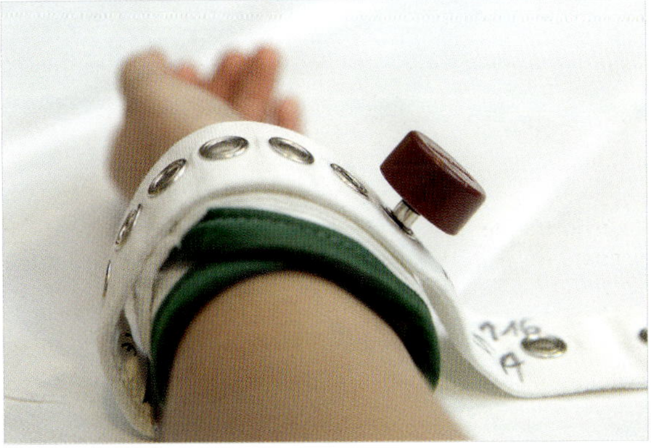

Abb. 8.4 Körpernahe Fixierungen. Eine körpernahe Fixierung erfordert eine 1:1-Betreuung (Sitzwache).
(Quelle: © K. Oborny/Thieme Group)

Praxistipp

Die Häufigkeit einer Kontrolle oder Überprüfung der freiheitsentziehenden Maßnahme hängt vom Antrieb bzw. der Unruhe des Patienten ab. Kontrollen sollten im Abstand von höchstens 2 h erfolgen. Ist der Patient sehr unruhig oder kann die Situation noch nicht sicher eingeschätzt werden, sollten die Zeitabstände deutlich kürzer sein. Bei einer körpernahen Fixierung ist eine 1:1-Betreuung (Sitzwache) notwendig. Die Durchführung der Kontrollen bzw. der Sitzwache muss dokumentiert werden.

8.5.8 Die besondere Situation für Bewohner

Jede freiheitsentziehende Maßnahme stellt für den Betroffenen eine außergewöhnliche, oft unbekannte Situation dar. Dies bedeutet für die Pflegenden, dass sie den Patienten mit **besonderer Aufmerksamkeit** und Feingefühl begleiten müssen. Patienten können in dieser Situation unterschiedlich reagieren:
- mit Angst
- mit Panik
- mit abwehrendem Verhalten
- mit Aggressivität
- mit Regression

In diesen Situationen benötigt der Betroffene eine **einfühlsame Ansprache** und Unterstützung. Darüber hinaus sind auch alltägliche Dinge wichtig wie das Mitteilen der Uhrzeit, soziale Teilhabe und das Gefühl, wahrgenommen zu werden.

Merke

Das Aufsetzen der Brille bei einem Brillenträger ist ebenso wichtig wie das Einsetzen des Hörgerätes bei einem Schwerhörigen.

Werden die Betroffenen nicht in den Alltag miteinbezogen, entsteht neben der körperlichen Fixierung noch eine psychische Isolation.

Das Umfeld muss sehr sensibel auf Bedürfnisse des Fixierten achten, denn besonders kognitiv eingeschränkte Patienten haben nur stark begrenzte Möglichkeiten, auf sich aufmerksam zu machen und Bedürfnisse zu äußern. Ein Augenmerk gilt besonders **Hunger**, **Durst** oder **Harn-** bzw. **Stuhldrang**.

Eine weitere Gefahr bei Fixierungen, v. a. bei Patienten, die dann ihr Zimmer nicht mehr verlassen, ist sind Reizarmut und die daraus resultierenden Verhaltensänderungen (S. 300).

8.5.9 Alternativen zu freiheitseinschränkenden Maßnahmen

Das Sturzrisiko von Personen mit Pflegebedarf wurde oft als Grund und Rechtfertigung für freiheitsentziehende Maßnahmen angeführt. Mittlerweile wurden zahlreiche Alternativen zu diesem Vorgehen entwickelt.

Schulungen zur Sturzprophylaxe in der Pflege

Schulungen im Umgang mit alternativen Methoden zur Verhinderung von Stürzen und die Erhöhung der Sensibilität bei Mitarbeitern scheinen die Häufigkeit von freiheitseinschränkenden Maßnahmen zu verringern. Passive oder aktive **Sturzprophylaxe** (S. 310) ebenso wie **milieugestalterische Aspekte** (S. 375) können die Sturzgefahr als Grund einer Freiheitsbeschränkung reduzieren. Auch unkonventionelle Wege, wie „bodennahe Pflege" (die Pflege von Patienten auf dem gepolsterten Fußboden zur Erhaltung der Mobilität bei gleichzeitigem Schutz), können die Häufigkeit von Fixierungen reduzieren. Mit der Vorstellung des nationalen Expertenstandards „Sturzprophylaxe in der Pflege" (DNQP 2013) wurden Weiterbildungen zum *Pflegeexperten Sturzprophylaxe* entwickelt.

Praxistipp

Welche weiteren interessanten Möglichkeiten es gibt, körpernahe Fixierungen bei dementen Heimbewohnern zu reduzieren, können Sie in der Untersuchung „Reduktion von körpernaher Fixierung bei demenzerkrankten Heimbewohnern" nachlesen (www.redufix.de). Dieses Projekt wurde von der „Robert-Bosch-Gesellschaft für medizinische Forschung mbH (RBMF)" sowie der „Kontaktstelle für praxisorientierte Forschung an der Evangelischen Fachhochschule Freiburg" durchgeführt.

Werdenfelser Weg

Eine erfolgreiche Maßnahme zur Reduktion von Fixierungen stellt der sog. Werdenfelser Weg dar, benannt nach dem Werdenfelser Land, in dem die Initiatoren des Amtsgerichts Garmisch-Partenkirchen die Idee entwickelt haben.

Kernpunkt des Werdenfelser Weges ist die Schulung von **Verfahrenspflegern**, welche in Verfahren zu freiheitsentziehenden Maßnahmen eingesetzt sind. In diesen speziellen Fällen werden nicht vornehmlich Rechtsanwälte bestellt, sondern Personen mit einschlägiger Berufserfahrung, z. B. in einen Pflegeberuf. Dieser in der Vermeidung von freiheitsentziehenden Maßnahmen geschulte Verfahrenspfleger ist gefordert, mit den rechtlichen Vertretern und den Pflegenden zu klären, ob wirklich alle Strategien zur Vermeidung freiheitsentziehender Maßnahmen und insbesondere körpernaher Fixierungen eines Heimbewohners ausgeschöpft wurden. Als Interessenvertreter des einzelnen Heimbewohners kommunizieren sie mit allen Beteiligten. Dies betrifft auch die Abwägung möglicher Risiken (z. B. eines Sturzes) mit dem Recht auf Selbstbestimmung. Der Verfahrenspfleger kann über haftungsrechtliche Konsequenzen informieren und auf die Folgen einer Fixierung hinweisen (Werdenfelser Weg 2020a). Der Werdenfelser Weg hat zu einer deutlichen Reduzierung von Fixierungsmaßnahmen geführt und wird Stand 2019 in über 200 Amtsgerichtsbezirken umgesetzt (Werdenfelser Weg 2020b).

Weitere Infos unter: www.werdenfelser-weg-original.de

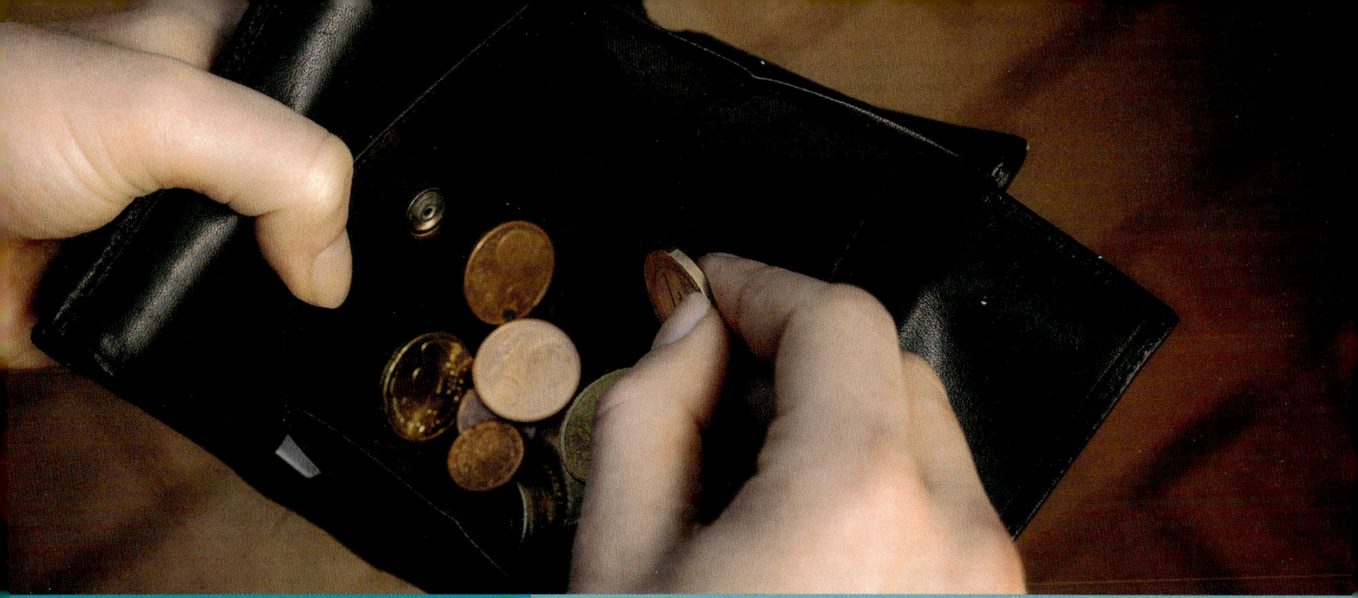

Quelle: © K. Oborny/Thieme Group

Kapitel 9

Leistungsrecht

9 Leistungsrecht

9.1 Pflegeversicherung

▶ **Gleichberechtigung unter den Personen mit Pflegebedarf.** Nach dem Pflegeversicherungsgesetz 1994, dem Pflegeweiterentwicklungsgesetz 2008 und dem Pflegeneuausrichtungsgesetz 2012 gibt es nun die Pflegestärkungsgesetze (PSG) II und III (in Kraft seit 2017). Das war ein notwendiger Schritt. Hermann Gröhe sagte 2016 als Bundesminister für Gesundheit dazu „20 Jahre nach ihrer Einführung stellen wir die soziale Pflegeversicherung jetzt auf eine neue Grundlage. Damit erhalten erstmals alle Pflegebedürftigen einen gleichberechtigten Zugang zu Pflegeleistungen – unabhängig davon, ob sie an körperlichen Beschwerden oder an einer Demenz erkrankt sind. Mehr Hilfe für Pflegebedürftige, eine bessere Absicherung der vielen pflegenden Angehörigen und mehr Zeit für die Pflegepersonen – das erreichen wir mit diesem Gesetz. Das ist ein Meilenstein für die Pflegebedürftigen und alle, die in unserem Land tagtägl. ihr Bestes geben, um für Pflegebedürftige da zu sein."

9.1.1 Rückblick und Ausblick

Insgesamt war die **Erneuerung** und **Erweiterung** der **Pflegeversicherung** überfällig. Die Erfassung der Pflegebedürftigen und die Leistungen aus dem SGB XI entsprachen längst nicht mehr den Bedarfen der Betroffenen. So wurden psychische erkrankte Menschen bei der Einstufung in einen Pflegegrad nur unzureichend berücksichtigt. Aber auch die Leistungen waren zu wenig flexibel einsetzbar und dem steigenden Bedarf an vorpflegerischen Leistungen, Betreuung und sozialer Begleitung wurde nur unzureichend Rechnung getragen. Die Kritik am alten System bezog sich aber nicht nur auf die Einzelbegutachtung von Pflegebedürftigen, sondern auch auf die Qualitätsprüfung der stationären und ambulanten Pflege.

In diesem Bereich waren im Pflegeweiterentwicklungsgesetz von 2008 die sog. **Transparenzkriterien** (S. 118) hinzugefügt worden. Ab dem Jahr 2009 wurde die Qualität von ambulanten und stationären Pflegeeinrichtungen in Form von Noten zwischen „sehr gut" und „mangelhaft" bewertet. Die Grundlage für diese Bewertung bildete die **jährliche Qualitätsprüfung** durch den Medizinischen Dienst der Krankenkassen (MDK). Allerdings erfüllten die Transparenzberichte nicht die an sie gestellte Erwartung, eine klare Entscheidungshilfe für die Auswahl einer Pflegeeinrichtung zu sein. Die veröffentlichten Ergebnisse zeichneten häufig ein besseres Bild von der Qualität einer Pflegeeinrichtung, als es sich den Prüfern des MDK bei den Prüfungen bot. So lag die Gesamtnote der meisten Pflegeeinrichtungen zwischen „gut" und „sehr gut". Damit waren (und sind z. T. bis heute) bestehende Qualitätsunterschiede zwischen den Pflegeeinrichtungen für die Verbraucher nicht bzw. kaum zu erkennen. Deshalb gab es an diesem System über Jahre hinweg viel **Kritik**: Es messe v. a. **strukturelle Gegebenheiten** (z. B. eine exakte Dokumentation), während die für die Person mit Pflegebedarf **direkt spürbaren** (und damit entscheidenden) Maßnahmen (z. B. eine fachlich qualifizierte Dekubitusprophylaxe) zu wenig Berücksichtigung fänden.

Dieses Vorgehen bei der Pflegeheim-Bewertung wurde 2020 geändert: Seither besteht das Prüfverfahren aus

- der **internen Qualitätsprüfung** (Erhebung der Qualitätsindikatoren und eigene, auf den QI-Ergebnissen basierende Bewertung der Pflegequalität); siehe auch Konzeptentwicklung und Qualitätssicherung (S. 117)
- der **externen Qualitätsprüfung** (Prüfung der von den Einrichtungen erhobenen QI-Daten durch die Datenauswertungsstelle; technisch und persönlich); siehe auch Konzeptentwicklung und Qualitätssicherung (S. 117)
- den vom MDK erhobenen **6 Qualitätsbereichen** (mit insgesamt 24 Qualitätsaspekten):
  1. Unterstützung bei der Mobilität und Versorgung
  2. Unterstützung bei der Bewältigung von krankheits- und therapiebedingten Anforderungen und Belastungen
  3. Unterstützung bei der Gestaltung des Alltagslebens und der sozialen Kontakte
  4. Unterstützung in besonderen Bedarfs- und Versorgungssituationen
  5. bedarfsübergreifende fachliche Anforderungen
  6. Organisationsaspekte und internes Qualitätsmanagement

Durch die Corona-Pandemie verschoben sich die im Pflegestärkungsgesetz festgelegten Erhebungs- und Prüftermine zum Teil um 6 Monate (MDS 2020).

Die Qualitätsprüfungsrichtlinie führt immer wieder zu fachlichen Diskussionen (das wird von den Anbietern und den Pflegenden beklagt). Zu großer Unzufriedenheit führt in diesem Zusammenhang auch der Umstand, dass es noch kein Personalbemessungsverfahren gibt, auf dessen Grundlage die steigenden Qualitätsansprüche zu rechtfertigen und zu bewältigen sind. Die fehlende Personalbemessung führt bei Anbietern und Pflegenden gleichermaßen zu einer großen Unzufriedenheit, da oft der Eindruck entsteht, für die zu leistenden Aufgaben personell nicht ausreichend ausgestattet zu sein.

Der Gesetzgeber möchte schließlich im PSG II Abhilfe schaffen und legt im § 113c SGB XI fest, dass ein „strukturiertes, empirisch abgesichertes und valides Verfahren für die Personalbemessung in Pflegeeinrichtungen auf der Basis des durchschnittlichen Versorgungsaufwandes für direkte und indirekte pflegerische Maßnahmen [...] zu erstellen" ist. Im Februar 2020 liegt der 2. Zwischenbericht zur Personalbemessung vor. Die Ergebnisse weisen darauf hin, dass mehr Personal benötigt wird. Dabei gehen die Autoren der Untersuchung davon aus, dass v. a. mehr Pflegehilfspersonen benötigt werden (SOCIUM Forschungszentrum Ungleichheit und Sozialpolitik, Institut für Public Health und Pflegeforschung (IPP), Institut für Arbeit und Wirtschaft (iaw), Kompetenzzentrum für Klinische Studien Bremen (KKSB) 2020).

Zur Erinnerung: 2004 hatte das Kuratorium Deutsche Altenhilfe (KDA) bereits mit dem Pflegezeitbemessungsverfahren PLAISIR (Planification Informatisée des Soins Infirmiers Requis, frei übersetzt: EDV-unterstützte Planung der erforderlichen Pflege in Pflegeheimen) Aufsehen erregt. Dieses Instrument konnte jedoch nicht eingeführt werden, weil es nicht zu einer Abstimmung mit dem kanadischen Rechteinhaber gekommen ist (Großjohann 2004).

Im **PSG II** werden ebenfalls erweiterte Leistungen (S. 166) vorgestellt, die v. a. ambulante und Nutzer von teilstationären Angeboten (S. 168) besserstellt als bisher. So werden auch pflegende Angehörige mit verschiedenen finanziellen Hilfen und Entlastungen unterstützt. Richtet sich das PSG II primär an den Pflegebedürftigen und dessen direktes Umfeld, so zielt das PSG III mehr auf die Kommunen und Länder und deren Spitzenverbände. Themenbereiche wie die „Sicherstellung der Versorgung, Beratung, Angebote zur Unterstützung im Alltag, altersgerechtes Wohnen, aber auch eine Verbesserung der Prävention zum Abrechnungsbetrug " stehen hier im Zentrum (BMG 2017). In der folgenden Beschreibung werden die Verfahren und Leistungen aus dem PSG II und III nicht vollständig aufgeführt, sondern v. a. pflege- und gerontopsychiatrisch relevante Aspekte hervorgehoben.

Merke

Etwa 3,4 Millionen Menschen sind im Jahr 2017 in Deutschland pflegebedürftig (Statistisches Bundesamt [Destatis] 2020a) und wahrscheinlich sind es heute bereits deutlich mehr.

9.1.2 Das neue Verständnis von Pflegebedürftigkeit

Das zentrale Element der Neuerungen in der Pflegeversicherung ist die Anpassung des Begriffs der Pflegebedürftigkeit. Die neue Definition verändert das Verständnis von Pflegebedürftigkeit so, dass u. a. auch gerontopsychiatrisch und psychisch beeinträchtigte Menschen berücksichtigt werden.

Definition

Pflegebedürftig sind Personen, die gesundheitlich bedingte Beeinträchtigungen der Selbstständigkeit oder der Fähigkeiten aufweisen und deshalb der Hilfe durch andere bedürfen. Pflegebedürftig sind Personen, die körperliche, kognitive oder psychische Belastungen oder gesundheitlich bedingte Belastungen oder Anforderungen nicht selbstständig kompensieren oder bewältigen können. Die Pflegebedürftigkeit muss auf Dauer, voraussichtlich für mind. 6 Monate und mit mind. der in § 15 SGB XI festgelegte Schwere bestehen (§ 14 Abs. 1 SGB XI).

Maßgeblich für das Vorliegen von gesundheitlich bedingten Beeinträchtigungen der Selbständigkeit oder der Fähigkeiten sind die folgenden 6 Bereiche, die sich im NBA (*Neues Begutachtungs-Assessment*; auch *Neues Begutachtungsinstrument* [NBI] genannt) wiederfinden:

- Mobilität
- Kognition und Kommunikation
- Verhaltensweisen und psychische Problemlagen
- Selbstversorgung
- Bewältigung von und selbstständiger Umgang mit krankheits- oder therapiebedingten Anforderungen und Belastungen
- Gestaltung des Alltagslebens und sozialer Kontakte

Die Pflegegrade

Eine wesentliche Folge des PSG II und des damit verbundenen neuen Pflegebedürftigkeitsbegriffs ist ein angepasstes Begutachtungsinstrument, das NBA. In diesem Verfahren wird die Schwere der Pflegebedürftigkeit mit den sog. Pflegegraden (PG) angegeben. Derzeit wird zwischen 5 PG unterschieden, von denen der PG 1 die größte Selbstständigkeit des Betroffenen darstellt und der Grad 5 die geringste. Bei einer Einstufung sind max. 100 Punkte zu erreichen. Eine Zuordnung zu den 5 Pflegegraden erfolgt jedoch nicht wie zu erwarten in 20er-Schritten (▶ Abb. 9.1).

Die Pflegebedürftigkeit wird von den Beeinträchtigungen der Selbstständigkeit und der Fähigkeiten in den verschiedenen **Modulen** abgeleitet. In den 6 Modulen werden unterschiedliche Punktzahlen erreicht. Dies bedeutet, dass die Module unterschiedliche Auswirkungen auf das Ergebnis haben. Dieser auf den ersten Blick komplizierten Berechnung liegen verschiedene Modelle und Untersuchungen zugrunde, die u. a. in dem Forschungsprojekt der Sozialwissenschaftler Heinz Rothgang und Martina Hasseler nachvollzogen werden können (Rothgang et al. 2015). Bei der Zuordnung der **Gewichtung** zu den Modulen wird auch deren Bedeutung deutlich (▶ Abb. 9.2).

Der Grad der **Selbstversorgung** kann innerhalb einer Pflegebedürftigkeit max. 40 % betragen (bei mehr als 40 % liegt keine Pflegebedürftigkeit vor). Im Modul „Selbstversorgung" werden Beeinträchtigungen bewertet, die im Bereich der Körperpflege liegen, wie z. B. Waschen, Anziehen, Essen und Trinken usw. Die Aspekte, die in diesem Modul eingeschätzt werden, bildeten im alten System fast die ganze Bedürftigkeit ab.

Die Einstufung

Für den gerontopsychiatrischen Bereich sind v. a. die Module 2, 3 und 6 von Interesse. Aus diesem Grund werden diese hier kurz beschrieben. Das Verfahren bezieht sich darüber hinaus auf die Module „Mobilität", siehe auch Kap. „Erhalten und Fördern der Mobilität" (S. 313), „Selbstversorgung" und „Krankheitsbezogene Aspekte".

▶ Die Module 2, 3 und 6 zur Einstufung gerontopsychiatrisch erkrankter älterer Menschen. Die Module befassen sich folgenden Aspekten:

- Modul 2: Kognition und Kommunikation
- Modul 3: Verhaltensweisen und psychische Problemlagen (herausforderndes Verhalten)
- Modul 6: Gestaltung des Alltagslebens und sozialer Kontakte

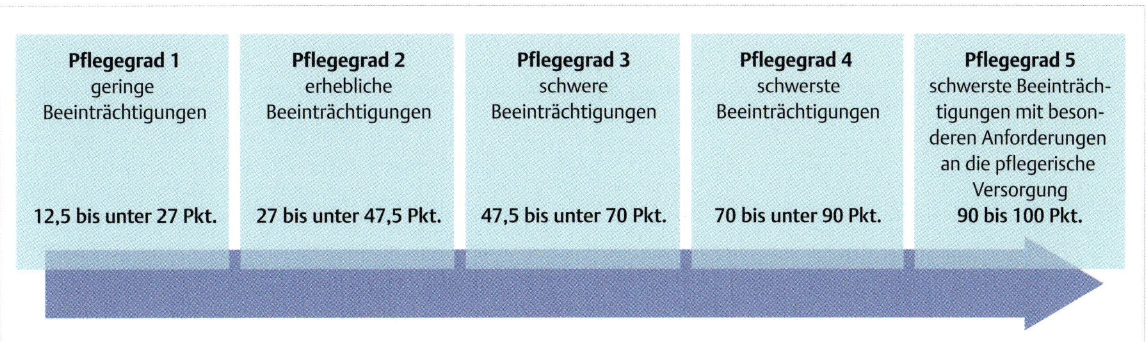

Abb. 9.1 Pflegegrade. Die einzelnen Pflegegrade und ihre entsprechende Bepunktung [Abbildung basiert auf Angaben aus: Medizinischer Dienst des Spitzenverbandes Bund der Krankenkassen e. V. (MDS) 2020]. (Quelle: © Thieme Group)

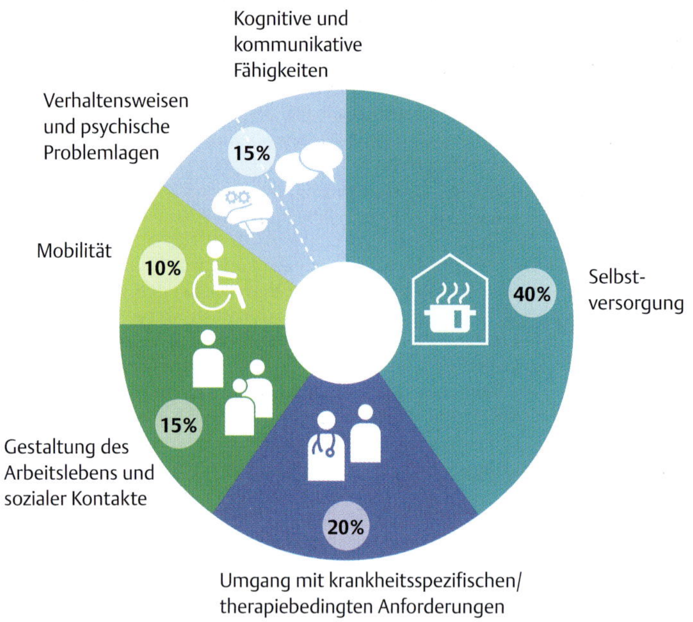

Abb. 9.2 Die 6 Module. Die 6 Lebensbereiche („Module") werden betrachtet und unterschiedlich gewichtet.
(Quelle: Medizinischer Dienst des Spitzenverbandes Bund der Krankenkassen e.V. (MDS))

Tab. 9.1 Pflegegradeinstufung Modul 2: Kognition und Kommunikation (Quelle: Medizinischer Dienst des Spitzenverbandes Bund der Krankenkassen e. V. [MDS]. Aus der Fachinformation „Das neue Begutachtungsinstrument der sozialen Pflegeversicherung, Die Selbstständigkeit als Maß der Pflegebedürftigkeit.").

Kognition und Kommunikation	vorhanden/ unbeeinträchtigt	größtenteils vorhanden	in geringem Maße vorhanden	nicht vorhanden
Erkennen von Personen aus dem näheren Umfeld	0	1	2	3
Örtliche Orientierung	0	1	2	3
Zeitliche Orientierung	0	1	2	3
Erinnern an wesentliche Ereignisse oder Beobachtungen	0	1	2	3
Steuern von mehrschrittigen Alltagshandlungen	0	1	2	3
Treffen von Entscheidungen im Alltagsleben	0	1	2	3
Verstehen von Sachverhalten und Informationen	0	1	2	3
Erkennen von Risiken und Gefahren	0	1	2	3
Mitteilen von elementaren Bedürfnissen	0	1	2	3
Verstehen von Aufforderungen	0	1	2	3
Beteiligen an einem Gespräch	0	1	2	3

▸ **Modul 2.** Zur Einschätzung der **Kognition und Kommunikation** werden 11 Aspekte (▸ Tab. 9.1) erfragt. Die Punktzahl ergibt sich aus der Ausprägung der kognitiven Beeinträchtigungen. Der überwiegende Teil der in diesem Modul beschriebenen Aspekte ist auch im Manual zur Dokumentation psychiatrischer Befunde des AMDP Systems (2018) beschrieben. Es gibt bei Modul 2 **vier Möglichkeiten der Einschätzung**:

- vorhanden,
- größtenteils vorhanden,
- in geringem Maße vorhanden und
- nicht vorhanden.

Die Einschätzung „vorhanden" oder „nicht vorhanden" ist einfach. Trifft beides nicht zu, wird die Einschätzung „größtenteils vorhanden" (z. B. „wenn der Betroffene meistens örtlich orientiert ist") oder „in geringem Maße vorhanden" lauten (z. B., „wenn der Betroffen nur ab und zu örtlich orientiert ist").

Die Richtlinien des GKV-Spitzenverbandes und des MDS (Medizinischen Dienst des Spitzenverbandes Bund der Krankenkassen) formulieren für die **größtenteils vorhandene** Fähigkeit, dass sie „überwiegend die meiste Zeit über, in den meisten Situationen, aber nicht durchgängig vorhanden" ist (Medizinischen Dienst des Spitzenverbandes Bund der Krankenkassen [MDS] 2016). Die Person hat Schwierigkeiten, höhere oder komplexere Anforderungen zu bewältigen. Ist die Fähigkeit in **geringem Maße** vorhanden, so ist sie „stark beeinträchtigt, aber erkennbar vorhanden. Die Person hat häufig oder in vielen Situationen Schwierigkeiten. Sie kann nur geringe Anforderungen bewältigen. Es sind Ressourcen vorhanden." Diese Zuordnung sollte durch eine genau Beobachtung und Dokumentation beschrieben werden, sodass sich eine Einschätzung möglichst genau ableiten lässt.

M!

Merke

Bei den Modulen 2 und 3 wird immer nur der jeweils höhere Punktwert in die Berechnung des Gesamtwertes einbezogen (MDS 2016), d. h., entweder der Wert aus Modul 2 (Kognition und Kommunikation) oder der Wert aus Modul 3 (Verhaltensweisen und psychische Problemlagen; herausforderndes Verhalten) wird berücksichtigt.

▸ **Modul 3.** Bei den **herausfordernden Verhaltensweisen** müssen für eine hohe Bewertung nicht besonders viele Verhaltensweisen möglichst häufig auftreten, sondern der Schweregrad hat eine große Spreizung zwischen 7 und 65 möglichen Punkten. Wie bei der Beschreibung der Kognition geht es hier bei der Einstufung auch um die qualitative und quantitative (wie häufig in einem definierten Zeitraum) Beschreibung des Phänomens. In Modul 3 können nur Verhaltenssymptome berücksichtigt werden, die einen **personellen Unterstützungsbedarf** nach sich ziehen. Wenn ein Mensch z. B. mit Wahnerleben allein zurechtkommt, werden keine Punkte in Modul 3 vergeben.

Auch bei Modul 3 gibt es 4 Möglichkeiten der Einschätzung (MDS 2020):
- nie oder sehr selten (0)
- selten, 1- bis 3-mal innerhalb von 2 Wochen (1)
- häufig, 2-mal bis mehrmals wöchentlich, aber nicht tägl. (3)
- tägl. (5)

Verhaltensweisen und psychische Problemlagen, die abgefragt werden, sind (MDS 2020):
- motorisch geprägte Verhaltensauffälligkeiten
- nächtliche Unruhe
- Selbstschädigendes und autoaggressives Verhalten
- Beschädigen von Gegenständen
- physisch aggressives Verhalten gegenüber anderen Personen
- verbale Aggression
- andere pflegerelevante vokale Auffälligkeiten
- Abwehr pflegerischer oder anderer unterstützender Maßnahmen
- Wahnvorstellungen
- Ängste
- Antriebslosigkeit bei depressiver Stimmungslage
- sozial inadäquate Verhaltensweisen
- sonstige pflegerelevante inadäquate Handlungen

Das **6. Modul** (Gestaltung des Alltagslebens und sozialer Kontakte) ist besonders interessant für die Einschätzung psychisch erkrankter älterer Menschen, natürlich auch für alle anderen. Aspekte aus diesem Bereich treffen bei Menschen mit Depression, Sucht, Ängsten und Psychosen besonders oft zu. So werden z. B. oft Schlafstörungen beobachtet. Außerdem kann die Gestaltung eines angemessenen Tagesablaufs häufig ohne Hilfe nicht mehr organisiert werden. Beeinträchtigungen in den anderen Modulen ziehen auch Beeinträchtigungen in Modul 6 nach sich (z. B. Beeinträchtigungen im Modul 2, das sich auf die Kognition bezieht).

Analog zur Pflegegradeinschätzung Modul 2 und 3 gibt es 4 Möglichkeiten der Einschätzung, hier (MDS 2020):
- selbstständig (0)
- überwiegend selbstständig (1)
- überwiegend unselbstständig (2)
- unselbstständig (3)

Aspekte des **Alltagslebens** und **sozialer Kontakte**, die abgefragt werden, sind (MDS 2020):
- Gestaltung des Tagesablaufs und Anpassung an Veränderungen
- Ruhen und Schlafen
- sich beschäftigen
- Vornehmen von in die Zukunft gerichteten Planungen
- Interaktion mit Personen im direkten Kontakt
- Kontaktpflege zu Personen außerhalb des direkten Umfeldes

Durch dieses System ist es nun psychisch Erkrankten möglich, auch ohne ein Selbstpflegedefizit (z. B. bei der Körperpflege) einen Pflegegrad zu erreichen. Dies war bisher das einzige Einschätzungskriterium. Auf diesem Weg sind auch psychisch Erkrankte zu Hilfe und Unterstützung berechtigt.

So können z. B. **alkoholkranke ältere** Menschen, die gemäß Modul 3 ...
- Pflege ablehnen,
- sich häufig verbal aggressiv verhalten,
- Wahnvorstellungen äußern,
- sozial inadäquate Verhaltensweisen zeigen,

... oder gemäß Modul 6 ...
- die Gestaltung des Tagesablaufs und Anpassung an Veränderungen nicht selbst vornehmen können,
- Schwierigkeiten beim Ruhen und Schlafen haben und
- sich nicht mehr selbstständig beschäftigen können sowie
- regelmäßige Unterstützung beim Umgang mit krankheits- oder therapiebedingten Anforderungen und Belastungen benötigen,

... einen Pflegegrad II oder je nach Ausprägung sogar einen Pflegegrad III erreichen. Gerade beim zuletzt genannten Modul gibt es bei alkoholabhängigen älteren Menschen oft Probleme; so suchen sie kaum noch Ärzte auf, auch wenn dies notwendig wäre. Häufig werden Verordnungen nicht eingehalten oder lebensnotwendige krankheits- oder therapiebedingte Verhaltensvorschriften ignoriert. Hier bedürfen die Betroffenen der Unterstützung. Leider war diese in der Vergangenheit nur sehr eingeschränkt möglich, da die Betroffenen keinen Zugang zu den Leistungen der Pflegeversicherung hatten. Dass manche Betroffenen Hilfeleistungen krankheitsbedingt nicht in Anspruch nehmen können, darf bei der Einstufung keine Rolle spielen.

Allerdings ist es eine wesentliche Frage (Problem), ob psychisch erkrankte Menschen oder deren Angehörigen tatsächlich einen **Antrag** auf Pflegebedürftigkeit **stellen**. Hier bedarf es wahrscheinlich noch einer Sensibilisierung und einer effektiveren Vernetzung mit Beratungsstellen.

Die Module 1, 4 und 5 werden entsprechend eingeschätzt und bewertet, sodass nach 5 Wochen eine Einstufung oder ggf. eine Ablehnung durch die entsprechende Pflegekasse erfolgen kann. Im jetzigen System wird dem pflegebedürftigen Menschen das Gutachten des Medizinischen Dienstes von der Pflegekasse zur Verfügung gestellt.

In ▸ Abb. 9.3 werden die Schritte der Einstufung beschrieben. Verändert zum bisherigen System ist das NBI:

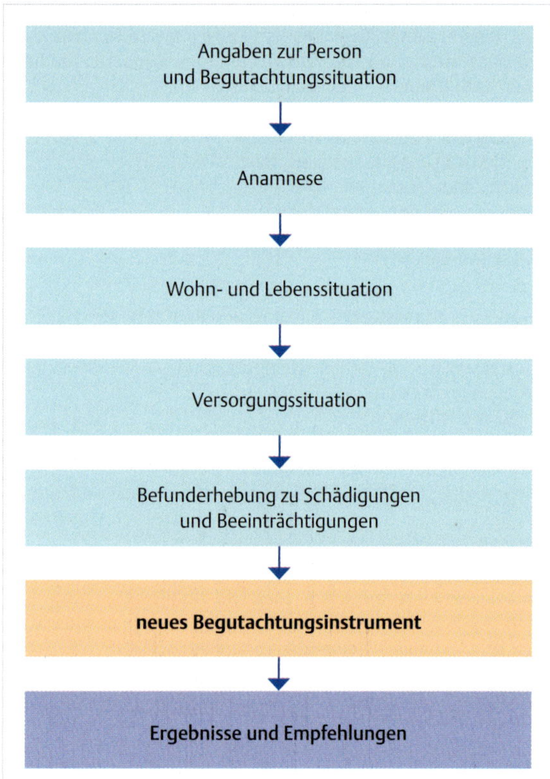

Abb. 9.3 Das Begutachtungsverfahren. Das Einschätzungsverfahren verläuft in 7 Schritten. (Quelle: Medizinischer Dienst des Spitzenverbandes Bund der Krankenkassen e.V. (MDS))

Lernaufgabe

Was sind wesentliche Eckpunkte des neuen Pflegebedürftigkeitsbegriffs, was ist das wirklich Neue und was sind die Auswirkungen auf die Pflege? Achten Sie auf Folgendes:

- Welche Aspekte werden jetzt berücksichtigt und bisher nicht?
- Hat der neue Pflegebedürftigkeitsbegriff Auswirkungen auf die Pflegeeinstufung?
- Ist die Pflege inhaltlich auf die neuen Anforderungen vorbereitet?

9.1.3 Leistungen

Die Leistungen für pflegebedürftige Menschen und ggf. deren Angehörige haben sich im PSG II verändert und sind in den aller meisten Fällen **erweitert** oder **erhöht** worden. In ▶ Tab. 9.2 sind die Werte aus dem Jahr 2020 beschrieben. Die aktuellen Werte können der Website des BMG entnommen werden. Die Bundesregierung will alle 3 Jahre die Notwendigkeit und Höhe einer Anpassung der Leistungen überprüfen (§ 30 SGB XI).

Die Pflegeversicherung bietet unterschiedliche Leistungen an, grundsätzlich können aber **Pflegesachleistungen** von **Pflegegeld** für selbstbeschaffte Pflege unterschieden werden (§ 36 SGB XI). In der ambulanten Pflege gibt es auch **Kombinationen** aus diesen beiden Leistungen.

Pflegesachleistungen

Anspruch auf Pflegesachleistungen haben pflegebedürftige Menschen der **Pflegegrade 2 bis 5.** Die Leistungen beziehen sich auf pflegerische, betreuerische und hauswirtschaftliche Leistungen in den Bereichen, die die Erfassungsmodule beschreiben, wie Unterstützung bei der Mobilität, Kognition oder andere. Diese Leistungen werden durch geeignete Kräfte erbracht, die entweder durch die Pflegekasse selbst oder einen zugelassenen ambulanten Pflegedienst autorisiert sind. Bei Pflegesachleistungen entscheidet sich der Pflegebedürftige für Leistungen durch einen Erbringer. Die erbrachten Leistungen werden dann direkt von der Pflege-, Hauswirtschafts- oder Betreuungsperson (bzw. durch den beauftragten Dienst) mit der entsprechenden Pflegekasse abgerechnet.

Pflegegeldleistungen

Im § 37 SGB XI wird die Pflegegeldleistung für selbst beschaffte Pflege erläutert. Anspruch auf Pflegegeld hat, wer die erforderlichen Pflegemaßnahmen und pflegerischen Betreuungsmaßnahmen sowie Hilfen bei der Haushaltsführung in geeigneter Weise selbst sicherstellt (zur Höhe des Pflegegeldes siehe ▶ Tab. 9.2). Mit dieser Möglichkeit wird nicht nur die Autonomie des Betroffenen gestärkt, sondern auch der Anreiz für **Angehörige** (Familie oder Freunde), die diese Hilfen bisher ohne Entgelt durchführen mussten, Pflege selbst zu erbringen. Dies kann eine Entlastung der Gesellschaft bewirken, denn die Geldleistungen sind im Vergleich zu früher deutlich gestiegen und die Durchführung der Pflege und Betreuung kann durch Angehörige individueller erfolgen als durch ambulante, teilstationäre oderstationäre Dienste. Der Gesetzgeber verfolgt mit der deutlichen finanziellen Besserstellung der häuslichen Versorgung eine Entlastung der Familien, aber auch der stationären Altenhilfe. Ob sich diese Änderungen nachhaltig auf die Altenpflege auswirken, wird man in Zukunft bewerten müssen.

Tab. 9.2 Finanzielle Leistungen nach Pflegegrad (in Euro) [Tabelle basiert auf Daten aus: MDS 2020].

	PG 1	PG 2	PG 3	PG 4	PG 5
Pflegegeld ambulant	0	316	545	728	901
Pflegesachleistung ambulant	0	689	1 298	1 612	1 995
Entlastungsbetrag ambulant	125	125	125	125	125
Leistungsbetrag vollstationär	125	770	1 262	1 775	2 005

PG = Pflegegrad

Eine aktuelle Entwicklung ist es, mit dem Pflegegeld günstige (Betreuungs-)Kräfte aus dem Ausland zu finanzieren. Wie sich diese Situation weiterentwickelt, wird für ambulante Dienste in der Zukunft eine wichtige Frage sein. Dieses Modell, das quasi einer 24-Stunden-Pflege entspricht, wird nicht selten gerade für demenziell Erkrankte in der häuslichen Umgebung favorisiert. Allerdings müssen auch hier arbeitsrechtlichen Bestimmung eingehalten werden. Durch die Corona-Pandemie und die damit verbundenen Grenzschließungen und Sicherheitsregeln hat sich die Zahl der 24-Stunden-Gepflegten 2020 abrupt reduziert. Auch in diesem Bereich wird man sehen müssen, wie sich das System entwickelt.

Wie an der ▸ Tab. 9.2 gut ablesbar ist, sind die Pflegegeldleistungen **deutlich geringer** als die Pflegesachleistungen. Als Grund hierfür werden v. a. Vorhaltekosten, Administrationskosten, aber auch Steuer- und Sozialversicherungsleistungen angegeben, die nur bei professionell Pflegenden anfallen (nicht aber bei der Pflege durch Angehörige).

Stationsäquivalente psychiatrische Behandlung

Im Gesetz zur Weiterentwicklung der Versorgung und der Vergütung für psychiatrische und psychosomatische Leistungen (PsychVVG) ist durch den § 115d SGB V die stationsäquivalente psychiatrische Behandlung als neue Krankenhausleistung für psychisch Kranke mit Krankenhausbehandlungsbedürftigkeit definiert. Dabei handelt es sich um eine Krankenhausbehandlung im häuslichen Umfeld des Patienten, welche durch mobile und multiprofessionelle Behandlungsteams unter ärztlicher Leitung erbracht wird. Diese stationsäquivalente Behandlungsform kann seit dem 01. Januar 2018 in medizinisch geeigneten Fällen anstelle einer vollstationären Behandlung erfolgen.

Die stationsäquivalente psychiatrische Behandlung ist eine integrierte multimodale Behandlung anhand einer fachärztlich geleiteten Therapiezielplanung durch mobile multiprofessionelle Behandlungsteams. Sie entspricht damit einer vollstationären Behandlung und kann auch im gerontopsychiatrischen Kontext durchgeführt werden.

Folgende Aspekte sind Voraussetzung einer Vereinbarung nach § 115d SGB V Abs. 2 (GKV-Spitzenverband 2017):

- Die Gegebenheiten des häuslichen Umfelds stehen der adäquaten Behandlungsdurchführung und dem Erreichen des Behandlungsziels nicht entgegen. Dies ist von der zuständigen fachärztlichen Leitung festzustellen. Faktoren, die dem Behandlungsziel entgegenstehen, sind das Fehlen der Möglichkeit zu 4-Augen-Gesprächen oder eine drohende Kindeswohlgefährdung.
- Alle im Haushalt lebenden volljährigen Personen müssen dieser Behandlung zustimmen. Leben die behandelten Patienten in einer stationären Pflegeeinrichtung, so ist die Zustimmung der Einrichtungsleitung einzuholen.
- Sofern minderjährige Kinder in dem gemeinsamen Haushalt leben, ist das Kindeswohl zu berücksichtigen, bei Bedarf unter Hinzuziehung eines Facharztes für Pädiatrie oder für Kinder- und Jugendpsychiatrie und -psychotherapie. Sind die Kinder im Säuglingsalter (bis 1 Jahr), muss deren Versorgung gewährleistet sein, ggf. mittels entsprechender Fachkräfte wie Hebammen oder Gesundheits- und Kinderkrankenpfleger.
- Das Behandlungsteam besteht aus Vertretern der folgenden Berufsgruppen: ärztlicher Dienst, pflegerischer Dienst und mind. einem Vertreter einer weiteren Berufsgruppe (z. B. psychologischer Dienst) und Spezialtherapeuten. Die Leitung und Verantwortung hat ein psychiatrischer, nervenheilkundlicher oder psychosomatischer Facharzt.
- Bei einer Behandlung von mehr als 6 d in Folge hat eine wöchentliche multiprofessionelle Fallbesprechung stattzufinden, an der mind. 3 der an der Behandlung beteiligten Berufsgruppen teilnehmen.
- Mindestens 1 Mitglied des multiprofessionellen Teams hat mind. 1-mal tägl. direkten Patientenkontakt.
- Mindestens 1-mal wöchentlich muss eine fachärztliche Visite mit direktem Patientenkontakt möglichst im häuslichen Umfeld durchgeführt werden.
- Verbindliche Vorgehensweisen sind festzulegen, wie die individuellen Hilfeleistungen durch das multiprofessionelle Team im Fall von sehr kurzfristigen und wechselnden Bedarfslagen der Patienten organisiert werden.
- Die Erreichbarkeit mind. eines Mitglieds des Behandlungsteams ist werktags im Rahmen des üblichen Tagesdienstes sicherzustellen (Rufbereitschaft). Darüber hinaus ist durch das Krankenhaus eine jederzeitige ärztliche Eingriffsmöglichkeit zu gewährleisten– 24 h an 7 d in der Woche. Bei kurzfristigen Verschlechterungen des Gesundheitszustandes des Patienten muss umgehend eine vollstationäre Aufnahme organisiert werden können.
- In der Patientenakte muss die Krankenhausbehandlungsbedürftigkeit mit Aufnahmebefund und Anamnese bzw. Fremdanamnese dokumentiert werden. Die Patientenakte umfasst zudem die Therapiezielplanung, die Verlaufsdokumentation, die Eignung des häuslichen Umfeldes sowie die Zustimmung der im selben Haushalt lebenden Patienten. Vom Patienten zu vertretende Gründe eines nicht zustande gekommenen direkten Kontaktes sind ebenfalls zu dokumentieren.

Beratungseinsätze

Damit das Pflegegeld (ohne Sachleistungen) tatsächlich im Sinne des Betroffenen eingesetzt wird, müssen regelmäßige Beratungseinsätze nach § 37 SGB XI von zugelassenen Pflegeeinrichtungen durchgeführt werden, die sowohl zur Prüfung der Pflegequalität als auch zur **fachlichen Hilfestellung** für die Betreuenden gedacht sind. In den Pflegegraden 2 und 3 müssen diese Besuche **halbjährlich**, in den Pflegegraden 4 und 5 **vierteljährlich** durchgeführt werden. Die Kosten für die Beratung tragen die Pflegekassen. Diese Besuche sind v. a. bei privat betreuten psychisch Erkrankten hilfreich, weil dies oft eine der wenigen Gelegenheiten ist, Angehörigen, die nicht selten mit der Situation überfordert sind, Hilfen vorzustellen und eine mögliche Überlastung zu erkennen.

Kombination von Leistungen

Die Kombination von Sach- und Geldleistung ist möglich und oft auch **sinnvoll**. Ein typisches Beispiel könnte eine familiäre Pflegesituation sein, in der die Familie 1-mal pro Woche beim Baden, also beim Transfer in die Badewanne, Hilfe benötigt und auch nur diese Leistung bei einem ambulanten Dienst einkauft. Dann kann dies als **Pflegesachleistung** mit dem Pflegedienst vereinbart werden, während der Rest des Pflegegeldes als **Pflegegeldleistung** von der Pflegekasse an den Versicherten ausgezahlt wird. Ist eine Kombinationsleistung vereinbart, ist der Pflegebedürftige für die Zeit von **6 Monaten** an diese gebunden (§ 37 SGB XI), es sei denn, die Pflegesituation ändert sich.

Ambulante Wohngruppen

Ambulante Wohngruppen sind gerade für demenziell erkrankte Menschen oft eine gute Option. Pflegebedürftige haben einen Anspruch auf zusätzlich 214 Euro monatlich, wenn sie tagsüber in einer ambulanten Wohngruppe untergebracht sind und bestimmte Bedingungen erfüllt sind, z. B. darf die Wohngruppe nicht weniger als 2 und nicht mehr als 11 Personen umfassen.

Verhinderungs- und Kurzzeitpflege

„Kann die häusliche Pflege zeitweise nicht, noch nicht oder nicht im erforderlichen Umfang erbracht werden und reicht auch teilstationäre Pflege nicht aus, besteht für Pflegebedürftige der Pflegegrade 2 bis 5 Anspruch auf Pflege in einer vollstationären Einrichtung" (§ 42 Sozialgesetzbuch XI). Diese Leistung ist v. a. **in Krisensituation** zur Entlastung der Pflegepersonen sinnvoll. Der Anspruch auf **Kurzzeitpflege** ist auf **8 Wochen** pro Kalenderjahr beschränkt. Die Pflegekasse übernimmt die pflegebedingten Aufwendungen einschließlich der Aufwendungen für Betreuung sowie die Aufwendungen für Leistungen der medizinischen Behandlungspflege bis zu dem Gesamtbetrag von 1 612 Euro im Kalenderjahr. Der Betrag kann um bis zu 1 612 Euro aus noch nicht in Anspruch genommenen Mitteln der Verhinderungspflege auf insgesamt bis zu 3 224 Euro im Jahr erhöht werden.

Über die regelmäßigen Geld- und Sachleistungen und die Kurzzeitpflege hinaus gewährt das Pflegeversicherungsgesetz **häusliche Pflege bei Verhinderung** der Pflegeperson nach § 39 SGB XI z. B. für längstens **6 Wochen** jährlich ab Pflegegrad 2. Dafür stehen bei Bedarf 1 612 Euro pro Jahr zur Verfügung. Dieser Betrag kann aus noch nicht in Anspruch genommenen Mitteln des Kurzzeitpflegegeldes um 806 Euro auf 2 418 Euro erhöht werden. Dieses Geld wird gewährt, wenn die Pflegeperson wegen Erholungsurlaub, Krankheit oder aus anderen Gründen an der Pflege gehindert ist.

Pflegehilfsmittel und Verbesserung der Wohnfeldgestaltung

9

Im § 40 SGB XI sind weitere Hilfen für Versicherte aufgeführt. So können Pflegehilfsmittel beantragt werden, die zur **Erleichterung** der Pflege oder zur **Linderung** der Beschwerden des Pflegebedürftigen beitragen. Die Pflegekasse überprüft mit Beteiligung von Pflegefachpersonen oder dem medizinischen Dienst die Notwendigkeit dieser Hilfsmittel und ob u. U. für die Finanzierung auch die Krankenversicherung in Frage kommt.

Hilfsmittel, die **zum Verbrauch** bestimmt sind, werden im Monat in Höhe von 40 Euro bezahlt. Zu diesen Verbrauchsmittel gehören z. B. Vorlagen, Einlagen und Einmalschürzen.

„Die Pflegekassen sollen technische Pflegehilfsmittel in allen geeigneten Fällen vorrangig leihweise überlassen. Sie können die Bewilligung davon abhängig machen, dass die Pflegebedürftigen sich das Pflegehilfsmittel anpassen oder sich selbst oder die Pflegeperson in seinem Gebrauch ausbilden lassen. Der Anspruch umfasst auch die notwendige Änderung, Instandsetzung und Ersatzbeschaffung von Pflegehilfsmitteln sowie die Ausbildung in ihrem Gebrauch. Versicherte, die das 18. Lebensjahr vollendet haben, haben zu den Kosten der Pflegehilfsmittel eine Zuzahlung von höchstens 25 € zu leisten" (§ 40 SGB XI).

Können im häuslichen Umfeld Verbesserungen der individuellen Situation oder Mobilität durch einen **Umbau** oder **technische Hilfen** erreicht werden, können diese durch die Pflegekasse unterstützt werden. Der Betrag darf 4 000 Euro nicht übersteigen. Eine solche Verbesserung könnte z. B. der Umbau des Bades sein, bei dem die Badewanne durch eine ebenerdige Dusche (▸ Abb. 9.4) ersetzt wird, damit der Betroffene alleine oder mit einem minimierten Risiko duschen kann. Wenn mehrere Pflegebedürftige in einer Wohnung leben, können bis zu 16 000 Euro für die verschiedenen Versicherten in Anspruch genommen werden. Dies könnte z. B. in gerontopsychiatrischen Wohngemeinschaften der Fall sein.

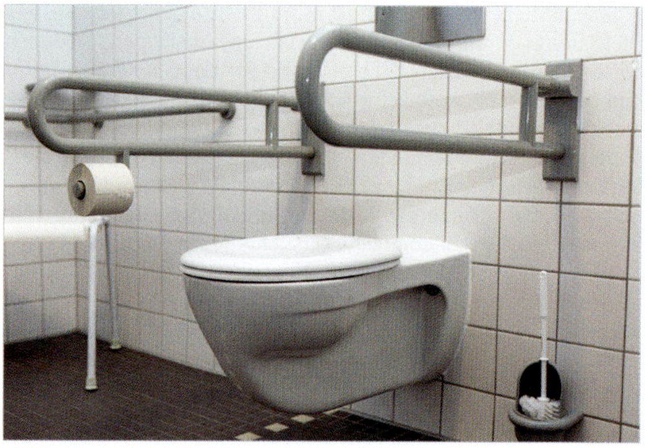

Abb. 9.4 Altersgerechtes Bad. Die altersgerechte Gestaltung des Badzimmers wird z. T. von der Pflegekasse unterstützt. (Quelle: © K. Oborny/Thieme Group)

Lernaufgabe

Gehen Sie von einem Menschen mit Demenz und Pflegegrad 4 aus. Die betroffene Person nutzt sog. Sachleistungen eines speziellen gerontopsychiatrischen Dienstes und fast tägl. die Angebote einer nahe gelegenen Tagespflegeeinrichtung. 2-mal im Jahr möchte die pflegende Angehörige Urlaub machen und nutzt dafür die Kurzzeitpflege, Entlastungsleistungen und die Verhinderungspflege. Auf welche Beträge kommen Sie, wenn Sie alle Leistungen zusammenrechen und auf 12 Monate verteilen? Wenn Sie das Thema vertiefen möchten, gehen Sie auf die Internetseite des Bundesministeriums für Gesundheit und recherchieren Sie, ob noch weitere Leistungen möglich sind, z. B. für Inkontinenzmaterial.

Teilstationäre Versorgung: Tages und Nachtpflege

Leistungen für teilstationäre Pflege wie Tages- oder/und Nachtpflege werden von der Pflegekasse gewährt. Sie können zusätzlich zum Pflegegeld (Sachleistungen) in Anspruch genommen werden (§ 41 SGB XI). Die Leistung ist vom Pflegegrad abhängig und wird für die **Pflegegrade 2–5** erstattet. In Pflegegrad 1 kann der Entlastungsbetrag von 125 Euro monatlich auch für eine teilstationäre Versorgung aufgewendet werden. Die folgenden Zahlen sind die seit dem 1. Januar 2017 gültigen und wurden den Informationen des BMG entnommen:

- Pflegegrad 2: 689 Euro
- Pflegegrad 3: 1 298 Euro
- Pflegegrad 4: 1 612 Euro
- Pflegegrad 5: 1 995 Euro

Dies bedeutet, dass unabhängig von den Geldleistungen oder den Sachleistungen bei zusätzlich in Anspruch genommener Tagespflege der entsprechende Betrag genutzt werden kann. Bei ausgeschöpften Sachleistungen können also z. B. im Pflegegrad 3 die 1 298 € für Betreuung und Pflege und darüber hinaus 1 298 € für die Tagespflege genutzt werden.

Leistungen für Pflegeperson nach § 44 SGB XI

Die soziale Absicherung pflegender Angehöriger wird verbessert. Die Pflegeversicherung wird für deutlich mehr pflegende Angehörige Rentenbeiträge entrichten. Dabei kommt es darauf an, in welchem **Umfang** die Pflege durch Pflegepersonen erbracht wird und in welchen **Pflegegrad** der Pflegebedürftige eingestuft ist. Auch die soziale Sicherung der Pflegepersonen im Bereich der Arbeitslosen- und der Unfallversicherung wird verbessert.

Um die Pflegebereitschaft im häuslichen Bereich zu fördern und den hohen Einsatz der Pflegepersonen anzuerkennen, die wegen der Pflegetätigkeit oftmals auf eine eigene Berufstätigkeit verzichten bzw. diese aufgeben müssen, wurde die soziale Sicherung der Pflegepersonen durch die Einführung der Pflegeversicherung 1995 honoriert. Mit der aktuellen Fassung des PSG II wird dieser Bereich nochmals verbessert.

Die soziale Absicherung kommt nur für solche Pflegepersonen in Betracht, die einen Pflegebedürftigen regelmäßig mind. 10 h an mind. 2 d in der Woche nicht erwerbsmäßig pflegen. Dabei muss die wöchentliche Mindeststundenzahl nicht durch die Pflege eines einzelnen Pflegebedürftigen erreicht werden. Seit 2017 genügt es vielmehr, wenn die erforderliche Mindeststundenzahl durch Zusammenrechnung einzelner Pflegestunden bei verschiedenen Pflegebedürftigen erfüllt wird.

Der Pflegebedürftige oder die Pflegeperson haben nachvollziehbar darzulegen, dass Pflegeleistungen in dem angegebenen Umfang auch tatsächlich erbracht werden. Dies gilt insbesondere, wenn mehrere Pflegepersonen einen Pflegebedürftigen pflegen oder Pflegesachleistungen in Anspruch genommen werden.

Seit dem 01. Januar 2017 besteht Versicherungspflicht in der Arbeitslosenversicherung, wenn die Pflege in der Woche mind. 10 h umfasst und auf mind. 2 d verteilt erfolgt. Hinzu kommt jedoch, dass die Pflegeperson unmittelbar (= 1 Monat) vor Beginn der Pflegetätigkeit arbeitslosenversichert war (z. B. aufgrund einer Beschäftigung) oder Leistungen vom Arbeitsamt (z. B. ALG I oder Übergangsgeld) erhalten hat. Daneben führt jede anderweitige Absicherung in der Arbeitslosenversicherung (z. B. aufgrund einer Teilzeitbeschäftigung oder aufgrund von Elternzeit) dazu, dass die Arbeitslosenversicherung als Pflegeperson nicht greift. Gleiches gilt, wenn die Pflegeperson Leistungen vom Arbeitsamt erhält.

Wenn eine Pflegeperson einen Pflegebedürftigen pflegen möchte oder muss, kann sie hierfür bei Ihrem Arbeitgeber eine sog. Pflegezeit in Anspruch nehmen. Die Pflegezeit ist auf **max. 6 Monate** begrenzt und muss frühzeitig beim Arbeitgeber angemeldet werden. Neben verschiedenen Vereinbarungen gilt in dieser Zeit auch ein Kündigungsschutz.

Care und Case Management

Für die meisten Pflegebedürftigen und deren Angehörige ist die Vielzahl der Unterstützungsangebote in den Quartieren und Gemeinden unübersichtlich, weil sie sich gerade in den letzten Jahren immer weiter ausdifferenziert haben (z. B. stationäre, ambulante, teilstationäre, präventive, palliative Angebote oder Tages- und Nachtkliniken, Wohngemeinschaften sowie Reinigungshilfen, Essen auf Rädern u.v.m.) Dabei geht es nicht nur darum, die Angebote mit Ihren spezifischen Ausrichtungen zu kennen, sondern auch sehr präzise Angebotskonstellationen herzustellen, die an den Bedarfen des Betroffenen ausgerichtet sind.

Definition

Mit **Care Management** wird üblicherweise, das gesundheits- und sozialpflegerische Hilfesystem in einer Stadt oder Region bezeichnet. Die beteiligten Dienste und Einrichtungen sollten zusammenarbeiten und die jeweiligen Angebote und ihre Ausrichtung kennen. Wichtig für Patienten, Angehörige und Pflegebedürftige ist die Verzahnung und Abstimmung zwischen medizinisch-(teil)stationären Behandlungssystemen und ambulant-häuslichen Pflegeangeboten. Meistens wird das Care Management in den sog. Pflegestützpunkten (S. 170) organisiert und aktualisiert.

Das Case Management soll ergänzend professionelle Abstimmung/Koordination über Abteilungsgrenzen hinweg leisten. Es sollen u. a. stationäre und ambulante Behandlung vernetzt werden. Als Antwort auf die Veränderungen im bundesdeutschen Gesundheitssystem wird im Gesundheitssektor vermehrt der Einsatz des Konzepts Case Management diskutiert. Diese Form des Fallmanagements wurde in Ländern mit ähnlichen Herausforderungen im Gesundheitswesen schon früher berücksichtigt. In Deutschland findet es hingegen erst seit Anfang der 90er Jahre im Zuge von Reformdiskussionen zum Pflegeversicherungsgesetz Beachtung. Als Case Manager lassen sich üblicherweise oft Pflegende aus der Alten- und Krankenpflege ausbilden, aber auch Sozialarbeiter und Fachkräfte aus anderen sozialen Berufen

Definition

Das **Case Management** (Fallmanagement) ist die Koordination aller an der Pflege und Therapie eines Patienten Beteiligten. Es umfasst außerdem die Abstimmung von Behandlungen, Sach- und Dienstleistungen sowie der Maßnahmen zur Förderung der Selbstpflege. Das Case Management erfolgt sowohl während eines Krankenhausaufenthaltes als auch im Anschluss einer stationären Versorgung.

Alle Leistungen werden, basierend auf einer individuellen Bedarfserhebung, durch den **Case Manager**

- geplant,
- implementiert,
- koordiniert,
- überwacht und evaluiert.

Damit kommt dem Case Management eine besonders wichtige Aufgabe zu, es muss ein individuelles Angebotssetting koordinieren, das sich den jeweiligen Bedürfnissen und Möglichkeiten des Pflegebedürftigen anpasst. Im SGB XI wird die Pflegeberatung im § 7 a–c aufgeführt.

Pflegeberatung, Aufklärung, Auskunft

Pflegeberatung, Aufklärung und Auskunft werden im § 7 SGB XI beschrieben und sind wichtige Leistungen der Pflegeversicherung. Hieran beteiligt sind die verschiedensten Akteure. Die beiden vielleicht wesentlichsten Aspekte Care und Case Management wurden bereits im vorigen Absatz beschrieben. Es gibt jedoch weitere Akteure: Vielleicht die wichtigsten sind die Mitarbeiter des MDKs, deren Einzelfallbegutachtung oft schon zu Beginn der Pflegebedürftigkeit stattfindet. Sie sind in mehrfacher Hinsicht eingebunden, da sie den Hilfebedarf strukturiert ermitteln und auch bereits Präventions- und Rehabilitationsempfehlungen geben.

Versicherte, die Leistungen der Pflegeversicherung erhalten, haben gegenüber der Pflegekasse oder dem privaten Versicherungsunternehmen einen gesetzlichen Anspruch auf **Pflegeberatung**. Gleiches gilt für Versicherte, die zwar noch keine Leistungen der Pflegeversicherung erhalten, aber einen Antrag auf Leistungen gestellt haben und bei denen erkennbar ein Hilfe- und Beratungsbedarf besteht. Auch pflegende Angehörige und weitere Personen, z. B. ehrenamtliche Pflegepersonen, haben einen eigenständigen Anspruch auf Pflegeberatung. Voraussetzung hierfür ist die Zustimmung der Angehörigen bzw. des Pflegebedürftigen (SGB XI 2017).

Pflegeberatung hat heute und in Zukunft einen wesentlichen Einfluss auf die Qualität der Versorgung von pflegebedürftigen Menschen und ist eine anspruchsvolle Tätigkeit, die vielfältiges Wissen voraussetzt. Die **Pflegeberater** der Pflegekasse verfügen über umfassendes Wissen insbesondere im Sozial- und Sozialversicherungsrecht und haben eine besondere Qualifikation für die Pflegeberatung erworben. Sobald Versicherte bei der Pflegekasse einen Antrag auf Leistungen gestellt haben,

- bietet ihnen die Pflegekasse entweder unter Nennung einer Kontaktperson einen **konkreten Beratungstermin** innerhalb von 2 Wochen nach Antragseingang an oder
- stellt ihnen einen **Beratungsgutschein** aus, in dem unabhängige und neutrale Beratungsstellen benannt sind, bei denen dieser zulasten der Pflegekasse ebenfalls innerhalb der 2-Wochen-Frist eingelöst werden kann.

Die Pflegeberaterinnen und Pflegeberater, die auf Wunsch die Beratung auch zu Hause und zu einem späteren Zeitpunkt durchführen, nehmen sich der Sorgen und Fragen der Hilfe- und Pflegeempfänger sowie ihrer Angehörigen an. Bei der Beratung wird der individuelle **Hilfebedarf** ermittelt und das bestehende Leistungsangebot auf den Patienten zugeschnitten. Auf diesem Weg wird die Pflegesituation von Beginn an begleitet. Falls erforderlich (sowie auf Wunsch) erstellen sie auch einen individuellen **Versorgungsplan** mit den für die pflegebedürftige Person erforderlichen Hilfen. Der Gesetzgeber geht davon aus, dass, je besser die ambulante Versorgung organisiert ist, desto eher die vollstationäre Versorgung vermieden werden kann.

Zudem ist es Aufgabe der Pflegekassen, darüber zu informieren, dass ein Anspruch auf die **Übermittlung des Gutachtens** besteht. Dies gilt auch für die gesonderte Rehabilitationsempfehlung, die der MDK oder ein anderer Gutachter im Auftrag der Pflegekasse erstellt hat.

Die Inanspruchnahme der Pflegeberatung ist **freiwillig**. Die Pflegekasse benennt Ratsuchenden eine für sie persönlich zuständige Pflegeberaterin bzw. einen persönlich zuständigen Pflegeberater, an die bzw. den man sich mit allen Fragen wenden kann.

Pflegestützpunkte

In den Pflegestützpunkten, die nach Möglichkeit wohnortnah sein sollen, werden Beratung und die Vernetzung pflegerischer, medizinischer und sozialer Leistungen in der entsprechenden Stadt oder Gemeinde gebündelt. Der Pflegestützpunkt soll nach Möglichkeit **unabhängig informieren** und **beraten**. Wer Anspruch auf Pflegeberatung hat, kann die Pflegeberatung auch in einem Pflegestützpunkt in Anspruch nehmen.

> **Merke**
>
> Im § 7c SGB XI sind die Bedingungen und Anforderungen an Pflegestützpunkte geregelt, z. B. dass die Pflegestützpunkte auf vorhandene vernetzte Beratungsstrukturen zurückzugreifen können.

Pflegekurse für Angehörige und andere Pflegepersonen

Im § 45 SGB XI steht hierzu, dass die Pflegekassen für Angehörige und sonstige Pflegetätige unentgeltlich Schulungskurse durchführen müssen. Es geht darum, soziales Engagement im Bereich der Pflege zu fördern und zu stärken. Die Kurse sollen Fertigkeiten für eine eigenständige Durchführung der Pflege vermitteln. Auf Wunsch der Pflegeperson und der pflegebedürftigen Person kann diese Schulung auch zuhause stattfinden. Früher wurden diese Kurse v. a. zum Erwerb **praktischer Fähigkeiten** wie Positionieren, Betten, Umgang mit Inkontinenz genutzt. Heute werden diese Kurse v. a. auch für die Begleitung von psychisch Erkrankten, z. B. Menschen mit einer Demenz, angeboten. In diesem Fall werden sie z. B. von regionalen Alzheimergesellschaften oder der Wohlfahrtspflege organisiert. Diese Kurse können für Familien sehr hilfreich sein. Diese werden im **Umgang mit herausforderndem Verhalten** und schwierigen Kommunikationssituationen geschult. Ein weiterer wesentlicher Vermittlungsaspekt ist das Verständnis für die besondere Lebenswelt und Verhaltensweise der an Demenz erkrankten Angehörigen.

9.1.4 Differenzierung des Hilfebedarfs nach § 43b und § 45a SGB XI

Zusätzliche Betreuung und Aktivierung nach § 43b SGB XI

Alle Pflegebedürftigen in stationären Pflegeeinrichtungen haben nach dem Pflegeversicherungsgesetz „Anspruch auf zusätzliche Betreuung und Aktivierung, die über die nach Art und Schwere der Pflegebedürftigkeit notwendigen Versorgung hinausgeht" (SGB XI). Diese Regelung gibt Personen mit Pflegebedarf in stationären Pflegeeinrichtungen einen individuellen Rechtsanspruch auf Maßnahmen der zusätzlichen Betreuung und Aktivierung gegen ihre Pflegekasse oder die private Kasse. Der Begriff der zusätzlichen Betreuung und Aktivierung deutet bereits an, dass es hier nicht um pflegerische Leistungen geht, sondern um ein zusätzliches Angebot, das ein Mehr an Normalität und sozialer Begleitung gewährleisten soll. Leistungsberechtigt sind alle Bewohner in der stationären und teilstationären Versorgung, aber auch in der Kurzzeitpflege (Richtlinie nach § 53 SGB XI).

> **Definition**
>
> **Zusätzliche Betreuung und Aktivierung** umfasst Angebote, die dazu beitragen sollen, dass die Person mit Pflegebedarf größtmögliche Normalität und soziale Begleitung erfährt. Beispiele für solche Angebote sind Basteln, Kochen, Brett- und Kartenspiele, Musizieren, Vorlesen, Ausflüge. Sogenannte **zusätzliche Betreuungspersonen** unterbreiten diese Angebote, motivieren dazu, sie wahrzunehmen, begleiten und unterstützen die Personen mit Pflegebedarf dabei.
>
> Voraussetzungen:
> - Pflegegrad liegt vor (1–5)
> - die Person mit Pflegebedarf wird stationär gepflegt (vollstationär, teilstationär o. in Kurzzeitpflege)

Die Anforderung an die Schulung für Betreuungspersonen regelt die Richtlinie. Sie beinhalten im Wesentlichen folgende Aspekte:

- Die Ausbildung umfasst 160 Ausbildungsstunden und ein zweiwöchiges Berufspraktikum.
- Die Ausbildung ist in 3 Module aufgeteilt:
  - 100 h Theorie/Grundlagen (Modul 1)

  - 2-wöchiges Berufspraktikum (Modul 2)
  - 60-stündiger Aufbaukurs (Modul 3)
- Im weiteren Verlauf müssen die zusätzlichen Betreuungspersonen jährlich mind. 16 h Fortbildung absolvieren, in denen das Wissen aktualisiert wird und eine Reflexion der beruflichen Praxis stattfindet.
- Die Richtlinie beschreibt einige Hauptaufgaben von zusätzlichen Betreuungspersonen wie Malen, Kochen und Backen, Spaziergänge, Begleitung in die Kirche, Tanzen
- Betreuungspersonen können im Rahmen ihrer Tätigkeit unaufschiebbare Unterstützung bei Pflegebedürftigen leisten, sie dürfen aber nicht in regelmäßige und körperbezogene Pflegetätigkeiten eingebunden werden. Dieser Aspekt scheint wichtig zu sein, damit die zusätzlichen Betreuungspersonen auch tatsächlich zusätzliche Betreuungsleistungen erbringen und nicht zusätzliche Pflegeleistungen.
- Im stationären Bereich ist nachzuweisen, dass auf 20 Bewohner eine zusätzliche Betreuungsperson kommt

Diese verhältnismäßig neue Berufsgruppe kann wesentlichen Impulse und Angebote für die betroffenen Bewohner anbieten. Die Effektivität dieser Leistungen ist dabei auch davon abhängig, wie es der Bezugspflegefachperson gelingt, die zusätzlichen Betreuungspersonen in den Pflegeprozess mit einzubinden.

Angebote zur Unterstützung im Alltag nach § 45a SGB XI

Dieses Angebot soll dazu beitragen, dass die Person mit Pflegebedarf möglichst lange in seiner häuslichen Umgebung bleiben und seine sozialen Kontakte erhalten kann. Angebote sind:

- ehrenamtliche Helfer, die unter pflegefachlicher Anleitung die Betreuung von Pflegebedürftigen mit allgemeinem und besonderem Betreuungsbedarf in Gruppen oder im häuslichen Bereich übernehmen (**Betreuungsangebot**). Dies können Gruppen- oder Einzelbetreuungen sein. In Betracht kommen z. B. Betreuungsgruppen, insbesondere für demenziell erkrankte Menschen, Tagesbetreuungen in entsprechenden Einrichtungen oder die stundenweise Betreuung zu Hause.
- Angebote, die der gezielten Entlastung und Unterstützung von pflegenden Angehörigen und vergleichbaren Pflegepersonen dienen (**Angebote zur Entlastung von Pflegenden**). Zum Beispiel unterstützen sie im Haushalt (Wäsche, Kochen oder Wohnungsreinigung) oder beim Einkaufen. Auch Hilfen zur Tagesstrukturierung oder Freizeitgestaltung fallen darunter, etwa das Vorlesen aus Büchern und Zeitungen. Ebenso können die jeweiligen Dienstleister bei Apotheken- und Behördengängen, Antragstellungen oder Arzt- und Friseurbesuchen helfen. Alltagsunterstützend können auch Angebote sein, die soziale Kontakte und Aktivitäten fördern, also etwa Begleitung bei Besuchen von Veranstaltungen oder bei Spaziergängen.
- Angebote, die dazu dienen, die Personen mit Pflegebedarf bei der Bewältigung von allgemeinen oder pflegebedingten Anforderungen des Alltags zu unterstützen, insbesondere bei der Haushaltsführung oder bei der eigenverantwortlichen Organisation individuell benötigter Hilfeleistungen (Angebote zur Entlastung im Alltag). Pflegebegleiter helfen bei der Organisation der Pflege, pflegen aber selbst nicht. Auch können sie beratende und emotionale Unterstützung im Pflegealltag bieten. Gerade in Familien, wo psychisch erkrankte ältere Menschen gepflegt werden, können diese Leistungen eine wesentliche Entlastung darstellen, zumal die dafür zur Verfügung gestellten 125 Euro zu den anderen Leistungen hinzukommen. Die in diesem Rahmen bisher angebotenen Betreuungsleistungen wurden als niedrigschwellige Betreuungs- und Entlastungsangebote bezeichnet; der Gesetzgeber präferiert nun für diese Leistungen den Begriff „**Angebote zur Unterstützung im Alltag**". Die Umsetzung dieser Angebote hat der Gesetzgeber den Ländern übertragen.

So ist z. B. in NRW am 1. Januar 2017 die AnFöVO in Kraft getreten – die „Verordnung über die Anerkennung von Angeboten zur Unterstützung im Alltag und Förderung der Weiterentwicklung der Versorgungsstruktur in Nordrhein-Westfalen". Damit wird in NRW ein weiterer Beitrag zur Weiterentwicklung und zum Ausbau von qualitätsgesicherten Unterstützungsleistungen geleistet. Diese sollen den Pflegebedürftigen und den pflegenden Bezugspersonen in der häuslichen Versorgung zugutekommen.

Pflegebedürftige können nach Landesrecht anerkannte Angebote zur Unterstützung im Alltag nutzen und die hierdurch entstehenden Aufwendungen gegenüber der Pflegekasse geltend machen (im Rahmen der Kostenerstattung). Ihnen steht hierfür ein bestimmtes monatliches Budget zur Verfügung – seit dem 1. Januar 2017 ein monatlicher Entlastungsbetrag von 125 Euro sowie die Möglichkeit, bis zu 40 % ihres ambulanten Pflegesachleistungsanspruchs umzuwandeln. Hiermit werden die Leistungen der Pflegeversicherung flexibler als in der Vergangenheit.

Wer als Einrichtung Betreuungsangebote vorhält, muss über Betreuungspersonen verfügen, die eine mind. 40-stündige Ausbildung absolviert haben, diese müssen durch Fachkräfte begleitet werden (in NRW ca. 1 % der Zeit) und ihre Qualität regelmäßig sichern.

9.2 Beispiele sonstiger relevanter Leistungen

9.2.1 Weitere Leistungen der Krankenkasse

Häusliche Krankenpflege: Medizinische Behandlungspflege

Ist eine Person zur Durchführung von Verbandswechsel usw. nicht selbstständig in der Lage, so kann eine medizinische Behandlungspflege nach SGB V § 37 vom behandelnden Arzt verordnet werden. Die Behandlungspflege wird in aller Regel von Pflegefachpersonen eines ambulanten Dienstes durchgeführt. Die Leistungen der Behandlungspflege sind nach Schwierigkeitsgraden in 4 Gruppen aufgeteilt. Die Aufteilung dient nicht nur einer entsprechenden und differenzierten Honorierung der Leistung, sondern auch einer Zuordnung nach Ausbildungsgrad. So können Pflegefachpersonen die Leistungen aller 4 Gruppen erbringen. Krankenpflegehelfer und nachgeschulte Pflegepersonen können unter bestimmten Voraussetzungen Leistungen der ersten beiden Gruppen erbringen.

Medizinische Behandlungspflege im stationären Altenhilfebereich wird nicht gesondert entlohnt, sondern von den qualifizierten Pflegefachpersonen im Rahmen der Entgelte der verhandelten Tagessätze erbracht. Hierüber wird seit einigen Jahren aus verschiedenen Gründen diskutiert. Einer der Gründe ist die Zunahme der Mehrfacherkrankungen bei den Bewohnern in der stationären Pflege. Auch die Häufigkeit und Komplexität der Behandlung nimmt ständig zu, ohne dass sich dies jedoch in den Entgelten nachvollziehbar wiederspiegelt.

Hilfsmittel

Versicherte haben Anspruch auf Versorgung mit Hörhilfen, Körperersatzstücken, orthopädischen und anderen Hilfsmitteln, die im Einzelfall erforderlich sind, um den Erfolg der Krankenbehandlung zu sichern, einer drohenden Behinderung vorzubeugen oder eine Behinderung auszugleichen, soweit die Hilfsmittel nicht als allgemeine Gebrauchsgegenstände des täglichen Lebens anzusehen oder nach § 34 Abs. 4 SGB V ausgeschlossen sind. Die Hilfsmittel müssen mind. die im Hilfsmittelverzeichnis nach § 139 Abs. 2 SGB V festgelegten Anforderungen an die Qualität der Versorgung und der Produkte erfüllen, soweit sie im Hilfsmittelverzeichnis nach § 139 Abs. 1 SGB V gelistet oder von den dort genannten Produktgruppen erfasst sind. Der Anspruch auf Versorgung mit Hilfsmitteln zum Behinderungsausgleich hängt bei stationärer Pflege nicht davon ab, in welchem Umfang eine Teilhabe am Leben der Gemeinschaft noch möglich ist; die Pflicht der stationären Pflegeeinrichtungen zur Vorhaltung von Hilfsmitteln und Pflegehilfsmitteln, die für den üblichen Pflegebetrieb jeweils notwendig sind, bleibt hiervon unberührt.

9.2.2 Wohn- und Teilhabegesetz am Beispiel von NRW

Die Heimaufsicht ist für die Überwachung von Heimen für ältere, volljährige pflegebedürftige oder volljährige behinderte Menschen durch eine staatliche Stelle zuständig. Sie prüft, ob das Heim die Anforderungen des Heimgesetzes (HeimG) bzw. seiner landesrechtlichen Nachfolgeregelungen an den Betrieb eines Heimes erfüllt. Dies betrifft sowohl die Altenpflege- als auch die Behindertenheime. Das Heimgesetz ist Ländersache, daher gibt es in Deutschland auf die Bundesländer bezogen unterschiedliche Regelungen.

Im geltenden nordrhein-westfälischen Wohn- und Teilhabegesetz (WTG) mit seinen Verordnungen von 2017 heißt es in § 1:

„Dieses Gesetz hat den Zweck, die Würde, die Rechte, die Interessen und Bedürfnisse der Menschen, die Wohn- und Betreuungsangebote für ältere oder pflegebedürftige Menschen und Menschen mit Behinderung nutzen, vor Beeinträchtigungen zu schützen, die Rahmenbedingungen für Betreuungs- und Pflegepersonen positiv zu gestalten und die Einhaltung der den Leistungsanbieterinnen und Leistungsanbietern obliegenden Pflichten zu sichern."

Das WTG verfolgt den Zweck, die Rechte von pflegebedürftigen und älteren Menschen sowie von Menschen mit Behinderungen, die Wohn- und Betreuungsangebote nutzen, zu schützen. Diese Rechte sind insbesondere in § 1 Abs. 2 bis 4 WTG beschrieben. Die Prüfung und Beratung obliegen den Kreisen und den kreisfreien Städten. Damit liegt die Entscheidung, ob und inwieweit die Prüfung eines konkreten Prüfkriteriums vorgenommen wird, in der Hand der Behörde.

▸ **Prüfung der Einhaltung des Gesetzes.** Das Ministerium für Gesundheit, Emanzipation, Pflege und Alter (MGEPA) des Landes Nordrhein-Westfalen hat den entsprechenden Rahmenprüfkatalog erlassen (▸ Tab. 9.3). Die Prüfkategorien des Prüfkataloges sind angelehnt an die „Charta der Rechte hilfe- und pflegebedürftiger Menschen", heute kurz „Pflegecharta" genannt (BMFSFJ u. BMG 2019).

Weiter wird im WTG darauf hingewiesen, dass Überschneidungen mit den Prüfungen des MDK zu vermeiden sind. Im Prüfkatalog wird auch Stellung bezogen zu aktuellen Pflegethemen wie der „Entbürokratisierung". Im Rahmenprüfkatalog wird darauf hingewiesen, dass das Strukturmodell (EinSTEP) mit den Anforderungen kompatibel ist.

9

Tab. 9.3 Landeseinheitlicher Rahmenprüfkatalog (am Beispiel NRW) zur Qualitätssicherung von Wohn- und Betreuungsangeboten nach § 1 Abs. 4 des Wohn- und Teilhabegesetzes (WTG), Prüfkategorie Qualitätsmanagement [Tabelle basiert auf Angaben aus: MGEPA NRW 2020, BMFSFJ u. BMG 2019].

Rechte hilfe- und pflegebedürftiger Menschen gemäß § 1 Abs. 4 WTG in den Unterlagen/Konzepten des Qualitätsmanagements						
Artikel der Pflegecharta	**personelle Ausstattung**	**Wohnqualität**	**hauswirtschaftliche Versorgung**	**Gemeinschaftsleben, Alltagsgestaltung**	**Pflege und soziale Betreuung**	**Kundeninformation, Beratung Mitwirkung und Mitbestimmung**
Artikel 1. Selbstbestimmung und Hilfe zur Selbsthilfe: Jeder hilfe- und pflegebedürftige Mensch hat das Recht auf Hilfe zur Selbsthilfe und auf Unterstützung, um ein möglichst selbstbestimmtes und selbständiges Leben führen zu können.						
Artikel 2. Körperliche und seelische Unversehrtheit, Freiheit und Sicherheit: Jeder hilfe- und pflegebedürftige Mensch hat das Recht, vor Gefahren für Leib und Seele geschützt zu werden.						
Artikel 3. Privatheit: Jeder hilfe- und pflegebedürftige Mensch hat das Recht auf Wahrung und Schutz seiner Privat- und Intimsphäre.						
Artikel 4. Pflege, Betreuung und Behandlung: Jeder hilfe- und pflegebedürftige Mensch hat das Recht auf eine an seinem persönlichen Bedarf ausgerichtete, gesundheitsfördernde und qualifizierte Pflege, Betreuung und Behandlung.						
Artikel 5. Information, Beratung und Aufklärung: Jeder hilfe- und pflegebedürftige Mensch hat das Recht, auf umfassende Informationen über Möglichkeiten und Angebote der Beratung, der Hilfe und Pflege sowie der Behandlung.						

Tab. 9.3 Fortsetzung

Rechte hilfe- und pflegebedürftiger Menschen gemäß § 1 Abs. 4 WTG in den Unterlagen/Konzepten des Qualitätsmanagements						
Artikel der Pflegecharta	**personelle Ausstattung**	**Wohnqualität**	**hauswirtschaftliche Versorgung**	**Gemeinschaftsleben, Alltagsgestaltung**	**Pflege und soziale Betreuung**	**Kundeninformation, Beratung Mitwirkung und Mitbestimmung**
Artikel 6. Kommunikation, Wertschätzung und Teilhabe an der Gesellschaft: Jeder hilfe-und pflegebedürftige Mensch hat das Recht auf Wertschätzung, Austausch mit anderen Menschen und Teilhabe am gesellschaftlichen Leben.						
Zusätzlicher Punkt im WTG Katalog: Achtung der Würde in jeder Lebensphase, Wertschätzung erfahren						
Artikel 7. Religion Kultur und Weltanschauung: Jeder hilfe- und pflegebedürftige Mensch hat das Recht, seiner Kultur und Weltanschauung entsprechend zu leben und seine Religion auszuüben.						
Artikel 8. Palliative Begleitung Sterben und Tod: Jeder hilfe- und pflegebedürftige Mensch hat das Recht, in Würde zu sterben.						

Teil III

Gerontopsychiatrische Krankheitslehre

III

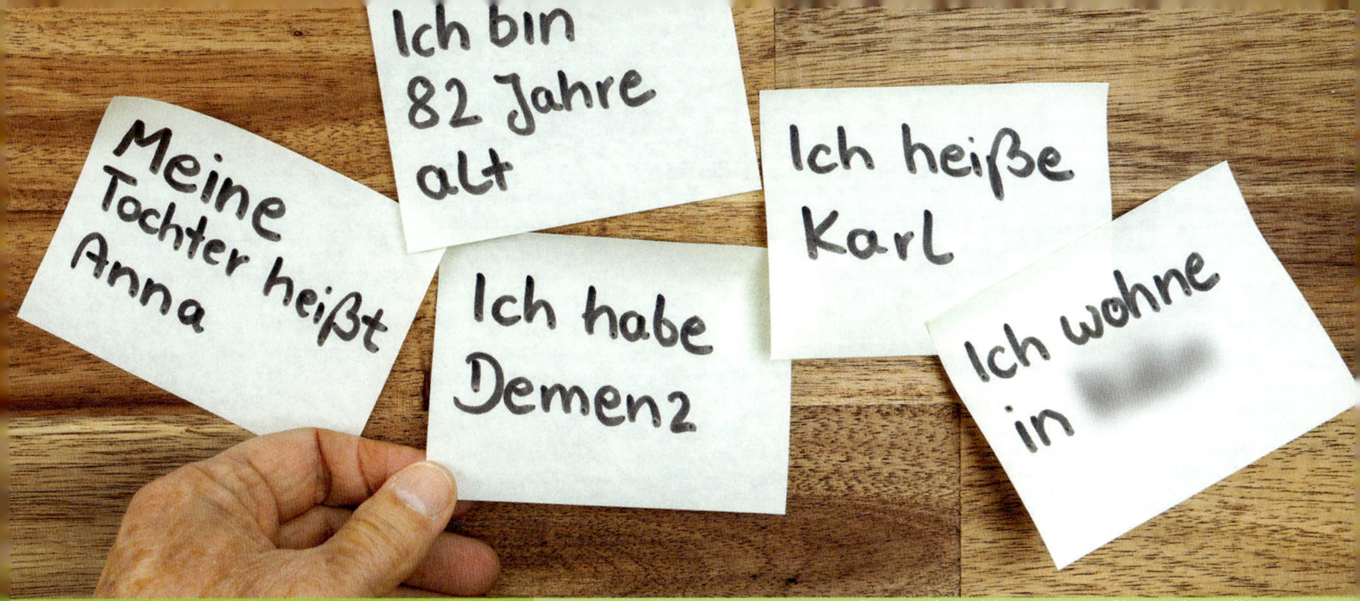

Quelle: © K. Oborny/Thieme Group – fiktiv nachgestellt

Kapitel 10

Organische psychische Störungen

10 Organische psychische Störungen

10.1 Demenzen

Die Demenzen zählen zu den häufigsten psychiatrisch-neurologischen Erkrankungen des höheren Alters. Ihre Symptome wurden bereits bei Literaten und Philosophen der Antike und des Mittelalters beschrieben. Übersetzt wird der Begriff mit „Verlust des Verstandes" oder „Unvernunft". Kaum eine andere Erkrankung betrifft uns derart in unserem rationalen Menschenbild wie die Demenz. Die Erkrankung von Personen des öffentlichen Lebens, z. B. Rita Hayworth, Herbert Wehner, Ronald Reagan, Walter Jens, Peter Falk, Rudi Assauer oder Sean Connery hat in den vergangenen Jahren viel zur Beschäftigung v. a. mit der Alzheimer-Demenz beigetragen.

10.1.1 Symptomatik

Die Demenzen gehen i. d. R. mit einem **Abbau** sog. höherer geistiger Fähigkeiten wie
- dem Gedächtnis,
- der Orientierung (▶ Abb. 10.1),
- dem Denk- und Urteilsvermögen oder
- der Sprache einher.

Im Verlauf der Erkrankung verändern sich
- das Verhalten,
- die emotionale Kontrolle und
- die Persönlichkeit,

sodass das gewohnte soziale Alltagsleben immer stärker beeinträchtigt wird. Es handelt sich also um weit mehr als um eine Gedächtnisstörung. Meist verlaufen Demenzen **chronisch oder fortschreitend**.

Nach **ICD-10** (Dilling et al. 2015) müssen die unten aufgezählten Symptome mind. 6 Monate bestehen und andere Krankheitsbilder wie die Depression, das Delir, angeborene Intelligenzminderungen oder ein organisches amnestisches Syndrom müssen als Differenzialdiagnosen ausgeschlossen werden. Symptome sind:
- Das Gedächtnis nimmt ab, zu beobachten ist eine starke Beeinträchtigung der Funktionsfähigkeit im täglichen Leben.
- Die Störung betrifft zunächst typischerweise die Aufnahme, das Speichern und die Wiedergabe neuer Informationen.
- In späteren Stadien der Krankheit ist auch das Altgedächtnis betroffen.
- Das Denkvermögen und die Urteilsfähigkeit sind vermindert.
- Sprache, Handeln oder Erkennen sind gestört.
- Die emotionale Kontrolle ist verschlechtert.
- Das Sozialverhalten und die Persönlichkeit sind verändert, Bewusstseinseintrübung ist ausgeschlossen.

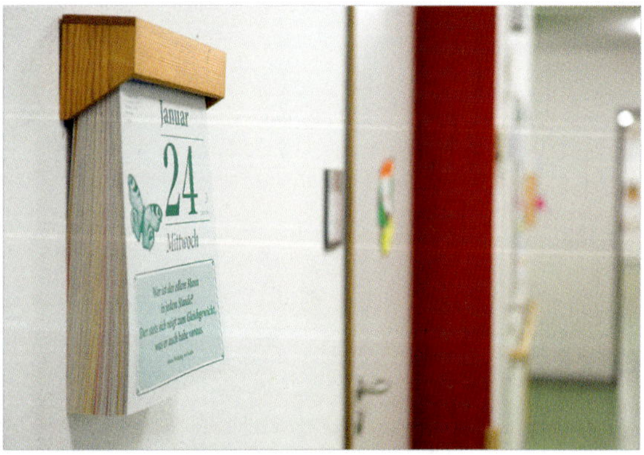

Abb. 10.1 Zeitliche Orientierung. Häufig geht als frühes Zeichen einer Demenz die zeitliche Orientierung verloren.
(Quelle: © K. Oborny/Thieme Group)

Trotz dieser zur Diagnosefindung geforderten, gemeinsamen Symptome kann der **Verlauf** der Demenzen sehr unterschiedlich sein. Dies betrifft sowohl den individuellen Verlauf einer Demenzform als auch den Verlauf der zahlreichen verschiedenen Formen der Demenz. So kann ein einmaliges Ereignis, wie ein umfassender zerebrovaskulärer Insult oder ein hypoxischer Hirnschaden, bereits durch eine einmalige Schädigung des Gehirns eine Demenz begründen. Bei einer Creutzfeldt-Jakob-Erkrankung kann eine Demenz rasch fortschreitend zum Tode führen. Manche Formen, wie z. B. die frontotemporale Demenz, beginnen zunächst vordergründig mit Veränderungen der Persönlichkeit, ohne dass zu Beginn die kognitiven Einbußen im Alltag auffällig wären.

Merke

M!

Die Demenz ist weit mehr als nur eine Gedächtnisstörung. Vielmehr betrifft sie die Orientierung ebenso wie das Denken, das Urteilen, die Sprache, das Handeln und das emotionale Erleben des erkrankten Menschen.

Häufig werden bereits zu Beginn der Erkrankung Gedächtnisstörungen, visuell-räumliche Störungen und die Veränderung der Benennung beobachtet (Wallesch u. Förstl 2017a). Die weiteren Symptome und die oft daraus resultierenden Begleitsymptome folgen im Verlauf der Erkrankung, allerdings je nach Demenztyp in unterschiedlicher Reihenfolge und Ausprägung.

Amnesie

Das prominenteste Defizit durch eine Demenz ist der Verlust des Gedächtnisses, der sich negativ auf die Leistungsfähigkeit des **Kurz-**, **Langzeit**- und auf das **Prospektivgedächtnis** auswirkt.

Definition

Amnesie ist ein Gedächtnisschwund und eine Erinnerungslosigkeit, die zu Beginn der Demenz v. a. das Neugedächtnis betrifft. Die Folge ist, dass neue Inhalte nicht mehr aufgenommen werden können. Inhalte sind von dem Betroffenen selbst mit Unterstützung nicht oder nur sehr schwer erinnerbar. Bei einer Merkfähigkeitsstörung ist die Möglichkeit herabgesetzt, Eindrücke länger als 10 min zu behalten. Bei der Gedächtnisstörung ist die Fähigkeit beeinträchtigt, Eindrücke und Erfahrungen länger als 60 min zu behalten.

Im Verlauf der Erkrankung verliert der Betroffene selbst gut konsolidierte Teile seines Altgedächtnisses. In der Folge gehen die persönliche Lebensgeschichte und damit auch zunehmend die eigene Persönlichkeit verloren. Die Auswirkungen dieser Veränderungen führen bei den Betroffenen dazu, Angehörige oder sich selbst auf aktuellen Fotografien nicht mehr zu erkennen. Damit wird das direkte Umfeld im Verlauf der Erkrankung immer fremder und damit auch angsteinflößender.

Verlust der Abstraktionsfähigkeit, Störung des abstrakten Denkens

Hierbei handelt es sich um die herabgesetzte Fähigkeit logisch, zusammenhängend und zielgerichtet zu denken und zu planen. Der demenzkranke Mensch erkennt **Unterschiede** nicht mehr und es fällt ihm zunehmend schwerer **Zusammenhänge** herzustellen.

Entscheidungsstörung

Bei Entscheidungsstörungen ist das **Urteilsvermögen** gestört. Dies bedeutet die Abnahme der Fähigkeit, Situationen, Gegebenheiten und die Wirklichkeit adäquat zu erfassen und in den jeweiligen sozialen Kontexten entsprechend zu handeln. Der Mensch mit Demenz verliert dadurch zunehmend Wertvorstellungen wie richtig/falsch oder gut/böse.

Störung des visuell räumlichen Denkens

Neben der Gedächtnisstörung verändert sich bereits früh im Verlauf der Erkrankung die Fähigkeit, räumliche Bezüge von Gegenständen zu verstehen sowie deren gemeinsame Funktionen zu erkennen und zu nutzen. Die Folgen dieser Veränderungen zeigen sich z. B. im alltagspraktischen Handeln. So wird das Besteck in den Schubladen nicht mehr richtig verstaut, die Anordnung von Besteck, Nahrungsmitteln und Dekoration wird nicht verstanden und das Ziffernblatt einer Uhr mit den Zeigern verliert an Bedeutung. Die **perspektivische Tiefenwahrnehmung** ist gestört.

Aphasie

Die Sprache ist bei den verschiedenen Demenzerkrankungen unterschiedlich betroffen. Während zu Beginn Wörter nicht gefunden werden, kommt es mit zunehmender Erkrankung zu **Benennungsstörungen**. Im Spätstadium der Erkrankung verstummt der Erkrankte ganz. Der Verlust der Sprache führt im Alltag zu Umschreibungs- und Vermeidungsstrategien (Wallesch u. Förstl 2017a). Die Sprachmelodie und die Betonung der Silben, aber auch die Inhalte werden immer undeutlicher, sodass dem Sprechen des Erkrankten oft nicht mehr gefolgt werden kann.

Agnosie

Definition

Agnosie ist die Unfähigkeit zur bewussten Verarbeitung von Sinneseindrücken, die von intakten Sinnesorganen aufgenommen und an das Gehirn weitergeleitet werden. Der Betroffene kann seinen Wahrnehmungen keine Bedeutung mehr zuordnen. Agnosien können alle Sinnesarten betreffen.

Es gibt verschiedene Ausprägungen der Agnosie, die bei demenziellen Syndromen vorkommen können, z. B.:

- Agnosie für Objektorientierung
- Anosognosie
- Prosopagnosie

Wenn dieses Vermögen verschwindet – dies geschieht meistens allmählich – verlieren viele Dinge im Umfeld ihre Bedeutung.

▸ **Anosognosie**

Definition

Anosognosie bezeichnet die Unfähigkeit eines Betroffenen, seine eigene Krankheit und die durch sie bedingten Funktionsausfälle zu erkennen.

Mit Fortschreiten der Erkrankung zeigen viele Menschen mit Demenz eine fehlende Einsicht in ihr Kranksein.

▸ **Prosopagnosie.** Eine besondere agnostische Störung, die bei den vielen demenziell erkrankten Menschen anzutreffen ist, wird Prosopagnosie genannt. Diese Störung führt zu einem Nichterkennen von Gesichtern, man spricht auch von „**Gesichtsblindheit**". Dies bedeutet, dass der Betroffene seine nächsten Angehörigen nicht mehr erkennt, dafür aber wildfremde Menschen anspricht als wären es seine Verwandten.

Apraxie

Definition

Apraxie bedeutet, dass der Patient unfähig geworden ist, seine Motorik so zu planen und einzusetzen, dass normale, ziel- und zweckgerichtete Bewegungsabläufe und damit Handlungen ausgeführt werden können.

Die Apraxie hat für den Alltag gravierende Folgen. Zunächst sind komplexe Handlungsabläufe erschwert wie Telefonieren oder das Benutzen von öffentlichen Verkehrsmitteln. Bei fortschreitender Erkrankung sind Handlungen wie das An- und Auskleiden oder das selbstständige Essen betroffen. Apraxie ist die im Alltag wichtigste Beeinträchtigung und somit häufig die direkte Ursache für die Pflegebedürftigkeit.

Die Palette apraktischer Störungen ist breit, eine wichtige Sonderform der Apraxie ist die **Sprechapraxie**, bei der gehäuft Versprecher auftreten.

Eine weitere Unterscheidung ist die in ideomotorische und ideatorische Apraxie:

- **ideomotorische Apraxie:** Störung bei der Ausführung von symbolischen Handlungen oder Gesten. Handlungsabläufe können nicht mehr nachgeahmt werden.
- **ideatorische Apraxie:** Störung des Gebrauchs von Objekten, wie Haare kämmen mit einer Zahnbürste statt mit dem Kamm. Geht diese Fähigkeit verloren, stellen sich typische Verhaltensweisen ein: die Unterhose wird über den Kopf gezogen, die Socken über die Hände. Nahrungsmittel, die nicht zueinander passen, werden auf den Teller genommen, um sie dann durcheinander zu rühren.

Merke

Die Apraxie ist fast immer ein Grund für einen erhöhten Pflegebedarf nach dem Pflegeversicherungsgesetz.

Alexie, Agrafie, Akalkulie

Definition

Alexie: nicht lesen können
Agrafie: nicht schreiben können
Akalkulie: nicht rechnen können

Diese Fähigkeiten gehen im Laufe der Erkrankung unterschiedlich schnell verloren. So verbleibt die Fähigkeit, eine Unterschrift zu leisten, relativ lange erhalten.

Verlust der emotionalen Kontrolle

Im Verlauf der Demenz verändern sich die Wahrnehmung und der Umgang mit Gefühlen, diese können dann stark schwanken (**Affektlabilität**). Diese Schwankungen in den Gefühlsäußerungen, die fehlende Kontrolle der Gefühle kann zu plötzlicher Freude führen und kurze Zeit später in große Trauer umschlagen (**Affektinkontinenz**). Für betreuende Personen ist dieser schnelle und manchmal kaum nachvollziehbare Wechsel der Emotionalität herausfordernd.

Motivation und Antrieb

Ein häufiges Begleitsymptom der Demenz ist die Störung des gezielten Antriebs. Der Antrieb kann sowohl gesteigert als auch reduziert sein, oft wird jedoch von dem Menschen mit Demenz keine bestimmte Absicht verfolgt. Dies führt bei Aktivitäten wie Arbeiten oder Spielen oft zu einer **Ablenkbarkeit**. Eine schnelle **Ermüdbarkeit** und eine Verlangsamung bis zur **Apathie** können im Verlauf der Erkrankung ebenfalls auftreten.

Lernaufgabe

Wenn Sie an Menschen mit Demenz denken, die Sie betreuen, welche der zuvor beschriebenen Symptome weisen diese auf? Worin bestehen ihre individuellen Unterschiede – trotz derselben Diagnose?

10.1.2 Epidemiologie

Der Anteil der demenziell erkrankten Menschen in der jeweiligen Altersgruppe steigt mit zunehmendem Alter an. Obwohl die statistischen Daten bezüglich der diagnostischen Präzision, der Einbeziehung von Schweregraden sowie der einzelnen Demenzformen von unterschiedlicher Qualität sind, schwankt die geschätzte Gesamtprävalenz für Menschen ab 65 Jahren in Europa bei 8,6 % (Bickel 2020).

Für den Fall, dass es zu keiner durchgreifenden medizinischen Behandlungsmöglichkeit kommt, sagen einzelne Prognosen je nach Bevölkerungsentwicklung bis zum Jahr 2060 eine Steigerung der Zahl der demenziell Erkrankten auf ca. 2,3 bis ca. 2,9 Millionen allein in Deutschland (Bickel 2020) voraus. Aufgrund ihrer längeren Lebenserwartung liegt die Lebenszeitprävalenz bei den Frauen mit ca. ⅔ deutlich höher als bei den Männern. Hierzu mag auch beitragen, dass Frauen länger als Männer mit einer Demenz zu überleben scheinen. ▸ Tab. 10.1 gibt einen Überblick über die durchschnittliche Rate der in unterschiedlichen Feldstudien bzw. Metaanalysen in Deutschland gemessenen Prävalenzen (Bickel 2020).

Tab. 10.1 Prävalenz der Demenzen in Deutschland nach Alter [Tabelle basiert auf Angaben aus: Bickel 2020].

Alter in Jahren	Prävalenz von Demenzen in %	geschätzte Zahl von Menschen mit Demenz in Deutschland
65–69	1,3	62 960
70–74	3,3	116 830
75–79	7,0	329 300
80–84	12,1	376 730
85–89	24,9	323 560
90 und älter	44,8	324 790
65 und älter	8,6	1 534 170

Durchschnittlich liegt die Erkrankungsrate bei über 100-Jährigen weltweit bei ca. 60 %. Nimmt man nun die steigende Anzahl von 100-jährigen Menschen, wird deutlich, dass damit nicht nur die Anzahl demenziell erkrankter Menschen steigt, sondern sich auch die Art der Beschwerden verändern wird. Im Jahr 2017 lebten in Deutschland ca. 16 500 Menschen, die über 100 Jahre alt waren, Tendenz steigend.

Betrachtet man die mittlere Inzidenzrate pro Jahr der Demenzen in Deutschland, liegt diese bei 2,0 %. Die Zahlen für die Alzheimer-Demenz sind dabei sehr einheitlich, die der anderen Demenzen je nach Studie jedoch stark voneinander abweichend. Bezogen auf die Zahlen des Jahres 2015 schätzt der psychiatrische Epidemiologe Horst Bickel daraus 331 000 neu an Demenz Erkrankte pro Jahr (Bickel 2020).

Lernaufgabe

Bis zum Jahr 2060 steigt die Zahl der demenziell Erkrankten in Deutschland voraussichtlich auf ca. 2,3 bis ca. 2,9 Millionen an. Überlegen Sie, was dieser Anstieg konkret für die Altenpflege und -betreuung bedeutet. Leiten sie mögliche Strategien ab, um den daraus resultierenden Herausforderungen zu begegnen.

10.1.3 Diagnostik

Die Sicherstellung der Diagnose einer Demenz ist eine multiprofessionelle Aufgabe. Sie sollte **ambulant** erfolgen, da eine stationäre Aufnahme durch die stark veränderten Umgebungsbedingungen zu einer Überforderung der Bewältigungsmechanismen des Betroffenen führen kann. Schlimmstenfalls kann eine stationäre Aufnahme zu einer „Destabilisierung" führen, die eine Rückkehr in das gewohnte Umfeld erheblich erschweren kann.

Um dieser komplexen diagnostischen Aufgabe gerecht zu werden, wurden in den vergangenen Jahren zahlreiche sog. **Gedächtnisambulanzen** oder Memorykliniken (S. 445) gegründet. Darüber hinaus existieren **Schwerpunktpraxen**, die ebenfalls diese Aufgabe übernehmen. Eine Demenzdiagnostik muss prinzipiell folgende Fragen beantworten können:

- Liegt eine beginnende Demenz in Abgrenzung zur leichten kognitiven Störung bzw. altersentsprechenden Veränderungen vor? – Frühdiagnostik.

- Gibt es Anzeichen für eine andere psychisch überlagernde Erkrankung? – Differenzialdiagnostik.
- Lassen sich die erhobenen Befunde einem bestimmten Typus der Demenz bzw. Erkrankung zuordnen? – Diagnostik der zugrunde liegenden Erkrankung.
- Welchen Schweregrad hat die Störung und wie verändert sie sich im Verlauf? – Verlaufsdiagnostik.
- Welche Hilfen benötigt der Betroffene, um sein Leben weiter bewältigen zu können? – Verhaltensdiagnostik.

Die Betroffenen oder ihre Angehörigen wenden sich häufig zunächst an den Hausarzt, der auch bei dieser Krankheit eine wesentliche „Lotsenfunktion" besitzt. Mittlerweile liegen **kurze und validierte Testverfahren** (S.68) vor (z. B. DemTect, MoCa oder MMST), die ein Screening ermöglichen.

Generell sollte jede psychische Veränderung im Alter ernst genommen und diagnostisch abgeklärt werden, da unabhängig von einer Demenz eine behandelbare Erkrankung vorliegen kann. Gerade die Frühdiagnostik der Demenzen stellt ein **ethisches Dilemma** dar. Einerseits ist es sinnvoll, möglichst früh die Erkrankung zu erfassen, um sie ggf. medikamentös oder sekundärprophylaktisch behandeln zu können. Auch ermöglicht die frühe Diagnostik dem Betroffenen, Dinge für sein weiteres Leben zu einem Zeitpunkt zu regeln, an dem ihm dies noch möglich ist. Andererseits liegen bezüglich der diskutierten Vorstadien einer Demenz vom Alzheimer-Typ, wie möglicherweise der „leichten kognitiven Störung", bislang keine überzeugenden Therapieoptionen vor. Das bedeutet, der Betroffene wird mit einer Diagnose konfrontiert, ohne dass es Möglichkeiten gibt, die Krankheit zu heilen.

Zur Diagnosestellung werden folgende Untersuchungen und Befunde herangezogen (modifiziert nach Ihl 2002):

- Eigenanamnese
- Fremdanamnese
- psychopathologischer Befund
- körperliche Untersuchung
- neurologische Untersuchung
- Laborparameter, inkl. Liquordiagnostik
- testpsychologische Untersuchung (Kurztests, Testbatterie des Konsortiums zur Einrichtung eines Registers für die Alzheimer-Krankheit – CERAD, spezifische Testbatterien)
- Untersuchung der kardialen Funktion (z. B. EKG)
- Elektroenzephalogramm (EEG)
- kraniale Computertomografie (cCT), ggf. Magnetresonanztomografie (cMRT)

▶ **Eigen- und Fremdanamnese.** Oft sind es zunächst die Angehörigen, die Veränderungen bei den Betroffenen bemerken. Die Eigenanamnese kann dadurch erschwert sein, dass der Erkrankte seine Symptome zu überspielen versucht oder sie in späteren Stadien nicht mehr zu benennen weiß. So kommt der Fremdanamnese eine große Bedeutung zu. Zu fragen ist nach der Beschreibung der Symptome, ihrem ersten Auftreten und dem weiteren Verlauf. Sinnvoll ist es, sich Situationen schildern zu lassen, die **besondere Anforderungen** an das Gedächtnis bzw. Denk- und Urteilsvermögen stellen, z. B.:

- Verhalten in fremder Umgebung
- Einkäufe
- Erledigung von Geldangelegenheiten oder Steuererklärungen
- Veränderung von gewohnten Verhaltensweisen
- verändertes Verhalten im beruflichen Kontext

Selbstverständlich müssen bisherige Erkrankungen sowie die Einnahme von Medikamenten miteinbezogen werden.

▶ **Psychopathologischer Befund.** Der psychopathologische Befund dient der Erhebung weiterer, nicht kognitiver Symptome. So geht z. B. die Demenz vom Alzheimer-Typ bereits zu Beginn zu ca. 30 % mit **Verhaltens- und psychischen Symptomen** (engl. behavioural and psychological symptoms of dementia, BPSD) einher. Im Verlauf der Erkrankung finden sich bei ca. 50–60 % eine depressive Stimmung und bei bis zu 50 % Wahnvorstellungen. Psychomotorische Unruhe zeigt sich mit einem Gipfel im mittleren Stadium bei 20–50 %. Auch bei leichten Schweregraden werden bei 10–20 % der Betroffenen Halluzinationen beschrieben (Ihl 2002). Als weitere, mögliche Symptome sind zu nennen:

- Schlafstörungen
- Misstrauen
- Gereiztheit
- Sprachverlangsamung
- Antriebsarmut
- Affektlabilität

▶ **Diagnostik mit zunehmender Bedeutung.** Zunehmend hat die **Liquordiagnostik** nicht zuletzt für eine differenzialdiagnostische Zuordnung an Bedeutung gewonnen, wie z. B. die Abgrenzung von einer Depression oder die Zuordnung zu einem bestimmten Demenztyp. **Molekulare Bildgebungen** wie FDG-PET, Amyloid-PET oder FP-CIT-Spect sind bei unklaren Verläufen bzw. Frühformen angezeigt. Bei PET-Verfahren wird dem Patienten eine schwach radioaktiv markierte Substanz injiziert, die sich in einem Zielgewebe (z. B. Amyloid-Plaques) anreichert und dieses im Rahmen der Detektion sichtbar macht. Dies gilt auch für eine genetische Diagnostik. Eine **Bluttestung** auf das Risiko einer Alzheimer-Erkrankung befindet sich vor der Zulassung (Stand 9/2020).

Lernaufgabe

Welche diagnostischen Verfahren werden in Ihrer Einrichtung verwendet?

10.1.4 Einteilung der Demenz

Leichte kognitive Beeinträchtigung

Die leichte kognitive Beeinträchtigung (LKB, engl. mild cognitive impairment, MCI) beschreibt möglicherweise ein Stadium vor der diagnostizierbaren Demenz.

Eine LKB, insbesondere eine progrediente Beeinträchtigung des Gedächtnisses, kann ein Vorbote einer Demenz sein (Wallesch u. Förstl 2017b). Die betroffenen Menschen haben dann ein deutlich erhöhtes Risiko, eine Demenz zu entwickeln. Menschen mit diesen Veränderungen können z. B. mittels DemTect (S.69) identifiziert werden.

Die LKB ist nicht nur wegen der Identifikation von Leistungsstörungen von Bedeutung, sondern v. a., weil bei einem besseren Verständnis dieser Störung eine Früherkennung von Demenzen möglich zu sein scheint.

Schweregrad der Demenzen

Häufig wird eine Unterteilung der Demenzen in leichte, mittelgradige und schwere Beeinträchtigungen bzw. Stadien vorgenommen, so z. B. in der ICD-10. Aus diesem Grund werden in ▶ Tab. 10.2 3 Einschätzungssysteme einander gegenübergestellt. Zur Verdeutlichung werden die Stadien kognitiver, nicht kognitiver und den Alltag beeinflussender Faktoren gegenübergestellt.

Die **Global Deterioration Scale** (GDS) nach Reisberg (S.71) beschreibt die demenzielle Entwicklung in 7 Stadien. Der **Mini-Mental-Status-Test** (MMST) nach Folstein (S.70), eines der bekanntesten Assessments, schätzt den Schweregrad entsprechend der im Test erreichten Punktzahlen in leichte, mittelschwere und schwere Demenz ein.

Tab. 10.2 Einteilung einer Demenz in Schweregrade.

ICD-10	GDS	MMST	Störungsbereich	Symptome/Ausmaß der Beeinträchtigung (basierend auf Herrschaft u. Glaser 2003)
leichte kognitive Beeinträchtigung („mild cognitive impairment")				• subjektives Klagen über Gedächtnisstörung, • keine objektiven Leistungseinbußen, • mögliche depressive Symptome, • keine Einschränkung im Alltag
leichte Demenz	2–3	18–24	kognitiv	• Abnahme von Gedächtnis, Denkvermögen und Informationsverarbeitung, • Lernen, Wortfinden und Benennen ist erschwert
			Alltag	• Selbstversorgung ist noch möglich, • komplizierte Aufgaben fallen zunehmend schwer
			nicht kognitiv	• emotionale Gereiztheit, • weniger belastbar, • depressive Symptome können auftreten
mittelgradige Demenz	4–5	10–17	kognitiv	• alle neuen Informationen werden nur noch kurz behalten, • Dinge des täglichen Lebens werden vergessen, • räumliche Orientierungsstörungen, • die Sprache wird einfacher
			Alltag	• Selbstversorgung ist stark eingeschränkt, • es werden nur noch einfache Tätigkeiten durchgeführt
			nicht kognitiv	• chronobiologische Störungen, • Unruhe, umherirren, • Angst, • Abwehrverhalten, • Wahnstörungen, • Harninkontinenz
schwere Demenz	6–7	< 10	kognitiv	• neue Informationen werden nicht behalten, • Verwandte nicht erkannt, • räumliche Orientierung ist verloren, • zunehmend weniger Sprache
			Alltag	• überwiegende Betreuung und Pflege notwendig, • erforderliche Selbstpflege geht verloren
			nicht kognitiv	• Schluckstörungen, • Inkontinenz, • Bettlägerigkeit, • Unruhe, • chronobiologische Störungen, • Enthemmung ist möglich

Primäre und sekundäre Demenzformen

Definition

Primäre Demenzen haben ihren Ursprung im Gehirn.

- Gehen die Nervenzellen ohne äußerlich erkennbare Ursachen zugrunde, spricht man von **primär degenerativen Demenzen** wie z. B. die Alzheimer-Krankheit, die frontotemporalen Demenzen oder die Lewy-Körperchen-Demenz.
- Führen Veränderungen in der Durchblutung des Gehirns zur Demenz wird von einer **vaskulären Demenz** gesprochen.

Bei den **sekundären Demenzen** ist die Demenz die Folge anderer Erkrankungen, die das Gehirn sekundär schädigen wie z. B. Hirntumore, Hirntraumata, Hypothyreose, Infektionen oder chronischer Alhoholkonsum.

Primäre Demenzen stellen die Mehrzahl der Demenzen bei den über 65-Jährigen.

Kortikale und subkortikale Demenzformen

Eine weitere Kategorisierung der Demenzformen teilt nach dem überwiegenden **Ort der neurologischen Veränderungen** in kortikale bzw. subkortikale Demenzen ein. Die wesentlichen Unterschiede in der Psychopathologie sind in ▸Tab. 10.3 aufgeführt. Typische kortikale Demenzen sind die Alzheimer-Demenz oder die frontotemporale Demenz, subkortikale Demenzen sind z. B. Chorea Huntington und die Demenz bei Morbus Parkinson.

Die Unterscheidung zwischen kortikaler und subkortikaler Demenz war ursprünglich anatomisch begründet. Der auffälligste Unterschied der beiden Gruppen sind die primär motorischen Störungen, die bei klassischen subkortikalen Demenzen früher auftreten, bei kortikalen zunächst fehlen und erst spät im Krankheitsverlauf erscheinen.

Tab. 10.3 Unterschiede zwischen kortikalen und subkortikalen Demenzen.

	kortikale Demenz z. B. Alzheimer-Demenz, frontotemporale Demenz	subkortikale Demenz z. B. SAE, Chorea Huntington, Demenz bei Morbus Parkinson
Sprache	häufig: Aphasie, semantische Störungen Sprechen: normal	häufig: Dysarthrie Sprechen: leise, oft verlangsamt
sonstige kognitive Funktionen	häufig qualitativ gestört: • Orientierung • Denkvermögen • Urteilsvermögen	meist quantitativ gestört: • verlangsamt • umständlich • bruchstückhaft
Gedächtnis	Störung des • Kurzzeitgedächtnisses • episodischen Gedächtnisses • Lernvermögens	Störungen des Abrufens von Gedächtnisinhalten
Körperhaltung	zu Beginn unbeeinträchtigt	nach vorne gebeugt
Gang	zu Beginn unbeeinträchtigt	oft verändert: • kleinschrittig • breitbeinig • 180 °-Kehrtwendungen unsicher
Bewegungen	zu Beginn unbeeinträchtigt	oft gestört: • verlangsamt • Koordinationsstörungen • Tremor • Akinese oder Dystonie

10.1.5 Demenztypen

In der Fachliteratur werden über 100 verschiedene Erkrankungen aufgeführt, die zu einer Demenz führen können. Alle demenziellen Entwicklungen haben in Bezug auf ihre Symptomatik einen vergleichbaren Ablauf, der inhaltlich, aber nicht zeitlich vorbestimmbar ist.

Alzheimer-Demenz

Beschreibung

Der Name, der mit ca. 60 % häufigsten Demenzform, geht auf den Arzt Alois Alzheimer zurück, der 1906 einen typischen Fall mit progredienter Gedächtnisschwäche, räumlicher Orientierungsstörung, paranoiden Denkinhalten und einer ausgeprägten Ratlosigkeit beschrieb.

> **Merke**
>
> Die zeitlichen Verläufe schwanken individuell sehr stark und hängen u. a. davon ab, in welchem Alter die Diagnose gestellt wird. So kann ein 60-Jähriger mit der Erkrankung durchaus 20 Jahre leben, während ein 85-Jähriger eine wesentlich kürzere Lebenserwartung hat.

Im Verlauf der Erkrankung kommt es zu einer Degeneration des Gehirns, bei der es zu Ablagerungen durch sog. **Plaques** kommt. Man nimmt an, dass eine Störung des Abbaus oder des Abtransports des **Amyloids** eine wesentliche pathogenetische Rolle spielt und damit Mitverursacher einer Alzheimer-Krankheit ist. Eine weitere Veränderung ist das Auftreten von **Neurofibrillen**, in denen sich das sog. hyperphosphorylierte **Tau-Protein** ablagert. Beide Veränderungen gelten als typisch für die Alzheimer-Krankheit (▸ Abb. 10.2).

Mittlerweile wird jedoch auch kritisch zur Diskussion gestellt, ob es sich bei der Alzheimer-Demenz um eine Erkrankung oder um eine „normale" Alterserscheinung handelt. Begründet wird diese Aussage u. a. damit, dass die zuvor beschriebenen Veränderungen nicht automatisch mit dem Ausbilden einer demenziellen Symptomatik korrelieren (Wetzstein 2005, Withehouse u. George 2009).

Häufigkeit und Verlauf

Das häufigste klinische Erscheinungsbild der Demenz ist durch die Alzheimer-Krankheit begründet. Die Erkrankung gilt mit einem Anteil von über 60 % als Hauptursache aller Demenzen (Bickel 2020). Dies mag auch ein Grund dafür sein, dass landläufig bei Vorliegen einer Demenz vom „Alzheimer" gesprochen wird.

Die Alzheimer-Krankheit ist ein langsam **fortschreitender degenerativer Prozess** mit einer vermutlichen Dauer von 20–30 Jahren. Die Diagnose wird erst im Verlauf beim Auftreten der ersten Symptome gestellt. Die altersspezifische Sterberate ist bei Menschen mit Demenz deutlich erhöht (WHO 2012). Als Todesursache werden Pneumonien, zerebrovaskuläre Erkrankungen oder Herz-Kreislauf-Erkrankungen angegeben (Förstl et al. 2010, Dasch et al. 2018). Europäische Studien gehen von einer **mittleren Krankheitsdauer** der Alzheimer-Demenz von 3–6 Jahren aus. Bei einem Krankheitsbeginn im Alter unterhalb von 65 Jahren beläuft sich die Dauer im Durchschnitt auf 8–10 Jahre. In einigen Fällen gab es jedoch auch Überlebenszeiten von 20 und mehr Jahren (Bickel 2020). Nach dem schwedischen Demenzregister (Haaksma et al. 2020 zit. nach Bickel 2020) verringert sich die Überlebenszeit bei Diagnosestellung zwischen 65 und 75 Jahren unter den Männern auf 6,1 Jahre und unter den Frauen auf 7,5 Jahre. Bei Diagnosestellung zwischen 75 und 85 Jahren geht sie bei Männern auf 4,4 Jahre bzw. bei Frauen auf 5,6 Jahre und oberhalb von 85 Jahren auf 2,8 bzw. auf 3,6 Jahre zurück (Bickel 2020).

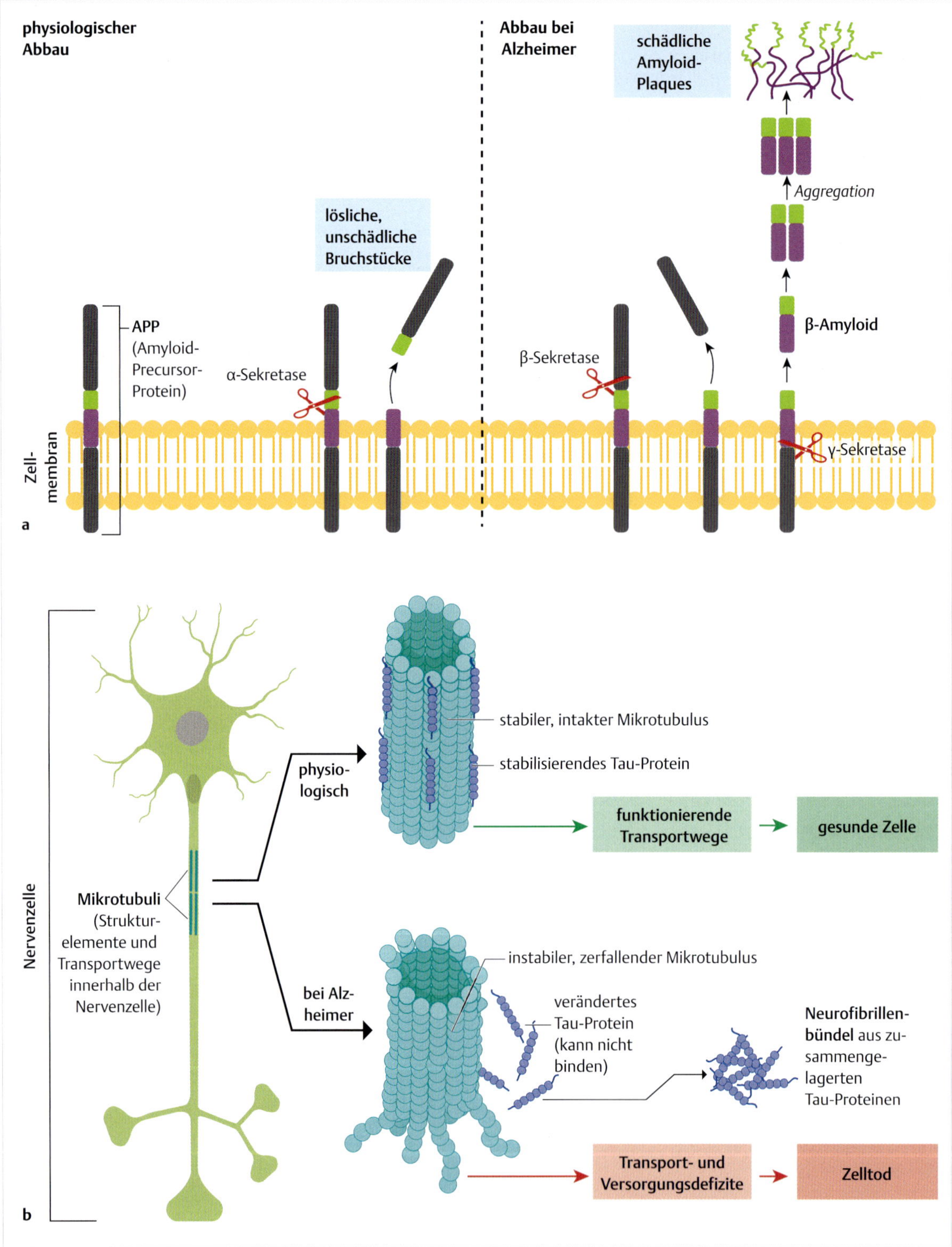

Abb. 10.2 Vereinfachte Darstellung der histologischen Veränderungen bei einer Alzheimer-Demenz.

a Amyloid-Plaques. Das Amyloid-Vorläufer-Protein (engl. Amyloid-Precursor-Protein; APP) ist ein Protein, das in allen Zellmembranen vorkommt. Es wird durch verschiedene Enzyme (Sekretasen) aufgespalten. Je nach Enzym entstehen unterschiedliche Spaltprodukte. Als physiologisch wird der Abbau mithilfe der α-Sekretase angenommen, bei dem lösliche, unschädliche Bruchstücke entstehen. Bei Spaltung durch die β- und γ-Sekretase entsteht β-Amyloid, welches aggregiert und schließlich Amyloid-Plaques bildet. Diese Plaques werden bei Alzheimer-Patienten vermehrt beobachtet und stören Verbindungen zwischen Nervenzellen. (Quelle: © Thieme Group)

b Neurofibrillenbündel. Tauproteine werden durch überaktive Enzyme (Proteinkinasen) verändert (verstärkt phosphoryliert) und können dadurch nicht mehr an Mikrotubuli binden und diese stabilisieren. In der Folge verliert die Nervenzelle ihre Transportwege und geht zugrunde. Die veränderten Tau-Proteine lagern sich zu Neurofibrillenbündeln zusammen. (Quelle: © Thieme Group)

Genetik der Alzheimer-Krankheit

Schätzungen zufolge stehen in bis zu 80 % der Fälle zahlreiche genetische Faktoren in Zusammenhang mit der Alzheimer-Erkrankung (Karaca et al. 2018). Diese Veränderungen sind jedoch in weniger als 3 % der alleinige Auslöser. Der mit Abstand wichtigste genetische Risikofaktor sind die **Varianten des Apolipoprotein-E-Gens**, welches 8 % der gesunden Personen vorweisen, jedoch 40 % der an Alzheimer-Erkrankten (Müller u. Bertram 2016).

Neuroanatomische Veränderungen

Im Verlauf der Alzheimer-Erkrankung werden die neuroanatomischen Veränderungen makroskopisch sichtbar (▶ Abb. 10.3).

Bereits früh hat der Neuroanatom Heiko Braak (Braak u. Braak 1991) eine Stadieneinteilung der neuroanatomischen Veränderungen der Alzheimer-Erkrankung vorgenommen. Auf der Basis der Autopsie von nicht dementen und dementen Personen untersuchte er extrazelluläre Amyloidablagerungen und intraneuronale neurofibrilläre Veränderungen. Das Verteilungsmuster und die Packungsdichte der **Amyloidablagerungen** erwiesen sich als von begrenzter Bedeutung für die Differenzierung der neuropathologischen Stadien der Alzheimer-Erkrankung. Neurofibrilläre Veränderungen traten in Form von **neuritischen Plaques**, **neurofibrillären Verwachsungen** und **neuropilen Fäden** auf.

Das Fortschreiten dieser Ablagerungen wird in 6 Stadien gegliedert (Braak u. Braak 1991; ▶ Abb. 10.4). Die ersten beiden Stadien sind durch eine entweder leichte oder schwere Veränderung der transentorhinalen Schicht Prä-Alpha gekennzeichnet (transentorhinale Stadien I–II). In diesem Stadium (Braak-Stadien I und II) beschränken sich die Ablagerungen auf den entorhinalen Kortex und den parahippokampalen Kortex, die in die Gedächtnisbildung und Geruchsidentifikation involviert sind und somit wahrscheinlich die frühen Störungen beim verzögerten Gedächtnisabruf und bei der Geruchsidentifikation bedingen. Die beiden Formen der limbischen Stadien (Braak-Stadien III–IV) sind durch eine auffällige Affektion der Prä-Alpha-Schicht sowohl in der transentorhinalen Region als auch im eigentlichen entorhinalen Kortex gekennzeichnet. Das zentrale Zeichen der beiden isokortikalen Stadien (Braak-Stadien V–VI) ist die Zerstörung praktisch aller isokortikalen Assoziationsbereiche. Meist wird die klinische Diagnose der Demenz erst in den Stadien III–VI gestellt.

Diagnostik und Symptome

Die Alzheimer-Krankheit unterliegt einer Ausschlussdiagnostik, Kriterien nach DSM-5 (APA 2018) bzw. ICD-10 (Dilling et al. 2015) sind z. B.

- das Vorliegen einer Demenz,
- ein schleichender Beginn und progrediente Verschlechterung,
- kognitive Verschlechterungen,
- die Symptome können nicht auf andere Erkrankungen des ZNS zurückgeführt werden (Insulte, Hirntumoren, Normaldruckhydrozephalus usw.) oder auf systemische Erkrankungen (wie Hypothyreose oder Neurosyphilis).

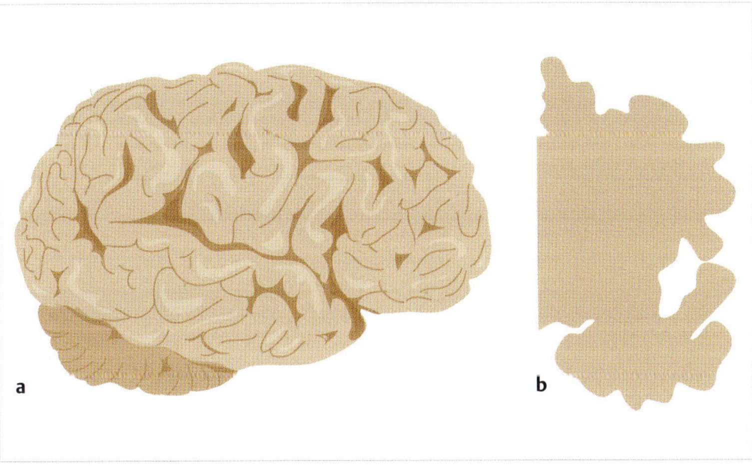

Abb. 10.3 Makroskopische Veränderungen bei der Alzheimer-Demenz.
a Seitenansicht. Gut sichtbar sind die verschmälerten Gyri (Gehirnwindungen) und erweiterten Sulci (Gräben) im Bereich des temporalen, parietalen und frontalen Kortex. (Quelle: © Thieme Group)
b Querschnitt einer durch Morbus Alzheimer veränderten (atrophierten) Gehirnhälfte. (Quelle: © Thieme Group)

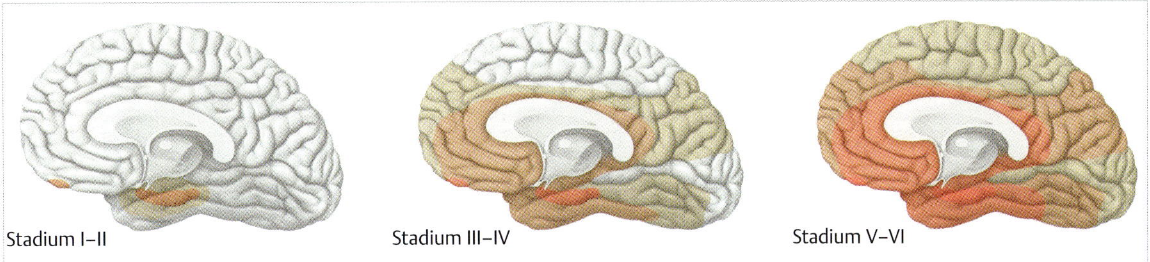

Abb. 10.4 Ausbreitung der Alzheimer-Erkrankung über das Gehirn. Stadieneinteilung nach Braak und Braak. Stadium I–II: verändertes Aussehen der Nervenzellen im Randbereich der entorhinalen Rinde (zählt zum Allokortex); noch keine klinischen Symptome. Stadium III–IV: limbisches System mitbetroffen (ebenfalls Allokortex); erste klinische Symptome. Stadium V–VI: Gesamter Isokortex betroffen; klinisches Vollbild erreicht. (Quelle: Schünke M, Schulte E, Schumacher U. Prometheus LernAtlas der Anatomie. Kopf, Hals und Neuroanatomie. Illustrationen von Voll M. und Wesker K. 5. Aufl. Stuttgart: Thieme; 2018)

Typische Veränderungen bei Menschen mit Demenz vom Alzheimer-Typ (DAT; engl. Alzheimer's Disease Dementia, AD dementia) sind:

- Beeinträchtigung des Kurzzeitgedächtnisses, des episodischen und semantischen Gedächtnisses,
- die Sprache ist zunehmend betroffen in der Flüssigkeit, der Wortfindung und im Informationsgehalt,
- Beeinträchtigung des Wiedererkennens,
- praktische Fähigkeiten wie Planen von Bewegungen und das Erkennen gehen verloren,
- Verschlechterung bei der Koordination und bei der Visokonstruktion (Abläufe bei Handlungen in der richtigen Reihenfolge durchführen),
- Veränderungen der Persönlichkeit,
- Antrieb, Interesse und Initiative gehen zurück,
- Aufmerksamkeit geht verloren, geteilte Aufmerksamkeit ist eingeschränkt,
- Orientierung in den verschiedenen Teilbereichen geht verloren.

▸ Tab. 10.4 gibt einen Überblick über die diagnostischen Kriterien für eine „wahrscheinliche" und eine „mögliche" Alzheimer-Demenz. Die allgemeinen Demenzkriterien sind bei der „wahrscheinlichen Demenz bei Alzheimer-Krankheit" erfüllt.

▸ Allgemeine Demenzkriterien der S3-Leitlinie „Demenzen". Kognitive oder verhaltensbezogene Veränderungen

- beeinträchtigen bei Alltagsaktivitäten,
- sind eine Verschlechterung im Vergleich zum vorherigen Zustand,
- können nicht durch ein Delir oder eine psychische Erkrankung erklärt werden.
- Die kognitive Störung wird diagnostiziert mihilfe einer Eigen- und einer Fremdanamnese sowie einer objektiven Bewertung der kognitiven Leistung durch eine kognitive Testung oder eine klinisch-kognitive Untersuchung. Sofern Anamnese und kognitive, orientierende klinische Untersuchung nicht ausreichen, sollte eine neuropsychologische Testung erfolgen.
- Mindestens 2 der folgenden Bereiche müssen beeinträchtigt sein:
  - Gedächtnis
  - Verstehen und Durchführung komplexer Aufgaben sowie Urteilsfähigkeit
  - räumlich-visuelle Funktionen
  - Sprachfunktionen
  - Veränderungen im Verhalten („Persönlichkeitsveränderungen")

Bei der leichten kognitiven Störung („mild cognitive impairment", MCI) sind die Alltagsfunktionen im Gegensatz zur Demenz noch nicht durch die kognitive oder Verhaltensstörung beeinträchtigt (DGPPN u. DGN 2016).

Darüber hinaus sind **Wahnsymptome**, wie Bestehlungswahn oder Verarmungswahn, häufig zu beobachten. In wahrscheinlich 20 % der Fälle kommt es nach der Gerontopsychiaterin Gabriela Stoppe (2003) zu optischen oder akustischen **Halluzinationen**. Halluzinationen bedeuten für den Betroffenen meist Angst und Verzweiflung, weil „er die Welt nicht mehr versteht". Es kann aber auch Halluzinationen mit angenehmem Inhalt geben. Fühlt

Tab. 10.4 NIA-AA-Kriterien für die Demenz bei Alzheimer-Krankheit [Tabelle basiert auf Angaben aus: DGPPN u. DGN 2016, S3-Leitlinie Demenzen].

Wahrscheinlichkeit	Kriterien
wahrscheinliche Demenz bei Alzheimer-Krankheit	1. allgemeine Demenzkriterien erfüllt 2. langsamer Symptombeginn über Monate bis Jahre 3. eindeutige anamnestische oder beobachtete kognitive Verschlechterung 4. erste und deutliche Symptome sind a) anamnestische Variante (häufigste Form): Defizit der episodischen Gedächtnisfunktionen, zusätzlich sollte ein Defizit in einer weiteren der oben genannten Domänen bestehen b) non-anamnestische Varianten – sprachbezogene Variante – visuell-räumliche Variante – exekutive Variante **Ausschlusskriterien:** 1. substanzielle zerebrovaskuläre Erkrankung (Schlaganfall mit zeitlicher Verbindung zum Beginn der kognitiven Störung oder multiple oder große Infarkte oder schwere Veränderungen der weißen Substanz 2. deutliche Symptome für die Lewy-Körperchen-Demenz 3. deutliche Symptome der frontotemporalen Demenz 4. Hinweis für andere Ursachen der kognitiven Störung
mögliche Demenz bei Alzheimer-Krankheit	1. atypischer Verlauf: typische kognitive Symptomausprägung, aber plötzlicher Beginn oder nicht ausreichende anamnestische Angaben zum Verlauf der kognitiven Verschlechterung oder nicht ausreichende objektive Dokumentation der Verschlechterung 2. ätiologisch gemischte klinische Präsentation: typische Symptomausprägung, aber mit zerebrovaskulärer Erkrankung (Schlaganfall mit zeitlicher Verbindung zum Beginn der kognitiven Störung oder multiple oder große Infarkte oder schwere Veränderungen der weißen Substanz) oder zusätzlich deutliche Symptome der Lewy-Körperchen-Demenz oder zusätzlich Hinweis für andere Erkrankungen oder Medikamenteneinnahmen mit erheblichen Effekten auf die Kognition
Demenz, wahrscheinlich nicht durch die Alzheimer-Krankheit bedingt	1. Klinische Kriterien für die Demenz bei Alzheimer-Krankheit treffen nicht zu. 2. Oder a) Klinische Kriterien für die wahrscheinliche oder mögliche Demenz bei Alzheimer-Krankheit treffen zu, es liegen aber ausreichende Hinweise für eine andere Ursache der Demenz vor (z. B. HIV-Demenz, Morbus Huntington). b) Klinische Kriterien einer möglichen Demenz bei Alzheimer-Krankheit treffen zu, aber sowohl die Amyloid-Marker als auch die Marker für neuronale Schädigung sind negativ.

NIA-AA-Kriterien = Klinische Kriterien des National Institute on Aging and Alzheimers Association

der Betroffene sich bedroht und leidet unter seinen Wahrnehmungsstörungen, müssen **antipsychotische Medikamente** in Erwägung gezogen werden. Diese können aber einen deutlichen negativen Einfluss auf viele andere Lebensbereiche (Gehfähigkeit, Antrieb usw.) haben, sodass hier eine sehr wohlüberlegte Abwägung stattfinden muss.

Menschen mit DAT leiden in 30 % der Fälle in der Initialphase zusätzlich an einem **depressiven Syndrom** (Schneider u. Bartels 2018). Dies bedeutet, dass sich gerade zu Beginn der Erkrankung die Symptome der DAT mit depressiven Symptomen mischen können. Auf die differenzialdiagnostischen Erwägungen wird später gesondert eingegangen.

Verändertes Verhalten

Mit Fortschreiten der Demenz treten Verhaltensweisen wie

- Wandern,
- Rufen,
- Tag-Nacht-Umkehr,
- Affektlabilität und
- eigentümlicher Umgang, z. B. mit Essen oder Ausscheidungen, auf.

Verhaltensstörungen mit Fremdaggression, Hyperoralität und sexueller Enthemmung als Ausdruck mitbeteiligter frontaler Hirnstrukturen sind bei der DAT seltener und treten meist erst im fortgeschrittenen Verlauf auf. Sporadisch können auch aggressive Handlungen oder eine akute Unruhe auftreten. Die Verhaltensweisen können eine direkte Folge von Symptomen der Demenz sein. Es ist aber ebenfalls möglich, dass sie auf unerwünschte Wirkungen von Medikamenten, einem Delir oder einer Depression zurückzuführen sind.

Neben den organischen Ursachen für verändertes Verhalten kommen auch Schmerzen, ein stark verändertes Umfeld oder nicht befriedigte Grundbedürfnisse wie Hunger, Durst oder Harndrang als Erklärung für veränderte Verhaltensweisen infrage. Diese Bedürfnisse sollten auf der Suche nach den Ursachen erwogen werden, denn sie sind häufig der Grund für Fehlreaktionen. Problematisch ist für den dementen Menschen, dass er seine Bedürfnisse oder die Art von Missempfindungen, v. a. in späteren Stadien der Erkrankung, nicht mehr adäquat artikulieren kann.

Therapie

▶ Abb. 10.5 verdeutlicht unterschiedliche Aspekte des Verlaufs einer Alzheimer-Demenz. Während sich die kognitiven Einbußen erst zum klinischen Krankheitsbeginn zeigen, finden sich Amyloid- und Tau-Proteinablagerungen bereits Jahre vor dem Auftreten der ersten Symptome. Nach derzeitigem Stand ist eine (kausale) Therapie deshalb nur vor Beginn einer manifesten Demenz möglich (optionales therapeutisches Fenster), da mit Beginn der Erkrankung die vorliegenden Schädigungen nicht rückgängig gemacht werden können und somit keine effektive kausale Therapie mehr zur Verfügung steht. Bei einer manifesten Demenz erfolgt die Behandlung rein symptomatisch, z. B. mit Acetylcholinesterasehemmern oder Memantin. Sie sind für das frühe und mittlere oder das späte Stadium zugelassen. Eine Herausforderung stellt die Beeinflussung der Verhaltensänderungen dar, die im mittleren Stadium häufig in Form von herausforderndem Verhalten auftreten, im Verlauf dann aber wieder deutlich nachlassen. Zu den weiteren medikamentösen und nicht medikamentösen Behandlungsmöglichkeiten siehe auch Buchteil IV (S. 300). Ob der Einsatz der heute zur Verfügung stehenden Antidementiva bis ans Lebensende eines Menschen mit Demenz indiziert ist, ist weiterhin umstritten. ▶ Abb. 10.5 zeigt zudem, dass die Alzheimer-Demenz bereits früh mit Veränderungen der Stimmung einhergeht. Angst und Depressivität treten häufig auf. Zum Ende hin verlieren die meisten Menschen mit Demenz völlig ihre eigenständige Mobilität.

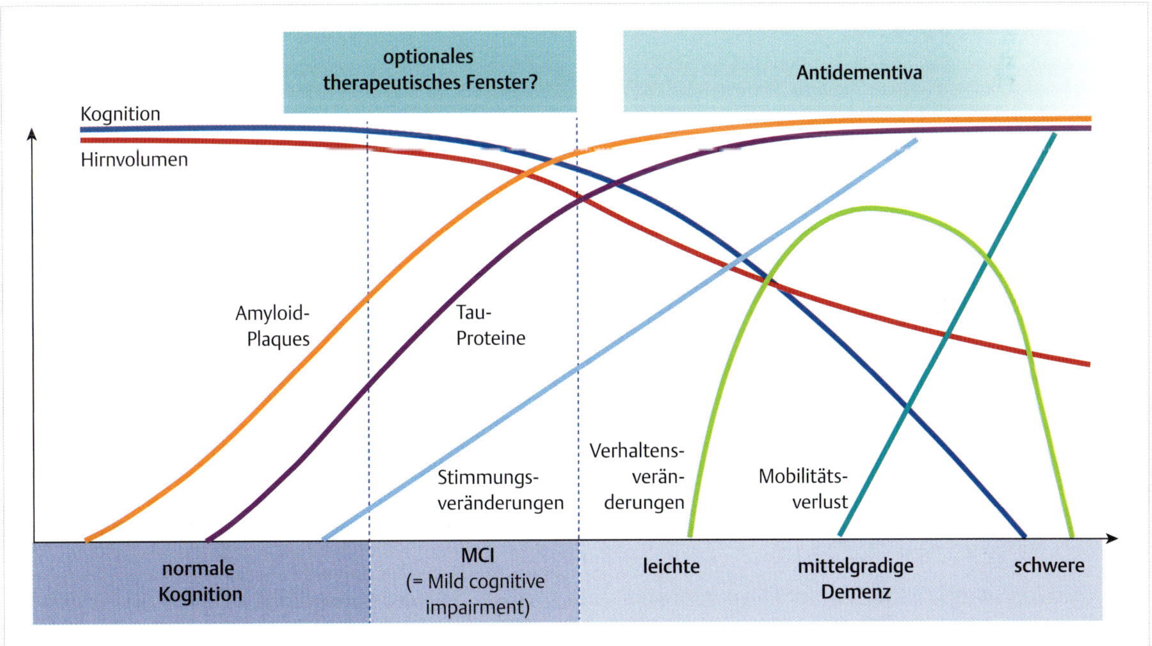

Abb. 10.5 Alzheimer-Demenz. Neuroanatomische Veränderungen, psychische Veränderungen und therapeutische Möglichkeiten im zeitlichen Verlauf. (Quelle: © Thieme Group)

Prävention

Ursächlich wirkende oder vorbeugende Maßnahmen für die Alzheimer-Erkrankung sind nicht bekannt. Risikostudien zum Rauchen zeigten lange Zeit widersprüchliche Ergebnisse, die Mehrheit der Wissenschaftler geht mittlerweile von einer Risikoerhöhung aus. In geringem Maße haben Wein und Bier offenbar eine protektive Wirkung, vermehrt genossen steigt das Erkrankungsrisiko. Arterielle Hypertonien scheinen ebenfalls das Risiko zu erhöhen. Es gibt eine Reihe von Faktoren, die eine DAT beeinflussen; so führt eine anforderungsreiche geistige und/oder körperliche Aktivität zu einer Reduzierung des DAT-Risikos. Dies bedeutet, dass Gedächtnistraining und Sport nicht den Krankheitsverlauf an sich verändern, jedoch das Erkrankungsrisiko vermindern können.

Therapeutische Forschungsansätze

Die Forschung zu Therapie und Prävention der Alzheimer-Krankheit basiert auf den grundlegenden Annahmen zur deren Pathologie. So gibt es Ansätze der Immunisierung gegenüber Amyloidablagerungen (z. B. durch „Impfung"), Ansätze zur Beeinflussung von Sekretasen, die bei der Entstehung des β-Amyloids beteiligt sind, oder die Ansätze zur Beeinflussung der τ-Pathologie. Der Forschungsstand Mitte 2020 ist jedoch desillusionierend bzw. ernüchternd, da zahlreiche Ansätze ihre Wirksamkeit in den relevanten Phase-III-Studien (Vergleich gegenüber Plazebo) nicht belegen konnten. Derzeit befinden sich nur 2 Wirkstoffe in dieser Erprobung. Mit den ersten Ergebnissen ist nicht vor 2024 zu rechnen.

Im Jahr 2019 hat eine chinesische Studie zur Wirkung von Natrium-Oligomannat, einen aus Braunalgen gewonnenen Naturstoff gezeigt, dass dieser einer Akkumulation von neuroinflammatorischen Zellen, die in Verbindung mit der Entstehung der Alzheimer-Krankheit gesehen werden, im Darm entgegenwirkt. In einer randomisierten, doppelblinden und plazebokontrollierten Studie mit 818 Patienten mit leicht bis mittelschwer ausgeprägter Alzheimer-Erkrankung hatte Natrium-Oligomannat bereits nach vierwöchiger Anwendung zu einer statistisch signifikanten Verbesserung kognitiver Leistungen geführt (Wang et al. 2019). Der Wirkstoff ist mittlerweile in China zugelassen, muss aber vor einer Zulassung in Europa oder den USA zur Bestätigung seiner Wirksamkeit noch weitere Phase-III-Studien durchlaufen.

10

Nahrungsergänzungsmittel

Die Datenlage zur Therapieempfehlungen mit Nahrungsergänzungsmitteln ist weiterhin widersprüchlich. So zeigte weder die Gabe von Vitamin B_{12}, B_6, E, Folsäure oder ω-3-Fettsäuren einen signifikanten Effekt auf die Verbesserung der Kognition bei Patienten mit MCI oder einer Alzheimer-Demenz. Diätetische Nahrungsmittel zeigten in Studien ebenfalls **keine ausreichende Wirksamkeit**, um eine generelle Empfehlung aussprechen zu können (von Arnim 2018).

Vaskuläre Demenzen

Beschreibung

Definition

Als **vaskuläre Demenz** bezeichnet man alle demenziellen Syndrome, die auf Erkrankungen der Hirngefäße basieren. Männer sind häufiger betroffen als Frauen (Hamann 2017).

Die vaskulären Demenzen werden in 3 Gruppen unterteilt:

- subkortikale vaskuläre Enzephalopathien, wie die Binswanger-Krankheit
- Multiinfarktdemenz (MID)
- Einzelinfarkte

Häufig liegt eine gemischte Form vor, bei der Anteile der DAT und der vaskulären Demenz gemeinsam auftreten.

Häufigkeit und Verlauf

Vaskuläre Demenzen sind in Europa die zweithäufigsten Erkrankungen unter den Demenzen mit einem Anteil von 10–30 % aller Demenzen. Die subkortikale Erscheinungsform (Morbus Binswanger) ist mit ca. 21–36 % die häufigste Form vaskulärer Demenzen (Bürger et al. 2003a).

Die kortikalen Formen der MID verlaufen stufenförmig und die Lebenserwartung ist geringer als bei der DAT (Hamann 2017). Der Verlauf des Morbus Binswanger ist eher langsam und progredient.

Die weit fortgeschrittene vaskuläre Demenz unterscheidet sich kaum noch von einer schweren DAT, abgesehen von den zusätzlich erworbenen neurologischen Symptomen, die abhängig von der Lokalisation der Schädigung individuell sehr unterschiedlich sein können.

Merke

Vaskuläre Demenzen sind üblicherweise durch einen raschen Beginn und starke Schwankungen im Krankheitsverlauf gekennzeichnet. Eine stufenweise Verschlechterung der kognitiven Leistung gilt als obligat für vaskuläre Demenzen.

Diagnostik und Symptome

Zur Diagnose der vaskulären Demenzen werden kognitive Screening-Tests eingesetzt wie der **MMST** (S. 70). Aber auch speziellere Verfahren werden genutzt, wie

- das strukturierte Interview zur Diagnose der Alzheimer- und Multiinfarktdemenz (**SIDAM**) oder
- der Hachinsiki-Ischämie-Score (**HIS**), der zur Abgrenzung zwischen vaskulären und degenerativen Demenzen dient.

Ergänzend werden bildgebende Untersuchungen wie kraniale Computertomografie (c**CT**) oder kraniale Magnetresonanztomografie (c**MRT**) durchgeführt.

► **Unterschiedliche Symptomatik bei kortikaler und subkortikaler vaskulärer Demenz. Kortikale** vaskuläre Demenzen (MID) werden von **subkortikalen** vaskulären Demenzen (Binswanger-Krankheit) unterschieden. Bei der 1. Gruppe können neben der Demenz oft plötzlich auftretende motorische und aphasische Zeichen beobachtet werden. In der 2. Gruppe treten häufig Affektlabilität, Verlangsamung, Interessenverlust und Wesensänderungen in den Vordergrund.

► **Charakteristische Merkmale vaskulärer Demenzen.** Trotz der Vielfältigkeit der vaskulären Erkrankung können einige Merkmale als charakteristisch zugeordnet werden (vergleiche hierzu auch ► Tab. 10.5). So kommt es meistens schon im frühen Krankheitsstadium zu **Gangstörungen** mit kleinschrittigem, schlurfendem oder auch spastischem Gangbild. Die Folge sind häufige Stürze. Eine **Dranginkontinenz** kann in der Frühphase auftreten. Ebenfalls können **Lähmungen, Akinesen** (Bewegungsarmut) sowie

Tab. 10.5 NINDS-AIREN-Kriterien für wahrscheinliche vaskuläre Demenz [Tabelle basiert auf Angaben aus: DGPPN u. DGN 2016, S3-Leitlinie „Demenzen"].

Erkrankung	Kriterien
Demenz	kognitive Verschlechterung bezogen auf ein vorausgehendes höheres Funktionsniveau – manifestiert durch **Gedächtnisstörung und Störungen bei mindestens 2 der folgenden Fähigkeiten:** • Orientierung • Aufmerksamkeit • Sprache • visuell-räumliche Fähigkeiten • Urteilsvermögen • Handlungsfähigkeit • Abstraktionsfähigkeit • motorische Kontrolle • Praxie **Alltagsaktivitäten müssen gestört sein** **Ausschlusskriterien:** • Bewusstseinsstörung • Delirium • Psychose • schwere Aphasie • ausgeprägte sensomotorische Störung, die eine Testung unmöglich macht • systemische oder andere Hirnerkrankungen, die ihrerseits kognitive Störungen verursachen können

zerebrovaskuläre Erkrankung	**zentrale fokal neurologische Zeichen mit und ohne anamnestischen Schlaganfall und Zeichen einer relevanten zerebrovaskulären Erkrankung im cCT/cMRT**
	als relevant eingestufte zerebrovaskuläre Läsionen im radiologischen Befund abhängig von der Lokalisation:
	• Schlaganfälle, Großgefäßterritorien:
	  ○ beidseitig A. cerebri anterior
	  ○ A. cerebri posterior
	  ○ parietotemperale und tempoparietale Assoziationszentren
	  ○ superiore frontale und parietale Wasserscheidengebiete
	• Kleingefäßerkrankungen:
	  ○ Basalganglien und frontale Marklagerlakunen
	  ○ ausgedehnte periventrikuläre Marklagerläsionen
	  ○ beidseitige Thalamusläsionen
	Ausmaß:
	• Großgefäßläsionen in der dominanten Hemisphäre
	• beidseitige hemisphärische Großgefäßläsionen
	• Leukoenzephalopathie ≥ 25 % des Marklagers

eine Verknüpfung von Demenz/zerebrovaskulärer Erkrankung	**definiert durch mindestens eine der folgenden Bedingungen:** • Beginn der Demenz innerhalb von 3 Monaten nach einem Schlaganfall • abrupte Verschlechterung kognitiver Funktionen • fluktuierende oder stufenweise Progression der kognitiven Defizite **unterstützende Merkmale:** • früh auftretende Gangstörungen • motorische Unsicherheit und häufige Stürze • Blasenstörung (häufiger Harndrang, nicht urologisch erklärbar) • Pseudobulbärparalyse • Persönlichkeitsstörungen und Stimmungsänderungen, Abulie, Depression, • emotionale Inkontinenz, andere subkortikale Defizite

NINDS-AIREN = National Institute of Neurological Disorders and Stroke – Association Internationale pour la Recherche et l'Enseignement en Neurosciences

Sprach- und Schluckstörungen auftreten (Hamann 2017). Aber auch eine ausgeprägte **Affektlabilität** kann die Folge sein, die sich in unkontrolliertem Lachen oder Weinen äußert (Haberl u. Schreiber 2005).

Verändertes Verhalten

Ein einheitliches Verhaltensbild kann bei den vaskulären Demenzen nicht vorliegen, da Störungen v. a. davon abhängen, welche Form der Demenz vorliegt (kortikal oder subkortikal) und ob bestimmte Gehirnregionen besonders betroffen sind. Allerdings können **Ängstlichkeit** und **emotionale Labilität**, **Reizbarkeit** und **Persönlichkeitsveränderungen** besonders auffallen.

Therapie

Eine kausale Therapie steht nicht zur Verfügung. Angeraten wird eine konsequente Behandlung der Risikofaktoren wie Hypertonus oder Diabetes mellitus, da hierdurch das Fortschreiten der Demenz zumindest für eine gewisse Zeit aufgehalten werden kann. Zu den weiteren medikamentösen und nichtmedikamentösen Behandlungsmöglichkeiten siehe auch Buchteil IV (S. 300).

Prävention

Eine Prävention besteht im Wesentlichen in der Minimierung der vaskulären Risikofaktoren (Haberl u. Schreiber 2005):

- Reduktion der Hypertonie
- Senkung des Cholesterins
- Regulierung des Fettstoffwechsels
- Verbesserung des Vitaminstatus (ins. Vitamin B_{12} und Folsäure)
- Regulation des Diabetes mellitus

Frontotemporale Degeneration

Beschreibung

Der Psychiater und Neurologe Arnold Pick beschrieb bereits 1892 diese Form der Demenz, bei der es zu einer frontalen oder linkstemporalen Großhirnatrophie kommt. Diese besondere Erkrankung ist als Morbus Pick in die Medizin eingegangen. Heute kennt man verschiedene Erkrankungen, die sich in diesem Hirnareal manifestieren und gemeinsam als frontotemporale Lobärdegenerationen (FTLD) bezeichnet werden.

Häufigkeit und Verlauf

Der Anteil der **Frontalhirndemenzen** (FTLD) an allen Demenzformen wird mit 3–9 % angegeben (Diehl-Schmid 2017). Wahrscheinlich ist der Anteil der frontotemporalen Demenzen (FTD) an den Demenzen größer als bisher angenommen. Am Ende der Erkrankung ist die FTD jedoch nur noch schwer von der Alzheimer-Demenz zu unterscheiden.

Der Verlauf ist schleichend kontinuierlich und beginnt oft schon früh. Der typische Krankheitsbeginn liegt zwischen dem 45. und 60. Lebensjahr. Die Erkrankungsdauer beträgt ca. 10 Jahre nach Diagnosestellung. Die weit fortgeschrittene Erkrankung hat eine große Ähnlichkeit zu anderen Demenzformen, v. a. der Alzheimer-Krankheit.

Diagnostik und Symptome

10

Die FTD wird klinisch diagnostiziert, der Fremdanamnese kommt eine besondere Bedeutung zu, da der Betroffene meistens keine Krankheitseinsicht besitzt. Die Fremdanamnese wird z. B. mit dem **Frontal Behavioral Inventory** (FBI, Ibach 2005) unterstützt, der für die genauere Erfassung dieser Demenzform entwickelt wurde. Darüber hinaus werden das EEG und verschiedene bildgebende Verfahren zur Diagnosefindung angewendet.

Die FTD wird in klinisch definierte **Prägnanztypen** unterteilt, die v. a. im Frühstadium unterscheidbar sind. Sie können im Verlauf ineinander übergehen:

- behaviorale Variante (Verhaltensvariante) der FTD (bvFTD)
- primär progressive Aphasie (PPA) mit 3 Varianten
  - nicht flüssige, agrammatische PPA
  - semantische PPA
  - logopenische PPA

Die heterogene Gruppe der FTD weist einige **gemeinsame Symptome** auf (Boetsch 2003, Diehl-Schmid 2017) wie

- reduziertes Urteilsvermögen, initiativlos, läppisch und rücksichtslos, teilnahmslos,
- Vernachlässigung persönlicher Hygiene und Pflege,
- früher Verlust des sozialen Bewusstseins (Taktlosigkeit, Straftaten),
- Enthemmung, sexuelle Unbeherrschtheit, ruheloses Umherwandern, Witzelsucht,
- mentale Rigidität und Inflexibilität,
- verändertes Essverhalten, unangemessener Nikotin- und Alkoholkonsum,
- Vorliebe für kohlehydratreiche Süßspeisen,
- Hyperoralität,
- Schlafstörungen, die sich in Hypo- oder Hypersomnie äußern können,
- ritualisierte Beschäftigungen, z. B. Sammeln, Waschen, Anziehen,
- Ablenkbarkeit, Impulsivität und mangelnde Ausdauer,
- frühe fehlende Krankheitseinsicht,
- fehlende affektive Beteiligung,
- frühe Beeinträchtigung des Sprachvermögens (Sprachdrang, Echolalie, Perseveration),
- relativ ungestörte räumliche Orientierung,
- frühes Auftreten von Primitivreflexen, Inkontinenz und Bewegungsverlangsamung,
- spätes Auftreten von Akinese, Rigor, Tremor.

Patienten mit einer FTD leiden in bis zu 15 % der Fälle gleichzeitig an einer amyotrophen Lateralsklerose (Lomen-Hoerth et al. 2002).

In ▸ Tab. 10.6 sind die **Diagnosekriterien der bvFTD** nach der S3-Leitlinie „Demenzen" (DGPPN u. DGN 2016) dargestellt.

In ▸ Tab. 10.7 sind die **Ein- und Ausschlusskriterien** für die Diagnose einer **PPA** nach der S3-Leitlinie „Demenzen" (DGPPN u. DGN 2016) dargestellt.

Die weiteren Kriterien der unterschiedlichen Subtypen der PPA sind in der S3-Leitlinie „Demenzen" (DGPPN u. DGN 2016) aufgeführt.

> **Merke** M!
>
> Orientierung, Gedächtnisleistungen und visokonstruktive Fähigkeiten bleiben bei einer Demenz durch frontotemporale Degeneration vergleichsweise lange gut erhalten.

Verändertes Verhalten

Bei der Beschreibung der Symptome wird deutlich, dass bei Menschen mit FTD das soziale Zusammenleben erschwert ist. Vor allem die **Taktlosigkeit**, **Aggressivität**, das **maßlose Essen** und die **Teilnahmslosigkeit** stellen hohe Anforderungen an das Umfeld. Besonders schwer ist es für Angehörige, aber auch professionell Pflegende, die Diskrepanz zwischen den Veränderungen durch die Erkrankung und den erhaltenen kognitiven Fähigkeiten zu verstehen. Auf der einen Seite können diese Patienten sich noch relativ gut erinnern und sich im Umfeld zurechtfinden, auf der anderen Seite zeigen sie praktisch bei jeder Gelegenheit ihre veränderten Verhaltensweisen.

Die Betroffenen sind oft in ihrem Verhalten **übergriffig** und **distanzlos**, was es in der Pflege und Betreuung für alle Beteiligten besonders schwer macht, v. a. längerfristig die Betreuung aufrechtzuerhalten. Enthemmtes Herunterschlingen der Nahrung, Hyperoralität oder sexuelle Enthemmung können zu vital bedrohlichen Situationen führen. Aus diesem Grund sind besondere Strategien der Selbstpflege von Pflegenden erforderlich, damit diese Arbeit kontinuierlich und professionell erfolgen kann. Ein gutes Selbstmanagement der Betreuenden ist hier dringend erforderlich, ebenso deren fachliche Unterstützung.

Tab. 10.6 Diagnostische Kriterien der behavioralen Variante der Frontalhirndemenzen (bvFTD) [Tabelle basiert auf Angaben aus: DGPPN u. DGN 2016, S3-Leitlinie „Demenzen"].

Wahrscheinlichkeit	Kriterien
bvFTD	**Das folgende Symptom muss zur Diagnose einer bvFTD vorliegen:** A. Eine fortschreitende Zunahme von Verhaltens- und/oder von kognitiven Defiziten, die durch Beobachtung oder Fremdanamnese belegbar ist.
mögliche bvFTD	**Drei der folgenden behavioralen/kognitiven Symptome (A–F) müssen vorliegen, um die Kriterien zu erfüllen. Deren Feststellung erfordert, dass die Symptome persistieren oder wiederkehren und nicht nur einmalig oder selten auftreten.** **A. frühe Verhaltensenthemmung (eines der folgenden Symptome [A.1.–A.3.] muss vorliegen)** A.1. sozial unangemessenes Verhalten A.2. Verlust von Umgangsformen oder Anstand A.3. impulsive, unüberlegte oder leichtsinnige Handlungen **B. frühe Apathie oder Passivität (eines der folgenden Symptome [B.1.–B.2.] muss vorliegen)** B.1. Apathie B.2. Passivität **C. früher Verlust von Sympathie oder Empathie (eines der folgenden Symptome [C.1.–C.2.] muss vorliegen)** C.1. vermindertes Eingehen auf die Bedürfnisse und Gefühle anderer Personen C.2. vermindertes Interesse an sozialen Kontakten und Beziehungen, Abnahme persönlicher Wärme **D. frühes perseveratives, stereotypes oder zwanghaftes/ritualisiertes Verhalten [eines der folgenden Symptome (D.1.–D.3.) muss vorliegen]** D.1. einfache repetitive Bewegungen D.2. komplexes, zwanghaftes oder ritualisiertes Verhalten D.3. sprachliche Stereotypien **E. Hyperoralität und Veränderungen der Ernährungsgewohnheiten (eines der folgenden Symptome [E.1.–E.3.] muss vorliegen)** E.1. veränderte Nahrungspräferenzen E.2. Essattacken, gesteigerter Konsum von Alkohol oder Nikotin/Zigaretten E.3. in den Mund nehmen oder Verzehren von nicht essbarem Material **F. neuropsychologisches Profil (alle der folgenden Symptome [F.1.–F.3.] müssen vorliegen)** F.1. Defizit bei Aufgaben mit exekutiver Komponente F.2. relativ erhaltenes episodisches Gedächtnis F.3. relativ erhaltene visuell-räumliche Leistungen
wahrscheinliche bvFTD	Alle der folgenden Symptome (A–C) müssen vorliegen, um die Kriterien zu erfüllen: **A. Die Kriterien für eine mögliche bvFTD sind erfüllt.** **B. Ein signifikantes Fortschreiten funktioneller Defizite ist erkennbar** (durch den Bericht Angehöriger oder in klinischen Skalen wie der Clinical Dementia Rating Scale oder dem Functional Activities Questionnaire). **C. Die Ergebnisse bildgebender Verfahren sind konsistent mit der Diagnose einer bvFTD** (eines der folgenden Merkmale [C.1.–C.2.] muss vorliegen): C.1. frontale und/oder anterior-temporale Atrophie im MRT oder CT C.2. frontale und/oder anterior-temporale Hypoperfusion oder Hypometabolismus, nachgewiesen durch SPECT oder PET
bvFTD mit nachgewiesener FTLD-Pathologie	**Kriterium A und entweder Kriterium B oder C müssen vorliegen, um die Kriterien zu erfüllen.** A. Die Kriterien für eine mögliche oder wahrscheinliche bvFTD sind erfüllt. B. Histopathologischer Nachweis einer FTLD in einer Biopsie oder in einer Post-mortem-Untersuchung C. Vorliegen einer bekannten pathogenen Mutation
Ausschlusskriterien für die behaviorale FTD	**Kriterien A und B dürfen für die Diagnose einer bvFTD nicht erfüllt sein.** **Kriterium C kann positiv für eine mögliche bvFTD sein und muss negativ für eine wahrscheinliche bvFTD sein.** A. Das Muster der Defizite kann besser durch eine andere nicht degenerative Erkrankung des Nervensystems oder eine andere medizinische Störung erklärt werden B. Die Verhaltensstörungen können besser durch eine psychiatrische Diagnose erklärt werden. C. Biomarker weisen stark auf eine Alzheimer-Erkrankung oder andere neurodegenerative Prozesse hin.

Tab. 10.7 Ein- und Ausschlusskriterien für die Diagnose einer PPA (primär progressiven Aphasie) [Tabelle basiert auf Angaben aus: DGPPN u. DGN 2016, S3-Leitlinie „Demenzen"].

allgemeine Kriterien für das Vorliegen einer PPA	
Einschlusskriterien (alle [1–3] müssen vorliegen)	1. Das prominenteste klinische Merkmal sind Schwierigkeiten mit der Sprache. 2. Diese Defizite sind die Hauptursache für eine Einschränkung in den Aktivitäten des täglichen Lebens. 3. Die Aphasie sollte bei Symptomerstmanifestation und in der initialen Phase der Erkrankung das Hauptdefizit darstellen.
Ausschlusskriterien (1–4 müssen für die Diagnose einer PPA negativ beantwortet werden)	1. Das Muster der Defizite kann besser durch eine andere nicht degenerative Erkrankung des Nervensystems oder eine andere medizinische Störung erklärt werden. 2. Die kognitiven Defizite können besser durch eine psychiatrische Diagnose erklärt werden. 3. Initial herrschen Einschränkungen des episodischen oder visuellen Gedächtnisses oder visuell-räumlicher Leistungen vor. 4. Initial herrscht eine Verhaltensstörung vor.

Therapie

Eine kausale Therapie steht nicht zur Verfügung. Einzelfallberichte legen eine Wirksamkeit der Antidepressiva Trazodon oder Citalopram bei enthemmten Verhalten nahe. Zu den weiteren medikamentösen und nicht medikamentösen Behandlungsmöglichkeiten siehe auch Buchteil IV (S. 300).

Prävention

Eine Prävention gibt es für FTD nicht, die Behandlung bezieht sich i. d. R. auf die Symptome.

Demenz bei Morbus Parkinson

Beschreibung

Bis in die 70er-Jahre des vergangenen Jahrhunderts galt folgender Ausspruch des Arztes James Parkinson, nach dem die Parkinson-Krankheit benannt ist: „Die Sinne und der Verstand sind unbeschädigt". Primär kommt es beim Morbus Parkinson zu einer erhöhten Muskelspannung, Verringerung der Bewegung und oft zu einem grobschlägigen Ruhetremor. Neuere Untersuchungen belegen jedoch, dass ein hoher Anteil der Parkinson-Erkrankten im Verlauf eine Demenz entwickelt. Kommt es zu einer Demenz, so ist diese zu einem Drittel durch eine **Pathologie der Lewy-Körperchen** (S. 194) verursacht, in über der Hälfte der Fälle jedoch durch eine Alzheimer-Erkrankung (Stoppe 2006).

Häufigkeit und Verlauf

Der Anteil der Parkinson-Patienten mit Demenz beträgt unter den Parkinson-Erkrankten zwischen 30 und 40 %. Bei Parkinson-Patienten, die älter als 80 Jahre sind, finden sich bei fast 70 % demenzielle Syndrome (Bürger et al. 2003b).

Die Demenz mit Parkinson stellt ein deutlich erhöhtes Risiko für einen Einzug in ein **Pflegeheim** dar und ist mit einer drastischen Verkürzung der sonst bei medikamentös behandelten Parkinson-Patienten annähernd normalen Lebenserwartung verbunden (Bartels 2017).

Diagnostik und Symptome

Die Diagnostik bei der Parkinson-Demenz entspricht der bei der Alzheimer-Demenz oder der Lewy-Körperchen-Demenz. Als **Risikofaktoren** bzw. Anzeichen für die Entwicklung einer Demenz bei Morbus Parkinson gelten

- hohes Alter,
- Sprechstörungen,
- frühes Auftreten von L-Dopa-verursachten Psychosen und Depressionen.

Die Demenz ihrerseits führt zu einem relativ frühen Einzug in ein Altenheim. Parkinson-Erkrankte mit Demenz sind i. d. R. bereits sehr früh auf Pflege angewiesen.

Die zu beobachtenden psychopathologischen Symptome bei diesen Erkrankten sind sehr unterschiedlich: **Depressionen**, **Apathie**, aber auch **Reizbarkeit**, Verlangsamung der **Denkvorgänge** (Bradyphrenie) und Störungen der Aufmerksamkeit können vorkommen. Allerdings können auch Störungen und Veränderungen in Farb- und Geruchswahrnehmung auftreten. Wird bei den Patienten die Anti-Parkinson-Therapie wegen der Zunahme der Parkinson-Symptome erhöht, verschlechtern sich die Demenzsymptome oft deutlich (Bartels 2017, siehe auch ▶ Tab. 10.8).

Patienten mit einer Parkinson-Demenz fällt die **spontane Wiedergabe der Gedanken** schwer, aber auch das **Wiedererkennen**. Interessant ist, dass sprachliche und apraktische Störungen weniger stark ausgeprägt sind als bei Patienten mit einer Alzheimer-Demenz. Ein besonderes Problem wird bei diesem Krankheitsbild in der Frage deutlich: Sind motorische Beeinträchtigungen funktionell durch das Parkinson-Syndrom zu erklären oder durch eine kognitive Störung? Im ersten Fall würde die Bewegungsübung im Vordergrund stehen, im anderen Fall die Anleitung.

Verändertes Verhalten

Das Verhalten ist einerseits geprägt durch die Demenzursache, also die Lewy-Körperchen- oder die Alzheimer-Demenz, andererseits aber durch **depressive Symptome**, die bei Parkinson besonders häufig vorkommen, und **psychische Auffälligkeiten**, die als unerwünschte Wirkungen der Parkinson-Therapie auftreten können. So können delirante Zustände oder Halluzinationen und Wahnvorstellungen entstehen, die sich unter der Parkinson-Therapie verstärken.

Therapie

Eine kausale Therapie steht nicht zur Verfügung. Einzelne Studien legen eine Wirksamkeit des Antidementivums Rivastigmin zur Behandlung der kognitiven Einbußen sowie psychotischer Symptome nahe. Zu den weiteren medikamentösen und nicht medikamentösen Behandlungsmöglichkeiten siehe auch Buchteil IV (S. 300).

Tab. 10.8 Klinisch-diagnostische Konsensuskriterien der Demenz bei Morbus Parkinson [Tabelle basiert auf Angaben aus: DGPPN u. DGN 2016, S3-Leitlinie „Demenzen"].

Merkmale/Kriterien	Symptome
Kernmerkmale	• Diagnose eines Morbus Parkinson • ein demenzielles Syndrom mit schleichendem Beginn und langsamer Progression, welches sich bei bestehender Diagnose eines Parkinson-Syndroms entwickelt und sich basierend auf Anamnese, der klinischen und psychischen Untersuchung wie folgt darstellt: ◦ Einschränkungen in mehr als einer kognitiven Domäne, ◦ Abnahme der Kognition im Vergleich zum prämorbiden Niveau, ◦ die Defizite sind ausgeprägt genug, um zu Einschränkungen im täglichen Leben (sozial, beruflich oder in der eigenen Versorgung) zu führen, unabhängig von Einschränkungen, die motorischen oder autonomen Symptomen zuzuordnen sind.
assoziierte klinische Merkmale	kognitive Funktionen: • Aufmerksamkeit: beeinträchtigt; Beeinträchtigung der spontanen und fokussierten Aufmerksamkeit, • schlechte Leistungen in Aufmerksamkeitsaufgaben; die Leistungen können im Tagesverlauf und von Tag zu Tag fluktuieren, • exekutive Funktionen: beeinträchtigt; Beeinträchtigungen bei Aufgaben, die Initiierung, Planung, Konzeptbildung, Regellernen, kognitive Flexibilität (Set-Shifting und Set-Maintenance) erfordern, • beinträchtigte mentale Geschwindigkeit (Bradyphrenie), • visuell-räumliche Funktionen: beeinträchtigt; Beeinträchtigung bei Aufgaben, die räumliche Orientierung, Wahrnehmung oder Konstruktion verlangen, • Gedächtnis: beeinträchtigt; Beeinträchtigung beim freien Abruf kürzlich stattgefundener Ereignisse oder • beim Erlernen neuer Inhalte; das Erinnern gelingt besser nach Präsentation von Hinweisen, das Wiedererkennen ist meistens weniger beeinträchtigt als der freie Abruf, • Sprache: Die Kernfunktionen sind weitestgehend nicht beeinträchtigt. Wortfindungsschwierigkeiten und Schwierigkeiten bei der Bildung komplexerer Sätze können vorliegen. Verhaltensmerkmale: • Apathie: verringerte Spontanität, Verlust von Motivation, Interesse und Eigenleistung • Persönlichkeitsveränderungen und Stimmungsänderungen einschließlich depressiver Symptome und Angst • Halluzinationen: vorwiegend visuell, üblicherweise komplexe, ausgestaltete Wahrnehmung von Personen, Tieren oder Objekten • Wahn: meist paranoid gefärbt wie z. B. hinsichtlich Untreue oder Anwesenheit unwillkommener Gäste • verstärkte Tagesmüdigkeit
Merkmale, die die Diagnose einer Demenz bei Parkinson nicht ausschließen, aber unwahrscheinlich machen	• Vorhandensein anderer Abnormalitäten, die eine kognitive Beeinträchtigung verursachen können, aber nicht als Ursache der Demenz gewertet werden wie z. B. Nachweis relevanter vaskulärer Läsionen in der Bildgebung. • Der zeitliche Abstand zwischen Entwicklung der motorischen und kognitiven Symptome ist nicht bekannt.
Merkmale, die annehmen lassen, dass andere Umstände oder Erkrankungen die Ursache für die geistige Beeinträchtigung darstellen, sodass die verlässliche Diagnose einer Demenz bei Parkinson-Syndrom nicht gestellt werden kann	• Kognitive und Verhaltenssymptome treten allein in Zusammenhang mit anderen Umständen wie folgt auf: ◦ akute Verwirrtheit aufgrund einer systemischen Erkrankung oder Abweichungen, Medikamentennebenwirkungen ◦ Major Depression entsprechend der DSM-IV, ◦ Merkmale, die mit der Verdachtsdiagnose einer „wahrscheinlichen vaskulären Demenz" entsprechend den diagnostischen AIREN-Kriterien vereinbar sind.
Kriterien für die Diagnose „wahrscheinliche" Parkinson-Demenz	• Die beiden Kernmerkmale unter I. müssen vorhanden sein. • Es muss ein typisches Profil der kognitiven Einschränkungen mit Nachweis von Defiziten in mindestens 2 der 4 unter II. genannten Domänen vorliegen. • Das Vorhandensein mindestens eines unter II. aufgeführten Verhaltensymptoms unterstützt die Diagnose, wobei das Fehlen von Verhaltenssymptomen die Diagnose nicht in Frage stellt. • Keiner der unter III. aufgeführten Punkte ist erfüllt. • Keines der unter IV. aufgeführten Merkmale liegt vor.
Kriterien für die Diagnose „mögliche" Parkinson-Demenz	• Die beiden Kernmerkmale unter I. müssen vorhanden sein. • II. oder III. ist nicht erfüllt oder II. und III. sind nicht erfüllt. • II. nicht erfüllt, wenn: atypisches Profil der kognitiven Beeinträchtigung in einer oder mehreren Domänen, wie z. B. motorische oder sensomotorische Aphasie oder alleinige Störung der Merkfähigkeit (Gedächtnisleistung verbessert sich nicht nach Hilfeleistungen oder in der Wiedererkennung) bei erhaltener Aufmerksamkeit vorliegt. Verhaltenssymptome können vorliegen oder nicht ODER • ein Punkt oder mehrere der unter III. aufgeführten Punkte sind erfüllt. • Keines der unter IV. aufgeführten Merkmale liegt vor.

Prävention

Vorbeugende Maßnahmen gegen die Erkrankung sind nicht bekannt; allerdings können Strategien gegen depressive Entwicklungen eingeleitet und eine optimale medikamentöse Einstellung des Parkinson-Syndroms angestrebt werden.

Demenz mit Lewy-Körperchen

Beschreibung

Diese Demenzform hat sowohl Ähnlichkeiten mit der Alzheimer-Demenz als auch mit der Demenz bei Morbus Parkinson. Die Lewy-Körperchen-Demenz (engl. Lewy-Body-Dementia, LBD) tritt sowohl kortikal als auch subkortikal auf.

Definition

Lewy-Körperchen sind Einschlusskörper in den Gliazellen. Sie bestehen aus verschiedenen Proteinen, u. a. aus
- α-Synuclein, einem Transportprotein, das u. a. die Dopaminausschüttung reguliert
- Ubiquitin, das an der Regulation verschiedener Zellvorgänge beteiligt ist
- Neurofilament, einem Strukturelement des Zytoskeletts von Nervenzellen

Diese Erkrankung kann zusammen mit einem Morbus Parkinson, mit einer Alzheimer-Demenz oder auch in reiner Form auftreten.

Merke

Finden sich im Verlauf einer demenziellen Erkrankung früh Parkinson-Symptome, so ist immer auch an eine Lewy-Körperchen-Demenz zu denken. Dies hat insbesondere dadurch eine hohe klinische Relevanz, dass bei Betroffenen eine deutlich erhöhte Empfindlichkeit gegenüber Antipsychotika besteht.

10

Häufigkeit und Verlauf

Männer sind doppelt so häufig betroffen wie Frauen, insgesamt sollen 15–36 % aller Demenzen von diesem Typ sein. Bei etwa 7–20 % aller dementen Patienten lassen sich Lewy-Körperchen in der Hirnrinde (Kortex) nachweisen (Bürger et al. 2003b). Diese Erkrankung verläuft unterschiedlich schnell und zeigt eine große Fluktuation in den Symptomen.

Diagnostik und Symptome

Für die klinische Diagnose wird ein **progredienter kognitiver Abbau** gefordert. Besonders auffällig können in kognitiven Tests Defizite in der Aufmerksamkeit und in der optisch-räumlichen Vorstellung liegen.

Sehr eindrücklich sind die Symptome der Demenz mit Lewy-Körperchen wie
- Aufmerksamkeitsstörungen schon zu Beginn der Erkrankung,
- visuelle Halluzinationen, die sehr detailliert sein können (werden auch angstvoll erlebt),
- nichtvisuelle Halluzinationen,
- motorische Parkinson-Symptome (wenn vorhanden, dann binnen eines Jahres vor oder nach dem Auftreten der Demenz),
- Stürze bereits in früher Erkrankungsphase,
- Agitiertheit,
- vergleichsweise frühe Inkontinenz,
- Synkopen,
- vorübergehende Bewusstseinsverluste,
- hohe Antipsychotikaempfindlichkeit,
- Schlafstörungen,
- systematisierter Wahn,
- Halluzinationen in anderen Sinnesbereichen.

In ▸ Tab. 10.9 werden die klinisch diagnostischen Konsensuskriterien der DLB nach der S3-Leitlinie „Demenzen" (DGPPN u. DGN 2016) aufgeführt.

Wahrscheinlich wird oft eine Alzheimer-Erkrankung diagnostiziert, die in Wirklichkeit eine Lewy-Körperchen-Demenz ist. Retrospektive Analysen haben aber darauf hingewiesen, dass die Patienten mit DLB deutlich häufiger extrapyramidal-motorische Symptome (z. B. Rigor, Tremor, Spasmus), variierende kognitive Defizite, Halluzinationen und Stürze zeigten (Wallesch u. Förstl 2017b).

Verändertes Verhalten

Aus pflegerischer Sicht werden Patienten mit DLB wahrscheinlich eher als verhaltensauffällig wahrgenommen als andere. Besonders Angstzustände, Aggressivität und Wahnbildung können zu großen Problemen führen, v. a. unter der Perspektive, dass gerade diese Personengruppe sehr empfindlich auf Antipsychotika reagiert, die gerade bei psychotischem Verhalten eingesetzt werden.

Aber auch bei der Zuführung zu soziotherapeutischen Angeboten sollten die besonderen Probleme bekannt sein, um Überforderung und Agitation zu vermeiden und damit die variierenden kognitiven Leistungen Berücksichtigung finden. Bei einer zurzeit noch nicht sehr sicheren ärztlichen Diagnostik bedeutet dies die Intensivierung der Beobachtungen, um zu einer pflegerischen Strategie zu gelangen.

Therapie

Eine kausale Therapie steht nicht zur Verfügung. Diese Patienten scheinen noch besser auf Cholinesterasehemmer anzusprechen als Alzheimer-Erkrankte. Unter dieser Therapie sollen sich ebenfalls Halluzinationen, Verwirrtheit und Verhaltensstörungen verbessern (Wallesch u. Förstl 2017b). Zu den weiteren medikamentösen und nicht medikamentösen Behandlungsmöglichkeiten siehe auch Buchteil IV (S. 300).

Bei der Therapie ist zu berücksichtigen, dass
- bei bekannter DLB früh eine aktive und passive Sturzprophylaxe implementiert werden sollte,
- Halluzinationen sehr aufmerksam beobachtet werden sollten,
- im Zusammenhang mit Agitiertheit sehr differenziert mit dem Arzt über mögliche Medikationen diskutiert werden sollte.

Merke

Die meisten Antipsychotika sind in der Behandlung von Verhaltensänderungen bei Lewy-Körperchen-Demenz kontraindiziert, ihre Verwendung kann zu schweren akinetischen Krisen und vegetativen Entgleisungen führen. Todesfälle wurden ebenfalls beschrieben (Wallesch u. Förstl 2017b).

Prävention

Eine Prävention ist nicht bekannt.

Tab. 10.9 Klinisch-diagnostische Konsensuskriterien der Lewy-Körperchen-Demenz [Tabelle basiert auf Angaben aus: DGPPN u. DGN 2016, S3-Leitlinie „Demenzen“].

Merkmale	Symptome
zentrales Merkmal	• Das zentrale Merkmal der LBD ist eine Demenz, die mit Funktionseinschränkungen im Alltag einhergeht. Die Gedächtnisfunktion ist beim Erkrankungsbeginn relativ gut erhalten. • Aufmerksamkeitsstörungen, Beeinträchtigungen der exekutiven und visuoperzeptiven Funktionen sind häufig.
Kernmerkmale	• Fluktuation der Kognition, insbesondere der Aufmerksamkeit und Wachheit • wiederkehrende ausgestaltete visuelle Halluzinationen • Parkinson-Symptome
stark hinweisende Merkmale	• Verhaltensstörungen im REM-Schlaf (Schreien, Sprechen, motorisches Ausagieren von Träumen) • ausgeprägte Antipsychotikaüberempfindlichkeit • verminderte dopaminerge Aktivität in den Basalganglien, dargestellt mit SPECT oder PET
Für die Diagnose **„mögliche“** DLB muss das zentrale Merkmal zusammen mit einem Kernmerkmal vorkommen.	
Wenn Kernmerkmale fehlen, genügt mindestens ein stark hinweisendes Merkmal für die Diagnose **„mögliche“** DLB.	
Für die Diagnose **„wahrscheinliche“** DLB müssen mindestens 2 Kernmerkmale oder ein Kernmerkmal zusammen mit mindestens einem stark hinweisenden Merkmal erfüllt sein.	
unterstützende Merkmale	• Unterstützende Merkmale kommen häufig vor, haben aber zurzeit keine diagnostische Spezifität: ◦ wiederholte Stürze oder Synkopen ◦ vorübergehende Bewusstseinsstörung ◦ schwere autonome Dysfunktion (orthostatische Hypotension; Urininkontinenz) ◦ Halluzinationen in anderen Modalitäten, systematischer Wahn ◦ Depression ◦ Erhaltung des medialen Temporallappens (cCT, cMRT), verminderter Metabolismus, insbesondere im Okzipitallappen, pathologisches MIBG-SPECT des Myokards, verlangsamte EEG-Aktivität mit temporalen scharfen Wellen
gegen LBD sprechen	• zerebrovaskuläre Läsionen in der cCT oder cMRT oder fokal-neurologische Symptome • andere Erkrankungen, die das klinische Bild zureichend erklären können • spontane Parkinson-Symptome, die ausschließlich bei schwerer Demenz auftreten

Demenz bei Chorea Huntington

Beschreibung

Chorea Huntington ist eine Erberkrankung, die v. a. mit ausgeprägten Bewegungsstörungen einhergeht (früher „Veitstanz“; chorea: lat. Rundtanz). Die Schwere und der Verlauf können sehr unterschiedlich sein und hängen wesentlich von den Veränderungen des Chromosoms 4 ab, den sog. CAG-Repeats.

Häufigkeit und Verlauf

Die Huntington-Krankheit ist keine häufige Demenzform, ca. 6 000–8 000 Erkrankte leben in Deutschland. Die Erkrankung beginnt meistens im Erwachsenenalter zwischen dem 30. und 40. Lebensjahr und führt nach fortschreitendem Verlauf im Mittel innerhalb von 15–25 Jahren zum Tod.

M!

Merke

Die häufigste Todesursache bei Chorea Huntington ist eine Aspirationspneumonie.

Die Erkrankung schreitet langsam voran und beginnt mit psychiatrischen Symptomen. Da eine statistische Abhängigkeit zwischen der Anzahl der Veränderungen der CAG-Repeats und dem Alter bei Krankheitsbeginn besteht, kann in einzelnen Fällen die Diagnose erst in höherem Alter gestellt werden. Dies ist besonders tragisch, da diese Menschen meist Nachkommen gezeugt haben, die wiederum ein hohes Erkrankungsrisiko in sich tragen. Eine Diagnostik muss deshalb immer auch ein Angebot zu einer **familiären Beratung** einschließen.

M!

Merke

Da Chorea Huntington vererbbar ist, muss der Betroffene und seine Familie bei Diagnose hinsichtlich der Erkrankung und deren Auswirkungen beraten werden.

Diagnostik und Symptome

Die Diagnose wird durch genetische Testung gestellt, unterstützt durch den relativ typischen Verlauf und entsprechende Veränderungen im cCT. Die Erkrankung führt zu **hyperkinetischen Bewegungsstörungen**, **Wesensänderung** und **Demenz**.

> **Merke**
>
> Da die Chorea Huntington in jüngeren Jahren Symptome zahlreicher psychiatrischer Erkrankungen zeigen kann, die i. d. R. mit hochpotenten Antipsychotika behandelt werden, werden bei den Betroffenen im Alter nicht selten die Bewegungsveränderungen für Spätdyskinesien gehalten.

Im Laufe der Erkrankung werden zunehmend der Rumpf und die Extremitätenmuskulatur erfasst. Um im Gleichgewicht zu bleiben, werden Ausgleichsbewegungen vorgenommen, die dann das typische tänzelnde Gangbild entstehen lassen.

Komplikationen und Symptome der Huntington-Krankheit sind vielfältig (Bartels 2017):

- psychiatrische Symptome, wie Apathie, Aggressivität, Ablenkbarkeit, Depression oder Wahnvorstellungen, treffen auf ein Drittel der Erkrankten zu,
- Hyperkinesen nehmen zu, Willkürbewegungen werden langsamer,
- starke Dysarthrie (Störung des Sprechens) und Dysphagie (Schluckstörung),
- progrediente Kachexie (wegen des hohen Energieverbrauchs),
- Aspirationspneumonie (wegen der Schluckstörungen),
- wahrscheinlich bleiben nur wenige Chorea-Huntington-Patienten von einer Demenz verschont,
- Apraxie und Agnosie treten regelmäßig auf,
- lange zurückliegende Ereignisse werden mit weniger weit zurückliegenden Gedächtnisinhalten vermengt.

Verändertes Verhalten

Durch die Hyperkinesie und die anderen Symptome kommt es zu verschiedenen **Komplikationen**, die v. a. pflegerische Konsequenzen haben. Die Chorea Huntington geht einher mit

- hohem Kalorienverbrauch bei gleichzeitig bestehenden Schluckstörungen,
- Sturzgefährdung; nicht nur typische Stellen, wie Oberschenkel sind durch Stürze betroffen, sondern auch Unterarme und Unterschenkel,
- Aggression,
- multiplen psychiatrischen Symptomen,
- Suizidgefahr,
- Aspiration,
- häufiger Obstipation oder Diarrhö.

Viele Patienten mit dieser Erkrankung werden die Härtefallregelung des Pflegeversicherungsgesetzes in Anspruch nehmen können, da die betroffenen Bereiche wie Körperpflege, Ernährung, Bewegung und Ausscheidung sehr umfangreich betroffen sein können.

Therapie

Eine kausale Therapie steht nicht zur Verfügung.

Prävention

Eine Prävention existiert nicht, jedoch können Menschen, die nicht wissen, ob sie betroffen sind, bei entsprechenden Verdachtsmomenten einen **Gentest** durchführen lassen. Dieser darf jedoch nur unter psychosozialer Begleitung durchgeführt werden.

Demenz bei Normaldruckhydrozephalus

Beschreibung

Wird ein Normaldruckhydrozephalus bei älteren Menschen richtig erkannt und frühzeitig behandelt, kann in einzelnen Fällen eine gute Besserung erreicht werden. Typisch ist die Symptomtrias dieser Erkrankung:

- Gangstörung
- Blasenstörung
- demenzielle Entwicklung

Häufigkeit und Verlauf

Manche Autoren sprechen von einer seltenen, andere von einer immer häufiger werdenden Erkrankung. Männer und Frauen sind gleich oft betroffen. Nicht behandelt verstärken sich die beschriebenen Symptome.

Diagnostik und Symptome

Bei Verdacht auf Hydrozephalus werden eine Computertomografie und/oder eine kernspintomografische Untersuchung vorgenommen. Sie zeigen das typische Bild von stark erweiterten Ventrikeln.

Der **Gangstörung** kommt eine große Bedeutung zu. Sie ist gekennzeichnet durch unsicheres, verlangsamtes und unharmonisches Gangbild mit kürzerer Schrittlänge und verminderter Schritthöhe. Man könnte meinen, der Betroffene bleibe am Boden haften. Ebenfalls ist der Abrollvorgang gestört. Die **Blasenfunktion** geht mit fortschreitender Erkrankung zunehmend verloren, eine Stuhlinkontinenz ist selten. Die **Demenzzeichen** fokussieren sich auf:

- eine Veränderung der Konzentration
- Veränderung des Antriebs
- schnellere Erschöpfbarkeit
- psychomotorische Verlangsamung

Die Diagnose wird erhärtet, wenn sich durch die Entnahme von 30–40 ml Liquor durch eine Liquorpunktion die Symptome rasch zurückbilden.

Verändertes Verhalten

Da viele der Betroffenen nicht identifiziert werden, auf der anderen Seite der Behandlungserfolg durch eine Shuntoperation nicht gesichert ist, wird die umfangreiche und gezielte pflegerische Versorgung einen großen Teil der Lebensqualität dieser Patienten ausmachen. Bei allen 3 Hauptsymptomen, die mit einem entsprechend verändertem Verhalten einhergehen, bedarf es einer sehr genauen Beobachtung. Sie sollten in jedem Fall konkrete pflegerische Maßnahmen, wie z. B. Sturzprophylaxe oder das Führen von Kontinenzprotokollen nach sich ziehen.

Therapie

Früh diagnostiziert gilt die Demenz bei Normaldruckhydrozephalus als behandelbare Demenz. Neben der **Shuntanlage** kann die regelmäßige **Liquorpunktion** mit Ablassen des Liquors eine Therapieoption sein. Zu den weiteren medikamentösen und nicht medikamentösen Behandlungsmöglichkeiten siehe auch Buchteil IV (S. 300).

Prävention

Präventionsmaßnahmen sind nicht bekannt.

Limbic-predominant age-related TPD-43 encephalopathy

Im Frühjahr 2019 erschien ein Bericht der Konsensusgruppe „Limbic-predominant age-related TPD-43 encephalopathy“ (LATE, Görß et al. 2020), in dessen Folge diese Erscheinungsform einer Demenz in den differenzialdiagnostischen Überlegungen einer Demenz vom Alzheimer-Typ eingeflossen ist. So konnte in Obduktionen festgestellt werden, dass in bis zu 17,1 % der Fälle (Durchschnittsalter 87,9 Jahre) **keine Amyloid- oder Tau-Pathologie** vorlag, obwohl klinisch das Vorliegen einer Alzheimer-Krankheit diagnostiziert war. Bei dieser Demenz kommt es zu einer Ablagerung von fehlerhaft gefalteten **TDP-43-Proteinen** im Gehirn, besonders **im Bereich des limbischen Systems.** Dies hat u. U. große Konsequenzen für die Erforschung therapeutischer Ansätze, die vielfach auf dem Vorliegen der Amyloid- oder Tau-Pathologie beruhen.

Andere Demenzformen

Neben den aufgeführten Krankheiten gibt es noch eine Reihe anderer Erkrankungen, die zu einer Demenz führen können, z. B.:

- Demenz bei Morbus Wilson,
- Demenz bei HIV-Erkrankungen; diese Form betrifft oft jüngere Patienten und kommt im Altenheim seltener vor,
- Demenz bei Creutzfeldt-Jakob-Erkrankung (0,5–2 Fälle pro 1 Mio. Einwohner).

Ein kleiner Teil der demenziellen Erkrankungen sind behandelbar und weitgehend reversibel, sie werden oft symptomatische Demenzen genannt. Sie sollten jedoch immer differenzialdiagnostisch überprüft werden. Symptomatische Demenzen können folgende Ursachen haben:

- Medikamentenintoxikation
- Tumore
- subdurale Hämatome
- Epilepsie
- Schilddrüsenerkrankungen
- Enzephalitis
- Diabetes mellitus (als Ursache für eine vaskuläre Demenz)
- Nebennierenerkrankungen wie Morbus Cushing
- Dialysedemenz durch eine Anreicherung von Aluminium im Gehirn
- Lebererkrankungen

Viele Medikamente können ebenfalls eine Demenz **vortäuschen**, v. a. Psychopharmaka wie Benzodiazepine, Antikonvulsiva, Antihypertensiva, Zytostatika, Antibiotika, Antimykotika, aber auch Digitalispräparate, L-Dopa und andere. Umstritten ist, ob es sich bei den jeweils diagnostizierten kognitiven Symptomen um ein länger anhaltendes Delir handelt oder aber ob bereits die zeitlichen Kriterien einer Demenz erfüllt sind.

Lernaufgabe

Welche unterschiedlichen Demenzformen versorgen Sie? Lassen die Krankenunterlagen überhaupt Differenzierungen zu? Welche Beobachtungen können Sie bei den Menschen mit Demenz machen, die Sie betreuen?

10.1.6 Demenz und geistige Behinderung

Definition

Im Unterschied zu einer Demenz, die erst im Laufe des Lebens nach abgeschlossener Hirnreifung erworben wird, versteht am unter einer **geistigen Behinderung** eine vor dieser Hirnreifung stattgehabten Hirnschädigung.

▸ **Ursachen und Prävalenz.** Die einer geistigen Behinderung zugrunde liegende Hirnschädigung kann genetisch bzw. chromosomal bedingt, im Rahmen der Geburt endstanden oder durch einen Unfall mit Schädel-Hirn-Beteiligung verursacht sein. Zu den häufigen geistigen Behinderungen gehört das Down-Syndrom (Trisomie 23). Verglichen mit der Gesamtbevölkerung finden sich bei geistig behinderten Menschen häufiger und in jüngeren Jahren Alzheimer-Erkrankte. Bei Menschen mit Down-Syndrom liegt deren Anzahl in der Gruppe von 51- bis 60-Jährigen bei ca. 20 %, in der Gruppe der 61- bis 70-Jährigen bei 60 % (Ding-Greiner 2014).

▸ **Diagnostik.** Die klassischen Diagnoseverfahren zur Demenzdiagnostik sind für Menschen mit Down-Syndrom ungeeignet. Spezifische Testungen liegen bislang selten deutschsprachig vor (S. 48). Hinweise für eine beginnende Demenz können allmähliche **Verhaltensänderungen** sein wie

- der Verlust von sprachlichen Fähigkeiten,
- zunehmender Rückzug und Interessenverlust,
- Abnahme alltagspraktischer Fähigkeiten und Eigeninitiative,
- das Auftreten einer zeitlichen bzw. räumlichen Desorientierung,
- mangelnde Ausdauer,
- Vernachlässigung sozialer Aktivitäten und
- Appetitlosigkeit.

▸ **Differenzialdiagnostik.** Differenzialdiagnostisch auszuschließen ist das Vorliegen

- einer Depression,
- einer Verminderung des Hörvermögens,
- einer Vitaminmangelerscheinung,
- einer Hypothyreose oder einer Schlafapnoe,

die ebenfalls verantwortlich für diese veränderten Verhaltensweisen sein können.

▸ **Therapie.** Die antidementive, medikamentöse Therapie entspricht der der Behandlung der Alzheimer-Krankheit. Nicht medikamentöse Interventionen müssen an die meist jüngeren Betroffenen angepasst werden.

10.1.7 Differenzialdiagnostik

Eine differenzialdiagnostische Betrachtung ist durchaus auch aus pflegerischer Sicht relevant, um frühzeitig auffällige Verhaltensweisen oder Symptome, als zur Demenz gehörig oder als begleitende Veränderung zu erkennen. Zahlreiche unterschiedliche Störungen können eine Demenz begleiten, besonders die **Depression**, das **Delir** (akute Verwirrtheit) und die **sensorische Deprivation** (Reizarmut) sind im Alter, als durchaus häufig zu bezeichnen und werden immer wieder als Demenz verkannt.

Demenz – Delir

Eine der häufigsten differenzialdiagnostischen Fragestellungen betrifft die Abgrenzung eines Delirs von einer Demenz. Dieser Prozess kann durch eine vorbestehende Demenz erschwert werden, da sich delirante Zustandsbilder auch bei Menschen mit Demenz finden können. Die Unterscheidung ist aber deshalb von großer Relevanz, weil es sich bei einem Delir um ein akutes, vital gefährdendes Krankheitsbild handelt, welches bei Identifizierung des Auslösers meist gut behandelbar ist.

Demenz – Depression

Merke

Auch eine Depression geht mit kognitiven Beeinträchtigungen einher und kann im Alter als „Pseudodemenz" fehlinterpretiert werden (Schneider u. Bartels 2018).

Umgangssprachlich wird die Depression als Verschlechterung der Stimmungslage bezeichnet. Sie beschreibt eine Herabgestimmtheit, gegen die sich der Betroffene aus eigenem Antrieb nicht wehren kann. Typische Symptome (S. 250) der Depression sind

- depressive Stimmung, die mind. 2 Wochen anhält,
- Interessenverlust,
- verminderter Antrieb,
- reduziertes Selbstwertgefühl und Selbstvertrauen,
- negatives Denken,
- vermindertes Konzentrationsvermögen und
- Schlafstörungen (praktisch obligat).

Psychomotorische Agitiertheit oder Hemmung können auftreten. Durch die negative Wahrnehmung und das negative Denken („alles schwarzsehen"), fühlen sich Betroffene perspektivlos und nutzlos. Der Patient ist schnell ermüdbar und klagt oft über diffuse Ängste.

10

Verändertes Verhalten und Pflegerelevanz

Depressiv Erkrankte fallen im Unterschied zu Menschen mit Demenz in der Betreuung oft durch ständiges Jammern und Klagen auf. Man kann es ihnen praktisch nie recht machen. Große Aufmerksamkeit sollte möglichen Suizidäußerungen entgegengebracht werden, denn die Depression geht mit einem hohen Suizidrisiko einher.

Bei der Frage, warum die Depression beobachtet bzw. diagnostiziert werden soll, ist die **Behandelbarkeit** einer Depression herauszustellen. Darüber hinaus können Pflegende den Betroffenen durchaus mit einem stützenden Umgang und Umfeld helfen, z. B. durch

- Bezugssysteme,
- klare Absprachen,
- Gespräche aufrechterhalten,
- bedingungsfreie Akzeptanz,
- Suizidprophylaxe.

Dies könnte für einen depressiv Erkrankten mit Fehldiagnose Demenz bedeuten, dass er ein klares, verlässliches Umfeld benötigt, stattdessen aber eine validierende, wenig strukturierte Situation vorfindet, die auf die Betreuung demenziell Erkrankter ausgerichtet ist.

Praxistipp

In der Beobachtung können verschiedene Situationen Hinweise auf Depressivität geben. Menschen mit depressivem Verhalten leiden eher unter Schuld- und Insuffienzgefühlen, während demenziell Erkrankte sich eher überschätzen („das kann ich doch selber!") oder andere, statt sich selbst beschuldigen.

Schlafstörungen sind bei beiden Erkrankungen häufig. Bei Depressionen ist die Schlafstörung allerdings oft ohne Unruhe, während bei demenziell Erkrankten häufig eine Unruhe zu beobachten ist.

Die Abgrenzung der beiden Erkrankungen stellt für Mediziner wie für Pflegende eine Herausforderung dar. Sinnvoll scheint es für Pflegende zu sein, sich nicht ausschließlich auf die Diagnose „Demenz oder Depression" zu verlassen, sondern die veränderten Verhaltensweisen wahrzunehmen und auf diese zu reagieren. Wird die Pflegestrategie fälschlicherweise zu früh auf eine Depression festgelegt, besteht das Risiko, den tatsächlich demenziell Erkrankten mit Absprachen zu überfordern. Umgekehrt würde bei einer angenommenen Demenz, die in Wirklichkeit eine Depression ist, die Pflegebeziehung leiden, da diese u. U. durch beide Seiten überfordernde Nähe und große Vertrautheit geprägt ist.

Praxistipp

Pflegende sollten bei den Krankheitsbildern Depression und Demenz immer auf veränderte Verhaltensweisen achten und ihre Pflegeplanung darauf aufbauen. Sie sollten sich nicht ausschließlich an der Diagnose orientieren.

Demenz – Delir – Depression

Stellt man nun alle 3 Erkrankungen gegenüber, kann bei den beobachteten Kriterien teilweise Übereinstimmung, aber in vielen Bereichen auch deutliche Unterschiedlichkeit festgestellt werden. ▶ Tab. 10.10 beschreibt häufige Ausprägungen der jeweiligen Erkrankung. Es kommen selbstverständlich im Verlauf dieser Erkrankungen auch andere Ausprägungen vor, hier geht es primär um die Tendenz.

10.1.8 Therapie der Demenzen

Medikamentöse Behandlung der kognitiven Symptome

Medikamente zur Behandlung kognitiver Symptome sollen auf das zentrale Nervensystem wirken und Hirnfunktionen wie Gedächtnis, Konzentrations-, Lern- und Denkfähigkeit, verbessern. Diese Gruppen sind pharmakologisch sehr unterschiedlich und die Wirkmechanismen noch immer nicht vollständig belegt. Die Substanzen, die im Augenblick Verwendung finden, bieten keine kausale Therapie.

Tab. 10.10 Demenz, Delir und Depression im Vergleich.

Kriterium der Beobachtung	Demenz	Delir	Depression
Krankheitsentwicklung	meist langsam progredient	schneller Beginn (Stunden bis Tage)	Tage bis Wochen
Merkfähigkeit	geht zunehmend stark verloren	gestört bis nicht vorhanden (retrograde Amnesie)	nicht gestört, vielleicht verlangsamt
Grundstimmung	positiv bis depressiv	ängstlich, schwankend	herabgestimmt (negativ)
Konzentration	nimmt ständig ab	unkonzentriert und fahrig	herabgesetzt
Suizidalität	kaum erhöhtes Risiko	nicht gefährdet	stark in Äußerung und Tat
Mimik/Gestik	normal lebhaft bis gesteigert	ängstlich, schwankend	starr verstimmt, abweisend
Erkennen, Erfassen von Bedeutung	geht zunehmend verloren (Agnosie)	geht zunehmend verloren (Agnosie)	nicht eingeschränkt
Urteilsvermögen	geht zunehmend verloren (Assessmentstörungen)	geht verloren	nicht eingeschränkt, meistens negative Sicht
Schlaf	Tag-Nacht-Umkehr	gestört, ohne Regel	Ein- und Durchschlafstörungen
Motorik	normal bis erhöht	anfänglich erhöht, später reduziert	meistens gehemmt, manchmal gesteigert
Krankheitswahrnehmung	eingeschränkt, später nicht mehr erkennbar	nicht vorhanden	leidet oft unter der Last der Erkrankung
Denken	verzerrt, zerfahren	zerfahren, verlangsamt	verlangsamt, haftend
Selbstwahrnehmung	gestört	geht verloren	erhalten bis erhöht
Koordination	geht im Verlauf verloren (Apraxie)	geht im Verlauf schnell verloren (Apraxie)	keine Einschränkung
Bewegung	bei kortikalen Demenzen meist lange erhalten	Einschränkung, Tremor	verlangsamt, seltener erhöht
Benennen	geht ganz verloren, nicht reversibel (Aphasie)	bei Behandlung reversibel	nicht eingeschränkt
Wahrnehmung	verändert; Wahn und Halluzination sind möglich	v. a. Halluzinationen (z. B. Mikropsie)	sekundäre Wahnbildung
Rechnen, Lesen, Schreiben	gehen verloren (Akalkulie, Alexie, Agrafie)	gehen verloren	nicht eingeschränkt, Fähigkeiten werden seltener genutzt
soziales Verhalten	verändert, wenig Distanz	Übergriffe möglich	in sich gekehrt, zurückgezogen (Isolation)
Behandlung	nur symptomatisch behandelbar	i. d. R. gut möglich mit Rückbildung der Symptome	Behandlung durch Psychotherapie und Medikamente, Spontanheilung möglich

Merke

M!

Nach der S3-Leitlinie „Demenzen" (DGPPN u. DGN 2016) gibt es keine überzeugende Evidenz für die Wirksamkeit ginkgohaltiger Präparate. Sie werden daher nicht empfohlen.

Eine Therapie der Alzheimer-Demenz mit Vitamin E wird wegen mangelnder Evidenz für Wirksamkeit und auf Grund des Nebenwirkungsrisikos nicht empfohlen.

Die Evidenz für eine Wirksamkeit von Piracetam, Nicergolin, Hydergin, Phosphatidylcholin (Lecithin), Nimodipin, Cerebrolysin und Selegilin bei Alzheimer-Demenz ist unzureichend. Eine Behandlung wird nicht empfohlen.

Die Behandlung relevanter vaskulärer Risikofaktoren und Grunderkrankungen, die zu weiteren vaskulären Schädigungen führen, ist bei der vaskulären Demenz zu empfehlen.

10

Memantin

Die Substanz **Memantin** wurde im Jahr 2002 für die Behandlung von mittleren bis schweren Alzheimer-Erkrankungen zugelassen. Memantin beeinflusst die durch Glutamat vermittelte Signalübertragung an den Synapsen. Nach S3-Leitlinie „Demenzen" (DGPPN u. DGN 2016) ist seine Wirksamkeit bei einer leichtgradigen Alzheimer-Demenz nicht belegt.

Trotz einer relativ guten Verträglichkeit kann es zu einigen unerwünschten Wirkungen kommen:
- Halluzinationen
- Verwirrtheit
- Schwindel
- Kopfschmerzen
- Müdigkeit
- gelegentlich Angstzustände, Hypertonie, Erbrechen, Blasenentzündung oder eine gesteigerte Libido

M!

Merke

Nach der S3-Leitlinie „Demenzen" (DGPPN u. DGN 2016) ist **Memantin** auf die Kognition, die Alltagsfunktion und den klinischen Gesamteindruck bei Patienten mit moderater bis schwerer Alzheimer-Demenz wirksam und eine Behandlung wird empfohlen.

Acetylcholinesterasehemmer

Grundlage für die Wirksamkeit dieser Medikamente ist der Befund, dass sich im Gehirn von Alzheimer-Patienten eine frühzeitige und ausgeprägte Verminderung des Gehalts an **Acetylcholin** findet. Dieser chemische Botenstoff ist für die Aufmerksamkeit sowie für Lern- und Gedächtnisleistungen von Bedeutung. Das Wirkprinzip dieser Medikamentengruppe besteht überwiegend in einer reversiblen Blockade des abbauenden Enzyms Acetylcholinesterase, um das Acetylcholindefizit auszugleichen. Die Konzentration des Neurotransmitters im synaptischen Spalt wird auf diese Weise erhöht. Unerwünschte Wirkungen sind v. a.:
- Bradykardie
- abdominelle Beschwerden
- Appetitlosigkeit
- Diarrhö
- Kopfschmerzen
- Schwindel
- Schlafstörungen
- Unruhe

Es ist sinnvoll, Bewohner regelmäßig auf unerwünschte Medikamentenwirkungen hin zu beobachten und eventuelle Probleme mit dem behandelnden Arzt, den Angehörigen oder dem Betreuer kritisch zu diskutieren.

M!

Merke

Nach der S3-Leitlinie „Demenzen" (DGPPN u. DGN 2016) sind **Acetylcholinesterasehemmer** mit Blick auf die Fähigkeit zur Verrichtung von Alltagsaktivitäten, auf die Besserung kognitiver Funktionen und auf den ärztlichen Gesamteindruck bei der leichten bis mittelschweren Alzheimer-Demenz wirksam und eine Behandlung wird empfohlen Es soll die höchste verträgliche Dosis angestrebt werden. Acetylcholinesterasehemmer können bei guter Verträglichkeit im leichten bis mittleren Stadium fortlaufend gegeben werden. Als Wirkstoffe stehen Donepezil, Galantamin und Rivastigmin zur Verfügung.

Es gibt Hinweise für eine Wirksamkeit von Donepezil bei Alzheimer-Demenz im schweren Krankheitsstadium auf Kognition, Alltagsfunktionen und klinischen Gesamteindruck und für Galantamin auf die Kognition. Die Weiterbehandlung von vorbehandelten Patienten, die in das schwere Stadium eintreten, oder die erstmalige Behandlung von Patienten im schweren Stadium kann empfohlen werden.

Rivastigmin ist zur antidementiven Behandlung der Demenz bei Morbus Parkinson im leichten und mittleren Stadium in Hinblick auf kognitive Störung und Alltagsfunktion wirksam und wird empfohlen.

Medikamentöse Behandlung der begleitenden Symptome einer Demenz

Neben den kognitiven Symptomen gehen die Demenzen zumindest vorübergehend mit Veränderungen des Verhaltens einher. So lassen sich in einer Vielzahl der Fälle depressive Symptome, Angst, Wahnerleben, Halluzinationen, Agitiertheit, Aggressivität, Apathie, gestörter Tag-Nacht-Rhythmus und Verweigerung der Nahrungsaufnahme beobachten. Einer medikamentösen Intervention muss eine verstehende Diagnostik vorangehen, die versucht, die zugrunde liegende Ursache zu identifizieren (BMG 2007).

Die Wahl und die Dosis von Psychopharmaka beeinflussen die Wirkweise auf demenziell Erkrankte wesentlich. Bei einer progredienten Erkrankung bedarf es einer kontinuierlichen Anpassung. Die medikamentöse Behandlung der begleitenden Symptome einer Demenz richtet sich nach der jeweiligen Symptomatik. ▸Tab. 10.11 gibt einen Überblick über Indikation und Wirkstoffgruppen.

Bei der Auswahl der Substanz sind die **unerwünschten Wirkungen**, gegen das durch die Symptome verursachte **Leiden** der Betroffenen abzuwägen.

M!

Merke

Nach der S3-Leitlinie „Demenzen" (DGPPN u. DGN 2016) soll vor dem Einsatz von Psychopharmaka bei Verhaltenssymptomen ein psychopathologischer Befund erhoben werden. Die medizinischen, personen- und umgebungsbezogenen Bedingungsfaktoren müssen identifiziert und soweit möglich behandelt bzw. modifiziert werden. Darüber hinaus besteht eine Indikation für eine pharmakologische Intervention, wenn psychosoziale Interventionen nicht effektiv, nicht ausreichend oder nicht verfügbar sind.

Bei Eigen- oder Fremdgefährdung, die nicht anders abwendbar ist, kann eine unmittelbare pharmakologische Intervention erforderlich sein.

Für Patienten mit Parkinson-Demenz, Lewy-Körperchen-Demenz und verwandte Erkrankungen sind klassische und viele atypische Antipsychotika kontraindiziert, da sie Parkinson-Symptome verstärken und Somnolenzattacken auslösen können. Einsetzbare Antipsychotika bei diesen Erkrankungen sind Clozapin und mit geringerer Evidenz Quetiapin.

Die Gabe von Antipsychotika bei Patienten mit Demenz ist mit einem erhöhten Risiko für Mortalität und für zerebrovaskuläre Ereignisse assoziiert. Patienten und rechtliche Vertreter müssen über dieses Risiko aufgeklärt werden. Die Behandlung soll mit der geringst möglichen Dosis und über einen möglichst kurzen Zeitraum erfolgen. Der Behandlungsverlauf muss engmaschig kontrolliert werden.

Tab. 10.11 Zielsymptome und medikamentöse Therapieempfehlungen.

Zielsymptom	Medikamentengruppe	Substanzen
Depression	selektive Serotoninwiederaufnahmehemmer (SSRI)	Citalopram, Sertralin
	MAOH (Monoaminooxidasehemmer)	Moclobemid
	TZA (trizyklische Antidepressiva)	wegen anticholinerger Wirkungen weniger empfehlenswert; Ausnahme: Nortriptylin
Angst	• SSRI • sonstige	• Citalopram, Sertralin, • Buspiron, Pregabalin, Opipramol
	in Akutsituationen: kurz wirksame Benzodiazepine	Lorazepam
ausgeprägte Steigerung des Antriebs	niedrigpotente Antipsychotika	Melperon, Pipamperon, Prothipendyl
Wahn, Halluzinationen	hochpotente Antipsychotika	Risperidon, Quetiapin, Haloperidol
(bei einer Demenz mit Lewy-Körperchen oder bei Parkinson)	Acetylcholinesterasehemmer	Rivastigmin, Donepezil, Galantamin
schwere Aggressivität	• hochpotente Antipsychotika • Mood-Stabilizer • SSRI • sonstige	• Risperidon, Haloperidol • Carbamazepin • Citalopram, Sertralin • Tiaprid

Grenzen medikamentöser Behandlung

Die Fortschritte der Behandlung von psychiatrischen Symptomen und Verhaltensauffälligkeiten demenzkranker Menschen durch Medikamente sind nicht zu bestreiten. Moderne Psychopharmaka können, korrekt eingesetzt und richtig dosiert, mit hoher Zuverlässigkeit zu einer Symptomfreiheit oder -linderung führen. Sie können das Fortschreiten der Krankheit verzögern und ermöglichen es so, möglichst lange, in größtmöglicher Selbstbestimmung im häuslichen Umfeld zu leben. Der ansonsten oft notwendige Umzug in ein Pflegeheim wird damit hinausgezögert. Nicht zuletzt werden die pflegenden Angehörigen durch die Behandlung der oft sehr belastenden psychiatrischen Begleitsymptome wie Schlafstörungen, Wahnerleben, Halluzinationen, Depressionen, Aggressivität oder Unruhe entlastet.

▶ **Ältere Menschen leiden stärker unter Nebenwirkungen.** Dieser Fortschritt muss jedoch bei jedem Einsatz gegen die möglichen negativen Auswirkungen der Psychopharmaka abgewogen werden. So leiden ältere Menschen häufiger und in stärkerem Maße unter dem Auftreten von unerwünschten Wirkungen als junge. Sie vertragen i. d. R. nur deutlich geringere Dosierungen. Meist müssen mehrere Medikamente, die sich gegenseitig negativ beeinflussen können, wegen körperlicher Krankheiten gleichzeitig eingenommen werden. Nicht jede Symptomatik lässt sich erfolgreich mit Psychopharmaka behandeln. So kann die Zahl der Patienten, bei denen die Medikamente ohne Wirkung bleiben, je nach Untersuchung zwischen einem Drittel und der Hälfte der Probanden schwanken. Eine erzielte Besserung wird in ihrem Umfang von Kritikern nicht selten als zu gering angesehen.

Merke

Psychopharmaka müssen bei älteren Menschen i. d. R. deutlich geringer dosiert werden, als bei jungen Menschen. Bei alten Menschen treten zudem häufiger unerwünschte Wirkungen auf.

▶ **Symptombehandlung jenseits medikamentöser Behandlung.** Noch immer werden Psychopharmaka bei Menschen mit Demenz zu schnell, zu oft, zu lange oder mit fraglicher Indikation gegeben. Nur wenige haben eine ausdrückliche Zulassung für die zu behandelnde Symptomatik und werden meistens „Off-Label" eingesetzt. Vor diesem Hintergrund ist es sinnvoll, jenseits einer medikamentösen Behandlungsstrategie nach weiteren Möglichkeiten zu suchen, wie den zahlreichen Symptomen im Verlaufe einer Demenzkrankheit zum Wohle der Betroffenen begegnet werden kann. ▶ Abb. 10.6 (S3-Leitlinie „Demenzen"; DGPPN u. DGN 2016) gibt einen Überblick über die Behandlung und Prävention von psychischen Symptomen bei Menschen mit Demenz.

Praxistipp

Eine vielfältige Übersicht über nicht medikamentöse Zugänge geben die Rahmenempfehlungen zum Umgang mit herausforderndem Verhalten von Menschen mit Demenz in der stationären Altenhilfe (BMG 2007). Sie sind kostenlos über die Homepage des BMG zu beziehen: www.bundesgesundheitsministerium.de/fileadmin/Dateien/Publikationen/Pflege/Berichte/Bericht_Rahmenempfehlungen_zum_Umgang_mit_herausforderndem_Verhalten_bei_Menschen_mit_Demenz_in_der_stationaeren_Altenhilfe.pdf

Nicht medikamentöse Behandlung von Menschen mit Demenz

In den vergangenen Jahren ist das Wissen um die Behandlungsmöglichkeiten der Verhaltens- und psychologischen Symptome demenzkranker Menschen umfangreicher und differenzierter geworden. Dieser Wissenszuwachs betrifft das medikamentöse Management ebenso wie nicht pharmakologische Interventionen.

Zur Behandlung und Begleitung einer Demenz und seiner begleitenden Symptome bedarf es – zumindest über den mehrjäh-

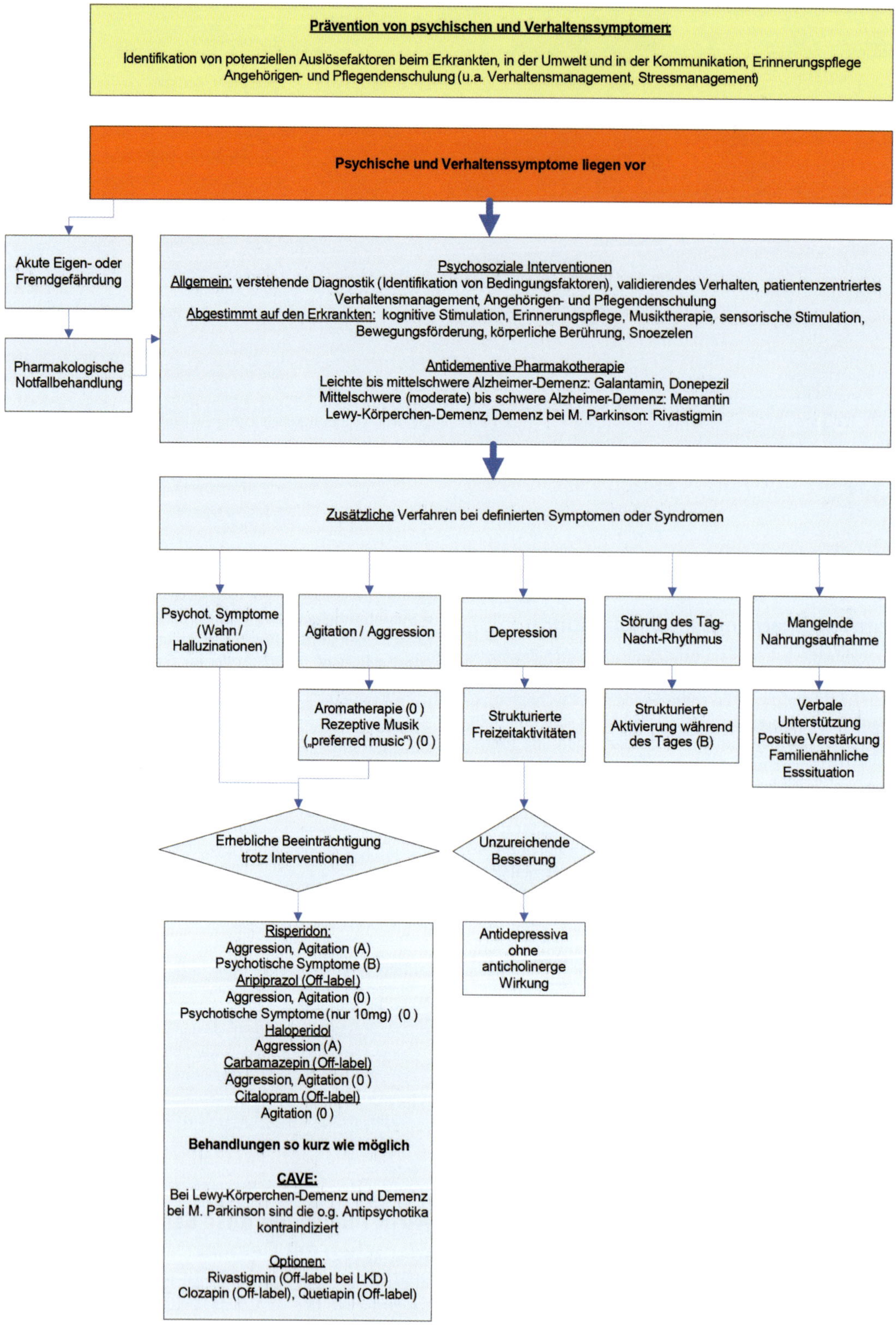

Abb. 10.6 Vorbeugen. Prävention von psychischen Symptomen und Verhaltensmustern bei Menschen mit Demenz (Empfehlungsgrad [A] = soll, [B] = sollte, [0] = kann).
(Quelle: Deutsche Gesellschaft für Psychiatrie und Psychotherapie, Psychosomatik und Nervenheilkunde (DGPPN), Deutsche Gesellschaft für Neurologie (DGN), Hrsg. S3-Leitlinie "Demenzen" (Langversion – Januar 2016). AWMF; 2016)

rigen Verlauf der progredienten Krankheit Demenz hinweg – eines **integrierten Vorgehens**, denn

- was nützt einerseits die beste Ergotherapie, wenn der demente Mensch paniküberflutet oder voller innerer Getriebenheit nicht in der Lage ist, das wohlgemeinte Angebot anzunehmen?
- was hilft das köstlich duftende und appetitlich angebotene Fingerfood, wenn der Mensch, der es essen soll, sich wahnhaft sicher ist, dass man ihn vergiften will, und deshalb den Mund gar nicht erst aufmacht?
- was hilft andererseits das Verschwinden der Halluzinationen oder Fehlidentifikationen unter der Gabe von Antipsychotika, wenn der Alltag so trist und reizdepriviert ist, dass der Patient die gewohnten Halluzinationen „vermisst"?
- was nützt der medikamentös wiederhergestellte Tag-Nacht-Rhythmus, wenn der Tag stressbeladen, langweilig, über- oder unterfordernd oder gar so gestaltet ist, dass man lieber weg- oder woanders hinlaufen möchte?

10.1.9 Expertenstandard „Beziehungsgestaltung in der Pflege von Menschen mit Demenz"

Anfang 2018 wurde der **Expertenstandard „Beziehungsgestaltung in der Pflege von Menschen mit Demenz"** vom Deutschen Netzwerk für Qualitätsentwicklung in der Pflege (DNQP) vorgestellt. Mit diesem wird die pflegerische Beziehung in den Mittelpunkt eines Expertenstandards gestellt. Im Vorwort wie in der Präambel (DNQP 2018) wird darauf hingewiesen, dass es keinen allgemeinen Standard für die Pflege von Menschen geben kann, da dieser Bereich so viele Facetten und Aspekte hat.

Wie in den anderen nationalen Expertenstandards werden **5 Ebenen** unterschieden, die in Struktur, Prozesse und Ergebnis (S. 93) gegliedert sind.

Definition/Zielgruppe

Zielgruppe sind alle Menschen mit einer diagnostizierten Demenzerkrankung sowie Menschen, bei denen sich mit Beginn des pflegerischen Auftrags bzw. im Verlauf der Pflege Anzeichen von Demenz zeigen. Der Umgang mit herausforderndem Verhalten und die Palliativversorgung von Menschen mit Demenz werden darin allerdings nicht behandelt.

Der Expertenstandard (DNQP 2018) fordert von Pflegefachpersonen eine personzentrierte Pflege von Menschen mit Demenz, was mit einer Haltung verbunden ist, die die Person in den Mittelpunkt stellt und den Menschen mit Demenz als einzigartiges Subjekt mit individuellen Unterstützungs- und Beziehungsbedarfen sieht.

Kennzeichnend für einen personzentrierten Ansatz ist die Fokussierung auf die Person, diese wird in den Mittelpunkt gerückt. Wesentlich für die Beziehungsgestaltung ist Anerkennung, Vertrauen und Respekt (DNQP 2018).

Als gut wird Pflege dann bezeichnet, wenn der Bewohner, Kunde und Gast angenommen wird, wie er ist, und aus hochwertigen Interaktionen dem Menschen mit Demenz das Gefühl vermitteln wird, gehört und verstanden zu werden. Dies kann z. B. geschehen durch:

- Respekt/Achtung/Akzeptanz/Feiern
- Würdigen/Einbeziehen/Dazugehören/Spaß
- Bestätigen/Echtheit/Validieren
- Stärken und Befähigen/Erleichtern/Ermöglichen/Zusammenarbeiten
- Wärme/Halten/angemessenes Tempo

Ziele der professionellen Beziehungsgestaltung bei Demenz

Jeder pflegebedürftige Bewohner mit Demenz erhält Angebote zur Beziehungsgestaltung, die das Gefühl, gehört, verstanden und angenommen zu werden sowie mit anderen Personen verbunden zu sein, erhalten oder fördern. Weitere Ziele lassen sich aus dem Standard ableiten (DNQP 2018):

- Es gibt eine personzentrierte Haltung sowie ein personzentriertes Konzept.
- Die Beziehungsgestaltung und Förderung des Menschen mit Demenz steht im Vordergrund.
- Die Pflegefachperson sieht den Menschen mit Demenz als gleichberechtigtes Gegenüber.
- Die Pflegefachperson bezieht die Menschen aus dem unmittelbaren Umfeld der Menschen mit Demenz und Mitarbeiter anderer Berufsgruppen mit in den Prozess ein.

Mit diesem Expertenstandard werden alle Pflegefachpersonen angesprochen. Die Bezugspflegefachpersonen leiten alle Mitarbeiter aus anderen Professionen und Angehörige an, eine personzentrierte Haltung einzunehmen und zu vertreten. Die Experten weisen im Standard an verschiedenen Stellen darauf hin, dass die Umsetzung eines personzentrierten Ansatzes gut geschulte Pflegefachpersonen voraussetzt (DNQP 2018). Fachweiterbildungen, Fortbildungen und Pflegestudiengänge werden hier genannt.

Die 1. Ebene

In dieser ersten Ebene des Standards werden die **Bedingungen** und der **Beginn des Prozesses** beschrieben. Diese Ebene fokussiert:

- Haltung
- Einschätzung von kognitiven Einschränkungen
- die daraus folgende Förderung und Unterstützung

Haltung

Die Personzentriertheit stellt die Person in den Mittelpunkt. Hierbei geht es weniger darum, was der Mensch mit Demenz kann oder nicht, sondern wie ich mit Ihm in Beziehung trete. Es geht immer um wechselseitiges Vertrauen und Respekt. Trotz Mängeln, Fehlern und Versagen bekommt der Mensch mit Demenz Anerkennung.

Menschen mit Demenz und deren Angehörige werden ermutigt, partizipativ ihre Vorstellungen von Hilfe und Unterstützung einzubringen. Pflegende und Betreuende binden funktionale Aufgaben (praktische Pflege und Unterstützung) in die Beziehung ein. Es geht ebenfalls darum eine einmal entwickelte personzentrierte Haltung auf Dauer zu „pflegen".

Die pflegerische Leistung besteht primär in der Beziehungsarbeit und ist auch als solche darzustellen (DNQP 2018), z. B. in den 4 bzw. 6 Pflegeprozessschritten.

Als gut wird Pflege beschrieben, wenn der Mensch mit Demenz angenommen wird, wie er ist, und durch hochwertige Interaktionen dem Menschen mit Demenz das Gefühl vermittelt wird, gehört und verstanden zu werden.

Einschätzung von kognitiven Einschränkungen

Im zugrunde liegenden Expertenstandard sind Menschen mit einer frontotemporalen Demenz (FTD) und Menschen mit einer diagnostizierten Demenz, die palliativ behandelt und begleitet werden, ausgeschlossen (DNQP 2018). Im Expertenstandard wird jedoch darauf hingewiesen, dass möglicherweise auch diese beiden Personengruppen von dem personzentrierten Ansatz profitieren würden. Eine klare Differenzierung ist wahrscheinlich nicht möglich, da die Diagnosestellung bei FTD und die Einschätzung für einen palliativen Prozess oft nicht klar und eindeutig möglich sind.

Die fachliche Einschätzung bei nicht gestellter Demenzdiagnose kann mithilfe der Kriterien aus dem ICD-10 (Dilling et al. 2015) und dem DSM-5 (APA 2018) vorgenommen werden. Danach spielen für die Einschätzung der kognitiven Einschränkungen kortikale Funktionen die entscheidende Rolle: Gedächtnis, Denken, Orientierung, Auffassung, Rechnen, Lernen, Sprache und Urteilsvermögen. Das Bewusstsein ist nicht eingetrübt. Häufig gibt es Änderungen im sozialen Verhalten und der Motivation (Dilling et al. 2015). Der Standard weist auch auf die kognitiven Leistungseinbußen hin, die oft von Pflegepersonen wahrgenommen werden.

Hilfreich in diesem Zusammenhang können die 11 Punkte aus dem Modul 2 des neuen Begutachtungsinstrumentes der Pflegeversicherung (S. 162) sein:

- erkennen von Personen aus dem näheren Umfeld
- örtliche Orientierung
- zeitliche Orientierung
- erinnern an wesentliche Ereignisse oder Beobachtungen
- steuern von mehrschrittigen Alltagshandlungen
- treffen von Entscheidungen im Alltagsleben
- verstehen von Sachverhalten und Informationen
- erkennen von Risiken und Gefahren
- mitteilen von elementaren Bedürfnissen
- verstehen von Aufforderungen
- beteiligen an einem Gespräch

Die einzelnen Punkte werden in den Ausprägungen vorhanden, größtenteils vorhanden, in geringem Maße vorhanden oder nicht vorhanden eingeschätzt.

Ebenfalls kann der MMST (Folstein et al. 1975) Hinweise über die Ausprägung der Demenz geben. Grundsätzlich ist Demenz im engeren Sinne immer eine fortschreitende Erkrankung, welche die Denkfunktionen beeinträchtigt bzw. auslöscht. Es geht bei der Einschätzung der Einschränkung der kognitiven Funktionen nicht um die Stellung einer ärztlichen Diagnose (dies ist der Ärzteschaft vorbehalten). Es geht um die Identifikation der Menschen, die kognitiv eingeschränkt sind und die in den professionellen Beziehungsprozess einbezogen werden sollen. Da es kein wirkungsvolles Instrument zur Beschreibung der Beziehungsgestaltung gibt (DNQP 2018), wird im Expertenstandard empfohlen, die folgenden Aspekte bei der Einschätzung der infrage kommenden Personen zu berücksichtigen:

Einschränkungen

- der komplexen Aufmerksamkeit (kann z. B. einem Gespräch nicht mehr folgen),
- von Exekutivfunktionen, wie z. B. Abläufe koordinieren, Entscheidungen treffen, Aufgaben motorisch umsetzen,
- des Lernens und des Gedächtnisses,
- der Sprache (Wörter werden gesucht, Sätze können nicht mehr gebildet werden ...),
- von perzeptuell motorischen Fähigkeiten (z. B. die Augen-Hand-Koordination, das Nachzeichnen der beiden Fünfecke im MMST),
- der sozialen Kognition im Sinne von Erkennen und Interpretieren von Emotionen (dies gelingt den Betroffenen im Verlauf der Erkrankung immer weniger, was dann dazu führt, dass er nicht mehr teilnimmt, nicht antwortet oder ausweicht).

Die meisten der 6 Aspekte spielen im MMST eine Rolle. Sie sollen zu einem Gesamtbild der Kommunikations-, Interaktions- und Beziehungsfähigkeit zusammengefasst werden.

Förderung und Unterstützung

Eine personzentrierte Pflege zu ermöglichen, ist Führungsaufgabe. Einrichtungs- und Pflegeleitung schaffen eine Arbeitsatmosphäre, die Schwierigkeiten und Herausforderungen ohne Schuldzuweisung anspricht und diskutiert, ggf. Fortbildungsbedarfe erkennt und ermöglicht und die Umsetzung der Ergebnisse in der Praxis begleitet. Das Weiterbildungsniveau ist auf den folgenden 3 Ebenen angesiedelt:

- Alle Mitarbeiter haben ein Grundwissen zu Demenz und Beziehungsgestaltung.
- In jedem Arbeitsbereich gibt es Mitarbeiter mit einer gerontopsychiatrischen Zusatzausbildung.
- Es gibt eine zentrale Koordinierung der fachlichen Weiterentwicklung.

Die Bezugspersonenpflege wird weitestgehend umgesetzt, u. a. inklusive der Verantwortlichkeit der Pflegedokumentation.

Bei der Aufnahme des Menschen mit Demenz werden alle verbalen und nonverbalen Interaktions- und Kommunikationshinweise, die im Zusammenhang mit der Demenz auftreten, sowie Vorlieben und Kompetenzen erhoben.

Anforderungen an eine professionelle Beziehungsgestaltung von Menschen mit Demenz

In der Folge werden die Aspekte, welche die Beziehungsgestaltung zu Menschen mit Demenz fördern oder unterstützen, ausgeführt. Die zentrale Überlegung dabei ist, nicht die Krankheit, sondern den Menschen im Vordergrund wahrzunehmen. Bei weiteren Überlegungen stellt sich die Frage nach wichtigen psychischen Bedürfnissen von Menschen mit Demenz. Kitwood (2019) identifiziert hierbei **6 wesentliche Aspekte**:

- Bindung
- Trost
- Identität
- Beschäftigung
- Einbeziehung
- Liebe

Aus Sicht des Menschen mit Demenz geht es um das Gefühl, gehört, verstanden und angenommen zu werden sowie mit anderen Personen verbunden zu sein – also etwas wert zu sein, das Gefühl zu haben, etwas tun zu können, das Gefühl mit anderen, in Kontakt treten zu können, sowie um Hoffnung und Vertrauen. „Positive Personenarbeit ist im Wesentlichen die Interaktion zwischen dem Menschen mit Demenz und dem Personal" (Kitwood 2019).

Ein Höchstmaß an Selbst- und Mitbestimmung bzw. Mitwirkung zu ermöglichen, ist der zentrale Punkt pflegerischen Handelns (DNQP 2018). Die Pflegefachperson

- reagiert auf die subjektive Realität des Menschen mit Demenz,
- ermöglicht soziale Teilhabe,
- gestaltet einen lebendigen und gemeinsamen Alltag,
- besitzt Wissen über den Menschen mit Demenz und dessen Fähigkeiten,
- passt Maßnahmen aktuell an die Möglichkeiten des Menschen mit Demenz an,
- unterstützt das Wohlbefinden,
- unterstützt das Gefühl von Sicherheit und Geborgenheit,
- plant und gestaltet kontinuierliche Betreuung und orientierende und verlässliche Tagesabläufe.

Die 2. Ebene

In der 2. Ebene des Expertenstandards geht es um die **Koordination und Planung der beziehungsfördernden Maßnahmen**. Die Verfasser des Standards (DNQP 2018) weisen darauf hin, dass zur Koordination und Planung Kenntnisse vorhanden sein müssen über:

- verbale und nonverbale Interaktions- und Kommunikationsvarianten,
- die verschiedenen Demenzformen und deren Verläufe sowie über
- die Wirkung und Nebenwirkung von Medikamenten.

Von der Einrichtung wird erwartet, dass ein Konzept und/oder eine Verfahrensregel die Zuständigkeiten für beziehungsfördernde und -gestaltende Angebote beschreibt bzw. definiert.

Besondere Erwähnung findet in den Ausführungen der Aspekt der Partizipation und Selbstbestimmung der Person. Praktisch können die Regelungen zur Beziehungsgestaltung und zu dem personzentrierten Ansatz im Hauskonzept beschrieben sein. In diesem Zusammenhang geht es um

- eine interdisziplinäre Teamarbeit,
- die aktive Koordination aller beteiligten Professionen,
- Veränderungsprozesse,
- die Notwendigkeit, auf allen Ebenen Wertvorstellungen und Haltung zu hinterfragen,
- Angebote in verschiedenen Settings, die die Beziehung fördern,
- die Festlegung, in welchen Strukturen die Teamarbeit durchgeführt werden soll,
- eine Konzeption, wie Therapeuten, Ärzte, Ehrenamtliche usw. zusammenarbeiten.

Auf der Grundlage der für den Menschen mit Demenz bedeutsamen Ziele in der Beziehungsgestaltung werden geeignete beziehungsfördernde und -gestaltende Maßnahmen zusammen mit dem Menschen mit Demenz und seinen Angehörigen geplant, abgestimmt und durch die Pflegefachperson im Pflegeplan festgehalten. Dieses Vorgehen entspricht dem Aushandlungsprozess im Strukturmodell (S. 108).

Die 3. Ebene

Die Pflegefachperson verfügt über Wissen und Kompetenz zur Information, Anleitung und Beratung. Grundsätzlich ist zwischen **Informationsgespräch**, **Beratung** und **Anleitung** zu unterscheiden, da sie unterschiedliche Zielsetzungen verfolgen.

Definition

Das **Informationsgespräch** durch die Pflegefachperson umfasst die Übermittlung von Fakten, Wissen und Einschätzungen in einem Gespräch (z. B. Informationsabende, Informationsveranstaltungen bezogen auf den personzentrierten Ansatz). Hier wie in den anderen Bereichen geht es immer auch darum, in wieweit der Mensch mit Demenz in die Alltagsabläufe einbezogen werden kann.

Unter **Beratung** sind ein oder mehrere Gespräche, die proaktiv zwischen der Pflegefachperson und dem Menschen mit Demenz (ggf. seinen Angehörigen) stattfinden, zu verstehen, bei der Problemlösungsstrategien gemeinsam mit den Betroffenen entwickelt werden (z. B. in Fallgesprächen). Es geht um Partizipation und Teilhabe im Beratungsprozess.

Anleitung beinhaltet anwendungsorientierte Vermittlung von Wissen und Fertigkeiten nach Möglichkeit durch gemeinsames Handeln (z. B. Ankleiden oder Essen anreichen bei einer Apraxie). Hier können v. a. im ambulanten und teilstationären Bereich Angehörige unterstützen.

Information, Anleitung und Beratung gehen in den unterschiedlichen Settings von der Bezugspflegefachperson aus und werden dokumentiert. Eine besondere Herausforderung ist es, Angehörige, wenn diese das möchten, in einer demenzangepassten Kommunikation anzuleiten, sie z. B. mit den Grundprinzipien der Validation (S. 354) vertraut zu machen. Zudem können angeleitete Angehörige im Rahmen der personzentrierten Beziehungsgestaltung (DZNE 2018) Erinnerungsarbeit übernehmen oder unterstützen (mit Informationen und möglicherweise auch mit Materialien wie Fotos oder Gegenständen, die dem Betroffenen wichtig waren).

Den Betroffenen und deren Angehörigen werden Informationsbroschüren zum Thema Demenz ausgehändigt. Links zu verschiedenen Onlineportalen, wie denen der Deutschen und der Landes-Alzheimer-Gesellschaften oder anderen regionalen Initiativen (z. B. den Regionalbüros NRW Alter, Pflege und Demenz, www.alter-pflege-demenz-nrw.de) sollten den Betroffenen zur Verfügung gestellt werden. Angehörigen, v. a. aus dem ambulanten Bereich, werden Selbsthilfegruppen und Kurse (unterstützt und finanziert durch § 45b SGB XI) für Angehörige von Menschen mit Demenz vermittelt. Beratung, Anleitung und Information werden von den Bezugspflegefachpersonen und möglicherweise von Case Managern durchgeführt bzw. begleitet.

Ebenfalls wird in diesem Zusammenhang das Belastungserleben der Angehörigen, v. a. im ambulanten und teilstationären Kontext, ermittelt und ggf. Entlastungsangebote vermittelt. Da die Demenz fortschreitet, müssen die Beratungs-, Anleitungs- und Informationsangebote bei Veränderungen immer wieder angepasst werden.

Ein zentrales Instrument in der Beratung ist neben der persönlichen Beratung das Fallgespräch. Im Sinne der Beziehungsgestaltung werden den Angehörigen Möglichkeiten der speziellen Kommunikation, aber auch der Erinnerungspflege nahegebracht, erläutert und ggf. Informationen darüber zur Verfügung gestellt.

Die 4. Ebene

Die Pflegefachperson kennt beziehungsfördernde und -gestaltende Angebote und ist in der Lage, die Pflege von Menschen mit Demenz darauf auszurichten. Die Einrichtungen schaffen die Rahmenbedingungen für personzentrierte beziehungsfördernde und -gestaltende Angebote und sorgen für einen guten Kenntnisstand bei allen beteiligten Personen.

In dieser Ebene werden die **Gestaltung des Alltags** und v. a. die **aktuellen Gefühle, die Befindlichkeiten** und **die Wünsche** des Menschen mit Demenz in den Mittelpunkt gestellt. Dabei ist es zentral, ein Höchstmaß an Selbst- und Mitbestimmung zu ermöglichen (DNQP 2018). Die Pflegefachperson soll

- auf die subjektive Realität des Menschen mit Demenz reagieren,
- soziale Teilhabe ermöglichen,
- einen lebendigen Alltag gestalten,
- den Menschen mit Demenz bei den Lebensaktivitäten im Alltag einbinden.

Das Management sorgt dafür,

- dass Fachkräfte in die Lage versetzt werden, seelisches, emotionales, soziales und körperliches Wohlbefinden bei Menschen mit Demenz zu unterstützen,
- dass eine lebensweltorientierte Begleitung angeboten werden kann,
- dass Menschen mit Demenz ein hohes Maß an Sicherheit erleben,
- dass genügend Zeit zur Verfügung steht, da die Betreuung von Menschen mit Demenz viel Zeit in Anspruch nimmt.

Diese Anforderungen machen eine fachliche Schulung und Begleitung unabdingbar – nicht nur der Fachkräfte, sondern auch der anderen an der Versorgung von Menschen mit Demenz beteiligten Berufsgruppen. Damit diese Aspekte und Anforderungen koordiniert werden können, sollen sie in ein Konzept eingebettet werden.

Im Alltag soll sich die **Beziehungsförderung** auf die folgenden Bereiche der Lebensweltorientierung beziehen:

- Alltag und Milieu (S. 375), abhängig von der individuellen Biografie, gestalten (vertrautes Mobiliar, vertraute Gegenstände, vertraute Zeitungen usw.)
- den Alltag beziehungsfördernd gestalten
- Interaktionen anpassen
- regionale Mundart sprechen, zumindest in Teilen
- familiäre Atmosphäre (z. B. beim gemeinsamen Kochen)
- regionale Ereignisse aufgreifen
- Tagesabläufe gestalten

Zur **Wahrnehmungsförderung** gehört:

- Kommunikation auf Augenhöhe
- aktives Zuhören
- die eigene Lautstärke, Wortwahl und Satzlänge den Möglichkeiten des Menschen mit Demenz anzupassen
- die eigene verbale, paraverbale und nonverbale Kommunikation zu reflektieren – hierbei soll die Beziehungsgestaltung und -förderung immer wieder neu angepasst werden

Im Standard wird darauf hingewiesen, dass die Selbstdistanzierungsfähigkeit mit fortschreitender Erkrankung verloren geht. Dies führt in der Folge zu einer symbolischen Wirklichkeit, in der sich der Mensch mit Demenz, z. B. bestohlen fühlt. In der Folge wird darauf hingewiesen, dass diese Darstellungen weniger als psychotische Episode zu bewerten sind, sondern als Orientierungs- oder Selbsthilfeversuch zu werten sind (DNQP 2018). Im Weiteren wird auf die unterschiedliche Bewertung von körperlicher Nähe eingegangen, die von Person zu Person stark variieren kann. Ebenfalls soll eine Unter-, aber auch Überstimulation vermieden werden (S. 300).

10

▸ **Wertschätzung und Zuwendung.** Bei Menschen mit schwerer Demenz muss eine soziale Isolation unbedingt vermieden werden. Aus diesem Grund sollen Pflegefachpersonen dafür sorgen, dass vertraute Personen bei dem Menschen mit Demenz sind und er die nötige Zuwendung erhält (DNQP 2018):

- Bindungsverhalten durch kontinuierlichen Umgang stärken: Diesem Umstand, so der Expertenstandard, liegt die Annahme zugrunde, dass Menschen mit Demenz aufgrund der erhalten gebliebenen Emotionalität beziehungsfähig sind.
- Die situationsbezogene und subjektive Realität anerkennen: Hier empfiehlt der Standard, auf die aktuell existierende Wirklichkeit des Menschen mit Demenz zu reagieren. Dies kann in einem Fall die Herstellung eines Realitätsbezugs sein, in einem anderen bedeuten, die Realität des Menschen mit Demenz unkorrigiert anzunehmen.
- Dem Menschen mit Demenz Wertschätzung entgegenbringen.
- Soziale Teilhabe ermöglichen: Dabei sind gemeinsame Aktivitäten weniger als Therapie, denn als gemeinsamer Alltag zu verstehen.
- Familienorientierte Pflege umsetzen: Dies bedeutet, dass die Angehörigen als wichtige Bezugspersonen und Informationsgeber eng in den Pflegeprozess einbezogen werden.

▸ **Spezifische Maßnahmen**

- Es können z. B. Haustiere, wenn diese zu der Biografie des Menschen mit Demenz passen, in den Alltag einbezogen werden.
- Ebenfalls werden Singen, Musik und Tanz in den Alltag einbezogen. Die Biografie gibt in den meisten Fällen Hinweise, wie der Mensch mit Demenz früher mit Musik umgegangen ist und ob er z. B. ein Instrument gespielt hat.
- Der Einsatz von Puppen kann nach Aussage des Standards bei einzelnen Menschen mit Demenz sinnvoll sein. Hierbei werden v. a. Frauen aufgeführt, da hier das Identitätsmuster eng von der Rolle als Mutter geprägt sei. Im Standard wird darauf hingewiesen, dass ein gewisses Risiko beim Einsatz von Puppen besteht, v. a. dann, wenn der Mensch mit Demenz merkt, dass es sich nicht um ein Baby, sondern um eine Puppe handelt. Dann kann der Betroffene gekränkt sein (DNQP 2018).

Die 5. Ebene

Die Pflegefachperson verfügt über Wissen und die Kompetenz zur **Evaluation** beziehungsfördernder und -gestaltender Pflege. Die Einrichtung stellt sicher, dass die Pflegfachperson sowie andere an der Pflege Beteiligte ihre Beziehungsgestaltung zu den Menschen mit Demenz reflektieren können.

Die Pflegefachperson kennt die Vorlieben, Abneigungen, biografischen, lebensweltlichen und gesundheitsbezogenen Informationen über den Menschen mit Demenz und kann daraus pflegerische Maßnahmen ableiten. Mit allen am Prozess beteiligten evaluiert die Fachkraft den Prozess. Im Standard wird die Fähigkeit vorausgesetzt, dass die Fachkraft in der Lage ist, Verhalten und Kommunikation angemessen einzuschätzen. Das bedeutet auch, dass Aspekte wie Differenzialdiagnostik, die Wirkung von Medikamenten oder Schmerzen in die Einschätzung einbezogen werden (DNQP 2018).

Ein besonderes Augenmerk soll im Rahmen der personzentrierten Pflege auf Stimmung, Affekt, aber v. a. auf Beziehung und Interaktion zu Mitmenschen, auf Betätigung und Eingebundensein sowie auf Sicherheit und Geborgenheit gelegt werden.

Lernaufgabe

Falls Ihre Einrichtung Menschen mit Demenz betreut, wie werden die Empfehlungen aus dem Expertenstandard „Beziehungsgestaltung in der Pflege mit Menschen mit Demenz" (DNQP 2018) umgesetzt? Gibt es z. B. Qualitätszirkel, in denen die Umsetzung besprochen wird? Wenn nein, regen Sie diese an.

10.1.10 Demenz und LSBTI

Epidemiologie

Der Psychologe, psychologische Psychotherapeut und Schauspieler Dieter Schmidt hat im September 2019 auf einer Tagung zur „Sexualität und Demenz" einen aktuellen und differenzierten Überblick über die „Demenz & Sexualität im Pflegealltag aus LSBTI*-Perspektive" gegeben (Schmidt 2019). Zu den epidemiologischen Daten zitiert der Psychologe und Mitarbeiter der Schwulenberatung Berlin Schätzungen des niedersächsischen Sozialministeriums, nach denen es in Deutschland bis zu 1,8 Millionen lesbische, schwule, bisexuelle, trans- und intergeschlechtliche Menschen (LSBTI) im Alter von über 60 Jahren gibt. Circa 5–10 % der Gesamtbevölkerung werden als LSBTI eingestuft (Schmidt 2019). Bei einer angenommenen Prävalenz von 7,5 % ergäbe sich – bezogen auf die Gesamtzahl der Menschen mit demenziellen Erkrankungen – ein Schätzwert von 122 088 LSBTI (81 392–162 784) mit demenziellen Erkrankungen (Schmidt 2019).

Veränderungen durch die Demenz

In seinen Ausführungen beschreibt Dieter Schmidt (2019) folgende Problemstellungen, wenn lesbische, schwule, bisexuelle, trans- oder intergeschlechtliche Menschen an einer Demenz erkranken. Diese sind v. a. durch Erinnerungs-/Gedächtnisprobleme verursacht (Schmidt 2019):

- Es kann vorkommen, dass die von Demenz Betroffenen vergessen, **dass** sie ein Coming-Out oder eine Geschlechtsangleichung hatten (v. a., wenn das Ereignis noch nicht lange zurückliegt), was auch für die unterstützenden Personen schwierig bis quälend sein kann.
- Infolge der Gedächtnislücken können Menschen mit Demenz vergessen, **wem** sie ihre sexuelle Orientierung bzw. Geschlechtsidentität offenbart haben. So kann es zu einem unfreiwilligen Coming-Out kommen.
- Ebenso kann es zu einem unfreiwilligen Outing der unterstützenden Personen durch die erkrankte Person kommen.
- Es kann vorkommen, dass die Geschlechtsangleichung der unterstützenden Person vergessen wird.
- Es kann passieren, dass sich ein homosexueller Mensch mit Demenz an lange in der Vergangenheit liegende Beziehungen besser erinnert, als an Beziehungen in der jüngeren Vergangenheit/die aktuelle Beziehung zum Partner. Waren die alten Beziehungen heterosexuell, kann dies dazu führen, dass der aktuelle gleichgeschlechtliche Partner zurückgewiesen wird.
- Manche Menschen mit Demenz vergessen nach einer Geschlechtsangleichung, ihre Medikamente zu nehmen, was z. B. zu einer Zunahme des Risikos, Osteoporose zu bekommen, führen kann.
- Alte Erinnerungen tauchen eher auf als neue – positive (z. B. erste Liebesbeziehungen) wie negative (z. B. Auseinandersetzungen mit der Familie), was – positive wie negative – Auswirkungen auf das aktuelle Befinden hat.

Ältere lesbische, schwule, bisexuelle, trans- oder intergeschlechtliche Menschen sind doppelt so häufig ohne Ehepartner oder Kinder und verfügen deshalb meist nicht über umfassende Unterstützungssysteme. Oft leiden sie unter gesundheitlichen Beeinträchtigungen wie Adipositas, höheren Raten an Alkohol- und Tabakkonsum, höheren Risikofaktoren für Herz-Kreislauf-Erkrankungen und Diabetes sowie einer höheren Rate von HIV/AIDS bei schwulen und bisexuellen Männern (Schmidt 2019).

Herausforderungen an die Einrichtungen

Für die Einrichtungen der Altenhilfe ist es üblich, die heterosexuelle Beziehungsform als die vorherrschende anzusehen. Dies schlägt sich in vielerlei Hinsicht auch im Alltag nieder. Dabei ist es die Aufgabe der Mitarbeiter, sich die Biografie und damit auch das Geschlecht und die sexuelle Orientierung der Menschen mit Demenz bewusst zu machen und diese zu berücksichtigen (Schmidt 2019). Ebenso ist es bedeutsam, dass jede Person ihre sexuelle Identität bzw. ihre Geschlechtsidentität zum Ausdruck bringen kann (Schmidt 2019). Angebote sind dahingehend zu hinterfragen. So sind z. B. Aktivitäten oft auf Verwandte ausgerichtet, ungeachtet dessen, ob der Mensch mit Demenz Kontakt zu diesen hat oder haben möchte (Schmidt 2019).

Lernaufgabe

Ist die Situation von homosexuellen, bisexuellen, trans- und intergeschlechtlichen Menschen in Ihrer Einrichtung ein Thema? Wenn ja, in welcher Form? Wenn nein, warum nicht?

10.1.11 Nationale Demenzstrategie

Unter der Federführung des BMFSFJ und des BMG sowie dem Co-Vorsitz der Deutschen Alzheimer Gesellschaft wurde zwischen Januar 2019 und April 2020 eine Nationale Demenzstrategie ins Leben gerufen. Das BMBF war für den Bereich der Demenzforschung zuständig. An diesem konsentierten Prozess waren Vertreterinnen und Vertreter der Länder, der Kommunen, der Zivilgesellschaft, der Sozialversicherungsträger, der Kranken- und Pflegeversicherung, der Trägerverbände der Leistungserbringer im Gesundheitswesen und in der Pflege, der Spitzenverbände der Freien Wohlfahrtspflege, der Fach- und Berufsverbände sowie der Wissenschaft und Forschung beteiligt (Deutsches Zentrum für Altersfragen 2020).

Die **4 Handlungsfelder** der Nationalen Demenzstrategie sind (BMG u. BMFSFJ 2020):

1. „Strukturen zur gesellschaftlichen Teilhabe von Menschen mit Demenz an ihrem Lebensort aus- und aufbauen
2. Menschen mit Demenz und ihre Angehörigen unterstützen
3. Die medizinische und pflegerische Versorgung von Menschen mit Demenz weiterentwickeln
4. Exzellente Forschung zu Demenz fördern"

Darüber hinaus werden Fragen aufgegriffen, die übergreifend von Bedeutung sind, etwa die Digitalisierung und der Einsatz von Technik für Menschen mit Demenz, die Zusammenarbeit von Akteuren aus unterschiedlichen Versorgungssektoren sowie die Unterstützung von Menschen mit Migrationshintergrund, die an Demenz erkrankt sind oder die Angehörige mit Demenz pflegen. In der 150 Seiten umfassenden nationalen Demenzstrategie wurden die 4 Handlungsfelder in insgesamt **27 Zielen** konkretisiert und 162 Maßnahmen vereinbart, welche in den kommenden Jahren umgesetzt werden sollen (BMG u. BMFSFJ 2020).

10.1.12 Demenz und Corona

Eine besondere Herausforderung stellt sowohl die ambulante als auch die stationäre Begleitung und Pflege von Menschen mit Demenz zu Zeiten der Corona-Pandemie dar. Wie soll man einem dementen Menschen das Tragen von Masken oder die Einhaltung von Abständen erklären? Hat er es verstanden, vergisst er es wieder – oder: hat er es nicht vergessen, so versteht er es nicht. In der (notwendigerweise) erzwungenen Isolation drohen die soziale Isolierung und der fortschreitende Verlust an sozialen Kompetenzen.

Ein Expertenkreis der Deutschen Gesellschaft für Pflegewissenschaft hat zentrale Fragen – nicht nur für Menschen mit Demenz – formuliert und die S 1-Leitlinie „Soziale Teilhabe und Lebensqualität in der stationären Altenhilfe unter den Bedingungen der COVID-19-Pandemie" erstellt (DGP 2020):

1. „Wie lassen sich soziale Teilhabe und Lebensqualität von Bewohnern bei bestmöglichem Infektionsschutz für Bewohner, Angehörige sowie Mitarbeiter sichern?
2. Wie lassen sich soziale Teilhabe und Lebensqualität beim Verdacht einer Infektion sichern?
3. Wie lassen sich soziale Teilhabe und Lebensqualität bei einer bestätigten Infektion sichern?
4. Wie sollte Kommunikation innerhalb einer Einrichtung, nach außen oder von extern in eine Einrichtung gestaltet sein, um soziale Teilhabe und Lebensqualität zu sichern?
5. Wie können die Mitarbeiter darin unterstützt werden, die empfohlenen Maßnahmen zur Förderung der sozialen Teilhabe und Lebensqualität im Umgang mit Pandemiemaßnahmen umzusetzen?"

10

Die entsprechende S 1-Leitlinie wurde im August 2020 veröffentlicht und kann aufgerufen werden unter www.awmf.org/uploads/tx_szleitlinien/184–001l_S 1_Soz_Teilhabe_Lebensqualitaet_stat_Altenhilfe_Covid-19_2020–10_1.pdf.

Der Diplompsychologe und Demenzexperte Martin Hamborg hat im Rahmen des IQM-Konzeptes (S. 121) zahlreiche, sehr konkrete Maßnahmen zusammengestellt, die auch zu Zeiten der Corona-Pandemie die besonderen Bedürfnisse und Einschränkungen von Menschen mit Demenz berücksichtigen. In diesen Empfehlungen geht es weniger um die erforderlichen Hygienemaßnahmen, die im Einzelfall immer mit dem Gesundheitsamt vor Ort abgestimmt werden müssen. Es geht vielmehr um den Umgang mit Menschen mit Demenz in Zeiten der Pandemie. Dabei sind die obersten Ziele neben der Kontaktvermeidung zu möglicherweise infizierten Personen die Vermittlung von Sicherheit, Vertrauen und Trost.

An dieser Stelle sollen wesentliche Empfehlungen v. a. zum pflegerischen Handeln zitiert und verdeutlicht werden (Hamborg 2020b):

- Arbeitsorganisation schafft Sicherheit, Vorhersehbarkeit und Vertrauen
  - möglichst wenige Kontaktpersonen für jede einzelne Person mit Pflegebedarf, diese Kontakte jedoch mit intensiverem Bezug (z. B. durch Bezugspflege)
  - Vertrautheit schaffen z. B. durch ein persönliches Aufsuchen der Menschen mit Demenz zu Dienstbeginn mit den Worten: „Ich bin heute für Sie da!"
  - kurze, regelmäßige „Zwischenbesuche" über den Routineablauf hinaus – v. a. bei Personen mit Pflegebedarf, die die Personenrufanlage nicht mehr betätigen können
- Anforderungen an die Pflege
  - systematische Ablaufpläne zur Erfüllung der Grundbedürfnisse wie Essen, Trinken, Körperpflege erstellen
  - Kontakt zu den einzelnen Personen mit Pflegebedarf aufnehmen
  - Mobilisierung oder Aktivierungsmaßnahmen entsprechend der Einschätzung des Infektionsrisikos einplanen
  - den individuellen Wunsch von Personen mit Pflegebedarf nach Rückzug, z. B. bei hohem Ruhebedürfnis, erfüllen
- Einbeziehung der An- und Zugehörigen
  - An- und Zugehörige mithilfe von Kommunikationsmitteln einbeziehen, z. B. mit Skype oder durch digitale Grußbotschaften
  - bei Telefonaten unterstützen und dafür entsprechende Zeitkorridore schaffen
- Regeln zur einfühlsamen Kommunikation
  - eindeutig und angstreduzierend kommunizieren
  - versichern, dass für alles gesorgt ist
  - auf eine validierende Gesprächsführung mit positiven Schlüsselsätzen und Begriffen achten
- Sicherheit
  - Schilder oder Symbole einsetzen wie „Durchgang verboten" oder weiß-rote Absperrbänder
  - von der Ausgangstür durch interessante Bilder oder einen verdeckenden Vorhang ablenken
  - auch bei Tragen eines Mundschutzes Sicherheit vermitteln: „Ich bin`s ... wir kennen uns!"
  - wissen, dass Hygienemaßnahmen hauptsächlich die (nichtinfizierte) Person mit Pflegebedarf schützt
- Sicherheit durch Einschränkung der Bewegungsfreiheit
  - im Einzelfall in Absprache mit dem Gesundheitsamt, dem rechtlichen Vertreter und dem Amtsgericht prüfen, ob und wie die Freiheitsrechte durch das Infektionsschutzgesetz eingeschränkt werden müssen bzw. können
  - in Absprache mit dem multiprofessionellen Team und dem Gesundheitsamt darüber entscheiden, welche Einschränkungen der Bewegungsfreiheit einerseits so schonend wie möglich, andererseits so effektiv wie möglich sind

Die Empfehlungen von Hamborg (2020b) enthalten darüber hinaus Informationen zum Umgang mit Menschen mit Demenz, die sich gegen die zuvor beschriebenen Maßnahmen wehren, zu Menschen mit Demenz, die nicht allein sein können, zur Dokumentationspflicht und zur Verhinderung häuslicher Gewalt. Die komplette Empfehlung kann auf der Homepage „Wegweiser Demenz" des BMFSFJ eingesehen werden: www.wegweiser-demenz.de/blog-foren/blog/autoren-des-blogs/martin-hamborg/corona-was-tun-bei-demenz.html.

10.1.13 Demenz und Fahrtüchtigkeit

Eine regelmäßige Herausforderung, vor der Angehörige von Menschen mit Demenz stehen, besteht in der Frage, ob bzw. wie lange der Erkrankte noch sicher Autofahren kann. Die schwindende Urteilskraft und Einsichtsfähigkeit sowie das Erlöschen des Krankheitsbewusstseins (Anosognosie) machen es dem dementen Menschen nahezu unmöglich, selbstkritisch seine Fahrtüchtigkeit zu beurteilen. Hinzu kommen i. d. R. noch andere altersbedingte Beeinträchtigungen in der Wahrnehmung oder Reaktionsfähigkeit.

Beispiel

Eine ältere Dame mit einer beginnenden Demenz bemerkt ihre zunehmenden Schwierigkeiten beim Autofahren. So kann sie sich die Funktionen der Schalter am Armaturenbrett oder der Hebel am Lenkrad des Autos immer schlechter merken. Dies führt jedoch nicht dazu, dass sie das Auto stehen lässt, sondern zu einem originellen Lösungsversuch. Sie versieht einzelne Schalter und Hebel mit einem Zettel, auf dem die Funktion handschriftlich beschrieben steht. Damit fährt sie dann eine Weile weiter.

Das Ganze geht so lange gut, bis sie beginnt, verkehrt in den Kreisverkehr einzubiegen. Von der Polizei gestoppt, erklärt die Dame den verblüfften Beamten die Funktion der Zettel und damit natürlich auch ihre eigene Fahrtüchtigkeit. Als sie sich dann renitent gegen die Beschlagnahmung ihres Führerscheins und das Verbot der Weiterfahrt wehrt, wird sie wegen Fremdgefährdung in eine gerontopsychiatrische Abteilung eingewiesen.

Warnzeichen für verminderte Leistungsfähigkeit im Verkehr können sein (erweitert nach Philipp-Metzen u. Schönhof 2017):

- auffällig langsam fahren, u. U. unter Behinderung des Verkehrs
- in der Fahrbahnmitte fahren
- sich unentschlossen oder unvorsichtig im Straßenverkehr verhalten
- sich verfahren auch auf gut bekannten, regelmäßig gefahrenen Strecken
- Verkehrsschilder nicht beachten
- gegen die Fahrtrichtung in eine Einbahnstraße fahren
- an Kreuzungen desorientiert sein oder falsch in den Kreisverkehr einbiegen
- Häufung von unbekannten Kratzern oder Dellen im Auto

Manchmal helfen bei nicht einsichtigen Betroffenen nur kleine „Tricks", um sie von weiterem Fahren abzuhalten (erweitert nach Philipp-Metzen u. Schönhof 2017):

- Zugangsbarrieren zum Fahrzeug schaffen (z. B. außer Sichtweite parken oder aus der Garage entfernen)
- Fahrzeugschlüssel verstecken
- die Batterie abklemmen
- behaupten, Angehörige bräuchten das Auto dringend, das Auto müsse dringend zur Reparatur oder das Auto besitze keinen TÜV mehr

Diese „Tricks" können dazu beitragen, feststehende Gewohnheiten des Betroffenen zu verändern. Nicht selten führen sie jedoch zu konflikthaften Auseinandersetzungen mit Rückzug des Menschen mit Demenz.

Wenn Menschen mit Demenz weiterhin Auto fahren, obwohl sie bekanntermaßen fahruntüchtig sind und obwohl sie darauf hingewiesen wurden, hat der behandelnde Arzt das Recht, das Straßenverkehrsamt zu informieren. In diesem Fall ist die ärztliche Schweigepflicht aufgehoben, weil dies zur Wahrung eines „höherwertigen Rechtsgutes" erforderlich ist (Philipp-Metzen u. Schönhof 2017). Allerdings obliegt es dem Straßenverkehrsamt, den Führerschein dann auch sicherzustellen. Darüber hinaus besitzen alte Menschen oft nicht nur ein Führerscheinexemplar, wenn dieses z. B. wegen eines vermeintlichen Verlustes neu beantragt worden ist.

Im Infoblatt 19 der Deutschen Alzheimer Gesellschaft (2017) geben die Diplom-Gerontologin und Diplom-Sozialpädagogin Heike Elisabeth Philipp-Metzen und die Fachanwältin für Sozialrecht Bärbel Schönhof folgende zusammenfassende Empfehlungen:

1. „Viele Menschen mit einer leichten Demenz können noch sicher am Straßenverkehr teilnehmen. Im weiteren Verlauf der Erkrankung führt eine Demenz aber stets zum Verlust der Fahreignung.
2. Bei einer beginnenden Demenz vom Alzheimer-Typ ist eine individuelle Abklärung erforderlich. Erkrankte mit einer frontotemporalen Demenz sollten das Autofahren so schnell wie möglich einstellen, um das eigene Leben und das Leben anderer nicht zu gefährden.
3. Familienangehörige sollten sich bei Beratungsstellen, bei Ärzten Rat holen, wie sie Erkrankte bei einer Selbst- und Fremdgefährdung unterstützen können.
4. Auch der Austausch in der Familie, im Freundeskreis oder in einer Selbsthilfegruppe kann hilfreich sein, um kreative Lösungen zu finden.
5. Wenn das Autofahren beendet wird, sollte das nicht zu sozialer Isolierung und dem Ende vieler Aktivitäten führen. Menschen mit Demenz können ohne Auto mobil bleiben, durch Fahrgemeinschaften und Nutzung des öffentlichen Nahverkehrs."

Falls Unsicherheiten bezüglich der Fahrtüchtigkeit bestehen, kann auch ein Fahrsicherheitstraining Auskunft über die aktuelle Fähigkeit geben. Dies setzt jedoch die Bereitschaft des Betroffenen voraus, sich einem solchen Test zu unterziehen und ggf. ein negatives Ergebnis zu akzeptieren.

10.1.14 Bedürfnisse von Menschen mit schwerer Demenz am Lebensende

Im Endstadium der schweren Demenz unterscheiden sich die unterschiedlichen Demenzformen kaum. Spätestens ab den Reisberg-Stadien 6 und 7 (S. 72) liegen schwere bis sehr schwere kognitive Einbußen vor. Die Betroffenen sind umfassend auf Hilfe angewiesen, da ihre Bewegungsfähigkeit zunehmend eingeschränkt ist, ihre Kommunikationsfähigkeit erlischt und sie harn- und stuhlinkontinent werden.

Die letzte Lebensphase von Menschen mit schwerer Demenz ist gekennzeichnet durch eine komplexe und ansteigende Symptomlast, die häufig mit klinischen Komplikationen und belastenden Symptomen einhergehen (Hendriks et al. 2014, Koppitz et al. 2015, Eisenmann et al. 2020) wie

- Pneumonien,
- Schmerzen,
- fieberhaften Episoden,
- Atemnot,
- Agitation und
- Angstzuständen.

Oftmals sind die Betroffenen nur unzureichend versorgt und erhalten, z. T. unnötige und zusätzlich belastende therapeutische Interventionen (Sampson et al. 2006, Di Giulio et al. 2008, Mitchell et al. 2009, van der Steen 2010, Eisenmann et al. 2020). Trotz nachgewiesener Relevanz, z. B. in Bezug auf Verhaltensänderungen, werden Schmerzen häufig nicht erkannt und bleiben unbehandelt (Morrison u. Siu 2000, Scherder et al. 2009).

Lernaufgabe

Wie viele Menschen mit schwerer Demenz versorgen Sie bzw. Ihre Einrichtung? Welches ihren Bedürfnissen entsprechende Angebot erhalten diese Menschen?

Praktische Herausforderungen

Zur Verbesserung der geschilderten Versorgungsmängel ist es wesentlich, neben der Abwesenheit von leidvollen Symptomen und Situationen, mehr über die weiteren Bedürfnisse von Menschen mit schwerer Demenz zu erfahren. Deren Erfassung setzt jedoch i. d. R. eine valide Selbstauskunft der Betroffenen voraus, die im Endstadium der Erkrankung aufgrund der mangelnden Ausdrucksfähigkeit zumeist nicht mehr möglich bzw. stark eingeschränkt ist. Dies macht eine Fremderfassung durch andere Personen erforderlich. Da es ohne Möglichkeit eines sprachlichen Korrektivs durchaus eine Diskrepanz zwischen beobachteten, gedeuteten und zugeschriebenen Bedürfnissen geben kann, stellt die Fremderfassung die Versorgungspraxis vor große Herausforderungen und führt zu einer Verunsicherung seitens der Pflegenden und/oder der Angehörigen.

Versorgende sollten über Wissen (z. B. zum Krankheitsverlauf) und Kompetenzen (z. B. zur Erkennung und Behandlung von Symptomen) verfügen, um die Bedürfnisse von Menschen mit schwerer Demenz erkennen zu (Birch u. Stokoe 2010). In der Konsequenz forderten verschiedene Autoren bereits mehrfach einen Ausbau an Forschungsaktivitäten zu den Bedürfnissen von Menschen mit schwerer Demenz in der letzten Lebensphase (Birch u. Draper 2008, Gove et al. 2010, Perrar et al. 2015).

10

Tab. 10.12 Körperliche Bedürfnisse von Menschen mit schwerer Demenz.

Bedürfnis	Definition
Bedürfniskategorie: Nahrungsaufnahme	
Essen und Getränke zu sich nehmen/ nicht unter Hunger und Durst leiden	Der Betroffene kann Speisen und Getränke, nach seinen individuellen Vorlieben und vorhandenen Ressourcen zu sich nehmen. Menge, Konsistenz, und Darreichungsform der Nahrung sowie der Unterstützungsbedarf bei der Nahrungsaufnahme können dabei variieren und bedürfen einer kontinuierlichen Anpassung an den Betroffenen.
Bedürfniskategorie: körperliches Wohlbefinden	
sich pflegen/gepflegt werden (Körperpflege)	In Abhängigkeit von seinen vorhandenen Ressourcen führt der Betroffene Teile der Körperpflege selbst durch, wird dazu angeleitet oder die Handlungen werden durch Mitarbeiter übernommen. Die Körperpflege kann folgende Aspekte beinhalten: Waschen, Duschen, Baden, Haarpflege, Rasur, Nagelpflege.
Erhalt der Zähne/intakte Mundschleimhaut	In Abhängigkeit der vorhandenen Ressourcen führt der Betroffene Teile der Zahn- und Mundpflege selbst durch oder die Handlungen werden durch Mitarbeiter übernommen. Der Betroffene hat eine intakte Mundschleimhaut, die keine Schmerzen bereitet und ist mit notwendigen und passenden Hilfsmitteln (z. B. Prothesen oder Brücken) versorgt.
Ausscheiden	Der Betroffene kann regelmäßig Urin und Stuhl ausscheiden, Ressourcen, Unterstützungsbedarf und persönliche Gewohnheiten können individuell stark variieren.
sich kleiden	In Abhängigkeit von seinen vorhandenen Ressourcen kann der Betroffene sich selbst ankleiden oder erhält Anleitung und Unterstützung durch Mitarbeiter. Die Kleidung wird nach den Vorlieben sowie bekannten Gewohnheiten des Betroffenen ausgewählt und ist an äußere Faktoren (z. B. Jahreszeiten oder besondere Anlässe) angepasst.
Abwesenheit von Schmerzen	Der Betroffene hat keine Schmerzen, Schmerzempfindungen werden reduziert, schmerzauslösende Situationen vermieden.
Vermeidung von Unbehagen aufgrund körperlicher Erkrankungen	Der Betroffene empfindet keine Belastungen, Unwohlsein und Unbehagen aufgrund von körperlichen Erkrankungen (z. B. akute Infekte, chronische Erkrankungen). Belastende Symptome werden nach Möglichkeit vermieden bzw. gelindert.
intakte Haut/Wundversorgung	Der Betroffene hat eine möglichst unversehrte Haut bzw. die Hautpflege wird auf den Zustand und die Besonderheiten der Haut angepasst. Eine auf Symptomlinderung oder Heilung angelegte Versorgung von Verletzungen der Haut wird durchgeführt.
wahrnehmen von Körper- und Sinneserfahrungen	Der Betroffene kann Sinneseindrücke wahrnehmen. Sinnesreize vermitteln positive Wahrnehmungen, jeweils nach individuellen Vorlieben.
Bedürfniskategorie: körperliche Aktivität und Erholung	
sich bewegen/körperlich aktiv sein/ bewegt werden	Der Betroffene bewegt sich im Rahmen seiner individuellen Ressourcen und erhält Unterstützung in seiner Bewegung durch Mitarbeiter.
ruhen und schlafen	Der Betroffene erhält Möglichkeiten für Ruhepausen und Schlaf bei Erschöpfung. Der Betroffene benötigt u. U. Pausen, ein langsameres Vorgehen während einer Pflegehandlung oder regelmäßig im Tagesverlauf.

Bedürfniserfassung

Ausgehend von dieser Problematik wurde am Zentrum für Palliativmedizin der Uniklinik Köln ein vom BMFSFJ über mehrere Jahre gefördertes Forschungsprojekt durchgeführt (Perrar et al. 2015). In insgesamt 6 Einrichtungen der stationären Altenhilfe in Nordrhein-Westfalen erfolgte eine Datenerhebung mittels teilnehmender Beobachtung von Bewohnern mit schwerer Demenz sowie Gruppendiskussionen mit Angehörigen und pflegenden Mitarbeitern. Die Einrichtungen unterschieden sich hinsichtlich ihrer konfessionellen Ausrichtung (katholisch/christlich assoziiert/nicht konfessionell) ihres Standortes (städtisch/ländlich) sowie in Bezug auf die Wohnform (u. a. gemischte Bereiche, in denen sowohl Bewohner mit als auch ohne Demenzerkrankung zusammenleben, spezielle Wohnbereiche ausschließlich für Menschen mit schwerer Demenz oder Hausgemeinschaften, in denen max. 10 Personen mit unterschiedlichen Schweregraden der Demenz in einer Wohneinheit mit eigenen Gemeinschaftsräumen leben).

Insgesamt wurden 30 Bewohner mit schwerer Demenz in die Untersuchung eingeschlossen und zu unterschiedlichen Tageszeiten beobachtet. Dabei variierten Situation (z. B. Körperpflege, Mahlzeiten, Aktivitäten, therapeutische Maßnahmen) und Dauer pro Sequenz (ca. 15–60 min). Die Datenauswertung erfolgte nach den Methoden der Grounded Theory (Strauss u. Corbin 1996).

Die Auswertungen ergaben 3 Bedürfnisbereiche – körperlich, psychosozial und spirituell – mit 10 unterschiedlichen Bedürfniskategorien, die in ▸ Tab. 10.12, ▸ Tab. 10.13 und ▸ Tab. 10.14 aufgeführt sind.

Tab. 10.13 Psychosoziale Bedürfnisse von Menschen mit schwerer Demenz.

Bedürfnis	Definition
Bedürfniskategorie: Reizanpassung	
abschirmen von Reizen	Der Betroffene kann nur eine beschränkte Anzahl oder Intensität von Reizen verarbeiten. Eine zu große Menge und Intensität von Reizen kann den Betroffenen überfordern. Der Betroffene wirkt bei einer angemessenen Anzahl oder Intensität von (Umgebungs-)Reizen entspannt, zeigt weniger Zeichen des Unbehagens.
vermitteln von Reizen	Die verschiedenen Sinne des Betroffenen werden durch die Vermittlung von Reizen angeregt, er zeigt dabei Zeichen des Wohlbefindens oder der Aktivität. Der Betroffene kann für sich selbst nur in beschränktem Maß Reize erzeugen oder aktiv nach diesen verlangen.
Bedürfniskategorie: Kommunikation	
Emotionen ausdrücken	Der Betroffene empfindet in verschiedenen Situationen eine Vielzahl von Emotionen, denen er Ausdruck verleihen will, er möchte sich mitteilen. Der Betroffene drückt seine aktuell vorliegenden positiv und negativ besetzten Emotionen verbal und mit verschiedenen, ihm zur Verfügung stehenden, nonverbalen Mitteln der Kommunikation aus.
im Austausch/Kontakt mit anderen sein	Der Betroffene möchte je nach vorhandenen Vorlieben und Ressourcen in Kontakt mit anderen sein, in Interaktion mit anderen treten und sich austauschen.
Bedürfniskategorie: Zuwendung	
angesprochen/wahrgenommen/verstanden werden	Der Betroffene möchte in seiner aktuellen Gefühlslage und seiner Person angenommen und respektiert werden und erfährt entsprechende Reaktionen der Versorgenden. Die Mittel der Kommunikation und Zuwendung kann er einordnen und sind für ihn passend.
andere berühren/berührt werden	Der Betroffene möchte in verschiedenen sozialen Situationen andere berühren. Der Betroffene reagiert in positiver Weise auf die Berührung durch andere.
Bedürfniskategorie: Teilhabe	
Alltag und Gemeinschaft erleben	Der Betroffene möchte am Alltagsgeschehen teilhaben und mit anderen zusammen sein.
sich beschäftigen/aktiv sein	Der Betroffene ist im Rahmen seiner Möglichkeiten aktiv, führt selbst eine Aktivität aus, die für ihn sinnhaft erscheint.
Bedürfniskategorie: Vertrautheit und Sicherheit	
Vertrautheit	Regelmäßig wiederkehrende Personen und Handlungen vermitteln dem Betroffenen Vertrautheit, Zeichen des Wohlbefindens und verminderte abweisende Reaktionen sind dabei beobachtbar.
Abwesenheit von Angst/sich nicht bedroht fühlen	Der Betroffene möchte sich sicher fühlen, keine Angst verspüren, sich nicht durch physische Gefahren bedroht fühlen.
Bedürfniskategorie: Selbstbestimmung	
eigenen Willen ausdrücken	Der Betroffene drückt seinen aktuellen Willen (Zustimmung oder Ablehnung) mit den ihm zur Verfügung stehenden Mitteln aus und kann so Einfluss auf die aktuelle Situation/Gegebenheit nehmen.
So-sein-Dürfen	Der Betroffene kann seine individuellen Vorlieben, Gewohnheiten und Verhaltensweisen ausleben, diese werden in den Aktivitäten des täglichen Lebens berücksichtigt.

Tab. 10.14 Spirituelle Bedürfnisse von Menschen mit schwerer Demenz.

Bedürfnis	Definition
Bedürfniskategorie: Religion	
Religiosität ausdrücken	Der Betroffene möchte seine individuelle Religiosität/Spiritualität mit seinen Mitteln selbst oder in Gemeinschaft mit anderen ausdrücken und zeigt dabei positive Reaktionen und Zeichen des Wohlbefindens.
an religiösen Ritualen teilnehmen	Der Betroffene führt religiöse Rituale aus oder erlebt diese in Gemeinschaft und zeigt dabei positive Reaktionen/Zeichen des Wohlbefindens.

Merkmale einer bedürfnisorientierten Versorgung

Die identifizierten Bedürfnisse müssen in ein Gesamtkonzept eingebettet werden (▸ Abb. 10.7), das die zentralen Aspekte einer bedürfnisorientierten Versorgung abbildet.

Die Merkmale der bedürfnisorientierten Versorgung von Menschen mit schwerer Demenz sind (Perrar et al. 2017):

▸ **Personsein entdecken.** Die Forschungsergebnisse zeigen, dass die Entdeckung und nach Möglichkeit der Erhalt des Personseins von Menschen mit schwerer Demenz trotz der kognitiven und kommunikativen Einschränkungen im Mittelpunkt einer bedürfnisorientierten Versorgung steht. Dies bezieht sich darauf, dass jeder Bewohner als ein Mensch mit eigener Identität, individuellen Möglichkeiten, Vorlieben und Eigenschaften betrachtet wird, die ihn in seiner Person ausmachen. Daraus abzuleitende Bedürfnisse können allerdings wie bei Menschen ohne Demenzerkrankung auch, sehr unterschiedlich ausgeprägt sein. Die Berücksichtigung der individuellen Ausprägung der Bedürfnisse eines jeden Bewohners ist folglich wesentlich für die Versorgung. Werden die individuellen Bedürfnisse erkannt, fühlt sich der Bewohner in dem angesprochen, was seine Person in der jeweiligen Situation ausmacht.

▸ **Zugang finden – Wissen sammeln und Ausdruckszeichen beobachten.** Um das Personsein erfüllen zu können, ist es notwendig, einen Zugang zum Bewohner zu finden. Es gilt herauszufinden, auf welche Weise dieser erreicht und angesprochen werden kann (z. B. über bestimmte biografisch orientierte Aspekte oder unterschiedliche Formen der Ansprache, u. a. durch Berührung oder über eine starke Mimik und Gestik). Hierzu sollte ein umfassendes Wissen über die Person gesammelt werden. Dies kann auf gemachte Erfahrungen im Versorgungsalltag beruhen (z. B. während der Körperpflege oder der Anreichung von Nahrung) oder sich auf die Kenntnis biografisch relevanter (u. a. Familien-, Berufs- oder Freizeitbiografie) und medizinischer Aspekte (z. B. Diagnosen neben der Demenzerkrankung) beziehen.

Auch wenn Menschen mit schwerer Demenz meist keine Gespräche im herkömmlichen Sinne mehr führen können, besitzen sie dennoch eine Reihe von Möglichkeiten, sich mitzuteilen. Die verbalen und nonverbalen Ausdruckszeichen (z. B. einzelne Worte, Schreie, Rufe, Laute, Mimik, Gestik oder Körperhaltung) können vom Bewohner in Alltagssituationen ausgehen, eine Reaktion auf äußere Reize sein oder während einer Versorgungshandlung entstehen. Die Herausforderung besteht darin, diese zu erkennen und in den Kontext möglicher Bedürfnisse einzuordnen. Eine kontinuierliche Beziehung zwischen dem Bewohner und der versorgenden Person erleichtert dies.

Die An- und Zugehörigen der Menschen mit schwerer Demenz können wichtige Hinweise und Unterstützung geben, sei es bei der Wissenssammlung, der Beobachtung oder auch bei der Erfüllung vorhandener Bedürfnisse.

▸ **Einflussfaktoren aus Perspektive der Mitarbeiter.** Die innere Haltung und Einstellung der Pflegenden gegenüber den Bewoh-

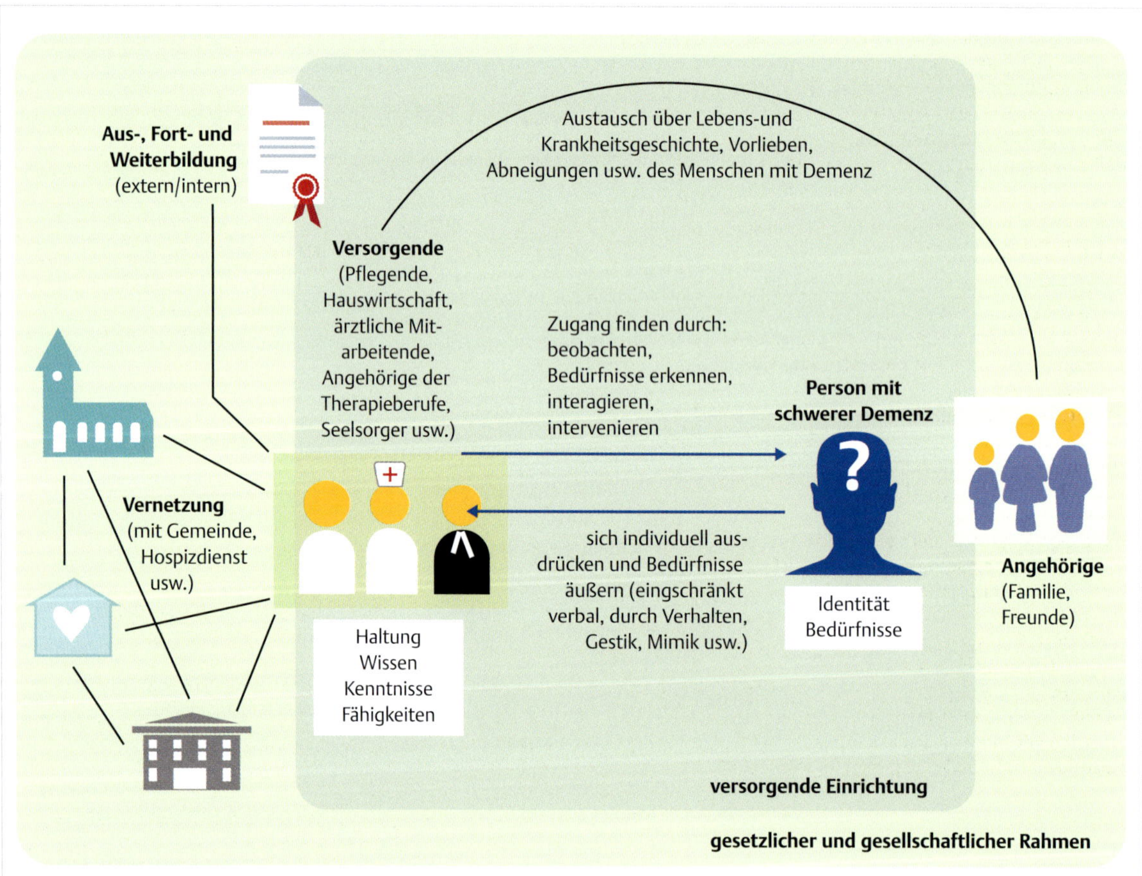

Abb. 10.7 Merkmale einer bedürfnisorientierten Pflege. (Quelle: © Thieme Group)

nern mit schwerer Demenz spielt in deren Versorgung eine große Rolle. Dies bezieht sich z. B. auf einen respektvollen und wertschätzenden Umgang mit den Bewohnern sowie darauf die Bewohner als Persönlichkeiten mit eigener Identität und individuell ausgeprägten Bedürfnissen, trotz der Einschränkungen durch die Demenzerkrankung zu akzeptieren. Wesentlich dabei ist die generelle Bereitschaft, sich auf jeden einzelnen Bewohner einzulassen und flexibel auf seine Bedürfnisse zu reagieren. Darüber hinaus beeinflusst die Kompetenz der Mitarbeiter in Bezug auf das Wissen über die Erkrankung und ihren Verlauf sowie hinsichtlich der vorhandenen Fertigkeiten und Erfahrungen im Umgang mit Menschen mit schwerer Demenz die Versorgung. Letztlich bildet die generelle Kenntnis darüber, welche Bedürfnisse überhaupt auftreten können, eine Grundvoraussetzung für deren Erkennung und Erfüllung.

▸ **Rahmenbedingungen.** Die sehr persönliche Beziehung zwischen den Pflegenden, dem Bewohner mit schwerer Demenz und dessen Angehörigen ist eingebettet in eine Reihe von Rahmenbedingungen, die sich mehr oder weniger direkt auf den Versorgungsalltag auswirken. So haben unterschiedliche gesellschaftliche Vorstellungen (z. B. das Bild vom Menschen mit Demenz in der Gesellschaft) und gesetzliche Vorgaben (z. B. die Vergütung von Pflegeleistungen oder der Anspruch auf Palliativversorgung) einen wesentlichen Einfluss auf die konkrete Umsetzung der Versorgung. Auf Ebene der Einrichtungen bestimmt der jeweilige Aus-, Fort- und Weiterbildungsstand der Mitarbeiter deren Wissen und Kompetenzen. Darüber hinaus wirkt sich eine Vernetzung mit örtlichen Strukturen und Angeboten, z. B. die der Hospizbewegung oder der allgemeinen und spezialisierten ambulanten Palliativversorgung, auf die Versorgung aus. Auch nimmt die jeweilige Institutions- und Organisationskultur der Träger und Einrichtungen der stationären Altenhilfe Einfluss auf den gesamten Versorgungsprozess. Dies bezieht sich auf die zugrunde liegenden Werte und Grundsätze, die sich u. a. in Leitbildern, Kommunikationsstrukturen sowie in der Arbeitsorganisation abbilden.

Kölner Arbeitshilfe

Die „Kölner Arbeitshilfe zur bedürfnisorientierten Versorgung von Menschen mit schwerer Demenz – individuelle Bedürfnisse in der letzten Lebensphase erkennen und erfüllen" richtet sich an alle Berufsgruppen in der ambulanten und stationären Altenhilfe, die mit der Versorgung von Menschen mit schwerer Demenz befasst sind. Die Arbeitshilfe besteht aus unterschiedlichen Materialien, die bei der Erkennung und Erfüllung von Bedürfnissen von Menschen mit schwerer Demenz unterstützen sollen. Sie gliedert sich in 3 Bausteine (Perrar et al. 2017):

- **Baustein I: Grundlagen** – In diesem Baustein werden die wesentlichen Merkmale einer bedürfnisorientierten Versorgung von Menschen mit schwerer Demenz erläutert.
- **Baustein II: Gesamtprozess Bedürfnisanalyse** – Dieser Baustein beinhaltet eine schriftliche Beschreibung und Anleitung zur Durchführung sowie der Dokumentation einer personenbezogenen Bedürfnisanalyse.
- **Baustein III: Bedürfniskatalog** – Der Bedürfniskatalog beinhaltet eine Gesamtübersicht zu den Bedürfnissen von Menschen mit schwerer Demenz und gibt konkrete Beispiele zu Bedürfnisausprägungen und Handlungsempfehlungen.

Lernaufgabe

Schauen Sie sich die Kölner Arbeitshilfe im Internet an (https://palliativzentrum.uk-koeln.de/forschung/neuro-palliativ/implementierung-arbeitshilfe-bei-demenz). Wenn Sie sich in die Symptomatik eingedacht haben – verwenden Sie dazu die Kurzversion – versuchen Sie die Arbeitshilfe in folgenden Situationen zu nutzen:

- Kennenlernen neuer, schwer dementer Bewohner
- Einarbeitung neuer Mitarbeiter oder Schüler

10.2 Pflegeschwerpunkt Demenz

Hilfsangebote und Pflegestrategien sind abhängig

- vom Alter,
- vom Demenzstadium,
- von den Ursachen für die Demenz,
- vom sozialen Umfeld und
- von vielen weiteren Variablen.

Merke

Eine differenzierte Wahrnehmung ist notwendig, um Angebote an den Fähigkeiten und Möglichkeiten des Patienten ausrichten zu können.

10.2.1 Psychische und physische Beeinträchtigungen

Im Laufe der Erkrankung können alle kognitiven Einschränkungen auftreten wie

- Gedächtnisstörungen (Amnesie),
- Störungen bei der Benennung (Aphasie),
- Verlust beim Erkennen (Agnosie),
- Koordinationsstörung (Apraxie) und
- Orientierungsverlust.

Es kommen auch vor:

- Depressionen
- Ängste
- Wahnvorstellungen
- Halluzinationen
- psychomotorische Unruhe

Im Laufe der Erkrankung

- geht die Mobilität zunehmend verloren,
- setzen Schluckstörungen ein (fortgeschrittene Demenz).

10.2.2 Krankheitsbedingte Alltagsprobleme

Die krankheitsbedingten Alltagsprobleme in der Versorgung von Menschen mit Demenz sind vielfältig:

- Die Betroffenen finden sich immer weniger in ihrer gewohnten Umgebung zurecht.
- Absprachen sind mit ihnen aufgrund der Gedächtnisstörungen und des schwindenden Urteilsvermögens immer weniger möglich.
- Sachverhalte werden falsch eingeschätzt und
- Gefahren werden nicht erkannt.

Menschen mit Demenz leben immer mehr in ihrer eigenen Wirklichkeit und verlieren dadurch den Bezug zu den aktuellen Anforderungen.

Durch die beschriebenen Beeinträchtigungen kommt es zu Problemen wie **Weglaufen/Hinlaufen** oder **Wandern**, was durch die Desorientierung dazu führt, dass die Betroffenen nicht mehr zurückfinden und sich z. B. in den kalten Monaten des Jahres oder im Straßenverkehr gefährden können.

Eine chronobiologische Störung (**Tag-Nacht-Umkehr**) kommt bei den meisten demenziell Erkrankten vor. Das nächtliche Erwachen ist v. a. für noch zu Hause lebende Erkrankte problematisch, da Angehörige dieser Belastung, wenn sie länger andauert, nicht gewachsen sind. Viele weitere herausfordernde Verhaltensweisen können sein (BMG 2007):

- Die Körperpflege wird vernachlässigt, u. U. auch völlig eingestellt.
- Pflege wird oft nicht zugelassen; v. a. Intim- und Mundpflege stellen Angehörige und Pflegende vor Probleme.
- Das eigene Verhalten wird fehleingeschätzt, sodass der Betroffene sich unter- oder überschätzt.
- Eine Dehydratation und/oder Unterernährung kann durch Schluckstörungen, das Vergessen Nahrung aufzunehmen, große Unruhe oder Wahnvorstellungen entstehen.
- Oft entsteht bei demenziell Erkrankten eine funktionale Inkontinenz.
- Die Sturzgefahr stellt sich mit fortschreitender Demenz durch Gangstörungen, Apraxie, Erschöpfung und Medikamentennebenwirkungen ein. Im Falle einer Lewy-Körperchen-Demenz kommt es verhältnismäßig früh in der Erkrankung zu Stürzen.
- Angehörige, wenn vorhanden, müssen in den Pflegeprozess mit einbezogen werden.
- Im häuslichen, aber auch im stationären Bereich können Brände dadurch entstehen, dass der Herd angelassen wird.
- In der eigenen Wohnung können sich Betroffene oft nicht mehr zurechtfinden.
- Angehörige werden nicht mehr erkannt.
- Der Betroffene will Auto fahren und kann von Angehörigen manchmal nur schwer davon abgehalten werden u.v.m.

Manche demenziell erkrankte Patienten **rufen und schreien** manchmal scheinbar ohne Grund. Tatsächlich kommen die unterschiedlichsten Ursachen für dieses Verhalten infrage; so können nicht erkannte Schmerzen, eine sensorische Deprivation oder andere Ursachen Auslöser für dieses Verhalten sein.

Praxistipp

Bei Demenzerkrankten sind die möglichen Herausforderungen im Alltag äußerst vielfältig. Erfassen Sie daher mögliche Probleme im Alltag für jede Person mit Pflegebedarf und Demenz individuell.

10.2.3 Pflegeanamnese/Pflegeassessment/ Pflegediagnosen

Die pflegerische Einschätzung ist gerade bei der Demenz vielfältig, da nicht nur psychiatrische Probleme beobachtet und eingeschätzt werden müssen, sondern auch somatische. Patienten mit einer fortgeschrittenen Demenz können i. d. R. Schmerzen oder andere Missempfindungen nicht mehr selbstständig einschätzen und adäquat weitergeben, sodass durch Pflegende eine **Fremdeinschätzung** vorgenommen werden muss. Diese Beobachtungsaufgabe kommt v. a. Pflegefachpersonen zu, die aber das Umfeld und die Angehörigen mit einbeziehen müssen.

In der **täglichen Beobachtung** von Patienten mit einer demenziellen Erkrankung sollten die folgenden Aspekte erfasst werden:

- äußeres Erscheinungsbild
- Gesamtverhalten, Gestik, Mimik, Stimme
- Denkstörungen
- Krankheitswahrnehmung
- Affektivität/Stimmungslage
- Antrieb/Wille
- Bewusstseinslage
- Orientierung
- Wahrnehmung

Die Einschätzungen sind nicht nur für den Pflegeprozess notwendig, sondern auch für die Beantragung von Geldmitteln aus der Pflegeversicherung, z. B. bei niedrigschwelligen Begleitungsangeboten nach § 43 oder § 45 (S. 170).

Zur spezifischeren und vergleichbareren Einschätzung werden **Pflegeassessments, Screenings** und **Pflegediagnosen** genutzt.

- **Nurses' Observation Scale for Geriatric Patients** (NOSGER): eignet sich zur Erfassung von Verhaltensänderungen sowohl im häuslichen als auch im stationären Bereich (S. 82).
- **Cohen-Mansfield-Scala:** wird zur Quantifizierung und Beschreibung von herausforderndem Verhalten eingesetzt (S. 71).
- **DemTect-Test:** wird als sog. „Such-Test" eingesetzt. Er dient v. a. zur Klärung der Frage, ob die kognitiven Fähigkeiten dem Alter entsprechend sind oder nicht (S. 69).
- **Dementia Care Mapping** (DCM): kann zur Einschätzung und Verbesserung der Qualität, der Betreuung und des Wohlbefindens demenziell Erkrankter etabliert werden (S. 83).

Gerade bei herausforderndem Verhalten ist es notwendig auszuschließen, dass die Verhaltensweisen durch nicht erkannten **Schmerz** verursacht werden. Da in der fortgeschrittenen Demenz die empfohlene Selbsteinschätzung nicht mehr möglich ist, muss eine Fremdeinschätzung vorgenommen werden. Diese kann mittels der

- **Beurteilung von Schmerzen bei Demenz** (BESD) (S. 309) oder des
- **Beobachtungsinstruments für das Schmerzassessment bei alten Menschen mit Demenz** (BISAD) (S. 309) bewerkstelligt werden (Fischer 2007).

Die Pflegediagnose „chronische Verwirrtheit" trifft v. a. auf die Demenzerkrankungen zu. Sie beschreibt eine irreversible, seit langem bestehende und/oder progressive schwere Beeinträchtigung von Intellekt und Persönlichkeit (Herdman u. Kamitsuru 2019; ▸ Tab. 10.15).

Neben der Pflegediagnose **Rollenüberlastung pflegender Angehöriger/Laien**, die häufig v. a. im ambulanten Bereich zu stellen ist, können je nach Fortschritt der Erkrankung und der zusätzlichen Erkrankungen weitere Pflegediagnosen gestellt werden.

Ein weiteres Element der Anamnese ist die **Erhebung von biografischen Daten**, die die Basis der Betreuung, der Kommunikation und einiger Konzepte, wie der 10-Minuten-Aktivierung (S. 365), bilden.

Praxistipp

- Beobachten Sie das Verhalten des Menschen mit Demenz tägl. genau. Beziehen Sie in Ihre Einschätzungen auch die Beobachtungen des Umfelds und der Angehörigen mit ein.
- Verwenden Sie zur spezifischeren Einschätzung Pflegeassessments und Screenings und stellen Sie Pflegediagnosen.
- Biografische Daten sollten als Basis der Betreuung und der Kommunikation erhoben werden.

Tab. 10.15 Pflegediagnosen (nach NANDA), die bei Demenz häufig gestellt werden können.

Name	Beschreibung	weitere Informationen
chronische Verwirrtheit	unumkehrbare, lang andauernde, fortschreitende, schleichende Verschlechterung der Kognition, der Verhaltensmuster und Veränderung der Persönlichkeit; Ausprägungen sind Verschlechterungen in der Gedächtnisleistung, der Sprache und Aussprache, in der Entscheidungsfindung sowie in der Ausführung von Handlungen; die Abhängigkeit von anderen bei der Ausführung von Alltagshandlungen wächst; zudem treten Störungen der Orientierung auf	Vergesslichkeit von kurz zurückliegenden Ereignissen zunehmend, später aber auch der weiter zurückliegenden Ereignisse. Die Sprache verändert sich, sie wird einfacher, Wörter fehlen zunehmend. Fähigkeiten wie sich anziehen oder koordinierte Tätigkeiten wie Tisch decken, fallen immer schwerer, aber auch verminderter Affekt und Hemmung in Alltagsituationen.
beeinträchtigte Gedächtnisleistung	Zustand, in dem eine Person sich dauerhaft nicht an Informationen erinnern oder Fähigkeiten abrufen kann	Vereinbarte Termine werden nicht eingehalten. Lebensereignisse werden vergessen, Namen können nicht erinnert werden.
beeinträchtigte verbale Kommunikation	fehlende Fähigkeit verbale Informationen zu empfangen aufzunehmen zu verstehen und anschließend zu antworten	Im Gespräch bei fortgeschrittener Demenz fehlt mit zunehmender Erkrankung der rote Faden, das Thema wird oft gewechselt, die Worte, um sich verständlich zu machen, gehen verloren.
Machtlosigkeit	Gefühl der mangelnden Kontrolle inklusive der Wahrnehmung, dass das eigene Tun sich nicht oder nur geringfügig auf das Ergebnis auswirkt	Dies ist v. a. zu Beginn der Erkrankung zutreffend. Soziale Ausgrenzung, Stigmatisierung und auch Angst begleiten die Betroffenen.
weitere Pflegediagnosen: gestörtes Körperbild – Hoffnungslosigkeit (zu Beginn der Erkrankung)		

10.2.4 Beziehung/Haltung

Das Bewahren des Personseins stellt Kitwood (2019) als besondere Aufgabe der Betreuung demenziell Erkrankter heraus. Die Person steht im Mittelpunkt der Interaktion: Sie wird so anerkannt wie sie ist; es wird versucht, ihren Blickwinkel einzunehmen. Beziehung wird als notwendiges Element zum persönlichen Wachstum wahrgenommen (Brooker 2008). Diesen Grundannahmen folgen die Aspekte, die in die pflegerische Grundhaltung einfließen:

- Bewohner, die herausforderndes Verhalten durch die Demenz entwickeln, werden nicht ausgegrenzt, sondern es werden Handlungsalternativen gesucht.
- Eine respekt- und verständnisvolle Atmosphäre wird geschaffen, die eine konfliktarme Gemeinschaftsteilhabe für die Patienten sicherstellt.
- Schutz der Privatheit und Sicherung größtmöglicher Freiheit und Selbstbestimmung ist sichergestellt.
- Soziale Teilhabe ist bis in die schwerste Demenz hinein möglich.
- Diskussionen und Konfrontationen werden vermieden.
- Unverständliche Reaktionen werden bei fortgeschrittener Demenz nicht korrigiert, sie werden als persönlicher Ausdruck respektiert.
- Das Selbstwertgefühl der Betroffenen wird, wo immer möglich, durch Unterstützung und Erfolgserlebnisse gestärkt. Zur Förderung von Selbstständigkeit müssen wir Pflegenden im Hintergrund bleiben.
- Risiken (Vergiftung, Sturz usw.) werden nach Möglichkeit von dem Betroffenen ferngehalten.

Das Einfühlen in das Erleben des Patienten und die damit verbundene Entwicklung von Beziehung ist der wesentliche pflegerische Prozess.

Praxistipp

Versuchen Sie demente Personen mit Pflegebedarf so anzunehmen, wie sie sind. Gehen Sie Konfrontationen und Diskussionen aus dem Weg und versuchen Sie unverständliche Reaktionen nicht zu korrigieren, sondern zu respektieren.

10.2.5 Kommunikation/Verhalten

Zu Beginn der Erkrankung können demenziell Erkrankte ihre Sprache noch normal gebrauchen, erst im Laufe der Erkrankung verändert sich diese und wird z. T. durch Symbole ersetzt und ergänzt (Schädle-Deininger u. Wegmüller 2017). Der demenziell Erkrankte kann aufgrund der zunehmend kognitiven Einschränkungen nicht selbst für die Weiterleitung von Informationen Sorge tragen. Aus diesem Grund bedarf es verschiedener Strukturen, um die notwendigen Informationen zwischen den unterschiedlichen Akteuren auszutauschen und daraus resultierende Handlungsbedarfe abzuleiten.

► **Allgemein**

- einfache, kurze Sätze bilden
- Sprache des Betroffenen nutzen
- langsam sprechen
- Körperkontakt nutzen
- Betroffenen immer ernst nehmen
- nicht verstummen, wenn der demenziell Erkrankte verstummt

Ein Entwicklungsbereich für Pflegende besteht im **konzentrierten Zuhören**, denn nur so können die manchmal schwer verständlichen Botschaften der Patienten entschlüsselt und daraus Schlüsse gezogen werden (Sachweh 2019).

▶ **Basale Kommunikation nach Mall.** Hierunter wird eine spezifische Vorgehensweise zum Kommunikationsaufbau mit Menschen verstanden (S. 347), die nicht über verbale oder sonstige Symbole benutzende Kommunikationsweisen kommunizieren können (Mall 2004).

▶ **Validation nach Feil.** Bei der Validation nach Feil (S. 354) werden 4 Stadien der fortschreitenden Desorientierung unterschieden:
- mangelhafte/unglückliche Orientierung
- Zeitverwirrtheit
- sich wiederholende Bewegungen
- Vegetieren

Auf Grundlage dieser Stadien werden abgestufte kommunikative Techniken angeboten (Feil u. Vick de Klerk-Rubin 2017).

Stehen zunächst **verbale** Äußerungen im Vordergrund (Was-, Wann-, Wer-, Wie-, Wo-Fragen; keine Warum-Fragen; Verbalisieren von Erlebnisinhalten) treten zum Ende der Verwirrtheitsstadien **nonverbale** Äußerungen wie Blickkontakt, Berührung, Tonlage der Stimme hinzu. Feil versteht die Desorientiertheit demenzkranker Menschen nicht allein als Auswirkung einer hirnorganischen Schädigung. Vielmehr sieht sie darin eine (unbewusste) Regression, die es zu deuten gilt. Unbewältigte Konflikte der Vergangenheit sollen im Prozess der Validation Raum erhalten, um sie durch das Ausdrücken der mit ihr verbundenen Gefühle einer Lösung zuzuführen.

▶ **Integrative Validation nach Richard.** Bei der Integrativen Validation nach Richard (IVA) (S. 354) handelt es sich um eine Weiterentwicklung des Validationsansatzes nach Feil. Die IVA versteht sich als wertschätzende Umgangs- und Kommunikationsform. Die Methode konzentriert sich auf die Ressourcen der erkrankten Person. Unter den **Ressourcen** werden die **Gefühle** (z. B. momentane Befindlichkeit, Reaktionen auf Personen und Umwelt) und **Antriebe** (z. B. früh erlernte Normgefüge, Motive und Triebfedern des Handelns) der Menschen mit Demenz verstanden. Beide stehen im Mittelpunkt der Kommunikation und werden „validiert". Validieren bedeutet nach Richard: wertschätzen, akzeptieren und bestätigen. Elemente aus der Lebensgeschichte werden als roter Faden in die Kommunikation mit eingebunden (Richard 2001).

Merke

M!

Der zunehmende Verlust des Sprachverständnisses, der Ausdrucksfähigkeit und des Denk- sowie Urteilsvermögens im Verlaufe einer Demenz erfordert ein **angepasstes kommunikatives Verhalten** seitens der Begleiter. Hierzu liegen mittlerweile differenzierte Konzeptualisierungen vor (Sachweh 2019).

10.2.6 Pflegerische Interventionen

Pflegerische Interventionen beziehen sich praktisch auf alle Lebensbereiche der Patienten und Angehörigen und sind abhängig von den Ressourcen des Betroffenen. Eine Über-, aber auch Unterforderung wird nach Möglichkeit vermieden. Zu den wesentlichen Konzepten gehören
- **biografische Gestaltung** des Umfelds und der Gespräche, um Sicherheit und Vertrautheit herzustellen (S. 361),
- Erinnertes in der Zusammenarbeit aufgreifen und als **Erinnerungsarbeit** nutzen; als Methode wird auch die Reminiszenztherapie angewendet (S. 365),
- eine ausgewogene **Alltagsgestaltung**,
- Musik-, Bewegungs- und **kognitives Training** (S. 345) nutzen,
- **Milieu gestalten** (S. 375) nach biografischen Kenntnissen; sinnvoll sind kleine Wohneinheiten, diese können segregativ organisiert sein; persönliche Orientierungshilfen sollen den Betroffenen helfen, sich zurechtzufinden,
- **Kraft-Balance-Training** zur Sturzprophylaxe nutzen,
- bei der Gabe von Psychopharmaka werden **Wirkung und Nutzen** regelmäßig **eingeschätzt** (Amberger u. Roll 2010).

Bei herausforderndem Verhalten der demenziell Erkrankten werden **integrative Fallkonferenzen** (BMG 2007) und u. U. auch Deeskalationsstrategien eingesetzt.

Praxistipp

10 Verhaltensregeln bei Demenz:
- Informieren Sie sich gut über die Erkrankung und die beobachtbaren Symptome.
- Respektieren Sie das Anderssein und die Person.
- Denken Sie daran, dass sich die Erkrankung permanent verändert. Alle Strategien, die heute gelten, müssen in ein paar Wochen nicht mehr stimmen.
- Vermeiden Sie Unter- oder Überforderung.
- Seien Sie in Ihren Tätigkeiten verlässlich.
- Vermeiden Sie Kritik an der Person.
- Beziehen Sie Anschuldigungen nicht auf sich. Sehen Sie die Verunsicherung in der Person.
- Sorgen Sie für Sicherheit im Umfeld (Brandgefahr, Verlaufen usw.).
- Sprechen Sie langsame, einfache und kurze Sätze.
- Sorgen Sie für ausreichend Bewegung.

Spezielle Verfahren

Biografische Verfahren

▶ **Reminiszenz-/Erinnerungstherapie.** Mittels Erzählungen, Fotografien (▶ Abb. 10.8), Zeitungen, Musik, Liedern, Büchern, Film- und Tonaufnahmen werden in den **Reminiszenzgruppen** autobiografische Erinnerungen geweckt und besprochen (▶ Abb. 10.9). In einer Art Lebensrückschau wird dabei die Bedeutung der historischen Ereignisse für den Betroffenen selbst besprochen, weniger das historische Faktum als solches. Bei fortschreitender Demenz dient der emotionale Gehalt der Erinnerungen einer Stützung des Selbst und damit der Verbesserung des Selbstwertgefühls (Trilling et al. 2001).

▶ **10-Minuten-Aktivierung.** Die Aktivierungstherapeutin Ute Schmidt-Hackenberg entwickelte die 10-Minuten-Aktivierung speziell für demenziell erkrankte Menschen. Das Verfahren trägt dem Umstand Rechnung, dass demenziell Erkrankte nur eine kurze Zeit konzentriert einer Beschäftigung nachgehen können. Durch ihren begrenzten Zeitaufwand kann die Aktivierung spontan in den Tagesablauf eingebaut werden, ohne große Vorbereitungen treffen zu müssen.

Ziel der 10-Minuten-Aktivierung ist es, Patienten mit Demenz **anzusprechen** und zu **aktivieren**. Die Angebote sind an der **Biografie** der Betroffenen ausgerichtet, sodass diese an frühere Lebensabschnitte erinnert werden, in denen sie kompetent Inhalte

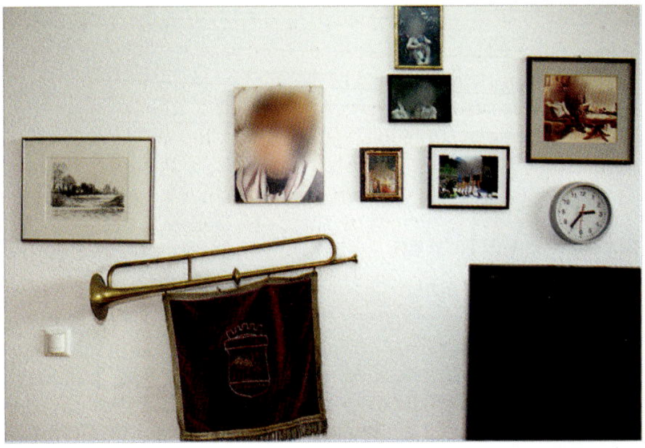

Abb. 10.8 Bilder. Alte Bilder an der Wand können zu Gesprächen anregen. (Quelle: © K. Oborny/Thieme Group)

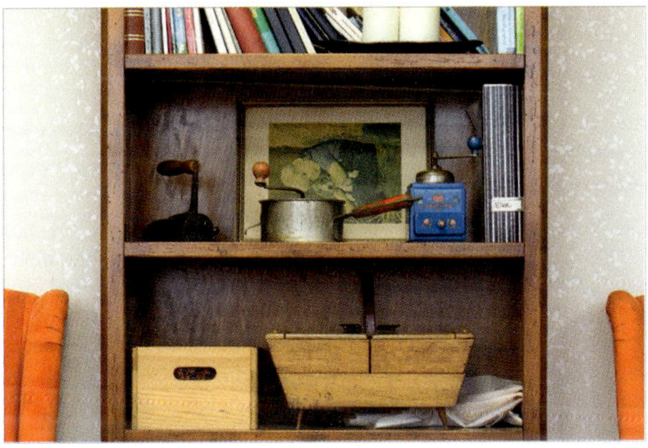

Abb. 10.9 Reminiszenztherapie. Auch alte Gegenstände können in der Remineszenztherapie zum Einsatz kommen. (Quelle: © K. Oborny/Thieme Group)

der ausgewählten Gegenstände und deren Funktionen erklären und ausführen konnten.

Die Aktivierung soll letztlich v. a. Leben in den Alltag bringen. Je nach Auswahl der Übungen können spezielle Bereiche gefördert werden:

- Feinmotorik (Handarbeiten oder Wäsche falten)
- allgemeine Mobilität (Kaffeemahlen, Tische eindecken, handwerkliche Tätigkeiten)
- Stärkung des Selbst durch kompetente Beteiligung in der Runde
- Verbesserung der Erinnerung durch mehrkanaligen Zugang (unterschiedliche Sinne werden genutzt)
- Kommunikation und Beziehungen

Praxistipp

Nutzen Sie biografische Verfahren, um das Selbstwertgefühl des Menschen mit Demenz zu stärken und Leben in den Alltag zu bringen. Die 10-Minuten-Aktivierung eignet sich auch dann gut, wenn Sie nur wenig Zeit zur Verfügung haben.

Kognitive Verfahren

► **Gedächtnistraining.** Sehr früh haben übende Ansätze versucht, den fortschreitenden kognitiven Verlusten entgegenzuwirken (S. 345). So wird durch Konzentrationsübungen, Gedächtnishilfen oder neuerdings auch durch computerunterstützte Verfahren versucht, den Gedächtnisabbau zu verzögern. Trainiert werden Hirnfunktionen wie **Merkfähigkeit**, **Wortflüssigkeit**, **Wortfindung** und **Konzentration**. Insbesondere im Vorfeld einer Demenz, so z. B. beim Vorliegen eines „Mild Cognitive Impairment“, sollen kognitives Training und Üben den Beginn einer Demenz hinauszögern. Dieses Verfahren dient also auch der Prävention (Tranklage 2001).

► **Realitätsorientierungstraining.** Umfassende und kontinuierliche **orientierungsstiftende Informationen** stehen im Mittelpunkt des Realitätsorientierungstrainings (ROT) (S. 344). Hinweistafeln, regelmäßige Informationen zur Zeit, zur Person oder Situation, eine strukturierte Umgebung sowie strukturierende Verhaltensweisen der Helfer können Menschen mit Demenz darin unterstützen, sich in der immer weniger überschaubaren Realität zurechtzufinden. Das Verfahren kann als „24-Stunden-ROT“ durch entsprechende Gestaltung der räumlichen Umgebung sowie der Kommunikation oder in Form eines „Classroom-ROT“ als Gruppentraining angeboten werden (Taulbee u. Folsom 1966).

Praxistipp

Helfen Sie schlecht orientierten Personen mit Pflegebedarf, z. B. indem Sie Hinweisschilder aufhängen, regelmäßig über die Uhrzeit informieren und indem Sie Umgebung und Tagesablauf Struktur geben.

Sensorische Verfahren

► **Basale Stimulation.** Reizarmut infolge zunehmender Unfähigkeit, sich körperlich oder geistig zu bewegen (sensorische Deprivation), führt zu einem Zustand, in dem Menschen die einzelnen Wahrnehmungen ihrer Umwelt immer weniger differenziert aufnehmen können. Das ursprünglich zur Entwicklungsförderung von schwerst mehrfach behinderten Kindern entwickelte Konzept der basalen Stimulation (S. 355) ist im Verlaufe seiner erweiterten Anwendung auch auf komatöse oder demente Menschen übertragen worden. Es versucht mittels **gezielter**, **strukturierter** und **organisierter Stimulation** einzelner Wahrnehmungsmodalitäten (vibratorisch, vestibulär, somatisch, audiovibratorisch, audiorhythmisch, oral, gustatorisch, auditiv, taktil-haptisch, visuell), dem Erkrankten ein Körper(selbst)gefühl, einen Kontakt zur Umwelt zu ermöglichen (Fröhlich 2015; Bienstein u. Fröhlich 2016,).

► **Snoezelen.** Das Snoezelen (sprich: snu:zelen) meint das **gemeinsame Entspannen**, **Wohlfühlen**, **Genießen** und **Erleben** einer durch verschiedene Anreize gestalteten Umgebung. Unterschiedliche visuelle, akustische, olfaktorische, taktil-haptische, vestibuläre oder vibratorische Angebote führen zu einer stimmungsvollen Atmosphäre. Snoezelen kann in separaten Räumlichkeiten in die Wohngruppen integriert oder auch mobil eingesetzt werden (Perrar 2003a, b, Hulsegge u. Verheul 2005, BMG 2007). Mehr zum Snoezelen erfahren Sie im gleichnamigen Kapitel (S. 357).

► **Fingerfood.** Nahrungsverweigerung, das Nicht-mehr-essen-können oder -wollen ist ein häufiges Phänomen in der Begleitung dementer Menschen (S. 380). Kochen und Essen – verstanden als eine Form der basalen Stimulation – ist Grundlage des Konzeptes des Gerontologen Markus Biedermann. Die Zubereitung z. T. am Bett, eine geschmackvolle Darbietung und die Möglichkeit, das Essen als Fingerfood in die Hand (mit) zu nehmen, verbessert häufig die Nahrungsaufnahme selbst schwerst dementer Menschen (Biedermann 2011, Graf et al. 2012).

Praxistipp

Wirken Sie sensorischer Deprivation entgegen, indem Sie sensorische Stimuli schaffen, z. B. durch:
- Berührungen/Vibrationen
- leckeres Essen, z. B. in Form von Fingerfood
- entspannende Klänge
- besondere visuelle Eindrücke

Mehrdimensionale Verfahren

▶ **Selbsterhaltungstherapie.** Das Erhalten des personalen Selbst und das Bewahren des **Identitätsgefühls** des Erkrankten sind die Ziele der Selbsterhaltungstherapie (S. 370). Elemente der Erinnerungstherapie, ein wertschätzender Zugang sowie psychotherapeutische Interventionen werden verknüpft, um ein Gefühl der personalen Kontinuität und Identität zu behalten. Die Angehörigen sind aktiv mit in die Therapie einbezogen (Romero 1997).

▶ **Mäeutik.** Das mäeutische Konzept verbindet Elemente der Validation (S. 354), des ROT (S. 344), sensorischer Verfahren (S. 355) und biografischer Ansätze (S. 361). Wesentlicher Aspekt ist die Einbeziehung des **intuitiven Wissens** der Pflegenden. Die Kommunikation und Zusammenarbeit der Pflegenden miteinander werden auf ihr Erleben und Empfinden hin reflektiert. So umfasst dieses Konzept nicht nur das erlebensorientierte Einfühlen in die Welt des Erkrankten, sondern auch das verbesserte Verständnis für die Beziehungen innerhalb des Pflegeteams (Schindler 2003).

10

Praxistipp

Verbinden Sie verschiedene Methoden und Ansätze in Ihrer Arbeit. Reflektieren Sie deren Auswirkungen und vertrauen Sie auf Ihr intuitives Wissen.

Baulich-räumliche Milieugestaltung

Eine demenzgerechte Gestaltung der baulich-räumlichen Umgebung kann zahlreiche Verhaltensauffälligkeiten von Menschen mit Demenz verbessern helfen oder sie überhaupt nicht erst entstehen lassen. Spezielle Wohnraumkonzepte mit
- angepasster **Helligkeit**,
- einer entsprechenden **Akustik**,
- angemessenen **Temperaturen**,
- intelligentem Einsatz von **Farben** und
- angenehmen **Gerüchen**,

helfen Stress zu vermindern.

Die räumlichen Anregungen sollten weder über- noch unterfordernd sein. **Rundwege** ermöglichen eine größtmögliche Bewegungsfreiheit. Rückzugsräume bzw. **Rückzugsnischen** sowie biografisch gestaltete Zimmer können Privatheit und Vertrautheit in der ansonsten für den Dementen verwirrenden Welt schaffen (Radzey 2014).

Praxistipp

Scheuen Sie sich nicht in Ihrer Einrichtung baulich-räumliche Veränderungen anzuregen.

Sonstige Verfahren

▶ **Humorpflege.** Lachen ist bekanntlich gesund. Überraschenderweise verfügen Menschen mit Demenz noch über eine erstaunliche Portion an Humor. Sie können herzlich lachen und lassen sich durch situationsbedingte Heiterkeit leicht anstecken. Diese Fähigkeit und die positiven Auswirkungen des Lachens werden durch speziell weitergebildete Clowns oder Humorgruppen gefördert (Bischofberger 2008, Hirsch 2019).

Praxistipp

Versuchen Sie herausfordernden Situationen mit Humor die Schärfe zu nehmen, wenn es der Situation angemessen und möglich ist.

Auswahl eines Verfahrens

Die Fülle unterschiedlicher Methoden und Verfahren, die zur nicht medikamentösen Behandlung und Begleitung von Menschen mit Demenz zur Verfügung stehen, darf nicht darüber hinwegtäuschen, dass ein Wirksamkeitsnachweis zumindest nach strengeren evidenzbasierten Kriterien kaum vorliegt. Die Studien- und Datenlage der jeweiligen Interventionen streut qualitativ und quantitativ enorm.

Die einzelnen Konzeptualisierungen bzw. Theoriebildungen sind sehr verschieden, teilweise sind sie auf die Umsetzung bzw. Anwendung des jeweiligen Verfahrens beschränkt.

Merke

Ohne kritische Distanz droht die Gefahr eines unprofessionellen „Sammelsuriums“ zuungunsten der Menschen mit Demenz, die sich dadurch Überforderungssituationen ausgesetzt sehen können.

Vergegenwärtigt man sich die z. T. ebenso mangelnden evidenzbasierten Ergebnisse pharmakologischer Behandlungsformen sowie deren häufiger „Off-Label-Use“, so erscheint die Anwendung der genannten nicht medikamentösen Verfahren vor dem Hintergrund zahlreicher positiver (empirischer) Belege für deren Wirksamkeit gerechtfertigt und erforschenswert. So betonen einzelne Autoren (z. B. Wojnar 2007) zu Recht die Grenzen bzw. die Unwirksamkeit zahlreicher psychopharmakologischer Strategien und den Erfolg der anderen Therapien. Nicht zuletzt sind nicht medikamentöse Ansätze schonender.

Die einzelnen Methoden sind von ihrem Grundgedanken her i. d. R. stark individuell ausgerichtet und bedingen eine große Zuwendung seitens der Anwender. Viele Konzepte lassen sich gut miteinander kombinieren und zeigen auch in den weit fortgeschrittenen Stadien der Demenz ihre Wirkung.

Psychoedukation

Die über viele Jahre hinweg verlaufende Demenzerkrankung führt zu enormen Belastungen der **Angehörigen**, die i. d. R. durch Außenstehende kaum vorstellbar sind. Psychoedukative Ansätze mildern die Auswirkungen dieser Belastungen.

Durch **Wissensvermittlung** über die Krankheit, **praktische Tipps** im Umgang mit den Erkrankten sowie **individuelle Beratung** können pflegende Angehörige entlastet und unterstützt werden. Selbsthilfe- oder Angehörigengruppen bieten die Möglichkeit, die veränderte Lebenssituation und die damit verbundenen eigenen Nöte und Belastungen zu thematisieren. Schließlich können veränderte Verhaltensweisen gegenüber den Kranken mit anderen Betroffenen ausgetauscht werden.

Praxistipp

Über die Deutsche Alzheimer Gesellschaft Berlin kann eine umfassende und evaluierte Schulungsreihe „Hilfe beim Helfen" mit Vorträgen, Folien und Organisationshilfen bezogen werden.

10.2.7 Sicherheit/rechtliche Aspekte

Die Sicherheit eines desorientierten Patienten, der Risiken nicht mehr selbst einschätzen und das eigene Verhalten nur noch eingeschränkt reflektieren kann, ist stark eingeschränkt und kann durch **milieutherapeutische Maßnahmen** und **Trainings** verbessert werden. Darüber hinaus wird der Patient seinen eigenen Willen bei fortgeschrittener Erkrankung nicht selbst durchsetzen können. In diesem Fall wird eine Betreuung eingerichtet, soweit der Patient nicht bereits vor seiner Erkrankung z. B. eine Vorsorgevollmacht erstellt hat (S. 151).

Angehörige und/oder Betreuer werden immer in die aktuellen Entwicklungen in der Betreuung mit einbezogen. Der Betreuer entscheidet auch nach eingehender Beratung, ob bei einer gestörten Nahrungsaufnahme eine Magensonde gelegt werden darf oder nicht (S. 151). Im Bereich der Betreuung und Pflege demenziell Erkrankter wird intensiv abgewogen zwischen **Schutz und Freiheit**. Ebenfalls wird über die Nutzung von sog. **Patientensuchsystemen** mit dem Betreuer und den Angehörigen beraten.

Freiheitsentziehende Maßnahmen können im Ausnahmefall notwendig werden; hierzu muss eine rechtliche Legitimation vorliegen und mit den Akteuren abgestimmt sein.

Häufige rechtsrelevante Fragen bei einer Demenz:

- Darf ein demenziell Erkrankter zu Hause oder in dem Zimmer eines Seniorenheims zu seiner Sicherheit eingeschlossen werden?
- Ist die Anlage einer perkutan endoskopisch kontrollierten Gastrostomie (PEG) lebensverlängernd: Ja oder nein?
- Darf ein demenziell Erkrankter zwangsernährt werden?
- Darf ein demenziell erkrankter Patient gegen seinen Willen gewaschen werden?

Diese und ähnliche Fragestellungen können im kleinen Kreis oder in einer **Fallkonferenz** diskutiert werden.

Praxistipp

Zu den o. g. Fragestellungen gibt es die verschiedensten Foren und Kontaktstellen; hier 3 Möglichkeiten:

- www.deutsche-alzheimer.de
- www.wegweiser-demenz.de
- www.demenz-partner.de

10.2.8 Fördern von Ressourcen

Merke

Die Kunst, bei demenziell erkrankten Patienten Ressourcen zu nutzen, besteht darin, sie zu erkennen.

Kramt und räumt der Betroffene gerne in seinem Zimmer, so sollte er dazu die Möglichkeit bekommen. Kann der Patient zwar nicht mehr mit Messer und Gabel essen, aber mit den Fingern, sollte versucht werden, ihm zu den Mahlzeiten Fingerfood zur Verfügung zu stellen. Geht der Patient gerne, sollte ausreichend Freiraum (durch Begleitung oder einen beschützten Garten) zur Verfügung gestellt werden, damit er/sie sich auspowern kann. Das Erkennen von versteckten oder kleinen Ressourcen setzt eine gute Kenntnis und Beobachtungsgabe voraus. Durch die Beobachtungen bei einem **Mapping** (S. 83) können zusätzliche Ressourcen deutlich werden.

10.2.9 Prävention

Als wesentliche Elemente zur Prävention von Demenzfolgeproblemen können sehr allgemein, folgende Interventionen gelten:

- ausgewogene vitaminreiche Ernährung
- Reduktion besser Vermeidung von Noxen wie Rauchen und Trinken
- ausreichende und dauerhafte körperliche Bewegung, v. a. im Ausdauerbereich
- Erhalten der geistigen Fitness durch Lesen, Musizieren, Diskutieren und das Training des Gedächtnisses

Verschiedene spezielle Gedächtnistrainings werden zur Prävention genutzt und können die Situation bei einer entstehenden Demenz lindern. Dass auch bei bereits bestehender Demenz sich ein körperliches Training, z. B. mittels Fahrradergometer, positiv auf den weiteren Demenzverlauf auswirkt, konnten die Neurologin und Gerontopsychiaterin Vjera Holthoff-Detto und Kollegen (2015) in einer randomisiert kontrollierten Studie zeigen. Die Ergebnisse zeigten einen Effekt auf die ADL sowie auf kognitive und körperliche Fähigkeiten bei Menschen mit einer Alzheimer-Demenz.

10

10.3 Patienten mit Demenz im somatischen Krankenhaus

Ein stationärer Krankenhausaufenthalt lässt sich gerade beim alten Menschen nicht immer vermeiden. Patienten mit kognitiven Beeinträchtigungen wie einer Demenz oder einem Delir stellen die Versorgenden dieser Krankenhäuser regelmäßig vor große Herausforderungen. Die demenziell Erkrankten verstehen den Sinn des Aufenthaltes nicht oder haben ihn sofort wieder vergessen. Die Stationsabläufe wirken auf sie befremdlich, Absprachen werden nicht eingehalten und rasch wird der Weg nach Hause gesucht. Oft verschlechtert sich allein durch die stationäre Aufnahme die kognitive Leistungsfähigkeit des Betroffenen.

In den letzten Jahren haben sich viele Krankenhäuser dieses Problems aktiv angenommen und eigene **Konzepte** bis hin zu **speziellen Stationen** für Menschen mit Demenz entwickelt (z. B. www.blickwechseldemenz.de; www.bosch-stiftung.de/sites/default/files/publications/pdf/2019-11/Praxisleitfaden_demenzsensible_Krankenhaeuser.pdf).

Neben der **Basisschulung** möglichst des gesamten Personals (Medizin, Pflege, Stationshilfen, Pforte, Besuchsdienste usw.) in den Krankheitsbildern Demenz müssen **kommunikative Zugänge** erlernt und geübt werden.

Pflegepraxis

Im Umgang mit dementen Personen mit Pflegebedarf sollten Sie vermeiden:
- lange Wartezeiten
- Reizüberflutung, Lärm
- Fixierungen

Zu empfehlen sind:
- Begleitung zu Untersuchungen (wenn möglich durch Angehörige)
- Visiten gemeinsam mit Angehörigen
- falls nötig Rooming-In der Angehörigen
- Unterstützung bei der Nahrungsaufnahme (wichtig!)
- ein Gefühl von Vertrautheit und Sicherheit schaffen (soweit möglich)
- Versorgungsbrüche bei der Entlassung vermeiden

Bereits bei der Aufnahme vorhandene Informationsbögen, z. B. zum Verhalten bei der Nahrungsaufnahme, sind sehr wertvoll und hilfreich. Die Deutsche Alzheimer Gesellschaft hat einen differenzierten Informationsbogen (www.deutsche-alzheimer.de/fileadmin/alz/broschueren/infobogen_krankenhaus.pdf) entworfen, der wesentliche Angaben zu dementen Patienten enthält.

Im Falle eines Delirs liegt besonders beim alten Menschen ein Schwerpunkt auf der **frühzeitigen Erkennung**. Hier sind ebenfalls Schulungen des Personals notwendig. Gemeinsam ist beiden Patientengruppen die Suche nach Vertrautheit und Sicherheit. Dies kann im Einzelfall eine 1:1-Betreuung bedeuten. Fixierungen sind auf jeden Fall zu vermeiden. Sie wirken anhaltend traumatisierend und verschlechtern zusätzlich die kognitive Leistungsfähigkeit.

Bei Entlassung ist im Rahmen des Entlassmanagements (S. 447) sicherzustellen, dass es nicht zu **Versorgungsbrüchen** zwischen den Sektoren kommt.

▸ **Mehr Infos zum Thema.** www.deutsche-alzheimer.de/fileadmin/alz/broschueren/patienten_mit_demenz_im_krankenhaus_komplett.pdf

10.4 Delir

Das Delir oder der akute Verwirrtheitszustand stellt eine akute psychische Störung dar. Leitsymptome sind die **Bewusstseinstrübung** und **kognitive Störungen**. Die diagnostischen Kriterien nach ICD-10 (Dilling et al. 2015) sind:
- Bewusstseinsstörung: herabgesetzte Wachheit, Störung von Aufmerksamkeit, Orientierung, Wahrnehmung
- globale Kognitionsstörungen: Fehlwahrnehmungen, fehlende Einsichtsfähigkeit, Beeinträchtigung des abstrakten Denkens, der Auffassung, des Gedächtnisses, Inkohärenz
- psychomotorische Störungen: abrupter Wechsel zwischen erhöhter und verringerter psychomotorischer Aktivität, verlängerte Reaktionszeit
- gestörter Schlaf-Wach-Rhythmus: weitgehende Schlaflosigkeit nachts, nächtliche Verschlechterung der Symptome
- affektive Störungen: Angst, Furcht, Reizbarkeit, Euphorie, Apathie
- eine Entwicklung über Std./Tage.

Das Delir zählt zu den häufigen Syndromen im Alter. Die Prävalenzen bei geriatrischen Patienten liegen im stationären Bereich bei 10–40 %, postoperativ bis zu 50 % (Ryan et al. 2013). Im palliativen Setting tritt ein Delir in den letzten Lebensstunden bis Tagen bei fast 90 % der sterbenden Menschen auf (Perrar et al. 2012). Die Gerontopsychiaterin und Delirexpertin Christine Thomas (2016a) schätzt, dass im klinischen Alltag ca. 30–60 % der Delirien nicht diagnostiziert werden. Als Gründe werden „die fehlende Abgrenzung zur Demenz, zu Sedierungseffekten (gerade auf der Intensivstation) oder zum ‚normalen' Verhalten bei Erkrankung“ angeführt (Thomas 2016a). Problematisch ist, dass das „normale Krankheitsverhalten“ u. U. nur sehr schwer von einem Delir des hypoaktiven Typus zu unterscheiden ist.

Ein Delir geht mit einer erhöhten Komplikations- und Mortalitätsrate einher. Die Betroffenen sind sturz- und frakturgefährdet. Werden delirante Patienten fixiert, drohen Dekubiti oder Thrombosen. Der klinische Versorgungsaufwand ist höher und damit auch die Behandlungskosten.

Darüber hinaus geht ein Delir mit einem erhöhten Risiko eines Heimeinzuges oder der Entstehung einer Demenz einher (Bickel et al. 2008).

10.4.1 Symptomatik

Merke

In der Regel entwickelt sich ein Delir rasch innerhalb weniger Stunden oder Tage. Typischerweise fluktuiert die Symptomatik über den Tag hinweg: Sie tritt verstärkt auf, schwächt sich wieder ab; mitunter kommt es zu relativ klaren Momenten.

Untersucht man die Betroffenen, so ist ihre **Wachheit herabgesetzt**; manchmal wirken sie benommen oder schläfrig. Sie sind schnell und stark **durch Außenreize irritierbar**. Ihre Aufmerksamkeit ist gestört, einem Thema oder einem bestimmten Gedanken können sie nicht mehr folgen. Andererseits kommt es auch vor, dass der Delirante sich nicht mehr von einem Gedanken lösen kann. Die **Sprache ist ungeordnet** oder unzusammenhängend. **Wahrnehmungsstörungen** im Sinne von meist optischen oder szenischen Halluzinationen, wahnhaftes Erleben und Ängste komplettieren das Bild.

Das DSM-5 (APA 2018) sieht im Delir v. a. eine Störung der Aufmerksamkeit, d. h. die verminderte Fähigkeit

- die Aufmerksamkeit auf bestimmte Stimuli zu richten,
- die Aufmerksamkeit zu fokussieren,
- die Aufmerksamkeit aufrechtzuerhalten und
- die Aufmerksamkeit gezielt zu wechseln.

So kann der Mensch mit Delir einem Gesprächsinhalt zunächst folgen, schweift dann aber ab oder kann sich nicht mehr auf diesen konzentrieren. Oder er kann selbst eine einfache Aufgabe nicht umsetzen, wie z. B. das rückwärts Aufzählen der Monate. In anderen Fällen bleibt er haftend bei einem Thema oder einem Objekt und kann sich von diesem im Gespräch nicht mehr lösen, obwohl das Thema längst ein anderes ist.

Bezüglich der veränderten Psychomotorik lässt sich ein **hypo-** von einem **hyperaktiven** Delir unterscheiden. Patienten mit herabgesetzter, gehemmter Symptomatik erscheinen apathisch, bewegungsarm, verlangsamt oder lethargisch und zeigen einen geringen Redefluss bzw. eine geringe Sprechgeschwindigkeit, sodass die delirante Symptomatik oft weniger offensichtlich wird. Hyperaktiv erregte Delirante sind dagegen innerlich unruhig, nestelnd, rastlos, agitiert, schnell irritierbar oder ängstlich und wandern oft ziellos umher (Thomas 2016b). In 28 % der Fälle treten allerdings Mischbilder beider Ausprägungen auf, sodass sich im Verlaufe des Tages hypoaktive und hyperaktive Symptome abwechseln (Thomas 2016b).

10.4.2 Krankheitsursachen

Bei einem Delir wird von einer **organischen Ursache** ausgegangen, auch wenn sie nicht immer auffindbar ist. Zu den Auslösern eines Delirs im Alter zählen (Hewer u. Thomas 2016):

- Reduktion des oxidativen Hirnstoffwechsels, z. B. durch Sauerstoffmangel bei Herz- oder Lungenerkrankungen, durch eine Anämie sowie durch zerebrale Durchblutungsstörungen
- Störungen des Elektrolyt- und Flüssigkeitshaushaltes, z. B. bei Flüssigkeitsmangel, pathologische Abweichungen des Serumnatriums (Hyponatriämie > Hypernatriämie) oder des Serumkalziums (Hyperkalziämie)
- Veränderungen des Gleichgewichts der Neurotransmitter, z. B. cholinerges Defizit oder eine erhöhte dopaminerge Aktivität durch bestimmte Medikamente
- durch andere Neurotransmitter vermittelte Effekte, wie z. B. γ-Aminobuttersäure (bei Medikamenten- oder Alkoholentzug), Melatonin, Serotonin, Noradrenalin, Glutamat oder andere Neurotransmittersysteme
- Aktivierung des Zytokininsystems, z. B. durch Infektionen
- immunologische Prozesse, z. B. Autoimmunprozesse wie Hashimoto-Enzephalopathie oder Paraneoplasien wie die limbische Enzephalopathie
- fokale Schädigungen bestimmter Hirnareale, z. B. durch Schlaganfälle
- genetische Faktoren, z. B. mit Bezug auf Varianten des Apolipoprotein-E-Gens und anderen
- oxidativer Stress

Als **pathogenetisches Korrelat** wird ein Defizit des Neurotransmitters Azetylcholin bzw. ein Überschuss der dopaminergen, noradrenergen oder serotonergen Übertragung angenommen. Ebenso können eine erhöhte Produktion inflammatorischer Zytokine sowie eine erhöhte Kortisolausschüttung mit einer deliranten Symptomatik einhergehen.

Eingeteilt in primär und sekundär zerebral sind die wesentlichen Ursachen eines Delirs (nach Fischer u. Assem-Hilger 2003):

- **primär zerebrale Ursachen:**
  - Schädel-Hirn-Trauma
  - raumfordernde Prozesse im Schädel (z. B. Tumor, Metastasen, Blutungen)
  - entzündliche Prozesse des Gehirns (z. B. Meningitis, Enzephalitis)
  - vaskulär-ischämische Prozesse
  - Entzugssyndrome (Alkohol, Benzodiazepine, Opioide)
  - Hirnödem bei Sauerstoffmangel (z. B. Höhenluft)
  - Epilepsie
  - primäre degenerative Prozesse, z. B. Demenz vom Lewy-Körperchen-Typ (S. 194)
  - Narkose
- **sekundär zerebrale Ursachen:**
  - Nieren- oder Leberversagen
  - Anämie
  - Hypoglykämie
  - Sauerstoffmangel bei respiratorischer Insuffizienz
  - Hyperthyreose
  - Intoxikationen
  - Medikamentennebenwirkungen und -interaktionen
  - Störungen des Wasser- und Elektrolythaushalts
  - Vitamin-B_1-Mangel
  - Infektionen
  - starke Schmerzen
  - Störungen der Sinnesorgane und Reizarmut

10.4.3 Diagnostik

Zur Delirerkennung sollte ein regelmäßiges **gezieltes Screening** mit einem zuverlässigen (validen und reliablen) Assessmentinstrument durchgeführt werden, z. B. die Confusion Assessment Method for the Intensive Care Unit (CAM-ICU).

Eine in deutscher Sprache vorliegende und für hochbetagte Menschen validierte Version der CAM überprüft (Thomas et al. 2012):

- die Akutheit des Beginns und den schwankenden Verlauf
- die Störung der Aufmerksamkeit
- die Desorganisiertheit des Denkens
- die quantitative Bewusstseinsstörung
- die psychomotorischen Auffälligkeiten

Das **Delirmonitoring** sollte in der Akutversorgung 8-stündlich erfolgen und nachvollziehbar dokumentiert werden.

Lernaufgabe

Wie verfahren Sie, wenn Sie bei einer Person mit Pflegebedarf den Verdacht auf eine delirante Entwicklung haben? Welche Assessmentinstrumente setzen Sie ein?

Dabei sollte insbesondere auf folgende **Risikofaktoren** geachtet werden wie:

- höheres Lebensalter (über 70)
- Schwere der Erkrankung, Komorbiditäten
- chirurgischer Eingriff
- Medikation und Polypharmazie (u. a. Einsatz von Sedativa)
- Demenz
- Schmerzen
- Schlafstörungen
- sensorische Deprivation
- Einschränkungen der Mobilität
- gestörter Tagesablauf (Tag-Nacht-Rhythmus nicht erkennbar)
- belastende psychologische und soziale Faktoren (unklare Versorgungssituation)

Tab. 10.16 Delir als Ergebnis des Zusammentreffens von Prädisposition und exogener Noxe [Tabelle basiert auf Angaben aus: Inouye u. Charpentier 1996].

Prädispositionen (höchste Vulnerabilität oben, geringste Vulnerabilität unten)	exogene Noxen (potenteste Noxe oben, schwächste Noxe unten)
• hohes Lebensalter • Demenz • hohe somatische Komorbidität • schere Grunderkrankung • Hör- und Sehbehinderung • Dehydratation • Anämie • Malnutrition • niedriges Serumalbumin • Alkoholismus • Depression • Ängstlichkeit • Benzodiazepingebrauch • Schmerz • Leichte kognitive Störung • Einsamkeit • niedrige Intelligenz	• chirurgischer Eingriff • Anticholinergika • Intensivpflichtigkeit • Re-Operation • Blutverlust • Organversagen (Leber, Niere) • Hypo-, Hyperglykämie • arterielle Hypotonie • akute Infektion • Elektrolytentgleisung • respiratorische Komplikationen (Hypoxie) • Entzugssyndrom (Alkohol, Sedativa) • Einnahme psychoaktiver Medikamente • Schlafdeprivation • Störung des Biorhythmus • Immobilisation • körperliche Beschränkung • fremde Umgebung
Prädisposition + exogene Noxe → Delir	

- unbekannte und belastende Umweltfaktoren, die u. U. durch die Versorgung im Krankenhaus auftreten (iatrogene, also durch ärztliche Einwirkung entstandene Faktoren)
- Obstipation

Neben der Erfassung der psychopathologischen Symptome und Veränderungen zielt die Diagnostik auf das Erkennen möglicher Ursachen ab.

Laboruntersuchungen

- des Blutbildes,
- der Elektrolyte,
- der Leber-, Nieren- und Schilddrüsenwerte,
- des CRP,
- des Blutzuckers und
- des Urins

können bereits Aufschluss über somatische Erkrankungen geben. Die Sichtung aller zurzeit eingenommenen Medikamente, einschließlich ihrer letzten Änderungen, kann ebenfalls richtungsweisend sein.

Medikamentengruppen, die ein Delir verursachen können, sind z. B.:

- Benzopdiazepine
- trizyklische Anitdepressiva
- Antipsychotika (v. a. trizyklische)
- Antidementiva
- Anticholinergika
- Parkinson-Medikamente
- Antikonvulsiva
- Antibiotika
- Kardiaka
- Schmerzmedikamente (Opioide, NSAR)
- Urologika
- Zytostatika
- Antihistaminika
- sonstige wie Baclofen, Theophyllin, Lithium

Bei unklaren Verläufen und entsprechendem Verdacht sind eine **EEG-Ableitung**, eine Bildgebung mittels **cCT/cMRT** und eine **Liquorpunktion** indiziert.

Prädispositionen begünstigen die Entwicklung eines Delirs bei Exposition mit exogenen Noxen (▶ Tab. 10.16).

10.4.4 Differenzialdiagnostik

Abzugrenzen ist das Delir insbesondere von den Demenzen. Vor allem die Lewy-Körperchen-Demenz kann eine ähnliche Symptomatik aufzeigen wie ein Delir. Die ▶ Tab. 10.17 gibt einen Überblick über die unterschiedlichen Symptome der beiden Krankheitsbilder.

10.4.5 Therapie und Prophylaxe

Die Behandlung eines Delirs besteht zuerst in der Therapie der zugrunde liegenden körperlichen Erkrankung unter engmaschiger Kontrolle der Vitalparameter. Flüssigkeits- und Elektrolythaushalt müssen ausgeglichen werden. Bei Verdacht auf eine medikamentöse Genese muss die Vergabe der einzelnen Substanzen oder ihre Dosis angepasst werden.

Nicht pharmakologische Betreuungs- und Behandlungsmaßnahmen beim Delir

Zu den allgemeinen Maßnahmen zählt die Überwachung des Patienten. Die Vitalparameter wie Blutdruck, Pulsfrequenz und Temperatur müssen engmaschig kontrolliert werden. Die Umgebung sollte orientierungsfördernd sein (Uhr im Patientenzimmer, Kalender). Darüber hinaus muss eine kontinuierliche pflegerische Betreuung gewährleistet sein. Reizüberflutung sollte genauso vermieden werden wie Reizdeprivation. Stehen benötigte Hilfsmittel, wie Brille oder Hörgerät zur Verfügung, sollten diese verwendet werden. Eine helle, blendfreie Beleuchtung sollte Fehlidentifikationen vermindern und dem Tag-Nacht-Rhythmus entsprechen. Eine ungestörte Nachtruhe ist sicherzustellen. Wegen der Häufung der Desorientiertheit in der Nacht muss u. U. personell Vorsorge getroffen werden.

Tab. 10.17 Symptombilder Delir und Demenz.

Merkmal	Delir	Demenz
Beginn	subakut	schleichend (bei VD auch akute Verschlechterung möglich)
Entwicklungsdauer	Stunden bis wenige Tage	**Monate bis Jahre**
Verlauf	fluktuierend mit klaren Intervallen, nächtliche Verschlechterung	relativ gleichbleibend über den Tagesverlauf hinweg (bei DLK auch fluktuierend)
Wachheit/Bewustsein	immer getrübt	zunächst unverändert (Ausnahme DLK), erst in fortgeschrittenen Stadien herabgesetzt
Psychomotorik	verlangsamt oder hyperaktiv, oft Mischbilder	zunächst unbeeinträchtigt, erst in fortgeschrittenen Stadien vermindert
Aufmerksamkeit: Selektivität	stark gestört	zunächst weniger gestört
Aufmerksamkeit: Fokussierung	stark gestört	weniger gestört (Ausnahme bei FTD und HD), in fortgeschrittenen Stadien stark beeinträchtigt
Aufmerksamkeit: Flexibilität	stark gestört	weniger gestört (Ausnahme bei FTD und HD), in fortgeschrittenen Stadien herabgesetzt oder aufgehoben
Aufmerksamkeit: Stabilität	Fluktuationen im Tagesverlauf	relativ gleichbleibend (Ausnahme DLK)
Orientierung	gestört	gestört
Merkfähigkeit	gestört	gestört
Auffassungsvermögen	gestört	gestört
Gedankengang	unzusammenhängend, zerfahren oder sprunghaft	wenig flexibel
Stimmung	Grundstimmung: ängstlich, schwankend, selten euphorisch	depressiv-ängstliche Stimmun möglich
Wahrnehmung	optische Halluzinationen	selten Halluzinationen (Ausnahme DLK)
Sprache	unzusammenhängend	Wortfindungsstörungen
Schlaf-Wach-Rhythmus	gestört	zerklüftete Schlafarchitektur, häufige Schlafunterbrechungen

VD = vaskuläre Demenz, DLK = Demenz mit Lewy-Körperchen, FTD = frontotemporale Demenz, HD = Demenz bei Chorea Huntington

Die ▸ Tab. 10.18 gibt einen Überblick über die nicht pharmakologischen Betreuungs- und Behandlungsmaßnahmen beim Delir.

Lernaufgabe

Wie verfahren Sie, wenn Sie bei einer Person mit Pflegebedarf den Verdacht auf eine delirante Entwicklung haben? Welche Assessmentinstrumente setzen Sie ein?

Medikamentöse Delirprophylaxe

Der Schwerpunkt der Delirprophylaxe liegt unverändert in dem frühzeitigen Erkennen, der Psychoedukation Angehöriger und insbesondere in der Schulung der Pflegenden. In den letzten Jahren sind unterschiedliche Wirkstoffe zur medikamentösen Delirprophylaxe untersucht worden. Untersucht wurde die prophylaktische Gabe von Cholinergika bzw. Acethylcholinesterasehemmern, Antipsychotika, Melantonin oder α_2-Agonisten. Die Ergebnisse waren überwiegend inkonsistent bzw. Plazebo nicht überlegen, sodass keine der medikamentösen, prophylaktischen Strategien empfohlen werden kann (Perrar et al. 2012; Thomas u. Weller 2015).

Medikamentöse Therapie

Die symptomatische, medikamentöse Behandlung eines Delirs ist erst dann indiziert, wenn sich die Ursache nicht behandeln lässt und der Schweregrad der Symptomatik mit einer vitalen Gefährdung des Patienten oder seiner Umgebung einhergeht (Fischer u. Assem-Hilger 2003). Im gerontopsychiatrischen Setting wird üblicherweise eine medikamentöse Therapie meist mit Antipsychotika (S. 402) begonnen (▸ Tab. 10.19). Lange Zeit galt Haloperidol trotz des Risikos von Früh- oder Spätdyskinesien bzw. der QT_C-Zeit-Verlängerung als Mittel der ersten Wahl in der Behandlung eines akuten Delirs. Es ist subkutan applizierbar (Off-Label) und

Tab. 10.18 Nicht pharmakologische Betreuungs- und Behandlungsmaßnahmen beim Delir [Tabelle basiert auf Angaben aus: Drach 2016].

Maßnahme	Beispiel
für Sicherheit sorgen	• engmaschige Beobachtung und Überwachung • vorbeugende Maßnahmen zur Verhinderung eigen- (z. B. Stürze) und fremdgefährdenden Verhaltens
Orientierung verbessern	• Beheben sensorischer Beeinträchtigung (z. B. Brille, Hörgerät) • Gewährleistung einer überschaubaren Umgebung (Orientierungshilfen, Beleuchtungsverhältnisse) • Versuch der Reorientierung im Gespräch • adäquate Kontaktaufnahme und Kommunikation • Regelmäßigkeit und Überschaubarkeit des Tagesablaufs • Regulierung des Schlaf-Wach-Rhythmus
Angst mildern	• möglichst hohe Konstanz der Bezugspersonen • enger Kontakt zu den Angehörigen • vermeiden einer Reizüberflutung (z. B. durch Lärm), aber auch einer Reizdeprivation • Psychoedukation für Angehörige
Behandlung allgemeiner delirogener Faktoren	• Förderung von Mobilität und Aktivität • Vermeidung/Linderung von Schmerzen (z. B. bei Positionierung, Verbandwechsel) • ausreichende Nahrungs- und Flüssigkeitszufuhr* • ausreichende Oxygenierung (> 95 %)* • für Miktion und Stuhlgang* sorgen
Vermeidung von	• (wiederholten) Verlegungen • Fixierungen (!), Kathetern • Polypharmazie (Anticholinergika!)

* bei einem Delir im Sterbeprozess, dem sog. terminalen Delir, nicht mehr sinnvoll

Tab. 10.19 Symptomatische medikamentöse Behandlung des Delirs im Alter [Tabelle basiert auf Angaben aus: Hewer et al 2009; Perrar et al. 2012].

Wirkstoff	Indikation	Dosierungen	Besonderheiten
Antipsychotika der 1. Generation			
Haloperidol	psychotische Symptomatik	0,5–1 mg p. o. alle 2–12 h (bis 4 mg/d) in akuten Fällen auch mehr subkutane Gabe möglich (Off-Label)	nicht bei Morbus Parkinson oder Lewy-Körperchen-Demenz EPMS* + + + QT_c-Zeit-Verlängerung
Antipsychotika der 2. Generation			
Risperidon	psychotische Symptomatik	0,25–0,5 mg p. o. alle 12–24 h (bis 2 mg/d)	nicht bei Morbus Parkinson oder Lewy-Körperchen-Demenz EPMS* + Sturzgefahr Blutdrucksenkung
Quetiapin	psychotische Symptomatik	12,5–25 mg p. o. alle 12–24 h (bis 100 mg/d)	Sedierung EPMS* (+) Blutdrucksenkung
Olanzapin	psychotische Symptomatik	2,5–5 mg p. o. alle 12–24 h (bis 10 mg/d)	diabetische Entgleisung EPMS* (+) Blutdrucksenkung
Aripripazol	psychotische Symptomatik	2,5–10 mg p. o. alle 24 h (bis 20 mg/d)	EPMS* (+)

Tab. 10.19 Fortsetzung

Wirkstoff	Indikation	Dosierungen	Besonderheiten
sedierende Antipsychotika			
Melperon	psychomotorische Unruhe, Schlafstörungen	25–50 mg p. o. alle 8–12 h (bis 150 mg/d)	QT_c-Zeit-Verlängerung EPMS* + Sturzgefahr keine Senkung der epileptischen Schwelle
Pipamperon	psychomotorische Unruhe, Schlafstörungen	20–40 mg p. o. alle 8–12 h (bis 120 mg/d)	QT_c-Zeit-Verlängerung EPMS* + Sturzgefahr
Prothypendyl	psychomotorische Unruhe, Schlafstörungen	40 mg p. o. alle 6–8 h (bis 160 mg/d)	milde QT_c-Zeit-Verlängerung EPMS* (+) kurze HWZ Sturzgefahr
Benzodiazepine			
Lorazepam	Angst	0,25–0,5 mg p. o. alle 6 h (bis 3 mg/d)	nur zusätzlich zu Antipsychotika, ansonsten Delirverstärkung möglich hohes Abhängigkeitspotenzial
Clonazepam	Benzodiazepin- oder Alkoholentzugsdelir	0,5–1 mg p. o. alle 8–12 h (bis 3 mg/d)	Sturzgefahr
Oxazepam	Benzodiazepin- oder Alkoholentzugsdelir	2,5–10 mg p. o. alle 8–12 h (bis 50 mg/d)	Sturzgefahr
Midazolam	Psychomotorische Unruhe/Angst/Schlafstörungen	1–2,5 mg p. o. alle 6–8 h (Tagesdosis abhängig von der Schwere der Symptomatik) s. c. Gabe möglich	stark sedierend, oft „Notfallmedikament“, wenn andere nicht ausreichend wirksam sind Sturzgefahr
sonstige			
Clomethiazol	Alkoholentzugsdelir	2–4 Kps. á 192 mg oder 10–20 ml Mixtur alle 4–6 h (nur unter stationären Bedingungen;Tagesdosis abhängig von der Schwere der Symptomatik)	pulmonale Verschleimung starker Blutdruckabfall Niesreiz hohes Abhängigkeitspotenzial Sturzgefahr
Clonidin	Alkoholentzugsdelir	kontinuierliche Gabe unter Intensivbedingungen	i. v. nur unter Intensivbedingungen

*EPMS = extrapyramidalmotorische Symptome
+ + + stark, + mittel, (+) möglich; p. o. = per os; s. c. = subkutan; i. v. = intravenös; Kps. = Kapseln

ihm fehlen die unerwünschten anticholinergen Eigenschaften. Der Nutzen des Einsatzes von Haloperidol konnte jedoch in kontrollierten Studien nicht eindeutig belegt werden. Alternativ liegen auch positive Erfahrungen für den Einsatz von Risperidon, Olanzapin oder Quetiapin vor.

M!

Merke

Die Gabe von Haloperidol- und Risperidon-Präparaten verbietet sich bei Vorliegen einer Parkinson-Symptomatik im Rahmen eines Morbus Parkinson oder einer Lewy-Körperchen-Demenz.

Bei Vorliegen einer Parkinson-Symptomatik bieten sich sog. „atypische“ Antipsychotika wie Quetiapin oder auch Clozapin in niedriger Dosierung an, in Zusammenhang mit einer Demenz auch Acetylcholinesterasehemmer.

M!

Merke

Zur symptomatischen Behandlung des Delirs im Alter gehört eine differenzierte Sicht auf den „verwirrten“ Patienten und – wenn die kausale Therapie nicht möglich ist – eine konsequente Behandlung der vorherrschenden Symptome wie Agitation, Schlafstörungen, Ängste oder psychotisches Erleben. Faktoren, die das Delir verschlimmern können, sollten ausgeschlossen werden und nicht pharmakologische Interventionen intensiviert werden. Wenn die Gabe von Antipsychotika notwendig ist, so empfiehlt sich ggf. die Verteilung auf mehrere kleine Dosierungen (z. B. bei Haloperidolgabe).

10.4.6 Dauer des Delirs

Im Idealfall bildet sich ein Delir unter der Behandlung innerhalb von Stunden oder Tagen rasch zurück. Dies ist z. B. dann der Fall, wenn ein älterer Mensch zu wenig getrunken hat und aufgrund einer Exsikkose delirant wird. Wird der Flüssigkeitsmangel durch Infusionen ausgeglichen, so normalisiert sich der Zustand des Betroffenen oft rasch. Manchmal können delirante Zustände auch über Wochen oder Monate im Sinne eines prolongierten oder persistierenden Delirs anhalten. Dauert dieser Zustand länger als 6 Monate, so ist nach ICD-10 (Dilling et al. 2015) von einer Demenz zu sprechen. DSM-5 kennt diese Begrenzung nicht (APA 2018).

10.4.7 Modellprojekte zur Prävention und Behandlung des Delirs

Wegen der großen Bedeutung des Delirs für die Krankenversorgung und v. a. für die Betroffenen haben in den letzten Jahren mehrere Einrichtungen wegweisende **Best-Practice-Modelle** zur Prävention und Behandlung des Delirs entwickelt.

St. Franziskus-Hospital Münster

Die Anästhesistin Simone Gurlit des St. Franziskus-Hospitals in Münster hat sich bereits früh mit der Früherkennung und Verhinderung postoperativer Delirien bei alten, multimorbiden Patienten auseinandergesetzt (Gurlit 2008). Auf der Basis eines kognitiven Screenings im Vorfeld des Eingriffes wird das Delirrisiko eingeschätzt. Risikopatienten werden vor, während und nach der Operation von einem altenpflegerischen Geriatrieteam betreut. Dies betrifft die Begleitung bei Voruntersuchungen als auch Maßnahmen im Rahmen des Entlassmanagements. Durch die vertraute, personelle Konstanz über die unterschiedlichen Situationen hinweg wird die Inzidenz des Delirs deutlich reduziert (Gurlit 2008).

Merke

Die praktischen Anregungen zur besseren Versorgung und Verhinderung eines perioperativen Altersdelirs sind in der Broschüre „Der alte Mensch im OP" des Ministeriums für Gesundheit, Emanzipation, Pflege und Alter des Landes Nordrhein-Westfalen zusammengefasst (Deutsche Krankenhausgesellschaft 2012).

Universitätsspital Basel

Ein sehr umfassendes Delir-Management-Programm ist im Universitätsspital Basel entwickelt worden (Hasemann et al. 2010). Durch systematisches Screening (z. B. CAM) und die Einführung von Behandlungsalgorithmen konnte die Delirinzidenz deutlich gesenkt werden. Ein zentraler Punkt des Programms ist der Einsatz von sog. Ressourcenpflegenden, die als Multiplikatoren dienen.

Lernaufgabe

Der Pflege- und Gesundheitswissenschaftler Wolfgang Hasemann hat zum Thema Delir eine eigene Homepage (www.delir.info) eingerichtet. Auf ihr finden Sie umfangreiche Materialien. Darüber hinaus sind dort Videos mit Beispielen sowie seine differenzierten Schulungsunterlagen eingestellt.

Die Homepage ist eine gute Quelle, die Inhalte dieses Kapitels zu vertiefen oder sich im Kollegenkreis zum Thema Delir fortzubilden.

Evangelisches Krankenhaus Bielefeld

Das von der Geriaterin und der Delirspezialistin der ersten Stunde Sharon K. Inouye konzipierte Modell „Hospital Elder Life Program (help)" wurde im evangelischen Krankenhaus in Bielefeld adaptiert, implementiert und wissenschaftlich evaluiert. Ein interdisziplinäres Team von neurologischen und gerontopsychiatrischen Fachärzten sowie psychogeriatrisch geschulten Fachpflegepersonen führt in dem sog. help$^+$-Programm eine gezielte interdisziplinäre geriatrische (Delir-)Diagnostik sowie Schulungen von Fachkräften in Delirprävention und -therapie durch. Eine Besonderheit ist der Einsatz von geschulten ehrenamtlich Tätigen. Der Einsatz Freiwilliger verbessert in täglichen Besuchen gefährdete ältere und hochbetagte Patienten in ihren Alltagsfähigkeiten. Dabei übernehmen sie keine pflegerischen Aufgaben, sondern helfen den Patienten ganz individuell durch (Evangelisches Krankenhaus Bielefeld 2020):

- Aktivierung
- Orientierung
- Mobilisierung
- Förderung der Sensorik
- Entspannung und Unterstützung des Tag-Nacht-Rhythmus

Lernaufgabe

Unter dem Titel „help – Ein Plus für ältere Patienten" ist auf YouTube ein erklärendes Video zum Thema Prävention und Behandlung von Delirien verfügbar. Es lohnt sich, mal reinzuschauen: www.youtube.com/watch?v=Ef9TA8nGl3k

10.5 Pflegeschwerpunkt Delir

Akute exogene Psychose, Delir oder akute Verwirrtheit sind 3 Begriffe, die für ein Krankheitsbild stehen, das unterschiedliche Ursachen haben kann, auf die das Gehirn jedoch mit ähnlichen Symptomen reagiert. Viele der möglichen Ursachen führen zu gravierenden und bedrohlichen Zuständen, die oft nur noch im Krankenhaus behandelt werden können (Schädle-Deininger u. Wegmüller 2017). Die Vermeidung dieser Zustände, v. a. bei älteren Menschen, liegt in einigen Fällen in den Händen der Pflegenden. Aus diesem Grund ist eine gute Prävention und das Delirmanagement auch Aufgabe von Pflegenden.

10.5.1 Psychische und physische Beeinträchtigungen

Definition

Das **Delir** (akuter Verwirrtheitszustand) geht mit plötzlich auftretenden und vorübergehenden Störungen der intellektuellen Funktionen und der Aufmerksamkeit (qualitative und quantitative Bewusstseinsstörung) einher.

Das Delir wird häufig begleitet von
- Störungen des Schlaf-Wach-Rhythmus,
- psychomotorischen Auffälligkeiten,
- einer sehr hohen Sturzgefahr und
- Gedächtnis- und Angststörungen.

10.5.2 Pflegeanamnese/Pflegeassessment/ Pflegediagnosen

Da die Ursachen für ein Delir sehr unterschiedlich sein können, spielt die pflegerische Beobachtung im Delirmanagement eine herausragende Rolle.

Merke

Ein Leitsymptom des Delirs ist die Bewusstseinslage des Betroffenen, die oft schon den ersten Hinweis durch verwaschene Sprache und Schläfrigkeit gibt.

Weitere **Beobachtungen** können sein:
- gestörte Wahrnehmung (sie wird unschärfer, es kommt zu Fehlinterpretationen)
- gestörtes Denken und Gedächtnisleistungen
- illusionäre Verkennung, Wahnbildung, optische Halluzinationen (ggf. Wahrnehmung kompletter Szenarien)
- Angst (durch die veränderte Wahrnehmung)
- verlorene Orientierung (Indikator für die Schwere der Störung)
- gestörte Aufmerksamkeit (Leitsymptom)
- gestörter Schlaf-Wach-Rhythmus
- motorische Unruhe oder besondere Ruhe
- Tremor
- dysphorisch gefärbte Stimmung
- vegetative Symptome
  - starkes Schwitzen
  - Tachykardie
  - Blutdruckschwankungen
  - Gesichtsrötung

Der **zeitliche Verlauf** ist ein wesentlicher Einflussfaktor für diese Beobachtungen. Im Gegensatz zur chronischen Verwirrtheit entwickeln sich die dargestellten Symptome in wenigen Stunden bis zu einigen Tagen, je nach Auslöser.

Es stehen in der Praxis verschiedene Assessments für eine Deliridentifikation zur Verfügung. Die **Delir-Beobachtungs-Screening-Skala** (Delirium Observatie Screening Schaal, DOS) ist eine reine Beobachtungsskala (Hasemann et al. 2007). Ein anderes Assessment ist die von van Inouye entwickelte **Confusion Assessment Method** (S. 72) (CAM, Hasemann et al. 2007). Dieses Instrument wird durch ein strukturiertes Interview erhoben und gibt einen Hinweis auf die Entwicklung eines Delirs.

Je nach Ursache und Auswirkung können verschiedene **Pflegediagnosen** gestellt werden wie Schlafstörungen, ein gestörtes Körperbild oder Angst.

Zentrale Diagnosen sind:
- plötzliches Auftreten von umfassenden, wechselnden Veränderungen und Störungen der Aufmerksamkeit, im Denkvermögen, in der psychomotorischen Aktivität, im Bewusstseinsgrad und/oder im Schlaf-Wach-Zyklus
- Störung kognitiver Abläufe und Vorgänge
- Unfähigkeit, Informationen oder verhaltensbezogene Handlungen zu erinnern oder zu behalten

Weitere Pflegediagnosen sind in ▶ Tab. 10.20 aufgeführt.

Tab. 10.20 Pflegediagnosen (nach NANDA), die bei einem Delir häufig gestellt werden können.

Name	Beschreibung	weitere Informationen
akute Verwirrtheit	reversibler, kurzfristig anhaltender (<3 Monate) Zustand, in dem es plötzlich zu einer Häufung umfassender, sich im Verlauf verändernder Störungen des Bewusstseins, der Aufmerksamkeit und der Wahrnehmung kommt; Gedächtnis, Orientierung und Denken funktionieren nur eingeschränkt; typisch auch: gestörter Schlaf-Wach-Zyklus, verändertes psychomotorisches Verhalten, Sinnestäuschungen	Akute Verwirrtheit ist häufig begleitet von Desorientierung, Unruhe, Furcht, Verkennungen und Wahnvorstellungen.
beeinträchtigte verbale Kommunikation	fehlende Fähigkeit, verbale Informationen zu empfangen, aufzunehmen, zu verstehen und anschließend zu antworten	Bezeichnend ist eine undeutliche Sprache (oft verwaschen durch eine beginnende Bewusstseinseintrübung).
beeinträchtigte Gedächtnisleistung	Zustand, in dem eine Person sich dauerhaft nicht an Informationen erinnern oder Fähigkeiten zuverlässig abrufen kann	Eine beeinträchtigte Gedächtnisleistung tritt möglicherweise nach Flüssigkeitsdefiziten oder Überdosierungen von psychisch wirksamen Medikamenten auf.
Risiko einer akuten Verwirrtheit	Zustand mit erhöhtem Risiko für eine reversible, sich über einen kurzen Zeitraum entwickelnde Störung des Bewusstseins, der Aufmerksamkeit, der Kognition und der Wahrnehmung, welche die Gesundheit beeinträchtigen könnte	Substanzmissbrauch, Dehydratation, Malnutrition oder sensorische Deprivation erhöhen das Risiko.

10.5.3 Beziehung/Haltung und Kommunikation/Verhalten

Im deliranten Zustand ist der Betroffene an seiner Selbstwahrnehmung gehindert; insofern benötigt er besonders präsente pflegerische Aufmerksamkeit. Pflegende müssen in diesen Situationen für den anderen und an dessen Stelle handeln. Um den Patienten nicht zusätzlich zu verstören, wird dem Betroffenen immer das Gefühl vermittelt, dass wir ihn und sein Verhalten verstehen.

Praxistipp

Geben Sie deliranten Patienten das Gefühl, trotz aller „Verwirrtheit" ihr Verhalten zu verstehen.

Sobald als möglich, sollte eine **Mobilisierung** stattfinden. Körpernahe Fixierungen sind zu vermeiden. Sie führen zu einer Verschlechterung der Symptomatik.

Praxistipp

Es kommt immer wieder vor, dass v. a. Bewohner in Seniorenheimen nachts nicht nur aufwachen, sondern ungewöhnlich desorientiert sind. Denken Sie in diesen Situationen daran, dass z. B. der Blutdruck stark abgesunken oder der Blutzucker zu niedrig sein könnte. Schätzen Sie potenzielle Risiken ein, besprechen Sie diese interdisziplinär und leiten Sie ggf. Maßnahmen ein, z. B. eine Tasse Kaffee am Abend bei zu niedrigem Blutdruck oder eine Spätmahlzeit bei nächtlichen Hypoglykämien.

10.5.4 Pflegerische Interventionen

Bei einem Delir werden alle **Parameter**, die relevant sind, regelmäßig erhoben, z. B. Blutzucker, Blutdruck oder Temperatur. Unter Umständen müssen auch regelmäßige Laboruntersuchungen durchgeführt werden (S. 221).

Beim **Abstellen der Delirursache** sind gerade bei älteren Menschen oft Pflegepersonen in der Verantwortung, z. B. muss die Trinkzufuhr forciert und dokumentiert werden oder die regelmäßige Nahrungsaufnahme, um Blutzuckerentgleisungen zu vermeiden. Aus den beschriebenen Gründen sind regelmäßige psychische, aber auch somatische Beobachtungen notwendig.

Da bei akuten deliranten Zuständen oft auch hochpotente Antipsychotika (S. 402) zum Einsatz kommen, müssen sowohl die Einnahme als auch die **Wirkung und unerwünschten Wirkungen** beobachtet und eingeschätzt werden.

Zu einem guten Delirmanagement gehört ebenfalls die Gestaltung einer vertrauensvollen **Umgebung** und eines gut strukturierten **Tagesablaufs** (O'Keeffe 2009). Die Umgebung sollte ruhig sein, d. h., exzessiver Lärm oder grelles Licht wird vermieden. Unnötiger Bezugspersonenwechsel sollte in akuten Phasen unterbleiben und der Verlauf sollte chronologisch dokumentiert werden.

Wo möglich sollten **Angehörige** mit in die Versorgung einbezogen werden. Vertraute Fotos oder Gegenstände sowie entspannende Musik tragen zur Beruhigung bei.

Die **Kommunikation** ist klar und langsam. Bei Ansprache wird Blickkontakt hergestellt. Hör- und Sehhilfen stehen zur Verfügung. Es wird den Patienten möglichst oft eine Rückversicherung gegeben, Situationen erklärt und dadurch Orientierung geboten.

10.5.5 Sicherheit/rechtliche Aspekte

Angehörige und Betreuer werden immer bei Verdacht der Diagnose Delir bzw. bei einem hohen Risiko informiert und über mögliche Behandlungen oder Komplikationen informiert.

10.5.6 Prävention

Schulungen des Personals tragen wesentlich zur frühzeitigen Erkennung eines Delirs bei. Hier sind Schulungen des Personals notwendig. Gemeinsam ist beiden Patientengruppen die Suche nach Vertrautheit und Sicherheit. Dies kann im Einzelfall eine 1:1-Betreuung bedeuten. Fixierungen sind auf jeden Fall zu vermeiden. Sie wirken anhaltend traumatisierend und verschlechtern zusätzlich die kognitive Leistungsfähigkeit. Das Milieu sollte an die entsprechenden Erfordernisse angepasst werden. Sind mögliche Probleme wie Dehydratation, Fehlernährung oder eine Hypoglykämie bekannt, so kann vorbeugend durch Pflegepersonen und/oder Angehörige gehandelt werden.

Merke

Eine proaktive Pflegeorganisation in Bezug auf delirante Menschen mit Pflegebedarf kann Akutsituationen den Druck und die Hektik nehmen.

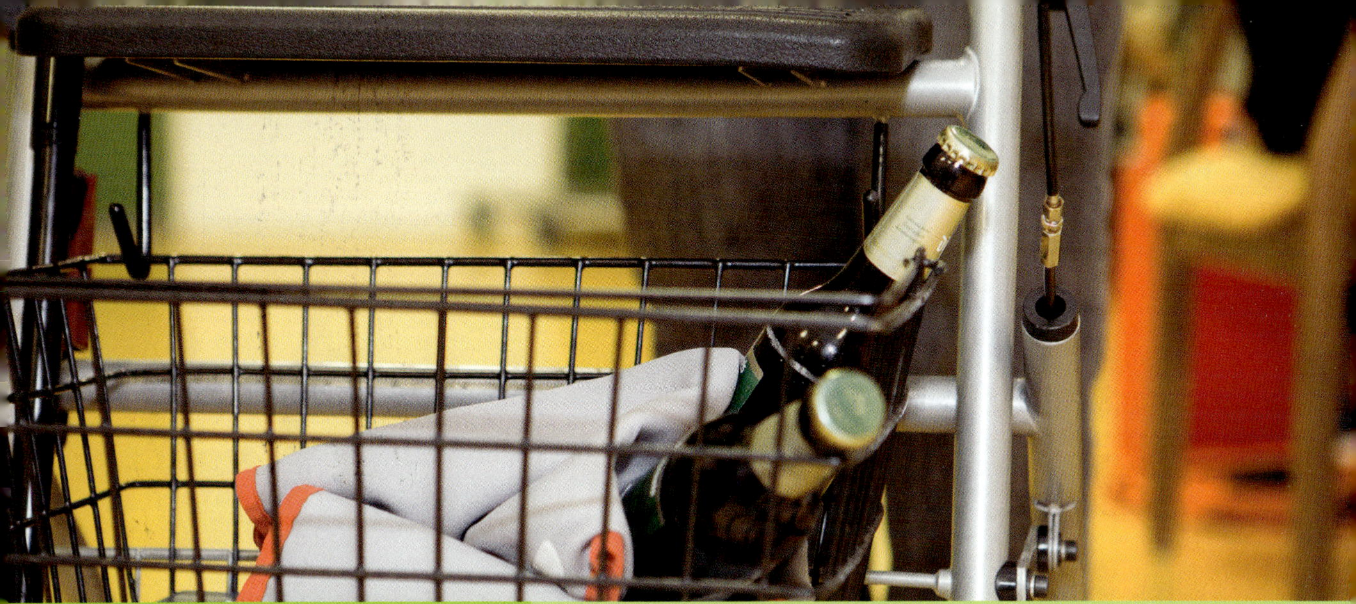

Quelle: © K. Oborny/Thieme Group

Kapitel 11

Abhängigkeits-erkrankungen

11 Abhängigkeitserkrankungen

Die früher gebräuchliche Bezeichnung Sucht wurde in den vergangenen Jahren zunehmend von dem Begriff **Abhängigkeit** abgelöst.

Definition

- **Psychotrope Substanzen** sind Wirkstoffe, die die menschliche Psyche beeinflussen.
- Bei **Abhängigkeitserkrankungen** spielt der starke Wunsch oder eine Art Zwang, eine psychotrope Substanz zu konsumieren, eine wesentliche Rolle. Der Betroffene kann immer weniger den Beginn, die Beendigung oder die Menge des Konsums steuern. Wird die Substanz weggelassen oder reduziert, entsteht ein körperliches Entzugssyndrom.

In aller Regel werden immer größere Mengen benötigt, um den berauschenden Effekt zu erzielen. Übliche Tätigkeiten oder Interessen werden zunehmend vernachlässigt. Trotz des Nachweises körperlicher Schädigungen wird die Substanz weiter konsumiert.

Die Diagnose Abhängigkeit soll nur gestellt werden, wenn irgendwann während des vergangenen Jahres 3 oder mehr der folgenden Kriterien vorhanden waren (erweitert nach ICD-10, Dilling et al. 2015):

- starker Wunsch oder eine Art Zwang, Substanzen oder Alkohol zu konsumieren
- wiederholter Konsum, der zu einem Versagen bei der Erfüllung wichtiger sozialer Verpflichtungen führt
- verminderte Kontrollfähigkeit bezüglich des Beginns, der Beendigung und der Menge des Substanz- oder Alkoholkonsums
- wiederholter Konsum trotz sozialer oder zwischenmenschlicher Probleme
- Substanzgebrauch mit dem Ziel, Entzugssymptome zu mildern, und der entsprechenden positiven Erwartung
- körperliches Entzugssyndrom
- Nachweis einer Toleranz: um die ursprünglich durch niedrige Dosen erreichten Wirkungen der Substanz hervorzurufen, sind zunehmend höhere Dosen erforderlich
- ein eingeengtes Verhaltensmuster im Umgang mit Alkohol oder der Substanz wie z. B. die Tendenz, Alkohol an Werktagen wie an Wochenenden zu trinken und die Regeln eines gesellschaftlich üblichen Trinkens außer Acht zu lassen
- Craving, d. h. starkes Verlangen oder Drang Substanzen zu konsumieren
- fortschreitende Vernachlässigung anderer Vergnügen oder Interessen zugunsten des Substanzkonsums
- anhaltender Substanz- oder Alkoholkonsum trotz des Nachweises eindeutiger schädlicher Folgen
- fortgesetzter Gebrauch trotz Kenntnis von körperlichen oder psychischen Problemen

11.1 Alkoholabhängigkeit

Bei der Alkoholabhängigkeit (▶ Abb. 11.1) wird gewöhnlich im Alter zwischen einem Erkrankungsbeginn vor dem 60. Lebensjahr („early onset") und dem späteren Auftreten („late onset") unterschieden. Das Verhältnis beider Gruppen beträgt 2:1. Der Gerontopsychiater und langjährige Suchtexperte Dirk Wolter (Wolter-Henseler 2000) schlägt eine differenziertere Beschreibung des Phänomens vor:

- alt gewordene Alkoholanhängige mit durchgängigem Konsum („early onset")
- „trockene" Alkoholiker mit Rückfall in das Suchtverhalten im Alter
- Beginn des Alkoholmissbrauchs erst im Alter als Reaktion auf alterstypische Belastungen („late onset")
- Beginn des Alkoholmissbrauchs erst im Alter infolge des Wegfalls sozialer Kontrolle
- Entwicklung von Problemen (schädlichen Folgen) durch Alkohol bei gleichbleibendem Konsum trotz sinkender Toleranz
- Alkoholmissbrauch oder -abhängigkeit im Zusammenhang mit anderen psychischen Störungen
- Entwicklung psychischer Folgeschäden durch die Alkoholabhängigkeit (Demenz, amnestisch-konfabulatorisches Syndrom)

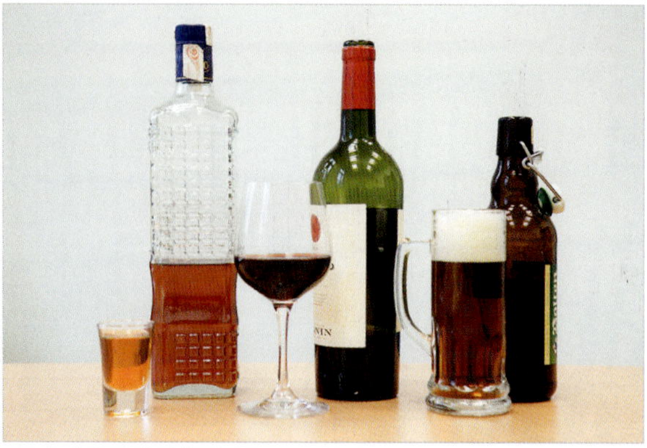

Abb. 11.1 Alkoholabhängigkeit. Je nach Erkrankungsbeginn wird zwischen „early onset“ und „late onset“ unterschieden. (Quelle: © K. Oborny/Thieme Group)

Definition

Von **Risikokonsum** wird gesprochen, wenn der Alkoholkonsum das Risiko für schädliche Konsequenzen für die körperliche und psychische Gesundheit erhöht. Die Grenzwerte hierfür liegen bei durchschnittlich mehr als 10–12 g pro Tag für Frauen und 20–24 g pro Tag für Männer (Lange et al. 2017).

Definition

Unter **schädlichem Gebrauch** oder **Missbrauch** wird ein Alkoholkonsum verstanden, der zu einer psychischen und/oder körperlichen Gesundheitsschädigung geführt hat (Dilling et al. 2015).

Im Rahmen der Studie „Gesundheit in Deutschland aktuell 2014“ (GEDA 2014/2015-EHIS) durchgeführt durch das Robert Koch Institut gaben insgesamt mehr als 24 000 Befragte Auskunft zu ihrem Gesundheitszustand, ihrem Befinden sowie zu ihren Lebensgewohnheiten und Lebensumständen (Robert Koch Institut 2020). Die Befragung umfasste auch den Alkoholkonsum wie er in ▶ Tab. 11.1 für Menschen ≥ 65 Jahre dargestellt ist.

Tab. 11.1 Alkoholkonsum von Frauen und Männer im Alter ≥ 65 Jahre [Tabelle basiert auf Angaben aus: Lange et al. 2017].

Geschlecht	Nie-Trinker	kein wöchentlicher Konsum	kein Risikokonsum	Risikokonsum
Frauen	24,3	40,9	22,5	12,2
Männer	11,8	24,6	45,6	17,9
Angaben als Mittelwerte in %				

Lernaufgabe

Das Robert Koch Institut (RKI) führt regelmäßig Erhebungen zu Gesundheitsdaten (GEDA) in Deutschland durch. Die aktuelle Studie GEDA 2019-EHIS wird Anfang 2021 abgeschlossen sein.

Besuchen Sie gelegentlich das Portal des RKI und informieren Sie sich über die zum jeweiligen Zeitpunkt aktuellen Daten (mit Fokus auf ältere Menschen): www.rki.de/DE/Content/Gesundheitsmonitoring/Studien/Geda/Geda_node.html

Eine Übersicht über den Alkoholkonsum unterschiedlicher Gruppen älterer Menschen gibt ▶ Tab. 11.2.

Lernaufgabe

Überlegen Sie, welche Gründe generell für eine Alkoholabstinenz im Alter sprechen und welche dagegen. Wägen sie die verschiedenen Aspekte unter den Stichwörtern Selbstbestimmung und Lebensqualität ab.

Überlegen Sie, ob in einer Senioreneinrichtung Alkohol ausgeschenkt werden sollte oder nicht.

Tab. 11.2 Schätzungen der Prävalenz von Alkoholmissbrauch und -abhängigkeit sowie riskanten Konsums in den höheren Altersklassen [Tabelle basiert auf Angaben aus: BMG 2020].

Gruppe	Alkoholmissbrauch oder -abhängigkeit	riskanter Konsum
Frauen		
> 65 Jahre: Frauen	0,5	8,0
> 75 Jahre: Frauen	k.A.	3,6
Männer		
> 65 Jahre: Männer	3,0	27,0
> 75 Jahre: Männer	k.A.	12,1
Patienten in Hausarztpraxen		
> 65 Jahre	4,5	k.A.
Krankenhauspatienten		
65–69 Jahre	7,2	k.A.
70–79 Jahre	3,8	k.A.
≥ 80 Jahre	1,7	k.A.
Kunden sozial-psychiatrischer Dienste		
> 65 Jahre	19,0	k.A.
Bewohner von Altenheimen		
altersunabhängig	5,1–10,0	k.A.
Angaben in %; k.A. = keine Angabe		

11.1.1 Akute Alkoholintoxikation

Die akute Intoxikation geht mit einer gehobenen, manchmal auch dysphorischen Stimmung einher. Das Sprechen fällt immer schwerer, es entwickelt sich eine Dysarthrie. Aufmerksamkeit, Wahrnehmung, Urteilsvermögen, Kontrolle und Koordination sind erheblich gestört. Mit zunehmendem Konsum stellt sich eine Benommenheit ein. Die Betroffenen sind in erheblichem Maße sturzgefährdet.

11.1.2 Entzugssyndrom

Wird plötzlich gewollt oder ungewollt (z. B. durch einen Krankenhausaufenthalt) weniger oder gar kein Alkohol mehr konsumiert, kann es zu einem Entzugssyndrom kommen. Dies tritt im Alter häufiger auf und dauert gewöhnlich länger als bei jüngeren Alkoholikern. Das beginnende Entzugssyndrom ist gekennzeichnet durch **vegetative Symptome**, bestehend aus:

- Brechreiz
- Durchfällen
- Tachykardie
- Hypertonus
- erhöhte Schweißproduktion
- Tremor
- Dysarthrie
- Unruhe
- ängstlich-depressiver Stimmungslage

Ist zusätzlich das Bewusstsein getrübt, wird von einem Entzugsdelir (**Delirium tremens**) gesprochen. Bei diesem zeigen sich zusätzlich folgende Symptome (DGN 2015) einer **körperlich bedingten psychischen Störung** (exogener Reaktionstyp):

- Gedächtnisstörungen, Desorientiertheit und Denkstörungen (oft verworren, vorbeiredend und weitschweifig)
- psychomotorische Unruhe mit im Bett hin und her schaukeln, monotones Wippen oder rhythmisches Schaukeln der Extremitäten oder des Kopfes
- Antriebssteigerung mit Bettflucht
- Übererregbarkeit
- Schreckhaftigkeit
- Schlafstörungen; bei schweren Verläufen Bewusstseinsstörungen, selten Koma
- affektive Störungen mit Heiterkeit oder Angst (Selbst-und Fremdgefährdung!)

- Epileptische Anfälle bei 20 %, bevorzugt im anlaufenden Delir („Prädelir")

Symptome einer **halluzinatorischen Psychose**
- illusionäre Verkennungen mit Beziehung zum Alkohol (Pfleger wäre der Kellner)
- szenisch-optische und taktile Halluzinationen (Würmer, Käfer, kleine Elefanten laufen auf der Haut, häufig haben die Halluzinationen einen Bezug zu Szenen aus dem Alltagsleben des Patienten),
- seltener akustische (z. B. Marschmusik, Akoasmen) und andere Halluzinationen
- Suggestibilität (Patient liest von einem leeren Blatt ab, trinkt aus dem imaginären Glas, bindet Knoten ohne Faden)
- bisweilen Paranoia und andere Wahnformen

Symptome einer **neurovegetativen Entgleisung**
- Hyperthermie bis 38,5 °C
- Hypertonie bis 180/110 mmHg (teilweise auch Hypotonie)
- Tachykardie
- bisweilen Hyperventilation
- profuse Hyperhidrose
- grobschlägiger Tremor (8–9 Hz)
- Hyperreflexie
- bisweilen Mydriasis (weitgestellte Pupillen)

Das Entzugssyndrom/-delir ist ein akutes Krankheitsbild mit einer nach wie vor hohen Letalität. Aus diesem Grunde ist immer eine **Krankenhauseinweisung** zur intensivmedizinischen Überwachung und Therapie notwendig. Als **Medikamente** zur Behandlung des akuten Entzugsdelirs kommen Antipsychotika (z. B. Haloperidol, bei oraler Aufnahmefähigkeit des Patienten auch Risperidon oder Quetiapin), Benzodiazepine (z. B. Diazepam, Clonazepam) oder Clomethiazol zum Einsatz. Im klinischen Versorgungssetting wird zur Beherrschung der vegetativen Symptome oft auch Clonidin verabreicht.

11.1.3 Wernicke-Enzephalopathie

Die Wernicke-Enzephalopathie ist ein akut behandlungsbedürftiges Krankheitsbild. Es kann bei chronisch Alkoholabhängigen in jedem Alter auftreten. Als Ursache wird **Vitamin-B_1-Mangel** vermutet, der u. a. durch eine Fehl- und Mangelernährung bedingt ist. Zu den Leitsymptomen zählen:
- Bewusstseinstrübung
- Desorientiertheit
- Gang-Ataxie
- Nystagmus
- Augenmuskellähmungen

Unbehandelt kann die Wernicke-Enzephalopathie tödlich verlaufen. Als Mittel der Wahl gilt eine sofortige parenterale Zufuhr hoher Dosen von Vitamin B_1.

Definition

Nystagmus bezeichnet die nicht willkürlich beeinflussbare, rhythmische Bewegung eines Organs, z. B. des Auges.

11.1.4 Korsakow-Syndrom

Das Korsakow-Syndrom beginnt i. d. R. mit einer Wernicke-Enzephalopathie, manchmal aber auch mit einem globalen Verwirrtheitszustand anderer Genese. Es zeigen sich **Störungen des Kurz- und Langzeitgedächtnisses**. Letzteres insbesondere in Form von Zeitgitterstörungen. Typisch sind die **Konfabulationen**, durch die die Betroffenen versuchen, ihre Gedächtnisstörungen (S. 62) zu überspielen. Wenn auch die Orientierung und die Konzentrationsfähigkeit gestört sind, lässt sich das Krankheitsbild im Alter manchmal nur schwer von einer Demenz abgrenzen.

Definition

Konfabulationen sind Störungen des Gedächtnisses. Erinnerungslücken werden mit Einfällen ausgefüllt, die vom Patienten selbst für wahre und gemachte Erinnerungen gehalten werden. Ist man sich nicht sicher, ob der Patient konfabuliert, kann zur Überprüfung dieselbe Frage mehrfach gestellt werden. Der Patient wird im Falle der Konfabulation immer wieder andere Inhalte anbieten.

11.1.5 Polyneuropathie

Neben zahlreichen körperlichen Schädigungen der Leber, des Herzens, der Speiseröhre, des Magens oder der Bauchspeicheldrüse kann Alkohol auch die peripheren Nerven schädigen. Die Betroffenen klagen über **Sensibilitätsstörungen** oder **Schmerzen**. Durch die Störung der Tiefen- und Oberflächensensibilität sind diese Patienten **sturzgefährdet**.

11.1.6 Therapie

Unverändert gelten die Empfehlungen der Psychogerontologen und klinischen Psychologen Huub Buijssen u. MT op de Haar (1997). Sie empfehlen **6 Schritte** zur Behandlung einer Alkoholabhängigkeit im Alter:
1. Vertrauen aufbauen
2. Motivieren
3. Ziele festlegen
4. Verhaltens- bzw. Konsummuster stabilisieren
5. Richtungswechsel
6. weitere Konsumverminderung

Zu Beginn sollte indirekt und **nicht konfrontativ** vorgegangen werden. Der Betroffene sollte nicht angegriffen oder stigmatisiert werden. Stattdessen wird der Akzent auf seine vollbrachte Lebensleistung und auf seine **Stärken** gelegt.

Meist empfindet der Abhängige ambivalent: einerseits sieht er die Gefahren des Konsums, andererseits neigt er dazu, diese zu bagatellisieren. Ein **stationärer Aufenthalt** zur Entgiftung kann hilfreich sein, den Motivationsprozess anzuregen. Gemeinsam mit dem Therapeuten werden mögliche Behandlungsziele festgelegt. Ist der Konsum sehr schwankend, müssen Exzesse vermieden werden. Der Erkrankte muss das Gefühl bekommen, wieder Herr über seine Situation zu werden. Durch den Richtungswechsel wird erlernt, mit Gefühlen der Angst, Depression oder Verlusten besser umzugehen. Zu guter Letzt erfordert die weitere Konsumverminderung, eine veränderte **Identität ohne Suchtmittel** zu finden.

Praxistipp

Pflegen Sie alkoholabhängige ältere Menschen, achten Sie darauf, ihre Stärken und Lebensleistungen in den Fokus zu rücken. Motivieren Sie die Erkrankten dazu und unterstützen Sie sie dabei, ihr Leben wieder selbst in die Hand zu nehmen.

11.2 Pflegeschwerpunkt Alkoholabhängigkeit

Sucht im Alter spielt eine immer wichtigere Rolle in der Pflege, denn es gibt immer mehr betroffene Personen mit Pflegebedarf und die Anforderungen, die die Betroffenen an die Pflegenden stellen, sind hoch. In der pflegerischen Ausbildung spielen die Abhängigkeitserkrankungen jedoch meist eine untergeordnete Rolle.

11.2.1 Psychische und physische Beeinträchtigungen

In der Folge von Alkoholmissbrauch und Abhängigkeit treten bei älteren Abhängigen verschiedene Erkrankungen auf, z. B. Leberzirrhose, Pankreatitis, Nierenschäden, Darm-, Mund- und Speiseröhrenkrebs oder Kardiomyopathie. Diese **Sekundärerkrankungen** können auf fortgeschrittenen Missbrauch hinweisen.

Gastritis und Magenulzera sind oft Ausdruck einer schlechten Ernährung und eines übermäßigen Alkoholkonsums. Vor allem wenn die Entzugssymptome am Morgen besonders stark ausgeprägt sind, verzichten viele der Betroffenen auf ein Frühstück und beginnen bereits frühmorgens mit dem Trinken. Dieses Verhalten kann im Laufe der Zeit zu **gastrointestinalen Blutungen** führen. Weitere Beeinträchtigungen sind (Vossmann u. Geyer 2006):

- **Stürze**, dadurch Prellungen oder Knochenbrüche
- **anhaltende Durchfälle**, u. a. hierdurch Mangel- und Fehlernährung
- **psychosoziale Veränderungen**
  - Nachlassen der Leistungsfähigkeit und Klagen darüber
  - fehlender Antrieb und Interessenlosigkeit, folglich
    - mangelnde Körperhygiene
    - im weiteren Verlauf Verwahrlosung
  - Bagatellisieren, Verleugnen, Beschönigen und Dissimulation (Verheimlichung) der Erkrankung
- **kognitive Einbußen** (u. a. Merkfähigkeitsstörungen), dadurch sozialer Rückzug, mitbedingt durch die Schwierigkeit, Verabredungen oder Absprachen einzuhalten
- **psychiatrische Veränderungen**, z. B. Delirium tremens (Entzugsdelir) geprägt durch gleichzeitige Störung des Bewusstseins, der Aufmerksamkeit, des Denkens, des Gedächtnisses, der Psychomotorik und der Emotionalität
- **beschleunigter Alterungsprozess** abhängig von der Dauer des Alkoholkonsums

11.2.2 Krankheitsbedingte Alltagsprobleme

Ein besonderes Problem ist die Tatsache, dass durch die beschleunigte Alterung der Patienten oft verhältnismäßig junge Patienten in der stationären Altenhilfe betreut werden; so kommen 60-jährige pflegebedürftige Alkoholkranke mit über 80-jährigen Senioren zusammen. Auch wenn die Pflegebedürftigkeit bei beiden Patientengruppen gegeben ist, sind die **Ansprüche**, die **Sprache** und **Bedürfnisse** oft sehr unterschiedlich.

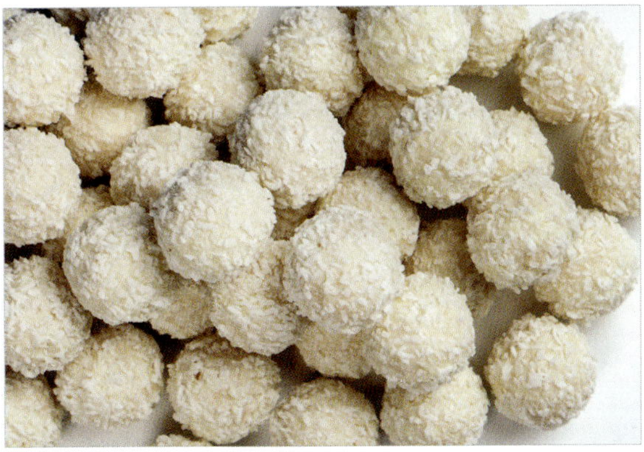

Abb. 11.2 Versteckter Alkohol. In Torten, Pralinen und Säften können geringe Mengen Alkohol enthalten sein. (Quelle: © K. Oborny/Thieme Group)

Abstinent lebende Alkoholiker vor einem Rückfall zu schützen, ist nicht einfach, da eine Vielzahl von Bedingungen zu berücksichtigen sind. So befinden sich in vielen **Lebensmitteln** Alkoholanteile, von denen man dies gar nicht erwarten würde. Besonders problematisch sind die Anteile von Alkohol in verschiedenen sog. Herz- und Stärkungstinkturen. Jedoch auch in Torten, Pralinen und Säften können geringe Mengen Alkohol enthalten sein (▶ Abb. 11.2).

Diebstahl und **Aggressivität** können in bestimmten Konstellationen vorkommen, v. a. in der Betreuung von noch trinkenden Alkoholikern. Diese Situationen müssen i. d. R. deeskaliert werden (S. 145). Ebenfalls ist es oft nicht einfach, diese Patienten in Gruppen zu integrieren und zu Aktivitäten zu motivieren.

Praxistipp

Beachten Sie in der Pflege alkoholkranker Menschen, dass deren Bedürfnisse von den „klassischen" Bedürfnissen eines Pflegeheimbewohners abweichen können.

11.2.3 Pflegeanamnese/Pflegeassessment/Pflegediagnosen

Die Pflegeanamnese bei alkoholabhängigen Bewohnern ist vielschichtig, da nicht nur versucht wird, die Erkrankung selbst einzuschätzen oder zu identifizieren, sondern auch die verschiedenen körperlichen Probleme zu erfassen und einzuschätzen sind.

Hinweise auf eine Leberbeteiligung können Hautveränderungen, wie **Spider naevi** oder ein **Caput medusae** geben, die durch einen gestauten Pfortaderkreislauf entstehen (▶ Abb. 11.3).

Die Schwierigkeit in der Begleitung Alkoholabhängiger besteht darin, dass deren Abhängigkeit nicht oder erst sehr spät erkannt wird. Das liegt zum Großteil auch daran, dass die Betroffenen selbst, aber auch Ärzte und Pflegende, das Alkoholproblem nicht wahrnehmen bzw. erkennen.

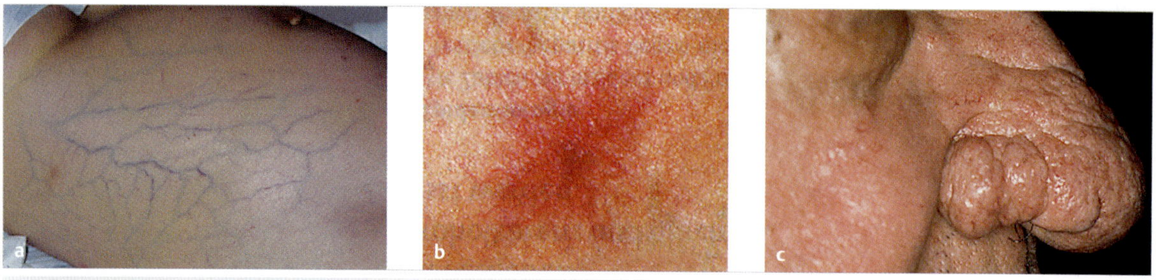

Abb. 11.3 Typische Hauterscheinungen bei chronischem Alkoholkonsum.
a Caput medusae. Als Folge einer Leberzirrhose mit portaler Hypertension können sich Anastomosen (Verbindungen) zwischen der Pfortader und Venen aus dem Einzugsgebiet der oberen und unteren Hohlvene, z. B. den Nabelvenen bilden. Normalerweise nicht sichtbare Hautvenen füllen sich stark an und erinnern an das Schlangenhaar der Medusa aus der griechischen Mythologie. (Quelle: Füeßl H, Middeke M, Hrsg. Duale Reihe Anamnese und Klinische Untersuchung. 6., aktualisierte Aufl. Stuttgart: Thieme; 2018)
b Spider naevus. Sternförmig erweiterte Hautgefäße, die sowohl bei Lebererkrankungen als auch in der Schwangerschaft, während Östrogentherapien und bei weiteren Krankheiten auftreten können. (Quelle: Füeßl H, Middeke M, Hrsg. Duale Reihe Anamnese und Klinische Untersuchung. 6., aktualisierte Aufl. Stuttgart: Thieme; 2018)
c Rhinophym. Knollenförmige Verdickungen der Nase, die vorwiegend bei Männern auftritt. Der regelmäßige Alkoholkonsum scheint ein Risikofaktor zu sein. Diese Hautveränderung tritt aber auch bei Menschen auf, die keinen Alkohol konsumieren. Die genaue Ursache ist unklar. (Quelle: Füeßl H, Middeke M, Hrsg. Duale Reihe Anamnese und Klinische Untersuchung. 6., aktualisierte Aufl. Stuttgart: Thieme; 2018)

▸ **Assessmentinstrumente zur Diagnose Abhängigkeit von Alkohol.** International werden zur Erhebung der Diagnose „Abhängigkeit von Alkohol" 2 Interviews besonders hervorgehoben:

▸ **MAST-G (Michigan Alcoholism Screening Test – Geriatric Version).** In diesem 24-Punkte-Katalog werden gesundheitliche Beschwerden, ein verändertes Konsumverhalten und die eigene moralische Haltung gegenüber dem Trinken von Alkohol abgefragt.

▸ **CAGE-Interview.** Das CAGE-Interview beinhaltet 4 Fragen speziell für den geriatrischen Bereich (Krebs-Roubicek 2003):
- Cut down („Haben Sie jemals daran gedacht, weniger zu trinken?")
- Annoyed („Hat es Sie auch schon aufgeregt, wenn andere Leute Ihr Trinkverhalten kritisieren?")
- Guilty („Haben Sie sich jemals wegen Ihres Trinkens schuldig gefühlt?")
- Eye Opener: („Haben Sie jemals morgens zuerst Alkohol getrunken, um Ihre Nerven zu beruhigen oder den Start in den Tag zu erleichtern?")

11

Mindestens 2 positive Antworten weisen auf Probleme im Zusammenhang mit übermäßigem Alkoholkonsum hin.

Weitere Intrumente zur Erfassung der Alkoholabhängigkeit sind:

▸ **Der Münchner Alkoholismus-Test (MALT).** Der MALT erfasst körperliche, psychische und soziale Schäden des Alkoholkonsums und das pathologische Trinkverhalten selbst.

▸ **Der Lübecker Alkoholabhängigkeits- und -missbrauchs-Screening-Test (LAST).** Der LAST (Rumpf et al. 2001) ist ein kurzer und einfacher Screening-Test. Er soll Alkoholabhängigkeit und -missbrauch in 7 dichotomen Fragen (ja/nein) erfassen.

▸ **Der Alcohol Use Disorders Identification Test (AUDIT).** Der AUDIT ist ein Fragebogen zur Einschätzung einer Alkoholabhängigkeit, wurde im Auftrag der WHO entwickelt und wird von ihr empfohlen. Die angegebenen Punktzahlen der einzelnen Fragen werden zur Gesamtpunktzahl (40 Punkte) addiert. Eine Punktzahl von 8 oder mehr weist auf einen gefährlichen und schädlichen Alkoholkonsum hin.

▸ **Assessments zur Messung der Folgen und des Pflegebedarfs.** Um die Folgen des Missbrauchs und die Pflegefähigkeit einzuschätzen, können verschiedene weitere Assessments verwendet werden wie
- das **Mini Nutritional Assessment** (MNA) zur Einschätzung des Ernährungszustandes (S. 75),
- das **Functional Independence Measure** (FIM) als ein etabliertes Erfassungsinstrument, das Auskunft über den Zustand des Patienten geben soll (Isfort 2004).
- die **Pflegeabhängigkeitsskala** (PAS, Eichborn-Kissel u. Lohrmann 2004). Diese beschreibt Einschränkungen oder Fähigkeiten in den Bereichen Essen und Trinken, An-/Auskleiden, Kontakte mit anderen und weitere ATLs.

▸ **Pflegediagnosen.** Aufgrund der vielen Folgeerkrankungen von Alkoholmissbrauch können vielfältige Pflegeprobleme entstehen. Entsprechend umfangreich ist die Anzahl an möglichen zu treffenden Pflegediagnosen. ▸ Tab. 11.3 führt die wesentlichen Pflegediagnosen auf.

Praxistipp

Denken Sie bei Menschen mit Alkoholabhängigkeit sowohl an körperliche Pflegediagnosen wie Mangelernährung als auch an Pflegediagnosen, welche sich auf die Psyche beziehen (z. B. Körperbildstörung oder Wahrnehmungsstörung).

Tab. 11.3 Pflegediagnosen (nach NANDA), die bei Alkoholmissbrauch häufig gestellt werden können.

Name	Definition	weitere Informationen
ineffektives Coping	wiederkehrende Fehleinschätzungen von Stressfaktoren und unzureichende kognitive und verhaltensbezogene Anstrengungen, mit Stress zurechtzukommen und Wohlbefinden zu erlangen	Hierzu gehören destruktives und risikoreiches Verhalten, die Unfähigkeit, sich Informationen zu besorgen und diese zu nutzen, Unsicherheit und ein geringes Maß an Selbstvertrauen.
Machtlosigkeit	Gefühl der mangelnden Kontrolle inklusive der Wahrnehmung, dass das eigene Tun sich nicht oder nur geringfügig auf das Ergebnis auswirkt	Wiederholte Misserfolge und das Gefühl, dem Suchtmittel ausgeliefert zu sein, können Depressionen und Frustration auslösen.
chronisch geringes Selbstwertgefühl	Einschätzung der eigenen Fähigkeiten als schlecht/unzureichend; diese Wahrnehmung hält mindestens 3 Monate an	Ein geringes Selbstwertgefühl kann sowohl Auslöser als auch Folge von Abhängigkeit sein. Rückfälle und Verlust von Beziehungen können das Selbstwertgefühl zusätzlich negativ beeinflussen.
unausgeglichene Ernährung: weniger als der Körper benötigt	unzureichende Nährstoffzufuhr, wodurch der Nährstoffbedarf des Körpers nicht gedeckt wird	Gesunde und ausreichende Nahrung wird immer seltener aufgenommen, weil der Alkohol wichtiger ist und zunehmend weniger Appetit verspürt wird. Die Folge ist oft Mangel- und Unterernährung mit Gastritis und weiteren Problemen.
weitere Pflegediagnosen: Körperbildstörung – Gefahr der fremdgefährdenden Gewalttätigkeit		

11.2.4 Beziehung/Haltung

Bei der Betrachtung pflegerischer Handlungen in Bezug auf alkoholkranke ältere Menschen ist es notwendig, für sich selbst über den Auftrag der Pflege Klarheit zu haben. Das Auftragsziel ist unterschiedlich zu bewerten und abhängig davon, in welcher Versorgungsform der Patient betreut wird. So ist der Auftrag in einer Klinik i. d. R. der, eine Alkoholabstinenz anzustreben. Die Zustimmung und Motivation des Patienten zu diesem Schritt ist eine Voraussetzung für die Aufnahme in eine Klinik. In einer betreuten Einrichtung oder einem Seniorenheim kann das Ziel der Abstinenz zwar angestrebt werden, ist jedoch ebenfalls von dem Willen des Betroffenen abhängig. Ist dessen Ziel nicht die Abstinenz, könnte ein pflegerisches Ziel die Minimierung von Folgeschäden sein oder das Anstreben einer möglichst großen Autonomie mit niedrigschwelligen Angeboten bei kontrolliertem Alkoholkonsum.

Lernaufgabe

Gibt es in Ihrer Einrichtung spezielle Konzepte für die Pflege alkoholkranker Menschen mit Pflegebedarf? Welche Ziele werden darin verfolgt?

Den Problemen des Trinkens gegenüber müssen wir sensibel bleiben und offen darüber sprechen. Rückfälle sind auch Chancen, die deutlich machen, wo der Patient Hilfe benötigt (Rinckens 2003).

Merke

Vermeiden Sie in jedem Fall Schuldzuweisungen gegenüber alkoholabhängigen Personen mit Pflegebedarf.

In der Beziehung zu Patienten mit einer Alkoholabhängigkeit sollten die folgenden Aspekte eine Rolle spielen:

- Suchtberatung
- Leistungen des Lebens würdigen
- Verbesserung der Konzentration
- Kontakte herstellen
- Umgang mit fehlender Zärtlichkeit
- Gewinn an Lebensfreude

Die vorgestellten Aspekte können dazu beitragen, den Kontakt zum Betroffenen nicht zu verlieren, denn der beste Behandlungsplan hat keine Bedeutung, wenn der Betroffene sich nicht angenommen und verstanden fühlt. Klare und zugewandte Absprachen sind zu treffen, die die Möglichkeit des Nichteinhaltens zulassen. In der Beziehung sollte Überforderung vermieden, aber immer mit „offenen Karten" gepflegt und betreut werden. Vereinbarte Grenzen werden eingehalten.

11.2.5 Kommunikation/Verhalten

Praxistipp

Kommunizieren Sie offen, aber bestimmt gegenüber Menschen mit Alkoholabusus. Vermeiden Sie Überforderung und sorgen Sie für klare Grenzen.

Die Kommunikation mit einem Alkoholerkrankten sollte bestimmt, klar aber immer zugewandt sein. Die meisten Autoren empfehlen, darüber hinaus eine **motivierende Gesprächsführung** einzusetzen (Wolter 2011):

- **Empathie** entwickeln, durch aktives Zuhören (eher zuhören als reden und auf die Gefühlsebenen der sprachlichen Mitteilungen achten).
- Entwickeln von **Diskrepanz**, offene Fragen stellen (z. B. „Was sind positive und was negative Aspekte Ihres Alkoholkonsums?").
- **Umgang mit dem Widerstand**, keine Beweisführung, sondern Widersprüche herausarbeiten und mit dem Widerstand mitgehen.
- **Änderungszuversicht** stärken.

Weitere Grundsätze in der Kommunikation sind:
- Beobachtungen und Befunde werden sachgerecht mitgeteilt.
- Es wird abgeklärt, wer für was verantwortlich ist, welche Bereiche dem Patienten zugeordnet sind.
- Eine fachliche Beratung über Strategien und Verhaltensänderungen und mögliche Hilfsangebote erfolgt.
- Ein breites Angebot möglicher Handlungsalternativen für den Betroffenen ist als Grundvoraussetzung vorhanden, dass der Betroffene sich verstanden fühlt (empathischer Umgang).
- Die Betroffenen sind zu einer Verhaltensänderung in der Lage.

Merke

Da Abschreckung in der Behandlung von Abhängigkeitserkrankungen nicht erfolgreich ist, sollte sie unterbleiben.

11.2.6 Pflegerische Interventionen

Pflegerische Interventionen bei alkoholkranken älteren Menschen beziehen sich v. a. auf folgende Bereiche:
- **Beziehungen** müssen hergestellt und erhalten werden, damit der Betroffene die Möglichkeit erhält, Sicherheit und Vertrauen zu fassen. Dieses Vertrauen ist Voraussetzung für eine konstruktive weitere Zusammenarbeit.
- Eine **Sturzprophylaxe** wird durchgeführt, da aufgrund der eingeschränkten Schutzreflexe bei Alkoholisierung oder der Ausbildung von Polyneuropathien das Sturzrisiko erhöht ist.
- **Bewegung** lenkt den Betroffenen von seiner Sucht ab, verbessert die körperliche Fitness und die sozialen Kontakte.
- Es wird versucht, eine ausreichende Menge Nahrungsmittel und abwechslungsreiche Speisen anzubieten, da die **Ernährung** häufig zugunsten des Alkoholkonsums vernachlässigt wird.
- **Beratung** ist sinnvoll und effektiv. Auch für ältere Suchterkrankte ist es schwierig, sich an eine Beratungsstelle zu wenden. Es ist für den Betroffenen hilfreich, wenn er hierbei Unterstützung erhält (Schädle-Deininger u. Wegmüller 2017, DHS 2020).
- **Selbsthilfegruppen** sollten nach Möglichkeit und in Absprache mit den Patienten hinzugezogen werden; dies verstärkt nicht nur neue Hilfesysteme, sondern ergänzt soziale Kontakte.
- Das **Einhalten von Absprachen** ist notwendig, damit Behandlungserfolge gesichert werden können. Allerdings sollten bei Nichteinhalten von Vereinbarungen Sanktionen und deren Folgen kritisch überdacht werden, da die Beziehung zum Patienten bestehen bleiben soll.
- **Hilfen bei einem Entzug** oder einer Entgiftung, die meistens im klinischen Bereich durchgeführt werden und 2–4 Wochen dauern. Die **Entwöhnung** dauert viel länger und wird therapeutisch begleitet (DHS 2020).

Definition

- Der **körperliche Entzug** bzw. eine Entgiftung wird meistens im klinischen Bereich durchgeführt und dauert 2–4 Wochen. In diesem Zeitraum werden v. a. die körperlichen Symptome des Entzuges behandelt.
- Eine **Entwöhnung**, also die Behandlung v. a. der psychischen Folgen bzw. des Verlangens nach der jeweiligen Substanz dauert i. d. R. mehrere Wochen.

Neben diesen Interventionen ist es notwendig, bei gleichzeitiger Einnahme von Medikamenten und Alkoholkonsum auf **Wechselwirkungen** zu achten. Diese Wechselwirkungen können v. a. bei älteren Menschen fatale Folgen haben. Besonders problematisch ist die Kombination von Alkohol mit psychisch wirksamen Medikamenten wie Schlaf- und Beruhigungsmitteln (Mader u. Gassmann 2006).

Als sinnvolle Ergänzung werden von der Psychiaterin Eva Krebs-Roubicek (2003) **nonverbale Ansätze** angesehen wie
- Musiktherapie,
- körpertherapeutische Methoden,
- Bewegungstherapie und
- Gestaltungstherapie.

11.2.7 Sicherheit/rechtliche Aspekte

In der Betreuung von alkoholabhängigen Bewohnern können die verschiedensten Probleme auftreten wie Stürze, Straftaten im alkoholisierten Zustand, aber auch Entzugsdelirien. Es ist sinnvoll, zu Beginn der Betreuung mit dem Betroffenen, den Angehörigen, dem Betreuer und dem Hausarzt die Verantwortungsbereiche abzusprechen. Diese Absprachen können in **integrierten Fallkonferenzen** vereinbart werden. Die Koordination übernimmt i. d. R. die Bezugspflegeperson.

11.2.8 Fördern von Ressourcen

Gute Kenntnisse über die Biografie der Betroffenen (S. 361) hilft, patientenbezogen Angebote anzubieten. Vor allem müssen die aktuellen kognitiven und physischen Möglichkeiten ermittelt werden, damit es bei den entsprechenden Angeboten nicht zu einer Überforderung mit einer daraus folgenden Frustration kommt.

11.2.9 Prävention

Sinnvolle **Lebensziele** mit dem Betroffenen zu entwickeln, **soziale Kontakte** zu vermitteln und zu erhalten, sind wesentliche Bestandteile einer guten Prävention. Die Kontaktaufnahme mit Selbsthilfegruppen und die Weitergabe von **Informationen** sollte präventiv genutzt werden.

11.3 Medikamentenabhängigkeit

Die 30-Tagesprävalenz (Einnahme in den letzten 30 Tagen) von Schmerzmitteln in der Altersklasse 60–64 Jahren liegt bei 37 %. 7 % nehmen Schlaf- oder Beruhigungsmittel und 5,8 % Antidepressiva ein. Eine geschlechterspezifische Darstellung zeigt ▸ Tab. 11.4 (nach Piontek et al. 2016).

Sehr häufig werden diese Medikamente auch kombiniert eingenommen. Von den 60–64-jährigen Konsumenten von Schlaf- und Beruhigungsmitteln (in den letzten 12 Monaten) haben 81,4 % auch Schmerzmittel und 30,3 % auch Antidepressiva eingenommen. Höhere Altersklassen waren bei diesem Survey nicht befragt worden (Piontek et al. 2016).

Tab. 11.4 30-Tagesprävalenz des Medikamentengebrauchs im Alter von 60–64 Jahren [Tabelle basiert auf Angaben aus: BMG 2020].

Medikamentenart	Männer	Frauen
Schmerzmittel	34,3	39,7
Schlaf- und Beruhigungsmittel	4,5	9,5
Antidepressiva	5,0	6,5
Angaben in %		

Ursache der Medikamentenabhängigkeit im Alter sind zum Großteil **Benzodiazepine** (z. B. Bromazepam oder Lorazepam). Sie zählen zu den am häufigsten verordneten Wirksubstanzen und wirken beruhigend/angstlösend. Diese Medikamente werden mehrheitlich von Allgemeinmedizinern bzw. Hausärzten verschrieben, weniger von Fachärzten. Wird eine Substanz in der verschriebenen Menge eingenommen, wird auch von einer „low dose dependence" (wörtlich „Niedrigdosis-Abhängigkeit") gesprochen.

11.3.1 Entzugssyndrom

Das Entzugssyndrom ist bei den Benzodiazepinen weniger durch vegetative Symptome gekennzeichnet, vielmehr stehen **Schlafstörungen, Unruhe, Ängste oder depressive Stimmung** im Vordergrund. **Entzugskrampfanfälle** können vorkommen. Wegen der z. T. sehr langen Halbwertszeit mancher Benzodiazepine können die Entzugssymptome auch erst Tage oder sogar Wochen nach Absetzen des Medikamentes auftreten.

11.3.2 Therapie

Besonders bei jahrzehntelanger Benzodiazepin-Einnahme gestaltet sich die Therapie schwierig. Die bislang eingenommene Dosis wird über Wochen **schrittweise reduziert**. Dies kann durch langsame Reduktion des bislang eingenommenen Medikamentes geschehen. Alternativ kann das Medikament in die äquivalente Dosis von Diazepam oder Clonazepam in Tropfenform umgerechnet werden, das dann Woche für Woche um 1 mg/1 Tropfen langsam reduziert wird. Häufig gelingt es aber nicht, das Benzodiazepin völlig abzusetzen.

Checklisten zur Beurteilung einer Benzodiazepinabhängigkeit bzw. zur Beurteilung der Möglichkeit eines Ausschleichens der Benzodiazepingabe im Alter finden sich zum Download auf der Homepage der Deutschen Gesellschaft für Gerontopsychiatrie und -psychotherapie e. V. (DGGPP; https://dggpp.de/psychopharmakotherapie.htm). Hier findet sich auch eine Umrechnungstabelle der unterschiedlichen Benzodiazepine.

11.4 Pflegeschwerpunkt Medikamentenabhängigkeit

Die Einnahme von psychotropen Substanzen ist gerade bei älteren Menschen v. a. bei Frauen über 60 Jahren, im Vergleich zu jüngeren Altersgruppen hoch (Rumpf u. Weyerer 2006). In erster Linie sind hier die Benzodiazepine, aber auch Schmerzmittel zu nennen.

Pflegepersonen gaben in einer Untersuchung an, dass bei 30 % der Heimbewohner eine Benzodiazepinverordnung vorliegt. Circa 25 % der Benzodiazepinkonsumenten nimmt mehr als ein Benzodiazepinpräparat ein (Kunz et al. 2014).

Bei keiner anderen Substanz ist es so schwer zu unterscheiden, ob Gebrauch, Missbrauch oder Abhängigkeit vorliegt wie bei den Medikamenten. Erschwerend kommt oft hinzu, dass diese Medikamente vom Haus- oder Facharzt verordnet werden. Es kommt vor, dass Betroffene das gleiche Medikament bei verschiedenen Ärzten anfordern und oft auch rezeptiert bekommen. Die meisten Betroffenen denken nicht daran, dass der Konsum schädlich sein könnte, da die Dosis doch vom Arzt verordnet wurde und diese damit der Gesundheit zuträglich sein müsste. Pflegepersonen selbst sind immer wieder auch an der Verordnung beteiligt, z. B. bei der **Gabe von angeordneten Bedarfsmedikamenten** oder bei der **Beschreibung von Verhaltensweisen**, die möglicherweise dazu führen, dass der Arzt Benzodiazepine anordnet (Kutschke 2012).

11.4.1 Psychische und physische Beeinträchtigungen

Der Konsum von Benzodiazepinen kann zu folgenden Problemen und Erscheinungen führen (Dreher et al. 2013):

- Konzentrationsstörungen, Amnesien
- sozial auffälliges Verhalten, Selbstvernachlässigung, Isolation
- affektive Indifferenz
- dysphorische Verstimmung
- Vermeiden von belastenden Situationen
- Appetitlosigkeit
- Schluckstörung
- Leistungsminderung
- Muskelschwäche, Gang- und Standunsicherheit
- leichte kognitive Beeinträchtigung
- Schlafstörungen

11.4.2 Krankheitsbedingte Alltagsprobleme

Altersbedingte Störungen werden in vielen Fällen durch die **unerwünschten Wirkungen** der Benzodiazepine hervorgerufen. Dazu gehören z. B. (Kutschke 2012):

- Hang-over-Sedierung (Wirkung des Medikamentes in den nächsten Tag hinein)
- Müdigkeit und Trägheit durch Medikamentenakkumulation (Anreicherung des Wirkstoffs im Körper)
- Rebound-Insomnie (nach dem Absetzen kommt es zu kurzfristigen Schlafstörungen)
- Aspiration durch Schluckstörungen
- Abhängigkeit bei normaler Dosierung (low dose dependence)
- erhöhte Sturzgefahr
- paradoxe Wirkung bei demenziell erkrankten Menschen
- atemdepressive Wirkung

Für die einzelnen Medikamente können weitere Nebenwirkungen ermittelt werden; hierbei sollte immer das jeweilige Medikament mit dem entsprechend individuellen Wirkungsprofil angeschaut werden.

11.4.3 Pflegeanamnese/Pflegeassessment/Pflegediagnosen

Missbrauch und Abhängigkeit zu erkennen, ist schwierig, da der Betroffene das Problem oft negiert und nicht wahrnimmt. Zudem wird ein Missbrauch mit sehr hohen Dosen bei älteren Menschen eher selten beobachtet. Aus diesem Grund müssen verschiedene Beobachtungen und Informationen herangezogen werden, um eine Einschätzung der Situation darstellen zu können (Kutschke 2012). Auf ein genderspezifisches Merkmal wiesen bereits die Psychologinnen Karin Elsesser und Gudrun Satory (2001) hin und setzen einen Benzodiazepinkonsum mit **höherem Alter, weiblichem Geschlecht** sowie einer **körperlichen und psychischen Beeinträchtigung** in Beziehung. Unverändert werden Frauen mehr Schlaf- und Beruhigungsmittel verschrieben als Männern (Glaeske u. Schicktanz 2014).

Hinweise und Alarmzeichen für eine Medikamentenabhängigkeit sind:

- vermehrte Stürze
- Gewichtsabnahme
- starke Stimmungsschwankungen
- Gereiztheit
- Vernachlässigung der Kleidung und der Wohnung
- Tremor
- Schwitzen
- Gedächtnisstörungen
- ggf. auch Entzugssymptome

Tab. 11.5 Assessment zur Identifikation einer Medikamentenabhängigkeit (Quelle: Deutsche Hauptstelle für Suchtfragen e. V. [DHS]. Suchtprobleme im Alter, Informationen und Praxishilfen für Fachkräfte und Ehrenamtliche im Sozial-, Gesundheits- und Bildungswesen. DHS; 2020).

Welche Rolle spielen Medikamente in Ihrem Leben? **Die folgenden Aussagen beschreiben eine Reihe von Gewohnheiten und Schwierigkeiten, die infolge einer häufigen Einnahme von Schlaf- und Beruhigungsmitteln, Schmerzmitteln sowie von Medikamenten zur Behandlung von Depressionen und Stimmungstiefs auftreten können.** **Prüfen Sie bei jeder Aussage, ob diese auf Sie zutrifft oder nicht, und kreuzen Sie das entsprechende Feld an.**		
	trifft zu	**trifft nicht zu**
Ohne Medikamente kann ich schlechter einschlafen. Ich habe mir zur Sicherheit schon einmal einen kleinen Tablettenvorrat angelegt. Zeitweilig möchte ich mich von allem zurückziehen. Es gibt Situationen, die schaffe ich ohne Medikamente nicht. Andere glauben, dass ich Probleme mit Medikamenten habe. Die Wirkung meiner Medikamente ist nicht mehr so wie am Anfang der Einnahme. Weil ich Schmerzen habe, nehme ich oft Medikamente. In Zeiten erhöhter Medikamenteneinnahme habe ich wenig gegessen. Ich fühle mich ohne Medikamente nicht wohl. Manchmal war ich selbst erstaunt, wie viele Medikamente ich an einem Tag eingenommen habe. Mit Medikamenten fühle ich mich oft leistungsfähiger.		
Treffen zwei oder mehrere dieser Aussagen auf Sie zu? Dann kann es sein, dass Sie aufgrund einer längerfristigen Medikamenteneinnahme eine Gewöhnung entwickelt haben, die zu einer Abhängigkeit werden kann.		

Ein weiterer Hinweis kann der große Energieeinsatz des Patienten sein, um an ein Rezept zu gelangen, mit dem er Benzodiazepine erhält. Ein problematischer Zusammenhang besteht zwischen der Einnahme von Hypnotika und Sedativa, zu der es z. B. bei dem gleichzeitigen Auftreten von Angststörungen und Schlafstörungen kommen kann. Die gleichzeitige Einnahme potenziert das Abhängigkeitsrisiko.

Lernaufgabe

Gibt es in Ihrer Einrichtung einen Überblick über die Verordnung von Medikamenten mit Abhängigkeitspotenzial? Sprechen Sie auf den gemeinsamen Visiten mit den verschreibenden Ärzten ggf. eine mögliche Medikamentenabhängigkeit an.

11

Die Deutsche Hauptstelle für Suchtfragen e. V. (DHS) empfiehlt das Assessment in ▶ Tab. 11.5 zur Identifikation einer Medikamentenabhängigkeit.

Weitere Einschätzungsinstrumente sind z. B. der **Lippstädter Benzo-Check** (Holzbach 2020) oder **Benzodiazepin-Abhängigkeit Selbstauskunft-Fragebogen** (Wolter 2011). Ein wichtiger Hinweis auf eine Abhängigkeit von Medikamenten, v. a. der von Benzodiazepinen, sind die **Entzugserscheinungen**, die bei einer zu schnellen Reduktion oder dem Absetzen des Medikaments auftreten.

Bei einer Benzodiazepinabhängigkeit können verschiedene **Pflegediagnosen** beobachtet werden (▶ Tab. 11.6).

Grundsätzlich bedarf es einer genauen **Beobachtung** der betroffenen Personen. In Bezug auf die Einnahme von Medikamenten sollten Fragen gestellt werden wie:

- Profitiert die Person noch von der Einnahme des Medikaments?
- Wird die Lebensqualität durch die Einnahme verbessert?
- Können wichtige Funktionen wie Essen und Hygiene noch wahrgenommen werden oder werden diese negativ durch die Einnahme beeinflusst?
- Kommt es zu Entzugserscheinungen?

Bei der Einnahme von Benzodiazepinen verändert sich mit der Zeit die Wirkung: zum einen durch Akkumulation, zum anderen durch Gewöhnung. Diese Effekte sollten ebenfalls beobachtet, dokumentiert und weitergeleitet werden (Kutschke 2012).

Praxistipp

Hinterfragen Sie den Einsatz von Medikamenten, insbesondere Benzodiazepinen, regelmäßig. Wenden Sie Assessments zur Identifikation einer Medikamentenabhängigkeit an, wenn Sie sich unsicher sind, ob eine Abhängigkeit besteht.

11.4.4 Beziehung/Haltung

Es gilt in der Beziehung zu Suchtkranken älteren Menschen v. a., ihnen Mut zu machen und die Betroffenen in der Bewältigung ihrer Probleme zu unterstützen (Kutschke 2012). Es geht nicht um Maßregeln, Vorwürfe und Bevormundung, sondern um Partnerschaft – jedoch ohne zu große Nähe. Die sog. **therapeutische Distanz** sollte unbedingt gewahrt werden, um zu vermeiden, dass Personen mit Pflegebedarf von Pflegenden abhängig werden. Auch für die Pflegenden ist die Distanz wichtig, um die Situation objektiv beobachten zu können.

Vielleicht führt diese professionelle Distanz zur nötigen Gelassenheit und dazu, dass auf beiden Seiten kein Fatalismus entsteht im Sinne von „In dem Alter lohnt sich ein Entzug doch nicht mehr!“.

Praxisbezug

Vermeiden Sie eine „Umlagerung der Abhängigkeit“ von einer Medikamentenabhängigkeit zu einer persönlichen Abhängigkeit durch eine angemessene therapeutische Distanz.

Tab. 11.6 Pflegediagnosen (nach NANDA), die bei Benzodiazepinabhängigkeit häufig gestellt werden können.

Name	Definition	weitere Informationen
Gefahr eines Frailty-Syndroms im Alter	lange andauernde, sich verändernde Situation eines instabilen Gleichgewichts, welche alte Menschen beeinflusst, die negative Veränderungen in einem oder mehreren Gesundheitsbereich erleben (die Belastbarkeit verringert sich, bei verminderter Kraft)	Risikofaktoren sind • Alter über 70, • Angst, • chronische Krankheit, • Depression, • weibliches Geschlecht, • Immobilität, • Traurigkeit, • Adipositas, • sensorisches Defizit und andere.
Wissensdefizit	unzureichende Informationen zu aktuellen und notwendigen Themen	Ein Wissensdefizit äußert sich in ungenauem Umsetzen von Anweisungen, unzureichendem Wissen und Veränderungen der kognitiven Funktion.
Schlafstörung	Unterbrechung des Schlafs und/oder eine schlechtere Schlafqualität mit negativen Auswirkungen auf den Alltag	Eine Schlafstörung äußert sich in Unzufriedenheit mit dem Schlaf, Energiemangel und einer Abnahme der Lebensqualität.
weitere mögliche Pflegediagnosen: unwirksames Coping – Körperbildstörungen – unwirksamer Selbstschutz		

11.4.5 Kommunikation/Verhalten

In der Begegnung und Kommunikation mit Abhängigen gelten primär alle Kommunikationsregeln wie mit den meisten orientierten älteren Menschen. Die Kommunikation berücksichtigt primär die Person und nicht die Erkrankung. Die Inhalte sind wahr und immer vom Respekt für die Person getragen. Im Bereich der Suchtbegleitung hat sich die **motivierende Gesprächsführung** als Kommunikationsform bewährt. Sie fördert die Selbstwirksamkeit und den Glauben, sich verändern zu können – dies ist ein wichtiger Motivator. Die Idee ist dabei, dass der Patient/Bewohner die Entscheidung zur Veränderung selbst trifft und für deren Umsetzung selbst verantwortlich ist. Der Glaube des Pflegenden/Therapeuten an die Fähigkeit der Person, sich zu verändern, wird zu einer selbsterfüllenden Prophezeiung (Miller u. Rollnick 2015). Ambivalenz gehört nach den Psychologen William Miller und Stephen Rollnick zur Verhaltensänderung dazu und wird akzeptiert. Der Patient bestimmt die Geschwindigkeit, der Pflegende behält dabei das definierte Ziel im Auge und führt das Gespräch im Zweifel immer darauf zurück.

Beispielhafte offene Fragen sind:

- Was gefällt Ihnen an der Einnahme?
- Welche möglichen Langzeitauswirkungen der Einnahme beunruhigen Sie am meisten?
- Was beunruhigt Sie an der gegenwärtigen Situation?
- Was glauben Sie wird geschehen, wenn Sie nichts verändern?

Lernaufgabe

Motivierende Gesprächsführung ist sehr effektiv, sie will aber gelernt sein.

Üben Sie diese Kommunikationstechnik in Form von Rollenspielen (z. B. mit einem Kollegen). Versuchen Sie dabei, ihrem Gegenüber so wenig vorwegzunehmen bzw. vorzusagen wie möglich. Wiederholen Sie stattdessen Gesagtes mit Ihren eigenen Worten (Paraphrasieren) und stellen Sie offene Fragen. Geben Sie dem Gesprächspartner immer ausreichend Zeit für seine Antwort und lassen Sie Ihn selbst seine Motivationsgrundlage und seine Ziele finden.

11.4.6 Pflegerische Interventionen

Es gibt eine Reihe pflegerischer Interventionen, die eingeleitet werden können, um die Folgen des Benzodiazepinkonsums zu reduzieren, möglicherweise sogar den Konsum zu verringern.

- Gute psychopharmakologische Versorgung durch **interdisziplinäre Zusammenarbeit** verschiedener Berufsgruppen (Ärzte, Fachärzte, Apotheker, Therapeuten, Pflege). Im stationären Bereich der Altenhilfe könnte die Koordination durch die Pflegefachpersonen übernommen werden.
- Begleitung eines möglichen Entzugs, auch **mithilfe von Medikamenten**, die die Entzugssymptome verringern sollen und das sog. **Craving** (Verlangen) eindämmen.
- Es muss sehr genau durch Pflegende **beobachtet** werden, ob der Betroffene den Entzug körperlich „schafft“ (Kutschke 2012).
- Begleitung durch die motivierende Gesprächsführung
- **integrative Beratung** im Zusammenwirken unterschiedlicher Professionen und Ansätzen
- Die **suchtauslösenden Faktoren** müssen genau identifiziert werden. Wenn z. B. die Ursache für die Einnahme von BZD eine Schlafstörung, Schmerz oder Ängste war, können alternative Angebote gemacht werden, um sukzessive Medikamente zu reduzieren.
- Regelmäßige **Überprüfung**, ob verordnete Benzodiazepine noch notwendig sind. Ein guter Zeitraum scheint die in vielen pflegerischen Einrichtungen gewählte Evaluationszeit von 3 Monaten zu sein.

Ein besonders verantwortungsvoller Bereich ist die Gabe bzw. Einschätzung von **Bedarfsmedikationen**. Hierbei muss die Toleranzentwicklung, die bereits nach 3–4 Wochen eintritt, im Blick behalten werden. Ziel ist es, keine längerfristige und tägliche Gabe zu unterstützen, denn dann würde aus einer Bedarfs- eine Dauermedikation. Verschiedene Fachautoren (z. B. Benkert u. Hippius 2019) empfehlen aus diesem Grund die folgenden Alternativen:

- quotengeregelte Bedarfstherapie (max. 10 Tagesdosen in 3 Wochen)
- Wochenintervalltherapie (2–4 Wo, dann 2–4 Wo hypnotikafreies Intervall)
- Tagesintervalltherapie (5 von 7 d/Woche)

- kontrollierte Bedarfsintervalltherapie (prospektive Festlegung von max. 3–4 Einnahmen pro Woche)

Bei Alltagsregeln im pflegerischen Umgang mit Abhängigkeitserkrankten geht es v. a. darum, **keine** Appelle an die Vernunft zu richten wie z. B. „Sei vernünftig: Du darfst nicht!", sondern „Du brauchst nicht!" Wichtig ist hierbei, nicht zu moralisieren, sondern zu unterstützen und Mut zu machen. Das Handeln und die Begegnung sollten konsequent und zugewandt sein. Manchmal stellt man fest, dass die eigenen Ressourcen nicht ausreichen und nicht nachhaltig genug sind. Dann sollten andere Pflegende, Therapeuten, Selbsthilfegruppen oder Angehörige einbezogen werden. **Vereinbarungen** zu treffen, kann sinnvoll sein, auch wenn man damit rechnet, dass der Abhängige die Absprache nicht einhalten kann (Dreher et al. 2013).

Praxistipp

Entlasten Sie sich in der Arbeit mit medikamentenabhängigen Patienten oder Bewohnern, indem Sie sowohl andere Berufsgruppen als auch Selbsthilfegruppen und Angehörige in die Betreuung mit einbeziehen.

11.4.7 Sicherheit/rechtliche Aspekte

Bei Menschen die von Benzodiazepinen, aber auch von anderen Medikamenten mit Suchtpotenzial abhängig sind, gibt es möglicherweise einige rechtliche Aspekte zu berücksichtigen. Fast alle infrage kommenden Medikamente müssen rezeptiert werden. Menschen die abhängig sind, versuchen aber möglicherweise sich ohne ein Rezept, Medikamente zu beschaffen. Hat der Suchterkrankte einen rechtlichen **Betreuer**, muss dieser immer informiert und mit einbezogen werden, wenn es zu Änderungen in der Medikation kommt. Ebenfalls ist zu beachten, dass nach der Einnahme der meisten suchterzeugenden Medikamente die Reaktionsgeschwindigkeit eingeschränkt ist. Damit ist das **Führen eines Fahrzeugs** oder **das Bedienen von Maschinen** immer mit einem erhöhten Risiko verbunden oder sogar verboten.

Im Bereich der Altenhilfe kann davon ausgegangen werden, dass die Einnahme z. B. von Benzodiazepinen das **Sturzrisiko** erhöht. Daher müssen ggf. Sicherungsmaßnahmen eingeleitet werden, die entweder das Sturzrisiko verringern oder die Folgen abmildern (S. 312).

11.4.8 Fördern von Ressourcen

Grundsätzlich kann davon ausgegangen werden, dass abhängige Menschen selbstbestimmt bleiben möchten, ob sie immer mit der Einnahme ihres Suchtmittels aufhören möchten, bleibt allerdings fraglich. Aber wahrscheinlich sind die **Unterstützung eines selbstbestimmten Lebens** und die damit verbundene Verbesserung der Lebensqualität eine gute Voraussetzung für eine Reduktion oder Stabilisierung des Konsums.

11.4.9 Prävention

Eine primäre Prävention zielt darauf ab, dass Medikamente mit Suchtpotenzial entweder gar nicht verordnet und eingenommen werden oder nur so kurzfristig gegeben werden, dass keine Abhängigkeit entsteht. In diesem Zusammenhang sind Aspekte wie die genaue **Beratung** der potenziell konsumierenden Personen wichtig. Diese Beratung sollte die Wirkung und v. a. die unerwünschten Wirkungen genau aufzeigen.

Darüber hinaus sollten die Beschwerden, die zu einer Einnahme führen, wie Schlafstörungen oder Ängste, möglichst mit weniger problematischen Interventionen und **nicht medikamentös** bearbeitet werden.

Lernaufgabe

Recherchieren Sie, welche Wirkungen und welche Nebenwirkungen Benzodiazepine auf ältere Menschen haben. Leiten Sie daraus Pflegeprobleme ab und überlegen Sie, welche Pflegemaßnahmen entsprechend getroffen werden können.

Prüfen Sie, sofern Sie in der stationären oder teilstationären Altenhilfe tätig sind, welche Bewohner Benzodiazepine erhalten. Erkennen Sie bei diesen Bewohnern mögliche Nebenwirkungen wieder?

Praxistipp

Eine Auflistung von Medikamenten, die potenziell inadäquat für ältere Menschen sind, liefert die Priscus-Liste, welche unter https://media.gelbe-liste.de/documents/priscus-liste.pdf eingesehen werden kann. Die jeweiligen Begründungen liefern Anhaltspunkte für mögliche Risiken der Einnahme, welche im Pflegealltag relevant sein können (z. B. erhöhte Sturzgefahr bei Benzodiazepinen).

11.5 Drogenabhängigkeit

Über ältere Drogenabhängige ist wenig bekannt (Wolter 2011). Die vorliegenden Untersuchungen repräsentieren meist kleine Stichproben und sind kaum generalisierbar.

Der in 3-jährigen Abständen durchgeführte epidemiologische Suchtsurvey (Seitz et al. 2019) gibt für das Jahr 2018 eine 12-Monats-Prävalenz des Konsums illegaler Drogen im Alter von 60–64 Jahren von 0,8 % für Cannabis und 0,4 % für Opiate an. Sonstige illegale Drogen wie Amphetamine, Ecstasy, LSD, Kokain/Crack oder Pilze lagen in dieser Altersgruppe bei 0,0 % (Seitz et al. 2019). Durch die weniger flexiblen Konsum- und Verhaltensmuster fällt es den Betroffenen schwer, sich an neue Situationen anzupassen. Dadurch unterliegen sie meist stärker einer Ausgrenzung und Stigmatisierung. Häufig nehmen im Verlauf Isolierung, Einsamkeit sowie Abbruch sozialer Beziehungen zu. Die Beschaffung der illegalen Drogen wird zunehmend schwieriger; die Betroffenen werden selbst häufiger Opfer von Gewalt- oder Raubdelikten (Wolter 2011).

Ältere Drogenabhängige sind verglichen mit ihrer Altersgruppe körperlich beeinträchtigter und vorgealtert. Es zeigen sich hohe Raten an Hypertonie, Lebererkrankungen, Diabetes mellitus, organischen Schmerzsyndromen oder eingeschränkter Leistungsfähigkeit. Neben Gewalterfahrungen, Prostitution, mangelnde Hygiene sowie Fehl- und Unterernährung liegen auch ausgeprägte psychiatrische Komorbiditäten vor wie Depressionen, Angststörungen oder Psychosen (Wolter 2011).

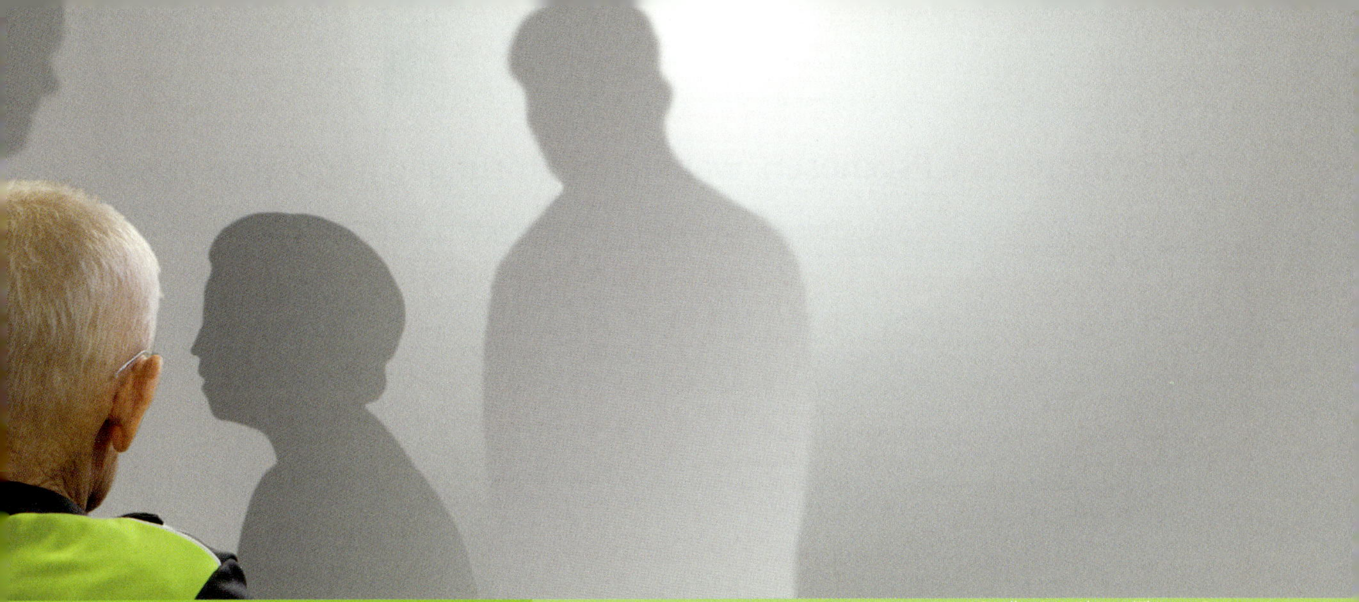

Quelle: © K. Oborny/Thieme Group

Kapitel 12

Schizophrene Psychosen, wahnhafte Störungen und Halluzinosen

12 Schizophrene Psychosen, wahnhafte Störungen und Halluzinosen

Das Gebiet der schizophrenen Psychosen und wahnhaften Störungen bzw. Halluzinosen im Alter ist sehr heterogen.

Definition

Unter dem Begriff der **schizophrenen Psychose** werden unterschiedliche Erkrankungen gefasst, deren gemeinsamer Nenner das Auftreten von wahnhaften Symptomen, Halluzinationen und Ich-Störungen darstellt. Diese Erkrankungen gehören zu den beeindruckenden menschlichen Erlebens- und Wahrnehmungsformen.

Jeder Mensch ist grundsätzlich wahnfähig. Zwar tritt der **Wahn** soziokulturell unterschiedlich häufig auf und unterscheidet sich in seinen Themen bzw. Verläufen durchaus zwischen den verschiedenen Gesellschaften, dennoch ist er überall in der Welt anzutreffen. Scharfetter (2017) versteht unter Wahn eine private lebensbestimmende Überzeugung von sich selbst und seiner Welt (S. 63).

Zum Wesen dieser subjektiven Überzeugung gehört ihre **Starrheit** und **Unkorrigierbarkeit**, die den Betroffenen in der Konsequenz aus der Beziehung zur Umwelt und seinen Mitmenschen entrückt. Wahn isoliert und wird i. d. R. von kaum einem anderen Menschen geteilt. Sein Inhalt ist für den Betroffenen evident, d. h., es bedarf keines externen Beweises.

Die traditionelle Psychopathologie unterscheidet 2 Arten des Wahns:

- **Wahnwahrnehmung**: Darunter werden reale Wahrnehmungen verstanden, denen ohne verstandesmäßigen oder gefühlsmäßigen Anlass eine abnorme Bedeutung zugeschrieben wird. Die Thematik besitzt meist eine Eigenbeziehung, d. h., die wahrgenommenen und wahnhaft gedeuteten Phänomene werden auf sich bezogen. Ausschlaggebend für diesen zweigliedrigen Prozess ist also die Deutung. Der Inhalt des Denkens ist gestört und nicht die Wahrnehmung.
- **Wahneinfall**: Beim Wahneinfall handelt es sich um die Ausbildung einer Idee, in besonderem Maße berufen, befähigt, bedroht oder verfolgt zu sein.

Bereits die durch das Alter bedingten Einschränkungen der Sinnesorgane (S. 31) können zum Auftreten von Wahnideen führen:

- Schwerhörigkeit kann zum Gedanken der Bedrohung führen.
- Veränderungen des Geschmackerlebens lassen an eine Vergiftung denken.
- Die Einschränkungen der Sehfähigkeit führen zu verkennenden Interpretationen der Umwelt.

Sozialer Rückzug und/oder eine Reizdeprivation verstärken diese Entwicklung. ▶ Tab. 12.1 gibt einen Überblick über Erkrankungen, die mit einer psychotischen Symptomatik einhergehen.

Tab. 12.1 Differenzierung von Krankheitsbildern, die mit psychotischen Symptomen einhergehen.

	schizophrener Residualzustand	isoliertes Wahnsystem	Halluzinose	Delir	Demenz
Alter bei Beginn	meist vor dem 40. Lebensjahr	meist nach dem 40. Lebensjahr	kein Altersbezug	kein Altersbezug, jedoch Risiko: höheres Alter	meist nach dem 60. Lebensjahr
Beginn	Entwicklung über Jahre	allmählich	allmählich	innerhalb Stunden bis Tage	allmählich
Bewusstsein	klar	klar	klar	getrübt	zunächst klar, später getrübt
Aufmerksamkeit	meist reduziert	i. d. R. unverändert	i. d. R. unverändert	stark reduziert	reduziert, später stark reduziert
Auffassung	meist reduziert	i. d. R. unverändert	i. d. R. unverändert	stark reduziert	reduziert, später stark reduziert
Orientierung	unverändert	unverändert	unverändert	gestört	früh gestört, später stark gestört
Gedächtnis	unverändert	unverändert	unverändert	gestört	früh gestört, später stark gestört
Halluzinationen	häufig	möglich	immer	häufig	selten
Wahn	häufig, oft bizarr	immer	sekundär möglich	häufig	zeitweise, nicht bizarr
Affekt	verflacht, kaum schwingungsfähig	manchmal Angst	manchmal Angst	häufig Angst	häufig depressive Stimmung
Psychomotorik	oft verlangsamt mit Stereotypien	unverändert	unverändert	oft Wechsel von Agitiertheit und Apathie	meist unverändert, später gesteigert/verringert
Sprache	unverändert	unverändert	unverändert	unzusammenhängend	Wortfindungsstörungen, später Vergröberung
vegetative Symptome	keine	keine	keine	häufig Tremor, Tachykardie, Hypertonus, Schwitzen	keine

12

Krankheitsbilder im Einzelnen werden in den jeweiligen Krankheitskapiteln besprochen.

12.1 Spät beginnende Schizophrenie

Das erstmalige Auftreten einer schizophrenen Psychose nach dem 65. Lebensjahr ist eine Seltenheit. Der Erkrankungsgipfel liegt zwischen dem 2. und 3. Lebensjahrzehnt. Bei ca. 3–4 % der Betroffenen beginnt die schizophrene oder paranoide Psychose erst nach dem 60. Lebensjahr (Riecher-Rössler 2003). Bei spät auftretenden schizophrenen Symptomen ist differenzialdiagnostisch immer auch an eine organische Verursachung zu denken.

12.1.1 Symptomatik

Nach ICD-10 (Dilling et al. 2015) sind die schizophrenen Störungen gekennzeichnet durch grundlegende und charakteristische **Störungen von Denken und Wahrnehmung** sowie durch eine **inadäquate oder verflachte Affektivität**. Die Klarheit des Bewusstseins und die intellektuellen Fähigkeiten sind i. d. R. nicht beeinträchtigt. Im Laufe der Zeit können sich jedoch gewisse kognitive Beeinträchtigungen entwickeln. Ihre Diagnose setzt den Ausschluss organischer Veränderungen voraus, die die paranoide Symptomatik verursachen könnten.

Zu den bedeutsamen Symptomen zählen

- das Gedankenlautwerden,
- die Gedankeneingebung oder
- der Gedankenentzug sowie
- die Gedankenausbreitung.

Ein **Kontroll- oder Beeinflussungswahn** kommt hinzu. Der Betroffene hat das Gefühl, von außen gesteuert zu sein. Dies kann sich dabei auf Körper- oder Gliederbewegungen, Gedanken, Tätigkeiten oder auch die Wahrnehmungen beziehen. Hinzu tritt das Hören von kommentierenden und dialogischen oder auch anderen Stimmen, die aus einem Körperteil kommen. Ferner lässt sich ein anhaltender, kulturell unangemessener, völlig unrealistischer und manchmal bizarrer Wahn feststellen; wie der, eine religiöse oder politische Persönlichkeit zu sein, übermenschliche Kräfte und Möglichkeiten zu besitzen (z. B. das Wetter kontrollieren zu können).

Weniger spezifisch sind anhaltende **Halluzinationen** jeder Sinnesmodalität (▶ Abb. 12.1), begleitet entweder von flüchtigen oder undeutlich ausgebildeten Wahngedanken ohne deutliche affektive Beteiligung oder begleitet von anhaltenden überwertigen Ideen, die täglich, für Wochen oder für Monate auftreten. Gedankenabreißen oder Einschiebungen in den Gedankenfluss können im Gespräch mit dem Betroffenen zu Zerfahrenheit, Danebenreden oder zur Bildung von Neologismen führen.

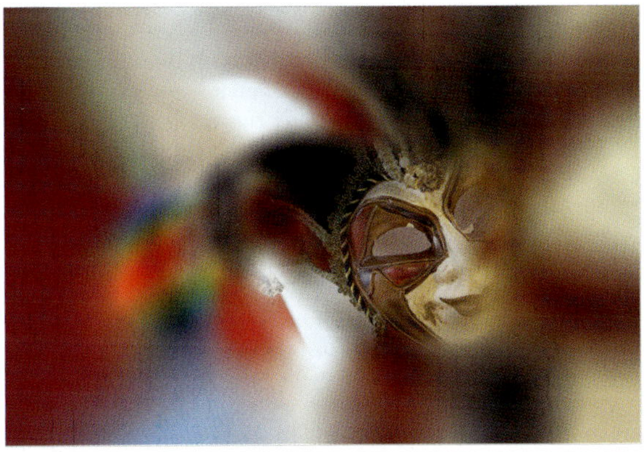

Abb. 12.1 Halluzinationen. Außenstehende können sich nur schwer vorstellen, wie Trugwahrnehmungen aussehen können und wodurch sie ausgelöst werden. Beispielsweise könnte eine saisonale Dekoration bedrohlich wirken. (Quelle: © K. Oborny/Thieme Group)

In der akuten Krankheitsphase sind schizophrene Patienten **ängstlich-misstrauisch**, oft auch **getrieben feindselig**. Sie verhalten sich im Rahmen ihres Wahnerlebens und ihrer Halluzinationen bizarr und nicht selten auch aggressiv.

Lernaufgabe

Wenn die akute Episode des Patienten abgeklungen ist, lassen Sie sich – so er es möchte – von der veränderten Welt des schizophrenen Patienten erzählen, ohne diese jedoch zu bewerten. Interessieren Sie sich für das Anders-Sein. Dies ermöglicht Ihnen einen besseren, wertschätzenden Zugang zu dieser Welt.

Der Psychiater Paul Eugen Bleuler, der Anfang des letzten Jahrhunderts den Begriff der Schizophrenie geprägt hat, hat 2 wesentliche Konzepte in der Beschreibung der Schizophrenie eingeführt (Bleuler 1911), Autismus und Ambivalenz. Der **Autismus** im Sinne Bleulers meint den „Selbstbezug" des Schizophrenen. Er beschreibt den Rückbezug auf die eigene Welt. Diese Menschen kapseln sich von der Umwelt ab und sind dadurch nicht mehr in der Lage, sich in andere hineinzuversetzen. **Ambivalenz** bezeichnet einen Zustand psychischer Zerrissenheit. Dabei bestehen in einer Person sich widersprechende Wünsche, Gefühle und Gedanken gleichzeitig nebeneinander und führen zu inneren Spannungen, dies bedeutet, dass der schizophrene Patient diesen Widersprüchen zeitgleich ausgeliefert ist (Bleuler 1911). Im Extremfall kann es zu einem Nebeneinander der an sich widersprüchlichen Gedanken und Gefühle führen und in der Folge zu einer völligen Handlungsunfähigkeit.

Eine weiterhin gebräuchliche Einteilung der Schizophrenie in **Symptome 1. und 2. Ranges** hat der Psychiater und Psychopathologe Kurt Schneider (1967) vorgenommen.

Symptome 1. Ranges

- Gedankenlautwerden
- Hören von Stimmen in der Form der Rede und Gegenrede
- Hören von Stimmen, die das eigene Tun mit Bemerkungen begleiten
- leibliche Beeinflussungserlebnisse
- Gedankenentzug und andere Gedankenbeeinflussungen
- Gedankenausbreitung
- Wahnwahrnehmung
- alles von anderen Personen Gemachte und Beeinflusste auf dem Gebiet des Fühlens, Strebens und des Wollens

Symptome 2. Ranges

- übrige Sinnestäuschungen
- Wahneinfall
- Ratlosigkeit
- depressive oder frohe Stimmung
- erlebte Gefühlsverarmung

12.1.2 Krankheitsursachen

Meist wird von einem sog. Vulnerabilitätsmodell ausgegangen, bei dem durch unterschiedliche genetische, biologische und belastende psychosoziale Faktoren eine „Verletzbarkeit" der veranlagten Person angenommen wird. Hinzutretende Belastungen und einschneidende Ereignisse können dann die Erkrankung zum Ausbruch bringen. Hierzu können im Alter z. B. sensorische Einbußen durch eine ausgeprägte Hör- oder Sehminderung verbunden mit sozialer Isolation zählen.

Merke

M!

Das Konzept der Vulnerabilität besagt, dass entsprechend verletzliche Personen ein anlagebedingtes Risiko tragen, unter bestimmten Belastungsfaktoren das psychische Gleichgewicht zu verlieren und Krankheitssymptome zu entwickeln.

12.1.3 Therapie

Wie bei jeder neu aufgetretenen psychischen Erkrankung im Alter muss eine sorgfältige körperliche Untersuchung und Befundung durchgeführt werden, um mögliche organische Ursachen diagnostizieren und behandeln zu können. Trotz ihrer erheblichen Nebenwirkungen zählen die **Antipsychotika** als Mittel der Wahl.

Wahn und Halluzinationen werden mit hochpotenten Antipsychotika der ersten Generation wie z. B. Haloperidol behandelt. Als besser verträglich gelten Wirksubstanzen der 2. Generation wie Risperidon, Olanzapin, Quetiapin, Amisulprid und Aripiprazol. Ist der Patient zusätzlich sehr agitiert, wird die Behandlung mit niederpotenten Antipsychotika (S. 402) mit fehlender anticholinerger Wirkung wie Melperon oder Pipamperon kombiniert.

Nach Abklingen der akuten Phase kommen zur medikamentösen Behandlung andere Therapieformen hinzu. Im stationären Umfeld wird im Rahmen der **Ergotherapie** die Alltagsfähigkeit zu erhalten bzw. zu trainieren sein. Das Selbstwertgefühl wird dadurch gestärkt und die Lebensfähigkeit in der häuslichen Umgebung bleibt erhalten. **Stützende Gespräche** wirken entlastend und stabilisierend. Insbesondere bei anhaltenden Wahnsymptomen kommt dem Aufbau und Erhalt einer tragfähigen Beziehung zu Ärzten und Pflegenden eine große Bedeutung zu.

Merke

M!

Es ist unsinnig, dem Erkrankten den Wahn ausreden zu wollen. Er wird wegen der dem Wahnerleben innewohnenden Evidenz argumentativ nicht zugänglich sein. Auf der anderen Seite muss man den Wahn auch nicht teilen. Er sollte als subjektive Realität des Patienten akzeptiert werden, von dem sich die eigene Wahrnehmung durchaus unterscheidet.

12.2 Chronische Schizophrenie und Residualzustände

Weitaus häufiger als das erstmalige Auftreten einer schizophrenen Psychose im Alter begegnet man in der Gerontopsychiatrie Menschen, die bereits in jüngeren Jahren an einer Schizophrenie erkrankt sind und im Alter ein Rezidiv erleiden oder bei denen es zur Chronifizierung mit Ausbildung eines Residualzustandes gekommen ist. Die Fortschritte in der Behandlung dieser schweren psychischen Erkrankung und die allgemein höhere Lebenserwartung haben auch zum Älterwerden chronisch psychotischer Menschen geführt.

Während in der Akutphase einer schizophrenen Episode meist Ich-Störungen, Wahn und Halluzinationen im Vordergrund stehen, ist der Residualzustand eher durch eine sog. **Minussymptomatik** gekennzeichnet. Die Betroffenen sind antriebsarm und zurückgezogen. Ihr affektives Erleben ist nivelliert (abgeflacht) und ihre Interessen sind auf wenige, meist alltagsnahe Dinge eingeengt. Die Aufmerksamkeit und Auffassungsgabe sind vermindert. Nicht selten besteht ein chronifiziertes Wahnsystem, welches mit anhaltenden Halluzinationen einhergehen kann. Diese Symptome sind allerdings nicht so „produktiv" wie während einer akuten Exazerbation der Erkrankung.

Merke

M!

Es wird davon ausgegangen, dass bei ca. zwei Drittel der schizophren Erkrankten eine mehr oder weniger anhaltende Symptomatik bestehen bleibt, die sich bei einem Fünftel bis einem Drittel in einem Residualzustand niederschlägt.

12.2.1 Diagnostik

Die **Krankheitsgeschichte** gibt bereits Aufschluss über vorangegangene schizophrene Episoden. Sind diese eher blande verlaufen, d. h. sie haben nicht zu einer Inanspruchnahme des Gesundheitssystems geführt, kann die Diagnose manchmal erst im Alter gestellt werden. Die Betroffenen werden aber meist als Sonderlinge oder Einzelgänger mit eigentümlichen Persönlichkeitszügen beschrieben.

12.2.2 Therapie

In den akuten Phasen gleicht die Therapie dem zuvor beschriebenen Vorgehen. Die therapeutische Beeinflussbarkeit der Minussymptomatik bzw. des chronifizierten Wahns muss allerdings als weiterhin unbefriedigend bezeichnet werden.

12.3 Seltene isolierte Wahnformen und Halluzinosen

▸ **Cotard-Syndrom.** Bei dem nach dem Psychiater Jules Cotard benannten Syndrom handelt es sich um einen nihilistischen Wahn. Die Betroffenen sind sich sicher, dass ihre Organe nicht mehr funktionieren, kein Blut mehr durch die Ader fließt oder dass sie innerlich verfaulen. Vorkommen: wahnhafte Depression, Schizophrenie oder organische Psychose.

▸ **Capgras-Syndrom.** Das von dem Psychiater Jean Marie Joseph Capgras beschriebene Phänomen, das eine zumeist vertraute Person als Doppelgänger derselben angesehen wird. So wird z. B. der eigene Ehepartner für dessen vermeintlich physisch identisches Duplikat gehalten. Dieses wird als Betrüger angesehen und wahnhaft verkannt. Vorkommen: Schizophrenie, parietale, temporale oder frontotemporale Läsionen sowie Demenzen.

▸ **Fregoli-Syndrom.** Dieses Wahnerleben ist nach dem Verwandlungskünstler Leopoldo Fregoli benannt. Es bedeutet quasi das Gegenteil des Capgras-Syndroms. In diesem Fall werden verschiedene Personen für ein- und dieselbe, allerdings sehr verwandlungsfähige gehalten. Vorkommen: Schizophrenien oder organische Psychosen.

▸ **Othello-Syndrom.** Dieses Syndrom beschreibt die wahnhafte Überzeugung der sexuellen Untreue des Partners. Vorkommen: organische oder paranoide Psychosen, Alkoholkrankheit.

▸ **Dermatozoenwahn.** Bei dieser Wahnform werden Läuse, Würmer oder andere Parasiten unter der Haut vermutet, die zu einem Juckreiz oder Kribbeln führen. Vorkommen: Schizophrenie, Demenz, Hirnläsionen.

▸ **Charles-Bonnet-Syndrom.** Unter diesem nach dem Naturwissenschaftler und Philosophen Charles Bonnet benannten Syndrom werden szenische visuelle Halluzinationen bei Personen mit Sehbeeinträchtigungen und fehlender Bewusstseinsbeeinträchtigung verstanden. Der Realitätsbezug ist vorhanden, sodass den Betroffenen das „Trügerische" an den Halluzinationen bewusst ist. Vorkommen: Epilepsien, Morbus Parkinson, sensorische Deprivation.

▸ **Musikhalluzinose.** Die Entsprechung des Charles-Bonnet-Syndroms im akustischen Bereich stellt die Musikhalluzinose dar. Sie betrifft schwerhörige Menschen, die plötzlich Melodien oder Chöre vernehmen. Vorkommen: Läsionen des Temporallappens, Epilepsie, Intoxikationen.

12.4 Wahnhafte oder halluzinatorische Symptome durch körperliche Ursachen

12.4.1 Diagnostik

Die Diagnostik richtet sich nach der jeweilig vorliegenden Symptomatik und Verdachtsmomenten. So kann in akuten Fällen eine umfassende körperlich-internistische und neurologische Anamnese und Untersuchung notwendig sein, hierzu zählen bei unklaren Verläufen und Symptomen auch die Veranlassung einer cMRT, ggf. auch einer Liquorpunktion.

12.4.2 Körperliche Ursachen

Zahlreiche körperliche Erkrankungen können zu wahnhaften Symptomen führen. Bestimmte Rauschmittel wie LSD oder Amphetamine gehen regelmäßig mit einer wahnhaften Symptomatik oder Halluzinosen einher. Tumormetastasen oder primäre Hirntumore wie Glioblastome verursachen ebenfalls je nach Lokalisation im Gehirn eine wahnhafte oder halluzinatorische Symptomatik. Darüber hinaus kann diese auch bei Infektionen des Gehirns, z. B. mit Herpesviren oder anderen Infektionen verursacht sein. Halluzinatorisches Erleben kann auch Anzeichen einer Epilepsie wie z. B. der Temporallappenepilepsie sein. Am häufigsten treten Halluzinationen und Wahn im Alter im Rahmen eines deliranten Syndroms (S. 220) auf.

12.4.3 Therapie

Bei körperlich begründeten wahnhaften oder halluzinatorischen Störungen besteht die Therapie in der Behandlung der Ursache und – wo dies nicht möglich ist – in einer symptomatischen Behandlung meist mit Antipsychotika (S. 402).

12.5 Pflegeschwerpunkt schizophrene Psychosen

Die Vielfältigkeit des Krankheitsbildes impliziert auch eine große Differenziertheit der Strategien und Hilfsangebote. Im Zentrum des pflegerischen Prozesses steht die Identifikation von gesunden Anteilen bei den betroffenen Patienten und die Nutzung dieser Ressourcen.

12.5.1 Psychische und physische Beeinträchtigungen

Menschen, die chronisch an schizophrenen Psychosen oder wahnhaften Störungen leiden, zeigen sich meist **ängstlich, misstrauisch** und **angespannt**. Aggressive Impulsdurchbrüche können im Rahmen wahnhafter Verkennungen auftreten. Diese Störungen können durch das veränderte Ich-Erleben einer gestörten Realitätswahrnehmung, aber auch durch eine ambivalente Gefühlswahrnehmung entstehen.

Der **Antrieb** und die **Psychomotorik** können durch eine große Unruhe mit Schlaflosigkeit bis zu einer Katatonie (Anspannung des Körpers) mit einer motorischen Erstarrung geprägt sein. Bizarre Körperhaltungen, Automatismen und Grimassieren sind ebenfalls möglich (Schädle-Deininger u. Wegmüller 2017).

12.5.2 Krankheitsbedingte Alltagsprobleme

Auswirkungen der Erkrankung sind in erheblichem Maße in den sozialen Bereichen zu beobachten. Dies kann verstärkt sein durch eine **Unsicherheit** der Patienten im Umgang mit anderen Menschen. Die Unruhe und das Getriebensein können zu einer **Vernachlässigung** der eigenen Pflege führen (Schädle-Deininger u. Wegmüller 2017). Die Patienten sind leicht irritierbar und misstrauisch, Entscheidungen fallen ihnen schwer.

Ein Alltagsaspekt bei älteren schizophrenen Erkrankten bezieht sich auf die Nebenwirkungen von Antipsychotika, die sich v. a. auf die Beweglichkeit auswirken. Das Auftreten eines Parkinsonoids führt in der Folge zu **Stürzen** oder **Schluckstörungen**.

12.5.3 Pflegeanamnese/Pflegeassessment/ Pflegediagnosen

Damit Beschwerden besser eingeschätzt und Handlungsstrategien zielgerichtet entwickelt werden können, ist eine differenzierte **Pflegeanamnese** erforderlich. Diese kann folgende Aspekte beinhalten (Schädle-Deininger u. Wegmüller 2017):
- geäußerte Beschwerden
- allgemeines Erscheinungsbild und Selbstpflegefähigkeit
- Beschreibung des sozialen Umfeldes
- Interessen und Fähigkeiten
- Tagesstruktur und Regelmäßigkeiten im Verhalten
- bisherige Wohnsituation
- Beobachtungen aus dem psychischen Befund wie Orientierung, Wahrnehmung und Antrieb

▸ **Pflegeassessments.** Zur Einschätzung der Pflegeabhängigkeit kann z. B. mit der Pflegeabhängigkeitsskala (PAS) gearbeitet werden (Eichhorn-Kissel u. Lohrmann 2004).

Der Functional Independence Measure (FIM) ist ein etabliertes Erfassungsinstrument, das Auskunft über den Zustand des Patienten geben soll (Isfort 2004). Der FIM ist international verbreitet und soll die Selbstständigkeit von Patienten in den ATLs mit 18 Items messen (Bräutigam et al. 2002).

Tab. 12.2 Pflegediagnosen (nach NANDA), die bei einer Schizophrenie häufig gestellt werden können.

Name	Definition	weitere Informationen
ineffektives Coping	wiederkehrende Fehleinschätzungen von Stressfaktoren und unzureichende kognitive und verhaltensbezogene Anstrengungen, mit Stress zurechtzukommen und Wohlbefinden zu erlangen	Risiken werden nicht erkannt oder nicht richtig bewertet. Bei manchen Betroffenen ist der Missbrauch von Suchtmitteln und/oder ein übermäßiger Nikotinmissbrauch sowie destruktives Verhalten zu beobachten. Die Person hat oft keine Lust, etwas zu tun, was sich z. T. negativ auf die Motivation von Angehörigen und Betreuungspersonen auswirkt, den Betroffenen zu unterstützen.
Selbstvernachlässigung	keine dem allgemein akzeptierten Standard entsprechende Selbstversorgung in verschiedenen Lebensbereichen wie Gesundheit und Wohlbefinden erreichbar	Oft vernachlässigen Patienten mit einer Schizophrenie nicht nur die Körperpflege und die Kleidung, sondern essen auch nicht ausreichend oder nicht gesund. Nicht selten führt dies zu Gewichtsabnahme und Hygieneproblemen.
beeinträchtigte Resilienz	zunehmende Unfähigkeit, sich durch einen aktiven Anpassungsprozess von negativ empfundenen Situationen oder von Veränderungen zu erholen	Die Betroffenen sind oft sehr empfindlich und reagieren gekränkt und sensibel auf vielleicht gut gemeinte Ansprache. Oft ist der Betroffene interessenlos und in den Aktivitäten eingeschränkt.
gestörtes Körperbild	verändertes mentales Bild des eigenen psychischen Selbst	Der Körper wird merkwürdig wahrgenommen, z. B. fremdbestimmt oder fremdgesteuert. Körpergrenzen sind möglicherweise verzerrt.
weitere Pflegediagnosen: soziale Isolation – Risiko einer gegen andere Personen gerichteten Gewalttätigkeit		

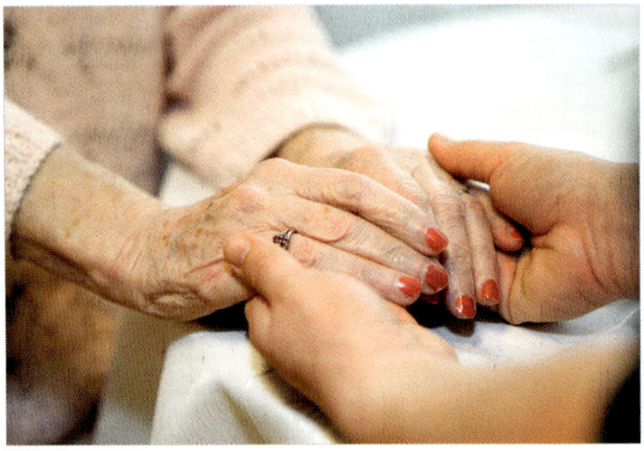

Abb. 12.2 Beziehungsaufbau. Für Menschen mit einer schizophrenen Psychose ist der Aufbau einer vertrauensvollen Beziehung ausgesprochen wichtig. (Quelle: © K. Oborny/Thieme Group)

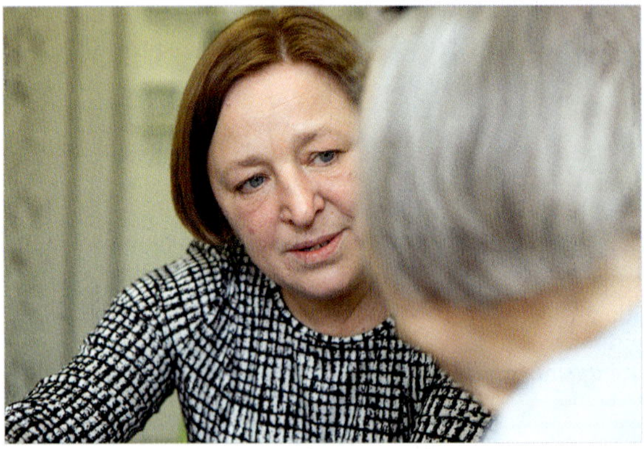

Abb. 12.3 Kommunikation. Die Kommunikation mit den Betroffenen muss immer klar und eindeutig sein. (Quelle: © K. Oborny/Thieme Group – posed by a model)

12

▶ **Pflegediagnosen.** Verschiedene pflegerische Diagnosen kommen in Betracht (▶ Tab. 12.2).

Praxistipp

Achten Sie bei Menschen mit schizophrenen Psychosen auf eine differenzierte Pflegeanamnese.

12.5.4 Beziehung/Haltung

Der Aufbau einer tragfähigen, von Vertrauen geprägten Beziehung zwischen Erkranktem und Pflegenden sowie ein insgesamt **wohlwollendes und akzeptierendes Milieu** wirken beruhigend und entspannend (▶ Abb. 12.2). Dies beeinflusst die Compliance des Patienten im weiteren Verlauf der Behandlung positiv.

Dabei darf nicht vergessen werden, dass die schizophrene Person mit Pflegebedarf im Unterschied zu den sonstigen, wahnhaften Störungen **nicht in der Lage ist**, sich in das Befinden der Pflegenden oder anderer Mitmenschen hineinzuversetzen.

12.5.5 Kommunikation/Verhalten

Menschen mit schizophrenen Psychosen fehlt oft die Fähigkeit zur sprachlichen Abstraktion. Dadurch verstehen diese Patienten das Gesagte konkretistisch. Dies bedeutet, dass ein Spruch, wie z. B. „Man muss auch mal Fünf gerade sein lassen" vom schizophrenen Patienten in seiner Bedeutung nicht verstanden wird. Er sinniert vielmehr darüber nach, wie die Rundung in der Zahl 5 geradegebogen werden kann. Die Anwendung einer **klaren, unmissverständlichen Sprache**, also der Verzicht auf Mehrdeutigkeit des Gesagten oder auf Ironie reduziert die Gefahr der wahnhaften Umdeutung durch das Gegenüber (▶ Abb. 12.3).

Autismus und Ambivalenz können darüber hinaus die Kommunikation erheblich erschweren.

Merke

Wird die Bezugspflegeperson in das Wahnsystem eines Patienten eingebaut, ist der Wechsel der Bezugsperson geboten. Diese Maßnahme wird dem Patienten mitgeteilt und begründet.

Wahn und Wahninhalte werden als subjektives Erleben akzeptiert, jedoch nicht übernommen. Der eigene Standpunkt wird sachlich vertreten. Ein Streit darüber, wer Recht hat, kann mit einem Abkommen, dass man sich in diesem Punkt nicht einig ist (**Konsens im Dissens**), vermieden werden.

Im Gespräch bietet es sich an, von Wahnthemen auf unverfängliche Themen **abzulenken** (Amberger u. Roll 2010). Die Bereitschaft, Medikamente einzunehmen, ist bei den Betroffenen meist deutlich herabgesetzt. Dies liegt möglicherweise im Wahn selbst begründet, etwa im Falle von Vergiftungsängsten. Dies kann aber auch an den unerwünschten Wirkungen der Medikamente liegen. Durch Beobachtung und Befragung des Patienten werden **Nebenwirkungen** identifiziert, anschließend dokumentiert und dem behandelnden Arzt mitgeteilt. Die medikamentöse Behandlung kann auf diese Weise optimiert werden. Bei einer notwendigen Langzeitbehandlung bietet sich der Einsatz von Depotpräparaten an.

12.5.6 Pflegerische Interventionen

In der Pflege von Menschen mit einem schizophrenen Residuum (S.244) ist ein hohes Maß an Geduld notwendig. Unter Umständen müssen verschiedene Bereiche der Grundpflege unterstützt oder übernommen werden.

Eine **nachvollziehbare Tagesstruktur** hilft den Betroffenen sich zu orientieren und durch den Tag zu kommen. Beobachtete Stimmungen werden den Betroffenen gespiegelt; dies unterstützt nicht nur die Entwicklung der Beziehung, sondern kann die Selbstwahrnehmung verbessern.

Komplizierte Anforderungen an den Patienten werden vermieden und kleine Erfolge positiv zurückgemeldet. Motorische Fähigkeiten sollen – wenn immer möglich – gefördert und trainiert werden. Einerseits werden soziale **Kontakte** gefördert, andererseits werden Zeiten und Räume zum **Rückzug** zur Verfügung gestellt.

Die sog. **Psychoedukation** ist ein Verfahren, mit deren Hilfe Patienten, aber auch deren Angehörige, zu den Aspekten der Erkrankung geschult werden (Gunia 2010). Ziel ist es, in mehreren Sitzungen den Patienten und dessen Angehörige in Bezug auf die Erkrankung und die verschiedenen Symptome und Probleme zu schulen und im weiteren Verlauf auch **Handlungsstrategien** zu besprechen. Vor allem werden aktuelle Probleme wie Schlafstörungen oder Auswirkungen der Denkstörungen besprochen.

Merke

Zu einem besonderen Problem können Aggression und Suizidalität werden.

Bei **aggressivem Verhalten** ist auf Rückzugsmöglichkeiten bzw. ausreichende Bewegungsfreiheit für den Patienten zu achten. Ein Wunsch nach Rückzug ist zu akzeptieren, da er meistens der Reizabschirmung und Senkung des Erregungsniveaus dient. In der Regel eskalieren Situationen, in denen sich der Patient eingeengt oder sich mit dem Rücken zur Wand stehend empfindet.

Eine mögliche **Suizidalität** des Patienten sollte immer im Bewusstsein der Pflegenden sein. Diese kann etwa durch imperative Stimmen (Befehle erteilende Stimmen), durch Depressionen oder das quälende Gefühl der Hoffnungslosigkeit verursacht sein.

12.5.7 Sicherheit/rechtliche Aspekte

Aspekte, die die Sicherheit des Betroffenen gefährden, beziehen sich v. a. auf eine mögliche Suizidalität oder Verwahrlosung. Eine Fremdgefährdung liegt in Phasen akuter Erregung und bei erhöhtem Aggressivitätspotenzial vor. Unter Umständen muss eine Betreuung (S.151) in den Bereichen Gesundheitsfürsorge und Aufenthaltsbestimmung eingerichtet werden. Die Betreuung kann beim Durchsetzen von Maßnahmen, die zum Schutz der Person dienen, notwendig sein.

12.5.8 Fördern von Ressourcen

Bei Patienten mit sog. Residualsyndrom findet sich zumeist eine Antriebshemmung oder -armut; Rückzugs- oder Verwahrlosungstendenzen können ebenfalls beobachtet werden.

In der Behandlung gilt es, den schmalen Grat zwischen Überforderung und Unterforderung des Patienten zu meistern. Sowohl Über- als auch Unterforderung können sich negativ auf das Wahnerleben des Kranken auswirken. Es gilt im Allgemeinen, die lebenspraktischen Fähigkeiten des Betroffenen zu erhalten oder wiederzugewinnen und den Rückzugstendenzen entgegenzuwirken. Hierbei ist ebenfalls das Recovery-Konzept (S.276) von großer Hilfe.

Praxistipp

Begleiten Sie die Person mit Pflegebedarf bei Aufgaben, die er zum Zwecke des Erhalts von praktischen Fähigkeiten selbstständig bewältigen soll. Achten Sie dabei besonders gut darauf, Überforderung zu vermeiden.

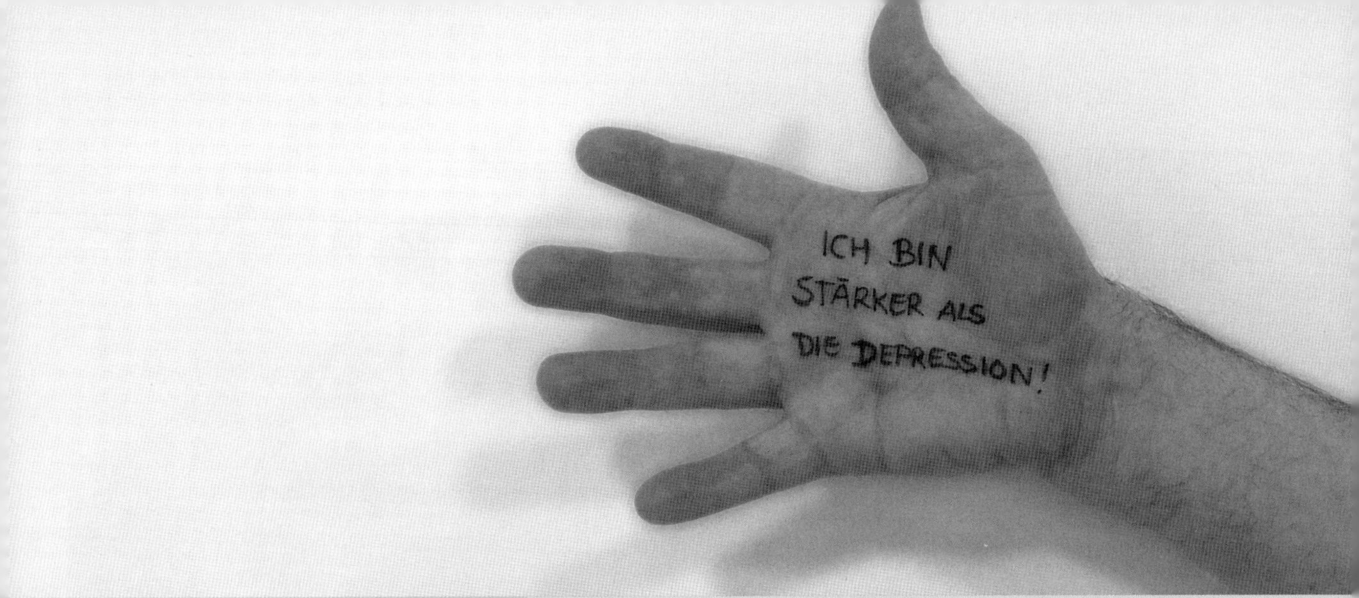

Quelle: K. M. Perrar, © Thieme Group

Kapitel 13

Affektive Störungen

13 Affektive Störungen

13.1 Depression und depressive Störungen

Neben den demenziellen Erkrankungen zählen die depressiven Störungen zu den häufigsten psychischen Erkrankungen des höheren Lebensalters. Als „Schwarzgalligkeit“ (Melancholie) ist die Depression bereits in der Antike ein wesentlicher Bestandteil der Viersäftelehre nach Galen. Depressive Stimmungslagen inspirierten über die Jahrhunderte hinweg bis heute Philosophen, bildende Künstler, Literaten oder Theologen.

Wörtlich aus dem Lateinischen übersetzt, bedeutet „deprimere“ herunter- bzw. niederdrücken. Der Begriff der Depression gehört mittlerweile zum (unspezifischen) umgangssprachlichen Allgemeingut und wird gerne mit den zunehmenden Beeinträchtigungen des Alters assoziiert.

13.1.1 Symptomatik

Definition

Die Krankheit **Depression** umfasst neben der depressiven Stimmung die Hemmung des Gedankengangs, der Entschlussfähigkeit, des Handelns und der Mobilität.

Depression umfasst also weit mehr als die Veränderung einer Stimmungslage. Die ICD-10 unterscheidet zwischen Haupt- und Zusatzsymptomen (Dilling et al 2015):

- **Hauptsymptome:**
  - depressive Stimmung (ungleich Trauer)
  - Interessenverlust, Freudlosigkeit
  - Antriebsmangel, erhöhte Ermüdbarkeit
- **Zusatzsymptome:**
  - verminderte Konzentration und Aufmerksamkeit
  - vermindertes Selbstwertgefühl und Selbstvertrauen
  - Gefühle von Schuld/Wertlosigkeit
  - negative und pessimistische Zukunftsperspektiven
  - Suizidgedanken oder -handlungen
  - Schlafstörungen
  - verminderter Appetit

Die Symptome müssen **mind. 2 Wochen** andauern, bevor von einer depressiven Episode gesprochen werden kann.

Die Betroffenen berichten über ein Gefühl der inneren Leere, der Niedergeschlagenheit und des Verlustes von Interesse an sonst üblichen Tätigkeiten. Sie fühlen sich lustlos auch bei Verrichtungen, die sie ansonsten gerne ausgeübt haben. Manchmal wirken sie auch gereizt und dysphorisch. Entscheidungen fallen ihnen schwer bei gleichzeitigem Zwang zum Grübeln. Der Antrieb kann gehemmt sein bis hin zu stuporösen Zustandsbildern. Die Psychomotorik ist verlangsamt, die Mimik nur spärlich (▶ Abb. 13.1). Die Stimme ist leise und die Stimmlage eher monoton.

Definition

Stupor bezeichnet einen Zustand der Regungslosigkeit ohne erkennbare psychische und physische Aktivität.

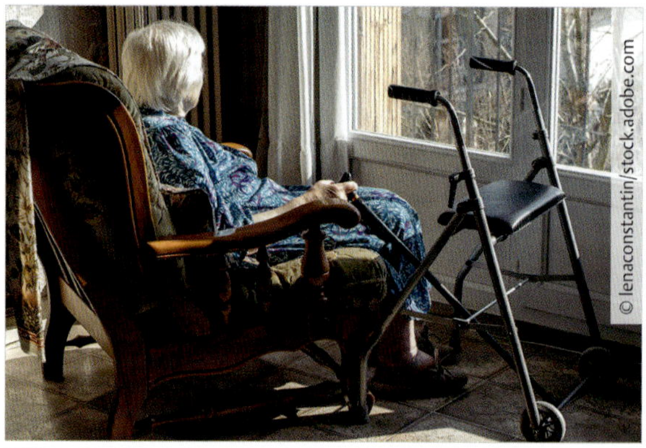

Abb. 13.1 Depression im Alter (Symbolbild).
(Quelle: © lenaconstantin/stock.adobe.com)

Merke

Der Antrieb kann im Rahmen einer Depression auch gesteigert sein. Die Patienten sind dann agitiert-unruhig, gereizt, dranghaft, meist auf körperliche Symptome fixiert.

Das Denken ist deutlich verlangsamt bis hin zu einer völligen Denkhemmung. Die Merkfähigkeit und das Konzentrationsvermögen sind herabgesetzt, weshalb die Depression im Alter auch von einer demenziellen Entwicklung differenzialdiagnostisch unterschieden werden muss. Häufig ist die Grundeinstellung **negativistisch** oder **nihilistisch**. Treten Wahnsymptome auf, dreht sich deren Inhalt meist um Verarmung, Schuld oder die Schwere der eigenen Erkrankung.

Je nach Verlauf der Erkrankung und Schwere der Symptome wird zwischen einer eher länger anhaltenden, aber symptomärmeren **Dysthymie** und der einmaligen oder rezidivierenden **depressiven Episode** unterschieden. Wenn im Verlauf einer Dysthymie eine depressive Episode auftritt, wird von einer **Double Depression** gesprochen. **Anpassungsstörungen** (S. 277) können ebenfalls oft mit depressiven Symptomen einhergehen, die aber ebenfalls symptomärmer sind.

Definition

Die **Dysthymie** ist gekennzeichnet durch eine langandauernde, depressive Verstimmung, deren Symptome jedoch niemals oder nur selten die Ausprägung einer depressiven Episode besitzen. Die Störung hält oft mehrere Jahre an und neigt zur Chronifizierung (Dilling et al. 2015). Ein früher gebräuchliches Synonym ist die „neurotische Depression“.

Schweregrad

Die Anzahl der Symptome bestimmt den Schweregrad der Depression:

- **leichte depressive Episode**: 2 Hauptsymptome und mind. 2 Zusatzsymptome (keines stark ausgeprägt)
- **mittelgradige depressive Episode:** 2 Hauptsymptome und mind. 4 Zusatzsymptome
- **schwere depressive Episode:** Alle 3 Hauptsymptome und mind. 4 Zusatzsymptome

Die Merkmale der schweren Episode sind so ausgeprägt, dass eine normale soziale, häusliche oder berufliche Lebensführung nur sehr begrenzt oder überhaupt nicht mehr möglich ist.

Kommt ein **psychotisches** oder **halluzinatorisches Erleben** hinzu, muss die Diagnose einer schweren depressiven Episode mit psychotischen Symptomen gestellt werden. Neben den bereits genannten Wahnthemen können auch akustische Halluzinationen im Sinne von diffamierenden oder anklagenden Stimmen sowie Geruchshalluzinationen von Fäulnis oder verwesendem Fleisch auftreten.

Somatisches Syndrom

Eine Besonderheit stellt das sog. somatische Syndrom im Rahmen einer Depression dar. Um dieses diagnostizieren zu können, müssen mind. 4 der folgenden Symptome vorhanden sein (nach ICD-10):

- Interessenverlust oder Verlust der Freude an normalerweise angenehmen Aktivitäten
- mangelnde Fähigkeit, auf eine freundliche Umgebung oder günstige Ereignisse emotional zu reagieren
- frühmorgendliches Erwachen, 2 oder mehr Stunden vor der gewohnten Zeit
- Morgentief
- psychomotorische Hemmung oder Agitiertheit
- deutlicher Appetitverlust
- Gewichtsverlust, häufig mehr als 5 % des Körpergewichts im vergangenen Monat
- deutlicher Libidoverlust

Klassifikation

Neben der deskriptiven Klassifikation nach ICD-10 ist auch die Einteilung der Depressionen nach der Basler Schule noch gebräuchlich. Sie unterscheidet die Depressionen **ätiologisch** in

- reaktiv/neurotisch, psychogen,
- anlagebedingt, endogen,
- organisch-körperlich, somatisch.

Des Weiteren werden **Subtypen** oder besondere Ausprägungen der Erkrankung beschrieben. Sie kann saisonal im Herbst oder Frühjahr auftreten, im Alter als sog. „Involutionsdepression" oder nach einer Geburt (post-partum). Ihr Erscheinungsbild kann „gehemmt", aber auch „agitiert" sein. Die depressive Störung kann sich hinter körperlichen Symptomen „verstecken" (larvierte Depression) oder auch mit einem Erkrankungs-, Schuld- oder Verarmungswahn einhergehen (psychotische Depression).

13.1.2 Epidemiologie

Die Häufigkeit der erstmaligen Erkrankung an einer depressiven Störung ist in der Mitte des 3. Lebensjahrzehnts am größten. Die Lebenszeitprävalenz im Laufe seines Lebens an einer der unterschiedlichen Form einer Depression zu erkranken, liegt national wie international bei 16–20 % (DGPPN et al. 2015).

Tab. 13.1 Affektive Störungen: 12-Monatsprävalenz in % [Tabelle basiert auf Angaben aus: Jacobi et al. 2015].

Affektive Störung	Frauen	Männer	gesamt
unipolare Depression	10,6	4,8	7,7
Major Depression	8,4	3,4	6,0
Dysthymie	2,5	1,4	2,0
bipolare Störungen	1,7	1,3	1,5

▸ Tab. 13.1 zeigt die 12-Monatsprävalenz von affektiven Störungen. Bei ca. einem Fünftel der Patienten, die an depressiven Episoden erkranken, treten auch hypomanische, manische oder gemischte Episoden auf.

Das Verhältnis von erkrankten Frauen zu Männern beträgt 2:1 (DGPPN et al. 2015). Es wird jedoch kritisch diskutiert, ob es sich bei dem Geschlechterverhältnis um eine Fehleinschätzung handelt, da die depressiven Symptome eher „weiblicher" sind und so häufiger erfasst werden. Darüber hinaus nehmen Männer erst später und bei ausgeprägteren Symptomen das Gesundheitssystem in Anspruch, werden also weniger häufig als depressiv diagnostiziert.

Schätzungen zur 12-Monatsprävalenz von depressiven Störungen bei älteren Menschen in Heimen und anderen Institutionen liegen zwischen 15 % und 25 % (DGPPN et al. 2015). Dysthymien zeigen zunächst eine stetige Zunahme, ab dem 30. Lebensjahr jedoch eine allmähliche und ab dem 65. Lebensjahr eine deutliche Abnahme (DGPPN et al. 2015). Depressionen im höheren Lebensalter zählen zu den häufigsten psychischen Störungen. Ob die Zahl der depressiven Störungen mit dem Alter steigt, ist seit langem umstritten (z. B. Helmchen et al. 1999). Gegen diese Position wird allerdings angeführt, dass depressive Syndrome in der Gesamtbevölkerung unterschätzt würden. Insbesondere Studien zu depressiven Syndromen in Allgemeinkrankenhäusern oder Altenheimen ergäben eine höhere Prävalenz (Wolfersdorf u. Schüler 2005).

13.1.3 Verläufe

Depressionen neigen in hohem Maße zu **Rückfällen** (▸ Abb. 13.2). In mind. 50 % der Fälle nach der Ersterkrankung zu wenigstens einer weiteren depressiven Episode (DGPPN et al. 2015). Bei unipolaren Störungen werden im Mittel 4–6 Episoden beobachtet. Die Wahrscheinlichkeit einer erneuten Episode liegt nach 2-maliger Erkrankung bei 70 % und nach der dritten Episode bei 90 % (DGPPN et al. 2015).

15–30 % der depressiven Patienten zeigen keine vollständige Remission, das heißt, sie bleiben **dauerhaft krank**. Gerade in Verbindung mit einer körperlichen Erkrankung steigt das Risiko für Rückfälle oder eine Chronifizierung (DGPPN et al. 2015).

13.1.4 Krankheitsursachen

Wie bei den meisten psychischen Erkrankungen wird auch bei der depressiven Störung von einer **multifaktoriellen** Verursachung ausgegangen. Biologische, biografische und soziale Wirkfaktoren werden im Zusammenspiel als Begründung für das Entstehen einer Depression angeführt. Im Unterschied zur frühen Ersterkrankung scheint jedoch der genetische Beitrag für die sich im Alter erstmals manifestierende Depression abzunehmen. Unter Berücksichtigung des höheren Lebensalters nimmt auch die größere Erkrankungshäufigkeit bei Frauen ab.

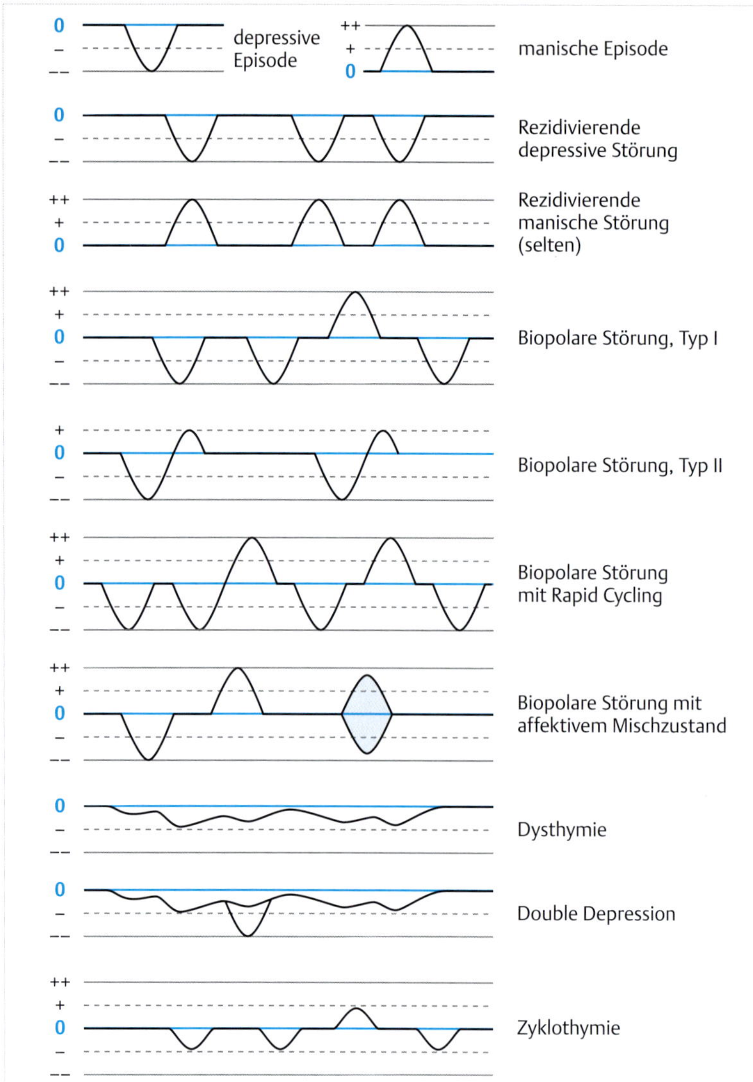

Abb. 13.2 Verläufe affektiver Störungen. (Quelle: Gouzoulis-Mayfrank E. Formen und Verläufe. In: Haupt W, Gouzoulis-Mayfrank E, Kabbasch C, Hrsg. Neurologie und Psychiatrie für Pflegeberufe. 11. Aufl. Stuttgart: Thieme; 2016)

Zusatzwissen

Nicht zuletzt wegen der Wirksamkeit der Antidepressiva wird auf neuronaler Ebene von einer Dysbalance des Serotonin-Noradrenalin-Systems als **Ursache für Depressionen** ausgegangen. Eine allerdings noch nicht belegte neurobiologische Hypothese bezieht sich auf die Spätmanifestation der Depression. Sie besagt, dass bei älteren Patienten zerebrovaskuläre Veränderungen – im Sinne von Läsionen – die neuronalen Verbindungen unterbrechen können. Betreffen diese Schädigungen – meist auf dem Boden eines lange bestehenden Hypertonus oder Diabetes mellitus – bestimmte Nervenbahnen bzw. Kerngebiete, imponieren die Symptome im weiteren Verlauf als typisch depressive.

Depressive Symptome aufgrund körperlicher Ursachen

Gerade im Alter mit seiner Multimorbidität und seiner Polypharmazie muss eine **körperliche Verursachung** der depressiven Symptomatik in Betracht gezogen werden. Zahlreiche körperliche Erkrankungen gehen mit einem erhöhten Risiko einer Depression einher (► Tab. 13.2).

In diesen Fällen wird von einer **organischen Depression** gesprochen, die sich ganz zurückbilden kann, wenn die körperliche Ursache behoben wird.

Depressionsgefährdete Personen

Bezüglich der Persönlichkeitsmerkmale gelten **selbstunsichere** oder **narzisstische** Persönlichkeiten als depressionsgefährdet. Gerade das Alter mit seinen vielfältigen Veränderungen und Beeinträchtigungen muss von diesem Personenkreis als bedrohlich, verunsichernd oder kränkend erlebt werden. Ein hoher Zuwendungsbedarf und ein mangelndes bzw. instabiles Selbstwert-

Tab. 13.2 Beispiele körperlich begründeter Ursachen für eine Depression.

Ursachenklassen	einzelne Ursachen
metabolische oder endokrinologische Störungen	• Diabetes mellitus • Über- oder Unterfunktion der Schilddrüse oder der Nebenschilddrüse • Niereninsuffizienz • Leberinsuffizienz • Cushing-Syndrom • Addison-Syndrom • Fehl- oder Mangelernährung
Infektionen oder Entzündungen	• Pneumonien • Hepatitis • Pankreatitis • rheumatische Erkrankungen • Brucellose • Borreliose
bösartige Neubildungen	• Karzinome • Leukämien • Lymphome
kardiopulmonale Störungen	• Herzinsuffizienz • Myokardinfarkt • Anämie • chronische Lungenerkrankungen
zerebrale Störungen	• Schlaganfall • Hirnblutungen • Demenzen • entzündliche Prozesse • zerebrale Metastasen oder Hirntumore • Epilepsien • Multiple Sklerose • Morbus Parkinson
Medikamente	• Amantadin • Analgetika • Antibiotika • Antipsychotika • β-Blocker • Benzodiazepine • Digitalis • Diuretika • L-Dopa • Malariamittel • Reserpin • Steroide
sonstige	• Schmerzzustände

gefühl, resultierend aus dem Fehlen einer vertrauensvollen Beziehung in der frühen Kindheit, lassen das Ich hilflos und verletzbar für Veränderungen werden.

Durch ein **negatives Selbstbild**, **Hoffnungslosigkeit** und **fehlende Entwicklungsperspektiven** werden die Herausforderungen des zunehmenden Alters nicht angenommen. Es resultiert ein Schuld- und Versagensgefühl. Einschneidende Lebensereignisse, wie der Verlust des langjährigen Partners oder die Berentung, erfordern eine Umorientierung des Lebens, die z. B. für Personen mit einer erlernten Hilflosigkeit scheinbar unüberwindbare Hindernisse darstellen können. **Auslösende Faktoren** bzw. **Bedingungen** für das Entstehen einer Depression im Alter sind:

- Verlust oder Verlassenwerden von engen Bezugspersonen (Partner, Freundes- oder Bekanntenkreis)
- Verlust der gewohnten Tätigkeit (Berentung, Wohnumfeld, Hobbys)
- Verlust des gewohnten Wohnumfelds durch Heimeinzug
- zunehmende Beeinträchtigung oder Verlust der körperlichen und geistigen Funktionsfähigkeit (plötzlich durch akute Ereignisse oder chronisch schleichender Verlauf)
- Verlust an Selbstbestimmtheit oder Erleben von Abhängigkeit (Wohnung, Bewegungsradius, materielle Einbußen)
- Veränderungen der Beziehungen (Pflegebedürftigkeit des Partners)

Das Zusammenwirken der unterschiedlichen Faktoren führt in der Folge zu einer Auslenkung des **Katecholamin-**, **Serotonin-** oder **neuroendokrinologischen Systems**, dessen psychopathologisches Korrelat als depressives Symptom in Erscheinung tritt.

13.1.5 Diagnostik

Die Diagnostik orientiert sich an den anamnestisch erhobenen **psychopathologischen Befunden**. Dabei ist jedoch zu berücksichtigen, dass sich die depressive Symptomatik hinter körperlichen Symptomen „verbergen" kann. Die Patienten klagen über Schlafstörungen, Antriebsverlust oder kognitive Einbußen. Sie fühlen sich rasch erschöpft, appetitlos und körperlich wenig leistungsfähig. Nicht selten ziehen sie sich aus ihrer Umgebung zurück, verlassen immer seltener die Wohnung und verbringen einen großen Teil des Tages im Bett. Die Körperhygiene und die Nahrungsaufnahme werden vernachlässigt. An somatischen Symptomen werden kaum zuzuordnende, **diffuse Schmerzen** vorgebracht, die sich auf den Kopf, den Hals, den Thorax oder das Abdomen beziehen. Häufig wird über unvorstellbar lang **persistierende Obstipation** berichtet. Zusätzlich kann ein Schwindel auftreten.

Merke

Wegen der meist negativ besetzten Wahrnehmung ihrer Selbst und ihrer Umwelt neigen Depressive zu einer verstärkten Darstellung ihrer Symptome.

Umso mehr muss jedoch eine körperliche Ursache der vorgetragenen Beschwerden mit in Betracht gezogen und ausgeschlossen werden. Eine gründliche **körperliche** und **neurologische Untersuchung** ist deshalb unverzichtbar. Bei der psychotischen Depression müssen Wahnerleben wie unbegründeter Schuld-, Verarmungs-, Versündigungs- oder Erkrankungswahn erfragt werden. Differenzialdiagnostisch muss eine Depression im Alter von einem demenziellen Prozess unterschieden werden. In diesem Fall wird von der sog. **Pseudodemenz** gesprochen. Typischerweise verschwinden die kognitiven Einbußen nach Remission der Depression wieder.

Psychometrische Untersuchungsinstrumente können die Diagnostik unterstützen und objektivieren. Die bei jüngeren Depressiven häufig angewandte **Hamilton-Skala** eignet sich für die Befragung im Alter nur eingeschränkt, da sie in ihren Items nach Aspekten fragt, wie sie für jüngere Menschen ungewöhnlich, für Ältere jedoch durchaus zutreffend und normal sein können. Mit der **Geriatrischen Depressionsskala** (engl. Geriatric Depression Scale; ► Abb. 13.3; Langfassung: Yesavage et al. 1983; Kurzfassung: Sheikh u. Yesavage 1986) liegt jedoch ein Instrument vor, das die Besonderheit des alten, meist multimorbiden Patienten berücksichtigt.

Geriatric Depression Scale (GDS) (15-Fragen – Kurzfassung nach Yesavage et al.)	**ja**	**nein**
1. Sind Sie grundsätzlich mit Ihrem Leben zufrieden?	○	□
2. Haben Sie viele von Ihren Tätigkeiten und Interessen aufgegeben?	□	○
3. Haben Sie das Gefühl, Ihr Leben sei leer?	□	○
4. Ist Ihnen oft langweilig?	□	○
5. Sind Sie meistens guter Laune?	○	□
6. Befürchten Sie, dass Ihnen etwas Schlechtes zustoßen wird?	□	○
7. Sind Sie meistens zufrieden?	○	□
8. Fühlen Sie sich oft hilflos?	□	○
9. Sind Sie lieber zu Hause, statt auszugehen und etwas zu unternehmen?	□	○
10. Glauben Sie, dass Sie mit dem Gedächtnis mehr Schwierigkeiten haben als andere Leute?	□	○
11. Finden Sie, es sei wunderbar, jetzt zu leben?	○	□
12. Fühlen Sie sich so, wie Sie jetzt sind eher wertlos?	□	○
13. Fühlen Sie sich energiegeladen?	○	□
14. Finden Sie, Ihre Lage sei hoffnungslos?	□	○
15. Glauben Sie, die meisten anderen Leute haben es besser als Sie?	□	○

Total GDS ____________

Gezählt wird die Anzahl der Kreuze in □. Das Maximum beträgt somit 15 Punkte.

0 – 5 Punkte: normal
5 – 10 Punkte: leichte und mäßige Depression
11 – 15 Punkte: schwere Depression

Abb. 13.3 Geriatric Depression Scale. Gezählt wird die Anzahl der Kreuze. 0–5: normal; 5–10: leichte und mäßige Depression; 11–15: schwere Depression [Abbildung basiert auf Angaben aus: Sheikh u. Yesavage 1986]. (Quelle: © Thieme Group)

13.1.6 Abgrenzung zu Trauer

Definition

Trauer ist die emotionale Reaktion des sich bindenden Menschen auf einen Verlust. Sie ist keine Krankheit.

Die Trauer entspricht einer i. d. R. **normalen, vorübergehenden** Reaktion und weniger einer krisenhaften Situation, die ein professionelles Eingreifen erfordert. Konsequenterweise grenzt die Klassifikation nach ICD-10 Depression und Trauer voneinander ab. Das mehr oder weniger schmerzhafte und bewusste Erleben der Trauer wird als Voraussetzung für eine gelingende Bewältigung eines Verlustes angesehen. Das Trauern stellt einen **Anpassungsprozess** dar, in dem man lernt, mit der veränderten Situation zu leben (Smeding u. Heitkönig-Wilp 2010). Ein individuell verbleibender Rest an Trauer oder Wehmut ist für diesen Prozess üblich.

▸ **Unterschiede zwischen Trauer und Depression.** Nach DSM-5 (APA 2018) sind die bei der Trauer vorherrschenden Gefühle die von Leere und Verlust, dagegen fällt es dem depressiven Menschen durchgehend schwer, Glück und Freude zu empfinden. Trauergefühle treten typischerweise wellenförmig auf und sind meist mit Gedanken an den Verstorbenen verbunden. Die depressive Stimmung bei einer depressiven Episode ist dagegen durchgehend. Das Selbstwertgefühl ist bei Trauernden i. d. R. erhalten, bei Depressiven finden sich oft Gefühle der Wertlosigkeit und des Selbsthasses (▸ Tab. 13.3).

Die Abgrenzung von unbewältigter Trauer zu einer depressiven Stimmungslage ist nicht immer eindeutig zu vollziehen, jedoch kann als Orientierung hilfreich sein, dass eine Trauerreaktion meist innerhalb von 2 Monaten nach einem schweren Verlust schwächer wird. Beim gemeinsamen Auftreten von Trauer und einer depressiven Episode ist die Funktionseinschränkung größer und die Prognose schlechter als bei Trauer ohne zusätzliche depressive Episode.

▸ **Pathologische Trauer.** Die Übergänge zwischen normaler Trauer und pathologischer Trauer sind jedoch fließend. Zu den Risikofaktoren für die Entwicklung einer pathologischen Trauer zählen (Smeding u. Aulbert 2011):

- **biografisch-demografische Faktoren** wie:
  - Geschlecht
  - Alter
- individuelle Faktoren wie:
  - Persönlichkeit und Ambivalenz in der Beziehung
  - Gesundheit
  - die Art des Todes (z. B. plötzlich, Verlust eines Kindes, Mord)

Tab. 13.3 Unterschiede zwischen Trauer und Depression.

Merkmal	Trauer	Depression
Gefühlslage	Gefühl von Leere und Verlust, Selbstzweifel nur vorübergehend	Freudlosigkeit und depressive Stimmung, Gefühl von Wertlosigkeit und schwere Selbstzweifel
Verlauf der Gefühle	wellenförmig	durchgängig
Ansprechbarkeit für positive Dinge oder positive Erinnerungen	erhalten	gering bis erloschen
Selbstwertgefühl	erhalten	gering bis erloschen
Blick in die Zukunft	möglich	gering bis erloschen, negative Gedankenspirale
Suizidabsichten	eher selten	eher häufig
Gewicht	eher stabil	eher Gewichtsverlust
vegetative Symptome	eher selten	häufig
Unfähigkeit zur gewohnten Alltagsbewältigung	eher selten und nur kurzfristig	je nach Schweregrad häufig und länger anhaltend
depressive Wahnthemen	nie	je nach Schweregrad häufig

 ◦ die Begleitumstände des Todesfalles (z. B. mangelnde Unterstützung durch das Umfeld, Arbeits-, Heimat- und Umgebungsverlust oder schwere finanzielle Verluste)

Als **verlängert** wird ein Trauern dann angesehen, wenn es dem Betroffenen nicht gelingt, 2 Monate nach dem Verlust langsam wieder zu seinen gewohnten Alltagsaktivitäten zurückzukehren.

13.1.7 Suizidalität

Depressive Störungen gehen mit einem deutlich erhöhten Risiko der Entwicklung einer Suizidalität einher. Risikofaktoren für Suizidalität finden Sie in ▶ Tab. 13.4.

Definition

Suizidalität ist die Summe aller Denk- und Verhaltensweisen von Menschen oder Gruppen, die in Gedanken, durch aktives Handeln, Handeln lassen oder unterlassen den eigenen Tod anstreben bzw. als möglichen Ausgang einer Handlung in Kauf nehmen (Wolfersdorf u. Schüler 2005).

Laut Statistischem Bundesamt (2020c) starben im Jahr 2018 in Deutschland insgesamt 9 396 Personen durch Suizid – das waren fast 26 Personen pro Tag. Männer nahmen sich mit ca. 76 % der Selbsttötungen deutlich häufiger das Leben als Frauen. Das durchschnittliche Alter von Männern lag zum Zeitpunkt des Suizides bei 57,9 Jahren, bei den Frauen bei 59,1 Jahren. Insgesamt ist die Zahl der Suizide in den vergangenen Jahren deutlich zurückgegangen: 1980 nahmen sich z. B. noch ca. 50 Personen pro Tag das Leben (Statistisches Bundesamt [Destatis] 2020c). Fast 40 % aller Suizide in der BRD entfallen auf Menschen im Alter von 65 Jahren und älter (▶ Tab. 13.5).

Die am häufigsten gewählte Suizidmethode war sowohl bei Frauen als auch bei Männern die Selbsttötung durch „Erhängen, Strangulieren oder Ersticken“: Fast die Hälfte aller Männer, die Suizid beging, starb auf diese Art und Weise (48 %). Bei den Frauen waren es 36 %, die diese Art der Selbsttötung wählten (Statistisches Bundesamt [Destatis] 2020c).

Die Gerontopsychiater und Suizidologen Manfred Wolfersdorf und Michael Schüler (2005) schätzen, dass bei Depressiven im Verlaufe ihrer Erkrankung 20–30 % der Betroffenen Suizidversuche unternehmen und 70–80 % Suizidideen haben.

Vorboten

Der Psychiater und Suizidologe Erwin Ringel (1953) beschrieb bereits Mitte des letzten Jahrhunderts Vorboten eines Suizidversuches, die unverändert aktuell sind:

- Gefühl der Einengung und des Grübelns (der Suizid bleibt als einziger Ausweg)
- Suizidgedanken und Aufgeben gewohnter Interessen und Aktivitäten (Flucht in eine Phantasiewelt)
- verstärkte und gleichzeitig gehemmte Aggression, die sich früher oder später gegen den Betroffenen selbst richtet (Aggressionsumkehr)
- Ankündigung des Suizids (direkt oder indirekt)
- unerwartet auftretende Ruhe nach Suizidäußerungen („Ruhe vor dem Sturm“)

Zur erfolgreichen Suizidprophylaxe gehört das Erkennen dieser Vorboten. Hier kommt u. U. den Pflegenden eine besondere Bedeutung zu.

Formen der Suizidalität

In der Beschreibung der Suizidalität (Wolfersdorf u. Schüler 2005) lassen sich Abstufungen vornehmen zwischen

- passiver bzw. **latenter** und
- aktiver bzw. **akuter** Suizidalität.

Es beginnt mit einem Wunsch nach Ruhe, Pause oder Unterbrechung im Leben mit dem Risiko des Versterbens. Der Wunsch

Tab. 13.4 Risikofaktoren für Suizidalität [Tabelle basiert auf Angaben aus: DGPPN et al. 2015].

Faktoren	Symptome
Suizidintention	• vorangegangene Suizidversuche (bedeutendster Risikofaktor!) • drängende Gedanken an Suizid; Suizidpläne konkreter Natur; suizidale Handlungen werden vorbereitet • „harte" Methode • auch nach längerem Gespräch keine Distanzierung von Suizidplan • Abschied wird vorbereitet (Brief, Nachlass usw.) • Suizid wird arrangiert
aktuelle klinische Symptomatik	• Gefühlswelt: immense Hoffnungslosigkeit, Hilflosigkeit, Wertlosigkeit, Schuld • Zukunftsvorstellungen nicht mehr vorhanden • „Tunnelblick": starke Einengung auf den Suizid (präsuizidales Syndrom), Handlungsdruck ist hoch • sozialer Rückzug nimmt zu, Verabschiedung von Personen im Umfeld, Verschenken von Gegenständen, letzte Dinge werden geregelt (Testament, Versicherungen, Papiere) • Suizid wird direkt (offen) oder indirekt (verdeckt) angekündigt • Gereiztheit, Aggression, Agitation, Angst, Panik • Suizididee: Suizid als altruistische bzw. pseudoaltruistische Handlung; Selbstopferung • Ideen eines erweiterten Suizids (z. B. Partner, Kinder) • Gefahr des Suizids im Rahmen eines abrupt einsetzenden Erregungszustandes [Raptus] bei depressivem Wahn/anderweitiger psychotischer Depression • anhaltende Schlafstörung, Gewichtsverlust und geringe Konzentrationsfähigkeit • Anhedonie: Fähigkeit zum positiven emotionalen Erleben (Freude, Lust, Vergnügen) ist reduziert bis erloschen. • Substanzmissbrauch bzw. -abhängigkeit
allgemeine Faktoren	• männlich • fortgeschrittenes Alter (v. a. Männer > 70 Jahre) • suizidales Verhalten in der Familie • Lebenssituation: allein, arbeitslos, körperlich chronisch krank, mehrere aktuelle Belastungen/Kränkungen • aktuell Suizide im Umfeld • keine Bindung (z. B. keine religiöse Bindung)

Tab. 13.5 Suizide im Alter ab 65 Jahren im Jahr 2018 [Tabelle basiert auf Daten aus: Statistisches Bundesamt (Destatis) 2020c].

Alter	gesamt	Männer	Frauen
65–69	667	508	159
70–74	586	431	155
75–79	895	675	220
80–84	751	559	192
85–89	531	412	119
90 und älter	253	180	73
gesamt	3 683*	2 765	918

*39,2 % aller 2018 in Deutschland begangenen Suizide fallen somit auf Menschen ab 65 Jahren.

konkretisiert sich zu einem Todeswunsch, d. h. jetzt oder in der Zukunft lieber tot sein zu wollen. Es folgt der Suizidgedanke als gedachte Möglichkeit. Er kann sich als Impuls spontan oder zwanghaft aufdrängen.

Mit zunehmendem Handlungsdruck entwickeln sich Suizidabsichten

- mit oder ohne **Plan** bzw.
- mit oder ohne **Ankündigung**.

Schließlich erfolgt die Suizidhandlung als

- **vorbereiteter, begonnener** oder **abgebrochener** Versuch (Selbst- oder Fremdeinfluss),
- **durchgeführter** (selbst gemeldet, gefunden)

bzw. als

- **gezielt geplanter** oder
- **impulsiv durchgeführter** Versuch.

Die „Ernsthaftigkeit" eines solchen Versuchs unterliegt weniger der Bewertung der gewählten Methode, sondern vielmehr der subjektiven Absicht des Versterbens.

Umgang mit suizidalen Menschen

Der Umgang mit suizidalen Menschen zählt zu den besonderen Herausforderungen für Pflegende und therapeutische Mitarbeiter. Suizidalität ist ein häufiges Symptom einer depressiven Störung. So liegt es nahe, regelmäßig nach seinem Vorhandensein zu fragen.

M!

Merke

Die Mutmaßung, dass ein Ansprechen der Suizidalität die Gefahr einer suizidalen Handlung erhöht, ist falsch. Genauso falsch ist allerdings auch die Annahme, dass derjenige, der über seine Selbsttötungsabsichten spricht, keinen Versuch unternehme.

Merke

Werden Suizidabsichten geäußert, ist der behandelnde Arzt zu informieren. Handelt es sich um akute Absichten, darf der Patient nicht mehr alleine gelassen werden.

Basis der weiteren Schritte und Behandlung ist der Aufbau einer **tragfähigen Beziehung**. Der Kontakt von Therapeuten und Pflegenden zum Patienten muss verlässlich sein und gehalten werden können. Von der Stabilität dieser Beziehung und der gegenseitigen Absprachefähigkeit ist es abhängig, ob und in welcher Form ein suizidaler Mensch stationär behandelt werden muss. Liegt z. B. ein ausgeprägt psychotisches Erleben vor oder leidet der Patient unter sich akut aufdrängenden Suizidimpulsen, ist eine **stationäre Einweisung** und engmaschige Betreuung notfalls auch gegen seinen Willen notwendig.

In akuten Fällen muss der Betroffene rund um die Uhr beobachtet werden und potenziell gefährliche Gegenstände müssen aus seiner Umgebung entfernt werden. Fixierungen oder Isolierung sollten, wo immer möglich, durch eine **Einzelbetreuung rund um die Uhr** vermieden werden. Über die zu treffenden Maßnahmen entscheidet der Arzt, in akuten Notfällen auch die anwesende Pflegeperson, die im Anschluss sofort den Arzt informieren muss. Die entsprechenden rechtlichen Voraussetzungen sind im Kap. „Freiheitseinschränkende Maßnahmen und Unterbringung" (S. 156) beschrieben.

Neben dem Aufbau und Erhalt der pflegerischen und therapeutischen Beziehung sind sedierende und **entspannende Medikamente** angezeigt. Als Mittel bieten sich niederpotente Antipsychotika und/oder Benzodiazepine in ausreichender Dosierung an. Für funktionierenden Nachtschlaf sollte ebenfalls Sorge getragen werden, da insbesondere der wach liegende Patient zum Grübeln neigt. Die alleinige Gabe von Antidepressiva ist meist nicht ausreichend, da die stimmungsaufhellende Wirkung erst mit einer Latenz von 1–2 Wochen eintritt.

Alle getroffenen Maßnahmen müssen im **Team** besprochen und dokumentiert werden. Soweit möglich, ist der Patient über die zu seinem Schutz getroffenen Maßnahmen zu informieren.

13.1.8 Therapie

Bezüglich der Therapie der Depression wird unterschieden zwischen

- der Akutphase – mit deren Beherrschung und einer möglichst schnellen Remission der akuten Symptome,
- der Erhaltungstherapie – zur Vorbeugung eines Rückfalls,
- der Rezidivprophylaxe – zur Verhinderung einer Wiedererkrankung.

Je nach Schwere und akutem Verlauf der Symptome reicht die Spanne der therapeutischen Möglichkeiten von medikamentöser Behandlung im **klinisch-stationären** Rahmen bis hin zur **ambulanten** Psychotherapie. Hierin unterscheidet sich die antidepressive Behandlung älterer Menschen nicht von der jüngerer. Beim alten Patienten muss jedoch eine evtl. zugrunde liegende somatische Erkrankung vorrangig in Betracht gezogen und entsprechend der diagnostizierten Krankheit behandelt werden.

Die therapeutischen Prinzipien orientieren sich am multikausalen Erklärungsmodell der Depression. Ausgangspunkt ist die Schaffung und Aufrechterhaltung einer therapeutischen Beziehung. Liegt eine schwere depressive Episode u. U. mit psychotischen Symptomen und/oder Suizidalität vor, wird der Schwerpunkt zunächst auf einer **medikamentösen Behandlung** liegen. Handelt es sich um eine weniger ausgeprägte Depression und hat der Patient bereits früher auf psychotherapeutische Interventionen positiv angesprochen, empfiehlt sich auch beim alten Menschen ein primär **psychotherapeutisches Vorgehen**. So ergänzen sich i. d. R. medikamentöse und psychotherapeutische Methoden. Insbesondere im Rahmen der Rezidivprophylaxe hat sich die Kombination als wirkungsvoll erwiesen.

Medikamentöse Therapie

Durch die Gabe von Medikamenten aus unterschiedlichen Substanzgruppen wird versucht, die Dysbalance der Neurotransmitter Serotonin und/oder Noradrenalin medikamentös auszugleichen. In den vergangenen Jahren sind neue Substanzen entwickelt worden, die sich sowohl in ihrem Wirkansatz als auch in den unerwünschten Wirkungen unterscheiden (S. 399). Der antidepressive Effekt setzt nach 1–2 Wochen ein, die unerwünschten Wirkungen allerdings früher. Der Patient muss hierüber aufgeklärt werden, damit er die Medikation nicht von sich aus absetzt.

Monoaminooxidasehemmer

Die seit den Anfängen der antidepressiven Behandlung bekannten irreversiblen Monoaminooxidasehemmer (MAOH) hemmen die Spaltung von Monoaminen wie Serotonin, Noradrenalin oder Dopamin im synaptischen Spalt und erhöhen damit deren Verfügbarkeit. Die irreversible Hemmung stellt eine große Anforderung an die Zusammenarbeit mit dem Patienten besonders im Hinblick auf die Einhaltung einer tyraminarmen Diät (z. B. Verzicht auf Rotwein, Meiden bestimmter Käsesorten, Rinder- oder Geflügelinnereien, Avocados und Suppenwürfel bzw. Fertigsaucen). Deshalb werden irreversible MAOH nur noch selten eingesetzt. Der selektive, reversible MAO-Hemmer Moclobemid hat diesbezüglich ein günstigeres Nebenwirkungsprofil und hat sich im Alter als gut wirksam erwiesen. Wichtige unerwünschte Nebenwirkungen sind Unruhe, Schlaflosigkeit, orthostatische Hypotension und Übelkeit. Die empfohlene Dosis liegt zwischen 300 und 450 (600) mg am Tag, verteilt auf 2–3 Gaben.

Trizyklische Antidepressiva

Die trizyklischen Antidepressiva (TZA) gehören zu den älteren auf dem Markt befindlichen antidepressiven Substanzen. Neben ihrer kombinierten Noradrenalin-Serotonin-Wiederaufnahmehemmung beeinflussen sie jedoch auch in unterschiedlicher Stärke das cholinerge und histaminerge Transmittersystem. Hieraus resultiert eine Vielzahl unerwünschter Wirkungen, die ihren Einsatz bei älteren, v. a. multimorbiden Patienten einschränken. Nichtsdestotrotz zählen sie zu den am besten erprobten Antidepressiva mit zusätzlichem Wirkprofil, z. B. bei der unterstützenden Behandlung von Schmerzen.

Besonders gravierend sind die anticholinergen Wirkungen der TZA, die umfangreiche gastrointestinale, urogenitale, kardiale und orthostatische Auswirkungen zeigen. Liegt im Rahmen einer demenziellen Erkrankung bereits ein cholinerges Defizit vor, kann die Gabe dieser Substanzen bei diesen Patienten bereits in geringer Dosierung zu einem Delir führen.

Unter den „klassischen" Substanzen besitzt das Nortriptylin die geringste anticholinerge Wirkung, sodass es insbesondere bei schweren Depressionen im Alter weiterhin gegeben wird. Die empfohlene Dosis liegt zwischen 50 und 100 (150) mg am Tag, verteilt auf 2–3 Gaben.

Selektive Serotonin-Wiederaufnahmehemmer

Die selektiven Serotonin-Wiederaufnahmehemmer (SSRI) gelten in der medikamentösen Behandlung der Depression im Alter als Mittel der ersten Wahl. Typische Vertreter sind z. B. Citalopram, Sertralin oder Paroxetin. Sie besitzen keine anticholinergen Wirkungen und ähneln in ihrem Nebenwirkungsprofil den MAOH. Ihnen fehlt jedoch eine sedierende Komponente, weshalb sie bei Vorliegen einer Suizidalität mit einem Sedativum kombiniert werden müssen.

Ob die Beobachtungen einer verstärkten Suizidgefahr, wie sie bei der Behandlung von Kindern und Jugendlichen mit SSRI diskutiert wird, auch auf den Altersbereich übertragbar sind, lässt sich zum derzeitigen Stand des Wissens nicht beantworten. Die empfohlene Dosis beträgt für Citalopram sowie Paroxetin 20–40 mg und für Sertralin 50–100 mg in einer morgendlichen Gabe.

Sonstige Antidepressiva und Medikamente

Zu weiteren Antidepressiva im Alter zählen Substanzen wie
- die Noradrenalin- und Serotonin-Wiederaufnahmehemmer Venlafaxin bzw. Duloxetin,
- das noradrenerge und spezifisch serotonerge Antidepressivum Mirtazapin,
- und der Melantoninrezeptoragonist Agomelatin.

► **Johanniskrautextrakte.** Für die Behandlung von leichteren depressiven Episoden bietet sich das Johanniskraut an. Die unerwünschten Wirkungen zeigen sich in allergischen Symptomen, gastrointestinalen Beschwerden sowie einer erhöhten Blutungsneigung.

► **Augmentationsbehandlung.** Zeigt die Therapie auch nach Wechsel der Substanzgruppe und/oder einer Kombinationsbehandlung keine Wirkung, kann zusätzlich zur Fortführung der medikamentösen Behandlung mit Lithium, Carbamazepin oder Schilddrüsenhormonen kombiniert werden. Zwar liegen für jüngere Patienten positive Daten vor, bei älteren gibt es jedoch kaum Untersuchungen (DGPPN et al. 2015). So muss die Kombinationstherapie vor dem Hintergrund der Schwere der Symptome und den zu erwartenden unerwünschten Wirkungen dieser Strategie streng abgewogen werden. Hierzu zählt auch eine kritische Überprüfung der erhobenen Befunde und der daraus abgeleiteten Diagnose der Depression.

► **Antipsychotika.** Das Vorliegen ausgeprägter Wahnideen und/oder Halluzinationen kann eine sog. Zwei-Zügel-Therapie notwendig machen. In diesem Fall werden Antidepressiva mit antipsychotisch wirkenden Medikamenten wie Quetiapin kombiniert. Auf eine Verstärkung der unerwünschten Wirkungen bzw. Interaktionen ist bei der Kombination zu achten.

Therapeutischer Schlafentzug

In der antidepressiven Behandlung hat der totale oder partielle Schlafentzug eine lange Tradition. Insbesondere der partielle Entzug des Schlafes 2- bis 3-mal pro Woche (mit Wecken um 2:00 Uhr morgens) zeigt eine positive Wirkung. Patienten mit einem ausgeprägten Morgentief scheinen hiervon zu profitieren. Die Stimmungsaufhellung setzt rasch ein, ist allerdings eher von kurzer Natur. Diese Form der Behandlung kann jedoch gut mit einer medikamentösen kombiniert werden, deren Wirkung i. d. R. ja erst verzögert einsetzt.

Lichttherapie

Die saisonal abhängige Depression spricht gut auf diese Behandlungsform an. Der Patient setzt sich möglichst tägl. am Vormittag in einem Abstand von 70–100 cm für 2 h vor eine intensive Lichtquelle mit mind. 2 500 Lux. Er kann während dieser Zeit lesen oder andere Dinge verrichten, muss allerdings regelmäßig ca. einmal pro Minute kurz in das Licht schauen. Diese Methode kann bei bekannter saisonal abhängiger Depression auch der Prävention dienen.

Repetitive transkranielle Magnetstimulation und transkranielle Gleichstromstimulation

Zu den zunehmend eingesetzten Verfahren gehört die repetitive transkranielle Magnetstimulation (rTMS). Ursprünglich wurde es im Rahmen der neurologischen Funktionsdiagnostik motorischer Bahnen eingesetzt. Seit Anfang der 1990er Jahre wird es auch bei affektiven Störungen erfolgreich durchgeführt. Über eine Rundspule werden der linke oder der rechte dorsolaterale präfrintale Kortex mittels eines Magnetfeldes stimuliert, welches intrazerebral zu einem Stromfluss führt. Die Behandlung erstreckt sich i. d. R. über 3 bis 6 Wochen. Die Sitzungsdauer und die Anzahl der Pulse pro Sitzung variieren (Sartorius u. Fröhlich 2021).

Die recht neue transkranielle Gleichstromstimulation (tDCS) kann ebensfalls bei depressiven Erkrakungen eingesetzt werden. Sowohl die rTMS als auch der tDCS gelten als sicheres Verfahren (Sartorius u. Fröhlich 2021).

Elektrokonvulsive Therapie

Bleiben medikamentöse Behandlungsversuche ohne Erfolg und liegt weiterhin eine schwere depressive Symptomatik vor, u. U. mit psychotischer Komponente, stellt sich die Frage nach einer Elektrokonvulsive Therapie (EKT). Im Gegensatz zu angloamerikanischen Ländern herrscht im deutschsprachigen Raum eine große Zurückhaltung gegenüber der seit 1938 von dem Psychiater und Neurologen Ugo Cerletti und seinem Assistenten Lucio Bini eingeführten EKT. Dabei gilt sie als ein Verfahren, dessen positive Wirksamkeit bei schweren depressiven Episoden mit psychotischer Symptomatik oder schizophrenen Psychose nachgewiesen ist (Sartorius u. Fröhlich 2021).

Wird sie nach den Regeln der ärztlichen Kunst durchgeführt, sind morphologische Schädigungen am Gehirn mit großer Sicherheit auszuschließen (Bäuml u. Hewer 2003). Der Wirkmechanismus ist nicht eindeutig geklärt. Eine EKT wird in Kurzzeitnarkose, mit völliger Muskelrelaxation und unter EKG- und EEG-Kontrolle durchgeführt. Eine Serie umfasst i. d. R. 8–12 Einzelbehandlungen, die in einer Frequenz von 2- bis 3-mal pro Woche an nicht aufeinanderfolgenden Tagen durchgeführt wird.

Die antidepressive Medikation mit SSRI wird meist weitergeführt. Medikamente, die die epileptische Schwelle erhöhen (Benzodiazepine, Mood-Stabilizer), müssen jedoch vorübergehend abgesetzt werden. Das Verfahren kann auch mit Schlafentzug kombiniert werden. Höheres Alter oder eine ausgeprägte psychotische Symptomatik gelten allerdings als günstige Prädiktoren bei der Anwendung des Verfahrens (Sartorius u. Fröhlich 2021). Die EKT kann auch als Erhaltungs-EKT fortgeführt werden. Hierzu werden die zeitlichen Abstände wöchentlich vergrößert und schließlich auf einen 4-Wochen-Abstand ausgedehnt.

Als unerwünschte Wirkungen können eine vorübergehende Verwirrtheit und Gedächtnisstörungen auftreten, die allerdings mit der Weiterentwicklung der eingesetzten Geräte weniger geworden sind. Kardiovaskuläre Vorerkrankungen können die Einsatzmöglichkeit der EKT limitieren, weshalb in jedem Fall eine sorgfältige körperliche Diagnostik notwendig ist (Sartorius u. Fröhlich 2021).

Psychotherapie

Zur psychotherapeutischen Behandlung depressiver Störungen (S. 333) stehen sehr unterschiedliche Verfahren zur Verfügung. So bieten
- tiefenpsychologisch orientierte,
- verhaltenstherapeutische,
- kognitive Therapien,
- systemisch-familientherapeutische oder
- gesprächspsychotherapeutische Ansätze

gute Belege für ihre Wirksamkeit in der Behandlung depressiver Menschen.

Alle Konzepte berücksichtigen mittlerweile auch die besonderen Gegebenheiten des alten Menschen. Meist handelt es sich um Kurztherapien mit einem fest umgrenzten Fokus. Es ist davon auszugehen, dass die Bedeutung der Psychotherapie im Alter in dem Maße zunehmen wird, in dem die älter werdende Generation bereits in ihrer Sozialisation eine positive Erfahrung mit Gesprächen über ihr Befinden und ihre Emotionen gemacht hat.

Erhaltungstherapie und Rückfallprophylaxe

Wie bereits zuvor beschrieben, birgt die depressive Störung ein erhöhtes Risiko der Wiedererkrankung. So sollte i. d. R. die medikamentöse Therapie nach Ansprechen für 4–6 Monate weitergeführt werden, um Rückfälle zu vermeiden. Gab es innerhalb von 2 Jahren mehrere Rückfälle, stellt sich die Frage nach einer Rückfallprophylaxe. Diese wird mit dem Antidepressivum durchgeführt, welches bislang wirksam war. Reicht dies nicht aus, kann ergänzend eine Behandlung mit Lithium oder Carbamazepin durchgeführt werden. Zur Stabilisierung der medikamentösen Behandlung ist es ratsam, psychotherapeutische und koedukative Aspekte mit in die langfristige Therapieplanung einzubeziehen.

Begleitung depressiver Menschen

Die Begleitung depressiver Menschen ist eine Gratwanderung. Einerseits setzt sie empathisches und fürsorgliches Verhalten voraus – die professionelle Beziehung muss in ihren Angeboten verlässlich sein und es sollte realistische Hoffnung vermittelt werden können. Andererseits bedarf es gerade bei sehr depressiv anklammernden Patienten einer professionellen Distanz. Dieses Wechselspiel von angemessener **Nähe und Distanz** ist auch deshalb so schwierig, weil die Balance gehalten werden muss zwischen dem „Versinken" in den Klagen des Betroffenen und den eigenen Impulsen des Meidens dieser Klagen oder gar einer aufkommenden Verärgerung über den Patienten im Sinne einer Gegenübertragung. Gerade die anhaltenden Klagen eines Patienten, dem man umfassende Hilfe und Zeit zukommen lässt, löst nicht selten ein Gefühl der Verärgerung oder Wut über sein Verhalten und seine „Undankbarkeit" aus.

Hilfreich ist das **Grundverständnis** der Depression als eine Krankheit, die den Patienten in seinem Fühlen, Antrieb und Denken in erheblichem Maße beeinträchtigt. Es hat also keinen Sinn, Zwang oder Druck auszuüben. Ein „Jetzt reißen Sie sich mal zusammen!" schadet auf Dauer eher, als es dem depressiven Patienten nutzt.

Merke

Die alltagsnahen Ressourcen und Kompetenzen sind zu stärken oder in kleinen Schritten zu schaffen.

Überforderung bestärkt allerdings das Gefühl der Hoffnungslosigkeit. Deshalb sind für den Erkrankten kontrollierbare und überschaubare Lebensbereiche zu identifizieren und auszuwählen. In kleinen Schritten können Ziele und Interessen durch Erproben und Testen in der Realität entwickelt werden, mit dem Ziel einer Reduktion der Hoffnungslosigkeit und einer Stärkung des Selbstwertgefühls. Durch **kleinschrittige Aktivierung** kann eine gesündere Erlebnisfähigkeit erzielt werden. Humor (S. 368) fördert eine positive, sinngebende Lebensgestaltung.

Ein weiterer Fokus sollte auf den Ausbau sozialer Unterstützungssysteme gelegt werden. Nicht zuletzt kann dem Betroffenen sowie seinen Ärzten und Pflegenden das Voltaire zugeschriebene Wort helfen: „Die Kunst ist es, den Patienten bei Laune zu halten, bis die Natur ihn heilt".

Lernaufgabe

Internetrecherche: Gibt es in Ihrer Nähe ein „Bündnis gegen Depression"? Informieren Sie sich über örtliche Angebote.

13.2 Pflegeschwerpunkt Depression

Die Pflege von Menschen mit Depression stellt an professionell Pflegende hohe Anforderungen. Zwei von vielen Problemen sind, den Betroffenen zu viel Verantwortung abzunehmen (Schädle-Deininger u. Wegmüller 2017) und tatsächliche Besserungssignale nicht zu erkennen. Darüber hinaus honorieren depressiv Erkrankte oft nicht die Anstrengungen von Pflegenden, ihnen in der Versorgung tägl. zu helfen. Diese Ablehnung führt regelmäßig zu einer emotionalen Belastung in der Bezugspflege.

Lernaufgabe

Lernen Sie im Umgang mit depressiven Menschen mit Pflegebedarf eine „nüchterne" und „neutrale" Empathie, d. h. reflektieren Sie Ihre Gegenübertragungen wie Verärgerung über das beständige depressive Klagen oder unangemessenes Mitleiden mit dem Menschen mit Pflegebedarf.

13.2.1 Physische und psychische Beeinträchtigungen

Konkrete Beeinträchtigungen bei Menschen in einer depressiven Verfassung sind z. B.

- eine wenig flüssige und monotone Sprechweise,
- das Vermeiden von Blickkontakt,
- die Energielosigkeit.

Die Antriebslosigkeit kann in schweren Fällen auch körperliche Beeinträchtigungen nach sich ziehen wie vermehrte Stürze, Obstipation, Dekubitalgeschwüre und u. U. sogar Kontrakturen. Aus diesem Grund werden den Betroffenen aktivierende und ggf. auch passive **Bewegungsübungen** zugeführt. Hierbei können Angehörige mit einbezogen werden (Schädle-Deininger u. Wegmüller 2017). Typische Veränderungen wie z. B. Obstipation oder schlechter Schlaf müssen immer beobachtet werden. Die entsprechende Risikoeinschätzung und Dokumentation sind notwendig.

Praxistipp

Vitale Probleme wie Unterernährung, Dehydratation oder Verwahrlosung durch völlige körperliche Vernachlässigung müssen zeitnah erfasst und ggf. Defizite kompensatorisch übernommen oder unterstützend wahrgenommen werden.

Durch die Depression entstehen auch motorische Hemmung oder seltener eine ausgeprägte Agitiertheit.

Im Vordergrund der Depression stehen v. a. **psychische Probleme**:

- Interessenlosigkeit und Freudlosigkeit gehören zu dieser Erkrankung; aus diesem Grund heißt diese Erkrankung auch Krankheit der „Losigkeit".
- Die Betroffenen haben einen verminderten Antrieb, sind leicht ermüdbar und verlieren ihr Selbstvertrauen.
- Zu vielen Depressionen gehören suizidale Gedanken, die immer wiederkehren können.
- Darüber hinaus ist das Denk- und Konzentrationsvermögen vermindert.
- Eine Herausforderung stellen Wahnvorstellungen an die Betreuenden dar, weil sie den Realitätsbezug beeinträchtigen. Schuld-, Eifersuchts-, Religiositäts- oder aber auch Verarmungswahn können die inhaltlichen Themen des Wahns sein.

13.2.2 Krankheitsbedingte Alltagsprobleme

Im Alltag kommt es in der Begegnung zwischen Angehörigen, Pflegenden und dem depressiven Patienten oft zu Problemen. Dies mag daran liegen, dass der Patient sich selbst als wenig sozial kompetent einschätzt, er aber auch von Pflegenden und Angehörigen mitunter so gesehen wird. Die Verhaltensweisen insgesamt führen selbst bei interessierten Gesprächspartnern zu einer negativen Reaktion, da Gespräche oft nicht den gängigen Kommunikationsnormen folgen. Das beständige **Klagen**, die **negativistische Weltsicht** und die **Hoffnungslosigkeit** erschweren helfende Angebote zusätzlich. Oft meiden diese Patienten aber auch Gemeinschaft und soziale Kontakte.

Praxistipp

Achten Sie bei der Pflege von Menschen mit Depression auf eine ausreichende Selbstpflege.

13.2.3 Pflegeanamnese/Pflegeassessment/Pflegediagnosen

Bei der Depression spielen **Beobachtungen** zu Aspekten wie Stimmung, Tagesverlauf, Schlaf, Antrieb, Wahrnehmung oder Realitätsbezug eine wichtige Rolle. Auf der Basis der gemachten Beobachtungen können Pflegediagnosen gestellt werden, die in den Pflegeprozess einfließen. Darüber hinaus können verschiedene Assessments verwendet werden.

Pflegebedürftigkeit, die durch eine Depression verursacht sein kann, kann mit der **Pflegeabhängigkeitsskala (PAS)** eingeschätzt werden (Eichborn-Kissel u. Lohrmann 2004). Die PAS wurde 1996 in den Niederlanden von der Pflegewissenschaftlerin Ate Dijkstra und Kollegen für den geriatrischen Bereich entwickelt. Sie ist in verschiedene Sprachen übersetzt worden und gut evaluiert (Eichborn-Kissel u. Lohrmann 2004). Die 15 Items basieren auf den Grundbedürfnissen nach Henderson. Dieser beschreibt Einschränkungen oder Fähigkeiten in den Bereichen Essen und Trinken, An-/Auskleiden, Kontakte mit anderen und anderes mehr. Er unterteilt in

- hohe Pflegeabhängigkeit,
- mittlere Pflegeabhängigkeit,
- niedrige Pflegeabhängigkeit.

Die PAS ist in der Handhabung einfach, der Zeitaufwand ist gering und die Systematik lässt sich in jede Dokumentation einfügen (Eichborn-Kissel u. Lohrmann 2004).

Das **Resident Assessment Instrument (RAI)** ist ein für die Langzeitpflege konzipiertes Assessment und kann ebenfalls genutzt werden (Brandenburg 2004). Allerdings ist das RAI bedeutend umfangreicher als die meisten anderen Pflegeassessments.

Bei einer Depression kommen – auch aufgrund der vielfältigen Ausprägungen – viele verschiedene Pflegediagnosen in Betracht (siehe ▶ Tab. 13.6). Sie können durch die Bezugspflegefachperson ermittelt werden.

Tab. 13.6 Mögliche Pflegediagnosen (nach NANDA), die bei einer Depression häufig gestellt werden können.

Name	Definition	weitere Informationen
Hoffnungslosigkeit	ein Zustand, in dem der Betroffene kaum oder keine Alternativen oder persönliche Perspektiven sieht und die Fähigkeit verliert, Kräfte zu aktivieren, um etwas zu verändern	Das Verhalten ist geprägt von Mutlosigkeit, Passivität und Verminderung von Eigeninitiative oder Affekt.
Risiko eines chronisch geringen Selbstwertgefühls	Anfälligkeit für anhaltende negative Selbsteinschätzungen und die Überzeugung, dass die eigene Gesundheit und Situation nicht ausreichend positiv beeinflusst werden kann	Lebensverluste können nicht verkraftet werden. Coping-Strategien funktionieren nicht ausreichend, um wieder ins Gleichgewicht zu kommen.
Relokations-Stress-Syndrom	negative Auswirkungen auf die psychologische und soziale Stabilität des Betroffenen aufgrund eines Wechsels von einer Umgebung in eine andere, wie der Wechsel der Wohnung	Merkmale sind v. a. Entfremdung, Verlust sowie Identitätsverlust, z. B. durch den Umzug in ein Seniorenheim oder durch Kohortenbildung in der stationären Pflege während der Corona-Pandemie.
chronischer Kummer	regelmäßig wiederkehrendes und möglicherweise fortschreitendes Muster einer ständig erlebten Traurigkeit als Folge eines ständig erlebten Verlustes während einer Krankheit oder einer Behinderung	Der Betroffene erlebt immer neue Rückschläge. Auch der Tod von Freunden und Angehörige kann ursächlich sein. Häufig geht dabei die körperliche Fitness zunehmend verloren.
beeinträchtigte Stimmungsregulation	ein Zustand, der durch Stimmungs- und/oder Affektänderungen gekennzeichnet ist; er wird von kognitiven, somatischen und/oder physiologischen Phänomenen begleitet	Zu beobachten sind Hoffnungslosigkeit („das hat doch alles keinen Sinn mehr") und häufig der Rückzug der Betroffenen in ihr Zimmer.

weitere Pflegediagnosen: Angst (geringfügige, mäßige, ausgeprägte oder panische Angst) – kompliziertes Trauern – Risiko eines komplizierten Trauerns – Obstipation – Schlaflosigkeit

Praxistipp

Beobachten sie bei depressiven Personen mit Pflegebedarf deren Stimmung, Antrieb, Verhalten im Tagesverlauf, Schlafverhalten, Wahrnehmung und Realitätsbezug.

Ermitteln Sie die zutreffenden Pflegediagnosen, aber auch die Ressourcen des Betroffenen und gestalten Sie anschließend auf dieser Grundlage den Pflegeprozess.

13.2.4 Beziehung/Haltung

Damit der Patient Stabilität erfährt und sich angenommen und ernst genommen fühlt, benötigt er eine stabile Beziehung. Diese kann nur durch eine **Bezugspersonenpflege** gewährleistet werden. Die Beziehungspflege kann hier für den Betroffenen eine Orientierung und Halt sein. **Angehörige** sollten in dieses „stützende System" eng miteinbezogen werden. Hierzu bedarf es der engen Begleitung und Beratung. Dem Patienten gegenüber wird immer signalisiert, dass er angenommen wird und er die augenblickliche Situation überstehen kann. Nach dem Altenpfleger, Supervisor und Diplom-Theologen Christian Müller-Hergl (persönliche Mitteilung) sollte die pflegerische Beziehung zu depressiven Menschen durch eine stellvertretende **Vermittlung von Hoffnung** gekennzeichnet sein.

Praxistipp

Vermitteln Sie Menschen mit Depressionen ein Gefühl von Hoffnung. Sorgen Sie im Rahmen Ihrer Möglichkeiten für stabile, zuverlässige Strukturen und Beziehungen.

13.2.5 Kommunikation/Verhalten

Im Gespräch mit dem depressiv Erkrankten wird **Klarheit** gepflegt, dem Betroffenen aber immer auch Hoffnung vermittelt, diese Lebensstrecke zurücklegen zu können. In keinem Fall sollte an den Willen appelliert oder Redewendungen verwendet werden wie „Das wird schon wieder!" oder „Nun reißen Sie sich mal zusammen!". Es geht eher um Entlastung und Entpflichtung. Die Familie wird miteinbezogen in den Prozess des Wiedererlangens von **Selbstverantwortung durch Eigenaktivität**. Überforderung wird beobachtet und vermieden. Es sollte ein Gefühl der Hoffnung vermittelt werden, dass es sich lohnt, aufzustehen, sich zu waschen oder an Dingen des Alltags teilzuhaben.

Praxistipp

Empfehlungen für die Pflege von Menschen mit Depressionen:

- Gestalten Sie Kontakte empathisch, nüchtern und zuverlässig.
- Integrieren Sie Berührungen/Körperkontakt (z. B. beim Baden oder Einreibungen), sofern der Betroffene dies als wohltuend empfindet.
- Bieten Sie der Person mit Pflegebedarf die Möglichkeit zur nicht dominierenden Teilnahme.
- Bauen Sie keinen Leistungszwang auf, verlangen Sie keine Heilung.
- Reden Sie dem Betroffenen die gefühlte Wertlosigkeit nicht aus, sondern schaffen Sie Situationen, in denen er sich gut und wertvoll fühlen kann.
- Appellieren Sie nicht an den Willen des Betroffenen.
- Schaffen Sie klare, überschaubare Strukturen.
- Treffen Sie realisierbare Vereinbarungen.
- Stellen Sie offene Fragen (Fragen, die nicht mit „Ja" oder „Nein" zu beantworten sind).
- Verstärken Sie Aktivitäten des Betroffenen positiv und vermitteln Sie ihm gegenüber stets ein Gefühl von Hoffnung.

Sinnvoll ist es, offene Fragen zu stellen, die die Situationen beschreiben, denn dichotome Fragen (Ja-/Nein-Fragen) werden von depressiv Erkrankten meistens mit „Nein" beantwortet oder sie können sich in ihrer Gehemmtheit nicht entscheiden. Dies hemmt Gespräche und grenzt Verhandlungsspielräume ein.

13.2.6 Pflegerische Interventionen

Es bieten sich verschiedene pflegerische Interventionen an. Eine Wesentliche ist die **Beratung und Information** der Betroffenen und deren Angehörige über

- den möglichen Verlauf der Erkrankung und die notwendigen Interventionen. Notwendig ist dabei, den Angehörigen zu vermitteln, dass die krankheitsbedingten Aktionen der Patienten nicht persönlich gemeint sind.
- Darüber hinaus werden Möglichkeiten aufgezeigt, wie sie sich in schwierigen Situationen verhalten können.
- Der Tagesablauf wird übersichtlich und klar in kleine überschaubare Teile gegliedert.

Wenn der Patient sich nicht mehr entscheiden kann, wird in den erforderlichen Bereichen für den Patienten in Absprache mit Angehörigen und Betreuern entschieden. Die getroffenen Entscheidungen werden dem Patienten erklärt. Dies kann z. B. bei Mangelernährung, hygienischen Problemen oder wichtigen Behandlungen der Fall sein.

Lernaufgabe

Lebensüberdruss oder Lebensmüdigkeit gehören zu den häufigen Äußerungen in der Begleitung von Menschen mit Pflegebedarf. Nehmen Sie für deren Begleitung die Ausführungen im Kap. „Todeswunsche" (S. 430) zu Hilfe.

Weitere pflegerische Angebote können die Selbstwahrnehmung und den Verlauf der Erkrankung stabilisieren oder verbessern wie

- Spaziergänge v. a. an sonnigen Tagen, da Bewegung und Licht eine positive Stimmung fördern,
- Bäder, die eine positive Selbstwahrnehmung fördern,
- Einreibungen oder Massagen,
- Reflexion von positiven Anteilen und Situationen,
- Gymnastik,
- Hydrotherapie (wirkt belebend),
- Hilfe bei und Durchführung von verordneter Lichttherapie,
- Förderung sozialer Kontakte,
- Positivliste erstellen mit Dingen, die dem Betroffenen gut gelingen,
- verschiedene Anwendungen aus der Basalen Stimulation,
- Orientierungstraining/kognitives Training,
- erlebnisorientierte Angebote,
- Schlafentzug, wenn durch den Arzt verordnet,
- Wahrung der Grenzen bei Aktivitäten und Pflegehandlungen.

Wesentlich für Pflegende ist es, keinen Berg von Aktivitäten aufzubauen oder zu erwarten, der die Erkrankung letztlich nur verstärkt (Schädle-Deininger u. Wegmüller 2017).

Die **Begleitung und Kontrolle der Medikamentenaufnahme** ist gerade in der Depressionsbehandlung eine notwendige Aufgabe, da, anders als bei einigen anderen Medikamenten, es bei Antidepressiva auf eine kontinuierliche Einnahme ankommt. Die Nebenwirkungen dieser Medikamentengruppe führen jedoch öfters zu einer Einnahmeunterbrechung (S. 399).

Praxistipp

Achten Sie bei Freizeitaktivitäten darauf, Personen mit Depression nicht mit einer Flut an Angeboten zu überfordern. Wählen Sie gemeinsam mit der Person mit Pflegebedarf Aktivitäten aus, die positives Denken fördern (z. B. Spaziergang an einem sonnigen Tag) oder eine Stärkung des Selbstwertgefühls und eine verbesserte Selbstwahrnehmung versprechen (z. B. Dinge, die der Betroffene früher gerne gemacht hat und gut kann).

13.2.7 Sicherheit/rechtliche Aspekte

Im Gespräch mit dem Patienten ist v. a. **Klarheit und Eindeutigkeit** notwendig, damit für den Betroffenen die Situation einschätzbar und stabil wird. Es ist angeraten, Probleme und Risiken, wie Suizidalität, anzusprechen (Schädle-Deininger u. Wegmüller 2017).

Sollten von dem Betroffenen Situationen wahnhaft verarbeitet werden, ist eine Korrektur nicht sinnvoll. Pflegende sollten eher ein deutliches Interesse für die Bedeutung des Wahninhaltes signalisieren, ohne diesen zu bestätigen. Im weiteren Verlauf der Betreuung ist es hilfreich, den Betroffenen von seinem Wahninhalt wegzulenken und sich mit seinen Ressourcen zu befassen.

Das Milieu vermittelt **Geborgenheit und Sicherheit**, die Möglichkeit von sozialen Kontakten ist genauso gegeben wie die Möglichkeit zum Rückzug.

Wenn Patienten sich durch einen Suizidversuch oder eine Verwahrlosung selbst schädigen und sie ihre Angelegenheiten krankheitsbedingt nicht mehr selbst regeln können, muss geprüft werden, ob für die Dauer der Erkrankung eine **Betreuung** eingerichtet werden soll. Hinweise auf Suizidalität müssen immer ernst genommen, dokumentiert und weitergeben werden.

13.2.8 Fördern von Ressourcen

Eine Kunst ist es, bei depressiv Erkrankten positive und gelingende Anteile zu erkennen und diese zu verstärken. Im Pflegealltag kommt es darauf an, Tagesschwankungen, bevorzugte Speisen und auch soziale Angebote und Kontakte, bei denen der Patient sich besser fühlt, zu identifizieren und in der Zukunft gezielt einzusetzen und zu nutzen. So ist die Stimmung von depressiv Erkrankten oft im Tagesverlauf besser als am Morgen. Es kann deshalb sinnvoll sein, die Morgenpflege am Mittag oder Nachmittag zu unterstützen.

13.2.9 Prävention

Depression

Eine Depressionsprävention kann vielfältig sein und besteht oft in einer **Sekundärprophylaxe**.

Wesentliche Bestandteile sind
- ein strukturierter Tag,
- Bewegung und viel Lichtexposition,
- feste Bezugspersonen (eher nicht zu viele, dafür regelmäßig anwesend),
- Aufgaben, die Freude bereiten,
- ein gutes Vertrauensverhältnis zum behandelnden Arzt und zu den Pflegenden.

Eine sehr wichtige Zeit für Pflegende in der Begleitung älterer Menschen ist immer dann, wenn der Betroffene Bezugspersonen verliert oder wenn z. B. ein Umzug in ein Seniorenheim geplant ist. In diesen Fällen gilt es immer besondere Aufmerksamkeit für die Betroffenen zu haben. Denn der Verlust von geliebten Menschen oder dem eigenen Heim kann Auslöser für eine Depression sein.

Suizidprävention

Das Nationale Suizidpräventionsprogramm (NaSPro; www.suizidpraevention.de empfiehlt, bei der Suizidprävention im Alter folgende Aspekte zu berücksichtigen:
- frühzeitige Auseinandersetzung mit der 2. Lebenshälfte
- Akzeptanz von Altern und Sterblichkeit
- Erhaltung von Kommunikation und sozialer Teilnahme
- nicht wertendes Gesprächsverhalten, bei dem Offenheit und Vertrauen vorherrschen und sich der suizidale alte Mensch in seiner Not angenommen fühlt
- Todeswünsche, suizidale Gedanken und Absichten offen ansprechen
- Suizidalität ernst nehmen, nicht verharmlosen, aber auch nicht dramatisieren; Gründe, Begleitumstände und akute Auslöser besprechen
- lebensgeschichtliche Zusammenhänge verstehen und einbeziehen
- Möglichkeiten der Unterstützung im sozialen Umfeld erkunden (z. B. Bezugspersonen, Soziale Dienste, medizinische Hilfen)
- Angebot zur Fortsetzung des Gesprächskontakts machen (Ängste ansprechen; weitere Beratungs- und Hilfsmöglichkeiten aufzeigen)

Hat ein Suizid in der ambulanten Versorgung bzw. der Einrichtung stattgefunden, so sind die betroffenen Teammitglieder und Mitbewohner bzw. Mitpatienten eng zu begleiten und eine Supervision ist unerlässlich. Suizide in den Einrichtungen der stationären Altenhilfe sind glücklicherweise selten.

Lernaufgabe

Welche Maßnahmen zur Suizidprävention sind in Ihrer Einrichtung umgesetzt? Orientieren Sie sich an der Broschüre „Wenn das Altwerden zur Last wird", abrufbar unter www.bmfsfj.de.

13.3 Manie und manische Störungen

Manie bedeutet in seinem ursprünglichen Sprachgebrauch „Raserei". Der Begriff findet seinen Niederschlag aber auch in der Alltagssprache und steht für „Besessenheit".

Definition

In der Psychopathologie wird unter der **Manie** eine Episode von situativ unangemessen gehobener Stimmung, gesteigertem Antrieb, beschleunigtem Denken und Überschätzung des Selbst verstanden.

13.3.1 Symptomatik

Die Manie stellt damit einen „Gegenpol" zur depressiven Symptomatik dar. Die Symptome einer manischen Episode nach ICD-10 (Dilling et al. 2015) sind

- situationsinadäquate Stimmung (sorglos heiter bis fast unkontrolliert erregt),
- vermehrter Antrieb und Überaktivität,
- Rededrang,
- vermindertes Schlafbedürfnis,
- Verlust sozialer Hemmungen,
- Störung der Aufmerksamkeit und Konzentration,
- starke Ablenkbarkeit,
- überhöhte Selbsteinschätzung,
- Größenideen,
- maßloser Optimismus.

Der Schwere nach wird zwischen einer **Hypomanie**, einer **mittelgradigen Episode** und einer **schweren Episode** mit oder ohne psychotische Symptome unterschieden.

Der Rededrang und die Ideenflucht können so ausgeprägt sein, dass der Betroffene nicht mehr zu verstehen ist. Überaktivität und Erregung können in **Aggressivität** umschlagen. Die Selbstüberschätzung kann zu einer **Vernachlässigung der Hygiene** bis hin zur **Dehydratation** oder **Verwahrlosung** führen. Selbst gravierende körperliche Erkrankungen werden plötzlich negiert und lebenswichtige Medikamente nicht mehr eingenommen.

Die **Hypomanie** bezeichnet eine abgeschwächte Form der Manie. Sie äußert sich in Phasen leicht gehobener Grundstimmung und gesteigerten Antriebs. Meistens wechseln sich diese mit depressiven Phasen ab. In Bezug auf die Allgemeinbevölkerung wird das Risiko, im Verlauf des Lebens an einer solchen bipolaren Hypomanie zu erkranken, auf 1–3 % geschätzt (American Psychiatric Association 2015).

13.3.2 Epidemiologie

Die erste manische Episode tritt gewöhnlich zwischen dem 20. und 30. Lebensjahr auf. Das erstmalige Auftreten im Alter ist eine Seltenheit und immer verdächtig, eine organische Ursache zu haben. Meist ergibt die genaue anamnestische Exploration der Angehörigen, dass bereits zuvor depressive oder hypomane Phasen zu beobachten waren. Die Mehrzahl der manischen Episoden tritt im Verlauf einer **bipolaren Erkrankung** auf.

13.3.3 Krankheitsursachen

Wie bei den unipolaren Depressionen wird auch bei den bipolaren Störungen mit früherem Beginn von einer **genetischen Disposition** ausgegangen. Das Fehlen diagnostizierbarer organischer Korrelate und das gehäufte Auftreten bei Verwandten ersten Grades haben ihren Niederschlag in dem früher gebräuchlichen Begriff der endogenen Psychosen gefunden. Auf neuronaler Ebene wird eine **Dysbalance der Botenstoffe** Serotonin, Noradrenalin, Dopamin und GABA sowie des Kortisol- und Schilddrüsenhormonhaushalts vermutet.

13.3.4 Diagnostik

Zur Diagnosestellung einer manischen Episode müssen die Symptome mind. eine Woche lang beobachtbar sein. Im Alter ergibt die gründliche Anamnese meist richtungsweisende Angaben.

13.3.5 Manische Symptome durch körperliche Ursachen

Zahlreiche **körperliche Erkrankungen oder unerwünschte Medikamentenwirkungen** können mit manischen Symptomen und Enthemmung einhergehen:

- Überdosierung oder Intoxikation mit:
  - Kortikosteroiden
  - L-Dopa
  - Schilddrüsenhormonen
  - Theophyllin
  - Alkohol
  - Amphetaminen
- Hyperthyreose
- frontotemporale Hirnläsionen oder Hirnatrophien

13.3.6 Therapie

Bei ausgeprägten Manien ist eine **Reizabschirmung** im Rahmen einer **stationären Aufnahme** zum Schutz des Betroffenen vorrangig. Meist wird dies auf gerichtlicher Basis notwendig sein, da sich der Erkrankte in seinem Hoch selten krank fühlt und es meist an der Einsichtsfähigkeit völlig fehlt. Durch die maßlose körperliche und psychische Selbstüberschätzung gefährdet sich der manische Patient jedoch in einem erheblichen Maße. Soziale Gefährdungsaspekte können sich durch maßloses Geldausgeben oder sexuelle Enthemmung ergeben. Im Kontakt zur Umgebung kann es auch zu plötzlichen aggressiven Impulsdurchbrüchen kommen.

Manchmal fällt es schwer, sich von der gehobenen Stimmung und dem Rededrang eines manischen Patienten nicht einnehmen zu lassen. Zu bedenken ist allerdings, dass dies Zeichen einer Erkrankung sind, die von dem Betroffenen zu normalen Zeiten als höchst peinlich und schambesetzt erlebt werden. Der Pflegende sollte vielmehr **Ruhe ausstrahlen**, den Erkrankten vor unnötigen Reizen abschirmen und ihm – ohne ihn allzu sehr zu reizen – überschießende Aktivitäten begrenzen. Für einen **ausreichenden Schlaf** ist zu sorgen, da Schlafentzug selbst euphorisierend wirkt und sich die Manie auf diesem Weg selber zum „Überkochen" bringen kann.

Medikamentöse Therapie

Meist bedarf es zur Behandlung der manischen Symptomatik einer medikamentösen Therapie. Als Mittel der Wahl gelten **hochpotente Antipsychotika** kombiniert mit Benzodiazepinen oder sedierend wirksamen niederpotenten Antipsychotika. Steht die manische Entgleisung in Zusammenhang mit der Gabe von Antidepressiva, müssen diese vorübergehend abgesetzt werden. Lässt sich eine körperliche Erkrankung diagnostizieren, steht neben der symptomatischen Therapie die **zielgerichtete Behandlung der Ursache** im Vordergrund.

Zur Rückfallprophylaxe werden wie bei den depressiven Episoden sog. **Mood-Stabilizer** wie Lithium, Carbamazepin oder Valproat eingesetzt. Nicht nur im Alter sind schnelle bzw. häufige Wechsel zwischen depressiven und manischen Zuständen – sog. „Rapid Cycler" – schwer zu behandeln und bedürfen fast immer einer stationären Behandlung.

13.4 Pflegeschwerpunkt Manie

Grundlage der Pflege von manischen Patienten ist, sich von der Aktivität, Kuriosität und gehobenen Stimmung, die oft durch die Handlungen des Patienten entstehen, nicht „anstecken" zu lassen. Pflegende dürfen nicht zum Publikum werden, was den Betroffenen noch weiter in seiner Manie anspornen könnte.

Lernaufgabe

Welche Erfahrungen haben Sie mit manischen Patienten? Wo liegen Ihre Grenzen? Wo lassen Sie sich „anstecken"?

13.4.1 Psychische und physische Beeinträchtigungen

Wenn ausgeprägte manische Phasen bei älteren Menschen zu beobachten sind, dann sind sie geprägt durch
- Hochstimmung,
- Selbstüberschätzung,
- Hyperaktivität,
- psychomotorische Erregbarkeit,
- Ideenflucht,
- Größenwahn.

Ähnlich wie bei der Depression sind die körperlichen Probleme **Schlafstörung**, **Ernährungsprobleme** und **mangelnde Körperhygiene**. Allerdings liegt die Ursache für diese Probleme nicht wie bei der Depression in der Antriebslosigkeit, sondern in der Antriebssteigerung und dem Realitätsverlust (Schädle-Deininger u. Wegmüller 2017). In Aktivitäten der stationären Altenhilfe können Patienten in einer manischen Phase nur schwer einbezogen werden. Dazu fehlt es den Betroffenen oft an Konzentrationsfähigkeit und Aufmerksamkeit.

13.4.2 Krankheitsbedingte Alltagsprobleme

Die Betroffenen können für sich und v. a. für andere Menschen eine enorme Belastung darstellen. Die **Krankheitseinsicht** ist oft **eingeschränkt** und sie beziehen ihr ganzes Umfeld in ihre Ideen mit ein. Patienten mit einer Manie vereinen nicht selten in sich eine Kombination aus **Grenzenlosigkeit** und **Maßlosigkeit**. Nicht selten ruinieren sich die Betroffenen wirtschaftlich, weil sie mehr Geld ausgeben als sie besitzen. Kritik an ihren Aktionen lassen die Betroffenen oft nicht zu. Unter der Getriebenheit der Erkrankung leiden nicht selten auch der ausreichende Schlaf, die Körperhygiene und eine ausreichende Ernährung. Manchmal kann es auch zu einer **sexuellen Enthemmung** kommen.

13.4.3 Pflegeanamnese/Pflegeassessment/Pflegediagnosen

Eine Risikoeinschätzung kann unerlässlich sein, v. a. wenn der Patient aufgrund der hohen Aktivität Gewicht verliert oder verwahrlost. Der Body-Mass-Index sollte als Screening bei Patienten mit hoher Mobilität und Unruhe wöchentlich oder zweiwöchentlich erfasst werden. Um weitere Ernährungsaspekte einzubeziehen, ist ein Assessment wie das **Mini Nutritional Assessment** (MNA) (S. 75) möglich.

Da der Schlaf häufig gestört ist und es fast immer zu einer Hyposomnie kommt, kann die Gesamtschlafdauer stichprobenweise durch die Pflegenden eingeschätzt werden. Sinnvoll wäre es hier, ein **Schlafprotokoll** zu führen. Selbstbeurteilungsverfahren wie der Schlaffragebogen oder andere Selbstbeurteilungsverfahren sind wenig sinnvoll, da der Betroffene die Dauer und Qualität seines Schlafs während der manischen Phase nicht verlässlich einschätzen kann.

Der **Functional Independence Measure** (FIM) ist ein etabliertes Erfassungsinstrument, das Auskunft über den Zustand des Patienten geben soll (Isfort 2004). Der FIM ist international verbreitet und soll die Selbstständigkeit von Patienten mit 18 Items in den ATLs messen (Bräutigam et al. 2002). Mit dem FIM sollen Selbstpflegepotenziale und Hilfebedarf ermittelt werden. Sinnvoll scheint die Anwendung des FIM bei Patienten, die stationär versorgt werden. Verläufe bei pflegerischen Interventionen können mit dem FIM ebenfalls erfasst werden.

Andere Pflegeassessments, die die allgemeine Pflege und Pflegeabhängigkeit einschätzen, sind z. B. **PAS** oder **RAI** (Bartholomeyczik u. Halek 2004).

Aufgrund der großen Unruhe, mit der eine manische Phase einhergeht, können verschiedene **Pflegediagnosen** zutreffen (▶ Tab. 13.7).

Tab. 13.7 Pflegediagnosen (nach NANDA), die bei einer Manie häufig gestellt werden können.

Name	Definition	weitere Informationen
ineffektiver Selbstschutz	reduzierte Fähigkeit, sich vor Gefahren und damit z. B. vor Verletzungen zu schützen	Selbstüberschätzung und die Unfähigkeit die eigene Situation einzuschätzen führt zu Überforderung des Betroffenen selbst und des Umfelds.
unausgeglichene Ernährung: weniger als der Körper benötigt	unzureichende Nährstoffzufuhr, wodurch der Nährstoffbedarf des Körpers nicht gedeckt wird	Vor lauter Antrieb und Ideen kommt die Person nicht ausreichend zum Essen und Trinken.
labile emotionale Kontrolle	Ausbrüche von übertriebenem und unwillkürlich emotionalem Ausdruck, die nicht oder nicht ausreichend kontrolliert werden	Beeinflusst durch hohen Antrieb, kommt es zu unkontrollierten affektiven Ausbrüchen (z. B. Lachen). Oft passen die gezeigten Emotionen nicht zu der Situation.
Selbstvernachlässigung	keine dem allgemein akzeptierten Standard entsprechende Selbstversorgung in verschiedenen Lebensbereichen wie Gesundheit und Wohlbefinden erreichbar	Fast alle Selbstpflegeanforderungen werden aufgrund des hohen Antriebs und durch die Unfähigkeit, die Selbstversorgung als notwendig wahrzunehmen, vernachlässigt. Kleidung wird nicht oder nicht vollständig gewechselt, Haare und Fingernägel werden nicht gepflegt.
weitere Pflegediagnosen: Wahrnehmungsstörung – beeinträchtigte soziale Interaktion – Schlafstörung		

Praxistipp

Erfassen Sie bei manischen Personen mit Pflegebedarf und hoher Mobilität und Unruhe mind. alle 2 Wochen den BMI und erfassen Sie weitere Ernährungsaspekte mit Assessments wie dem MNA (Mini Nutritional Assessment).

Führen Sie ggf. ein Schlafprotokoll und ermitteln Sie das Selbstpflegepotenzial und den Hilfebedarf mit einem geeigneten Instrument, z. B. dem FIM (Functional Independence Measure).

Stellen Sie Pflegediagnose(n) und gestalten Sie auf dieser Basis den Pflegeprozess.

13.4.4 Beziehung/Haltung

Durch Maß- und Grenzenlosigkeit ist die Beziehung zwischen Pflegenden und Patient bzw. Bewohner praktisch immer der Gefahr ausgesetzt, dass der Patient Grenzen verschiebt und damit das Verhältnis zwischen Bezugsperson und sich gefährdet. Pflegende müssen in dieser Pflegesituation v. a. ihre eigenen **Grenzen beachten** (Schädle-Deininger u. Wegmüller 2017). Durch ruhige **Kenntlichmachung** dieser Grenzen hat der Patient die Möglichkeit, sich an zwischenmenschlichen Regeln zu orientieren.

Im Umgang mit manisch erkrankten Personen ist ein Hauptaugenmerk von Pflegenden, **Schaden zu begrenzen**. Dies bezieht sich sowohl auf den Betroffenen, als auch auf andere Patienten und Angehörige.

Praxistipp

Achten Sie in der Pflege manischer Patienten darauf, ihre eigenen Grenzen zu wahren und sich, andere Patienten und Angehörige sowie den Betroffenen (vor sich selbst) zu schützen.

13.4.5 Kommunikation/Verhalten

In der Betreuung manisch erkrankter Patienten sollte es immer eine gemeinsame **verbindliche Strategie** im betreuenden Team geben; diese kann z. B. in einer Fallkonferenz (S. 77) oder in Einzelberatungen vereinbart werden. Die vereinbarten Eckpunkte bzw. Pflegemaßnahmen werden durch die Bezugspflegefachperson gebündelt, dokumentiert und durchgesetzt. Vereinbarungen werden mit dem Arzt, den Angehörigen oder dem Betreuer kommuniziert.

Gespräche werden so geführt, dass die Ideen und Einfälle der Patienten nicht forciert werden und die Situation **beschwichtigt** und **deeskaliert** wird. Der Patient wird immer ernst genommen, allerdings wird auf die floride manische Symptomatik nicht unnötig eingegangen.

Praxistipp

Achten Sie in der Kommunikation mit manischen Personen mit Pflegebedarf darauf, dessen Ideen und Einfälle nicht in den Fokus rücken zu lassen. Forcieren sie die Umsetzung einer verbindlichen Strategie und versuchen Sie, zu beschwichtigen und zu deeskalieren.

13.4.6 Pflegerische Interventionen

Anders als bei vielen anderen gerontopsychiatrischen Erkrankungen, führen Reize bei einer Manie zu zusätzlichem Antrieb. Aus diesem Grund sind eine **reizarme Umgebung** und das **Fernhalten von Gruppenaktivitäten** oft sinnvoll.

Andere Patienten/Bewohner, falls notwendig auch Besucher werden in Absprache mit dem rechtlichen Vertreter informiert, damit sie nicht in die Wahngedanken oder Aktionen des Betroffenen mit einsteigen und die Situation so ungewollt anheizen.

Patienten mit einer Manie nehmen häufig sedierende Medikamente und/oder eine Phasenprophylaxe ein. Bei beiden Medikamentengruppen ist es notwendig, die **Einnahme sicherzustellen** bzw. **Nebenwirkungen genau zu beobachten**, um mögliche Gefahren für den Patienten frühzeitig zu erkennen. Die Compliance der Betroffenen ist oft durch die Erkrankung stark eingeschränkt.

Merke

Lithiumpräparate gehören in der Altenpflege **nicht** zu den Standardmedikamenten. Aus diesem Grund sind die Nebenwirkungsprofile (S. 401), das enge therapeutische Fenster und die Notwendigkeit der exakten Einnahme nicht immer bekannt.

Damit der Betroffene mit dem inneren Druck umgehen kann, sind Maßnahmen, mit denen der Patient sich **abreagieren** kann, angemessen. Allerdings sollten diese Maßnahmen dem Betroffenen kein zusätzliches Forum bieten, das ihn unnötig „anheizt“. Spaziergänge, aber auch Krafttraining können für diese Patienten sinnvoll sein.

Die somatischen Probleme, die durch die Manie entstehen können, müssen dem **Einzelfall** entsprechend gelöst werden. So kann in einem Fall in der stationären Behandlung das Essen im Zimmer sinnvoll sein, weil dem Betroffenen hier das Forum der anderen Patienten fehlt und die Ablenkung reduziert ist. In einem anderen Fall kann es eine mögliche Strategie sein, zu verschiedenen Zeitpunkten des Tages kleine und hochkalorische Imbisse anzubieten, weil der Patient sich nicht die Zeit für eine normale Mahlzeit nehmen kann.

Praxistipp

Schaffen Sie für manische Menschen eine reizarme Umgebung. Gruppenaktivitäten sind i. d. R. nicht gut geeignet. Besser sind Einzelaktivitäten, in denen sich der Erkrankte „abreagieren“ kann.

13.4.7 Sicherheit/rechtliche Aspekte

Wo nötig werden Besucher, wie bereits erwähnt, in Absprache mit dem rechtlichen Vertreter über die Erkrankung informiert, damit sie das Verhalten einschätzen können und der Patient nicht ausgegrenzt wird (Schädle-Deininger u. Wegmüller 2017). Angehörige oder ein Betreuer müssen die **rechtliche Situation** klären, damit neben der Erkrankung nicht zusätzlicher sozialer Schaden entsteht.

Zu erfassen bzw. zu berücksichtigen sind

- **körperliche Probleme**, die durch die Manie entstehen können (Mangelernährung, Schlafentzug, körperliche Verausgabung u. v.m.),

- **Gabe von Medikamenten**, wenn der Patient selbst nicht zustimmen kann,
- **Restriktionen**, die u. U. durchgesetzt werden müssen, um den Betroffenen Grenzen zu setzen,
- **finanzrechtliche Probleme** durch Geschäftsabschlüsse, die nicht finanziert werden können,
- **Rechtsberatung** – manchmal ist es notwendig, Angehörigen oder dem Betreuer zu raten, eine Rechtsberatung in Anspruch zu nehmen, v. a. wenn es um Kaufverträge oder andere Aktionen der Patienten geht.

Praxistipp

Informieren Sie sich bei der Betreuung von manischen Patienten über die rechtliche Situation: Welche Maßnahmen dürfen/müssen ggf. auch gegen den Willen des Betroffenen durchgeführt werden?

13.4.8 Fördern von Ressourcen

Alle Aktivitäten, die körperliche Schäden von dem Betroffenen abhalten und die durch die Manie freigesetzten Energien kanalisieren, sollten gebündelt werden und in den Pflegeplan einfließen. Für einen ausreichenden Schlaf ist zu sorgen (S. 287), da Schlafentzug die Manie weiter fördert.

13.4.9 Prävention

Eine notwendige Maßnahme, die ein erneutes Auftreten der Manie verhindern kann, ist die regelmäßige Einnahme von **Langzeitmedikamenten**. In den vergangenen Jahren wurden ebenfalls Antikonvulsiva und auch atypische Antipsychotika hinsichtlich ihrer Wirkung auf die Stabilisierung der Stimmung untersucht, die zu einer Vermeidung von Rückfällen beitragen können (NVL Depression, DGPPN et al. 2015).

Hierbei ist die Aufgabe von Pflegenden

- auf die **Einnahmedisziplin** der Medikamente zu achten und
- **Wirkung** und **Nebenwirkungen** zu
  - beobachten,
  - zu dokumentieren und
  - an den behandelnden Arzt weiterzuleiten.

13.5 Bipolare Störungen

Häufiger als reine Manien treten **bipolare Verläufe** auf, d. h. der Wechsel zwischen depressiven und manischen Phasen (s. ► Abb. 13.2). Als Besonderheit ist hier die besondere Verlaufsform des sog. **„rapid cycling“** zu erwähnen.

Definition

Das **„rapid cycling“** ist gekennzeichnet durch mind. 4 abgrenzbare manische oder depressive Episoden in einem Jahr. Die Frequenz dieses Wechsels kann noch weiter gesteigert sein. In diesen Fällen spricht man von einem **„ultra rapid cycling“**. Im Extremfall kann sich der Stimmungswechsel nahezu tägl. vollziehen.

13.5.1 Symptomatik

Das Bild der bipolaren Störung ist geprägt durch voneinander abgrenzbare **depressive**, **manische** oder **hypomanische Episoden**. Die Abgrenzung kann durch gemischte Episoden erschwert sein. Die Symptome entsprechen jeweils den zuvor bei den depressiven Episoden bzw. der Manie beschriebenen.

Bipolar-Typ-I

Als Bipolar-Typ-I wird eine 7–14 d oder seltener auch länger andauernde manische Episode bezeichnet, gefolgt von mind. einer depressiven Episode. Die Bipolar-I-Störung kommt bei etwa 1–2 % der Bevölkerung vor. Frauen und Männer sind gleich häufig betroffen (DGBS u. DGPPN 2020).

Bipolar-Typ-II

Der Bipolar-Typ-II beinhaltet eine mind. 14 d andauernde depressive Episode, gefolgt von mind. einer Hypomanie. Die Bipolar-II-Störung kommt bei ca. 4 % der Bevölkerung vor. Bipolar-II-Störungen können mit rezidivierenden depressiven Störungen verwechselt werden, wenn die hypomanen Phasen nicht erkannt werden (DGBS u. DGPPN 2020).

13.5.2 Epidemiologie

Bipolare Störungen treten erstmalig zumeist vor dem 30. Lebensjahr auf. Nur ein kleiner Teil (5–10 % aller bipolaren Patienten) manifestiert sich nach dem 50. Lebensjahr (Brieger u. Assion 2021). Anzunehmen ist jedoch, dass zuvor oft „leichtere“ depressive bzw. manische Episoden nicht diagnostiziert worden sind.

Nach der S3-Leitlinie „Bipolare Störungen“ (DGBS u. DGPPN 2020) sprechen folgende Kriterien für ein erhöhtes Risiko für das Vorliegen einer bipolaren Störung:

- Familienanamnese für affektive und schizoaffektive Störungen
- frühes Erkrankungsalter bei depressiver Erkrankung
- mehrere depressive Episoden in der Anamnese
- atypische depressive Symptomatik mit Temperamentsauffälligkeiten
- Anzeichen einer gemischten Episode
- häufige Stimmungsschwankungen
- Suizidversuch in der Anamnese
- (hypo-)manische Episoden während der Behandlung mit Antidepressiva
- Substanzabusus
- Hochnutzerverhalten beim Hausarzt bzw. ein somatisches Beschwerdeprofil ohne unmittelbar erkennbar somatische Ursache

13.5.3 Verlauf

Bipolare Störungen sind häufig rezidivierend. Schwere Verläufe sind nach (DGBS u. DGPPN 2020) dann zu erwarten, wenn folgende Risikofaktoren vorliegen:

- häufig wiederkehrende Episoden
- junges Ersterkrankungsalter
- weibliches Geschlecht
- gemischte Episoden (manisch-depressive)
- schwerwiegende Lebensereignisse
- begleitende psychotische Symptome (Wahn und Halluzinationen)
- insuffizientes Ansprechen auf die phasenprophylaktische Therapie
- „rapid cycling“

In der gerontopsychiatrischen Versorgung werden v. a. chronische Verläufe vorliegen. Für einen chronischen Verlauf sprechen (DGBS u. DGPPN 2020):
- häufige Episoden
- prämorbide Persönlichkeitsmerkmale mit inadäquaten Copingstrategien
- insuffizientes Ansprechen auf die akut- und phasenprophylaktische Therapie
- schlechte Compliance
- komorbider Substanzmissbrauch
- Komorbidität mit anderen psychischen und somatischen Erkrankungen

Die meist häufigen Stimmungswechsel von „Himmel hoch jauchzend" bis „zu Tode betrübt" sind für Pflegende wie Angehörige extrem belastend, da sich kaum eine emotionale Stabilität in der Beziehung einstellen kann.

13.5.4 Therapie

Die Begleitung v. a. von Patienten, die unter einem „rapid cycling" leiden, stellt eine große Herausforderung dar. Letztlich gelten die zuvor in den Pflegeschwerpunkten zu Depression (S. 259) und Manie (S. 264) beschriebenen Grundsätze.

Bei der **medikamentösen Behandlung** hat sich die Gabe von **Lithium** sowohl in der Behandlung der Episoden als auch zur Rückfallprophylaxe bewährt, zunehmend ergänzt durch das antidepressiv wirksame Antipsychotikum Quetiapin. Im Alter werden jedoch niedrigere Lithium-Serumspiegel angestrebt, als es bei jüngeren Patienten üblich wäre (Brieger u. Assion 2021). Die medikamentösen Alternativen wie die Gabe von Carbamazepin, Valproat oder Lamotrigin gehen oft bei alten Menschen mit Unverträglichkeiten einher. Bei besonders schweren Verläufen sollte auch im Alter die Durchführung einer EKT erwogen werden.

Die Deutsche Gesellschaft für bipolare Störungen (DGBS 2017) empfiehlt eine multimodale Behandlungsstrategie:

▸ **Akuttherapie**
- Verhinderung der akuten depressiven oder manischen Symptome
- spezifische Medikamente
- psychotherapeutische Gespräche
- Psychoedukation

▸ **Phasenprophylaxe**
- erneute Krankheitsphasen verhindern
- psychosoziale Beeinträchtigung verhindern
- Akzeptanz der Erkrankung herbeiführen
- stimmungsstabilisierende Medikamente
- Psychotherapie

▸ **Erhaltungstherapie**
- Beschwerdefreiheit sichern
- Bereitschaft zur medikamentösen Behandlung sichern
- phasenprophylaktische Medikamente
- Psychotherapie/Psychoedukation
- Planung der Rehabilitation

13.6 Pflegeschwerpunkt bipolare Störung

Die pflegerischen Maßnahmen richten sich nach der jeweils vorliegenden Symptomatik. Insofern gelten auch hier die entsprechenden Abschnitte der vorangegangenen Ausführungen zur Depression oder Manie. Die besondere Herausforderung liegt allerdings in dem manchmal raschen Wechsel der Symptomatik sowie der Notwendigkeit einer stabilisierenden Unterstützung in der Rückfallprophylaxe. Darüber hinaus geht die bipolare Störung mit einem erhöhten Risiko der Suizidalität einher.

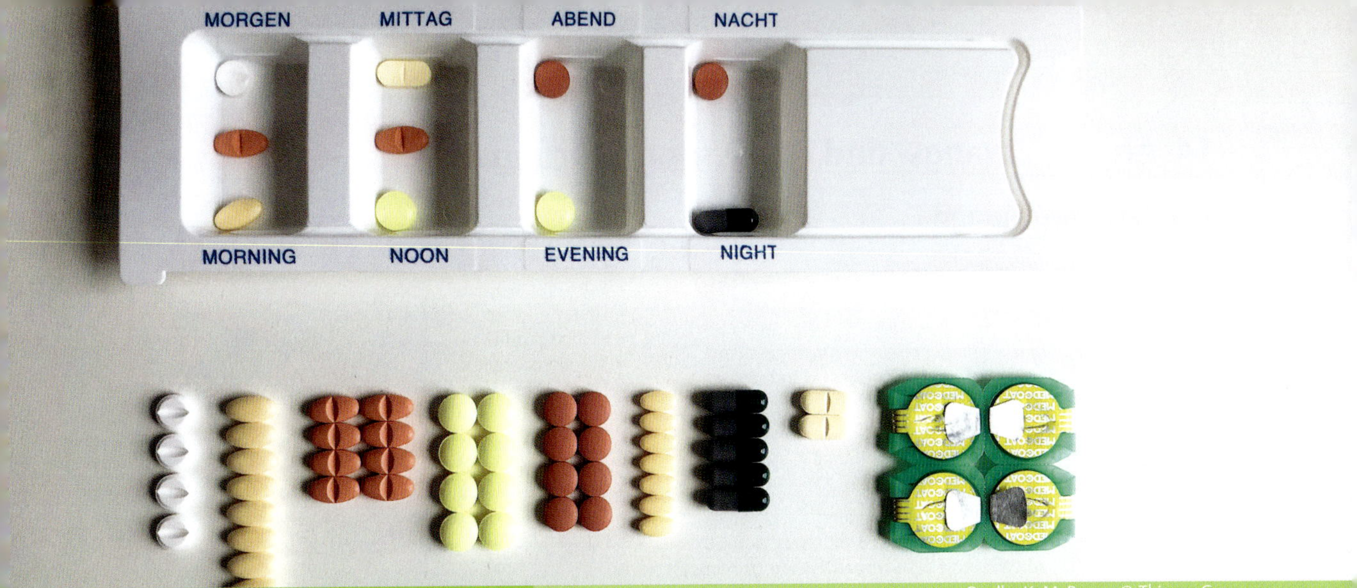

Quelle: K. M. Perrar, © Thieme Group

Kapitel 14

Angst-, Zwangs- und Anpassungsstörungen

14 Angst-, Zwangs- und Anpassungsstörungen

14.1 Angststörungen

Merke

Angst gehört zu den Basisemotionen eines jeden Menschen. Evolutionsgeschichtlich trägt sie dazu bei, bei Gefahren oder Bedrohungen schnell reagieren zu können und vor ihnen zu flüchten.

Mit dieser Reaktionsbereitschaft gehen zahlreiche psychophysische Veränderungen einher, wie die **Ausschüttung von Stresshormonen** oder **die Aktivierung des sympathischen Nervensystems**.

Zu unterscheiden ist zwischen Besorgnis, Furcht, Angst, Schreck sowie Panik. Laut Online-Wörterbuch Wortbedeutung. info (Moosbach 2020) ist unter den semantisch durchaus naheliegenden Begriffen Folgendes zu verstehen:

- **Besorgnis**: „über eine längere Zeit andauerndes quälendes, bedrückendes Gefühl wegen bestimmter unangenehmer Erwartungen an die Zukunft."
- **Furcht**: „Emotion angesichts drohender Gefahr." „Das oft synonyme Wort Angst findet häufiger als das Wort Furcht Verwendung, wenn die vom Anlass abgelöste, oft vage oder äußerlich grundlose innere Befindlichkeit genannt oder beschrieben werden soll, wohingegen Furcht die Realität der drohenden Gefahr betont."
- **Angst**: „Gefühl der (existenziellen) Furcht oder Sorge, etwa bei einer Bedrohung."
- **Schreck**: „eine heftige Emotion, die durch die Wahrnehmung von etwas Unerwartetem oder Bedrohlichem ausgelöst wird."
- **Panik**: „plötzlich auftretender Schrecken, plötzlich aufkommende Angst, schwer beherrschbarer, kontrollierbarer, von Angst und Schrecken geprägter Zustand in der Gruppendynamik und Interaktion, u. U. krankhafter Zustand der Psyche."

Angst wird dann zu einer krankhaften „Störung", wenn sie mit großem Leid verbunden ist und den **ansonsten üblichen Lebensablauf erheblich beeinträchtigt**.

Das Spektrum der Angststörungen ist vielfältig. Sie können als **Begleitsymptomatik** bei zahlreichen körperlichen oder psychiatrischen Erkrankungen oder als **primäre Angststörung** in Erscheinung treten. Oft treten Symptome der Depression auch mit Ängsten zusammen auf. Man kann sagen, dass die „Angst" die zweieiige Zwillingsschwester der „Depression" ist.

Die ICD-10 klassifiziert Angststörungen folgendermaßen (Dilling et al. 2015):

- F40: phobische Störungen
- F40.0: Agoraphobie ohne/mit Panikstörung
- F40.1: soziale Phobien
- F40.2: spezifische (isolierte) Phobien
- F41: andere Angststörungen
- F41.0: Panikstörung (episodisch paroxysmale Angst)
- F41.1: generalisierte Angststörung
- F41.2: Angst und depressive Störung gemischt
- F43.1: posttraumatische Belastungsstörung

Die Angststörungen gehen mit zahlreichen körperlichen und psychischen Symptomen einher (Dilling et al. 2015; erweitert durch den Autor):

- Herzklopfen, Herzrasen
- Brustschmerzen- oder Missempfindungen
- Engegefühl
- beschleunigte Atmung
- Erstickungsgefühl
- Schweißausbrüche
- Hitzewallungen oder Kälteschauer
- Kribbelgefühle
- Mundtrockenheit
- Übelkeit und Erbrechen
- Oberbauchbeschwerden
- Tremor
- Muskelzuckungen
- Benommenheit oder Schwindelgefühle
- Taubheitsgefühle
- Harndrang
- innere Unruhe
- Angst davor, verrückt oder ohnmächtig zu werden
- Angst davor, zu sterben
- Entfremdungsgefühle

14.1.1 Phobische Störungen

Definition

Die **phobische Störung** ist durch einen mehr oder weniger eindeutigen **Angst-Auslöser** – im Allgemeinen ungefährliche Situationen oder Objekte – definiert.

Die phobische Angst ist subjektiv, physiologisch und im Verhalten nicht von anderen Angstformen zu unterscheiden. Sie reicht von leichtem Unbehagen bis hin zu panischer Angst.

Die auslösenden Situationen und Objekte werden zunehmend gemieden. Allerdings kann bereits die Vorstellung zu einer Erwartungsangst führen. Die ersten Symptome treten gewöhnlich bereits im jüngeren Erwachsenenalter auf, sie können jedoch auch infolge eines traumatischen Erlebnisses (z. B. eine schwere Erkrankung oder ein Überfall) erstmalig im Alter auftreten.

Agoraphobie ohne/mit Panikstörung

Definition

Unter der **Agoraphobie** wird die Angst vor offenen Plätzen verstanden. Weiter gefasst, steht sie auch für die Angst vor großen Menschenmengen oder die Schwierigkeit, das eigene Haus zu verlassen, Geschäfte zu betreten oder alleine in Zügen, Bussen oder Flugzeugen zu reisen.

Da die angstauslösenden Situationen gemieden werden, kann der Betroffene schließlich völlig an sein Haus gebunden sein. Die Störung kann mit oder ohne Panikattacken einhergehen.

Soziale Phobien

Definition

Unter den **sozialen Phobien** wird die Angst vor prüfender Betrachtung durch andere Menschen in relativ kleinen Gruppen verstanden.

Die auslösenden Situationen können eher klar umgrenzt auf Essen oder Sprechen in der Öffentlichkeit sein oder unbestimmt in fast allen sozialen Situationen außerhalb des Familienkreises auftreten.

Spezifische (isolierte) Phobien

Zu den spezifischen Phobien zählen die
- Tierphobien (z. B. Spinnen, Hunde),
- Klaustrophobie (Angst in engen Räumen, Aufzügen),
- Höhenangst,
- Prüfungsangst

oder andere, einfache Phobien.

14.1.2 Andere Angststörungen

Die Störung kann episodisch als **Panikstörung** oder anhaltend als **generalisierte Angststörung** auftreten. Charakteristisch für diese Störungen sind wiederkehrende oder anhaltende schwere Ängste oder Angstattacken (Panik), die sich nicht auf spezifische Situationen oder besondere Umstände beschränken. Sie sind somit nicht vorhersehbar. Einer Panikattacke folgt meist die Angst vor einer erneuten Attacke. Bei der generalisierten Angststörung stehen Befürchtungen, Sorgen oder Vorahnungen, die unabhängig von Situationen oder Kontexten also frei flottierend auftreten.

Merke

Im Unterschied zur Phobie fehlt bei den anderen Angststörungen der mehr oder weniger eindeutig identifizierbare Auslöser.

Treten Ängste und depressive Symptome gemeinsam auf, ohne dass eine Symptomatik eindeutig vorherrscht, spricht man von einer **gemischten Angst- und depressiven Störung**.

14.1.3 Angstsymptomatik bei körperlichen Erkrankungen

Da Angst zu den Basisemotionen eines jeden Menschen gehört, kann es nicht überraschen, dass Angst- und Paniksymptome auch bei vielen körperlichen Erkrankungen zu finden sind:
- Lungenerkrankungen (z. B. Asthma bronchiale, COPD, Bronchialkarzinom)
- Herz-Kreislauf-Erkrankungen (z. B. Angina pectoris, Myokardinfarkt, Synkopen, Arrhythmien)
- neurologische Erkrankungen (z. B. Migräne, Schwindel, Multiple Sklerose, Hirntumore oder Hirnmetastasen, epileptische Anfälle)
- Stoffwechselstörungen (z. B. Hypoglykämie, Hyperthyreose, Hypokalziämie, Phäochromozytom)
- als Begleitsymptomatik körperlicher Symptome wie
  - Schmerzen
  - Luftnot
  - Übelkeit
  - Erbrechen
- als Nebenwirkung von Medikamenten (z. B. Antihypertensiva, Antibiotika, Parkinsonmedikamente, Hormonpräparate)

Bei nicht heilbaren Erkrankungen tritt häufig auch eine existenzielle Angst auf, die einher geht mit Fragen nach dem Sinn, nach einem Leben danach oder Angst vor der Zukunft (S. 417).

14.1.4 Therapie

Psychotherapeutische Verfahren, wie die Verhaltenstherapie oder tiefenpsychologisch orientierte Therapieformen, können erfolgreich zur Behandlung von Angststörungen eingesetzt werden. Die angstauslösenden Situationen und korrespondierende Gedanken, Erwartungen oder Vorstellungen werden identifiziert. Eingeübte **angstmindernde Techniken** wie Entspannungsverfahren werden genutzt, um in kontrollierten Situationen auf Auslösebedingungen mit reduzierten Angstgefühlen zu reagieren. Frühere Traumata können in **psychoanalytisch fokussierten Gesprächen** aufgearbeitet werden.

In der **psychopharmakologischen Behandlung** stehen Substanzen aus der Gruppe der Benzodiazepine und der Antidepressiva zur Verfügung (S. 403). Der Vorteil der Benzodiazepine liegt in ihrem schnellen Wirkungseintritt und der guten Verträglichkeit. Sie bieten sich insbesondere in akuten Situationen wie die einer Panikattacke an.

Merke

Wegen des hohen Abhängigkeitsrisikos sollten Benzodiazepine nur kurzfristig eingesetzt werden.

Gängige Wirkstoffe sind: Oxazepam, Lorazepam oder Alprazolam. Ähnlich gut wirksam, jedoch mit deutlich späterem Wirkungseintritt nach 1–3 Wochen ist Buspiron. Antidepressiva haben sich ebenfalls als gut wirksam bei Angststörungen erwiesen. Allerdings kann auch ihre Wirkung erst verzögert eintreten. Wegen des besseren Nebenwirkungsprofils werden im Alter eher selektive Serotonin-Wiederaufnahmehemmer (SSRI) wie z. B. Citalopram, Sertralin oder Paroxetin sowie der reversible Monoaminooxidasehemmer (MAOH) Moclobemid eingesetzt. Eine Sonderstellung nimmt das Anxiolytikum Opipramol ein. Es gehört zu den Trizyklika, sodass mit anticholinergen Nebenwirkungen gerechnet werden muss (▶ Tab. 20.7).

14.2 Pflegeschwerpunkt Angststörungen

Angst ist eine Grunderfahrung und gehört zum gesunden Leben dazu (Schädle-Deininger u. Wegmüller 2017). Sowohl normale als auch pathologische Angst sind immer ein körperliches und ein seelisches Phänomen. Beide Bestandteile sind in einem Individuum untrennbar miteinander verbunden und müssen auch gemeinsam wahrgenommen werden.

Tab. 14.1 Pflegediagnosen (nach NANDA), die bei Angststörungen häufig gestellt werden können.

Name	Definition	weitere Informationen
Todesangst	diffuses Gefühl des Unbehagens oder der Furcht, ausgelöst durch die Wahrnehmung einer real existierenden oder fiktiven Bedrohung der eigenen Existenz	In der Seniorenpflege ist dieser Zustand oft auch verursacht durch die Furcht vor einem Leiden im Sterbeprozess und vor fehlender Macht, diesen Prozess zu beeinflussen.
Furcht	Reaktion auf eine Bedrohung, die bewusst wahrgenommen und als gefährlich erkannt wird	Stress und eine hohe Anspannung in der Situation, möglicherweise auch Panik werden beobachtet. Teilweise reagieren die Betroffenen auch mit Starre oder Schreckhaftigkeit.
Angst	diffuses Gefühl des Unbehagens/der Bedrohung/der Gefahr, das von einer Reaktion des vegetativen Nervensystems begleitet wird; ermöglicht dem Individuum, Maßnahmen zum Umgang mit einer Gefahr einzuleiten	Es kommt im körperlichen und psychischen Bereich zu Veränderungen wie einer Hypervigilanz, Insomnie, Ruhelosigkeit, Disstress, Reizbarkeit, Zittern, Diarrhö, Herzklopfen, Fatigue, Übelkeit und vieles mehr. Man kann im Alltag beobachten, wie Angst sich körperlich auswirkt, z. B. wenn ein Bewohner, der in der Vergangenheit mehrmals gestürzt ist, aufgefordert wird, zu gehen und er vor Angst zu Stürzen weiche Knie bekommt und wieder stürzt.
Relokations-Stress-Syndrom	negative Auswirkungen auf die psychologische und soziale Stabilität des Betroffenen aufgrund eines Wechsels von einer Umgebung in eine andere, wie der Wechsel der Wohnung	Diese Situation betrifft möglicherweise viele Bewohner vor und während des Einzugs z. B. in ein Seniorenheim: dieser Schritt ist für manche Betroffene kaum zu schaffen, da das bisherige Leben in ihren Augen aufgegeben wird.
weitere Pflegediagnosen, durch Angst sekundär ausgelöst: z. B. Schlafstörungen – Schmerz – Immobilität		

14.2.1 Krankheitsbedingte Alltagsprobleme

Angst tritt als Erkrankung allein oder als Begleitsymptom anderer Erkrankungen auf und trifft Frauen häufiger als Männer. Ein häufiges Problem sind **Schlafstörungen**, v. a. in Bezug auf das Einschlafen.

Alltagsprobleme entstehen auch dadurch, dass die Betroffenen z. B. Angst vor Stürzen haben oder davor, das Bett nass zu machen. Viele ältere Menschen, v. a. beim Verlust des Partners, haben **Angst** davor, allein zu sein, vor der ungewissen Zukunft und natürlich vor dem Sterben. Mancher ältere Mensch hat ebenfalls Ängste vor tatsächlichen oder selbst prognostizierten Schmerzen. Alle diese Voraussetzungen haben einen negativen Einfluss auf das Zutrauen, Dinge noch zu schaffen und Situationen zu meistern. Dies führt oft zu **Motivationsproblemen** bei den betroffenen Patienten.

14.2.2 Pflegeanamnese/Pflegeassessment/Pflegediagnosen

Nicht immer ist Angst bei gerontopsychiatrisch erkrankten Patienten auf den ersten Blick erkennbar. Die Betroffenen

- vermeiden oft den direkten Blickkontakt,
- die Hände sind oft zittrig und feucht.
- Häufiger Harndrang und Übelkeit können ebenfalls Zeichen der Angst sein.

Soziale Ängste gehen meistens mit einem **geringen Selbstwertgefühl** einher und sind mit **Furcht vor Kritik** verbunden, die die Betroffenen versuchen zu vermeiden.

Im medizinischen Bereich stehen verschiedene Angstskalen zur Verfügung, die jedoch für die gerontopsychiatrische Pflege bislang nur in wenigen Kliniken eine Rolle spielen, z. B. die **Hamilton Anxiety-Scale** (HAMA), **Panik- und Agoraphobie-Skala** (PAS) oder **State-Trait-Angstinventar** (STAI, Weyer 2005). Sie werden meist von Psychologen eingesetzt und sind eher spezialisierten Kliniken oder Praxen vorbehalten.

Angst selbst ist bereits eine Pflegediagnose, so auch die „nahen Verwandten": Furcht und Todesangst (▸ Tab. 14.1). Angst kann aber auch zu weiteren Pflegediagnosen führen, z. B. zu Schlafstörungen, Schmerz oder Immobilität.

Praxistipp

Verwenden Sie die Pflegediagnosen Angst, um den Schweregrad der Angst näher zu bestimmen: geringfügig, mäßig, ausgeprägt, panisch. Beziehen Sie auch Pflegediagnosen, die sekundär durch Angst verursacht sind (z. B. Schlafstörungen), in ihre Pflegeplanung ein.

14.2.3 Beziehung/Haltung und Kommunikation/Verhalten

Notwendig ist das Aufbauen einer **stabilen Bezugspflege**, die gekennzeichnet ist durch Empathie und bedingungslose Wertschätzung. Für den Patienten in der Zeit der Angst erreichbar zu sein, ist notwendig, um Vertrauen herzustellen. Er benötigt das Gefühl, im Augenblick der Angst nicht allein zu sein. Dies gilt im stationären Bereich v. a. in den Nachtzeiten.

Gefühle zulassen zu können, ist in dieser Situation wichtig. Pflegende müssen eine Atmosphäre herstellen, die es dem Patienten erlaubt, Gefühle zu zeigen. In keinem Fall werden Sorgen und Ängste durch Pflegende negiert oder verharmlost.

Merke

Je ausgeprägter und kontinuierlicher die Angst ist, desto höher kann die erforderliche persönliche Präsenz beim Patienten sein.

14.2.4 Pflegerische Interventionen

Eine wesentliche Voraussetzung pflegerischen Handelns ist die **Wahrnehmung**, dass der Patient Angst hat. Damit Transparenz hergestellt werden kann, sollte die Angst angesprochen werden.

Lernaufgabe

Welche erfolgreichen Interventionen konnten Sie bislang bei ängstlichen Menschen mit Pflegebedarf einsetzen? Tauschen Sie sich über die unterschiedlichen Zugänge mit Ihren Kollegen aus.

Der Pflegeprozess kann dann auf folgende Bereiche einwirken:

- räumlich stabile Verhältnisse schaffen, in denen der Betroffene sich sicher fühlt
- Angstauslöser erkennen und benennen
- die Scham der Betroffenen reduzieren
- Akzeptieren und Ernstnehmen der angstauslösenden Situationen
- Positive und gesunde Anteile werden identifiziert und unterstützt.
- Angstschwankungen wahrnehmen.
- verschiedene Entspannungsübungen, Massagen oder Wickel einsetzen
- Atemstimulierende Einreibung (ASE) aus der Basalen Stimulation (S. 355) einsetzen

Werden Anxiolytika meistens Benzodiazepine (S. 403) von dem Patienten eingenommen, wird die **Medikamenteneinnahme begleitet** und **beobachtet**. Dabei liegt das besondere Augenmerk auf den Nebenwirkungen. Unerwünschte Wirkungen sind oft das Risiko der Abhängigkeit und Mobilitätseinschränkung.

Die Pflege von Menschen mit Ängsten wird durch eine begleitende und förderliche **Beratung** und **Edukation** unterstützt. Ziel ist es, die angstauslösenden Momente zu reduzieren oder/und behutsam in den Alltag zu integrieren (Amberger u. Roll 2010). Bei starken Ängsten werden **verhaltens- und/oder psychotherapeutische Maßnahmen** notwendig (Schädle-Deininger u. Wegmüller 2017).

Praxistipp

Schaffen Sie für Patienten mit einer Angststörung Verhältnisse, in denen sich der Betroffene sicher fühlt. Geben Sie ihm das Gefühl, ernst genommen zu werden und sprechen Sie mit ihm über Angstauslöser. Setzen Sie je nach Vorlieben und Möglichkeiten entspannende Pflegemaßnahmen ein.

14.2.5 Prävention

Die Angstprävention bezieht sich auf stabile Bedingungen für den Patienten, eine Begleitung und Beratung. Sind die angstauslösenden Situationen identifiziert, werden die erfolgreichen Strategien z. B. in Form eines Selbstsicherheitstrainings etabliert.

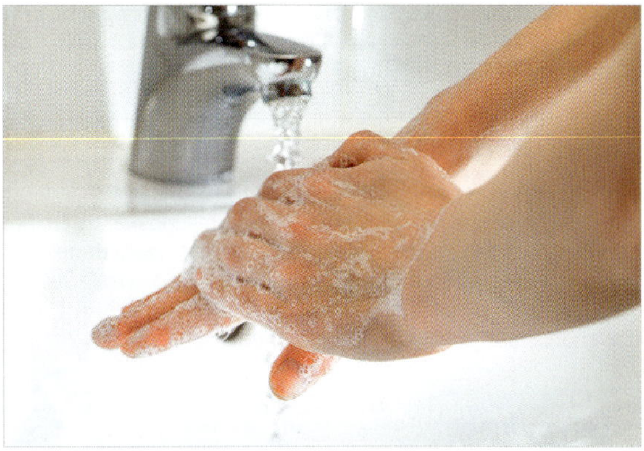

Abb. 14.1 Waschzwang. Händewaschen kann zur Zwangsstörung werden. (Quelle: © K. Oborny/Thieme Group)

Beispiel

Bei einer ängstlichen demenziell erkrankten Patientin, die immer in der Nacht vor Angst schreit, wird festgestellt, dass sie sich vor der Dunkelheit fürchtet. Eine besondere indirekte Nachtbeleuchtung reduziert die Ängstlichkeit. Dieser Bewohnerin wird diese Beleuchtung ab sofort ständig zur Verfügung gestellt.

14.3 Zwangsstörungen

Wiederkehrende Zwangsgedanken und Zwangsimpulse kennzeichnen diese Störung (▶ Abb. 14.1).

Definition

Zwangsgedanken sind Ideen, Vorstellungen, Impulse oder Handlungen, die den Betroffenen immer wieder stereotyp beschäftigen (Dilling et al. 2015).

14.3.1 Symptomatik

Sie sind fast immer quälend und werden häufig als sinnlos erlebt. Schließlich können sie ein solches Ausmaß annehmen, dass sie den normalen Tagesablauf und die sozialen Aktivitäten erheblich beeinträchtigen. Zusätzlich zu diesen Zwangssymptomen treten häufig auch depressive oder Angstsymptome auf.

Als **Zwänge** können z. B. in Erscheinung treten:

- Impulse, z. B.
  - sich in die Tiefe zu stürzen
  - jemand anderen zu verletzten
- Gedanken, z. B.
  - verunreinigt zu sein
  - sich anzustecken
- Handlungen, z. B.
  - sich beständig zu waschen
  - beständig zu zählen
  - alles zu kontrollieren

Zwänge beeinträchtigen das soziale Leben erheblich. Sind sie sehr ausgeprägt, können sie in einen **Erschöpfungszustand** bis hin zur **Handlungsunfähigkeit** führen.

14.3.2 Therapie

Verhaltenstherapeutische Verfahren können gut zur Behandlung von Zwängen eingesetzt werden. In der medikamentösen Behandlung steht die Gabe von **Serotonin-Wiederaufnahmehemmern** im Vordergrund, allerdings in höherer Dosierung als bei der Depressionsbehandlung. Auch kann ihre Gabe bis zu 8 Wochen notwendig sein, bis sich eine Wirkung einstellt.

Lernaufgabe

Zwangsähnliche Symptome können auch bei gesunden Menschen zu beobachten sein. Welche Verhaltensweisen können bei Zwängen beobachtet werden und mithilfe welcher Kriterien können Sie feststellen, ob ein Krankheitswert vorliegt?

14.4 Pflegeschwerpunkt Zwangsstörungen

Auch gesunde Menschen können zwangsähnliche Phänomene aufweisen (Möller et al. 2015). Beispiele dafür können das Beharren auf einzelne Begriffe oder das strikte Aufrechterhalten einer bestimmten Ordnung/Sauberkeit mit zwanghaftem Charakter sein. Der Hinweis an dieser Stelle soll deutlich machen, dass die Unterscheidung zwischen gesund und krank nicht immer eindeutig und trennscharf ist, und selbstverständlich können alle Menschen im Laufe ihres Lebens davon betroffen sein – dies gilt auch für Pflegende.

Lernaufgabe

Trainieren Sie, bei Menschen mit Zwangsstörungen gelassen und geduldig zu bleiben. Was könnte Ihnen dabei helfen?

14.4.1 Psychische und physische Beeinträchtigungen

Damit von einer Zwangsstörung gesprochen werden kann, muss der Betroffene mind. 2 Wochen Zwangsgedanken oder Zwangshandlungen an den meisten Tagen aufweisen. Die Handlungen dürfen an sich nicht angenehm sein und müssen sich wiederholen. Die Betroffenen leiden unter Ihren Zwangshandlungen oder -gedanken und dies oft auch dann, wenn die diagnostischen Kriterien einer Zwangsstörung nach ICD-10 noch nicht erfüllt sind. Zwangsstörungen sind zwar nicht so häufig wie andere gerontopsychiatrische Erkrankungen, in der pflegerischen Praxis jedoch herausfordernd und gehen oft mit Scham- und Schuldgefühlen einher. Die meisten Zwangsgedanken haben die folgenden thematischen Ausprägungen (Möller et al. 2015):

- Angst, sich bei Menschen oder mit Dingen zu beschmutzen
- Angst, sich an einer Krankheit anzustecken
- der ständige Gedanke, die eigene Gesundheit könnte gefährdet sein
- Ordnungszwang
- Zwang, der sexualisierter oder aggressiver Natur ist
- Angst davor, bestimmte Dinge getan oder unterlassen zu haben
- Drang, Dinge (Putzen, Händewaschen) immer wieder tun zu müssen, obwohl sie als sinnlos angesehen werden

Dabei sorgt die Durchführung der Handlung oft kurzfristig für eine Verbesserung der inneren Anspannung

14.4.2 Krankheitsbedingte Alltagsprobleme

Die Betroffenen können sich manchmal im Alltag nicht mehr konzentrieren, da sie von Ihren Zwangsgedanken stark beeinflusst sind und sich diese immer wieder verstärken. Diese Verstärkung führt dann ihrerseits zu einer Kontrollhandlung, um den Zwangsgedanken zu widerlegen (Röseler 2015). Diese Strategie kann kurzfristig aufgehen, allerdings kommen die Zwangsgedanken wieder. Ein weiteres Problem für den Betroffenen als auch für die Pflegeperson ist der **ständige Wunsch nach Rückversicherung.** Es muss klar sein, das die Zwänge emotionale Not auslösen. Der Patient ist durch die verschiedensten unangenehmen Gefühle gequält und oft eingebunden in seine Zwänge. Dazu kommt, dass die meisten Betroffenen die Unsinnigkeit ihres Verhaltens und ihrer Gedanken wahrnehmen, diese aber nicht abstellen können. Dieser erkannte Widerspruch macht es den Betroffenen nicht leichter. Außerdem kommt oft das **Schamgefühl** hinzu (Röseler 2015). Lebenspraktisch können die Zwänge dazu führen, dass

- Haustüren oder Fenster zigmal kontrolliert werden, ob diese tatsächlich verschlossen sind.
- die Hände immer wieder nach einer vermeintlichen Kontamination gewaschen werden müssen.
- immer und immer wieder nach einem bestimmten Sachverhalt gefragt wird.
- Dinge immer wieder berührt werden müssen.
- immer wieder gezählt, ritualisiert geputzt oder regelhaft Türen, Fenster und Lichter kontrolliert werden.

Werden die Betroffenen bei diesen Handlungen unterbrochen, müssen sie wieder von vorne beginnen (Röseler 2015). Werden die Betroffenen wiederholt bei ihren Ritualen gestoppt, kann dieser Druck zu Erschöpfung führen. Allerdings kann es auch vorkommen, dass die Betroffenen, die Handlungen vermeiden wollen, z. B. nicht mehr in die Küche gehen – so kann aus der Vermeidung eines Zwangs wiederum ein Zwang werden also eine Art Teufelskreislauf (Röseler 2015).

14.4.3 Pflegeanamnese/Pflegeassessment/ Pflegediagnosen

Es ist notwendig dem Betroffenen genau zuzuhören und nachzufragen, um sich so ein umfängliches Bild zu machen, aber auch um Hinweise auf mögliche weitere Probleme zu erhalten. So können z. B. Hinweise auf

- Missbrauch von Medikamenten erkannt werden, mit denen der Betroffene versucht hat, die Zwangsgedanken oder -handlungen unter Kontrolle zu bringen.
- Depressionen, die in diesem Zusammenhang auftreten können.
- akute Traumata
- Panikattacken oder Phobien

Ebenso sind Informationen aus dem häuslichen Umfeld bei der pflegerischen Anamnese wichtig. Hier werden in der Fremdwahrnehmung Angehöriger ggf. Aspekte der Erkrankung geschildert, die die Betroffenen verschweigen bzw. die ihnen selbst vielleicht gar nicht bewusst sind.

Im medizinischen Bereich werden verschiede Assessments verwendet wie z. B. die Hamburger Zwangsinventar Kurzform (Za-

Tab. 14.2 Pflegediagnosen (nach NANDA), die bei Zwangsstörungen häufig gestellt werden können.

Pflegediagnose	Beschreibung	weitere Informationen
Machtlosigkeit	Gefühl der mangelnden Kontrolle inklusive der Wahrnehmung, dass das eigene Tun sich nicht oder nur geringfügig auf das Ergebnis auswirkt	Die Betroffenen fühlen sich den Zwängen machtlos ausgeliefert. Das führt oft zu Schamgefühl, Isolation und Stigmatisierung.
beeinträchtigte Resilienz	zunehmende Unfähigkeit, sich durch einen aktiven Anpassungsprozess von negativ empfundenen Situationen oder von Veränderungen zu erholen	Die betroffenen Bewohner leiden oft unter ihren Zwängen und erleben dabei Not, Bedrängnis, Verzweiflung. Sie haben oft Probleme, sich zu erholen und den Zwang zu unterbrechen.

worka 1983, Gönner et al. 2007, 2016) oder Obsessive Compulsive Inventory (Foa et al. 2002, Gönner et al. 2007).

Praxistipp

Hören Sie Menschen mit Zwängen genau zu und fragen Sie ggf. nach, um Hinweise auf die Art der Zwänge und auf mögliche weitere Probleme zu erhalten.

▶ Tab. 14.2 listet mögliche Pflegediagnosen bei Zwangsstörungen auf. Bei Zwangsstörungen können weitere Pflegediagnosen zutreffen wie z. B.

- ein **Selbstversorgungsdefizit** in verschiedenen Bereichen, weil der Zwang so lebensbestimmend ist,
- ein **gestörtes Körperbild**, weil der Körper z. B. bei einem Waschzwang als schmutzig und unrein wahrgenommen wird.

14.4.4 Beziehung/Haltung

Voraussetzung für eine Beziehungsgestaltung mit einem zwangsgestörten Patienten ist die Wahrnehmung und Akzeptanz von Zwangsstörungen. Die Betroffenen haben sensible Antennen für Fehler, die in der Begegnung passieren und z. B. durch Unaufmerksamkeit, fehlende Wertschätzung oder fehlende Kenntnisse im Umgang mit der Erkrankung deutlich werden. Der psychiatrische Pflegefachmann Volker Roseler (2015) ist der Meinung, dass erkennbare Kompetenz bei der Pflegeperson nicht nur zu einer Verbesserung der Beziehung führt, sondern auch dazu, dass der Betroffene sich eher öffnet und offener über seine Störungen sprechen kann.

Praxistipp

Stellen Sie sicher, dass Sie ausreichend geschult sind und die nötigen Kompetenzen mitbringen, falls Sie Menschen mit Zwängen pflegen. Sollten Sie sich unsicher fühlen, erfragen Sie Schulungsmöglichkeiten bei Ihren Vorgesetzten.

14.4.5 Kommunikation/Verhalten

In der Kommunikation wird es immer wieder dazu kommen, dass der Betroffene die Pflegepersonen auffordert, bestimmte Dinge für Ihn zu erledigen. Diese Strategie fällt in die Kategorie des Vermeidungsverhaltens. Ein sinnvolles Vorgehen könnte der Hinweis sein, dass wir die Zwangsstörung durch die Übernahme der Tätigkeit nicht verstärken möchten, aber die schwierige Situation erkennen. Im weiteren Gespräch könnte das Angebot gemacht werden, z. B. den „kontaminierten" Tisch, das Bett, die Toilette usw. zu reinigen und dass der Patient den Tisch dann entsprechend selbst eindeckt, das Bett selbst bezieht usw. Wichtig erscheint, dass die Situation im Gespräch reflektiert wird, ohne den Betroffenen zu sehr unter Druck zu setzen, ihn aber auch in die Lösung und Entwicklung einzubeziehen. Röseler (2015) weist auch darauf hin, dass beiläufig geschilderte Bemerkungen der Pflegeperson wie z. B. „andere Betroffene berichten ... oder jemand habe schon einmal darauf hingewiesen, dass..." die Betroffenen entlasten können. Im Sinne von „Ich denke das also nicht allein". Die Pflegeperson kann auf diese Weise zum verständnisvollen und aufgeklärten Gegenüber werden.

Ein besonderes Problem, das im Alltag sehr störend werden kann, ist der ständige Wunsch nach Bestätigung durch den Betroffenen wie „Habe ich heute nicht einen Friseurtermin?" Die einfache Verweigerung der Antwort ist nach Röseler (2015) fachlich nicht hilfreich. Es scheint eher sinnvoll die Frage zurück zugeben „Hat der Friseur Ihnen denn den Termin genannt?" oder „Schreibt die Friseurin den Termin nicht immer auf?".

Praxistipp

Zeigen Sie gegenüber Menschen mit Zwangsstörungen Verständnis, seien Sie offen und beziehen Sie die Betroffenen in die Ausarbeitung von Lösungsansätzen mit ein.

14.4.6 Pflegerische Interventionen

Pflegerische Maßnahmen zielen auf die Stärkung des Selbstwertgefühls der Betroffenen ab und sollen außerdem zur Handlungsfähigkeit befähigen. Einige Beispiele wurden bereits unter dem Punkt Kommunikation beschrieben. Auf keinen Fall werden die Betroffenen daran gehindert, ihre Rituale auszuführen. Dies führt allenfalls zu einer Erhöhung der Spannung. Darüber hinaus ist die Beziehungsgestaltung auf Augen- und Erwachsenenebene bereits Teil der Intervention. Rückversicherungen und Zwangsgedanken werden nach Möglichkeit nicht bestätigt. Wenn dies aber trotzdem einmal passiert, sollte dies entsprechend sofort und ohne Vorwurf angesprochen werden.

Wesentliche Elemente bei den pflegerischen Interventionen sind:

- **Achtsamkeit**: Hier geht es v. a. darum, trotz einer psychischen Erkrankung den Augenblick, Empfindungen und den Körper- und die Selbstwahrnehmung zu unterstützen, ohne zu bewerten (Ahrens 2011). Achtsamkeitsübungen befassen sich z. B. mit der wertfreien Beobachtung der eigenen Atmung.
- **Psychoedukation** kann bereits zu Beginn des Pflegeprozesses unterstützen und kann Wissen über die Zwangsstörung ver-

mitteln. Damit ist auch gemeint, dass es in der Realität von Betroffenen oft zu Widersprüchen kommt. Es geht auch darum, in der Edukation auf positive und hoffnungsvolle Entwicklung hinzuweisen, dabei aber Probleme und ggf. die Mühsal nicht zu verschweigen (Röseler 2015).

- **Kognitives Verhaltenstraining/Kognitive Verhaltenstherapie:** Hierbei sollen die Betroffenen ihre Zwangssymptome kennenlernen und lernen diese zu identifizieren (DGPPN 2013).
- **Beobachtung von Wirkung oder Nebenwirkung von eingesetzten Psychopharmaka**, v. a., weil diese oft aus Antipsychotika und oder Antidepressiva bestehen. Bei diesen beiden Psychopharmakagruppen können viele Nebenwirkungen auftreten, die besonders in der gerontopsychiatrischen Pflege erhöhte Aufmerksamkeit erfordern.
- Das konkrete **Einüben von Alltagstätigkeiten**, auch im häuslichen Umfeld, durch Ergotherapie ist eine sinnvolle Ergänzung zur Psychotherapie.

Wenn Angehörige da sind, ist es sinnvoll diese in den Begleitungsprozess einzubeziehen. Nicht selten haben die Angehörigen von Zwangsgestörten eine schwierige Zeit hinter sich, benötigen möglicherweise Unterstützung und sollten in den positiven Prozess einbezogen werden.

Neben den genannten gibt es noch weitere kognitive Strategien wie z. B. die Realitätskontrolle/Realitätsüberprüfung oder Expositionstraining (Konfrontationstraining).

Praxistipp

Versuchen Sie gemeinsam mit der zwangsgestörten Person mit Pflegebedarf den Augenblick mit allen seinen Facetten wahrzunehmen, sodass Zwangsgedanken (bei Gelingen) für einige Zeit in den Hintergrund treten.

14.4.7 Sicherheit/rechtliche Aspekte

Die Betroffenen sind in aller Regel für sich selbst verantwortlich. Im Alltag sollte immer darauf geachtet werden, ob die Betroffenen z. B. auch Suizidgedanken entwickeln können. Werden diesbezüglich Hinweise beobachtet, sollte direkt interveniert und der behandelnde Arzt kontaktiert werden. Aber auch Zwangshandlungen selbst können im Einzelfall für den Betroffenen unangenehm werden, wenn z. B. bei einem Waschzwang die Haut durch heißes Wasser oder scharfe Reinigungsmittel geschädigt wird. Auch hier müsste der behandelnde Arzt umgehend hinzugezogen und ggf. die Handlung unterbrochen werden.

Praxistipp

Äußert eine Person mit Pflegebedarf Suizidgedanken oder schädigt er sich im Rahmen der Zwangshandlungen, informieren Sie umgehend den behandelnden Arzt.

14.4.8 Fördern von Ressourcen

Ressourcenförderung spielt eine wichtige Rolle. Alles was von dem Betroffenen wertgeschätzt und als fördernd erlebt wird, soll unterstützt werden (Röseler 2015). In diesem Zusammenhang wird immer wieder auf die **Recovery** (Wiederherstellen/Erholung) hingewiesen.

Definition

Recovery ist eine gesundheitsorientierte und prozesshafte Einstellung, welche Hoffnung, Wissen, Selbstbestimmung, Lebenszufriedenheit und vermehrte Nutzung von Selbsthilfemöglichkeiten fördern will und damit auf die subjektive Lebensqualität trotz psychischer Krankheit zielt (Ahrens 2011).

Dieses Konzept zielt auf

- Gesundheitsorientierung,
- prozesshafte Einstellung,
- die Stärkung von Hoffnung,
- Wissen,
- Selbstbestimmung und
- die Nutzung von Selbsthilfemöglichkeiten.

Die Idee ist dabei, dass die psychiatrische Fachpflege den Recovery-Prozess unterstützt und begleitet, durchlaufen muss der Betroffene ihn selbst (Rabenschlag u. Needham 2011).

Praxistipp

Unterstützen Sie Patienten mit Zwangsstörungen im Erholungsprozess, achten Sie dabei jedoch darauf, dass sie diesen selbstständig durchlaufen.

14.4.9 Prävention

Zwangsstörungen vorzubeugen ist schwierig, da die Auslöser oft nur schwer oder nicht beeinflusst werden können. Allerdings kann versucht werden, die psychisch belastenden Komponenten zu vermeiden und Stresssituationen auszugleichen – z. B. mit gezielten **Entspannungsübungen**, aber auch mit den Komponenten, die bei der Zwangsstörungsbehandlung erlernt wurden. Belastende und überfordernde Gedanken sollten von Anfang an angesprochen werden. Wenn der Betroffene und ggf. dessen Angehörige wie beschrieben begleitet wird und in den **Recovery-Prozess** (erlangen von psychischem Wohlbefinden) eingebunden ist, kann das Risiko des Auftretens von erneuten Zwangsstörungen wahrscheinlich reduziert werden. In der S3-Leitlinie „Zwangsstörungen" (DGPPN 2013) wird darauf hingewiesen, dass eine Rückfallprophylaxe wirksam ist. Diese Prophylaxe kann aus der **Beteiligung an Selbsthilfegruppen**, **ambulanter Psychotherapie** und dem **Wiederauffrischen von Therapieinhalten** bestehen. Die Aufgabe von Pflegenden kann in diesem Zusammenhang das Herstellen und Erhalten dieser Kontakte sein.

Praxistipp

Besprechen Sie mit Personen mit Zwangsstörungen Maßnahmen der Rückfallprophylaxe oder vermitteln Sie Ihn hierfür an eine geeignete Stelle.

14.5 Anpassungsstörungen und Belastungsreaktionen

14.5.1 Anpassungsstörungen

Unter **Anpassungsstörungen** versteht man die emotionale Reaktion auf und Beeinträchtigung durch i. d. R. kritische Lebensereignisse. Dies kann der Tod eines nahestehenden Menschen sein oder auch der Einzug in eine stationäre Altenhilfeeinrichtung. Diese Reaktionen gewinnen dann einen Krankheitswert, wenn sie über das übliche Ausmaß, die übliche Art oder Dauer deutlich hinausgehen. Anpassungsstörungen gehen oft mit depressiven und/oder Angstsymptomen einher.

Das Erscheinungsbild kann individuell sehr unterschiedlich sein und ist von normalen Reaktionen wie die Trauer oder anderen Erkrankungen wie einer depressiven Episode (S. 250) oder einer Angststörung (S. 270) abzugrenzen.

14.5.2 Akute Belastungsreaktion

Die **akute Belastungsreaktion** setzt rasch nach einem traumatisierenden Erlebnis innerhalb von Stunden oder wenigen Tagen ein. Die Symptome können sehr variieren und reichen von dem Gefühl der Betäubung mit Derealisation, verminderter Aufmerksamkeit und Ängstlichkeit bis hin zu Hyperaktivität oder Apathie.

Begleitet werden kann die akute Belastungsreaktion von ausgeprägten vegetativen Zeichen wie Tachykardie, Zittern oder Schwitzen.

14.5.3 Posttraumatische Belastungsstörung

Die **posttraumatische Belastungsstörung** entsteht als verzögerte Reaktion auf ein belastendes Ereignis bzw. eine Situation außergewöhnlicher Bedrohung oder katastrophalen Ausmaßes. Dies können Naturereignisse, aber auch durch Menschen verursachte Katastrophen sein. Hierzu zählen – gerade für die Altersgruppe, die den 2. Weltkrieg erlebt hat – Kampfhandlungen, Bombenangriffe, Gefangenschaft, Folter, Vertreibung oder Vergewaltigung (Radebold 2005, Tagay et al. 2016).

Typische Merkmale für diese Störung sind das wiederholte Erleben des Traumas in sich **aufdrängenden Erinnerungen (Flashbacks)** und Albträumen mit massiven Schlafstörungen sowie das Gefühl ständiger Bedrohung und Angst. Dies führt zu einer anhaltenden inneren **Unruhe** bzw. **Nervosität** verbunden mit einer erhöhten **Schreckhaftigkeit**. Hinzu kommen zahlreiche körperliche Symptome wie Herzrasen, Kopfschmerzen oder Übelkeit.

Im Alter können der Verlust der kognitiven Kontrolle im Rahmen einer beginnenden Demenz, der Verlust zahlreicher Copingstrategien oder die erneute Traumatisierung durch eine schwere Erkrankung zu einer **Reaktivierung** der ursprünglich traumatischen Erlebnisse führen.

Das Alter und der damit verbundene Renteneintritt schaffen Raum und Zeit, sich mit seinem Leben bzw. seinen Erinnerungen auseinanderzusetzen. Oftmals misslingt es den Betroffenen, Erinnerungsinhalte „korrekt" zusammenzufügen, da sie nur fragmentarisch erinnert werden. Für Außenstehende ist dann meist nicht nachvollziehbar, ob sich der Sachverhalt auch wie erinnert ereignet hat (Tagay u. Lindner 2021).

Lernaufgabe

Welche Konzepte gibt es zum Umgang mit posttraumatischen Belastungsstörungen in Ihrer Einrichtung? Wie begleiten Sie traumatische Erinnerungen von Menschen mit Pflegebedarf?

14.5.4 Therapie

Bei diesen Störungen sind medikamentöse Therapien nur in Ausnahmefällen indiziert. Akute Belastungsreaktionen klingen meist spontan ab. Therapie der Wahl sind **psychotherapeutische Verfahren.** In einigen Fällen kann jedoch die Schwere der Störung so ausgeprägt sein, dass sie mit einer akuten Suizidalität einhergeht. In diesen Fällen ist eine stationäre Behandlung zu erwägen (S. 255).

▸ **Posttraumatische Belastungsstörung.** Der Schwerpunkt der Behandlung liegt in psychotherapeutischen Interventionen wie
- kognitive Verhaltenstherapie,
- Imaginationsverfahren,
- Eye Movement Desensitization and Reprocessing (EMDR) oder
- narrative Expositionstherapie.

Es ist darauf zu achten, dass einerseits das Gespräch über das Trauma nicht zu einer „Reaktivierung" führt und dass andererseits keine falschen Erinnerungen induziert werden. Floride Psychosen, schwere hirnorganische Störungen und körperliche Erkrankungen, die die Belastbarkeit der Patienten stark beeinträchtigen, müssen zuvor ausgeschlossen werden (Tagay u. Lindner 2021).

14.6 Pflegeschwerpunkt Anpassungsstörungen

Im Verlauf des Lebens gibt es die verschiedensten Herausforderungen zu bewältigen, üblicherweise gelingt dies den meisten Menschen. Manchmal verändern sich die Dinge jedoch so radikal, dass der Betroffene die Anpassung nicht mehr bewältigen kann (Sauter et al. 2011).

14.6.1 Psychische und physische Beeinträchtigungen

Schwerwiegende Ereignisse im Leben können dazu führen, dass der Betroffene mit Ängsten, depressivem Verhalten, psychosomatischen Störungen und/oder Veränderungen seiner Identität reagiert und entsprechend darunter leidet. Von verschiedenen Autoren wird darauf hingewiesen, dass die Erscheinungsbilder bei Anpassungsstörungen sehr unterschiedlich ausgeprägt sein können (Sauter et al. 2011, Möller et al. 2015). Die Ausprägung der Störungen in den Gefühls- und Verhaltensäußerungen ist auch mit der Schwere des Anlasses sowie der individuellen Verletzlichkeit und der Persönlichkeit verbunden. Bei den Betroffenen können Bewusstseinseinengung, Aufmerksamkeitsstörungen und Desorientierung zu beobachten sein.

Tab. 14.3 Pflegediagnosen (nach NANDA), die bei Anpassungsstörungen häufig gestellt werden können.

Name	Definition	weitere Informationen
ineffektives Coping	wiederkehrende Fehleinschätzungen von Stressfaktoren und unzureichende kognitive und verhaltensbezogene Anstrengungen, mit Stress zurechtzukommen und Wohlbefinden zu erlangen	Betroffene zeigen Unsicherheit, ein zu geringes Maß an Selbstvertrauen und Kraft, um Situationen bewältigen zu können und eine unzureichende Problemlösungsfähigkeit.
soziale Isolation	von dem Betroffenen erlebtes Gefühl des Alleinseins, welches als von Anderen ausgelöst erlebt und als negativer oder bedrohlicher Zustand wahrgenommen wird	Betroffene zeigen eine depressive Stimmung und verlieren teilweise durch Rückzug tatsächlich ihr soziales Netz.
Hoffnungslosigkeit	ein Zustand, in dem der Betroffene kaum oder keine Alternativen oder persönliche Perspektiven sieht und die Fähigkeit verliert, Kräfte zu aktivieren, um etwas zu verändern	Betroffene zeigen z. B. geringe Hoffnung, mit einer neuen Situation ohne Partner und Kinder in einer eher fremden Welt, wie z. B. einem Seniorenheim, zurechtzukommen und Fuß zu fassen.

14.6.2 Krankheitsbedingte Alltagsprobleme

Im Alltag kann bei den Betroffenen ein Rückzug aus dem Gemeinschaftsleben beobachtet werden, sodass sich die Betroffenen immer mehr isolieren. Diese Entwicklung kann weiter fortschreitend zu Teilnahms- und Interessenslosigkeit führen, was die Selbstversorgung erschwert oder unmöglich macht (S. 492). Allerdings können auch Übererregung und Schreckhaftigkeit die Folge sein. Zudem können Schlafstörungen auftreten, die z. B. durch Alpträume oder Erinnerungen an die auslösende Situation entstehen. Passiert so etwas in einer häuslichen Situation, kann kurzfristig Unterstützung notwendig werden. Dies muss nicht immer ein dauerhafter stationärer Aufenthalt sein. Ambulante Unterstützung, Kurzzeitpflege oder eine psychiatrische Behandlung können hier ebenfalls helfen.

14.6.3 Pflegeanamnese/Pflegeassessment/ Pflegediagnosen

In der **Pflegeanamnese** stehen v. a. die Beobachtung des Verhaltens und deren möglichst genaue Beschreibung im Vordergrund. Wiederholtes Erleben des Traumas, sozialer Rückzug und eine Vigilanzsteigerung sind wesentliche Symptome (Möller et al. 2015). Aber auch Probleme mit Nähe und Distanz und sozialer Rückzug können beobachtet werden. Entsprechende Beobachtungen sollten direkt im Bereich der Kognition und Kommunikation der **Pflegedokumentation** beschrieben werden. In diesem Rahmen können ebenfalls verschiedene Pflegediagnosen (▶ Tab. 14.3) zutreffen, welche die Problematik präziseren und genauer beschreiben.

Praxistipp

Beobachten Sie das Verhalten von Patienten mit Anpassungsstörungen genau und beschreiben Sie es detailliert in der Pflegedokumentation.

14.6.4 Beziehung/Haltung

Durch den sozialen Rückzug, Depression, mögliche Wahngedanken, die Interessenlosigkeit und viele andere auch emotionale Reaktionen der Betroffenen ist die Beziehung von besonders großer Bedeutung. Es ist sinnvoll eine **Bezugspersonenpflege** zu forcieren, damit sich der Betroffene auf stabile Beziehungsverhältnisse stützen kann.

14.6.5 Kommunikation/Verhalten

Die Kommunikation ist direkt an den Betroffenen gerichtet und findet auf Augenhöhe statt. Es geht je nach Ausrichtung und Symptomen der Anpassungsstörung darum, den Betroffenen zu stärken und zudem neue Bewältigungsstrategien für die jeweilige Problemlage zu vermitteln. Dabei ist es wichtig, die sog. Selbstwirksamkeitsüberzeugung zu stärken – denn das hilft, die Selbstkontrolle des Betroffenen wiederherzustellen.

Praxistipp

Kommunizieren Sie mit Personen mit Anpassungsstörung auf Augenhöhe und unterstützen Sie ihn mithilfe von Bewältigungsstrategien, seine Selbstkontrolle zurückzuerlangen.

14.6.6 Pflegerische Interventionen

Es gibt nicht **die** pflegerische Intervention im Bereich der Anpassungsstörungen, sondern eher bekannte Verfahren, die zur Stärkung der Person und der Situation führen sollen. Im Weiteren versucht man individuell auf die Anforderungen im **Einzelfall** zu reagieren. Führt die Anpassungsstörung z. B. zu Alpträumen und entsprechenden Schlafstörungen, wird versucht mit schlafunterstützenden Maßnahmen darauf zu reagieren.

Nicht medikamentöse Verfahren, die den Betroffenen stärken, Alternativen bieten oder ihn ggf. beruhigen, können jeweils individuell ausgesucht und eingesetzt werden (Sauter 2011, web4-health 2017), z. B.

- **Entspannungsverfahren** wie progressive Muskelrelaxation, Yoga oder andere,
- **Bewegung** ggf. Sport nach den individuellen Möglichkeiten (hier auch Tanzen, Gymnastik usw.),
- **Tätigkeiten** (Malen, Musizieren usw.),
- **Achtsamkeitkeitsübungen**
- **Sensoriküsbungen**.

Das sog. **Recovery**-Konzept bietet bei diesem Krankheitsbild mit dem Ziel der besseren Lebenszufriedenheit Unterstützung in Form von

- Selbstbefähigung (Empowerment),
- Vermittlung von Hoffnung,
- Partizipation und
- der Förderung von Optimismus und Coping.

14

Ebenfalls können Aspekte der Förderung von Selbsthilfe (Selbstpflege) oder Resilienz (psychische Widerstandsfähigkeit) und der Vermittlung von Kohärenz/Zuversicht (Salutogenese) eine wichtige Rolle bei der Begleitung von Anpassungsstörungen spielen.

Aber auch die Unterstützung von **medikamentösen** und **psychotherapeutischen Maßnahmen** muss durch Pflegende unterstützt werden:

- die Begleitung der Einnahme möglicher **Psychopharmaka**, wie Anxiolytika, Antidepressiva oder Antipsychotika, durch die Vergabe, aber v. a. durch die Beobachtung der möglichen Wirkungen (S. 392)
- Gerade in der geriatrischen Langzeitpflege kommt es selten zu **psychotherapeutischen Behandlungen**, dennoch könnten diese Verfahren älteren Menschen helfen, in schwierigen Lebenssituationen wieder Fuß zu fassen. Deshalb ist es durchaus wichtig in der Diskussion über mögliche Unterstützung, auch psychotherapeutische Behandlung in Betracht zu ziehen und dies im multiprofessionellen Team zu diskutieren.

Praxistipp

Entscheiden Sie individuell, welche Maßnahmen für Personen mit Pflegebedarf und mit Anpassungsstörungen sinnvoll sind. Machen Sie dies auch von den jeweiligen Ausprägungen/Folgen der Angststörung abhängig.

14.6.7 Sicherheit/rechtliche Aspekte

Anpassungsstörungen haben meistens starke Erlebnisse als Auslöser und nicht selten Angst und Depression zur Folge. Diese Gesamtsituation birgt immer die Gefahr einer Suizidalität oder von selbstschädigendem Verhalten. In diesem Zusammenhang muss immer in Absprache der Beteiligten überlegt werden, inwieweit auf diese Risiken reagiert werden muss – denn die Sicherungsmaßnahmen passen nicht immer zu der oben beschriebenen Förderung der Selbstkontrolle. Hierin besteht ggf. ein Widerspruch. Dieses Dilemma ist wahrscheinlich wenn, dann nur durch Einzelfallentscheidungen zu lösen.

14.6.8 Fördern von Ressourcen

Die meisten Maßnahmen, die unter den Pflegerischen Maßnahmen beschrieben wurden, sollen die Fähigkeiten und verbliebenen Ressourcen erkennen und erhalten.

Lernaufgabe

Hermann Hesse sagt in seinem Gedicht Stufen: Jedem Anfang wohnt ein Zauber inne. Ob er darunter auch den Einzug in ein Seniorenheim meinte, ist Sache der Interpretation. Wie schaffen Sie es in der Begleitung von Menschen mit Pflegebedarf, dass es eben zu dem Zauber kommt und nicht zu einer lang anhaltenden Anpassungsstörung?

14.6.9 Prävention

Ein wesentlicher präventiver Ansatz besteht in einer bewussten **Selbstpflege der Person mit Pflegebedarf**, die u. a. gekennzeichnet ist durch das Schaffen von

- Ausgleich,
- gesundem Schlaf,
- Bewegung,
- guter Ernährung,
- dem Anwenden von Entspannungstechniken.

Das Problem bei Anpassungsstörungen v. a. im Alter ist, dass die auslösenden Ereignisse in aller Regel nicht verhindert werden können.

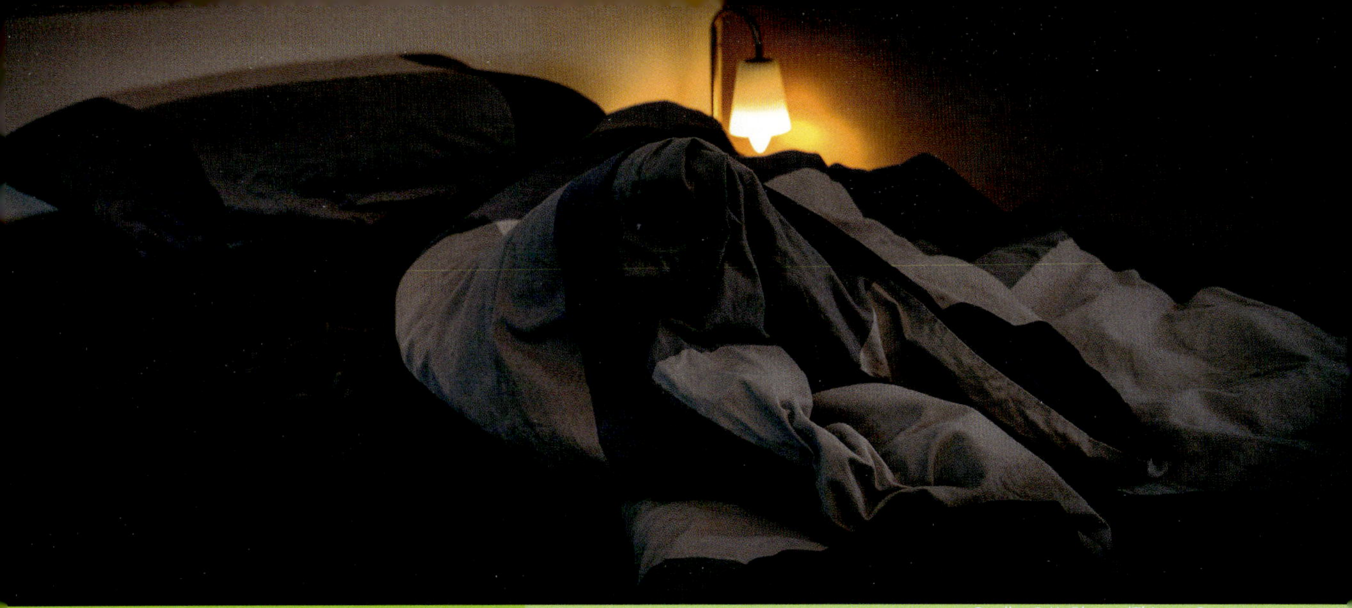

Quelle: © K. Oborny/Thieme Group

Kapitel 15

Nichtorganische Schlafstörungen

15 Nichtorganische Schlafstörungen

Mit dem Älterwerden verändern sich auch der Schlaf und das Schlafverhalten alter Menschen. Im Alter bestehen Schlafstörungen meist schon längere Zeit und gehen in der Mehrzahl der Fälle mit einer weiteren körperlichen oder psychischen Erkrankung einher. Typisch sind sie für depressive oder demente Menschen. Der gestörte Schlaf stellt nicht nur ein Problem für den Betroffenen dar, er belastet auch in hohem Maße die Angehörigen, Pflegenden oder auch die Mitbewohner.

Von der Depression und der Demenz ist bekannt, dass beide mit ausgeprägten Veränderungen der Erholsamkeit des Schlafs oder des Schlaf-Wach-Rhythmus einhergehen.

Merke

Demenzkranke Menschen schlafen eher flach und wachen mehrfach in der Nacht auf. Sie irren dann umher, wecken ihre Angehörigen oder Mitbewohner und finden nur mühsam wieder in den Schlaf.

Die verkürzte nächtliche Schlafdauer deckt sich selten mit den üblichen Schichtzeiten der Pflegenden, sodass gesonderte Angebote, z. B. ein Nachtcafé, in den stationären Ablauf integriert werden müssen. Für pflegende Angehörige stellt das häufige Gewecktwerden in der Nacht eine erhebliche gesundheitliche und psychische Beanspruchung dar. Die herausfordernden Verhaltensweisen durch einen gestörten oder aufgehobenen Schlaf-Wach-Rhythmus des dementen Menschen sind häufig der Grund für einen Einzug in eine stationäre Pflegeeinrichtung.

15.1 Einteilung der Schlafstörungen

Schlafstörungen können sehr unterschiedlich sein. Nach ICD-10 wird zwischen Dyssomnien und Parasomnien unterschieden (Dilling et al. 2015).

Definition

Dyssomnien sind primär psychogene Zustandsbilder mit einer Störung von Dauer, Qualität oder Zeitpunkt des Schlafs aufgrund emotionaler Ursachen. Beispiele sind Insomnie, Hypersomnie und Störungen des Schlaf-Wach-Rhythmus.
Parasomnien sind abnorme, während des Schlafs auftretende Episoden. Beispiele sind Schlafwandeln, Pavor nocturnus (lat. für nächtliche Angst) und Albträume.

Schlaflosigkeit kann eine Vielzahl an Ursachen haben (▶ Abb. 15.1). Die Deutsche Gesellschaft für Schlafforschung und Schlafmedizin (DGSM) schlägt in ihrer S3-Leitlinie „Nicht erholsamer Schlaf/Schlafstörungen“ (2009) die folgende Einteilung der Schlafstörungen gemäß ihres Diagnosealgorithmus vor:

- inadäquater Umgang mit dem Schlaf
  - nichtorganische Insomnie
  - nichtorganische Hypersomnie
  - nichtorganische Störung des Schlaf-Wach-Rhythmus
- fehlende Anpassung an den zirkadianen Rhythmus
  - nichtorganische Störung des Schlaf-Wach-Rhythmus
  - psychiatrische Erkrankung mit Störung des zirkadianen Schlaf-Wach-Rhythmus

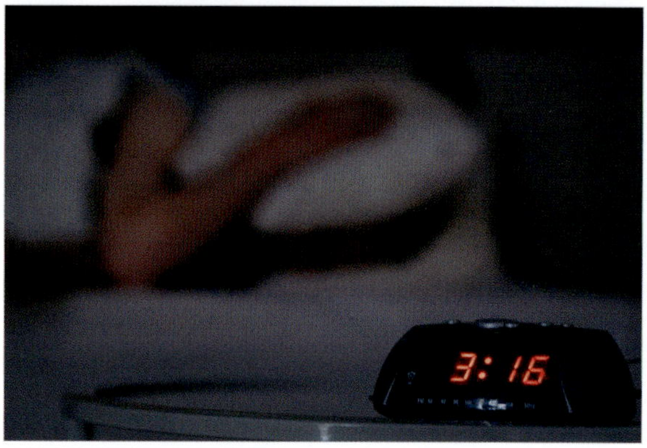

Abb. 15.1 Schlaflosigkeit. (Quelle: © K. Oborny/Thieme Group)

- Einnahme schlafstörender Substanzen
- Symptom einer psychiatrischen Erkrankung
  - psychiatrische Erkrankung mit gestörtem Schlaf
  - nichtorganische Insomnie
  - nichtorganische Hypersomnie
- Symptom einer organischen Erkrankung
  - organische Erkrankung mit gestörtem Schlaf
  - Schlafapnoe
  - episodische Bewegungsstörungen und nächtliche Myoklonien
  - Hypersomnien anderer Genese
- Parasomnien
  - Schlafwandeln
  - Pavor nocturnus
  - Albträume

Definition

Insomnie: Schlaflosigkeit wie Ein- oder Durchschlafstörungen sowie frühes Erwachen
Hypersomnie: exzessive Tagesschläfrigkeit mit oder ohne lange Schlafzeiten
Parasomnie: unerwünschte und unangemessene Verhaltensauffälligkeiten, die überwiegend aus dem Schlaf heraus auftreten
Myoklonien: kurze, ruckartige Muskelzuckungen (< 100 ms)
Pavor nocturnus: Aufschrecken im Schlaf meist kombiniert mit Schlafwandeln
REM-Schlaf-Disinhibition: Veränderung des REM-Schlafes in Form einer Verkürzung der Dauer oder einer Intensivierung des REM-Schlafs, die v. a. zu Beginn der Nacht auftritt
Narkolepsie: Form von Schlafsucht, bei der die Betroffenen völlig unvermittelt einschlafen und plötzlich zusammensacken können

15.1.1 Inadäquater Umgang mit dem Schlaf

Zu den häufigen Ursachen einer Schlafstörung gehört eine **unzureichende Schlafhygiene**. Zahlreiche Verhaltensweisen und/oder Umgebungsbedingungen wirken sich ungünstig auf einem erholsamen Schlaf aus:

- unregelmäßiger Schlaf durch variierende Aufsteh- und Zubettgehzeiten
- ein frühes Zubettgehen
- ein zu langes Schlafen
- ausgedehnte Schlafperioden mit über 30 min tagsüber
- umweltbezogene Faktoren
  - laute Geräusche
  - der schnarchende Partner
  - zu heller, zu kühler oder zu warmer Schlafraum
  - unbequemes Bett
- übermäßiger Konsum von Alkohol, koffeinhaltigen Getränken oder Nikotin
- verstärkte körperliche Anstrengung
- emotional aufregende Situationen

M!

Merke

Das Bett sollte ein Ort des Schlafs sein und nicht der Aktivitäten, wie Fernsehen oder Essen.

15.1.2 Störungen des zirkadianen Rhythmus

Von einer Störung des zirkadianen Schlaf-Wach-Rhythmus wird dann gesprochen, wenn die Betroffenen in der Nacht schlaflos sind und dafür tagsüber einen verstärkten Druck verspüren einzuschlafen. Die Menge des Schlafs pro 24 h ist nicht prinzipiell vermindert, er tritt nur zu unerwünschten Zeiten auf (DGSM 2009). Dies kann die Folge der altersbedingten Veränderungen des Schlafs sein (S. 36).

Typisch ist diese Störung für Menschen mit Demenz, bei denen sowohl die interne als auch die externe Schlafrhythmusvorgabe verloren gegangen ist.

M!

Merke

Ein bei der Demenz häufig anzutreffendes Phänomen ist das sog. „Sundowning", bei dem die Unruhe oder das Nachhausewollen des Erkrankten zum späten Nachmittag hin deutlich zunimmt.

15.1.3 Einnahme von schlafstörenden Substanzen

Eine Vielzahl an Medikamenten kann zur Schlaflosigkeit in der Nacht oder auch zur Müdigkeit am Tage führen. Da alte Menschen meist multimorbide erkrankt sind, sind sie häufig von dieser Form der Schlafstörung betroffen. Medikamentengruppen mit potenziell schlafbeeinflussender Wirkung sind (nach DGSM 2009):

- Antibiotika (z. B. Gyrasehemmer)
- Anticholinergika
- Antidepressiva (aktivierende)
- Antihypertensiva (z. B. β-Blocker, ACE-Hemmer, Kalziumantagonisten)
- Antiparkinsonmittel (z. B. L-Dopa)
- Atemwegspräparate (z. B. Theophyllin)
- Benzodiazepine, Hypnotika (nach Absetzen)
- Hypnotika mit sehr kurzer Wirkdauer („Reboundphänomen")
- Kortikosteroide
- Diuretika (durch nächtlichen Harndrang)
- Antipsychotika (durch Dyskinesien)
- Nootropika
- Schilddrüsenhormone
- Sympathikomimetika
- Zytostatika

Bei Verdacht auf eine medikamenteninduzierte Schlafstörung sollte das entsprechende **Präparat** gewechselt bzw. die **Dosis** angepasst werden. Bei der Verabreichung sollte der **Einnahmezeitpunkt** berücksichtigt werden: z. B. Diuretika oder antriebssteigernde Antidepressiva eher morgens als in den Abendstunden verabreichen.

15.1.4 Symptom einer psychiatrischen Erkrankung

Zahlreiche psychiatrische Erkrankungen gehen mit Schlafstörungen einher. Besonders gilt dies für Demenzen, affektive Erkrankungen und Schizophrenien. Bei ihnen treten regelmäßig Beeinträchtigungen des Schlafs auf, die sich im Verlaufe der Behandlung der psychiatrischen Grunderkrankung bessern. ▸ Tab. 15.1 gibt einen Überblick über Schlafstörungen bei psychischen Störungen.

Wie ▸ Tab. 15.1 verdeutlicht, ist der Tiefschlaf – als ein wesentlicher Aspekt eines erholsamen Schlafes – v. a. bei Menschen mit

Tab. 15.1 Schlafstörungen bei psychischen Störungen (Quelle: Riemann D, Baum E, Cohrs S et al. S3-Leitlinie Nicht erholsamer Schlaf/Schlafstörungen, Kapitel „Insomnie bei Erwachsenen", Update 2016. Somnologie 2017; 21: 2–44).

Erkrankung	Ein- oder Durchschlafstörung	verminderter Tiefschlaf	REM-Schlaf-Disinhibition	Hypersomnie
Demenzen	+++	+++	/	+
affektive Erkrankungen	+++	++	+++	+
schizophrene Psychosen	+++	+	+	+
Angststörungen	+	/	/	/
Alkoholabhängigkeit	+	+++	+	/
Borderline Persönlichkeitsstörung	+	/	+	/

+++ bei fast allen Patienten vorhanden
++ bei ca. 50 % der Patienten vorhanden
+ bei 10–20 % aller Patienten vorhanden
/ bislang nicht beschrieben

15

Demenz und bei Alkoholabhängigkeit gestört. Diese Personen scheinen zwar fest zu schlafen, erreichen aber die notwendigen Tiefschlafphasen nicht (mehr). REM-Schlaf-Disinhibition führt zu lebhaften oder intensiven Träumen. Zeitweise kommt es bei depressiven Patienten zu einem „Mikro-Erwachen", welches von Außenstehenden nicht als Wachsein beobachtet wird. So kann es sein, dass die Nachtwache eine (depressive) Person mit Pflegebedarf als die ganze Nacht schlafend erlebt, die Person selbst jedoch am Morgen berichtet, „kein Auge zugetan zu haben". Hypersomnien sind deutlich seltener zu beobachten und müssen bei plötzlichem Auftreten gerade bei Menschen mit Demenz an ein Delir denken lassen. Fast alle dargestellten psychischen Erkrankungen gehen mit Ein- und Durchschlafstörungen einher. Im Falle von Krankenhausaufenthalten treten diese verstärkt auf, sodass regelhaft Hypnotika (S. 406) zum Einsatz kommen, die dann nach Entlassung ins gewohnte Setting nur schwer wieder auszuschleichen bzw. abzusetzen sind.

15.1.5 Symptom einer organischen Erkrankung

Zu den organischen Ursachen zählt eine Vielzahl von Erkrankungen, deren Symptome, wie Fieber, Schmerzen und Luftnot das Durchschlafen verhindern. Erkrankungen, die den Schlaf häufig stören, sind z. B.:

- chronische oder akute Schmerzzustände anderer Ursachen wie Zahnschmerzen, Glaukom, Neuralgien, Polyneuropathien oder maligne Erkrankungen
- endokrinologische Erkrankungen wie Hyperthyreose
- Magen-Darm-Leiden wie Ulcus duodeni, Gastritis, Obstipation
- chronische Nierenerkrankungen
- Krankheiten der Atemorgane wie Asthma bronchiale oder chronisch obstruktive respiratorische Insuffizienz
- Herzerkrankungen
- degenerative ZNS-Erkrankungen
- Polyneuropathien
- Schlaganfall
- Multiple Sklerose
- Morbus Parkinson
- extrapyramidalmotorische Erkrankungen
- Epilepsien
- Kopfschmerzen
- starker Juckreiz

15.1.6 Schlafapnoe-Syndrom

Definition

Von einer **Schlafapnoe** spricht man, wenn pro Stunde mehrere Atempausen von mind. 10 Sekunden Dauer auftreten.

Neben der mangelnden Sauerstoffversorgung wird der Betroffene jedes Mal durch das tiefe Einatmen in ein leichteres Schlafstadium (Weckreaktionen durch Arousal) befördert, was dazu führt, dass der Schlaf unterbrochen wird.

Veränderungen bei Schlafapnoe:

- verändertes Schlafverhalten
- exzessive Schläfrigkeit auch am Tag
- Abfallen der intellektuellen Leistungsfähigkeit
- veränderte Persönlichkeit
- Kopfschmerzen
- verschlechterte Schlafqualität

Eine Schlafapnoe kann unterschiedliche organische **Ursachen** haben. Eine Form der Schlafapnoe beruht auf einer nächtlichen Obstruktion der oberen Atemwege. Diese kollabieren durch eine Schwäche der Rachenmuskulatur. Besonders häufig davon betroffen sind übergewichtige Menschen, Hypertoniker und Patienten mit Herzrhythmusstörungen. Eine Verbesserung der Sauerstoffversorgung durch die Continuous-Positive-Airway-Pressure-Therapie (**CPAP**) oder operative Methoden können zur Behandlung dieser Schlafstörung eingesetzt werden.

Merke

Bei der CPAP-Beatmung wird über eine dicht sitzende Maske und dauerhafte Luftzufuhr ein leichter Überdruck in den Atemwegen aufgebaut. Durch diese Verringerung der Atemarbeit und das Verhindern eines endexspiratorischen Kollapses wird die Sauerstoffversorgung verbessert.

15.1.7 Restless-Legs-Syndrom

Nach DGSM (2009) ist das Syndrom der ruhelosen Beine (engl. restless legs) durch **unangenehmen Bewegungsdrang der Beine**, selten auch der Arme, der ausschließlich oder überwiegend in Ruhe und Entspannung v. a. abends und in der Nacht auftritt. Das Maximum liegt gewöhnlich kurz nach Mitternacht. Dieser Bewegungsdrang ist meistens, aber nicht notwendigerweise, verbunden mit **Missempfindungen** wie Kribbeln, Ziehen, Reißen, Stechen, Druckgefühl, schmerzhaften oder oft vom Patienten nicht näher beschreibbaren Symptomen. Die Beschwerden treten beidseitig mit unterschiedlicher Seitenbetonung auf. Durch Bewegen der Extremität oder durch einen Lagewechsel im Bett können die Beschwerden etwas reduziert werden (DGSM 2009). Wenn die Symptomatik tagsüber auftritt, spricht man von einem inversen Restless-Legs-Syndrom. Therapeutisch können Antiparkinsonmedikamente in niedriger Dosierung helfen.

15.2 Auswirkungen der Schlafstörungen

Nächtlicher Schlaf ist mehr als nur eine Zeit der Ruhe und Entspannung. Er ist die Zeit der Wiederherstellung, des Wachstums und der Erneuerung des Organismus. Der Schlaf scheint für viele **Prozesse** in unserem Körper wichtig zu sein, so z. B. für

- die Aktivierung des Immunsystems,
- den Abtransport von Abbauprodukten aus dem Stoffwechsel,
- Lern- und Gedächtnisleistungen (werden vermutlich im Schlaf und v. a. im Traum gespeichert und verarbeitet),
- die Zellteilung der Haut (Hautzellen teilen und erneuern sich im Schlaf mit doppelter Geschwindigkeit als am Tag),
- Freisetzung von Wachstumshormonen durch den Hypothalamus (fördern die Regeneration des Muskelgewebes, der Organe und der Haut),
- Kortisolausschüttung (wird in der Nacht verstärkt ausgeschüttet und sorgt für Anpassungsprozesse bewusster und unbewusster Stresssituationen).

Nicht erholsamer Schlaf beeinträchtigt die sozialen Aktivitäten und führt zu einer verminderten Leistungsfähigkeit am Tage, meist in Folge einer vermehrten Müdigkeit.

15.3 Therapie

Vor der Behandlung einer Schlafstörung ist es notwendig, ihre Form und ihre Ursache zu kennen. Hierzu kann ein Aufenthalt in einem **Schlaflabor** sinnvoll sein. Dies empfiehlt sich bei hartnäckigen Schlafstörungen mit einer Erkrankungsdauer von über einem halben Jahr oder zur Diagnose einer Schlafapnoe. Bei der Therapie sind **nicht medikamentöse Strategien** zu bevorzugen (S. 287).

15.3.1 Medikamentöse Therapie

Als medizinische Behandlungsmöglichkeiten stehen **Medikamente** wie pflanzliche Präparate, Benzodiazepin- oder Nichtbenzodiazepin-Hypnotika, niederpotente Antipsychotika, Melantonin u. a. (S. 406).

15.3.2 Lichttherapie

Bei Insomnien von saisonal abhängigen Depressionen hat sich die Lichttherapie bewährt. Es wird aber auch bei anderen zirkadianen Rhythmusstörungen wie der Demenz oder dem Jetlag-Syndrom davon ausgegangen, dass der Lichtreiz einen korrigierenden Einfluss auf den Schlaf hat.

Bei der lichttherapeutischen Behandlung wird der Patient entweder 2 500 Lux für 2 h oder 10 000 Lux für 40 min ausgesetzt. Nebenwirkungen sind nicht bekannt, allerdings sollen sich Menschen mit Augenerkrankungen zuvor augenärztlich untersuchen lassen. Vorsicht ist geboten bei fotosensibilisierenden Medikamenten wie z. B. Lithium und Johanniskraut.

> **Merke** M!
>
> Der Therapieeffekt der Lichttherapie wird durch den Lichteinfall über die Augen erreicht und nicht über die Haut.

15.4 Pflegeschwerpunkt Schlaf

Die Begleitung psychisch erkrankter Menschen in der Nacht stellt besondere Anforderungen an den pflegerischen Nachtdienst und das multiprofessionelle Team. Genaue Beobachtung, Analysen und ausgewählte Maßnahmen helfen, die Einnahme von Medikamenten zu reduzieren oder zu vermeiden. Die aktive Beteiligung der Betroffenen kann außerdem die Eigenverantwortung erhohen.

15.4.1 Psychische und physische Beeinträchtigungen

Durch ständigen schlechten Schlaf entstehen Probleme im Alltag die sich im Laufe der Zeit manifestieren können. Gerade bei psychisch erkrankten älteren Menschen kann es sein, dass nach längerer Zeit undeutlich ist, ob die psychische Beeinträchtigung durch die Schlafstörung verursacht ist oder umgekehrt. So kann die Depression Ursache aber auch Folge einer hartnäckigen Schlafstörung sein.

Es können folgende Symptome auftreten (erweitert nach Happe u. Paulus 2005):

- verminderte Leistungsfähigkeit
- ängstliche Erwartung einer wieder schlechten Nacht
- Gedankenkreisen
- Minderung des Wohlbefindens und der Stimmung
- Kopfschmerzen, Blutdruckschwankungen
- überschießende emotionale Reaktionen
- kognitive Beeinträchtigungen
- Gedächtnisstörungen

Insgesamt ist das Wohlbefinden durch nicht ausreichenden oder oft gestörten Schlaf stark beeinträchtigt.

15.4.2 Krankheitsbedingte Alltagsprobleme

Über längere Zeit nicht ausgeschlafen zu sein, kann zu erheblichen Funktionseinbußen führen. Betroffene können an Aktivitäten, v. a. wenn diese Aufmerksamkeit verlangen, nur schwer teilnehmen. Ebenfalls kann das Pflegen sozialer Kontakte durch die ständige Müdigkeit beeinträchtigt sein. Mögliche Auswirkungen auf den Alltag sind:

- geringe psychische und körperliche Belastbarkeit
- ungewolltes Einschlafen auch am Tag
- Unfallgefahr
- verminderte Aufmerksamkeit
- Sturzhäufigkeit

Sollte der Betroffene noch Auto fahren, so besteht bei latenter Schlafstörung erhöhtes Unfallrisiko. Bei Bewohnern im Altenheim können Alltagsaktivitäten oder die Teilnahme an Gruppenaktivitäten deutlich erschwert sein.

15.4.3 Pflegeanamnese, Pflegeassessment, Pflegediagnosen

Eine genauere **Schlafbiografie** kann erhoben werden, wenn die nötigen Informationen zur Verfügung stehen oder der Betroffene hierzu befragt werden kann. Im letzteren Fall kann auch eine visuelle Analogskala zum Monitoring des Schlafes verwendet werden. Der Betroffene ermittelt auf einer Skala von 0–10 (wobei 0 der bestmögliche Schlaf ist) wie er seinen Schlaf aktuell einordnen würde.

Die **Einschätzungen** können getroffen werden auf Grundlage von

- einem Schlaf-Tagebuch,
- subjektiven Einschätzungsskalen,
- Interviews,
- Beobachtungen.

Beobachtungen werden dokumentiert und nach Möglichkeit mit dem Arzt besprochen. Die pflegerische Beobachtung sollte bezüglich ihrer Validität regelmäßig kritisch hinterfragt werden.

> **Merke** M!
>
> Schlafdauer und Schlafqualität werden durch Pflegende eher überschätzt.

Selbsteinschätzungen durch die Betroffenen sind jedoch in der Gerontopsychiatrie oft wenig aussagekräftig, da die Betroffenen durch kognitive Veränderungen nicht immer adäquat Auskunft geben können. Außerdem sind Selbsteinschätzungen sehr durch persönliche Wünsche und Vorstellungen geprägt.

Schlafassessments stehen in unterschiedlichen Ansätzen zur Verfügung. Sie verfolgen klinische oder subjektive Aspekte, die in einer Fremdbeobachtung durch die Pflegeperson oder durch eine Selbsteinschätzung erfasst werden (Morgan u. Closs 2000). Auch das **Resident Assessment Instrument** (RAI 2.0) gibt einzelne Hinweise auf das Schlafverhalten. ▶ Tab. 15.2 zeigt Aspekte des Schlafs, die im Zuge einer Beobachtung des Schlafs dokumentiert werden können.

Tab. 15.2 Aspekte des Schlafs.

Schlafbeobachtungsraster	Inhalt
Gesamtschlafdauer	Stunden:
Nickerchen am Tag und deren Zeit	Wie viele? Uhrzeit:
Aktivitäten am Tag	Welche?
bevorzugte Einschlafzeit/Aufstehzeit	Uhrzeit Aufstehen: Uhrzeit Einschlafen:
eingenommene Medikamente (Hang-over in den nächsten Tag?)	Medikament: Beobachtung:
Besonderheiten beim Schlaf wie Schnarchen, Apnoen u. Ä.	
Einschlafrituale und Positionswechsel	Welche? Position:
Schmerzen abklären (VRS oder BESD)	
Hunger, Durst oder andere Bedürfnisse, die zum Erwachen geführt haben	
Fühlt sich der Betroffene erholt?	

Anlass und **Ziele** für ein Schlafassessment sollten vor der Anwendung eindeutig sein (Morgan u. Closs 2000). Die Auswahl der Methode und Erhebung sollte im Team abgestimmt werden. Bei der Auswertung der Ergebnisse müssen die praktischen Probleme durch altersbedingte Beeinträchtigungen bei der Erhebung berücksichtigt werden. Denn Variablen wie Alter, körperliche und psychische Gesundheit beeinflussen Ergebnisse u. U. deutlich.

Praxistipp

Liegt bei einem Menschen mit Pflegebedarf der Verdacht auf eine Schlafstörung vor, sollten Sie im Team abwägen, ob und wie mit diesem Verdacht weiter umgegangen wird.

Sofern dieser dazu in der Lage ist, sollten Sie eine Schlafbiografie und eine Selbsteinschätzung erheben. Beobachten Sie für die Fremdeinschätzung verschiedene Aspekte des Schlafs (z. B. Schlafdauer, Nickerchen am Tag, Besonderheiten beim Schlaf usw.) und dokumentieren Sie diese.

Definition

Schlafentzug: Längere Zeiträume ohne Schlaf (durchgehende natürliche, periodische Aufhebung des Bewusstseins).

„Schlafstörung" selbst ist bereits eine Pflegediagnose, so auch „Schlafmangel" und „gestörtes Schlafmuster" (▶ Tab. 15.3).

Definition

Schlafstörung: Störung beim Ein- und Durchschlafen und/oder frühes Erwachen. Eine zeitlich begrenzte Unterbrechung/Störung des Schlafs (natürliche, periodische Aufhebung des Bewusstseins), der Schlafquantität und -qualität.

Als mögliche Ursachen oder beeinflussende Faktoren werden folgende Gründe genannt:

- häufig wechselnder Tag-Nacht-Rhythmus
- altersbedingte Veränderungen des Schlafmusters
- periodische, geschlechtsbedingte Hormonveränderungen
- Grübeln vor dem Einschlafen
- Furcht vor Schlafstörungen (die sich selbst erfüllende Prophezeiung)
- Medikamente und die dauerhafte Einnahme von Schlafmitteln
- Einsamkeit, Trauer, Angst, Furcht, Langeweile und Depression
- Verlust des Schlafpartners
- Lärm, Beleuchtung
- Schlafunterbrechungen durch therapeutische oder pflegerische Maßnahmen
- freiheitsbeschränkende Maßnahmen
- fehlende Privatheit

15.4.4 Beziehung/Haltung

Praxistipp

Machen Sie Personen mit Pflegebedarf und Schlafstörungen Mut, auch ohne schlaffördernde Medikamente auskommen zu können und den Schlaf durch nicht medikamentöse Methoden zu fördern.

Tab. 15.3 Pflegediagnosen (nach NANDA), die bei Schlafstörungen häufig gestellt werden können.

Name	Definition	weitere Informationen
Schlafmangel	lange Phasen ohne regelmäßigen, natürlichen Schlaf inkl. Aufhebung des relativen Bewusstseins; folglich Erholungsdefizit	Dafür kommen verschiedene Ursachen in Frage, z. B. Sorgen finanzieller Art, Angst vor Krankheit oder Tod, Unwohlsein oder Blasenstörungen.
gestörtes Schlafmuster	Schlafunterbrechungen aufgrund störender Umgebungsbedingungen, die zeitlich begrenzt sind	Im Zimmer kann es zu laut oder zu warm sein. Ebenso können Medikamente für einen gestörten Schlaf verantwortlich sein.
Schlafstörung	Störungen des Schlafs in Form von geringerer Schlafdauer und verschlechterter Schlafqualität mit negativen Auswirkungen auf die Funktionsfähigkeit des Körpers	Nicht erholsamer Schlaf kann auf Dauer nicht nur die Lebensqualität beeinträchtigen, sondern auch die Gesundheit gefährden. Die Ursachen sind vielfältig (Medikamente, Restless-Legs-Syndrom u.v.m)

Eine wesentliche Intervention bei Schlafstörungen ist das Wiedererlernen verloren gegangener Rituale und die realistische Einschätzung des eigenen Schlafs. Damit Betroffene hier Ideen entwickeln und umsetzen können, bedarf es einer engen und vertrauensvollen Begleitung. Eine Voraussetzung für diese Begleitung ist eine stabile Beziehung, die es möglich macht, problematische Verhaltensweisen zu erkennen und anzusprechen. Ebenso notwendig ist es, den Betroffenen Mut zu machen, diese zermürbende Situation auch ohne Medikament meistern zu können.

15.4.5 Kommunikation/Verhalten

Ein wesentlicher Inhalt der Kommunikation ist, sich über die eigenen Vorstellungen und Erwartungen an den eigenen Schlaf bewusst zu werden. Hierzu benötigen Pflegende (v. a. aus dem Nachtdienst) die Fähigkeit, Betroffene zu **informieren**, ohne sie jedoch zu kompromittieren oder belehrend zu wirken. Es sind zahlreiche falsche Annahmen über den Schlaf verbreitet und es ist ratsam, diese Vorstellungen durch Aufklärung zu korrigieren. Die Schlafforscher Johannes Kemper und Jürgen Zulley (1992) haben beispielhaft falsche Annahmen aufgeführt (▶ Tab. 15.4).

Wissen über Schlafförderung impliziert nicht automatisch korrekte praktische Anwendung. Personen mit Schlafstörungen praktizieren ihnen bekannte schlaffördernde Maßnahmen weniger oft als Personen ohne Schlafprobleme. Pflegenden kommt hier eine **reflektierende und begleitende Aufgabe** zu. Über Schlafstörungen klagende Bewohner sollten in jedem Fall nicht konfrontiert werden mit Aussagen wie: „Sie haben immer geschlafen, wenn die Nachtwache in Ihrem Zimmer war". Dies führt zu einer Rechtfertigungssituation des Betroffenen, die die Beziehung zwischen Pflegenden und Bewohner beeinträchtigt.

Praxistipp

Klären Sie Menschen mit Pflegebedarf und Schlafstörungen über die Physiologie des Schlafs, Ursachen von Schlafstörungen und Gegenmaßnahmen auf. Reflektieren Sie gemeinsam dessen Situation und ggf. warum er trotz besseren Wissens schlaffördernde Maßnahmen nicht durchführt.

15.4.6 Pflegerische Interventionen

Es gibt die unterschiedlichsten Möglichkeiten Schlaf zu fördern. Die Maßnahmen hängen v. a. von den Ursachen der Schlafstörung ab. Der **Erhalt des Tag-Nacht-Rhythmus** ist ein wichtiges Element in der Schlafförderung. Die Menschen, die am Tag arbeiten oder so beschäftigt sind, dass ihr Tag erfüllt ist, werden am Abend ein normales Schlafbedürfnis entwickeln. Schwerer haben es die Menschen, deren Tage ohne (ausreichend) anregende Beschäftigung und Bewegung vergehen. Dies gilt sowohl für viele arbeitslose Menschen, als auch für die meisten alten Menschen, v. a. aber für diejenigen, die in Einrichtungen leben und auf Hilfe angewiesen sind.

Ein besonderes Problem stellen die Patienten dar, die weder ausreichend beschäftigt werden können, noch in der Lage sind, die Zeitgeber Helligkeit und Dunkelheit oder Tag und Nacht wahrzunehmen. In diesen Fällen muss das multiprofessionelle Team die Tagesaktivitäten so organisieren, dass der Patient wieder in den zirkadianen Rhythmus findet.

Beispiele für solche Aktivitäten sind:

- Arbeitstherapie
- Beschäftigungstherapie
- Spaziergänge
- Spiele
- lebenspraktische Tätigkeiten
- Krankengymnastik
- Tanztherapie
- Musiktherapie

Tab. 15.4 Falsche Annahmen zum Thema Schlaf [Tabelle basiert auf Angaben aus: Kemper u. Zulley 1994, Morgan u. Closs 2000].

falsche oder nur eingeschränkt zutreffende Annahmen zum Thema Schlaf	tatsächlich Zutreffendes
Der Schlaf verläuft geradlinig und wird immer tiefer, um dann am Morgen wieder leichter zu werden.	Der Schlaf folgt einem Profil, das geprägt ist von sog. Tiefschlafphasen, die auch REM-Phasen genannt werden (REM: Rapid Eye Movement), und sog. Non-REM-Phasen, in denen geträumt wird. Die Tiefe des Schlafs nimmt im Laufe der Nacht ab.
Regelmäßiger und immer gleich langer Schlaf ist wichtig und lebensnotwendig.	Regemäßiger Schlaf ist wichtig, aber verpasster Schlaf, also die ein oder andere Unterbrechung, selbst ein ganzer verpasster Nachtschlaf, wird bei gesunden Menschen in den nächsten Nächten wieder aufgeholt und das Defizit ausgeglichen. Bei einer Schlafperiode nach einem vorangegangenen verpassten Schlaf fällt man i. d. R. schneller in den Tiefschlaf
Guter Schlaf muss mind. 8 h dauern.	Die benötigte Schlafdauer nimmt mit den Lebensjahren immer weiter ab. So braucht ein Säugling ein Vielfaches der Schlafstunden eines alten Menschen.
Schlafstörungen sind ungesund und behindern den Tagesverlauf.	Gelegentliche Schlafdefizite können von einem ansonsten gesunden Menschen gut ausgeglichen werden. Nichtsdestotrotz kann die Leistungsfähigkeit durch Schlafdefizite eingeschränkt sein.
Bei Schlaflosigkeit soll man im Bett fernsehen oder lesen.	Verbindet der Mensch mit dem Schlafzimmer und der Schlafenszeit nicht mehr das Schlafen, sondern Aktivitäten wie Lesen oder Fernsehen, kann es zu (weiteren) Problemen beim Einschlafen kommen. Das Schlafzimmer sollte dem Schlafen vorbehalten bleiben.
Bei Schlafstörungen sollten Schlafmittel eingenommen werden; sie können den Schlaf unterstützen.	Diese Annahme trifft auf verschiedene Wirkstoffe, vor alle Benzodiazepine, nicht oder nur eingeschränkt zu. Richtig ist, dass sie den Schlaf und die Schlafphasen verändern und möglicherweise auch eine Abhängigkeit verursachen.

Auf Stationen im Krankenhaus bzw. Altenheim sollte es für alle nicht Bettlägerigen Möglichkeiten geben, sich bewegen zu können. Dies fördert den Gesundungsprozess bzw. ist der Erhaltung von Gesundheit sehr zuträglich. Das Tagesprogramm sollte ausgeglichen und regelmäßig stattfinden, um den Betroffenen die Frustration der Über- bzw. Unterforderung zu ersparen.

Umfeldgestaltung

Um gut schlafen zu können, müssen die äußeren Bedingungen stimmen. Das Schlafzimmer sollte ruhig und abzudunkeln sein. In Einrichtungen sollten folgende Kriterien beachtet werden:

- Das Zimmer sollte gut heizbar und zu belüften sein.
- Die optimale Raumtemperatur beträgt 18 °C, sie kann aber individuell höher oder tiefer sein.
- Das Bett sollte so stehen, dass der Patient bzw. der Bewohner die Tür sehen kann; dieser Aspekt ist besonders bei ängstlichen Menschen zu beachten.
- Für eine gute Be- und Entlüftung für die in der Nacht entstehende Körperfeuchtigkeit und eine den Bedürfnissen des Körpers angepasste Härte der Matratze sollte gesorgt sein.
- Ein festes Kopfkissen ist günstiger als ein weiches, da es sich nicht so schnell verformt.
- Eine Nachtbeleuchtung sorgt für Sicherheit und eine bessere Orientierung im Raum.
- Es sollten möglichst nicht mehr als 2 Betten im Zimmer stehen.
- Die richtige Bettdecke ist wichtig, d. h. im Sommer leicht und im Winter wärmer.
- Die Vorlieben bei der Bettwäsche sind sicherlich sehr unterschiedlich, doch ist für den Sommer ein leichter Baumwollstoff und im Winter Biberbettwäsche empfehlenswert.
- Die Individualbeleuchtung kann wichtig sein, v. a. für diejenigen, die abends noch ein paar Seiten lesen möchten.
- Ist die schlafgestörte Person mit Pflegebedarf Lärm oder Geräuschen ausgesetzt, die nicht abzustellen sind, können Ohrstöpsel hilfreich sein.

Praxistipp

Was sich v. a. bei demenziell Erkrankten bewährt hat, sind monotone Geräusche wie das Brummen einer Klimaanlage, das Geräusch eines Ventilators oder ein sog. weißes Rauschen, das z. B. bei einem angestellten Radio ohne eingestellten Sender entsteht. Mancher Betroffene vermisst die Geräuschkulisse, die der Lebenspartner gemacht hat, dies spricht in einigen Fällen für ein Zweibettzimmer.

Grundsätzlich kann man sagen, dass ein fremdes Schlafumfeld – egal ob Krankenhaus, Hotel oder Ähnliches – zu Schlafstörungen führen kann. Deshalb ist es angebracht, dem Körper die Möglichkeit der **Anpassung** an die neue Umgebung zu geben, bevor zu chemischen Mitteln gegriffen wird (▶ Abb. 15.2).

Einreibungen

Die rhythmische Massage nach Ita Wegman basiert auf der geisteswissenschaftlichen Menschenkunde Rudolf Steiners. Durch rhythmische und kreisende Streichungen auf dem Rücken, die in ihrer Geschwindigkeit durch Mitfühlen bestimmt werden, soll z. B. das Einschlafen gefördert werden. Als einschlafförderndes Mittel kann auch die Atemstimulierende Einreibung (ASE) (S. 359) betrachtet werden.

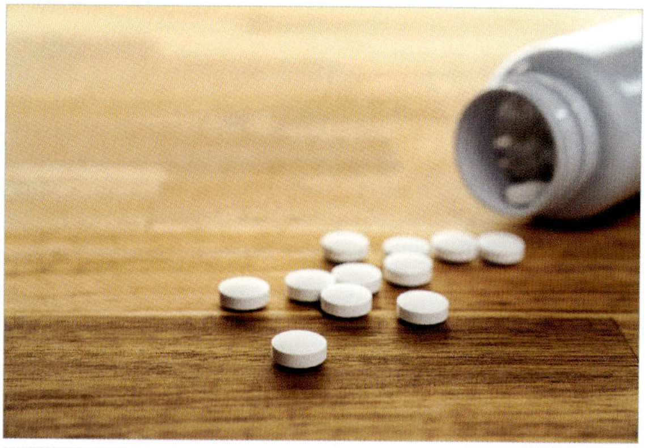

Abb. 15.2 Schlaf fördern. Schlafmedikamente sollten das letzte Mittel sein, um einen erholsamen Schlaf zu erreichen. (Quelle: © K. Oborny/Thieme Group)

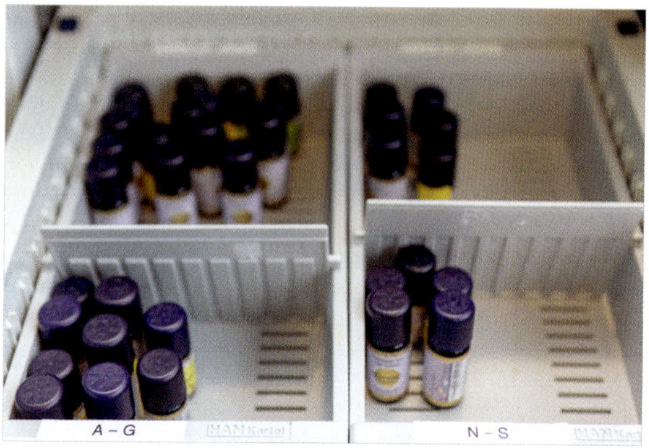

Abb. 15.3 Ätherische Öle zur Schlafförderung. Lavendelöl und Melissenöl wirken besonders schlaffördernd. (Quelle: © K. Oborny/Thieme Group)

Bäder, Waschungen und Wickel

Professionell angewandte Bäder, Teilwaschungen und Wickel können ganz verschiedene Wirkungen auf den Organismus haben, z. B. die Schlafförderung. Bei Bädern oder Waschungen muss darauf geachtet werden, dass die Wassertemperatur zwischen 37 und 40 °C liegt. Eine ruhige Umgebung ist ebenfalls ein wichtiger Bestandteil einer beruhigenden Anwendung. Wird mit dem Waschlappen in Haarwuchsrichtung gewaschen und ist dem Waschwasser z. B. Lavendelmilch zugefügt, kann damit eine zusätzliche beruhigende Wirkung erreicht werden.

Zur Abhilfe bei schlaflosen Nächten können Wickel angelegt werden. Je nach Ursache der Schlaflosigkeit eignen sich heiße oder kalte Wickel. Einer leicht frierenden Person kann mit einer Wärmeanwendung gut geholfen werden, z. B. mit einer Dampfkompresse oder einem Kartoffelwickel auf dem Bauch. Bei Menschen, die gut durchwärmt sind, ist ein kalter Waden- oder Lendenwickel zu empfehlen.

Zusatzwissen

Bei **Kälteanwendungen** wird kurzfristig eine Vasokonstriktion provoziert, die von einer lang anhaltenden Vasodilatation abgelöst wird; diese sorgt für nachhaltige wohlige Wärme.

Natürlich können schmerzlindernde Wickel und Auflagen schlaffördernd wirken, wenn Schmerzen die Ursache der Schlafstörung sind. So können z. B. bei Neuralgien Auflagen mit Johanniskrautöl helfen oder bei Gelenkerkrankungen Kartoffelpackungen, Fangopackungen oder Quarkauflagen.

Kamille, Lavendelöl oder Melissenöl sind natürliche Stoffe, die eine beruhigende, schlaffördernde Wirkung auf unseren Körper haben und in unterschiedlichen Anwendungsformen genutzt werden können (z. B. Wickel, Bäder oder Kissen) (▶ Abb. 15.3).

Praxistipp

Manche ätherischen Öle (z. B. Lavendelöl) wirken beruhigend; Sie können 1 oder 2 Tropfen auf das Kopfkissen der Person mit Pflegebedarf geben.

Tees

Es gibt verschiedene Pflanzen, von denen man seit langer Zeit weiß, dass sie beruhigend und schlaffördernd wirken. Um die Wirkstoffe dieser Pflanzen zu nutzen, können sie als Tee zubereitet werden. Es gibt bei den Tees unterschiedliche Qualitäten; deshalb ist es sinnvoll, nur Tees in Apothekenqualität zu benutzen und diese nach Anleitung aufzugießen. Die am häufigsten benutzten Pflanzen bzw. deren Teile sind:

- Baldrianwurzel
- Hopfenzapfen
- Melissenblätter
- Weißdornblüten
- Orangenblüten

Aromatherapie

In der Aromatherapie werden ätherische Öle (auf pflanzlicher Basis) verwendet, die auf den Organismus wirken. Die Öle werden nicht direkt auf die Haut aufgetragen, sondern als Dämpfe eingeatmet oder als Zusatz in Bädern oder Massageölen verwendet.

Dämpfe von ätherischem Lavendelöl im Schlafzimmer sind schlaffördernd. Neben Lavendelöl werden zur Beruhigung des Nervensystems und dem Schlaf auch Bergamotte, Salbei, Geranie, Zitrone und Majoran verwendet (S. 360).

Nahrung und Schlaf

Dass Ernährung und Schlaf ein Stück weit miteinander zusammenhängen, wissen wir alle, denn wir kennen z. B. die Müdigkeit nach dem Essen. Eine andere Erkenntnis sagt: Hunger vertreibt den Schlaf. Wichtig ist in diesem Zusammenhang jedoch, dass reichhaltige und scharfe Speisen am Abend zu vermeiden sind, da die Azidität des Magensaftes im Schlaf zunimmt. Wenn man nachts noch essen muss, sollte dies auf kleine Mengen beschränkt bleiben.

Man unterteilt in schlaffördernde und schlafstörende Nahrungsmittel. Schlaffördernde Nahrungsmittel sind z. B.:

- Milch und Milchprodukte
- Nüsse
- Fisch
- Kräutertees
- Haferflocken
- Bananen, Birnen, Datteln, Kirschen

Schlafstörende Nahrungsmittel sind z. B.:

- Kaffee
- schwarzer Tee
- Alkohol
- Eier
- Rohkost
- Erbsen, Bohnen
- Süßigkeiten
- einige Konservierungsstoffe

Zusatzwissen

L-Tryptophan ist eine essenzielle Aminosäure, die in unserer Nahrung vorkommt. Tryptophan wird zu einem Teil im Gehirn verstoffwechselt und so zum Neurotransmitter Serotonin. Dieses Serotonin spielt bei der Steuerung von Appetit, Sexual- und Aggressionsverhalten und bei der **Regulation des Schlaf-Wach-Rhythmus** eine Rolle. Isoliert als Medikament eingenommen, hat sich L-Tryptophan nicht durchsetzen können. Als Teil der natürlichen Nahrung aufgenommen, hat es aber durchaus seine schlaffördernde Berechtigung.

Bei Einschlafstörungen sollte einige Zeit vor dem Schlafengehen eine kohlenhydratreiche Kost (z. B. Haferflocken, Obst) mit einem fetthaltigen Nahrungsmittel (z. B. Käse, Nüsse) gegessen werden. Kohlenhydrate im Zusammenspiel mit Fetten aktivieren die körpereigene Tryptophanverstoffwechslung und lassen es damit wirksam werden. Die Effekte von anderen Nahrungsmitteln zur Schlafförderung sind allerdings nicht eindeutig, obwohl es Hinweise dafür gibt, dass z. B. milchmalzhaltige Getränke (z. B. bestimmte Milchshakes) das Einschlafen fördern (Morgan u. Closs 2000).

Grundsätzlich führen Kaffee, Tee und andere koffeinhaltige Getränke durch ihre stimulierenden Wirkstoffe zu Schlafstörungen und sollten deshalb am Nachmittag und Abend nicht mehr getrunken werden. Bei Menschen, die in der Nacht unter einer Minderperfusion des Gehirns leiden, kann es im Einzelfall wiederum sinnvoll sein, Kaffee oder Tee als Stimulans einzusetzen und so den Schlaf zu verbessern.

Diabetiker benötigen häufig abends eine Spätmahlzeit, da die Zeit vom Abendessen bis zum Frühstück meistens zu lange ist.

Merke

Die Einnahme einer kohlenhydrathaltigen Mahlzeit kann zum einen präventiv (also in Form einer Spätmahlzeit) eingesetzt werden, um nächtliche Hypoglykämien zu vermeiden. Sie ist aber auch sinnvoll, wenn die Person mit Pflegebedarf nachts Symptome einer Hypoglykämie aufweist (z. B. Unruhe und Desorientiertheit).

Stimuluskontrolle

Das Grundprinzip der Stimuluskontrolle besteht darin, die vor einer Insomnie vorhandenen Assoziationen zwischen Schlaf und Schlafumgebung wiederzuerlernen, sofern diese eine positive Wirkung haben, z. B.
- sich ein regelmäßiges Zubettgehritual zuzulegen,
- beim nächtlichen Erwachen nicht zu essen,
- nachts nicht auf die Uhr zu gucken,
- erst zu Bett zu gehen, wenn man müde ist.

Insgesamt geht es darum, die im Bett wach verbrachte Zeit auf ein Minimum zu reduzieren. Dieses Ziel soll mit gemeinsam vereinbarten Rahmenbedingungen erreicht werden. Die Rahmenbedingungen umfassen z. B. Schlafdauer sowie Zubettgeh- und Aufstehzeiten (Morgan u. Closs 2000). Dieses Verfahren ist pflegerisch anspruchsvoll, da die Rahmenbedingungen mit dem Patienten immer wieder gemeinsam angepasst werden müssen und es immer um eine Konsensbildung zwischen Pflegendem und Patienten geht.

15.4.7 Sicherheit/rechtliche Aspekte

Mögliche Risiken für den Bewohner/Patienten, die während des Schlafs oder im Bett auftreten können, sollten mit dem Betroffenen und/oder dem rechtlichen Vertreter und dem behandelnden Arzt abgesprochen sein, z. B.:
- nächtliche Stürze
- das Fallen aus dem Bett (auch trotz Niederflurbett)
- Hang-over durch Medikamente
- Schlafapnoen und andere Aspekte

15.4.8 Fördern von Ressourcen

Schlafrituale sind ein wichtiger Bestandteil des Abends und eine unschätzbare Ressource, wenn es darum geht, guten Schlaf fortzuführen. Wir nehmen sie als selbstverständlich hin und bemerken sie nur, wenn sie gestört werden. Sie sind wichtig, um vom geschäftigen Tagesgeschehen ab- bzw. umschalten zu können. Ziehen Menschen in ein Altenheim ein, sollten wesentliche Rituale bekannt sein und – wenn nötig – dem Bewohner ermöglicht werden. Jeder Mensch hat seine eigenen Rituale, z. B.
- den Küchentisch aufräumen,
- mit dem Hund spazieren gehen,
- die Heizung herunterstellen,
- Kleidung auf einem Stuhl ablegen,
- einen bestimmten Schlafanzug anziehen,
- Zähne putzen, zur Toilette gehen,
- Kopfkissen aufschütteln,
- Wecker stellen,
- Mitpatienten eine gute Nacht wünschen,
- das Licht löschen.

Dies sind nur einige Beispiele. Es ist offensichtlich, wie schwierig es ist, Patienten und Bewohner in Einrichtungen ihre Rituale zu ermöglichen; nicht selten stößt eine Institution an ihre Grenzen. Um uns dem Patienten bzw. Bewohner zu nähern und Kenntnisse über seine Gewohnheiten zu erlangen, müssen wir uns v. a. für seine Vergangenheit interessieren. Hierbei ist es wichtig, diese Erkenntnisse in der **Dokumentation** festzuhalten. Ressourcen, die in der Betreuung oder der Beratung erkannt werden, sollten in jedem Fall genutzt werden.

Merke

M!

Es ist wenig hilfreich, verschiedene Methoden und Strukturen von Schlafritualen zu erlernen, sondern effektiver, die Rituale eines Bewohners zu erkennen und zu erhalten.

15.4.9 Prävention

Prävention für einen ausgewogenen und erholsamen Schlaf beginnt bereits beim kleinen Kind. Bei ihnen sollte schon ein stabiler **Tag- und Nachtrhythmus** trainiert werden (Penzel et al. 2005). Wichtig ist, eine ausreichende **Schlafhygiene** einzuhalten. Dies gilt für das ganze Leben, weil präventive Maßnahmen das ganze Leben lang zu einem besseren Schlaf führen werden.

Es gibt verschiedene Möglichkeiten der pflegerischen Prävention, jedoch sind eine gute Voraussetzung, erholsam zu schlafen:
- ausreichend Bewegung am Tag
- ein nicht zu warmes Raumklima
- eine gewichtadaptierte Matratze
- eine bekannte Geräuschkulisse
- eine leichte Abendmahlzeit

Eine durchschnittliche Schlafzeit von ca. 7 h sollte eingehalten werden. Längere Schlafzeiten gelten als „Luxus", jedoch können individuelle Schlafzeiten von dieser Empfehlung abweichen. Ein kurzes Mittagsschläfchen wirkt fördernd auf die Konzentration, sollte jedoch eine Dauer von 15 min nicht deutlich überschreiten.

Ergeben die verabredeten Maßnahmen und die Behandlung beim Hausarzt nicht die erwünschten Ergebnisse, sollte erwogen werden, eine Facheinrichtung – ein sog. Schlaflabor – bzw. einen Schlafmediziner zu kontaktieren.

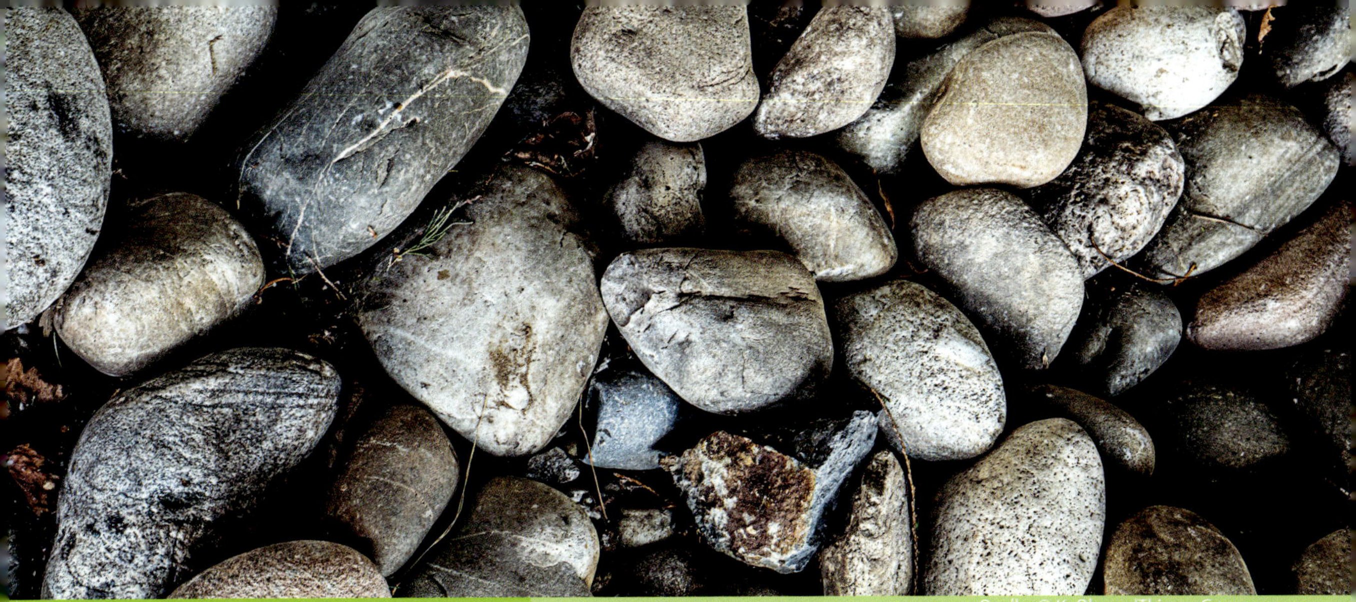
Quelle: © K. Oborny/Thieme Group

Kapitel 16

Persönlichkeitsstörungen

16

16 Persönlichkeitsstörungen

16.1 Symptomatik

Definition

Unter dem Begriff der **Persönlichkeitsstörungen** wird eine Vielzahl unterschiedlicher Störungen zusammengefasst. Den Veränderungen gemeinsam ist das Vorliegen von tief verwurzelten, anhaltenden und unflexiblen Verhaltensmustern. Gegenüber der Mehrheit der Bevölkerung finden sich deutliche Abweichungen im Wahrnehmen, Denken, Fühlen und in Beziehungen zu anderen Menschen (Dilling et al. 2015).

Persönlichkeitsstörungen beginnen in der Kindheit oder Adoleszenz und dauern auch im Erwachsenenalter an. Sie beruhen nicht auf einer anderen psychischen Störung oder eine Hirnerkrankung. Bei Persönlichkeitsstörungen ist oft auch die Impulskontrolle gestört.

Von einer Störung kann dann gesprochen werden, wenn die Verhaltensmuster in klinisch bedeutsamer Weise zu **Leiden** oder **Beeinträchtigungen** in sozialen, beruflichen oder anderen wichtigen Funktionsbereichen führen. Bei dieser Einordnung muss jedoch der ethnische, kulturelle und soziale Hintergrund berücksichtigt werden. Verhaltensweisen, die sich aus Sitten, Gebräuchen oder Weltanschauungen ergeben und die möglicherweise im Rahmen von Anpassungsprozessen zu Problemen führen, dürfen nicht mit Persönlichkeitsstörungen verwechselt werden. Zur korrekten Einordnung ist eine Fremdanamnese unabdingbar (APA 2018).

Persönlichkeits**veränderungen** treten hingegen erst im Erwachsenenalter auf und sind meist Folge schwerwiegender psychiatrischer Störungen, Hirnerkrankungen bzw. -verletzungen, anhaltender schwerer Belastungen oder Deprivationen (Dilling et al. 2015).

16.2 Einteilung der Persönlichkeitsstörungen

Das DSM-5 (APA 2018) unterscheidet zwischen 3 Clustern der Persönlichkeits**störung**:

▶ **Cluster A (sonderbar, exzentrisch)**
- paranoide Persönlichkeitsstörung
- schizoide Persönlichkeitsstörung
- schizoptype Persönlichkeitsstörung

▶ **Cluster B (dramatisch emotional)**
- antisoziale Persönlichkeitsstörung
- Borderline-Persönlichkeitsstörung
- histrionische Persönlichkeitsstörung
- narzisstische Persönlichkeitsstörung

▶ **Cluster C (ängstlich vermeidend)**
- vermeidend-selbstunsichere Persönlichkeitsstörung
- dependente Persönlichkeitsstörung
- zwanghafte Persönlichkeitsstörung

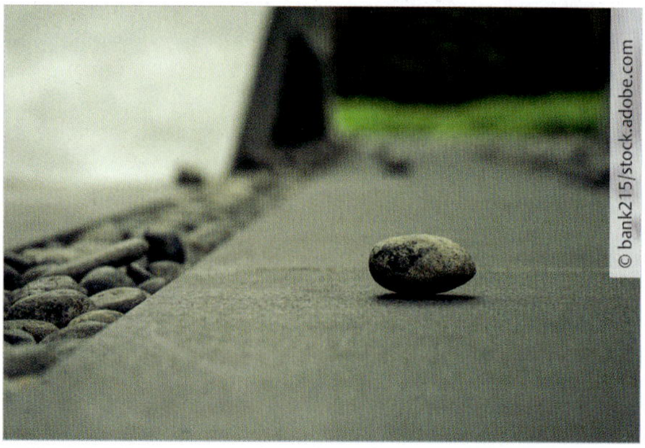

Abb. 16.1 Allein sein. Viele Menschen mit Persönlichkeitsstörungen haben Schwierigkeiten damit, längerfristig Beziehungen aufrecht zu erhalten oder vermeiden bewusst engere zwischenmenschliche Kontakte. (Quelle: © bank215/stock.adobe.com)

Persönlichkeitsstörungen der Cluster A und C bestehen im Alter meist fort, während ältere Menschen aus dem Cluster B wegen erhöhter Sterblichkeit im jüngeren Alter eher seltener anzutreffen sind (Perneczky 2021). Durch altersbedingte Veränderungen können sich jedoch Persönlichkeitsmerkmale akzentuieren und bei vorbestehenden Persönlichkeitsstörungen die Alltagsgestaltung und die Beziehungsaufnahme zu anderen erschweren (▶ Abb. 16.1). Zu den Charakteristika bzw. Symptomen der einzelnen Persönlichkeitsstörungen und ihrer Dynamik im Alter siehe ▶ Tab. 16.1.

16.3 Therapie

Persönlichkeitsstörungen sind auch im Alter äußerst vielfältig und gehen mit sehr unterschiedlichen Störungen einher. Folglich kann es nicht die eine Therapie geben. Erschwerend kommt hinzu, dass sich Patienten mit einer Persönlichkeitsstörung nicht unbedingt krank fühlen.

Die medikamentöse Behandlung orientiert sich an den vorliegenden Symptomen wie z. B. einer depressiven Symptomatik oder Störungen der Impulskontrolle. Hier kommen Antidepressiva zum Einsatz (S. 399), bei psychotischen Symptomen auch Antipsychotika v. a. der 2. Generation. Zusätzlich ist auch im Alter eine psychotherapeutische Begleitung angezeigt.

Eine Übersicht über Persönlichkeitscharakteristika, Reaktionen und therapeutische Zugänge, die auch im pflegerischen Alltag von Bedeutung sind, gibt die folgende Übersicht (▶ Tab. 16.1).

Tab. 16.1 Persönlichkeitsstörungen.

Persönlichkeitsstörung	Persönlichkeitsmerkmale laut DSM-5 (APA 2018)	Psychodynamik	Reaktion der Versorgenden	Pflegerische und therapeutische Zugänge
Cluster A (sonderbar, exzentrisch)				
paranoide	argwöhnisch, streitsüchtig, andere rasch verdächtigend, misstrauisch, liest in harmlose Bemerkungen und Vorkommnisse abwertende oder bedrohliche Bedeutung hinein, sucht Schuld bei anderen, lange nachtragend, exzentrisch, neigt zu Verschwörungstheorien	tiefgreifendes Misstrauen gegenüber anderen, deren Motive als bösartig empfunden werden, gleichzeitige Angewiesenheit auf jemanden und Sehnsucht nach jemandem, der Vertrauen schenkt	Zorn, Argwohn, defensives Handeln, sich absicherndes Verhalten, um Patienten nicht zu enttäuschen	höfliche Distanz, Ehrlichkeit, Respekt der Andersartigkeit, Bewusstsein für Streitbarkeit
schizoide	wenig Interesse an Beziehungen, einzelgängerisch, wenig Freude an Tätigkeiten (inkl. Sexualität), distanziert, unnahbar, gleichgültig, flache Affektivität	Angst vor Kränkung, Größenideen, Wunsch nach Nähe, Liebe und Bindung wird abgewehrt (zu bedrohlich), nur eingeschränkter Gefühlsausdruck	Unverständnis, Zusammenarbeit herausfordernd, rasche Aufgabe der therapeutischen Beziehungsgestaltung	Privatsphäre respektieren, konstruktives, zurückhaltendes Interesse zeigen. Respekt der Andersartigkeit
schizotype	Beziehungsideen, seltsame Überzeugungen (Aberglaube, Telepathie, Hellseherei u. Ä.), seltsame Sprechweise, paranoide Vorstellungen, inadäquater oder eingeschränkter Affekt, exzentrisch, merkwürdiges Verhalten, soziale Angst	Furcht vor Bedrohung, Empfinden von Kontakten als unangenehm	Befremden, Verärgerung, Unverständnis, Zusammenarbeit herausfordernd, rasche Aufgabe der therapeutischen Beziehungsgestaltung	konstruktives, zurückhaltendes Interesse zeigen, Respekt der Andersartigkeit, eingeschränkte Beziehungsfähigkeit akzeptieren
Cluster B (dramatisch emotional)				
antisoziale	verantwortungsloses und andere missachtendes Verhalten, Unfähigkeit, sich gesellschaftlichen Normen anzupassen, Unvermögen längerfristige Beziehungen aufrechtzuerhalten, mangelndes Schuldempfinden, wiederholtes Lügen, Reizbarkeit, Rücksichtslosigkeit, fehlende Reue	Statusverlust, Verlust der Überlegenheit	Furcht, Verärgerung, fehlendes Vertrauen	fest umrissene Regeln und Richtlinien für die Behandlung/Pflege, für sichere Umgebung sorgen
emotional-instabile/Borderline	impulsiv, affektiv instabil, instabile und gleichzeitig intensive Beziehungen, Nebeneinander von Idealisierung und Entwertung anderer Identitätsstörungen, potenziell selbstschädigendes Verhalten, wiederholte suizidale Handlungen oder Drohungen, Reizbarkeit, unangemessene Wutausbrüche, chronisches Gefühl von Leere	Angst vor dem Verlassenwerden, kein stabiles Selbst etabliert, Spaltung, jemanden bedingungslos lieben und verehren und diesen jemanden „zerstören", wenn er aus der Beziehung geht	Anziehung, Gefühl der Verantwortlichkeit (als Retter), Gefühl der eigenen Grandiosität, Besorgtheit, „Team spaltend": Verärgerung, Ablehnung, Befremden, positives und negatives Erleben seitens der Versorgenden können (rasch) wechseln (chaotisch).	fest umrissene Grenzen, geteilte Verantwortung im Team (Pflege/Medizin), konsequentes nachvollziehbares Verhalten, präzise Erklärungen anstelle von Konfrontation, Geduld
histrionische	will im Mittelpunkt der Aufmerksamkeit stehen, provokantes, dramatisierendes, theatralisches Verhalten, oberflächlicher und labiler Gefühlsausdruck, übertriebener Sprachstil, übermäßiges Interesse an körperlicher Attraktivität, verführerisches Verhalten suggestibel	quälende innere Leere des falschen Selbst, dissoziative Symptome als Ausdruck von Hilflosigkeit, Sehnsucht nach einem „idealen" Gegenüber, das durch Verführung kontrollierbar ist, Verlust der eigenen Attraktivität	spannend, unterhaltsam, stimulierend, rasch angesteckt, Bewunderung, Enttäuschung Verärgerung, Schamgefühle, Sorge von Grenzüberschreitungen	klare Grenzen ziehen; sich nicht von der Theatralik anstecken lassen, präzise Erklärungen anstelle von Konfrontation

Tab. 16.1 Fortsetzung

Persönlichkeitsstörung	Persönlichkeitsmerkmale laut DSM-5 (APA 2018)	Psychodynamik	Reaktion der Versorgenden	Pflegerische und therapeutische Zugänge
narzistische	grandioses Gefühl der eigenen Wichtigkeit, Macht- und Erfolgsfantasien, Arroganz, Selbstüberschätzung, Verlangen nach übermäßiger Bewunderung, Anspruchsdenken, ausbeuterisch, Desinteresse an anderen Menschen, abwertendes Verhalten, häufig neidisch, arrogant, überheblich	Scham und Furcht über den Verlust von Bewunderung, von Perfektion und Unverwundbarkeit Aufgrund mangelnder Erfahrung, um seiner selbst willen geliebt zu werden, konnte sich kein wahres Selbstwertgefühl entwickeln; tiefer Wunsch nach bedingungsloser Annahme	Bewunderung, Ärger, Gefühl der Unterlegenheit, Gefühl ausgenutzt oder entwertet zu werden, Überhöhung seitens der Versorgenden, Langeweile, Leeregefühl	verletztes Selbstwertgefühl stabilisieren, narzisstische Zufuhr (z. B. angemessenes Lob, Anerkennung), keine Konfrontation des Anspruchsdenkens
Cluster C (ängstlich vermeidend)				
vermeidend-selbstunsichere	Vermeidung engerer zwischenmenschlicher Kontakte, Zurückhaltung in intimen Beziehungen, Angst vor Kritik und Ablehnung, sozial gehemmt, Insuffizienzgefühle, Furcht vor persönlichen Risiken oder neuen Unternehmungen	Angst vor Beschämung, Versagen oder negativer Beurteilung, Wunsch nach totaler Sicherheit	zuerst Anteilnahme und Übernahme von Funktionen, dann Verärgerung, Hilflosigkeit, ggf. Resignation (da die vollständige Sicherheit nicht gegeben werden kann)	verlässliche Begegnung und professionelle Beziehungsangebote, Vermeidung von Überforderung, stützende Kommunikation
dependente	Schwierigkeiten in Bezug auf Entscheidungen (werden anderen überlassen), unrealistische Angst, verlassen zu werden, Angst vor Verlust der Unterstützung und Zustimmung, wenig Selbstinitiative, mangelndes Vertrauen in die eigenen Fähigkeiten, sucht nach Zuwendung anderer (bis hin zur Übernahme unangenehmer Tätigkeiten), übertrieben Angst, für sich selber sorgen zu müssen (und Sorge, nicht dazu in der Lage zu sein)	Furcht davor, verlassen zu werden und für sich selbst alleine nicht sorgen zu können, unzureichend emotionale Besetzung des Dritten, unbewusst regressives Bedürfnis nach unbegrenzter Geborgenheit	erst geschmeichelt, dann Überforderung, Meidung des Patienten, Schwierigkeiten, sich aus der Beziehung zu trennen	gewisses Maß an positiver Bestätigung ermöglichen; regelmäßige, kurze Konsultationen absprechen, Eigenverantwortung durch das Setzen realistischer Ziele fördern
zwanghafte	übermäßiger Zweifel und Vorsicht, ordnungsliebend und pedantisch, perfektionistisch, überaus gewissenhaft, Pedanterie, rigide in Fragen von Moral, Ethik oder Werten, delegiert nur widerwillig, geizig, Bedürfnis nach Kontrolle, rigide und eigensinnig	Angst vor Kontrollverlust, ständiges Bedürfnis nach Selbstkontrolle und Behauptung, „strafendes" Über-Ich	Anstrengung, Ärger, Lustlosigkeit, Gereiztheit, distanzierte Bewunderung, Machtspiele	zu Zusammenarbeit ermutigen, verlässliche Routine, Pedanterie positiv als Verlässlichkeit bewerten

16.4 Pflegeschwerpunkt Persönlichkeitsstörungen

Unter Persönlichkeitsstörungen versteht man pathologische Veränderungen und Ausprägungen von Persönlichkeitseigenschaften. Allerdings ist bis heute nicht eindeutig geklärt, welche Dimensionen tatsächlich die Persönlichkeit ausmachen. Da sehr verschiedene Persönlichkeitsstörungen auftreten können, müssen pflegerische Interventionen individuell je nach Situation erfolgen.

16.4.1 Psychische und physische Beeinträchtigungen

Persönlichkeitsstörungen sind oft geprägt durch persönliches Leiden und veränderte soziale Funktionen (Möller et al. 2015). Es kommt zu **Verhaltensauffälligkeiten** durch unflexible Wahrnehmungs-, Verhaltens- und Denkmuster (Gold et al. 2018). Ebenfalls können das Empfinden und Aufbauen, Erhalten oder Beenden von **Beziehungen gestört** sein. Selbstunsichere Personen werden Kritik an sich als bedrohlich wahrnehmen, egal ob diese konstruktiv gemeint ist oder nicht. Ebenfalls kann es zu unsozialen, narzisstischen, selbstunsicheren, abhängigen und v. a. auch zwanghaften Persönlichkeiten kommen (siehe ▶ Tab. 16.1).

16.4.2 Krankheitsbedingte Alltagsprobleme

Im Alltag können diese Persönlichkeitsausprägungen Probleme bereiten oder zumindest auf Unverständnis stoßen. So kann impulsives, exzentrisches, ängstliches oder furchtsames Verhalten die Persönlichkeitsstörung im Alltag sichtbar machen.

Probleme entstehen z. B., wenn Betroffene

- bei vergleichsweise geringem Anlass „explodieren",
- sich v. a. und jedem fürchten, alles hinterfragen und sich mit den meisten Antworten nicht zufriedengeben,

Tab. 16.2 Pflegediagnosen (nach NANDA), die bei Persönlichkeitsstörungen häufig gestellt werden können.

Name	Definition	weitere Informationen
ineffektive Impulskontrolle	wiederholt schnelle, ungeplante Reaktionen auf innere oder äußere Reize; dabei keine Rücksicht auf negative Konsequenzen für sich selbst oder andere	Betroffene stellen persönlichen Fragen, obwohl diese für andere unangenehm sind. Sie teilen auf eine unangemessene Art persönliche Details, haben Temperamentsausbrüche und zeigen gewalttätiges Verhalten.
geringe emotionale Kontrolle	nicht steuerbare Ausbrüche von übertriebenem, emotionalem Ausdruck	Sie äußert sich in übermäßigem Weinen, Lachen (ohne sich glücklich zu fühlen), Rückzug aus der Arbeit oder/und gesellschaftlichem Leben.
unwirksames Coping	wiederkehrende Fehleinschätzungen von Stressfaktoren und unzureichende kognitive und verhaltensbezogene Anstrengungen, mit Stress zurechtzukommen und Wohlbefinden zu erlangen	Betroffene zeigen destruktives Verhalten anderen gegenüber sowie ein verändertes Konzentrationsvermögens. Sie sind nicht in der Lage, der Rollenerwartung zu entsprechen.

- nerven,
- schnell persönlich werden,
- im Verhalten stark auffällig sind (u. a. problematisch in Kontexten wie Arbeit, Familie und Freizeit),
- bei Mitarbeitern wie bei anderen Patienten anecken, sodass neben den Betroffenen auch deren Umfeld darunter leidet.

16.4.3 Pflegeanamnese/Pflegeassessment/Pflegediagnosen

Eine Klassifizierung von Persönlichkeitsstörungen ist ungemein schwierig, weil es dabei im Prinzip um eine Abgrenzung vom sog. *normalen Verhalten* geht, was immer wieder auch die Frage aufwirft, was *normal* ist (S. 59). Da dies schwierig zu sagen ist, konzentriert sich die pflegerische Beobachtung und Beschreibung auf das **Wahrgenommene**.

In die pflegerische Beobachtung werden v. a. Aspekte aus dem **psychiatrischen Befund** eingebunden wie:
- die Beschreibung der Kognition
- Impuls und Impulskontrolle
- die Wahrnehmung
- die Affektregulation
- der Antrieb/Wille
- die Orientierung

Mögliche Auslöser einer Persönlichkeitsstörung werden (sofern von dem Betroffenen geäußert) in die pflegerische Anamnese aufgenommen. Diese Beschreibung von Verhalten dient v. a. der **Erstellung eines Gesamtbildes**, welches dann den beteiligten Pflegenden, Ärzten und anderen Therapeuten dazu dient, die Situation möglichst genau einzuschätzen. Mögliche **Pflegediagnosen** sind ineffektive Impulskontrolle, geringe emotionale Kontrolle und unwirksames Coping (▸ Tab. 16.2). Aufgrund der Vielfältigkeit von Persönlichkeitsstörungen können auch weitere Pflegediagnosen zutreffen.

Praxistipp

Orientieren Sie sich im Rahmen des Pflegeassessments bei Menschen mit Persönlichkeitsstörungen am psychiatrischen Befund. Achten Sie beim Stellen von Pflegediagnosen auf die Art der Persönlichkeitsstörung bzw. die individuellen Beobachtungen.

16.4.4 Beziehung/Haltung

Die Beziehungsgestaltung spielt für viele Patienten mit Persönlichkeitsstörungen eine besonders große Rolle. Patienten sind selbst oft nur eingeschränkt zur Aufrechterhaltung stabiler Beziehungen fähig und bewerten Beziehungen häufig auf überzogene Art und Weise. Der Betroffene ist schnell irritiert (Schmiedgen et al. 2014) und die nicht selten rasch entstandene und „überbewertete“ Beziehung schlägt ins Gegenteil um. Aufgrund fehlender oder nicht ausreichend erlernter Strategien kommt es in der Folge zur Frustration und zur Entwertung der Person, die zuvor noch wichtig war und idealisiert wurde. Besonders diese Personen brauchen eine stabile, klare, nicht zu enge und v. a. wahrhaftige Beziehung zur Pflegefachperson.

Aus pflegerischer Sicht ist gegenüber Menschen mit Persönlichkeitsstörungen eine **professionelle Beziehungsgestaltung** besonders wichtig, um Verwicklungen, Übergriffe und Missverständnisse zu vermeiden. Die Pflegetheoretikerin Hildegard Peplau (1995) hat in diesem Zusammenhang in ihrer Pflegetheorie die 4 Phasen der Pflege-Patienten-Beziehung beschrieben. Die **4 Phasen** bestehen in der
- **Orientierungsphase** (Anamnese, Kontaktaufnahme, Einschätzung …)
- **Identifikationsphase** (Vertrauensaufbau, Zielformulierungen, Erstellen des Behandlungsplans)
- **Nutzungs-/Ausbeutungsphase** (Patient setzt sich selbst für seine Bedürfnisbefriedigung ein, geplante Maßnahmen werden eingeübt und umgesetzt)
- **Ablösungsphase** (Pflegeperson und Patient lösen sich aktiv aus der gemeinsamen Arbeitsbeziehung, der Pflegeprozess wird retrospektiv betrachtet und evaluiert)

Lernaufgabe

Sobald Sie zum nächsten Mal einen Menschen mit Persönlichkeitsstörung betreuen, reflektieren Sie nach jedem Pflegeeinsatz die Situation:
- In welcher Phase befindet sich die Pflege-Patienten-Beziehung?
- Welche Rolle(n) haben Sie während der Pflegemaßnahmen eingenommen?
- Welche Beziehungsphase wird folgen? Was können Sie tun, um den Übergang in die nächste Phase vorzubereiten und zu gestalten?

Peplau beschreibt in ihrer Theorie die **pflegerischen Rollen** im Pflegeprozess (Schmiedgen et al. 2014):
- Fremder
- Unterstützer
- Führungsperson
- Lehrender
- Stellvertreter
- Berater

Bei kaum einem anderen Krankheitsbild wird die Notwendigkeit einer professionellen Beziehungsgestaltung so deutlich wie bei der Begleitung von Menschen mit Persönlichkeitsstörungen. Die pflegerische Haltung sollte für den Betroffenen immer durchschaubar sein.

16.4.5 Kommunikation/Verhalten

Kommunikation mit persönlichkeitsgestörten Personen verlangt Pflegenden besondere **Wachsamkeit** und **Professionalität** ab. Den Patienten gelingt es oft nicht, Gesagtes, Gehörtes oder Geschehenes so einzuschätzen, wie es gemeint ist. Das kann zu Verwicklungen führen, in denen gerade das Verhalten geschätzter Personen in Frage gestellt wird. Hierbei ist es notwendig, sich nicht auf die persönliche Auseinandersetzung einzulassen, die oft für die eigene Unfähigkeit der Betroffenen zur selbstreflektierenden Kommunikation stehen, sondern andere Bewältigungsstrategien anzuwenden. Es ist unumgänglich, auf der **Sachebene** zu bleiben und ein Gespräch immer wieder in diese Richtung zu führen. Dabei ist es ebenfalls notwendig, in einer eindeutigen Sprache zu sprechen. Sarkasmus, Ironie oder Metaphern verstehen die Betroffen meistens nicht, sondern deuten sie anders, als sie gemeint sind, oder nehmen sie wörtlich. Die interpersonelle Kommunikation muss immer klar und auf der Basis von objektiven **Fakten** gestaltet werden, damit eine Konfliktlösung möglich ist (Schmiedgen et al. 2014).

Praxistipp

Achten Sie bei persönlichkeitsgestörten Menschen darauf, sachlich und faktenbasiert zu kommunizieren. Vermeiden Sie Sarkasmus, Ironie oder Metaphern.

16.4.6 Pflegerische Interventionen

Im Wesentlichen sind bereits 2 wichtige Interventionen beschrieben, denn die klare **Beziehungs- und Kommunikationsgestaltung** können bereits als die wichtigsten Interventionen benannt werden.

Im therapeutischen Bereich wird versucht, die unflexiblen Denkmuster zu verändern; hierzu werden Verhaltensweisen gespiegelt.

Damit man im Team eindeutig gegenüber dem Betroffenen bleiben kann, müssen die Haltung, aber auch die Vorgehensweisen **abgesprochen** werden – z. B. im Rahmen von Übergaben, Teamsitzungen oder in Form von Fallbesprechungen. Ebenfalls ist es notwendig, mögliche „Intrigen", mit denen die Betroffenen versuchen, Menschen in ihrem Umfeld gegeneinander auszuspielen, zu erkennen und ihnen entgegenzuwirken (Gold et al. 2018).

Die Gabe verordneter **Medikamente** und die Beobachtung von Wirkung und unerwünschten Wirkungen zählen ebenso zu den pflegerischen Aufgaben.

Für Menschen mit geringer Frustrationstoleranz kann es nützlich sein, den erlebten Druck durch sportliche Aktivitäten abzubauen. Weitere Maßnahmen zur Selbstpflege (S. 462) können hilfreich sein.

Praxistipp

Wichtig im pflegerischen Verhalten gegenüber Menschen mit Persönlichkeitsstörungen sind v. a. (Gold et al. 2018):
- Zuverlässigkeit
- Hoffnung vermitteln
- abweisendes Verhalten der Betroffenen nicht persönlich nehmen und aushalten
- möglicherweise Behandlungsvereinbarungen treffen
- Verhaltensweisen spiegeln
- Kontakte zu „stabilen" Personen vermitteln

16.4.7 Sicherheit/rechtlicher Aspekt

In der Pflege von persönlichkeitsgestörten Menschen kann es immer wieder zu Vorwürfen, Irritationen, Unterstellungen, aber auch zu aggressiven Ausbrüchen kommen. In diesen Situationen ist es notwendig, deeskalierend zu wirken und die Situation nicht unnötig zu verschärfen. Solange der Betroffene nicht andere Personen/Bewohner oder Patienten bedroht, sollte die Strategie im „Rückzug" bestehen. Oft reicht es aus, Zeit und Raum in eine Situation zu bringen.

16.4.8 Fördern von Ressourcen

Gerade in der Arbeit mit persönlichkeitsgestörten Menschen ist es notwendig, die Dinge zu erkennen, die dem Betroffenen gelingen. Gerade diese Aspekte sollten gezielt gesammelt und dann für die Person positiv verstärkend genutzt und in den Fokus gerückt werden.

16.4.9 Prävention

Alle Aspekte, die eine gesunde, ausgeglichene, durchaus kritische Persönlichkeit stützen, gelten auch als guter Schutz vor Persönlichkeitsstörungen. Gute Gespräche, auch kontroverse Gespräche, die immer das Ziel haben einen Konsens zu finden, können Auswirkungen von Persönlichkeitsstörungen vorbeugen.

Teil IV

Strategien und Konzepte in der Gerontopsychiatrie

IV

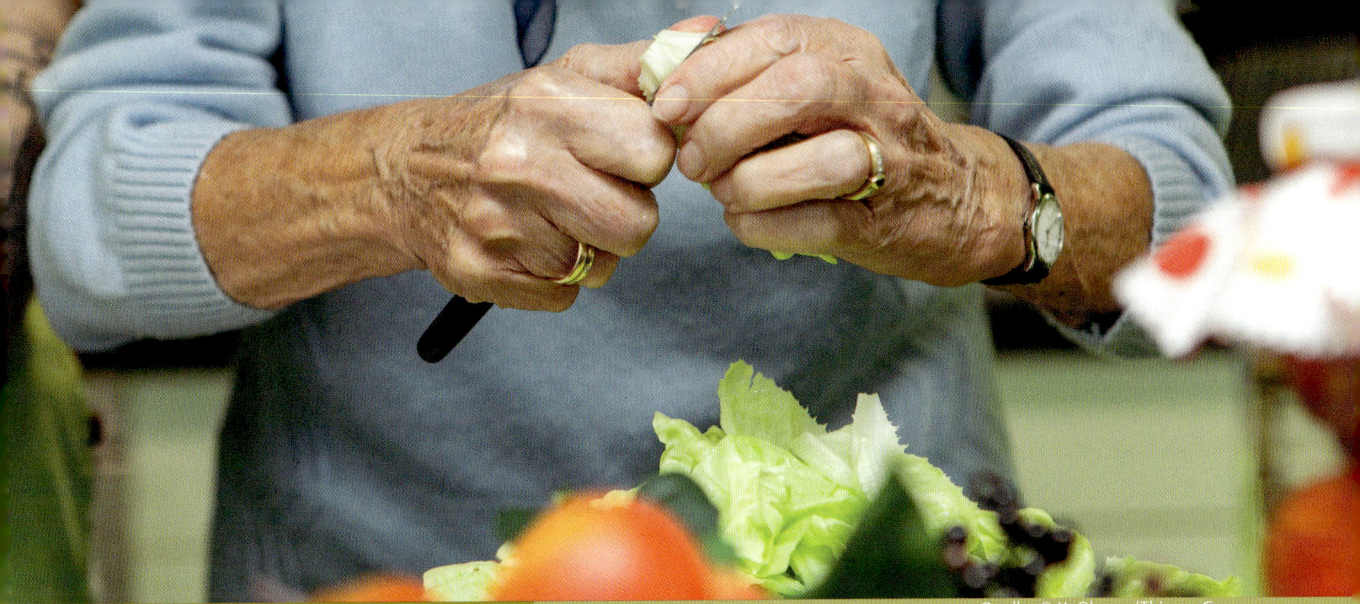

Quelle: © K. Oborny/Thieme Group

Kapitel 17

Spezielle Prophylaxen

17 Spezielle Prophylaxen

Vorbeugende Maßnahmen werden in allen Bereichen der Pflege durchgeführt. Sie beziehen sich meistens auf potenzielle gesundheitliche Gefährdungen. Prophylaxen sollen i. d. R. körperliche Probleme, wie das Entstehen von Dekubitalulzera, Kontrakturen oder Pneumonien verhindern. Der pflegerische Auftrag besteht primär in

- Gefahren erkennen und einschätzen, auch unter Einsatz von Assessmentinstrumenten,
- geeignete Maßnahmen auswählen und durchführen,
- Materialien effektiv einsetzen,
- den Betroffenen und/oder seine Angehörigen beraten, anleiten und begleiten,
- Effektivität der Maßnahmen überwachen, einschätzen und überprüfen.

Entscheidend für den Nutzen und die Effektivität von Prophylaxen ist die Selbstständigkeit des Patienten. Je selbstständiger die Selbstpflege erfolgt, desto höher die Unabhängigkeit des Menschen.

Diesem Aspekt wird auch im 7. Altenbericht des BMFSFJ (2016) Rechnung getragen. In diesem Bericht wird darauf hingewiesen, dass die mitverantwortliche Lebensführung gesundheitsfördernd und präventiv wirken kann. Aus diesem Grund sind das Motivieren und das Anleiten der Patienten auch (mit)entscheidend für den Erfolg der Maßnahmen.

Die Systematik und die Bedeutung der Prophylaxen spiegeln sich zudem in den bisher erstellten nationalen Standards des Deutschen Netzwerkes für Qualitätssicherung in der Pflege (DNQP) wider. Diese beziehen sich u. a. auf die Dekubitusprophylaxe, auf die Sturzprophylaxe und die Kontinenzförderung. Ein vom GKV-Spitzenverband beim DNQP in Auftrag gegebener Standard zur Erhaltung und Förderung der Mobilität wird folgen. Im Rahmen der gerontopsychiatrischen Pflege können wegen der meist anzutreffenden Multimorbidität praktisch alle möglichen Prophylaxen notwendig werden. Im Weiteren werden jedoch nur Prophylaxen beschrieben, die aus Sicht der Autoren in der gerontopsychiatrischen Betreuung einen besonderen Stellenwert besitzen, weil sie entweder besonders häufig notwendig werden oder sich auf psychische Veränderungen beziehen.

17.1 Deprivation

17.1.1 Begriffsbestimmung

Definition

Deprivation beschreibt einen Zustand des Mangels, gleich wodurch dieser ausgelöst ist. Der Mangel kann aktiv, aber auch passiv ausgelöst worden sein. Unterschieden werden

- soziale Deprivation,
- sensorische Deprivation,
- emotionale Deprivation und
- subjektive Deprivation.

Verwandte Begriffe sind Hospitalismus, Isolation, Deprivationssyndrom, Vernachlässigung, Reizarmut.

- Bei der **sozialen** Deprivation fehlt dem Betroffenen das Gefühl der sozialen Zugehörigkeit, dies trifft v. a. auf Bevölkerungsgruppen zu, die von der Gesellschaft gemieden werden, z. B. aufgrund von Armut.
- Besteht ein sensorischer Mangel durch das Fehlen von Außenreizen wie Farben, Geräusche, Gerüche usw., spricht man von einer **sensorischen** Deprivation.
- Eine **emotionale** Deprivation entsteht v. a. durch den Mangel an „Nestwärme“ oder durch andere emotionale Vernachlässigung.
- Bei der **subjektiven** Deprivation werden die Benachteiligung und Diskriminierung subjektiv als solche erlebt – unabhängig von der wirklichen Situation.

Lernaufgabe

Im Rahmen eines Infektionsgeschehens kann innerhalb einer Einrichtung die Isolation von Bewohnern oder ein generelles „physical distancing“ notwendig werden.

Auf welche möglichen Deprivationsfolgen müssen Sie in einer solchen Situation besonders achten? Welche pflegerischen Maßnahmen können bereits präventiv ergriffen werden, um diese Folgen zu verhindern?

17.1.2 Beschreibung des Phänomens

Isolation und Reizarmut führen bei allen Menschen zu erheblichen Störungen. Reizarmut führt aber v. a. bei älteren Menschen zur Deprivation. Die Funktionsfähigkeit der Sinnesorgane (S. 31) lässt mit dem Alter nach. Tägl. sind wir im Leben einem ständigen **Wechsel von Reizen** ausgesetzt. Diese nehmen wir als optische, akustische, taktile, gustatorische, olfaktorische und vestibuläre Reize auf. Wir benötigen diese Reize v. a., um uns zu orientieren, mit der Umwelt Kontakt aufzunehmen und unser Bewusstsein bzw. unser Selbst zu generieren. Alle diese Zugänge lassen mit zunehmendem Alter an Intensität und Qualität nach.

Merke

Grundsätzlich kann das Phänomen der sensorischen Deprivation in allen Altersstufen auftreten, es spricht jedoch vieles dafür, dass ältere Menschen besonders gefährdet sind, v. a. wenn diese in einer Institution leben.

Einschränkungen im Bereich des Sinnesapparates beziehen sich auf den Verlust oder die verminderte Stimulation einer der genannten Sinne. Solche Einschränkungen, die bei älteren Menschen häufig sind, können in Verbindung mit anderen gesundheitlichen Problemen vorkommen und das Wohlergehen des Patienten bedrohen. Menschen mit Defiziten im Bereich dieser Sinne benötigen typischerweise mehr Zeit, um Informationen zu verarbeiten, und besitzen eine verminderte Fähigkeit, gleichzeitig vorkommende komplexe Reize zu verarbeiten. In vielen Fällen resultieren aus solchen Defiziten sensorische **Überbelastungen, Verwirrung, Schwierigkeiten in der Konzentration** oder **Rückzug.**

17.1.3 Ursachen für Verluste im Bereich des Sinnesapparates

Verluste im Bereich des Sinnesapparates bei älteren Klienten können verschiedene Ursachen haben, abhängig davon, welcher Sinn betroffen ist.

▸ **Nachlassen oder Verlust der Sehkraft.** Aufgrund von physiologischen Veränderungen der Pupille und der Iris können visuelle Defizite entstehen. Auch die Linse, die Hornhaut und der Glaskörper sind im Alter weniger durchlässig für das Licht und schränken somit die Sehkraft bei Nacht und die Fähigkeit der Hell-Dunkel-Adaption ein. Auch andere Krankheiten können visuelle Defizite beim älteren Menschen verursachen.

▸ **Nachlassen oder Verlust des Gehörs.** Der ältere Mensch benötigt mehr Zeit, Töne zu verarbeiten. Besonders schwierig ist es, Konsonanten zu unterscheiden und zu verstehen, weil sie typischerweise sehr kurze Laute darstellen und in einer höheren Frequenz ausgesprochen werden. Schnelles Sprechen und Hintergrundgeräusche können ebenfalls die Hörfähigkeit älterer Menschen beeinträchtigen. Außerdem können Traumen der Gehörnerven, ototoxische Medikationen, Infektionen und maligne Tumoren einen Hörverlust beim älteren Menschen verursachen. Defizite des Hörens können schon im mittleren Lebensalter aufgrund degenerativer Veränderungen des Ohres beginnen. Eine Atrophie des kochlearen Vestibularnervs und der dazugehörigen Nervenstränge, die zum Gehirn führen, kann weiterhin einen Gehörverlust verursachen.

▸ **Nachlassen oder Verlust des Geruchs- und Geschmackssinns.** Vorrangige Ursache für den Verlust des Geruchssinns sind traumatische Ereignisse. Influenza und andere Infektionen, Tumoren, Schädelverletzungen, Allergien, Rauchen, Umweltfaktoren und der Alterungsprozess an sich tragen zur Reduktion des Geschmacksvermögens bei. Weiterhin wird der Geschmackssinn geschwächt durch Vitamin-D-Mangel, geringe Speichelproduktion, Prothesen und einige Medikamente. Aber auch eine Alzheimer-Demenz kann zu einer Verschlechterung führen. Da der Geschmackssinn nah mit dem Geruchssinn verbunden ist, beeinträchtigen Verluste im Bereich des Riechens (Hyposmie = verschlechtertes Riechen) typischerweise auch die Fähigkeit des Geschmacks (Hypogeusie = verschlechtertes Schmecken). Im Alter ist die Zahl der Geschmacksknospen auf der Zunge geringer und ihr Zustand generell schlechter, was den Geschmackssinn einschränkt.

▸ **Nachlassen oder Verlust des Tastsinns.** Verluste im Bereich des Tastsinns resultieren aus Neuropathien, anderen Krankheiten, Verletzungen oder eingeschränkter Durchblutung.

▸ **Nachlassen oder Verlust des Gleichgewichtssinns.** Veränderungen im Vestibularapparat (Gleichgewichtsorgan) führen häufig zu Schwindel unterschiedlicher Qualität. Schwindel kann jedoch auch andere, z. B. zerebrale Ursachen haben. Unabhängig von der Ursache verunsichert Schwindel die Betroffenen immens und schränkt sie teilweise deutlich in ihrer Mobilität ein.

Reizarmut

Zur Abnahme der Intensität der Sinne gesellt sich in Institutionen die Armut von angebotenen Reizen – nicht nur in der Menge (Quantität), sondern auch in der Art (Qualität). Bettlägerige Bewohner schauen nicht selten über lange Zeiträume an die Decke oder an eintönige Wände (▸ Abb. 17.1).

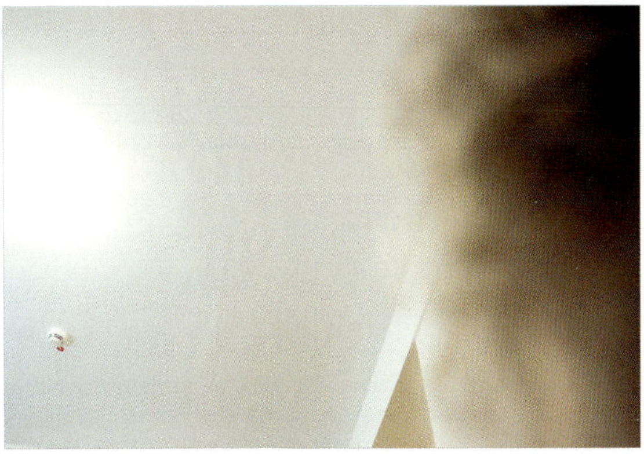

Abb. 17.1 Reizarmut. Aussicht eines Patienten in Rückenlage. (Quelle: © K. Oborny/Thieme Group)

Durch den Tod nahestehender Personen kann es auch zum Entzug von Zuwendung und menschlicher Nähe kommen. Diese Lücke von menschlicher Nähe kann von professionell Pflegenden nicht geschlossen werden, da es sich oft um persönliche und familiäre Beziehungen handelt. Bei älteren Menschen, v. a. in Institutionen, kann es zu einem **negativen Zusammenspiel** von sozialer, sensorischer und emotionaler Deprivation kommen. Dieses Erleben führt zu den folgenden Problemen (Buchholz u. Schürenberg 2015):

- Regression (= das Zurückfallen auf frühere Stufen der geistigen Entwicklung)
- Erregungszuständen
- Verfolgungsideen
- Halluzinationen
- Illusionen/Trugbilder
- Apathie (Teilnahmslosigkeit)
- Selbstreizung, autostimulative Verhaltensweisen
- Intelligenzminderung

In der Pflegepraxis erlebt man manchmal Patienten, die durch ständiges Rufen, Nesteln oder Halluzinationen auffallen. Zum Teil sind diese Äußerungen der Versuch, fehlende Reize durch Selbstreizung zu kompensieren.

Im Rahmen der COVID-19-Pandemie ist ein Begriff in die Öffentlichkeit geraten der bisher unbekannt war, das **social** oder **physical distancing**. Die Abschottung nach außen und die Trennung von Anderen innerhalb der Einrichtung mussten viele Menschen in Seniorenheimen hinnehmen. Diese Isolation ist an vielen Bewohnern nicht spurlos vorbeigegangen. Soziale und sensorische Isolation, Kontaktabnahme, Langeweile und Einsamkeit können negative Folgen für das Wohlbefinden haben und gelten als Risikofaktoren für eine erhöhte Mortalität (Halek et al. 2020). Weitere Folgen können Rückzug und Deprivation sein. Besonders anfällig sind Menschen mit Demenz oder Depression, die mehr als 50 % der Bewohner in stationären Einrichtungen ausmachen. In der im September 2020 erschienenen S 1-Leitlinie „Soziale Teilhabe und Lebensqualität in der stationären Altenhilfe unter den Bedingungen der COVID-19 Pandemie" werden Empfehlungen dazu gegeben, wie trotz der erforderlichen Maßnahmen negative Folgen von Isolation verhindert werden können (DGP 2020).

> **Merke**
>
> Ein anregendes Umfeld, Nähe und Berührung können die Reizarmut lindern, eindämmen oder verhindern. **Aktivierung**, **Stimulation** und **Abwechslung**, die in Qualität und Quantität an die Bedürfnisse der Betroffenen angepasst sind, dienen als professionelle Prophylaxe der sensorischen Deprivation.

Reizüberflutung

Ein weiteres Problem besteht darin, dass permanent zugeführte Reize nicht zu einer Linderung der Deprivation führen, sondern – im Gegenteil – eine Verstärkung bewirken. **Dauerreize** werden von dem Körper nicht als Abwechselung wahrgenommen, sondern als Monotonie, v. a. wenn der Reiz nur schwach bleibt. Beispielsweise wird das Radio, das den ganzen Tag läuft, nicht mehr wahrgenommen, ebenso wenig das kontinuierliche Rauschen einer Straße.

Auswirkungen

Auf sensorischer Seite besteht v. a. im Alter eine besondere Herausforderung durch den schleichenden Prozess des Älterwerdens, durch den die Abnahme z. B. der Hör- bzw. Sehfähigkeit gekennzeichnet ist (▶ Abb. 17.2). Der Betroffene bemerkt seine sensorische Veränderung selbst oft gar nicht und macht vielmehr das Umfeld verantwortlich, weil bei ihm selbst doch alles in Ordnung ist. Dies kann dazu führen, dass der Betroffene meint, die anderen sprächen über ihn und flüsterten, damit er das Gesagte nicht hört; oder er bringt sich mit einem gänzlich anderen Inhalt in ein Gespräch ein, ohne dies zu merken. Von den Gesprächspartnern wird der Betroffene daraufhin für dumm gehalten, vielleicht sogar als dement angesehen. Aus einer solchen Situation kann sich schließlich ein sekundärer **Wahn** (S. 242) entwickeln. Diese Phänomene treffen in abgewandelter Weise auch auf die anderen Sinnesorgane zu.

17.1.4 Risikoerfassung

Die Prophylaxe der Deprivation bezieht sich notwendigerweise immer auf eine mögliche Ursache. Besteht das Risiko in der Immobilität und der Unfähigkeit, das Gesichtsfeld zu verändern, kann hieraus ein hohes Risiko abgeleitet werden. Aber auch Ausgrenzung, Vernachlässigung, Verarmung und geringe Kontakte müssen als Risiko für eine Deprivation erfasst werden. Weitere Risikopotenziale sind z. B.:

▶ **Alterssichtigkeit.** Bei den meisten Menschen lässt bereits mit 40 Jahren die Sehkraft nach. Die Altersfehlsichtigkeit wird deutlich, wenn ein älterer Mensch Schwierigkeiten hat, Kleingedrucktes zu lesen. Die Fähigkeit, Blau-, Grün- und Violetttöne zu unterscheiden, lässt im Alter nach. Viele ältere Menschen haben visuelle Defizite, die zu Einschränkungen der peripheren Sehkraft, Weitsichtigkeit und einer erhöhten Empfindlichkeit gegenüber Helligkeit, insbesondere sehr grellem Licht führen.

▶ **Altersschwerhörigkeit.** Die Unfähigkeit, hohe Töne zu hören, begleitet den Alterungsprozess. Zusätzlich können Erkrankungen des Gehörs, den Verlust des Hörens beschleunigen.

▶ **Nachlassen des Geruch- und Geschmackssinns.** Der Geruchs- und Geschmackssinn ist im Alter ebenfalls eingeschränkt. Beide nehmen nach dem 60. Lebensjahr deutlich ab. Am markantesten ist das Nachlassen der Fähigkeit zu riechen in der mittleren Altersgruppe bei beiden Geschlechtern. Allerdings scheint die Riechfähigkeit, bei Frauen länger erhalten zu bleiben. Der Verlust des Geschmackssinns oder die Unfähigkeit, bestimmte Geschmacksrichtungen zu differenzieren, ist weithin altersbedingt.

Zustand	Deprivation
Bereiche	sozial, sensorisch, emotional
Ursachen	nachlassende sensorische Fähigkeiten durch Alter oder/und Krankheit, Monotonie: zu wenig Abwechslung, gleiche Temperatur, gleiche weiße Wand oder Zimmerdecke, Isolation, Verlust von Beziehungen, über einen längeren Zeitraum zu wenig Angebote, zu schwache Angebote (zu leise, zu klein usw.), fehlende menschliche Nähe
Einflussfaktoren	

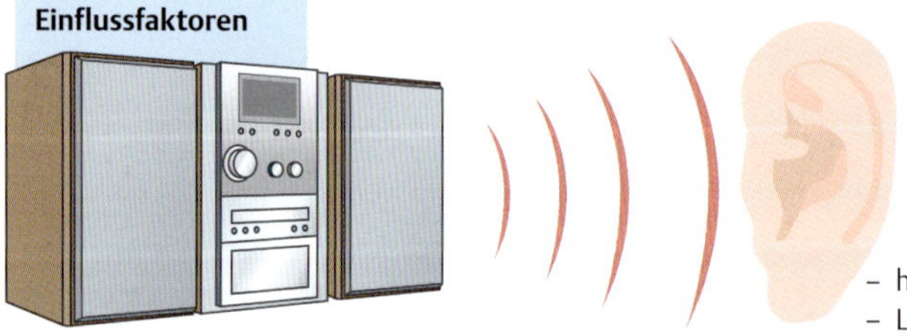

Abb. 17.2 Deprivation. Bereiche, Ursachen, Einflussfaktoren. (Quelle: © Thieme Group)

Vor dem Verlust des sauren oder bitteren Geschmacks verlieren alte Menschen zuerst die Fähigkeit, zwischen süßem und salzigem Geschmack zu unterscheiden.

▶ **Nachlassen des Tastsinns.** Auch die Sensibilität des Tastsinns wird im Alter geringer, wobei individuelle Unterschiede berücksichtigt werden müssen. Verluste im Bereich des Tastsinns beginnen meistens mit eingeschränkten Empfindungen im Bereich der nicht behaarten Körperoberflächen z. B. Fußsohlen und Handflächen, wodurch die Möglichkeit der Patienten, taktile Reize zu lokalisieren und darauf zu reagieren, eingeschränkt ist. Die Probleme im Differenzieren von Reizen kann man bestens an dem Beispiel verdeutlichen, wie schwierig es für ältere Patienten ist, z. B. Münzen durch Ertasten zu unterscheiden oder selbstständig Knöpfe eines Hemdes zuzumachen bzw. kleinere Gegenstände zu ergreifen. Ältere Menschen haben auch Einschränkungen, wenn es darum geht, Schwingungen oder Erschütterungen wahrzunehmen. Dies wird im Sensibilitätsverlust der Beine und Füße am deutlichsten.

▶ **Nachlassen der vestibulären Wahrnehmung.** Die vestibuläre Wahrnehmung (Gleichgewichtswahrnehmung) beschreibt das Verhältnis des Körpers und seiner Bewegung zum Raum (Buchholz u. Schürenberg 2015). Fehlende Bewegung und Bewegungen, die aus dem Zusammenhang gerissen sind, können negative Folgen auf dieses System haben.

▶ **Defiziterleben.** Ältere Menschen erleben sich manchmal als defizitär, als überflüssig und isolieren sich hierdurch. Defiziterleben, welches nicht selten von außen verstärkt wird, unterstützt ein negatives Selbstbild. Begrifflichkeiten, die dem Altern eine negative Rolle zuweisen, finden im Alltag oft Verwendung, wie „altmodisch, altbacken" usw.

▶ **Fehlende finanzielle Mittel.** Im zunehmenden Maße verfügen ältere Menschen nicht über ausreichende finanzielle Mittel, um Kontakte zu erhalten oder zu knüpfen (z. B. fehlendes Geld für Bus- und Bahnfahrten).

▶ **Beziehungsvakuum.** Im Alter brechen zunehmend Kontakte weg, weil gleichaltrige Bekannte, Nachbarn oder Partner versterben oder pflegebedürftig werden. Hierdurch entsteht ein „Beziehungsvakuum", das auch durch professionell Pflegende nicht immer ersetzt werden kann.

M!

Merke

Die Wahrnehmungsbereiche, in denen der Betroffene ein Defizit hat, müssen herausgearbeitet werden. Dies erleichtert den gezielten Einsatz sensorischer Stimuli.

17.1.5 Ziele im Umgang mit Deprivation

Wenn Risikopotenziale zur Deprivation ermittelt worden sind, werden **Ziele** formuliert, mit deren Hilfe im Pflegeprozess Interventionen geplant, durchgeführt und auf ihren Nutzen überprüft werden können. Als orientierende Beispiele können folgende Bereiche benannt werden:

- Der Patient bzw. Bewohner bewahrt oder erlangt den gewohnten Bewusstseinszustand.
- Er gibt Bedürfnisse bezüglich seiner Sinneswahrnehmung an.
- Er gibt eine Reizüberflutung oder Reizarmut an, sofern vorhanden.
- Wahrnehmungsfähigkeiten bleiben erhalten oder werden verbessert.
- Regelmäßige soziale Kontakte sind hergestellt oder werden wiederhergestellt.
- Verletzungen wurden vermieden.
- Deprivationsanzeichen werden erkannt.
- Andere Verhaltensauslöser werden ausgeschlossen (z. B. Schmerz, Depression).

17.1.6 Pflegeinterventionen

Die **Prophylaxemaßnahmen** beziehen sich auf die Risikoeinschätzung, d. h., besondere Risikobereiche werden herausgestellt und Angebote bzw. Pflegeinterventionen auf diese Bereiche ausgerichtet und entsprechend eingeleitet. Unabhängig von speziellen Interventionen sollte grundsätzlich für jeden Patienten ein anregendes und förderndes Umfeld geschaffen werden, das dessen Individualität berücksichtigt. Wenn dies möglich ist, können andere Fachbereiche wie Musiktherapie, Ergotherapie oder Kunsttherapie mit einbezogen werden (S. 324).

Sinne „schärfen"

Zur Vorbeugung der sensorischen Deprivation gehört die Hilfe bei der Benutzung von Hör- und Sehhilfen. Ohren und Nase werden z. B. regelmäßig gereinigt, damit Hör- und Geruchsfähigkeit erhalten bleibt. Die Haut wird durch optimale Pflege geschmeidig erhalten, dies fördert ihre Wahrnehmungsfähigkeit. Mund- und Nasenpflege gehört ebenfalls dazu, weiß man doch, dass der Verlust des Geschmackssinns nicht nur durch das Alter, sondern auch durch Beläge auf der Zunge verursacht werden können. Ebenso sind regelmäßiges Bewegen und Aufsetzen nicht nur zur Mobilisation, sondern auch zum Erhalt eines funktionierenden Vestibulärsystems essenziell. In diesem Bereich können auch Sehhilfen/Brillen mit eingebauter „Wasserwaage" angepasst und eingesetzt werden, um dem Schwindelgefühl entgegenzuwirken.

Alle Angebote werden mit den **Angehörigen** besprochen, damit sich diese adäquat einbringen können und damit z. B. Kontakte und körperliche Nähe möglichst authentisch erlebt werden können. Kontakte und körperliche Nähe werden selbstverständlich auch von professionell Pflegenden angeboten. Die tiefe Verbundenheit und Authentizität eines Familienangehörigen können jedoch nicht ersetzt werden.

Benötigt der Patient z. B. **Kommunikationshilfen** wie Hörgeräte, Tafeln zum Schreiben (bei Aphasie) oder eine Brille, um mit Angehörigen oder Pflegenden Kontakt aufnehmen zu können, werden diese angeboten. Der Patient sollte die Möglichkeit erhalten, seine Wahrnehmungen mit der Realität abzugleichen, in dem er über Zeit, Person, Ort, aber auch das Umfeld und die Ereignisse informiert wird.

Angebot von angemessenen Reizen

Bei dem Angebot von angemessenen Reizen geht es primär nicht um therapeutische Maßnahmen, sondern um **Alltagsreize**, die der Betroffene einordnen und erinnern kann. Primär sollten alltagsnahe Reize vermittelt werden; sie können ergänzt werden durch spezielle Konzepte wie Basale Stimulation (S. 355) oder Snoezelen (S. 357). Bei der Auswahl versetzt man sich am besten in die Situation des Betroffenen: Man nimmt z. B. für eine gewisse Zeit seine körperliche Lage ein. Erst wenn der Wahrnehmungsbereich des Betroffenen bekannt ist, d. h., versuchsweise seine Welt mit seinen Augen, Ohren oder Händen betrachtet wird, kann ein konkretes Reizangebot erfolgen.

Merke

Alle Reizangebote müssen hinsichtlich Menge und Intensität evaluiert werden, damit eine Deprivation vermieden werden kann.

Praxistipp

Oft helfen Reizangebote aus dem gewohnten Alltag am besten. Diese können biografieorientiert gestaltet werden und werden dadurch besser vergegenwärtigt.

Einerseits sollte ein beständiges Umfeld gewährleistet sein, das v. a. den vertrauten Umgang mit dem Patienten, die Tagesstruktur und eine kontinuierliche Kontaktperson beinhaltet. Andererseits muss für unterschiedliche Reize und Wahrnehmungen gesorgt werden. Diese **Abwechslung** sollte in einer guten Belüftung der Räume bestehen, die das Warm-Kalt-Empfinden anspricht. Genauso sollte der Patient die Möglichkeit haben, Speisen und Kaffee zu riechen und vertraute Geräusche wie das Klappern von Geschirr zu hören. Diese Wahrnehmungen werden heutzutage durch Klimaanlagen, Großküchen und die Auslagerung von Teeküchen gestört.

Selbstverständlich werden dem Betroffenen alle Aktivitäten beschrieben und erklärt, um nicht nur für Aufmerksamkeit und Abwechslung, sondern auch für **Vertrauen** und **Sicherheit** zu sorgen. Deshalb werden Gespräche über den Patienten bzw. Bewohner entweder mit ihm geführt oder in seiner Abwesenheit. Keinesfalls werden negative, unverständliche oder fremde Gesprächsinhalte in seiner Nähe ausgetauscht. Ebenfalls sollten gerade bei sehbehinderten oder nicht verbal kommunikationsfähigen Menschen alle Pflegetätigkeiten deutlich benannt und beschrieben werden. Dieses Vorgehen führt zu einer auditiven Stimulation und verhindert das Erschrecken bei unvorhergesehenen Berührungen. Im Folgenden werden einige dieser Pflegeinterventionen vorgestellt.

► **Gestaltung des direkten Umfeldes.** Eine sinnvolle Gestaltung des direkten Umfeldes mit dem Ziel der Selbstständigkeit, aber auch der Anbahnung von bekannten Reizen ist genauso wichtig wie die Gewährleistung eines normalen Tag-Nacht-Rhythmus. Bilder werden in einer Höhe und an einer Stelle angebracht, die der Betroffene auch einsehen kann.

► **Einsatz von Medien.** Radio, Fernsehen und andere Medien wie MP3-Player oder DVD-Filme werden gezielt und laut genug eingesetzt (► Abb. 17.3), damit der Patient Abwechslung hat, diese Angebote aber nicht ihrerseits durch permanenten Einsatz zu einer Monotonie führen („weniger ist oft mehr"). Sehr gute individuelle Möglichkeiten bieten Hörbücher und/oder Musik.

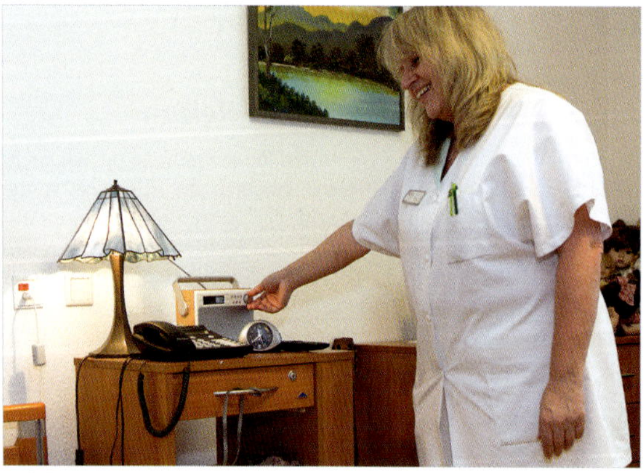

Abb. 17.3 Einsatz von Medien. „Dauerberieselung" vermeiden. (Quelle: © K. Oborny/Thieme Group)

► **Körperpflege.** Die Körperpflege wird als Sinneserlebnis gestaltet. Duftende Zusätze, Schwämme, Kokosfaserwaschlappen oder die bloße Hand können zur Pflege eingesetzt werden. Anstelle von Seife kann auch ein Pfefferminzaufguss dem Waschwasser zugefügt werden. Durch all diese Veränderungen wird die Wahrnehmung angeregt. Neben Leinenbetttüchern können Frottee-, Kokos- und Wolltücher zeitweise als Unterlage für bettlägerige Bewohner verwendet werden. Ziel ist es auch hier, eine Veränderung der Körperwahrnehmung zu ermöglichen, wenn der Patient dies wünscht und zulässt.

► **Essen und Trinken.** Speisen und Getränke, die dem Patienten angeboten werden, stehen in seinem Lebenszusammenhang und sind entweder durch Gespräche mit den Angehörigen oder eine intensive Biografiearbeit in Erfahrung gebracht worden. Bei den Geschmackserfahrungen ist es ähnlich wie bei den anderen Sinneswahrnehmungen: Sie nehmen im Laufe des Lebens ab. Deshalb sollten Nahrungsmittel herzhaft oder süß mit einem intensiven Geschmack angeboten werden. Dabei sind den kulinarischen und kreativen Ideen kaum Grenzen gesetzt, solange der Patient dem Angebot sichtbar zustimmt.

► **Basale Stimulation.** Es kann ebenfalls notwendig werden, für eine taktile Stimulation in der Pflegesituation zu sorgen, um die Anwesenheit anderer Menschen deutlich zu machen. Berührung ist ein wichtiges Element der Pflege und ein tiefsitzendes psychologisches Bedürfnis. Der Diplom-Pädagoge und Krankenpfleger Thomas Buchholz und der Pflegewissenschaftler Ansgar Schürenberg (2015) meinen dazu: „Basale Stimulation will den pflegebedürftigen Menschen Berührungen mit sich, den Pflegenden und anderen ihn umgebenden Personen ermöglichen. Mit und ohne Hände sollen sie ihr eigenes Leben sowie die aktuelle, sie umgebende belebte und unbelebte Umwelt begreifen können." Die Basale Stimulation bietet auch in den anderen Wahrnehmungsbereichen Möglichkeiten der gezielten Stimulation an.

► **Snoezelen.** Snoezelenelemente können Wahrnehmungsbereiche konkretisieren und Rückzugsbereiche ermöglichen. Dies kann sowohl in einem Snoezelenraum als auch in die Wohngruppe integriert, also durch gezielten Einsatz beim Bewohner sein.

► **Spirituelle Anregung.** Punktuell und wo ein biografischer Zusammenhang herzustellen ist, können auch Angebote wie Weihrauch oder Kirchenlieder genutzt werden. Sie können für den Betroffenen Vertrautheit bedeuten, aber auch ein Stimulans darstellen.

► **Gleichgewichtswahrnehmung.** Wiegende Bewegungen bei dem aufsitzenden Patienten oder das Schaukeln in einem Schaukelstuhl können die Gleichgewichtswahrnehmung verbessern.

Merke

Grundsätzlich sollte für eine sensorische Stimulation in allen Wahrnehmungsbereichen gesorgt werden.

► **Vermeidung von Isolation.** Gefährdete Patienten sollten angemessen in Gruppenaktivitäten einbezogen werden. Sedierende Medikamente zur Verbesserung der Wahrnehmungsfähigkeit sollten reduziert und Angehörige zu Prophylaxemaßnahmen angeleitet werden.

Vermeidung von Verletzungen und somatischen Komplikationen

Vorbeugend tätig zu werden, bedeutet auch, den Patienten vor Risiken durch seine Beeinträchtigungen zu schützen. Der gefährdete Patient bzw. Bewohner kann sich selbst bemerkbar machen, wenn dies notwendig wird, oder er wird engmaschig beobachtet, um Unfälle zu verhindern oder frühzeitig eingreifen zu können. Zu den Vorsichtsmaßnahmen gehören:

- das Bett immer auf die unterste Stufe fahren, wenn der Patient allein ist
- den Patienten vor thermischen Schäden durch Eisbeutel oder Wärmflaschen zu schützen
- ein Möbelkonzept entwickeln, das Veränderungen vermeidet, herumstehendes Mobiliar reduziert und so die Sturzgefahr verringert
- Haltegriffe dort, wo sie notwendig sind, gut sichtbar anbringen
- Patienten mobilisieren und den Umgang mit Hilfsmitteln erlernen
- Speisen und Getränke angemessen temperiert anbieten

Anleitung und Beratung

Angehörige oder betroffene Patienten sind sich des Risikos, das von einer Deprivation ausgehen kann, oft nicht bewusst. Deshalb ist es notwendig, soweit dies möglich ist, beide mit einzubeziehen. Hierbei können mit den Patienten bzw. deren Bezugspersonen **Bewältigungsstrategien** im Umgang mit sensorischen Störungen erlernt werden. Ebenfalls sollten beide in die Planung der jeweiligen Maßnahmen mit eingebunden werden. Auch der Umgang mit Pflegehilfsmitteln gehört dazu. Der Bereich der Anleitung und Beratung ist v. a. dann notwendig, wenn der Patient auf längere Sicht wieder zu Hause von seinem Angehörigen versorgt wird oder wenn sich der Angehörige bei seinen Besuchen in der Institution mit einbringen will.

Exemplarische Pflegeintervention

Am Beispiel eines einzelnen beeinträchtigten Wahrnehmungsbereichs – dem visuellen System – sollen exemplarisch pflegerische Interventionen dargestellt werden:

- Das visuelle Defizit beurteilen, indem der Patient bzw. Bewohner eine Zeitung liest und dabei nur ein Auge gebraucht. Er kann dabei Brille bzw. Kontaktlinse tragen. Diese Beurteilung soll dem Pflegenden einzuschätzen helfen, ob die Sehschärfe ausreicht, damit der Betroffene seinen persönlichen täglichen Lebensaufgaben nachkommen kann.
- Die Brille des Betroffenen regelmäßig mit Seife und Wasser reinigen und danach mit einem nicht fusselnden Lappen trocknen.
- Dem Patienten bzw. Bewohner raten, andere Hilfsmittel, z. B. einen Buchständer, Teller und Tassen mit farbigem Rand, bessere Beleuchtung, gute Ausleuchtung, ein Telefon mit größeren Zahlen, Bücher mit Großdruck usw. zu benutzen. Diese Hilfsmittel können für Sehbehinderte eine große Hilfe sein.
- Das Umfeld des Betroffenen der Sehbehinderung anpassen, z. B. können persönliche Gegenstände immer an der gleichen Stelle platziert werden oder auf dem Teller sind die Speisenkomponenten im Uhrzeigersinn angeordnet. Die Beweglichkeit wird gefördert, Verletzungen werden vermieden und so die Sicherheit erhöht.
- Der Patient bzw. Bewohner soll Hilfsmittel zur Verfügung haben, um Gegenstände optisch zu vergrößern, z. B. eine Lupe oder ein Lineal mit Vergrößerungsleiste. Solche Sehhilfen können den Klienten helfen, besser zu sehen, indem sie nur einen Teil eines Objekts vergrößern.
- Den Betroffenen ermutigen, in Begleitung einer anderen Person zu gehen, um Beweglichkeit zu erhalten. Dabei sollte man ihm raten, seinen Arm auf den Oberarm der ihn führenden Person zu legen und neben bzw. etwas hinter der Begleitperson über Flure oder Treppen zu gehen. Mit dieser Technik kann der Betroffene Hindernisse überwinden und Stürze vermeiden.
- Darauf achten, dass das Umfeld des Betroffenen gut beleuchtet ist. Zusätzliches Licht sollte zur Verfügung stehen, wenn er feine Arbeiten erledigt. Über Nacht sollte im Bad und im Schlafzimmer Licht brennen. Neonlicht ist dabei zu vermeiden. Kleinere Lichtquellen können Unfälle verhindern, indem es dem Patienten bzw. Bewohner hilft, sich zu orientieren und um z. B. Lichtschalter zu finden.
- Bei sehr grellem Licht sollte der Betroffene angehalten werden, eine Sonnenbrille, eine Schirmmütze, einen Hut mit breiter Krempe oder einen Schirm zu tragen. Der ältere Mensch ist besonders empfindlich gegenüber starker Helligkeit, weil sie seine Sehkraft weiter einschränken und für ihn unangenehm sein kann.
- Im Umfeld des Patienten bzw. Bewohners sollten sich anregende Farben befinden, z. B. rot, rot-gelb und orange. Schlechter erkennbare Farben wie blau, grün oder violett sollten an Wänden vermieden werden. Den älteren Menschen können hellere Farben eher stimulieren, dagegen können dunkle Farben oft nur schwer kontrastiert werden.

Diese Interventionen sind nur auf das Sehvermögen bezogen. Für andere Sinnesorgane kann ähnlich vorgegangen werden.

> **Merke**
>
> Wenn ein förderndes Umfeld geschaffen werden soll, das sensorische Deprivation vermeidet, muss es multisensorisch ausgestaltet sein.

17.2 Schmerz

17.2.1 Begriffsbestimmung

> **Definition**
>
> „**Schmerz** ist „ein unangenehmes Sinnes- und Gefühlserlebnis, das mit einer tatsächlichen oder drohenden Gewebeschädigung verknüpft ist oder mit Begriffen einer solchen Schädigung beschrieben wird" (International Association for the Study of Pain [IASP] 2017, zit. nach DNQP 2020).

Schmerz wird im biopsychosozialen Modell als **multidimensionales Syndrom** gesehen (DNQP 2020). Neben der körperlichen, müssen daher auch die kognitiven, behavioristischen, sozialen und emotionalen Dimensionen von Schmerz berücksichtigt werden (Sirsch et al. 2015). Ziel bei chronischen Schmerzen ist es, für die betroffenen Personen eine **stabile Schmerzsituation** zu erreichen. Das bedeutet nicht, dass der Schmerz vollständig eliminiert werden soll oder kann, vielmehr werden der Umgang mit Schmerz und die stabilisierenden Faktoren in den Blick genommen (DNQP 2020). Akuter Schmerz ist meist offensichtlich zu begründen, z. B. bei äußerlichen Verletzungen oder einer Operation. Bei **chronischen Schmerzen** ist das Erkennen ungleich schwieriger. Zumeist wird er über die Dauer definiert: über mehr als 3 Monate anhaltend oder wiederkehrend (Treede et al. 2019). Eine einzelne Ursache kann häufig nicht ausgemacht werden. Die Gründe für Schmerz sind oft vielschichtig und nicht offensichtlich. Chronischer Schmerz kann auch vorliegen, wenn die auslösende Erkrankung abgeheilt ist, z. B. bei einer verheilten Fraktur. Den Schmerz „von außen" zu erkennen, wie es z. B. Pflegende müssen, ist dann besonders schwierig. Gelegentlich muss das (herausfordernde) Verhalten interpretiert und der betroffenen Person Schmerz letztlich zugebilligt werden, damit er überhaupt behandelt werden kann.

Definition

„**Schmerz** ist das, was der Patient (Betroffene) als solchen beschreibt. Er ist immer dann vorhanden, wenn er geäußert wird" (McCaffery 1968).

Dieser Satz der Pflegewissenschaftlerin Margo McCaffery ist bereits über ein halbes Jahrhundert alt und so aktuell wie eh und je. Allerdings sind Personen mit kognitiven Einschränkungen darauf angewiesen, dass ihre Schmerzen auch durch **Fremdeinschätzung** erkannt und als solche interpretiert werden, wenn sie verbal nicht mehr geäußert werden können.

Bei alten Menschen und auch Pflegenden ist der **Mythos** weit verbreitet, dass Schmerz zum Alter dazugehört. Dazu gehören auch nichtzutreffende Aussagen wie:

- „die Schmerztoleranz kann durch Aushalten gesteigert werden"
- „da ist eh nichts mehr zu machen"
- „Schmerzmedikamente erzeugen stets Abhängigkeit"
- „Die Pflegenden wissen schon, wann Schmerzen auftreten"

Schmerzen werden von älteren Menschen aus Angst vor den Folgen oft nicht berichtet. Pflegende, ob professionell oder als pflegende Angehörige, haben häufig die „**Definitionsmacht**", was als Schmerz interpretiert wird und was nicht. Die Entscheidung, wann z. B. ein Verhalten als schmerzassoziiert interpretiert wird oder eine verordnete (Bedarfs-)Medikation verabreicht wird, liegt oft bei den Pflegenden. Dazu ist es erforderlich, dass bei ungewöhnlichem oder herausforderndem Verhalten nicht nur die Demenz, sondern auch Schmerz als mögliche Ursache für das Verhalten in Betracht gezogen wird (Deutsche Schmerzgesellschaft u. Deutsches Zentrum für Neurodegenerative Erkrankungen e. V. [DZNE] 2017).

17.2.2 Beschreibung des Phänomens

In der Pflege und Begleitung von Personen mit gerontopsychiatrischen Erkrankungen ist eine **systematische Schmerzerfassung** erforderlich, bei der Instrumente für die **Selbst- und Fremdeinschätzung** von Schmerz eingesetzt werden. Dabei ist zu bedenken, dass

- Pflegende und Mediziner dazu neigen, Schmerzen unterzubewerten,
- der Umgang mit Schmerzen immer auch durch die eigenen Erfahrungen und Prägungen mitbestimmt wird.

Ist die eigene Toleranz der Pflegenden gegenüber Schmerz hoch, wird oft unbewusst die Schmerzschwelle bei anderen Personen ebenfalls als hoch eingeschätzt. Dabei ist die **Schmerzempfindung** im Alter nicht reduziert (Lautenbacher u. Kunz 2016). Allerdings neigen ältere Menschen dazu, Schmerzen nicht direkt zu benennen. Sie umschreiben den Schmerz auch mit Aussagen wie: Schlafstörungen, Lustlosigkeit oder Beeinträchtigungen der Alltagsfunktion. Ältere Menschen haben unterschiedliche Gründe, ihren Schmerz nicht anzugeben (Deutsche Schmerzgesellschaft u. DZNE 2017):

- Schmerz wird als zum Alter zugehörig betrachtet
- Angst vor Nebenwirkungen einer Behandlung
- Schmerz wird als Vorbote für Schlimmeres gegenüber Dritten verschwiegen

Dennoch gilt bei der Schmerzerfassung die Empfehlung, dass die **Selbstauskunft** Vorrang vor der Fremdeinschätzung hat (Deutsche Schmerzgesellschaft u. DZNE 2017, DNQP 2020). Die Schmerzeinschätzung sollte stets damit beginnen, dass eine Selbsteinschätzung eingeholt wird. Gelingt dies nicht, ist eine Fremdeinschätzung erforderlich. Da bei Personen mit kognitiven Einschränkungen die Selbsteinschätzung häufig nicht mehr oder nur eingeschränkt möglich ist, ist das Vorliegen dieser Einschränkung zu prüfen. Bei leichten bis mittelschweren kognitiven Einschränkungen kann der Schmerz meist noch verbal geäußert werden. Bei einer starken Beeinträchtigung der Kognition ab einem mittelschweren Grad der Demenz ist eine Selbstauskunft der Betroffenen nicht mehr zuverlässig (Lautenbacher u. Kunz 2016). Mit der reduzierten Fähigkeit sich verbal auszudrücken, nimmt auch die Fähigkeit ab, Schmerz zu berichten (Basler et al. 2001). Das bedeutet, Menschen mit schwerer Demenz können unter Schmerzen leiden, benennen den Schmerz aber nicht (mehr) verbal. Auf die Nachfrage, z. B. „Haben Sie Schmerzen?", können die Betroffenen trotz Schmerz mit „Nein" antworten, da sie sich in dieser Situation sprachlich nicht adäquat äußern können oder die Frage nicht verstehen (Sirsch 2020).

Wird Schmerz nicht ausreichend behandelt, kann sich als Folge ein sog. **Schmerzgedächtnis** entwickeln. Sensible Nervenzellen sind lernfähig, bei dauerhaften Schmerzimpulsen verändern sie ihre Aktivität und speichern diesen im Schmerzgedächtnis ab. Diese Entwicklung kann dazu führen, dass der Schmerz anhält, auch wenn der eigentliche Auslöser weggefallen ist. Leiden Menschen dauerhaft an Schmerzen, beeinflusst diese negative Befindlichkeit die Aktivität und Mobilität und die Lebensqualität leidet massiv.

17.2.3 Schmerzerfassung

Merke

Eine wirksame Schmerzbehandlung basiert auf einer systematischen Erfassung bzw. Beobachtung und der dokumentierten Verlaufserfassung. Dieses Vorgehen erfordert die Zusammenarbeit der Mitarbeitenden aller beteiligten Professionen, der betroffenen Personen mit Schmerzen und deren Angehörigen (Carr u. Mann 2020).

Beim Schmerzassessment (▶ Abb. 17.4) ist zunächst zu unterscheiden, ob es sich um akuten oder chronischen Schmerz handelt. Akuter Schmerz wird z. B. durch eine Verletzung verursacht, chronischer Schmerz hingegen kann auf Erkrankungen wie Rheuma oder Arthrose beruhen oder es kann gar keine Ursache mehr ausgemacht werden. Die Langversion der S3-Leitlinie zum

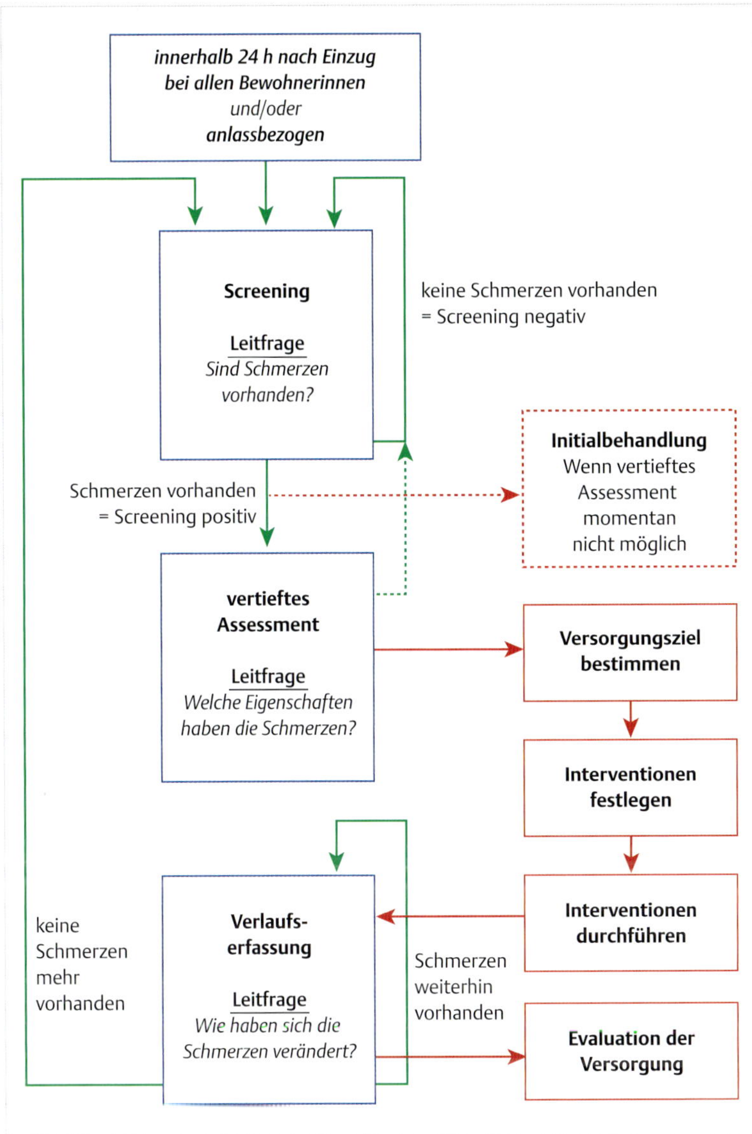

Abb. 17.4 Schmerzassessment. Ablauf des Schmerzassessments. (Quelle: Sirsch E, Laekeman M-A, Gnass I. Schmerzassessment bei älteren Menschen in der vollstationären Altenhilfe, Langversion der multiprofessionellen S3-Leitlinie. AWMF; 2018)

„Schmerzassessment bei älteren Menschen in der vollstationären Altenhilfe“ enthält zahlreiche handlungsleitende Empfehlungen zur Schmerzerfassung. Ein Algorithmus zur Schmerzerfassung macht den Prozess deutlich (Deutsche Schmerzgesellschaft u. DZNE 2018).

Selbsteinschätzung von Schmerz

Als Selbsteinschätzungsinstrumente kommen die numerische Rangskala (NRS), die verbale Ratingskala (VRS) und die visuelle Analogskala (VAS) infrage. Alle 3 sind zur Selbsteinschätzung ausreichend valide und reliabel.

Numerische Rangskala

Diese Skala teilt die Schmerzintensität von 0 (kein Schmerz) bis 10 (stärkster vorstellbarer Schmerz) ein. Die Einschätzung erfolgt als Selbsteinschätzung. Die NRS kann in Form eines Schiebers auf Papier oder als gedachte Linie genutzt werden (▸ Abb. 17.5a).

Verbale Ratingskala

Diese 4- oder 5-stufige Ordinalskala ordnet die Schmerzintensität in Stufen von „kein Schmerz“ bis „stärkster vorstellbarer Schmerz“ (▸ Abb. 17.5b). Die skalierte Einschätzung wird durch die Benennung der Begriffe wie „kein Schmerz“ oder „mäßiger Schmerz“ unterstützt.

Visuelle Analogskala

Hier liegen auf einer meist 10 Zentimeter langen Skala die beiden Endpole „kein Schmerz“ und „stärkster vorstellbarer Schmerz“ (▸ Abb. 17.5c). Betroffene Personen markieren den von ihnen empfundenen Schmerz auf dieser Linie.

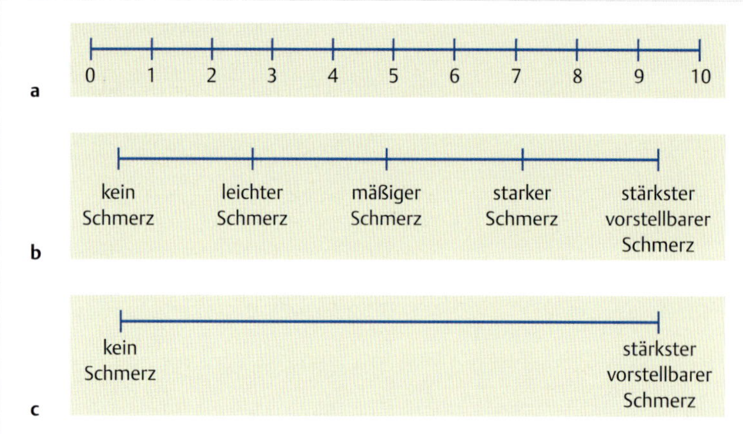

Abb. 17.5 Schmerzskalen.
a Numerische Rangskala (NRS). (Quelle: © Thieme Group)
b Verbale Ratingskala (VRS). (Quelle: © Thieme Group)
c Visuelle Analogskala (VAS). (Quelle: © Thieme Group)

Praxistipp

Die Erfassung der Schmerzintensität mit Selbsteinschätzungsskalen sollte bei Akutschmerz und zur Darstellung des Schmerzverlaufes mind. 1-mal pro Schicht erfolgen. Bei chronischem Schmerz ist die Erfassung davon abhängig, ob eine stabile Situation erreicht ist, oder – noch – eine instabile Situation vorliegt (DNQP 2020). Der Referenzwert muss dabei stets als individuell akzeptiertes Schmerzmaß festgelegt werden. Es gibt keinen Cut-Off-Wert mehr, ab dem eine Behandlung erforderlich ist. Nach einer schmerzreduzierenden Intervention, ob medikamentös oder nicht medikamentös, muss jedoch stets eine weitere Einschätzung von Schmerz erfolgen, um die Wirkung der Maßnahme beurteilen zu können.

Einschätzung von Schmerz durch interviewgestützte Verfahren

Auch bei älteren Menschen ist es erforderlich, in einem dichotomen Screening zunächst zu erfassen, ob Schmerz vorhanden ist oder nicht. Liegt Schmerz vor oder besteht die Vermutung das Schmerz vorliegt, werden in einem **differenzierten Schmerzassessment** weitere Informationen erfasst. Dabei ist zu beachten, das alte Menschen oft ungern über ihre Schmerzen sprechen, weil sie Pflegenden oder Ärzten nicht zur Last fallen wollen oder sie denken, dass Schmerzen einfach zum Alter dazugehören (Deutsche Schmerzgesellschaft u. DZNE 2017).

Hier kann ein **strukturiertes Interview** geeignet sein, Schmerzen zu identifizieren (Basler et al. 2001). Dabei werden Fragen gestellt zur

- Schmerzlokalisation,
- Schmerzintensität,
- Dauer des Schmerzes,
- Schmerzmodifikation (Veränderungen bei Ruhe und Belastung).

Um ggf. Beeinträchtigungen der verbalen Ausdrucksfähigkeit für Schmerz zu erfassen, wird gleichzeitig ein MMST genutzt.

Grundsätzlich muss für jeden Menschen mit Schmerzen, sowohl bei akutem als auch bei chronischem Schmerz, ein individuell akzeptiertes Schmerzmaß identifiziert und definiert werden (DNQP 2020). Es wird eine stabile Schmerzsituation angestrebt: Das bedeutet, bei akutem Schmerz idealerweise Schmerzfreiheit, bei chronischem Schmerz ein individuell erträgliches Schmerzmaß. Es gibt keinen Cut-Off-Wert (mehr), ab dem ein Handeln erforderlich ist, dieses Schmerzmaß muss individuell definiert werden.

Fremdeinschätzung von Schmerz

Auch zur Fremdeinschätzung von Schmerz stehen **standardisierte Instrumente** zur Verfügung, denen die strukturierte Beobachtung und Einschätzung von Verhaltensmerkmalen zugrunde liegt (Deutsche Schmerzgesellschaft u. DZNE 2017, DNQP 2020).

Unterstützung bei der Entscheidung zum Einsatz eines Fremdeinschätzungsinstrumentes in der Akutpflege bietet z. B. der **Leitfaden** „See-Pain". Denn häufig ist nicht klar, ob eine Person eine Selbsteinschätzung noch zuverlässig geben kann oder nicht. Dieser Leitfaden See-Pain ist kein Einschätzungsinstrument, vielmehr bietet er Kriterien zum Einsatz von Fremdeinschätzungsinstrumenten, wie das individuelle Verhalten, der stellvertretende Schmerzbericht und Risiken bzw. Vorinformationen (Sirsch 2020).

Bei der Auswertung von Fremdeinschätzungsinstrumenten gilt grundsätzlich, dass es **keinen** allgemeingültigen **Cut-Off-Point** (Schmerzwert, der eine Behandlung erforderlich macht) gibt. Eine Häufung von beobachteten Verhaltensmerkmalen ist nicht zwangsläufig gleichbedeutend mit einer höheren Schmerzstärke (Zwakhalen et al. 2012). Vielmehr muss für jeden Betroffenen ein individueller Punktwert (ein individuelles Schmerzmuster) definiert und im Verlauf der Schmerzerfassung intrapersonell abgeglichen werden, denn der Ausgangswert variiert bei unterschiedlichen Personen. Ein Vergleich von Einschätzungen bei unterschiedlichen Personen ist daher nicht möglich, es können immer nur Einschätzungen einer Person verglichen werden.

Bei älteren Menschen, die häufig unter chronischen Schmerzen leiden, ist eine **Ersterfassung** bei der Aufnahme der pflegerischen Beziehung bzw. bei **Veränderungen** erforderlich. An dieser Ersterfassung, dem Ausgangsstatus, richtet sich dann die Verlaufskontrolle aus. Die Erfassung durch ein einziges strukturiertes Verfahren einmal pro Schicht ist bei einer Fremdeinschätzung nicht ausreichend, da es stets einen Referenzwert (wie z. B. den Ausgangsstatus) geben muss. Wird Schmerz erfasst und erfolgt eine schmerzreduzierende Maßnahme (medikamentös oder nicht medikamentös), muss die Schmerzerfassung im Anschluss wiederholt werden. Nur so kann die Wirkung der schmerzreduzierenden Maßnahme an den **Referenzwerten** überprüft werden. Das Überprüfungsintervall ist dabei von der Art der Maßnahme abhängig. So ist der Wirkeintritt einer Medikation ggf. nach einer

Name des/der Beobachteten: ....

Beurteiler: 1 2

	0	1	2	Score
Atmung (unabhängig von Lautäußerung)	normal	gelegentlich angestrengt atmen kurze Phasen von Hyperventilation	lautstark angestrengt atmen lange Phasen von Hyperventilation Cheyne-Stokes-Atmung	
negative Lautäußerung	keine	gelegentlich stöhnen oder ächzen sich leise negativ oder missbilligend äußern	wiederholt beunruhigt rufen laut stöhnen oder ächzen weinen	
Gesichtsausdruck	lächelnd nichts sagend	traurig ängstlich sorgenvoller Blick	grimassieren	
Körpersprache	entspannt	angespannt nervös hin und her gehen nesteln	starr geballte Fäuste angezogene Knie sich entziehen oder wegstoßen schlagen	
Trost	trösten nicht notwendig	ablenken oder beruhigen durch Stimme oder Berührung möglich	trösten, ablenken, beruhigen nicht möglich	
				Total

Abb. 17.6 BESD-Skala. Beurteilung von Schmerzen bei Demenz. (Quelle: © der deutschen Version Matthias Schuler, Mannheim 2007)

halben Stunde erreicht, bei Positionsveränderungen des Körpers zur Schmerzreduktion ist die Wirkung möglicherweise sofort erkennbar.

Beurteilung von Schmerz bei Demenz

In Deutschland wurde die von dem Schmerztherapeuten Heinz Dieter Basler und Kollegen (2006) entwickelte Beurteilungsskala von Schmerz bei Demenz (BESD, aus dem Amerikanischen übersetzte PAINAD-Skala) auf Validität getestet (Lukas et al. 2013). Mit der **BESD-Skala** werden die Beobachtungskategorien Atmung, negative Lautäußerungen, Gesichtsausdruck, Körpersprache und die Reaktion auf Trost beurteilt (▶ Abb. 17.6). Bei dieser Beurteilung wird eine Wertespanne von 0–10 zugrunde gelegt. In der Untersuchung von Basler et al. (2006) wurde – um für die wissenschaftliche Studie vergleichbare Werte zur Verfügung zu haben – ab einem Punktwert über 5 eine analgetische Behandlung eingeleitet. Das bedeutet aber nicht gleichzeitig, dass bei einem Punktwert von 5 oder darunter kein Schmerz vorhanden ist. Vielmehr muss immer im Einzelfall geprüft werden, wie sich der individuelle Punktwert nach einer schmerzreduzierenden Maßnahme verändert. So kann es z. B. sein, dass Menschen, die an Parkinson leiden, nicht mehr grimassieren und hier dann keine hohe Punktzahl erreicht werden kann. Im pflegerischen Alltag hat sich die Nutzung der BESD-Skala als praktikabel gezeigt, da durch sie, standardisiert von mehreren Personen, dieselben Verhaltensmerkmale beobachtet und bewertet werden können. Allerdings gilt auch, dass bei 0 Punkten, wenn kein offensichtliches Schmerzverhalten erkennbar ist, Schmerz nicht gänzlich ausgeschlossen werden kann. Bei einem Punkt ist eine erhöhte Aufmerksamkeit für mögliche Schmerzursachen erforderlich und ab 2 Punkten sind Schmerzen wahrscheinlich. Eine differenzierte Anleitung zur Anwendung der Skala kann auf der Homepage der Deutschen Schmerzgesellschaft abgerufen werden, dort finden sich auch Videos zur Anwendung unter: www.schmerzgesellschaft.de/hilfseiten/besd-videos

Beobachtungsinstrument für das Schmerzassessment bei Menschen mit Demenz

Dieses Beobachtungsinstrument für das Schmerzassessment bei Menschen mit Demenz (BISAD) wurde im Rahmen einer Dissertation entwickelt (Fischer 2007). Es werden dabei Beobachtungen vor und während der Mobilisation gemacht.

Erfasst werden vor der Mobilisation:

- Gesichtsausdruck
- spontane Ruhehaltung

- Bewegung (oder Mobilität) der Person (innerhalb und/oder außerhalb des Bettes)
- Beziehung zu Anderen

Während der Mobilisation:
- ängstliche Erwartungen bei der Pflege
- Reaktionen während der Mobilisation
- Reaktionen während der Pflege der schmerzenden Bereiche
- während der Pflege vorgebrachte Klagen

Dabei ist für jedes Item eine Skalierung von 0–4 möglich. Insgesamt können so zwischen 0–32 Punkte erreicht werden. Auch hier gilt wieder, dass es keinen allgemeingültigen Cut-Off-Point gibt, sondern die **individuelle Interventionsgrenze** ermittelt werden muss.

Das strukturierte Schmerzinterview sowie die Skalen BESD und BISAD können kostenfrei zur nicht kommerziellen Nutzung bei der Deutschen Gesellschaft zum Studium des Schmerzes bezogen werden: www.schmerzgesellschaft.de/topnavi/die-gesellschaft/arbeitskreise/schmerz-und-alter/downloads

Schmerzreduzierende Maßnahmen

Effektives Schmerzmanagement setzt mit der Schmerzerkennung ein und **basiert** auf:
- der Erfassung und Dokumentation von Schmerz
  - der Schmerzintensität, der Schmerzqualität und der Lokalisation
  - der Berücksichtigung der multidimensionalen Schmerzzeichen
  - der Festlegung des individuell akzeptierten Schmerzmaßes
  - des Schmerzverlaufs bzw. einer instabilen oder stabilen Schmerzsituation
  - der Wirkung von medikamentösen und nicht medikamentösen Maßnahmen
  - der Nebenwirkungen der getroffenen Maßnahmen
- der Anpassung der Verabreichungsintervalle von Schmerzmedikamenten an ihre Wirkdauer und Wirkweise
- der Beratung und gemeinsamen Zielsetzung mit Betroffenen, Angehörigen und allen Beteiligten
- der Überprüfung der Wirkung von medikamentösen und nicht medikamentösen Maßnahmen

Alle Maßnahmen werden mit den Menschen mit Schmerzen und den Mitgliedern des behandelnden Teams abgesprochen, um evtl. Komplikationen oder Nebenwirkungen auszuschließen. In den letzten Jahren hat die Bedeutung von **multimodaler Schmerztherapie** auch bei älteren Menschen stark an Bedeutung gewonnen. Grundlegend ist dabei eine **interdisziplinäre Diagnostik** und **Therapie** (DNQP 2020). Oft umfasst diese dann auch psychotherapeutische und physiotherapeutische Elemente und Aspekte der Verhaltenstherapie, deren Einsatz bei alten Menschen mit kognitiven Beeinträchtigungen im Einzelfall abgewogen werden muss (Schuler 2016).

Medikamentöse Maßnahmen

Für die **medikamentöse Schmerzbehandlung** (S. 407) stehen unterschiedliche Wirkstoffe und Ko-Analgetika zur Verfügung. Bei ihrem Einsatz sind v. a. die unerwünschten Wirkungen im Alter zu beachten.

Nicht medikamentöse Maßnahmen

Nicht medikamentöse Maßnahmen können über eher **lokal wirkende Maßnahmen**, wie z. B. Wärme- oder Kälteapplikation (Gelpacks, Wickel, Auflagen oder Bäder), Massage oder TENS (transkutane elektrische Nervenstimulation) erfolgen (DNQP 2020).

Aber auch Maßnahmen, die eher über absteigende, schmerzhemmende Systeme wirken, wie **Ablenkung** durch Imagination, Musik hören, Humor oder Besuch, können als stabilisierende und schmerzreduzierende Faktoren wirken. Ebenso können **Entspannung** (tiefe Atementspannung, Muskelentspannung, autogenes Training) oder **Tiertherapie** dazu beitragen (Schuler 2016, DNQP 2020). Auch hier muss im Einzelfall bewertet werden, ob die jeweilige Maßnahme zu den betroffenen Personen passt und somit geeignet ist.

17.3 Sturz

17.3.1 Begriffsbestimmung

Definition

„Ein **Sturz** ist ein Ereignis, bei dem der Betroffene unbeabsichtigt auf dem Boden oder auf einer anderen tieferen Ebene aufkommt“ (DNQP 2013).

Stürze sind allgegenwärtig, v. a. in Einrichtungen der Gerontopsychiatrie. Besonders schwierig ist dabei die Risikoabwägung zwischen dem Bedürfnis nach Autonomie der einzelnen Betroffenen und der Fürsorge für ihre Gesundheit durch Pflegende. Viele alte Menschen leiden unter zunehmender Beeinträchtigung der Aktivität, in der Folge nimmt die Immobilität zu. Damit ist nicht nur die körperliche Bewegungsfähigkeit gemeint, sondern auch die kognitiven, emotionalen und sozialen Fähigkeiten können betroffen sein. Eine schleichend beginnende Immobilität kann der Start für eine „Karriere“ der Bettlägerigkeit sein (Zegelin 2013).

17.3.2 Beschreibung des Phänomens

Die Ursachen für **Immobilität** und ein **erhöhtes Sturzrisiko** sind vielfältig:
- Erkrankungen des Bewegungsapparates
- neurologische Störungen
- kardiovaskuläre Störungen
- psychische Störungen wie Depressionen oder Demenz
- Nebenwirkungen von Medikamenten
- die Angst vor Schmerzen und Stürzen

Dem gilt es entgegenzuwirken, vorhandene **Ressourcen** zu nutzen oder manchmal auch wieder zu wecken.

Alte Menschen, besonders mit gerontopsychiatrischen Erkrankungen, und ihre Pflegenden stehen vor der Aufgabe, die **Bewegungsfähigkeit** bestmöglich zu erhalten, obwohl die Kräfte schwinden. Ein fortschreitender Prozess führt zu Veränderungen des Organismus und des Zentralnervensystems. Dies macht sich auch in einer Abnahme der Mobilität bemerkbar, die meist mit einem erhöhten Sturzrisiko einhergeht. Stürze stellen mit 30 % die häufigste Unfallursache dar. Davon erfolgt jeder vierte Sturz in der Gruppe der über 60-jährigen Personen (Robert Koch Institut [RKI] 2013).

Merke

Ist die Mobilität beeinträchtigt und/oder wird nicht gefördert, kommt es zu einem Verlust von Koordinations- und Balancefähigkeiten, der das Sturzrisiko weiter erhöhen kann. In der Pflege und Begleitung von Menschen mit gerontopsychiatrischen Erkrankungen ist die Förderung der Mobilität daher eine vordringliche Aufgabe.

17.3.3 Risikoerfassung

Der nationale Expertenstandard „Sturzprophylaxe in der Pflege" liegt inzwischen in der 1. Aktualisierung vor. In diesem Standard (DNQP 2013) wird zwischen den Hauptrisiken, **intrinsischen** also körperbezogenen Risiken, **extrinsischen** also umweltbezogenen Risiken und Medikamentenwirkung unterschieden. Eine Unterstützung zum Assessment bei der Einschätzung des Sturzrisikos ist nachfolgend abgebildet (▸ Abb. 17.7).

Es ist die Aufgabe von Pflegenden in der Gerontopsychiatrie, Risiken zur Sturzgefahr zu erkennen, zu bewerten und ggf. Maßnahmen einzuleiten. Bis in die Mitte der 1990er-Jahre ging man

Risikofaktoren intrinsisch	Datum		Datum		Datum	
Bewegungsbezogene Funktionseinbußen und Funktionsbeeinträchtigungen	ja	nein	ja	nein	ja	nein
Probleme mit der Körperbalance / dem Gleichgewicht	☐	☐	☐	☐	☐	☐
Gangveränderungen / eingeschränkte Bewegungsfähigkeit	☐	☐	☐	☐	☐	☐
Erkrankungen, die mit veränderter Mobilität, Motorik und Sensibilität einhergehen						
Multiple Sklerose	☐	☐	☐	☐	☐	☐
Parkinsonsche Erkrankung	☐	☐	☐	☐	☐	☐
Apoplexie / apoplektischer Insult	☐	☐	☐	☐	☐	☐
Polyneuropathie	☐	☐	☐	☐	☐	☐
Osteoathritis	☐	☐	☐	☐	☐	☐
Krebserkrankungen	☐	☐	☐	☐	☐	☐
andere chronische Erkrankungen/schlechter klinischer Allgemeinzustand	☐	☐	☐	☐	☐	☐
Sehbeeinträchtigungen						
reduzierte Kontrastwahrnehmung	☐	☐	☐	☐	☐	☐
reduzierte Sehschärfe	☐	☐	☐	☐	☐	☐
ungeeignete Brillen	☐	☐	☐	☐	☐	☐
Beeinträchtigung der Kognition und Stimmung						
Demenz	☐	☐	☐	☐	☐	☐
Depression	☐	☐	☐	☐	☐	☐
Delir	☐	☐	☐	☐	☐	☐
Erkrankungen, die zu kurzzeitiger Ohnmacht führen						
Hypoglykämie	☐	☐	☐	☐	☐	☐
haltungsbedingte Hypotension	☐	☐	☐	☐	☐	☐
Herzrhythmusstörungen	☐	☐	☐	☐	☐	☐
TIA (transistorische ischämische Attacke)	☐	☐	☐	☐	☐	☐
Epilepsie	☐	☐	☐	☐	☐	☐
Ausscheidungsverhalten						
Dranginkontinenz, Nykturie	☐	☐	☐	☐	☐	☐
Probleme beim Toilettengang	☐	☐	☐	☐	☐	☐
Angst vor Stürzen						
Sturzvorgeschichte	☐	☐	☐	☐	☐	☐
Risikofaktoren extrinsisch						
Verwendung von Hilfsmitteln x,cnbv,nv,nv	☐	☐	☐	☐	☐	☐
Schuhe(Kleidung)	☐	☐	☐	☐	☐	☐
Medikamente						
Psychopharmaka	☐	☐	☐	☐	☐	☐
Sedativa/Hypnotika	☐	☐	☐	☐	☐	☐
Antiarrhythmika	☐	☐	☐	☐	☐	☐
Diuretika	☐	☐	☐	☐	☐	☐
Gefahren in der Umgebung						
innerhalb von Räumen und Gebäuden:						
• schlechte Beleuchtung	☐	☐	☐	☐	☐	☐
• Steile Treppen	☐	☐	☐	☐	☐	☐
• mangelnde Haltemöglichkeiten	☐	☐	☐	☐	☐	☐
• glatte Böden	☐	☐	☐	☐	☐	☐
• Stolpergefahren(z.B. Teppichkanten, herumliegende Gegenstände, Haustiere)	☐	☐	☐	☐	☐	☐
außerhalb von Räumen und Gebäuden:						
• unebene Gehwege und Straßen	☐	☐	☐	☐	☐	☐
• mangelnde Sicherheitsausstattung (z.B. Haltemöglichkeiten, Beleuchtung)	☐	☐	☐	☐	☐	☐
• Wetterverhältnisse (Glatteis, Schnee, u.a.)	☐	☐	☐	☐	☐	☐

Abb. 17.7 Sturzgefahr. Die Auflistung und Abfrage von Risikofaktoren kann dabei helfen, die Sturzgefahr einzuschätzen (DNQP 2006). (Quelle: © Thieme Group)

davon aus, dass sich einzelne Risikofaktoren auch einzeln erfassen lassen und so eine differenzierte Prognose zum Sturzrisiko möglich ist. Stürze sind jedoch ein **komplexes** und **multifaktorielles Geschehen**, die selten nur eine einzige Ursache haben (DNQP 2013). So stürzen kognitiv beeinträchtigte Personen bei dem Vorliegen der gleichen Risikofaktoren etwa 2-mal so häufig wie Personen ohne kognitive Beeinträchtigung (DNQP 2013). Viele Risikoerfassungsinstrumente greifen häufig nicht zuverlässig. Es kann somit nicht immer eine verlässliche Aussage zum Risiko gemacht oder eine tatsächlich sturzgefährdete Person identifiziert werden (Heinrich et al. 2012).

Es ist nicht zulässig, die einzelnen Risikofaktoren einfach nur zu addieren und daraus den Grad der Sturzgefährdung abzuleiten. Vielmehr müssen alle Risikofaktoren betrachtet werden und es muss **individuell** geprüft werden, ob für den einzelnen Betroffenen ein Risiko vorliegt oder nicht. Wichtig dabei ist auch immer zu prüfen, ob ein Risiko **kompensiert** werden kann. Beispielsweise kann die reduzierte Sehschärfe durch das Tragen einer Brille kompensiert werden. Möglicherweise kann aber gerade das Tragen einer (Lese-)Brille die Sehfähigkeit beim Gehen zusätzlich stark beeinträchtigen.

Information und Beratung

Neben der Risikoeinschätzung zur Sturzgefahr gehört zur Pflege von gerontopsychiatrisch erkrankten Menschen auch die Information und Beratung über die Risikofaktoren und die entsprechend geplanten Interventionen. Die Beratung der direkt Betroffenen ist allerdings oft nicht möglich. Vielmehr benötigen die **Angehörigen** die Informationen frühzeitig, um geplante Maßnahmen, wie z. B. ein Niedrigbett statt des konventionellen Pflegebettes, einschätzen und beurteilen zu können. Günstig auf die Akzeptanz der Maßnahmen wirkt sich die **aktive Einbeziehung** der betroffenen Personen und ihrer Angehörigen in die Planung der Maßnahmen zur Sturzprävention aus.

17.3.4 Pflegeinterventionen

Sturzprophylaxe ist, wie andere Prophylaxen auch, nicht immer eine zusätzliche Tätigkeit. Vielmehr lässt sie sich häufig in pflegerisches Handeln integrieren. Gerade in der Pflege von gerontopsychiatrisch Erkrankten müssen pflegerische Handlungen im Kontext nachvollziehbar sein. Pflegende haben in vielen Bereichen des täglichen Lebens Möglichkeiten, **Maßnahmen zur Sturzprophylaxe** einzubinden. Ihre Aufgabe ist es, zusammen mit den Betroffenen, Strategien zum Umgang mit der Sturzgefährdung zu finden, u. U. neu zu beleben oder weiterzuentwickeln und zu schulen.

Innerhalb des gesamten Teams gilt es, die geplanten Strategien und Maßnahmen deutlich und für alle Beteiligten verbindlich zu machen. Maßnahmen zur Sturzprophylaxe müssen Bestandteil der **Dokumentation** sein. Die beste Sturzprävention ist wenig sinnvoll, wenn nicht alle Beteiligten, auch die Angehörigen, davon Kenntnis haben und sie entsprechend anwenden. Bei der Auswahl der Interventionen ist mit allen Beteiligten abzuklären, worauf der jeweilige Fokus der Maßnahme liegt: den Sturz zu verhindern oder bei einem eventuellen Sturz die Folgen zu reduzieren, die dieser nach sich ziehen könnte. Maßnahmen zur Sturzprophylaxe können als Interventionsprogramme oder als Einzelintervention angelegt sein.

▸ **Interventionsprogramme.** Die Programme, die auf Balancefähigkeit und Krafttraining ausgerichtet sind, zeigen dabei eine Reduktion von Sturzereignissen (DNQP 2013). Als weitere wichtige Maßnahmen für Interventionsprogramme werden benannt:

- Fort- und Weiterbildung von Pflegenden und Betreuenden
- Beratung über Gehhilfen und deren Anpassung
- Überprüfung und Anpassung der Medikation
- Gefahrenquellen in der Umgebung erkennen und modifizieren

▸ **Einzelinterventionen.** Bei den Einzelinterventionen kommen insbesondere Maßnahmen zur Anpassung der Umgebung zum Tragen. Diese Maßnahmen werden ergänzt durch:

- Balance- und Kraftübungen (besonders für die Beine)
- Anpassen/Reduktion der Medikation (besonders Antidepressiva, Antipsychotika, Sedativa/Hypnotika und Benzodiazepine können die Sturzgefahr erhöhen)
- Modifikation und ggf. Kompensation der Sehbeeinträchtigungen
- ggf. Einsatz von Hilfsmitteln wie Gehhilfen und Hüftprotektoren (▸ Abb. 17.8)

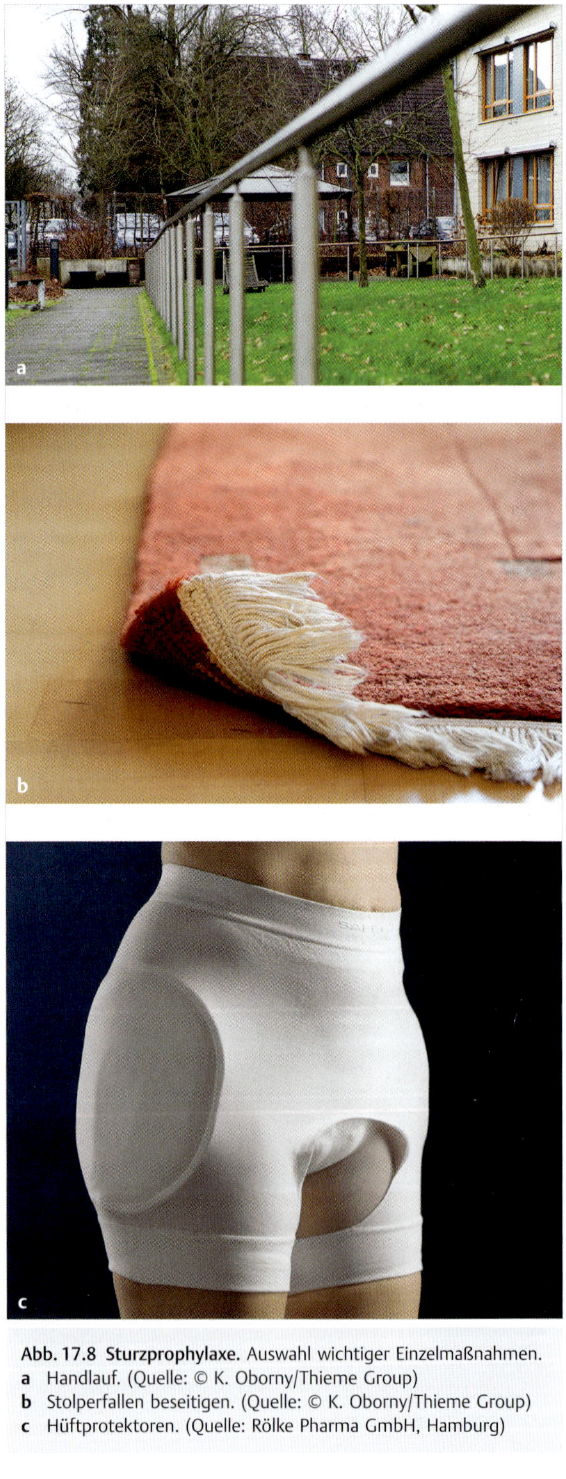

Abb. 17.8 Sturzprophylaxe. Auswahl wichtiger Einzelmaßnahmen.
a Handlauf. (Quelle: © K. Oborny/Thieme Group)
b Stolperfallen beseitigen. (Quelle: © K. Oborny/Thieme Group)
c Hüftprotektoren. (Quelle: Rölke Pharma GmbH, Hamburg)

> **Merke**
>
> Der Wissensstand von Pflegenden hat eine zentrale Bedeutung im Hinblick auf den Einsatz von Hilfsmitteln. Je besser Pflegende informiert sind und je größer die Beratungskompetenz ist, desto höher ist die Bereitschaft der Betroffenen, z. B. Trochanterschutzhosen zu tragen.

Freiheitseinschränkende Maßnahmen

Freiheitsentziehende Maßnahmen sind kein Mittel zur Sturzprophylaxe. Im Nationalen Expertenstandard (DNQP 2013) wird darauf verwiesen, dass z. B. die Verwendung von Bettgittern nicht der Risikominimierung dient: „Die Verwendung freiheitseinschränkender Maßnahmen einschließlich Bettgitter zur Sturzprävention sollte unbedingt vermieden werden. Die Wirksamkeit dieser Maßnahmen hinsichtlich einer Reduktion von Sturzgefahren ist unklar. Gleichzeitig haben Untersuchungen gezeigt, dass mit ihrer Anwendung ein Gefahrenpotenzial für sturzbedingte Verletzungen verbunden ist. Werden Bettgitter von Patienten oder Bewohnern aus einem Sicherheitsbedürfnis heraus explizit nachgefragt oder wegen unruhigem Schlaf in unbekannter Umgebung als notwendig erachtet, können Teilbettgitter verwendet werden." (DNQP 2013). Mit dem Urteil vom 14. Juli 2005 hat auch der Bundesgerichtshof den Schutz der Würde des Menschen über den Einsatz von freiheitsentziehenden Maßnahmen zur Sturzprophylaxe gestellt (BGH 2005).

Zur Vermeidung von freiheitsentziehenden Maßnahmen wurde bereits vor Jahren eine evidenzbasierte Leitlinie der Initiative zur Vermeidung freiheitseinschränkender Maßnahmen in der beruflichen Altenpflege auf den Weg gebracht, weitergehende Publikationen und Materialien können Sie auf der Homepage der Initiative kostenfrei abrufen: www.leitlinie-fem.de/startseite.

> **Lernaufgabe**
>
> Stürze sind im Alter und speziell bei fortgeschrittener Demenz häufig zu beobachten. Wenn selbst Stoppersocken, Sturzhelme, Kraft-Balance-Training und Hüftprotektoren den Menschen nicht mehr ausreichend schützen können, wird manchmal eine sog. „bodennahe Pflege" in Erwägung gezogen. Hierbei kann sich der Betroffene auf Matratzen, die auf dem Boden liegen, frei bewegen ohne stürzen zu können.
>
> Überlegen Sie, an welche Dinge sie denken müssen, um diese Form der Pflege erfolgreich durchzuführen. Denken Sie an rechtliche, ethische und natürlich an pflegerische Aspekte.

17.4 Erhalten und Fördern der Mobilität

Mobilität bedeutet für den Menschen Selbstständigkeit und Autonomie. Mobilität kann helfen, den freien Willen auszudrücken. Mobilität führt dazu, dass ich gezielt oder ungezielt eine beliebige Position oder einen beliebigen Ort aufsuchen kann. Durch Mobilität erhalte ich viele Körperfunktionen und erlebe meinen Körper und erhalte eine Rückmeldung zu mir selbst. Mobilität ist vielleicht eine der wichtigsten Lebensfunktionen.

17.4.1 Begriffsbestimmung

Die Mobilität zu definieren, ist nicht einfach, weil viele Aspekte zu berücksichtigen sind. In diesem Buch wird die Definition des Entwurfs für den Expertenstandard „Mobilität fördern und erhalten" (DNQP 2014b) genutzt.

> **Definition**
>
> **Mobilität** ist „die Eigenbewegung des Menschen mit dem Ziel, sich fortzubewegen oder eine Lageveränderung des Körpers vorzunehmen. Lageveränderung und Fortbewegung umfassen den Lagewechsel im Liegen und Sitzen, das Aufstehen und das Umsetzen sowie das Gehen mit oder ohne Hilfen" (DNQP 2014b).

Der Expertenstandard weist darauf hin, dass die Förderung von Mobilität bei Menschen mit Demenz, eine besondere Herausforderung darstellen kann und manchmal auch an Grenzen stößt (DNQP 2014b). Diese dort beschriebenen Grenzen beziehen sich auch auf andere gerontopsychiatrische Erkrankungen wie Depression, Delir oder Suchterkrankungen, z. B. in Bezug auf Benzodiazepin- oder Alkoholabhängigkeit.

17.4.2 Beschreibung des Phänomens

Aufgrund der demografischen Entwicklung in Deutschland werden immer mehr Menschen pflegebedürftig. Eine eingeschränkte Mobilität kann für den pflegebedürftigen Menschen viele **negative Folgen** haben, wie z. B. eine Minderung der Gehfähigkeit, Dekubitus-Entwicklung, Obstipation, Thrombose oder die Entwicklung von pulmonalen Problemen. Neben den körperlichen Aspekten sind auch soziale und psychologische Phänomene betroffen. Durch den Erhalt der Mobilität können Freundschaften gepflegt sowie Autonomie und das Wohnen im Quartier erhalten werden. Man kann auch sagen, soziale Teilhabe wird oft erst durch Mobilität möglich. Ist die Mobilität vermindert oder wird eine Person mit Pflegebedarf gar bettlägerig, fallen sowohl soziale Kontakte als auch Autonomie weitgehend weg.

> **Merke**
>
> Mobilität hat einen hohen Stellenwert für die Gesunderhaltung und die gesundheitliche Prävention – letztlich also für eine gute Lebensqualität.

Ältere Menschen, die pflegebedürftig im Sinne des Pflegeversicherungsgesetzes sind, haben (fast immer) ein erhöhtes Risiko, in der Mobilität eingeschränkt zu sein. Ob der Einsatz von pflegerischen Assessments/Screenings zur Einschätzung des Risikos für Immobilität überhaupt notwendig ist, kann daher infrage gestellt werden. Die Verfasser des Expertenstandards „Mobilität fördern und erhalten" (DNQP 2014b) kommen zu dem Schluss, dass bei älteren Menschen grundsätzlich, aber v. a. wenn eine Pflegebedürftigkeit hinzukommt, ein Risiko für eine Einschränkung der Mobilität besteht. Es steht folglich weniger eine Risikoeinschätzung im Vordergrund als eine **Mobilitätsbeschreibung**, welche die Fähigkeiten und Einschränkungen des Betroffenen einschätzt.

Sinnvoll sind Assessments wie der „Timed-Up and Go"-Test, der 10-Meter-Gehtest und die Esslinger Transferskala für die **Überprüfung von Maßnahmen** und die Darstellung des **Verlaufs**.

17.4.3 Einschätzung von Mobilität

Ein weiteres Problem bei der Einschätzung des Risikos für eine Einschränkung der Mobilität ist, dass das Feld Mobilität so komplex ist, dass kaum alle Aspekte in einem Instrument berücksichtigt werden können. Auch der Expertenstandard **„Erhaltung und Förderung der Mobilität"** liefert keine konkreten Empfehlungen für ein Instrument (DNQP 2014b). Als sinnvoll erscheinen aber die **differenzierte Beschreibung** von Mobilität und die Bedingungen, unter denen sich der Betroffene bewegen kann. Ferner sind Aspekte wie Biografie und die verwendeten Hilfsmittel wichtig.

Eine systematische Einschätzung sollte den aktuellen **Mobilitätsstatus** erfassen, indem folgende Aspekte berücksichtigt werden (DNQP 2014b):
- selbstständiger Lagewechsel im Liegen
- selbstständiges Halten einer aufrechten Sitzposition
- selbstständiger Transfer (aufstehen, sich hinsetzen, sich umsetzen)
- selbstständige Fortbewegung über kurze Strecken (Wohnräume)
- selbstständiges Treppensteigen

Weitere für die Einschätzung hilfreiche Aspekte sind
- der frühere Mobilitätsstatus,
- körperliche Beeinträchtigungen,
- kognitive und psychische Beeinträchtigungen,
- materielle und soziale Umgebung und
- aktuell durchgeführte therapeutische Maßnahmen.

Ziel und Aufgabe ist es den erhobenen Status durch spezielle Maßnahmen möglichst lange zu erhalten oder zu verbessern.

Ein in der Praxis bewährter Einschätzungsbogen ist der **Erfassungsbogen Mobilität** (EBoMo). In diesem Bogen wird die **Ausprägung** der Mobilität bei Menschen eingeschätzt (Zegelin 2017):
- Wie lange kann der Betroffene sitzen?
- Wie lange kann er das Bett verlassen?

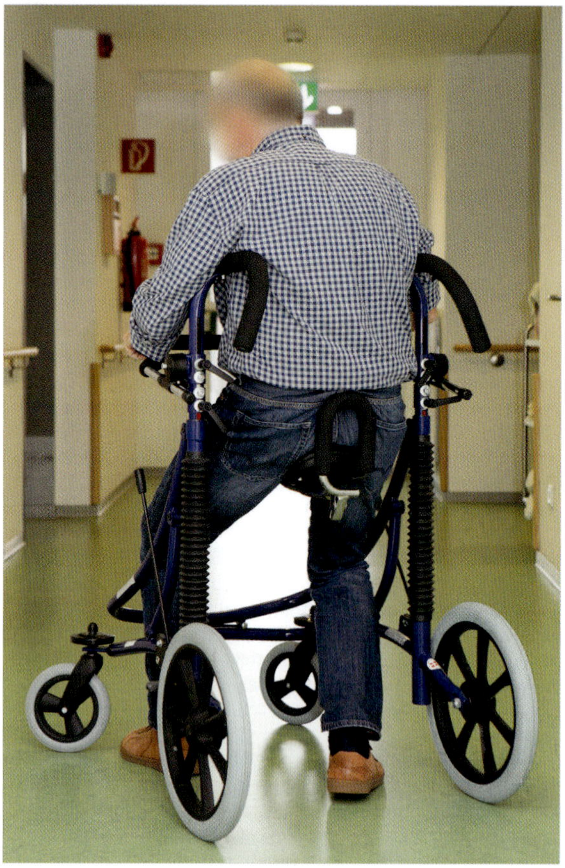

Abb. 17.9 Mobilitätserhaltende Hilfsmittel. Zum Mobilitätserhalt stehen verschiedene Hilfsmittel zur Verfügung, darunter Gehwägen und Rollstühle. Der Erhalt der Mobilität (wenn auch nur teilweise) spielt eine entscheidende für die soziale Teilhabe des Patienten. (Quelle: © K. Oborny/Thieme Group)

17.4.4 Information und Beratung

Information und Beratung spielen eine wichtige Rolle in der Umsetzung von Maßnahmen für den Erhalt von Mobilität (▸ Abb. 17.9). Möglicherweise wird die Adhärenz verbessert und die Umsetzung von Maßnahmen stabilisiert, wenn die Betroffenen und ggf. deren Angehörige mit einbezogen werden.

Merke

Anleitung, Information oder Beratung sind Merkmale pflegerischer Kompetenz.

Die Information umfasst die Übermittlung von Fakten und Einschätzungen durch die Pflegefachperson im **Gespräch**, aber auch in Form von **schriftlichen Informationen**. Der Pflegebedürftige bzw. dessen Angehörige können sich bei einem Beratungsgespräch, ggf. auch für ein Vorgehen entscheiden, dass aus der Sicht der Pflegefachperson keine Priorität hat. Damit ist die Beratung ein Aushandlungsprozess, dessen Ergebnis nicht bereits im Voraus durch die Pflegefachperson bestimmt wird. Als **Anleitung** wird die unterstützende Begleitung von praktischem Handeln verstanden, z. B. bei Bewegungsabläufen wie einem Transfer (siehe auch DNQP 2014b).

Diese 3 unterschiedlichen Formen der Kommunikation mit den Betroffenen und dessen Angehörigen sind in der Anwendung zur Zielerreichung u. U. notwendig, da die Settings, die Personen, aber auch die Interventionen sehr unterschiedlich sein können. Entsprechend dem Bedarf der Betroffenen wird dann die **Form der Unterstützung** gewählt.

17.4.5 Pflegeinterventionen

Wegen der oft sehr unterschiedlichen Erkrankungen und Bedingungen (hoch mobil bis immobil) benötigen Pflegebedürftige ein **individuelles Angebot**. Zu berücksichtigen sind ebenfalls die stark variierenden kognitiven Möglichkeiten der Betroffenen.

Beispiele für fördernde Maßnahmen sind, siehe auch Kapitel „Milieugestaltung" (S. 375):
- **Umfeld**
  - gute Lichtverhältnisse
  - rutschhemmende Böden
- **Trainingsmaterialien**
  - Gewichtsmanschetten
  - Handeln
  - Gummibänder
- **Angebote**
  - Koordinationstraining
  - Krafttraining
  - Tanzen

Wie in der Pflege, wird oft zwischen **Gruppen- und Einzelmaßnahmen** zur Förderung und Erhaltung der Mobilität unterschieden. Inhaltlich können die Maßnahmen stark variieren. So können Maßnahmen dem An- und Auskleiden, Transfers, der Gehstabilität oder anderen Zielen dienen. Zu den Gruppenmaßnahmen zählen Übungen zur Stärkung der Muskulatur, z. B. mit Übungsbändern aus Gummi, Gewichten oder ein Gangtraining in verschiedenen Geschwindigkeiten und Gangarten. Beispielsweise sind Tai Chi, Kraft-Balance-Training, aber auch das Bewegen mit der Wii einsetzbar.

Mobilitätsinterventionen sind für die Betroffenen nützlich (Littbrant et al. 2011). Durch allgemeine Bewegungsübungen – hiermit ist Spazierengehen und andere Alltagsbewegungen gemeint – lassen sich Gehverbesserungen, v. a. auch bei demenziell erkrankten Menschen, erreichen. Weitere Beispiele für sinnvolle und **evaluierte bewegungsfördernde Interventionen** finden sich unter http://bfi.zqp.de/. Auf der Webseite werden auch spezielle Angebote für Menschen mit Demenz vorgestellt.

Bei der Auswahl der mobilitätsfördernden Maßnahmen, sollten die 5 Aspekte aus dem Mobilitätsstatus (Liegeposition ändern, Sitzposition halten, Transfer, Fortbewegung über kurze Strecke, Treppen steigen) genutzt werden, um gezielt die **Ressourcen** der Person mit Pflegebedarf zu nutzen und zu stärken. Nicht selten bekommen gerade in der geriatrischen Pflege v. a. gehfähige oder sitzende Patienten mobilitätsfördernde Angebote. Natürlich ist aber auch die Fähigkeit, sich im Bett noch bewegen zu können, wichtig (u. a. zur Dekubitusprophylaxe). Deshalb ist es notwendig, diese Fähigkeit durch mobilitätsfördernde Angebote zu erhalten. Dies trifft auch auf das Treppensteigen zu, für das im ersten Augenblick vielleicht keine dringende Notwendigkeit erkannt wird. Dennoch ist es eine wichtige Ressource, die unbedingt erhalten werden sollte (u. a. zum Erhalt des Gleichgewichtssinnes, der Beinmuskulatur u.v.m.).

Bei der **Integration** von Maßnahmen in das alltägliche pflegefachliche Handeln gilt es, die Eigenaktivität der Person mit Pflegebedarf zu fördern. Der früher verwendete Begriff der aktivierenden Pflege ist dabei nur bedingt hilfreich. Es geht eher darum, sensibel die Möglichkeiten des Betroffenen zu erkennen und zu nutzen. In ihrem Buch „Prozess des Bettlägerigwerdens" beschreibt die Pflegewissenschaftlerin Angelika Zegelin (2013, 2017) sehr genau, wie es zu einer sog. Ortsfixierung kommt und wie wichtig der Erhalt von Mobilität ist. Hierzu beschreibt sie das sog. **3-Schritte-Programm**. Das Prinzip hierbei ist: Wenn eine Person mit Pflegebedarf mit einem Rollstuhl zum Bett, zum Waschbecken oder einem anderen Ort gefahren wird, dann sollte sie, wenn dies noch möglich ist, jeweils die ersten oder letzten 3 Schritte selbstständig gehen. Dies ist jedoch nur dann erfolgsversprechend, wenn das Programm bei allen Transfers, also 8–10-mal am Tag, durchgeführt wird (Zegelin 2017).

Grundsätzlich ist zu berücksichtigen, dass vereinbarte Ziele, insbesondere im hohen Alter und bei bestehender Multimorbidität, nicht immer erreicht werden können, weil z. B. weitere Verschlechterungen jederzeit eintreten können. Der Erhalt oder eine **Verlangsamung der Verschlechterung** eines Mobilitätsstatus sind u. U. als positiver Effekt zu bewerten. Ebenfalls muss verhindert werden, dass Anforderungen gestellt werden, die der Betroffene nicht mehr erfüllen kann – gerade bei kognitiv eingeschränkten Personen. Damit werden Überforderungen vermieden und die Lebensqualität nicht unnötig verschlechtert. Der Expertenstandard **„Förderung und Erhaltung der Mobilität"** integriert die verschiedensten pflegerischen Aspekte (DNQP 2014b). Denn wird Mobilität gezielt und regelmäßig gefördert, wird sich dies auch positiv auf das Dekubitus-, Kontrakturen-, Sturz- oder Thromboserisiko auswirken.

Merke

Pflegerische Maßnahmen zur Förderung der Mobilität sollten in ein stimmiges Gesamtkonzept überführt werden.

Es ist ebenfalls notwendig und sinnvoll, pflegerische Maßnahmen durch andere Berufsgruppen, z. B. Physiotherapeuten, Krankengymnasten und Betreuungsdienste, aber auch durch angeleitete Angehörige zu ergänzen.

17.5 Mangelernährung und Dehydratation

17.5.1 Begriffsbestimmung

Definition

Mangelernährung (engl. malnutrition) ist ein anhaltendes Defizit an Energie und/oder Nährstoffen im Sinne einer negativen Bilanz zwischen Aufnahme und Bedarf mit Konsequenzen und Einbußen für Ernährungszustand, physiologische Funktionen und Gesundheitszustand (DNQP 2017).

Der **qualitativen Mangelernährung** (engl. undernourishment) liegt der Mangel bestimmter Nährstoffe zugrunde. So kann ein Patient ein für seine Größe und Alter normales Gewicht haben, aber einen Mangel an Proteinen und/oder Vitaminen.

Quantitative Mangelernährung (= **Unterernährung**, engl. undernutrition) nennt sich die Form der Mangelernährung, bei der ein Mensch weniger Energie (Kalorien) aufnimmt, als er verbraucht.

Der Begriff **Dehydratation** beschreibt den Entzug von Wasser aus einem Körper, ganz gleich aus welchem Grund. Die ebenfalls bekannten Begriffe Exsikkose, Dehydratation und Austrocknung werden umgangssprachlich synonym verwendet.

In Bezug auf Unterernährung werden oft weitere Begriffe verwendet wie:

- **Inappetenz:** Appetitlosigkeit (häufiges Symptom bei Infekten und psychischen Erkrankungen)
- **Kachexie:** krankhafte Abmagerung (bei Tumoren, Bulimie oder als Alterserscheinung)
- **Marasmus:** schwere Form der Protein-Energie-Mangelernährung
- **Sarkopenie** bezeichnet den mit dem Altern zunehmenden Muskelabbau und die damit einhergehenden funktionellen Einschränkungen des älteren Menschen, insbesondere der Muskelkraft. Damit ist die Sarkopenie ein Zeichen des physiologischen Alterungsprozesses.
- **Malnutrition:** Mangelernährung

17.5.2 Beschreibung des Phänomens

Dehydratation und Mangelernährung sind keine ausschließlichen Erscheinungen bei gerontopsychiatrischen Patienten. Diese Phänomene treten praktisch überall in der geriatrischen Betreuung auf. Im Expertenstandard „Ernährungsmanagement zur Sicherung und Förderung der oralen Ernährung in der Pflege" (DNQP 2017) wird u. a. darauf hingewiesen, dass Multimorbidität, kognitive Beeinträchtigung (z. B. Demenz), aber auch psychosoziale

Einschränkungen durch Depressionen, Einsamkeit, Isolation, fehlendes Netzwerk, Ängste und Abhängigkeit von Alkohol Ursache für Unter- oder Mangelernährung sein kann. Auch scheint das Problem der Unterernährung, unabhängig vom Aufenthaltsort des älteren Menschen aufzutreten: Unterernährung tritt auf, egal ob er zu Hause, im Krankenhaus oder in einem Altenheim lebt.

Beide Bereiche, die Veränderungen des Trinkens und des Essens, sind im gerontopsychiatrischen Kontext besonders häufig, aber auch besonders **problematisch** einzuschätzen. Zu den im höheren Alter sowieso auftretenden Problemen wie nachlassendes Hungergefühl, schlechte Resorption und geringe Bewegung kommen psychische Störungen wie Vergesslichkeit, Desorientierung und Antriebslosigkeit dazu, welche die Nahrungsaufnahme für den Patienten noch schwieriger gestalten.

Merke M!

Neben physiologischen Veränderungen können auch Vergesslichkeit, Desorientierung und Antriebslosigkeit Ursache für Unterernährung und Dehydratation sein. Dies bedeutet auch, dass Patienten, die an einer Demenz, Depression oder einem Delir leiden, besonders gefährdet sind.

Mangelernährung ist normalerweise kein akutes Geschehen, sondern entwickelt sich über Wochen, Monate, manchmal auch allmählich im Verlauf von Jahren. Wenn kein akutes Geschehen zugrunde liegt, wie eine Tumorerkrankung oder eine Schluckstörung, die z. B. durch einen Schlaganfall ausgelöst wurde, wird der Gewichtsverlust des Patienten oft erst sehr **spät erkannt**. Diese langsame Entwicklung steht im Kontrast zur Dehydratation, die innerhalb weniger Tage zu sichtbaren Symptomen, im schlimmsten Fall auch zum Tod führen kann.

17.5.3 Risikoerfassung der Ernährungsdefizite

Das Erfassen von Risiken spielt in der gerontopsychiatrischen Pflege eine zunehmend große Rolle. Natürlich ist ein möglichst frühzeitiges Erkennen von Ernährungsproblemen wünschenswert, denn im Gegensatz zu jüngeren Menschen gleichen ältere Menschen Ernährungsdefizite deutlich langsamer aus. Die Beurteilung des Ernährungszustandes bzw. der Risiken kann völlig unterschiedlich erfolgen und beginnt meistens bereits in der **Pflegeanamnese**. Je nachdem, wo sich der Patient aufhält, stehen unterschiedliche Untersuchungsmöglichkeiten zur Verfügung. So würden im klinischen Bereich nicht nur spezielle Laboruntersuchungen durchgeführt werden, die Auskunft über konkrete Mangelzustände geben können, sondern ggf. auch eine Magen- oder Darmspiegelung, die mögliche pathologische Veränderungen als Ursache für Mangelernährung identifizieren könnten. In der stationären Langzeitpflege stehen diese Möglichkeiten nicht zur Verfügung, dennoch können die verschiedensten Beobachtungen und Verlaufskontrollen verlässliche Auskünfte über den aktuellen Zustand und über Entwicklungen geben.

Im Expertenstandard „Ernährungsmanagement zur Sicherung und Förderung der oralen Ernährung in der Pflege" wird empfohlen, die Einschätzung des Ernährungszustandes in 2 Schritten vorzunehmen (DNQP 2017):

1. **Screening:** äußerliche Einschätzungen wie
   - der Gesamteindruck des Patienten bzw. Bewohners, wie er der Pflegeperson erscheint
   - Auszehrung, schlaffe Hautfalte an Gesäß und Bauch
   - besonders hervorstehende Knochen, eingefallene Wangen
   - Kleidung des Patienten, die zu weit geworden ist
   - Patient kann selbst nicht mehr essen und bekommt das Essen angereicht
   - trockene Schleimhäute
   - akute Verwirrtheit
   - niedriges aktuelles Gewicht
   - Trinkmenge geringer als 1 000 ml am Tag
   - konzentrierter Urin
   - erhöhter Bedarf durch Unruhe, Wunden wie dem Ulcus cruris
   - Hinweise auf Appetitmangel
   - häufiger Alkoholkonsum
   - Gewichtsverlust von 5 % in 1–3 Monaten oder 10 % in den vergangenen 6 Monaten
2. **tiefergehende Einschätzung**
   Wenn das Screening konkrete Hinweise auf eine quantitative oder qualitative Mangelernährung liefert, sollte eine weitere pflegerische Diagnostik erfolgen, z. B.:
   - Nahrungs- und Flüssigkeitsaufnahme erfassen
   - Erkrankungen, die zu Unter- oder Mangelernährung führen können, eruieren
   - Medikamente auf en Einfluss auf die Ernährung/den Appetit prüfen
   - spezifische **Assessmentverfahren** einsetzen

Im Expertenstandard wird darauf hingewiesen, dass kein Assessment uneingeschränkt empfohlen werden kann. Das Mini Nutritional Assessment (MNA) oder die Pflegerische Erfassung von Mangelernährung und deren Ursachen (PEMU) können aber neben anderen Assessments die Einschätzung unterstützen oder präzisieren (DNQP 2017).

Body Mass Index

Der Body Mass Index (BMI) (S. 74) ist ein häufig genannter und erhobener Wert, in dem das aktuelle Gewicht in Relation zur Größe der Person mit Pflegebedarf gesetzt und auf diese Weise ein Über-, Normal- oder Untergewicht ermittelt wird. Die Expertengruppe des DNQP weist darauf hin, dass der Wert nicht überbewertet werden und immer mit anderen pflegerischen Parametern zur Risikobewertung in Beziehung gebracht werden sollte.

Mini Nutritional Assessment

Mit dem **Mini Nutritional Assessment** (MNA) kann der Ernährungszustand älterer Menschen eingeschätzt werden. Der Test umfasst anthropometrische Messungen, die Frage nach einem Gewichtsverlust in den vergangenen 3 Monaten sowie weitere Fragen zu Lebens- und Ernährungsgewohnheiten, Medikation und Selbstständigkeit sowie subjektiver Einschätzung (S. 75).

Das Item „Gewichtsverlust innerhalb der vergangenen 3 Monate" ist besonders relevant, da es auch bei einem im Augenblick noch ausreichend schweren Bewohner den Hinweis auf eine bedenkliche Tendenz geben kann und damit die Möglichkeit bietet, frühzeitig gegenzusteuern.

Anhand eines Summenscores wird der Bewohner einer von 3 Kategorien zugeordnet:
- zufriedenstellender Ernährungszustand
- Risikobereich für Unterernährung
- schlechter Ernährungszustand

Die Durchführung des Tests dauert ca. 10–15 min und kann von einer angeleiteten Pflegeperson durchgeführt werden.

Weitere Assessmentinstrumente zur Erfassung von Ernährungsdefiziten

Neben dem MNA existieren weitere Assessmentinstrumente zur Erfassung von Ernährungsdefiziten, wie z. B.:
- das 3-Minuten-Nutrition-Screening (3MinNS)
- das British Nutritional Screening Tool (BNST)
- die Control Nutritional (CONUT)
- der Geriatric Nutritional Risk Index (GNRI)
- das Nutritional Risk Screening (NRS)

Praxistipp

Bei der Entscheidung, welches Assessment Sie verwenden möchten, schauen Sie, ob das gewählte Assessment die Items erfasst, die in Ihrem Arbeitsbereich auftreten können.

17.5.4 Risikoerfassung der Dehydratation

Die Risikoerfassung der Dehydratation ist schwieriger, zumal wenn ambulant oder in der stationären Altenhilfe keine Laboruntersuchungen durchgeführt werden können. Die Regulation des Flüssigkeitshaushaltes im Körper wird durch verschiedene Systeme gesteuert. Zu nennen sind diesbezüglich der Hypothalamus, verschiedene Flüssigkeitsrezeptoren (z. B. Mundschleimhaut) sowie die wechselseitige Kochsalzaufnahme und -ausscheidung über die Nieren und die harnableitenden Organe.

Wie viel Flüssigkeit braucht ein Mensch?

Häufig wird die Menge, wie viel ein alter Mensch trinken soll, zwischen 1 500 und 2 000 ml definiert. Meist bleibt jedoch unklar, ob mit diesen Zahlen die reine Trinkmenge oder die gesamt zuzuführende Flüssigkeitsmenge (also auch die, die in der Nahrung enthalten ist) gemeint ist. Der Richtwert der Deutschen Gesellschaft für Ernährung (DGE) für die Flüssigkeitszufuhr bei über 65-Jährigen liegt bei 1 310 ml über Getränke und 680 ml über feste Nahrung, also bei ca. 2 Litern Gesamtzufuhr an Flüssigkeit pro Tag (MDS 2014). Allerdings bleibt hier das Körpergewicht unbeachtet.

Häufig wird empfohlen, mit 30 ml pro kg Körpergewicht pro Tag zu rechnen (MDS 2014). Diese Berechnungsgrundlage hat den Nachteil, dass danach die empfohlene Mindesttrinkmenge (nach DGE) bei sehr leichten Personen unterschritten wird.

Beispiel

Um ein sehr hohes oder sehr niedriges Gewicht besser zu berücksichtigen, kann so gerechnet werden: für die ersten 10 kg des Körpergewichtes 100 ml/kg, für die zweiten 10 kg 50 ml/kg und für das restliche Körpergewicht 15 ml/kg.
z. B. 45 kg Körpergewicht:
10 × 100 ml + 10 × 50 ml + 25 × 15 ml = 1 875 ml
z. B. 98 kg Körpergewicht:
10 × 100 ml + 10 × 50 ml + 78 × 15 ml = 2 670 ml

In diesen Flüssigkeitsmengen ist auch die **Flüssigkeit der Nahrung** enthalten, die üblicherweise ca. ein Drittel ausmacht.

Dehydratationszeichen

Dehydratationszeichen können beobachtet werden, jedoch können viele dieser Symptome andere Ursachen haben als die der Dehydratation.

Mögliche **Symptome**, die auf eine Dehydratation hinweisen, sind:
- Fieber
- Durst (bei älteren Menschen unzuverlässiger Indikator, da oft fehlend)
- trockene warme Haut
- trockene Schleimhäute (fehlender Speichelsee unter der Zunge)
- mehr als eine Längsfurche auf der Zunge
- verminderte Urinausscheidung, konzentrierter Urin
- muskuläre Schwäche
- Lethargie
- Verstopfung
- verminderter Hautturgor über das altersentsprechende Maß hinaus (auf der Stirn oder dem Brustbein)
- Schwindel
- Ödeme
- reduzierter Füllungszustand der Venen
- niedriger Blutdruck, Puls erhöht (= Schockzustand)
- Anstieg von Harnstoff, Kreatinin und Hämatokrit
- erhöhtes spezifisches Gewicht des Urins

Merke

Die mit 2 Fingern aufgestellte Hautfalte an Hand und Unterarm wurde viele Jahre als Anzeiger für eine Dehydratation genutzt. Da dieser Indikator bei älteren Menschen als unsicher zu bezeichnen ist, sollte er keine Verwendung mehr finden. Wenn der Hautturgor als Dehydratationszeichen verwendet wird, sollten nur die Hautpartien an Stirn und Brustbein genutzt werden.

Risikopotenzial

Ein besonderes Risiko zur Dehydratation besteht bei praktisch allen psychischen **Erkrankungen** im Alter. Hierfür sind v. a. Symptome wie Vergesslichkeit, Antriebsminderung, aber auch Wahn (z. B. Vergiftungswahn) verantwortlich. Ein Delir kann sowohl Folge als auch Ursache einer Dehydratation sein.

Bei älteren Menschen können das Durstempfinden und die Flüssigkeitsaufnahme so abgeschwächt sein, dass der Betroffene das Defizit nicht mehr wahrnimmt. Hinzukommt eine häufig eingeschränkte Nierentätigkeit im Alter und ein niedrigerer Wassergehalt im Körper, sodass der Wasserhaushalt besonders anfällig ist. Der Wassermangel kann dann zu Schwindel, Harnwegsinfekten, Delir, Kreislaufversagen – und dann bis zum Tod führen (MDS 2014).

Besonders im Sommer ist es sowohl im häuslichen als auch im stationären Bereich eine große Herausforderung, Menschen fortgeschrittenen Alters ausreichend mit Getränken zu versorgen. Denken Sie im Pflegealltag daran: Höhere Temperatur bedeutet mehr Schweiß und damit höherer Flüssigkeitsbedarf!

Die Gefahr einer Dehydratation darf nicht unterschätzt werden, denn sie birgt praktisch immer eine **akute Lebensgefahr** und ist oft mit einem erhöhten Sturzrisiko verbunden. Der Flüssigkeitsmangel kann auch Ursache für starke Unruhe und Desorientiertheit eines Patienten sein. Mögliche somatische **Komplikationen** sind:
- Thrombose und Embolie
- Obstipation
- Dekubitus

17

17.5.5 Pflegeinterventionen

Die Interventionen bei Mangelernährung und Dehydratation bzw. die Maßnahmen, um deren mögliches Auftreten zu verhindern, sind vielfältig. Sie hängen von vielen individuellen Voraussetzungen, aber v. a. von der Ausprägung der Erkrankung ab. So spielt Antriebsschwäche bei ausgeprägten Depressionen eine andere Rolle als bei einer traurigen Verstimmung. Die Intensität der Interventionen wird auch von dem vorbestehenden Risiko abhängen: Ein BMI von 15 erfordert andere Maßnahmen als ein BMI von 18.

Einflussfaktoren

Die Nahrungs- und Flüssigkeitsaufnahme wird durch folgende Faktoren **positiv** beeinflusst:

- Förderung der Kenntnisse über Ernährung bei den Mitarbeitern und Angehörigen
- Konsil und genaue Einschätzung, z. B. durch eine Logopädin, Ernährungstherapeutin oder den Arzt
- Motivation und Geduld bei der Vorbereitung und der Begleitung der Mahlzeiten
- Essenssituation gestalten (z. B. können gemütliche Speiseräume, die den biografischen Erfahrungen der Patienten entsprechen, die Nahrungs- und Flüssigkeitsaufnahme begünstigen)
- Mund- und Zahnstatus erfassen sowie angemessene und gute Mund- und Zahnpflege durchführen
- helles, nicht zu lautes und überschaubares Umfeld schaffen
- Wohnküchenkonzept, bei dem der Patient bzw. Bewohner am Prozess der Essensvorbereitung und -nachbereitung beteiligt ist
- positive Interaktionsgestaltung vor, während und nach der Mahlzeit
- sich in den Patienten hineinversetzen (hermeneutische Kompetenz)
- Bezugspflegesystem (Primary Nursing)
- häufiger kleine Mengen anbieten
- Schlucktraining, z. B. mit Fazilitation (Anbahnung), Kiefer- und Lippenkontrolle
- physiologische Körperhaltung, die das normale Schlucken unterstützt (aufrechte Sitzposition; ggf. unterstützen durch Kissen zwischen unterem Rücken und Stuhllehne)
- genaue Dokumentation
- Evaluation der aktuellen Beobachtungen und Werte

Interventionen

► **Verbesserung der Nahrungsaufnahme.** Aspekte, welche die Nahrungsaufnahme positiv beeinflussen:

- dekorative Speisen
- lokale, biografisch orientierte Speisen (fremdländische Speisen werden oft abgelehnt)
- kleine Portionen (dafür öfters anbieten)
- farblich ansprechende Kost (Gemüse und Salate so wählen, dass sie farblich kontrastieren)
- mehr Zeit lassen, bevor das Essen angereicht wird, den Patienten ruhig probieren lassen
- Essgewohnheiten beibehalten (vegetarisches Essen, kein Schweinefleisch usw.)
- Rituale am Tisch aus der persönlichen Biografie oder den regionalen Besonderheiten übernehmen
- so lange wie möglich normales Besteck und Geschirr einsetzen
- bei Einschränkungen die verbliebenen Möglichkeiten nutzen – z. B. die Fähigkeit, mit den Fingern zu essen: Nahrung anbieten, die mit den Fingern aufgenommen werden kann („Fingerfood"); dies wird zurzeit in vielen gerontopsychiatrischen Einrichtungen angeboten (► Abb. 17.10).

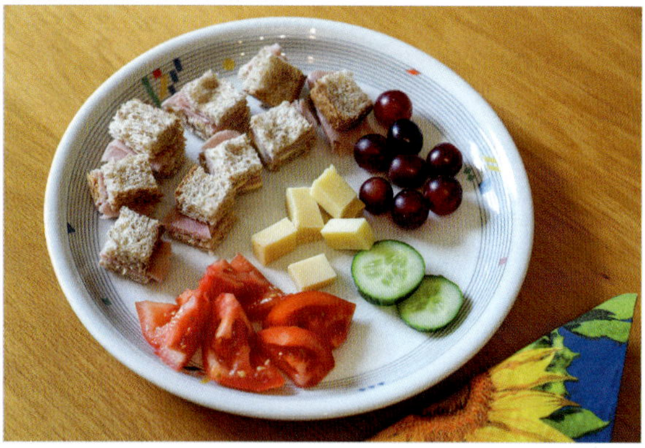

Abb. 17.10 Fingerfood. Fingerfood wird mit den Händen gegessen; der technisch herausfordernde Einsatz von Messer und Gabel ist nicht nötig. (Quelle: © K. Oborny/Thieme Group)

- unruhige und wandernde Bewohner das Essen ggf. auch im Gehen einnehmen lassen (Eat by Walking)
- individuelle Portionierung oder Büffetstil zur Erhöhung der Aufnahmemengen
- reizdeprivierten Patienten die Nahrung ggf. direkt am Bett braten oder kochen (zur Stimulation)

► **Verbesserung der Hydrierung.** Aspekte, die eine Hydrierung positiv beeinflussen:

- Lieblingsgetränke anbieten (erfragen, ausprobieren oder aus der Biografie ermitteln)
- sinnvolles Trinkgefäß anbieten (dies kann sowohl ein Bierkrug, ein „Arthritisbecher" als auch eine spezielle Saugflasche sein)
- Getränke andicken (dies kann v. a. bei Schluckstörungen – Dysphagien – hilfreich sein; wie stark angedickt werden muss, ist vom Grad der Dysphagie abhängig und sollte mit der Schlucktherapeutin/Logopädin abgesprochen werden)
- besonders süße Getränke anbieten (werden oft von älteren Menschen bevorzugt, Vorsicht bei Diabetes!)
- bunte Getränke anbieten, die durch die Farbe den Betroffenen aufmerksam machen (v. a. bei Erkennungsstörungen)

Invasive Verfahren sind immer mit dem Arzt abzustimmen. Diese Verfahren bergen v. a. bei unruhigen Personen verschiedene Risiken, die im Einzelfall geprüft und mit den Beteiligten abgestimmt werden müssen.

- rektale Infusion (angewärmte Flüssigkeit wird über spezielle Infusionssonden in das Rektum eingeführt)
- intravenöse Zufuhr (sterile Flüssigkeit wird mittels einer in der Vene liegenden Kanüle appliziert)
- perkutane endoskopisch kontrollierte Gastrostomie (PEG, mittels dieser Sonde kann ebenfalls flüssige Nahrung zugeführt werden, ein Vorteil besteht in der langen Liegedauer)
- subkutane Infusion (sterile Flüssigkeit wird über subkutan liegende Kanülen unter die Bauch- oder Oberschenkelhaut appliziert); Achtung: Hierbei kann es zu Komplikationen kommen.

► **Komplikationen der subkutanen Flüssigkeitszufuhr**

- Schmerzen
- Resorptionsstörungen
- Fehllagen einschließlich Verletzungsgefahr
- lokale Infektionen
- erhöhte Dekubitusgefahr durch die Immobilisierung des Bewohners

Die Verletzungsgefahr ist bei motorisch unruhigen und krankheitsbedingt uneinsichtigen Bewohnern groß.

Praxistipp

Bei einer gerontopsychiatrischen Erkrankung ist es notwendig, den Betroffenen immer wieder angemessen zum Essen und Trinken aufzufordern und zu motivieren, da oft Vergesslichkeit und Antriebsschwäche der Grund für eine unzureichende Nahrungsaufnahme ist.

Praxistipp

Die rektale Flüssigkeitszufuhr als Alternative:

Die Zufuhr von Flüssigkeit oder auch Nährstoffen über den Darm ist ein alter, fast vergessener Weg. Bei der rektalen Zufuhr von Flüssigkeit handelt es sich noch vor einigen Jahrzehnten übliches Verfahren in der Kranken- und Kinderkrankenpflege (Krankenpflegelehrbuch 1950). Bei Kindern wurde es über Stunden oder Tage mit kurzen Unterbrechungen angewendet. Mit der Verbesserung der intravenösen Flüssigkeitszufuhr wurde dieses Verfahren zunehmend verdrängt. Der Methode kommt die enorme Resorptionsfähigkeit des Darmes zugute.

Da die Methode wenig invasiv ist, wird sie i. d. R. gut toleriert, ermöglicht eine zuverlässige Flüssigkeitszufuhr und kann unabhängig vom Beisein eines Arztes angewendet werden. Gerade bei Menschen mit Demenz kann sie damit eine Alternative zur intravenösen Flüssigkeitszufuhr darstellen.

Die Methode kann vorzugsweise in folgenden Situationen eingesetzt werden:

- bei unzureichender Flüssigkeitszufuhr ergänzend
- zur Vermeidung einer PEG-Anlage vorübergehend
- bei Nichterreichbarkeit des behandelnden Arztes (relativ autonome Handlungsmöglichkeit der Pflegefachpersonen)
- bei unruhigen Personen, bei denen die anderen invasiven Verfahren ein zu hohes Verletzungsrisiko bergen

Weitere Aspekte

Gute fachliche Kenntnisse einer Pflegeperson und eine adäquate Interaktion verbessern die Nahrungsaufnahme. Im Expertenstandard wird darauf hingewiesen, dass Mangelernährung auch von dem Qualifikationsniveau der Pflegenden abhängig ist. Wird genügend Zeit zur Verfügung gestellt und gibt es ein Bezugspflegesystem, kann die Nahrungsaufnahme verbessert werden (DNQP 2017).

Hunger und Durst werden oft durch Gerüche und Geräusche stimuliert. Damit der Geruch als wichtiges biografisches Element genutzt wird, kann gerade bei Menschen mit schwerster Demenz die Nahrung (oder Nahrungskomponenten wie Zwiebeln oder Speck) direkt am Bett zubereitet werden. Der Geruch ruft nicht nur Erinnerungen wach, sondern regt auch den Appetit an.

Merke

In der finalen Sterbephase von Patienten bzw. Bewohnern sollte mit allen Beteiligten der Sinn der Nahrungs- und Flüssigkeitszufuhr (S. 427) kritisch besprochen werden (DNQP 2017).

17.5.6 Rechtliche Aspekte

► **Organisationsverantwortung.** Die Pflegeheime verpflichten sich im Versorgungsvertrag nach § 72 Abs. 4 SGB XI die Versorgung Pflegebedürftiger (nach Art und Schwere der Bedürftigkeit), Leistungen der Pflege, Unterkunft und Verpflegung zu übernehmen. Die Durchführungsverantwortung umfasst:

- sach- und fachgerechte Anordnung
- notwendige Anordnung
- verständliche und vollständige Übermittlung
- Auswahl des Mitarbeiters
- richtige Anleitung
- ausreichende Überwachung

► **Sorgfaltspflicht.** Die Anforderungen an die Sorgfaltspflicht bei Heilbehandlungen sind hoch angesetzt, da höchste Rechtsgüter wie Leben und die Selbstbestimmtheit betroffen sind. Maßstab sind dabei die Standards der jeweiligen Berufsgruppe. Pflegerische Sorgfaltspflichten sind verletzt, wenn das Pflegepersonal bei der Pflege gesicherte Erkenntnisse nicht berücksichtigt, die dem jeweiligen Stand der Pflegewissenschaft und -technik entsprechen.

17.6 Förderung der Harnkontinenz

17.6.1 Begriffsbestimmung

Definition

Unter **Kontinenz** wird die Fähigkeit verstanden, willkürlich und zur passenden Zeit an einem geeigneten Ort die Blase zu entleeren. Harnkontinenz beinhaltet weiterhin die Fähigkeit, Bedürfnisse zu kommunizieren, um Hilfestellungen zu erhalten, wenn Einschränkungen beim selbstständigen Toilettengang bestehen (DNQP 2014a).

Zuverlässige Zahlen zum Vorkommen der Harn**in**kontinenz fehlen häufig. Schätzungen gehen davon aus, dass 30–50 % der älteren Frauen und bis zu 80 % der in Einrichtungen der stationären Altenhilfe betreuten Personen an Inkontinenz leiden (Hayder-Beichel 2013). Nach Angaben des Urologen Yoshitaka Aoki und Kollegen (2017) wird Inkontinenz in einer breiten Variation berichtet, verursacht u. a. durch unterschiedliche Wahrnehmung von Inkontinenz, der Bereitschaft darüber zu berichten und einer unterschiedlichen Methodik bei der Erfassung. „Die Bandbreite der berichteten Prävalenz für Harninkontinenz aller Subtypen bei erwachsenen Frauen ist groß (5–72 %), wobei die Studien auf eine Prävalenz von etwa 30 % hinweisen" (Aoki et al. 2017). Besonders für Menschen mit Demenz und ihre Betreuenden entwickelt sich die Harninkontinenz häufig zu einer großen Herausforderung.

17.6.2 Beschreibung des Phänomens

Pflegebedürftige Menschen wissen oft, was sie Pflegenden oder ihren Angehörigen zumuten, wenn diese Urin entfernen oder sich um verunreinige Wäsche kümmern müssen. Nicht selten empfinden sie aus diesem Grund **Ekelgefühle** sich selbst gegenüber und **Schuldgefühle.** Bei Bekanntwerden der Inkontinenz haben viele Betroffene Angst vor Ablehnung oder Respektverlust. Aus diesem Grund verheimlichen sie ihre Inkontinenz, solange es geht. Sie verstecken z. B. die verschmutzte Wäsche oder schieben einen nassen Fleck auf dem Teppich der (Heim-)Katze zu.

Den eigenen Körper nicht mehr in angemessener Art und Weise kontrollieren zu können, kann Gefühle der Unzulänglichkeit und der Hoffnungslosigkeit verursachen. Wird zudem in den intimsten Bereich eines Menschen eingegriffen, kann das **Abwehrhandlungen** bei Personen mit gerontopsychiatrischem Behandlungsbedarf auslösen. Personen mit Inkontinenz können sich so sehr schämen, dass sie ihre Hilflosigkeit und Wut mit Worten und/oder Handgreiflichkeiten zum Ausdruck bringen (S. 145). Sich vor anderen zu entblößen, ist für die Betroffenen äußerst peinlich. Ebenso können traumatische Erfahrungen zu dieser abwehrenden Reaktion führen. Besonders Frauen waren (und sind) sexueller Gewalt ausgesetzt – und dies nicht nur in den Kriegsjahren. Häufig haben sie diese Geschehnisse verdrängt und sich nie einer anderen Person anvertraut (Bode u. Reddemann 2013). Bei Eingriffen in ihren Intimbereich können diese Erinnerungen bei Menschen mit kognitiven Einschränkungen wieder wachgerufen werden und zu Abwehr führen. Das kann z. B. geschehen, wenn in guter Absicht im Nachtdienst kontrolliert wird, ob die Laken trocken sind. So kann in dieser Situation eine Frau versuchen, sich durch Schreien oder Kratzen zu wehren und die an sich völlig harmlos scheinende Situation kann eskalieren.

17.6.3 Formen der Harninkontinenz und Kontinenzprofile

Eine Harninkontinenz kann durch ganz unterschiedliche Ursachen ausgelöst werden. Das DNQP unterscheidet im nationalen Expertenstandard „Förderung der Harninkontinenz in der Pflege" je nach Ursache verschiedene **Formen der Harninkontinenz** (DNQP 2014a):

- **Funktionelle Inkontinenz:** Damit ist die Unfähigkeit eines normalerweise kontinenten Menschen gemeint, die Toilette rechtzeitig zu erreichen.
- **Harninkontinenz aufgrund veränderter Speicher- und Entleerungsfunktion:** Dazu gehören
  - Stressinkontinenz (Belastungsinkontinenz): eine Störung der Speicherfunktion der Harnblase. Es kann beim Husten, Lachen, Niesen oder Treppensteigen zu unfreiwilligem Harnverlust kommen, verursacht z. B. durch einen geschwächten Beckenboden.
  - Dranginkontinenz: eine Speicherstörung der Harnblase. Es kommt zu unfreiwilligem Harnverlust, der mit plötzlichem, starkem Harndrang einhergeht.
  - Mischinkontinenz ist eine Kombination aus Stress- und Dranginkontinenz.
  - extraurethrale Inkontinenz: kontinuierlicher Harnverlust, der nicht über die Harnröhre erfolgt, sondern z. B. über eine Fistel.
  - Inkontinenz bei chronischer Harnretention: unvollständige Blasenentleerung mit Restharnbildung, die auch mit einer Störung der Entleerungsfunktion einhergehen kann.
  - nicht kategorisierbare Inkontinenz: unfreiwilliger Harnverlust, dessen Ursache nicht eindeutig zuzuordnen ist.

Hinzukommen kann die **Nykturie** (nächtliches Wasserlassen bei Erwachsenen).

Praxistipp

Pflegende und Betroffene sollten wissen, welche Form der Inkontinenz und welches Kontinenzprofil bei pflegebedürftigen Personen aktuell vorliegen.

Bei einer **Belastungsinkontinenz** z. B. kann ein Beckenbodentraining sehr hilfreich sein – wenn es ausreichend lange durchgeführt wird.

Bei einer **Dranginkontinenz** ist ein Beckenbodentraining nicht wirksam und kann für die Betroffenen daher beschämend sein. Es ist ebenso sinnlos, den Betroffenen aufzufordern, sich zeitig für einen Gang zur Toilette zu melden. Betroffene können den Harndrang nicht tolerieren. Sobald sie Harndrang verspüren, „müssen" sie sofort und unmittelbar Urin lassen, der Harndrang lässt sich nicht aufschieben.

Die resultierenden Maßnahmen variieren je nach Form der Inkontinenz und dem Pflegebedarf. Das DNQP (2014) hat **Kontinenzprofile** definiert, die sich hinsichtlich des Abhängigkeitsgrades in der Versorgung unterscheiden:

- **Kontinenz:** Es kommt zu keinem willkürlichen Harnverlust. Personelle Hilfe oder Hilfsmittel sind nicht erforderlich.
- **unabhängig erreichte Kontinenz:** kein unwillkürlicher Harnverlust, eine personelle Unterstützung ist daher nicht erforderlich. Eine oder mehrere der folgenden Maßnahmen werden selbstständig durchgeführt:
  - selbstständiger Gebrauch von mobilen Toilettenhilfen
  - Medikamenteneinnahme
  - intermittierender Selbstkatheterismus
  - selbstständig durchgeführte Trainingsmaßnahmen (z. B. Toilettentraining)
- **abhängig erreichte Kontinenz:** kein unwillkürlichen Harnverlust. Personelle Unterstützung ist jedoch erforderlich, etwa bei der Durchführung von Maßnahmen wie
  - angebotener Toilettengang zu individuell festgelegten Zeiten,
  - Unterstützung bei der Medikamenteneinnahme,
  - intermittierender Fremdkatheterismus,
  - Unterstützung beim Gebrauch von mobilen Toilettenhilfen.
- **unabhängig kompensierte Inkontinenz:** Es kommt zu unwillkürlichem Harnverlust, der Umgang mit Inkontinenzhilfsmitteln erfolgt selbstständig. Personelle Unterstützung ist bei der Versorgung mit Kontinenzhilfsmitteln (z. B. bei der Entleerung des Blasenkatheterbeutels, dem Wechsel der aufsaugenden Hilfsmittel oder Anlegen/Wechsel eines Kondomurinals) daher nicht notwendig.
- **abhängig kompensierte Inkontinenz:** Es kommt zu unwillkürlichem Harnverlust. Personelle Unterstützung ist bei der Inkontinenzversorgung notwendig, kompensierende Maßnahmen müssen durch Dritte übernommen werden.
- **nicht kompensierte Inkontinenz:** Es kommt zu unwillkürlichem Harnverlust. Personelle Unterstützung bzw. Versorgungsmaßnahmen, die bei der Inkontinenzversorgung notwendig wären, werden nicht in Anspruch genommen.

17.6.4 Pflegeinterventionen

Kontinenzförderung kann sich auf unterschiedliche Bereiche, wie Kleidung oder Mobilität erstrecken. Im Folgenden werden einige Maßnahmen, die bei Menschen mit Demenz besonders bedeutsam sein können, vorgestellt.

Kleidung

Werden Hilfsmittel, z. B. Vorlagen/Einlagen, getragen, ist darauf zu achten, dass sich die Konturen der Hilfsmittel nicht durch die Kleidung abzeichnen. Sucht die inkontinente Person selbstständig die Toilette auf, sollte sich die Kleidung schnell und leicht entfernen lassen. Kleine Reißverschlüsse und Ösen können für Menschen mit Sensibilitätsstörungen in den Händen dazu führen, dass sie sich nicht rechtzeitig der Kleidung entledigen können und unwillkürlich Urin verlieren.

Orientierung und Räumlichkeiten

Häufig kommt es vor, dass Menschen aufgrund von Wahrnehmungsstörungen oder Einschränkungen der Orientierung inkontinent werden. Sie finden z. B. den Weg zur Toilette nicht mehr oder erkennen das modern gestaltete Bad nicht. Hier kann die Begleitung zur Toilette oder auch das Anbringen spezieller Hinweisschilder hilfreich sein. Dunkle (schwarze) Toilettenbrillen können den Wiedererkennungswert der Toilette erhöhen. Es sollte zudem darauf geachtet werden, dass der Weg zur Toilette nicht unnötig verstellt ist und einem Hindernislauf gleichkommt. Schwellen oder abgestellte Wägen auf dem Flur vor den Haltegriffen können ebenfalls den Gang zur Toilette erschweren und so eine ungewollte Miktion herbeiführen.

Bewegung fördern

Die körperliche Fitness des pflegebedürftigen Menschen kann erhalten oder verbessert werden, indem man Gangübungen, auch zur Toilette, in die täglichen Aktivitäten einbezieht. Der Gang zur Toilette sollte dann aber nicht die einzige mobilitätsfördernde Maßnahme sein.

Toilettengang

Jeder Mensch hat seine eigenen Rituale auf der Toilette, die auch bei einer demenziellen Erkrankung beibehalten werden sollten. Biografiearbeit endet nicht vor der Toilettentür, sondern lebenslang gelebte Verhaltensweisen sollten auch beim Toilettengang berücksichtigt werden. Dazu gehört z. B. das Kreuzworträtsellösen auf der Toilette ebenso wie die „Verdauungszigarette" nach dem Essen. Häufig verlieren Menschen mit Demenz das Bewusstsein für den geeigneten Ort, um Urin oder Stuhl auszuscheiden. Sie urinieren an sozial nicht akzeptierten Orten oder zu sozial nicht akzeptierten Zeiten. Sie wissen oft nicht mehr, dass sie die Kleidung entfernen oder sich hinhocken müssen. Andere Personen suchen die Toilette oder werden unruhig, wenn sie Harn- oder Stuhldrang verspüren und die Toilette nicht finden.

Toilettentraining

Menschen mit demenziellen Erkrankungen verspüren häufig den Harndrang, „schaffen" es aber nicht mehr rechtzeitig zur Toilette. Um ihnen dennoch die Möglichkeit zu geben (z. B. während der wachen Tagesstunden) kontinent zu bleiben, kann ein Toilettentraining sinnvoll sein.

Dazu wird die von Inkontinenz betroffene Person zu regelmäßigen Zeiten zur Toilette geführt. Diese Zeiten können z. B. 2-stündlich über den Tag gewählt werden (fester Rhythmus) oder jeweils vor den Zeiten liegen, zu denen die Person häufig Urin lassen muss (individueller Rhythmus).

Praxistipp

Für das Toilettentraining im festen Rhythmus fordern Sie z. B. die betroffene Person 2- bis 3-stündlich zum Toilettengang auf und begleiten sie ggf. zur Toilette.

Für das Toilettentraining im individuellen Rhythmus nutzen Sie das individuelle Ausscheidungsmuster der Person mit Pflegebedarf. Um das Muster zu identifizieren, dokumentieren Sie Toilettengänge und/oder Vorlagenwechsel mittels eines Miktionsprotokolls einige Tage engmaschig und werten dieses dann aus.

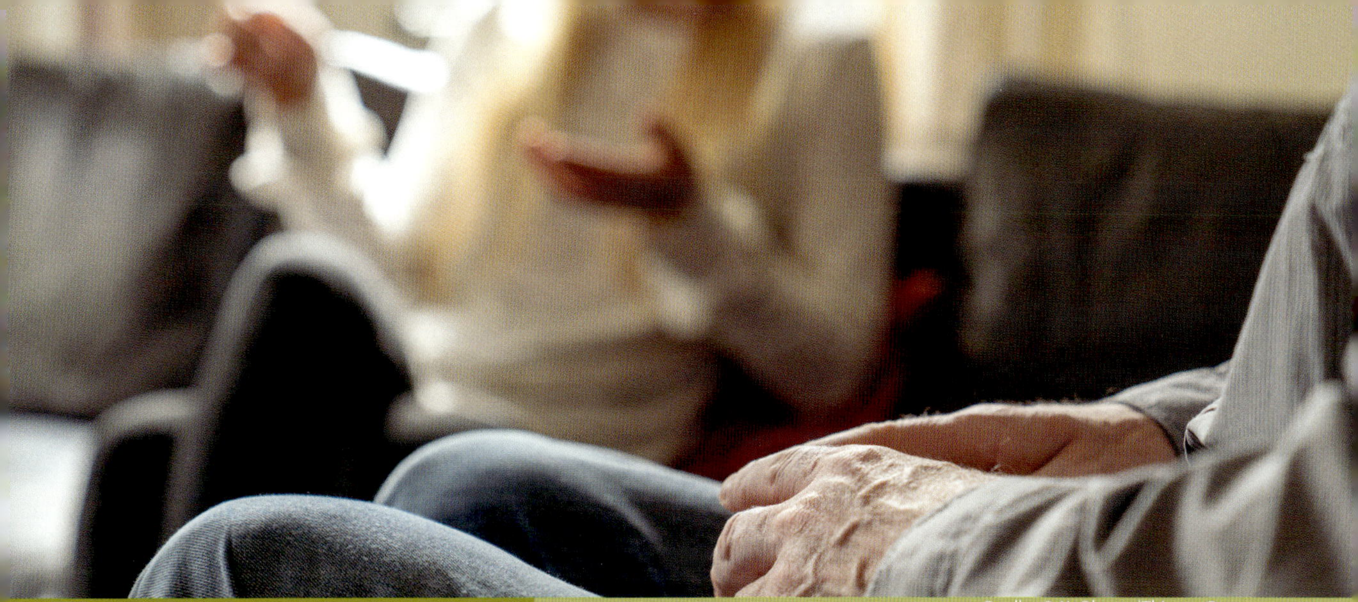

Quelle: © K. Oborny/Thieme Group

Kapitel 18

Therapeutische Verfahren

18 Therapeutische Verfahren

18.1 Ergotherapie

„Es kommt nicht darauf an, wie alt wir werden, sondern wie wir alt werden. Es gilt, nicht nur dem Leben Jahre zu geben, sondern den Jahren Leben zu geben."

(Prof. Dr. Dr. h. c. Ursula Lehr)

Definition

„**Ergotherapie** unterstützt und begleitet Menschen jeden Alters, die in ihrer Handlungsfähigkeit eingeschränkt oder von Einschränkung bedroht sind. Ziel ist, sie bei der Durchführung für sie bedeutungsvoller Betätigungen in den Bereichen Selbstversorgung, Produktivität und Freizeit in ihrer persönlichen Umwelt zu stärken. Hierbei dienen spezifische Aktivitäten, Umweltanpassung und Beratung dazu, dem Menschen Handlungsfähigkeit im Alltag, gesellschaftliche Teilhabe und eine Verbesserung seiner Lebensqualität zu ermöglichen" (Deutscher Verband der Ergotherapeuten 2007).

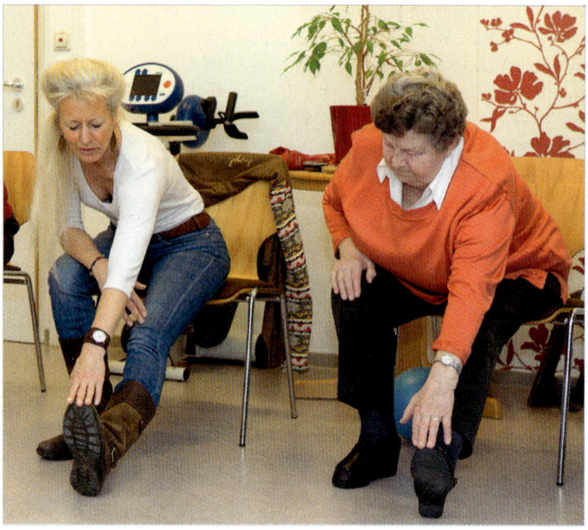

Abb. 18.1 Körperliche Aktivität. Körperliche Aktivität trägt dazu bei, dass die Handlungsfähigkeit im Alltag erhalten bleibt. (Quelle: © K. Oborny/Thieme Group)

Die Maßnahmen der Ergotherapie dienen der Wiederherstellung, Entwicklung, Verbesserung, Erhaltung oder Kompensation der krankheitsbedingt gestörten motorischen, sensorischen, psychischen und kognitiven Funktionen und Fähigkeiten. Sie bedienen sich komplexer, aktivierender und handlungsorientierter Methoden und Verfahren, unter Einsatz von adaptiertem Übungsmaterial, funktionellen, spielerischen, handwerklichen und gestalterischen Techniken sowie lebenspraktischen Übungen (Ferber u. Gans 2004).

Mit der sich vergrößernden Anzahl alter Menschen kommt der alterspsychiatrischen ergotherapeutischen Betreuung heute größere Bedeutung zu und die Stellung der Rehabilitation wird gestärkt („Rehabilitation vor Pflege"; Lorenzen 2004). Reha-Maßnahmen sind auch im hohen Alter sinnvoll: Das Rehabilitationspotenzial älterer Menschen ist oft größer als allgemein angenommen. Es findet eine Abkehr statt von der „wear-and-tear-Theorie" (Erhalt von Lebenskraft durch Schonung; Verschleiß wird so vermindert). Vom Gegenteil wird heute ausgegangen: Um die Lebenskraft lange zu erhalten, ist in den meisten Fällen nicht Schonung sinnvoll, sondern körperliche und geistige Aktivität (Lehr 2011; ▶ Abb. 18.1).

18.1.1 Ergotherapeutische Arbeitsbereiche

Ergotherapeuten arbeiten im Bereich der gerontopsychiatrischen Versorgung:

- im ambulanten Bereich als Heilmittelerbringer (Ergotherapie-Praxen)
- im klinischen Kontext (gerontopsychiatrische Stationen)
- in teilstationären Tagesstätten und vollstationären Wohn- und Pflegeheimen

Ergotherapie-Praxen

Die ambulante Ergotherapie arbeitet aktuell nach dem Heilmittelkatalog 2020 (§ 92 SGB V). Der Ergotherapeut unterhält dazu eine Praxis gemäß § 124 SGB V und führt vertragsärztlich verordnete Leistungen in seiner Praxis oder im Wohnumfeld des Patienten aus, um nach der Heilmittel-Richtlinie des Gemeinsamen Bundesausschusses (HeilM-RL vom 01. Oktober 2020 § 3 Abs. 2)

- „eine Krankheit zu heilen, ihre Verschlimmerung zu verhüten oder Krankheitsbeschwerden zu lindern,
- eine Schwächung der Gesundheit, die in absehbarer Zeit voraussichtlich zu einer Krankheit führen würde, zu beseitigen [...] oder
- Pflegebedürftigkeit zu vermeiden oder zu mindern."

Nach HeilM-RL dienen die Maßnahmen der Ergotherapie der Wiederherstellung, Entwicklung, Verbesserung, Erhaltung oder Kompensation der krankheitsbedingt gestörten motorischen, sensorischen, psychischen und kognitiven Funktionen und Fähigkeiten.

Außerdem spezifiziert die Leistungsbeschreibung, dass den „besonderen Belangen psychisch Kranker, behinderter oder von Behinderung bedrohter sowie chronisch kranker Menschen (...) bei der Versorgung mit Heilmitteln Rechnung zu tragen" ist (HeilM-RL § 1, Abs. 2).

Die ergotherapeutische Leistung umfasst u. a.:

- die Durchführung einer Befunderhebung
- das Aufstellen einer individuellen Behandlungsplanung
- die Durchführung der ergotherapeutischen Maßnahmen
- die Regelbehandlungszeit
- die Vor- und Nachbereitung
- die Beratung des Patienten und seiner Bezugspersonen
- eine Verlaufsdokumentation
- die Beratung des Patienten und seiner Bezugspersonen zur Integration in das häusliche und soziale Umfeld (auch durch Hausbesuch)

Episodische psychische Störungen oder beginnende Demenzen, die häufig in zeitlicher Verbindung mit dem Ausstieg aus dem Berufsleben stehen, lassen sich gezielt verbessern und zumindest deutlich in ihrem Verlauf verzögern.

Gerontopsychiatrische Stationen

Der Ergotherapeut ist hier Mitglied des multiprofessionellen Teams bestehend aus Ärzten, Psychologen und Pflegefachpersonen, das die Aufgabe hat, mit den Betroffenen und ihren Angehörigen gemeinsam medikamentöse Möglichkeiten zu testen, alte Fähigkeiten zu aktivieren, vorhandene Kraftquellen zu nutzen und neue Perspektiven gemeinsam zu entwickeln. Es erfolgt jeweils eine Anpassung an die Behandlungsbesonderheiten im Krankenhaus und es wird unterschieden in:

- Einzelbehandlung
- Akut-/Intensiveinzelbehandlung
- Gruppenbehandlung mit 3–6 Patienten
- Gruppenbehandlungen mit 7–10 Patienten

Teilstationäre Tagesstätten und vollstationäre Wohn- und Pflegeheime

Ziel dieser Einrichtungen ist die Entlastung der pflegenden Angehörigen sowie eine Beeinflussung des Krankheitsverlaufs mit dem Ziel, die persönliche Identität des Kranken zum Lebensende hin zu erhalten bzw. das letzte vegetative Krankheitsstadium zu vermeiden oder zu vermindern.

„Wir alle sind zum Leben, zum Wiederaufleben und Lebendigsein und nicht zum Aufheben in bestimmten Institutionen geschaffen."
(Erwin Böhm)

Ein Zuhause schaffen, ist das Kernthema des hier arbeitenden, ebenfalls multiprofessionellen Teams mit dem Auftrag einer ganzheitlichen Betreuung. Ziel ist die Normalisierung des täglichen Lebens im Einklang mit der Umwelt sowie die Vermittlung von Geborgenheit und Sicherheit. Der Ergotherapeut ist hier in vielen verschiedenen Bereichen tätig, da gerade bei Patienten in Institutionen der Wegfall psychischer und physischer Stimulierung einen Abbau von Fähigkeiten bedeutet („Theorie der Inaktivitätsatrophie", „Disuse-Hypothese" oder, wie der Volksmund sagt: „Wer rastet, der rostet"; Lehr 2001).

18.1.2 Leistungsbeschreibung in der ambulanten Ergotherapie

Beispielhaft werden nachfolgend für die Diagnosegruppen „Psychische Störungen" therapeutische Ziele und Leistungen beschrieben (gemäß HeilM-RL vom 01. Oktober 2020). Zur Anwendung kommen sowohl **psychisch-funktionelle** Behandlungen als auch Hirnleistungstraining bzw. **neuropsychologisch** orientierte Behandlungen, die als Einzel- oder Gruppentherapie erbracht werden können. Zum Einsatz kommt die Gruppenbehandlung insbesondere dann, wenn die individuelle Problematik des Patienten von gruppendynamischen Prozessen und der stützenden Funktion der Gruppe profitiert.

Die ergotherapeutischen Maßnahmen werden an die Art der psychischen Störung angepasst, wobei folgende Gruppierung zugrunde liegen kann (gemäß HeilM-RL vom 01. Oktober 2020):

- neurotische, Persönlichkeits- und Verhaltensstörungen
- Schizophrenie, schizotype und wahnhafte Störungen, affektive Störungen
- psychische und Verhaltensstörungen durch psychotrope Substanzen
- organische, einschließlich symptomatischer psychischer Störungen

Psychisch-funktionelle Behandlung

▶ **Therapeutische Wirkung.** Die therapeutische Wirkung der psychisch-funktionellen Behandlung zielt auf folgende Aspekte:

- psychische Stabilisierung, Besserung globaler, mentaler Funktionen, z. B. Orientierung zu Zeit, Ort und Person
- Besserung spezifischer mentaler Funktionen wie Aufmerksamkeit, Gedächtnis, Denken, Wahrnehmung
- Stabilisierung/Aufbau von Aktivitäten aus dem Bereich Lernen wie z. B. sinnliche Wahrnehmung
- Stabilisierung/Aufbau von Aktivitäten, wie eigenaktive Tagesstrukturierung
- Aufbau/Verbesserung interpersoneller Beziehungen
- Stabilisierung/Aufbau der Selbstversorgung, wie z. B. auf die Gesundheit achten

▶ **Therapeutische Ziele.** Ziele sind die Entwicklung, Wiederherstellung und Erhalt von:

- zur Alltagsbewältigung benötigter kognitiver Fähigkeiten
- Handlungskompetenz zur Bewältigung allgemeiner Aufgaben und Anforderungen
- kommunikativer und sozialinteraktiver Kompetenzen
- der eigenständigen Selbstversorgung
- der Stärkung der Eigenverantwortung
- dem Erlernen von Kompensationsstrategien
- Selbstständigkeit und Krankheitsbewältigung

▶ **Leistungen.** Hierzu zählen u. a.:

- handwerkliche, gestalterische und spielerische Methoden (z. B. Gestaltungstherapie)
- handlungsorientiertes Training von Aktivitäten individuell wichtiger Lebensbereiche
- Training, Beratung und Schulung kommunikativen Verhaltens, auch Rollenspiel und Ausdruckstechniken
- Methoden zum Aufbau von Bewusstsein, bewusster Wahrnehmung und der Orientierung
- Achtsamkeitstraining, Entspannungstechniken
- bewegungstherapeutische Angebote
- Training, Beratung und Schulung der Tagesstrukturierung, ggf. unter Einbeziehung von Angehörigen und Betreuungspersonal
- Beratung zur Integration in das häusliche Umfeld, Adaption des Lebensumfelds

Hirnleistungstraining/neuropsychologisch orientierte Behandlung

▶ **Therapeutische Wirkung.** Die therapeutische Wirkung des Hirnleistungstrainings bzw. der neuropsychologisch orientierten Behandlung zielt auf die Wiederherstellung und Verbesserung der kognitiven und mnestischen (die Erinnerung und das Gedächtnis betreffenden) Funktionen. Hierzu gehören u. a.:

- Stabilisierung/Besserung globaler mentaler Funktionen wie Orientierung und Intelligenz
- Stabilisierung/Besserung spezifischer mentaler Funktionen wie Aufmerksamkeit, Gedächtnis, Wahrnehmung, Denken
- Verbesserung der Sinnesfunktionen
- Stabilisierung/Aufbau von Aktivitäten wie Durchführung der täglichen Routine
- Aufbau der Kommunikation
- Stabilisierung/Aufbau der Selbstversorgung wie Körperpflege, Haushaltsaufgaben
- Stabilisierung/Aufbau von Aktivitäten des sozialen Lebens

▶ **Therapeutische Ziele.** Erreicht werden soll u. a. die Entwicklung, Wiederherstellung und der Erhalt

- der zur Alltagsbewältigung benötigten kognitiven Fähigkeiten
- kommunikativer und sozial-interaktiver Kompetenzen

- der Mobilität im Alltag
- der eigenständigen Selbstversorgung
- der selbstbestimmten Lebensgestaltung sowie der Verbesserung der Krankheitsbewältigung
- der Erlangung von Alltags- und Handlungskompetenz im Umgang mit Hilfsmitteln

▸ **Leistungen.** Hierzu zählen u. a.:
- Hirnleistungstraining mit starkem Realitäts- und Biografiebezug, mit speziellen und individuell adaptierten Programmen
- neuropsychologisch orientiertes Hirnleistungstraining auch mit PC-Therapiesoftware (nur als Einzelbehandlung)
- AOT (alltagsorientiertes Training)
- handwerkliche, gestalterische und spielerische Methoden
- Beratung zur Auswahl, Nutzung von und Training mit Hilfsmitteln
- Adaption des Umfeldes
- handlungsorientiertes Training von Aktivitäten und Fertigkeiten in alltagsnahen Situationen (z. B. Straßenverkehr, Ausfüllen von Formularen)

B

Beispiel

Herr D. führt viele Jahrzehnte ein kleines Familienunternehmen in einer norddeutschen Kleinstadt. Er ist 75 Jahre, als die Familie eine Veränderung an ihm wahrnimmt. Er wirkt teilnahmsloser, hat wenig Antrieb und vergisst immer mehr. Der Hausarzt diagnostiziert eine beginnende Demenz und verordnet als ergotherapeutische Einzelbehandlung Hirnleistungstraining/neuropsychologisch orientierte Behandlung. Zu einer ersten Befundbesprechung begleitet der Sohn Herrn D. in die Ergotherapiepraxis in der nächstgrößeren Stadt. Es wird schnell deutlich, dass Herr D. den Weg zur Therapie nicht allein findet. Es wird besprochen, dass die 2-mal in der Woche stattfindenden Behandlungen jeweils vom Sohn begleitet werden, der dadurch eng in den Behandlungsablauf eingebunden ist. Verwendet wird ein einfaches PC-Programm, welches den Fähigkeiten von Herrn D. angepasst wird. Die Ergotherapeutin erstellt jeweils nach Ablauf von 10 Behandlungen einen Bericht mit einer Empfehlung für eine Weiterbehandlung. Sie beginnt bei jeder Behandlung wieder ganz von vorne, da sich Herr D. nicht erinnert. So erfolgt jedes Mal das gleiche Eingangsgespräch zum Thema Orientierung. Nach einiger Zeit gehören die 2-wöchigen Ausflüge mit dem Sohn, die immer einen Besuch im Café und einen Besuch bei der Ergotherapeutin beinhalten, zur Routine von Herrn D. Die Ergotherapeutin stellt bald fest, dass es nur um einen kurzfristigen Erhalt der kognitiven Fähigkeiten gehen kann. Sie wird bald einen Antrag auf Behandlung im Wohnumfeld stellen, da es hier vielfältigere und sinnvollere Möglichkeiten der Intervention gibt. Bei einer Verschlechterung und einer evtl. Verlegung von Herr D. in eine Pflegeeinrichtung ist ein Aufsuchen dort durch die gleiche Person möglich und sinnvoll.

18.1.3 Ergotherapie in der teil- oder vollstationären Betreuung

Die Ergotherapie profitiert in der teil-/vollstationären Betreuung besonders von ihrem breiten Spektrum. In die Arbeit können neben den o. g. Leistungen aus dem Bereich Psychiatrie auch motorisch-funktionelle und sensomotorisch/perzeptive Behandlungstechniken, wie z. B. bei Polyarthritis, Arthrose oder apoplektischem Insult indiziert, einfließen (z. B. Handtherapie, Mund- und Esstherapie).

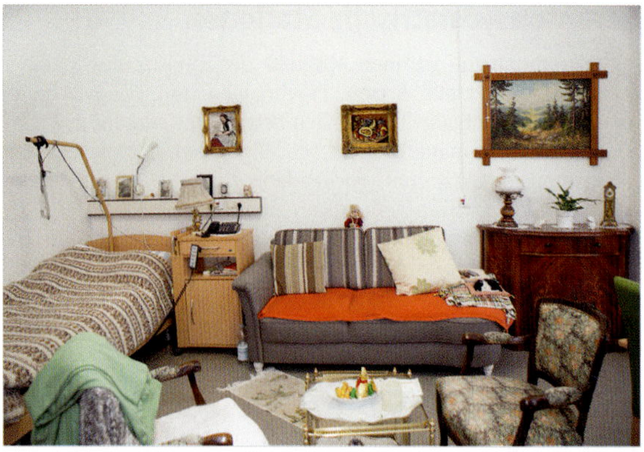

Abb. 18.2 Milieutherapie als Teamaufgabe. Bei der Gestaltung eines Umfeldes, in dem sich der Bewohner wohl fühlt, sollten sich Pflegende und Therapeuten absprechen. (Quelle: © K. Oborny/Thieme Group)

Die Arbeit in der Gerontopsychiatrie ist immer eine niederschwellige Therapie. Wichtig ist daher, gesunde Anteile differenziert zu aktivieren und eine Begleitung in kleinen Schritten mit großer Wertschätzung anzubieten.

Der Ergotherapeut als Mitglied eines multiprofessionellen Teams nimmt zur Sicherstellung einer guten interdisziplinären Zusammenarbeit an den Übergabegesprächen der Pflegeschichten sowie den regelmäßigen Fallgesprächen teil. Schnittstellen in der Zusammenarbeit mit der Pflege, wie z. B. in der Milieutherapie, müssen immer wieder thematisiert werden, da mit der Verschlechterung der geistigen Fähigkeiten bei den Erkrankten eine hohe Sensibilität für Atmosphäre und Stimmung einhergeht. Die Patienten reagieren sofort mit erhöhter Unruhe, Angst und Aggressivität auf Spannungen innerhalb des Teams. Teamsupervisionen sind deshalb für das Therapeutenteam gemeinsam mit dem übrigen Betreuungsteam obligatorisch.

Wichtig ist im Kontext einer vollstationären Einrichtung, dass für die verschiedenen Diagnosegruppen in der Gerontopsychiatrie Binnendifferenzierungen mit homogenen Gruppen geschaffen werden, da die Betroffenen grundlegend verschiedene Bedürfnisse an das Wohn- und Therapieangebot haben und eine Integration im Zusammenleben kaum möglich ist. So kommt es in der Interaktion zwischen Patienten mit einer fortgeschrittenen primären Demenz (z. B. Alzheimer-Kranke) und einem kognitiv überlegeneren Patienten mit einer chronischen Psychose sicherlich zu erheblichen Störungen. Auch die Betreuung von Patienten mit einem Korsakow-Syndrom stellt nochmals völlig andere Anforderungen an fachgemäße Therapiestrategien (Schaade 2016). An der Gestaltung solcher speziellen Konzepte und Wohngruppen sind häufig Ergotherapeuten beteiligt (▸ Abb. 18.2).

Stationäre Betreuung von Menschen mit Demenz

Die stationäre Betreuung von Menschen mit Demenz verfolgt im stationären Versorgungssetting hauptsächlich folgende Zielsetzungen (Schaade 2012):
- Orientierungsstörungen beeinflussen, kognitive Fähigkeiten lange erhalten
- Störungen in der sensorischen Integration entgegenwirken
- Wahrnehmungsfähigkeit, auch körperbezogen, so lange wie möglich erhalten

- Depressionen, Aggressionen, Gereiztheit und Angstzustände abbauen
- motorische Unruhe abbauen und Bewegungsstörungen entgegenarbeiten
- Sozialverhalten beeinflussen, gemeinsam Freude erleben

Es ist wichtig zu berücksichtigen, dass Fähigkeiten, die zerstört sind, nicht wiedererlangt werden. So kann immer nur versucht werden, die Ressourcen des kranken Menschen zu erkennen. Evtl. kann man Fähigkeiten noch ein wenig länger erhalten, aber irgendwann gehen auch diese verloren. Therapie bei beginnender Demenz bedeutet, den kranken Menschen über verschiedene Tätigkeiten soweit in seinem seelischen und körperlichen Zustand zu festigen, dass er mit zunehmender Krankheit noch davon profitieren kann. Außerdem sollte man die Körperwahrnehmung stabilisieren und sie dem Patienten bewusst machen (Schaade 2012).

Die Arbeit mit Menschen mit Demenz braucht klare Strukturen und ein einheitliches Betreuungsverständnis. Die Zusammenarbeit zwischen dem interdisziplinären Personal, dem Betroffenen und seinen Angehörigen stellt die Basis dar, auf der sich das Personal generell als Wegbegleiter versteht. Die Ergotherapeuten (mit entsprechenden Zusatzqualifikationen) sind in die Stationen integriert und arbeiten mit einer festen Stundenzahl zu regelmäßigen Zeiten, um eine kontinuierliche und feste Tagesstrukturierung zu gewährleisten. Die Möglichkeit der Teilnahme von Angehörigen an den Gruppenaktivitäten hat sich als sehr positiv herausgestellt, da dies zum Verständnis für die Betroffenen beiträgt. Ebenfalls ist es von Vorteil, Therapien getrennt nach den Stadien der Demenz anzubieten, da es so nicht zur Über- oder Unterforderung kommt.

Ergotherapeutische Aufgabenbereiche im stationären Bereich

Die ergotherapeutischen Aufgabenbereiche müssen in den Tagesablauf der Abteilung sinnvoll integriert und je nach Schweregrad der Demenz der einzelnen Bewohner ständig entsprechend angepasst werden. Der Begriff „Therapie" im Zusammenhang mit demenziellen Erkrankungen ist nicht unproblematisch. Die Ergotherapeutin ist in der Rolle einer „aufmerksamen Begleiterin", die im Rahmen einer symptomatischen Therapie Symptome und Beschwerden lindert (Mohr 2008).

Zu diesen Aufgabenbereichen gehören:

- **Biografiearbeit** (Schaade 2016): Bei einer beginnenden Demenz geht es um den möglichst langen Erhalt der Gedächtnisleistung; das Langzeitgedächtnis ist daher zu stärken. So kann durch das gezielte Fördern eines Helfers (Therapeut, Mitarbeiter oder Angehöriger) die zeitweilige Rückkehr in eine vertraute Gefühlswelt gelingen. Durch persönliche Identifikationsobjekte wie Möbel, Erstellung von Erinnerungsmappen, -kästen, Lieblingsmusik oder Tätigkeiten bzw. Bewegungen aus dem früheren Beruf können diese Gefühle ausgelöst (angetriggert) werden.
- **Milieutherapie** (Tschirner 2003): Die Ergotherapeutin nimmt Einfluss auf das Milieu und etabliert alte, vertraute Gegenstände in den Räumen. Sie dienen als Schlüssel zum Archiv der Lebensgeschichte einer ganzen Generation und stimulieren sowohl das Langzeitgedächtnis als auch alle Bereiche der Wahrnehmung, einschließlich der taktilen Bedürfnisse. Geeignete Gegenstände sind Kommoden mit Bekleidung, Puppen, alte Bücher und Zeitschriften (die Fähigkeit zu lesen bleibt lange erhalten), Spieluhren, aber auch verschiedene Möglichkeiten zur Reizaufnahme für die Selbstwahrnehmung wie Tastplatten mit verschiedenen Materialien, Tassen statt Plastikbecher usw.
- **ADL-Training** (Schaade 2012): Unter dem Aspekt der Biografie sollte man Tätigkeiten aus dem bisherigen Leben anregen und dabei auch berufliche Tätigkeiten berücksichtigen. Diese haben häufig einen wiederholenden und mechanischen Charakter durch ständige Wiederholung und können so leichter ausgeführt werden. Ggf. können Mittagessensgruppen bzw. Haushaltsgruppen mit Kartoffelschälen, Abwaschen oder Saubermachen usw. gebildet werden, aber auch Gartengruppen bieten Betätigungsmöglichkeiten, z. B. Laub harken bzw. Unkraut vernichten. Für Frauen bieten sich noch besonders Tätigkeiten zur Schönheitspflege an.
- **Mobilisationsgruppe/Sportgruppe** (Schaade 2012): Bewegung ist nötig, um Körpergefühl und Körperwahrnehmung zu fördern (▸ Abb. 18.3). Diese beiden Faktoren sind ein wichtiger Bestandteil der Therapie bei beginnender Demenz. Hier bieten sich Angebote wie Tanzen, Kegeln, Schwimmen oder Golf an. Im fortgeschrittenen Stadium wird eher in einem gesonderten Raum durch Rhythmus (Lieder), ständig wiederkehrende Rituale, Förderung des Langzeitgedächtnisses (Schriftkarten und Gegenstände), Automatismen und Folgen, Führen und Berühren sowie Stimulation gespeicherter Bewegungsmuster (Ballspiele) Zugang zu den Menschen mit Demenz gesucht (▸ Abb. 18.4).

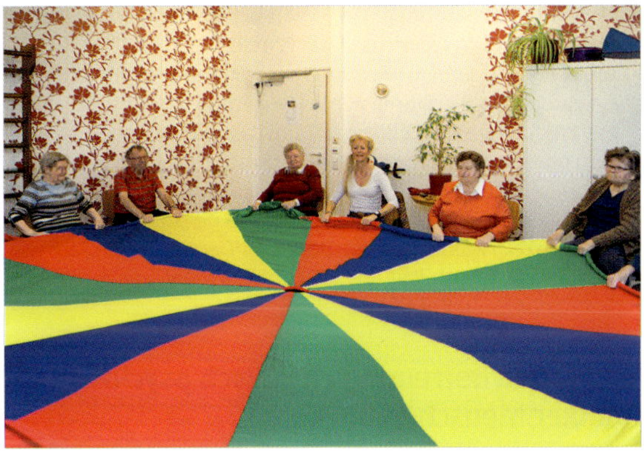

Abb. 18.3 Sich gemeinsam bewegen. Wahrnehmung und Bewegungsabläufe bleiben länger erhalten, wenn sie regelmäßig zum Einsatz kommen. (Quelle: © K. Oborny/Thieme Group)

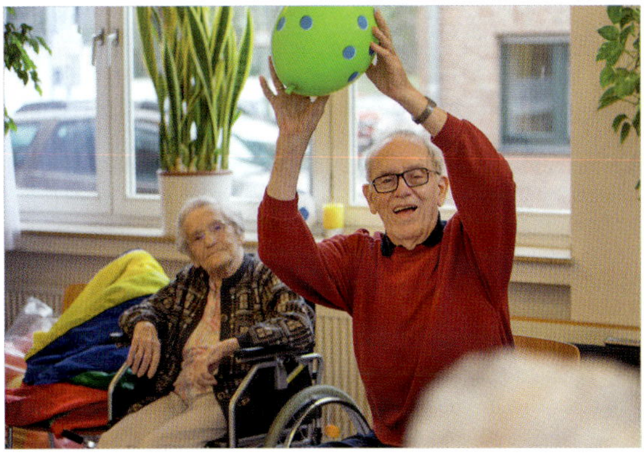

Abb. 18.4 Luftballonspiel. Spiele mit Luftballons oder Bällen fördern das Abrufen gespeicherter Bewegungsmuster. (Quelle: © K. Oborny/Thieme Group)

- **Einzelarbeit-Körperwahrnehmungstraining**: Ist häufig bei besonders auffälligen Patienten notwendig, die sich nicht in eine Gruppe integrieren lassen; hier helfen Teile aus der sensorischen Integrationstherapie ebenso wie Basale Stimulation, Kinästhetik, Elemente aus dem Führen nach Affolter, der integrativen Validation und dem Bobath-Konzept.
- **Kreatives Tun/Die Hand als wichtiges Sinnesorgan** (Schaade 2012): Die Hände bei demenziell erkrankten Menschen spielen eine wichtige Rolle für den Zugang zu ihnen. Alle Tätigkeiten, die das Öffnen der Hände fördern, sollten durchgeführt werden. Kreatives Tun bietet sich hier besonders an. Die Arbeit mit Papier, Pappe, Farben, Kreiden, Ton oder Seidenmalerei kann vielfältig angeboten, muss jedoch immer dem Krankheitsstadium angepasst werden.
- **Spielerunden** (Schaade 2012): „Wenn das Ziel darin besteht, gleichzeitig die Spielfähigkeit eines Patienten und seine sensorische Integration zu verbessern – spielen Sie mit ihm." In allen Spielen wird immer wieder die Aufforderung zur Wahrnehmungserfahrung gegeben. Man muss sie entsprechend adaptieren und dem Krankheitsstadium anpassen sowie möglichst viele Gegenstände zum Anfassen mit einbinden. Beispiele bei beginnender Demenz: Stadt, Land Fluss; Denk fix; Mikado; Quiz; Beispiele bei zunehmender Demenz: Mensch ärgere dich nicht; Fühlmemory; Gedichte und Sprichwörter vollenden usw.
- **Feste und Dekorationen**: Sie sollten sich an der Jahreszeit orientieren, fördern Freude und das Erinnern.
- **Snoezelen**: Snoezelen wird auch bei hochbetagten Menschen zunehmend als Verfahren zur Verbesserung der Teilhabe auch von Ergotherapeuten eingesetzt, um das Wohlbefinden zu fördern oder eine sensorische Deprivation zu verhindern sowie Kommunikations- und Handlungsfähigkeit wiederzuerlangen (Perrar 2003a, b, Brettschneider 2008).
- **Halten bzw. regelmäßige Besuche von Tieren**: Der Einsatz von Tieren wirkt Einsamkeit und Isolation entgegen und fördert die Sinnfindung und Kontaktaufnahme.

Stationäre Betreuung chronisch psychisch kranker Menschen im Alter

Bei der stationären Betreuung chronisch psychisch kranker Menschen im Alter stehen folgende Zielsetzungen im Vordergrund:

- Teilhabe am Leben in der Gemeinschaft, durch Freizeitangebote, Feste und Feiern, Einbindung in die Gemeinde
- Förderung und Stabilisierung psychischer und physisch/funktioneller Fähigkeiten
- Reduzierung von Depressionen, Aggressionen, Gereiztheit und Angstzuständen
- Erhalt von kognitiven Fähigkeiten, Orientierung und Realitätsbezug
- Leben in größtmöglicher Selbstständigkeit in den Bereichen Selbstsorge, Ernährung, Mobilität, Tagesstrukturierung
- Akzeptanz im Umgang mit der Erkrankung, Zufriedenheit und Lebensqualität
- Förderung sozialer Kompetenzen und sozialer Kontakte

Die Betreuung alt gewordener psychisch kranker Menschen, die durch den chronisch-rezidivierenden Verlauf der Erkrankung einer vollstationären Betreuung bedürfen (hierzu gehören auch die Patienten mit einer Suchtmittelabhängigkeit), erfordert ebenfalls spezielle, auf ihre Bedürfnisse zugeschnittene Angebote. Lebensfeldbezogene Ergotherapie, die sich stark an der Lebensrealität sowie den Wünschen und Interessen der Betroffenen orientiert, ist besonders wichtig, da diese Patienten bereits viele Jahre das „klassische" Angebot in der Beschäftigungstherapie kennengelernt haben.

> **Merke** M!
>
> Patienten mit einer chronischen Psychose haben häufig eine stark ausgeprägte Minussymptomatik, ein permanent produktives Wahnerleben, starke Kontaktstörungen bzw. einen ausgeprägten Residualzustand. Zusätzliche somatische Erkrankungen des Alters, die aufgrund der Vorgeschichte frühzeitig auftreten (z. B. Diabetes, Adipositas, Bluthochdruck usw.), erfordern einen erhöhten pflegerischen Betreuungs- und Handlungsbedarf.

Eine Station mit einem besonders gestalteten therapeutischen Milieu ist erforderlich, wenn es sich um Menschen mit einer Altersdepression handelt. Gerade Pflegeheimbewohner sind hiervon besonders häufig betroffen. So leiden etwa 60 % aller Heimbewohner an depressiven Symptomen. Der Sachverständigenrat für die konzertierte Aktion im Gesundheitswesen hat in einer Metastudie die Anzahl schwerer Depressionen bei 30–50 % festgestellt (Ackermann 2008). Das Erkennen von und der Umgang mit Suizidalität stellt hohe professionelle Anforderungen an das gesamte Team und kann gelegentlich eine geschlossene Unterbringung oder eine Betreuung rund um die Uhr notwendig machen.

Der Tagesablauf in diesem Bereich muss gut strukturiert sein und im Wechsel erholsame, entspannende und aktivierende Elemente enthalten. Pflege und Ergotherapie sind dabei gleichermaßen gefordert und arbeiten Hand in Hand. Wichtig ist auch der Erhalt bzw. die Wiederherstellung von Individualität und Intimität. Bauliche Gegebenheiten (z. B. Einzelzimmer), kleine Wohngruppen, Rückzugsmöglichkeiten sind daher Voraussetzung.

Wichtigste Basis ist eine vertrauensvolle, kontinuierliche Beziehung im Rahmen einer Bezugsbetreuung, die es ermöglicht, auf individuelle Bedürfnisse in sämtlichen Lebensbereichen einzugehen und diese in regelmäßigen Einzelgesprächen zu thematisieren. So gilt es, mit Problemen wie Reizüberflutung, zu viel Nähe, Antriebsschwäche oder fehlender Sinnfindung usw. sensibel umzugehen, evtl. mit kleinen Gruppen, kurzen Therapieeinheiten oder gar Einzeltherapie zu reagieren.

18.1.4 Ergotherapeutische Angebote

Die ergotherapeutischen Angebote müssen personzentriert und sinnvoll in den Tagesverlauf integriert werden. Hierzu gehören:

- **handwerkliches Angebot, kompetenzzentriert**: zur Verbesserung der psychischen Grundleistungsfunktionen; durch strukturierende Techniken wie Papierarbeiten, Peddigrohr, Weben, Handarbeiten usw.
- **Bewegungseinheiten, Rhythmusgruppe, Entspannungsgruppe, Snoezelen**: zur Verbesserung der Grob- und Feinmotorik sowie der Körperwahrnehmung und zur Entspannung,
- **freies kreatives Gestalten, ausdruckszentriert**: zur Verbesserung der Motivation, des Antriebs, des Selbstvertrauens sowie des Realitätsbezuges, z. B. Malen, Arbeit mit Ton und Speckstein
- **Hirnleistungstraining**: zur Verbesserung kognitiver Funktionen wie Konzentration und Merkfähigkeit, Flexibilität und Psychomotorik mit Spielen wie Puzzle, Memory oder Kim-Spielen, jeweils individuell adaptiert (z. B. Lauster 2006, Stengel u. Ladner-Merz 2019, Sima-Gedächtnistraining)
- **Perzeptionstraining**: Resensibilisierung aller Sinnesorgane:
  - sehen durch Bilder, Collagen
  - hören durch Musik oder Geräusche
  - taktil durch Tastmemory, kneten, raspeln
  - sprechen durch Gesprächs- und Singgruppen
  - schmecken und riechen durch Geschmacksspiele und Stimulanz durch Wohlgerüche (Aromatherapie)

- **Training in lebenspraktischen Bereichen**: z. B. Duschtraining, Koch- oder Backgruppen, Einkaufsbegleitung, Training im öffentlichen Verkehr, Pflanzen- und Tierpflege, aber auch Training im Umgang mit Geld
- **Spiele**: (z. B. Skat, Rommee, Canasta, Bridge) gehören in vielen Ländern zum Alltag im Rentenalter (▶ Abb. 18.5). Geistige und körperliche Aktivierung sowie Kommunikation sind Ziele, die sich auch die Ergotherapie zu Nutzen macht. Wichtig ist beim Einsatz von Spielen die Adaption der angebotenen Spiele an die Bedürfnisse der Patienten (Kubny 2020)
- **Hilfen zur Krankheitsbewältigung**: hierzu eignen sich u. a. Gesprächsgruppen, psychoedukative Gruppen, Ernährungsgruppen
- **Freizeitangebote** (aktive und passive Freizeitgestaltung): singen, schwimmen, Tanztee, Spielenachmittag, Ausflüge, Theater-, Kinobesuche
- **Gebrauchtwerden**: auf Wunsch Angebot einer kleinen „Arbeit"

Beispiel

Frau T. erkrankte mit Mitte 30 an einer bipolaren Störung. Nach zahlreichen Therapien konnte sie ihre Familie mit 4 Kindern nicht mehr versorgen und lebte viele Jahre in einer Langzeitstation einer psychiatrischen Klinik. Der Kontakt zu den Kindern brach völlig ab. Nach Auflösung dieser Station zog sie mit Ende 50 in eine sozialpsychiatrische Wohneinrichtung in Schleswig-Holstein mit der Zielsetzung der Wiedereingliederung nach SGB XII. Es gelang dort in vielen Bereichen eine Verbesserung der Selbstständigkeit, z. B. bei der Körperhygiene, im lebenspraktischen Bereich und dem Wiedergewinnen einer Tagesstruktur. In Zusammenarbeit mit den Ergotherapeuten war Frau T. sehr kreativ, malte Bilder, vorwiegend Öl auf Leinwand, in denen sie ihre Stimmungen ausdrückte. Sie war aktiv an der Hauszeitung beteiligt, dekorierte den Speisesaal mit Blumen und lebte so in Phasen der Hochstimmung Wünsche und Bedürfnisse nach Lebendigkeit und Farbe größtenteils kontrolliert aus. Für alle diese Tätigkeiten benötigte Frau T. stützende Gespräche und positive Konnotation. In den Phasen der eher depressiven Grundstimmung (S. 259) berichtete Frau T. immer wiederholend von multiplen somatischen Beschwerden, vegetativen Störungen und hypochondrischen Befürchtungen (larvierte Depression). Eine wichtige Ressource bildete in beiden Phasen das tägliche Schreiben eines Tagebuches. In den folgenden 15 Jahren kam es lediglich zu 2 Krankenhausaufenthalten. Der Kontakt zur Familie wurde wieder aufgenommen.

Mit 75 Jahren erlitt Frau T. einen anaphylaktischen Schock. Nach diesem lebensbedrohlichen Zustand kehrte Frau T. mit einem Pflegegrad 3 in einem sehr schlechten Allgemeinzustand aus der Klinik zurück und musste in den Pflegebereich der Einrichtung wechseln. Nachdem sich Frau T. körperlich wieder gut erholt hatte, wurde deutlich, wie wichtig es war, dass die Ergotherapie hier an die alten, bewährten Bereiche anknüpfte. Es gelang, teilweise die Selbstständigkeit im Bereich Körperpflege zu erhalten, indem die Versorgungswünsche von Frau T. nicht grundsätzlich erfüllt wurden. Sie erhielt Gelegenheit, ihre Bilder zu malen und zu veröffentlichen. Dekorationsarbeiten auch in diesem Bereich stärkten ebenso das Ich-Erleben wie gelegentlich veröffentlichte Artikel und Einbindung in die Redaktionsarbeit. Besonders wichtig waren weiterhin stützende Einzelgespräche, in denen das Tagebuch besprochen wurde, sowie soziale Kontakte zu Freunden und zur Familie. Aktivitäten in der Gemeinde sowie Einkäufe und Ausflüge waren ein weiterer wichtiger Baustein für eine hohe Lebensqualität und -zufriedenheit, bis sie im Alter von Mitte 80 verstarb.

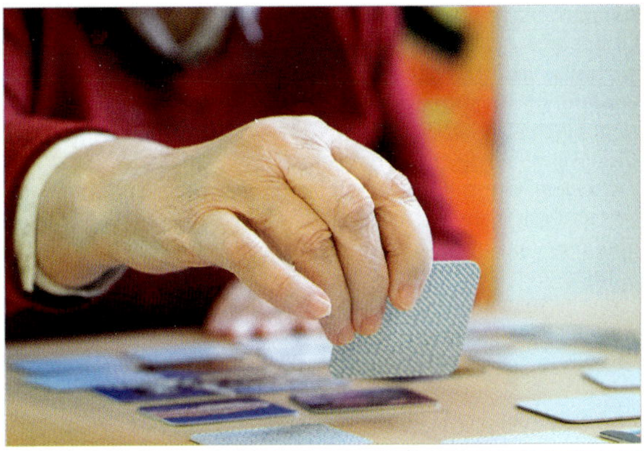

Abb. 18.5 Gesellschaftsspiele. Kognition und Kommunikation werden hierbei ebenso gefördert wie die Sinne (z. B. der Tastsinn) und Bewegungsabläufe. (Quelle: © K. Oborny/Thieme Group)

18.1.5 Therapeutische Grundhaltung in der gerontopsychiatrischen Versorgung

Das Ende eines langen Lebens, in dem der Mensch sozial eingebunden war, in dem er Probleme bewältigte, Krisen gemeistert, Freude empfunden hat, mündet in eine Welt, in der die Bedingungen es noch schwerer machen, sich selbst treu zu bleiben und nicht zu verzweifeln. Der Patient braucht das Du, um Ich zu sein, und in Würde altern zu dürfen.

Grundlage der ergotherapeutischen Arbeit ist:

- eine tiefe Achtung der Menschenwürde jedes Patienten und eine uneingeschränkte Wertschätzung
- ein Respektieren der z. T. unrealistischen Selbstwahrnehmung bzw. Überschätzung der eigenen Fähigkeiten
- ein personzentrierter und an den Bedürfnissen des Bewohners orientierter Ansatz
- die Suche nach dem Zugang zu den Erlebniswelten der alterspsychiatrisch erkrankten Menschen und der achtsame Umgang mit der Verwirrung auf beiden Seiten
- Akzeptanz dieser Erlebniswelten und individuellen Wirklichkeiten
- Stärken und Ressourcen ausnutzen, Erfolgserlebnisse fördern
- Gestaltung der Angebote vorwiegend handlungs-/erlebnis- und nicht ergebnisorientiert sowie aktivitätsanregend
- Vermeidung von Über-, aber auch Unterforderungen, situative Anpassungen mit viel Humor
- eine hohe Kooperationsbereitschaft im Team mit anderen Berufsgruppen
- das Wissen, dass in jeder zwischenmenschlichen Begegnung therapeutische Kräfte stecken, nicht nur in der gezielten therapeutischen Intervention

18.1.6 Die Zukunft der Ergotherapie im demografischen Wandel

Durch die Auswirkungen der demografischen Alterung werden zunehmend Langzeitbegleitungen notwendig werden, die neue Formen des Kontaktes und der Zusammenarbeit zwischen Klient und Therapeut erfordern, da durch die große Altersdifferenz die Anliegen der Klienten immer weniger auf der Grundlage eigener biografischer Erfahrungen nachvollzogen werden können (zu junger therapeutischer Verstand). Konzeptionelle Modelle wie das Model of Human Occupation (MOHO) und Canadian Model of Occupational Performance (CMOP) bieten Grundlagen zum Verständnis der Betätigung und deren Bedeutung im menschlichen Leben, eine Annahme, die jeder ergotherapeutischen Handlung zugrunde liegt (Lorenzen 2004, Kielhofner et al. 2005). Seit einigen Jahren wird auch für Ergotherapeuten, die im Bereich der Gerontopsychiatrie arbeiten, eine Weiterqualifizierung angeboten. Die Weiterbildung „Fachergotherapeut/in Demenz (DEMERGO)" sowie Seminare, z. B. „Ergotherapie bei demenziellen Erkrankungen und Korsakow" schließen damit eine Lücke, die lange Jahre für diesen Bereich bestand.

Durch die Auswirkungen des demografischen Wandels ist der Bedarf betreuender Ergotherapeuten in allen Bereichen stark gestiegen. Um den neuen Herausforderungen gerecht zu werden, hat sich in der Gesundheitsbranche in den letzten Jahren einiges getan. Viele Berufe, die früher als klassische Ausbildungsberufe galten, werden heute akademisiert und damit professionalisiert. Nicht selten haben Ergotherapeuten heute einen Bachelor-Abschluss und qualifizieren sich damit nicht nur als Therapeuten in ihrem Gebiet, sondern bringen auch Managementfähigkeiten mit, um verantwortungsvolle Funktionen zu übernehmen. Weit über 100 Hochschulen und Akademien bieten Ergotherapeuten inzwischen Abschlüsse zum Bachelor bzw. Master an.

18.2 Logopädie

Definition

Auf europäischer Ebene wurde 2011 **Logopädie** wie folgt definiert:

„Die Logopädie ist sowohl ein wissenschaftlicher Fachbereich als auch eine eigenständige Profession. Als interdisziplinäre wissenschaftliche Disziplin grenzt sie an Teilgebiete der Medizin, der Linguistik, der Pädagogik sowie der Psychologie und beschäftigt sich dabei mit der Ätiologie, Diagnostik (...) und Intervention (...) hinsichtlich sämtlicher Kommunikations- und Schluckstörungen" (Deutscher Berufsverband für Logopädie 2020).

Damit zählt die Logopädie zu den nicht pharmakologischen Interventionen. Aufgrund demografischer Veränderungen benötigen z. B. immer mehr Menschen mit Demenz logopädische Behandlungen (Grün 2016, Knels 2017).

18.2.1 Zielgruppen

Da Logopäden jedwede Form der Kommunikations- und Schluckstörungen behandeln, zählen zu ihren Patienten Menschen aus allen Altersgruppen. Bezogen auf die Arbeitsfelder Gerontopsychiatrie, Geriatrie und Neurologie zählen z. B. Patienten dazu, die an

- Apoplex,
- Morbus Parkinson oder
- Demenz erkrankt sind und/oder
- Dysphagien (Schluckstörungen) aufweisen.

Angehörige, Bezugspersonen zählen ebenfalls zur Zielgruppe, insbesondere hinsichtlich beratender Tätigkeit.

18.2.2 Ziele

Bei Patienten mit Zustand nach Apoplex geht es darum, erworbene Defizite zu vermindern oder zu beheben. Im Kontext Demenz geht es in erster Linie darum, Interaktionen aufrecht zu erhalten und die **Lebensqualität** und die **Teilhabe am täglichen Leben** zu verbessern (Knels 2017).

Ziele werden im logopädischen Vorgehen individuell mit dem Patienten festgelegt. Im besten Fall findet der Patient selbst seine persönliche Motivation und ist aktiv an der Zielsetzung beteiligt. Dies gilt auch für Menschen in einer frühen Phase der Demenz (Grün 2016). Die festgelegten Ziele werden durch einen ressourcenorientierten Ansatz erreicht, d. h. vorhandene Ressourcen werden ermittelt und genutzt, um weiterhin **Kommunikation** und/oder die **Nahrungsaufnahme** zu ermöglichen (Haberstroh 2014, Grün 2016, Schuster 2016).

Bezogen auf Angehörige und Bezugspersonen lauten die Ziele **Unterstützung** in belastenden Situationen und Vermittlung von **Kommunikationsstrategien**, um Menschen mit Sprachstörungen die Kommunikation zu erleichtern (Haberstroh 2014).

18.2.3 Wirkung

Indem Sprachverständnis, Wortfindung oder Strategien zum Merken z. B. von Abläufen gestärkt bzw. stabilisiert werden, kann sozialer Rückzug vermindert und somit Teilhabe am täglichen Leben ermöglicht werden.

Im Bereich nicht medikamentöser Therapien gibt es wenig Evidenz, bzgl. der Wirksamkeit der therapeutischen Verfahren. Dies liegt in erster Linie an der mangelnden Qualität der durchgeführten Studien und der kleinen Stichprobengröße (Knels 2017).

18.2.4 Methoden bei Kommunikationsstörungen

Logopäden unterscheiden zwischen **direkten** und **indirekten** Methoden. Direkte Methoden beziehen sich auf den betroffenen Menschen und indirekte auf Angehörige/Bezugspersonen. Die einzelnen Methoden werden als Teil der Gesamtversorgung angesehen (Grün 2016).

► **Direkte Methoden (Beispiele nach Grün 2016)**

- **USOT:** „Umgekehrt symptomorientierte Therapie" mit dem Ziel, sprachliche und kommunikative Fähigkeiten solange wie möglich zu erhalten. Dies bedeutet, dass nicht die entstandenen Defizite Ausgangspunkt der Therapie sind, sondern die vorhandenen Fähigkeiten und Fertigkeiten. Deshalb ist das Vorgehen individuell unterschiedlich.
- **KODOP:** „Kommunizieren, Dokumentieren, Präsentieren". Es wird ein für den Patient bedeutsamer Text erstellt. Diesen liest der Patient vor. So kann er ein Gespräch initiieren.
- **HOT:** „Handlungsorientierter Therapieansatz". Der Patient kommt über sein Handeln ins Gespräch, er nutzt seine Handlungsfähigkeit, um Kompetenz, Kontakt und Orientierung herzustellen.
- **ASTRAIN:** „Alzheimer Sprach-Training". Hierbei handelt es sich um ein integratives Konzept, welches sich aus Erfahrungen unterschiedlicher psychosozialer Maßnahmen und Betreuungskonzepte zusammensetzt. Es fokussiert den sprachfunktionellen Bereich bei Morbus Alzheimer.

► **Indirekte Methoden (Beispiel nach Grün 2016). TANDEM:** Hierbei handelt es sich um ein Kommunikationstraining für Angehörige von Alzheimererkrankten. Angehörige lernen, Schwächen des Menschen mit Demenz zu umgehen und seine Stärken zu fördern.

18.2.5 Methoden bei Dysphagie

Behandlungen von Schluckstörungen werden in 3 Bereiche unterteilt (Mandel 2020):

- **Kausale Therapieverfahren**, z. B. bei Apoplex, Multipler Sklerose, Morbus Parkinson: Hier kommt z. B. die funktionell orientierte Schlucktherapie mit Bewegungsübungen der äußeren Gesichtsmuskulatur, der Zunge und des Kiefers in Frage.
- **Kompensatorische Verfahren**: Diese sollen den eigentlichen Schluckvorgang modifizieren, um z. B. Fehlfunktionen zu beheben. Hierzu zählen Änderungen der Kopf- und Körperhaltung und das Erlernen bestimmter Schlucktechniken.
- **Adaptive Verfahren** beinhalten Veränderungen des Ess- und Trinkverhaltens.

Laut Deutschem Berufsverband für Logopädie (2020) ist es einerseits notwendig, von Ärzten die Diagnose Dysphagie stellen zu lassen und andererseits bezogen auf die logopädische Schlucktherapie folgende Fragen zu klären:

- Welche geeigneten Hilfsmittel gibt es?
- Welche speziellen Positionierungsmöglichkeiten gibt es während der Essensaufnahme?

M!

Merke

Die Fragen nach geeigneten Hilfsmitteln und speziellen Positionierungen beim Essen sind auch für die pflegerische Begleitung gerontopsychiatrischer Patienten von großer Bedeutung. Ein interdisziplinäres Zusammenarbeiten ist bei der Betreuung von Patienten mit Schluckstörungen unerlässlich.

18.3 Physiotherapie

Physiotherapie zählt zu den nicht medikamentösen Therapien und sollte Bestandteil eines ausgewogenen Gesamttherapieplans innerhalb der Altersmedizin sein (Haberstroh 2014).

18.3.1 Zielgruppen

Zu den **Zielpersonen** zählen Patienten mit

- Herz-Kreislauferkrankungen,
- neurologischen Erkrankungen,
- Erkrankungen des Bewegungsapparates,
- Krankheiten, die mit Immobilität und Instabilität einhergehen können, z. B. Demenz und Morbus Parkinson,
- chronischem Schmerzsyndrom sowie
- Patienten in der geriatrischen Früh-Rehabilitation.

18.3.2 Ziele

Die übergeordneten Ziele der Physiotherapie im Kontext Alter lauten **Lebensqualität** und **Selbstständigkeit**. Dazu zählen die funktionelle Autonomie und die Alltagsfunktionalität (Haberstroh 2014). Diese sollen erhalten oder möglichst wieder erreicht werden. Hierfür ist es erforderlich, dass eine funktionsgerechte Bewegung und **körperliche Leistungsfähigkeit** möglich sind. Deshalb werden gezielt Ausdauer, Kraft und Koordination trainiert.

18.3.3 Wirkung

Körperliche Aktivitäten haben für ältere Menschen mit und ohne Demenz gesundheitliche Vorteile, u. a. um **Bettlägerigkeit vorzubeugen**. Studien zufolge können Menschen mit Demenz, die an Bewegungsprogrammen teilnehmen und damit die Kraft, die Beweglichkeit und das Gleichgewicht trainieren, **länger mobil bleiben**. Dadurch können ggf. auch Alltagsaktivitäten länger selbstständig ausgeführt werden.

M!

Merke

Viele Menschen mit Demenz neigen zu einem ausgeprägten Bewegungsdrang. Physiotherapie kann dazu beitragen, dass sie sich sicher bewegen können und damit Stürzen vorgebeugt wird.

18.3.4 Methoden

- Klassische Massage, um z. B. verspannte Muskelpartien zu lockern und dadurch die Durchblutung und den Stoffwechsel zu fördern.
- Manuelle Therapie, um z. B. Bewegungsstörungen zu beseitigen oder Schmerzen zu lindern.
- Wärme-/Kältetherapie, um z. B. Schmerzen zu lindern.
- Krankengymnastik, um z. B. die Bewegungs- und Funktionsfähigkeit zu verbessern.
- Gerätegestützte Krankengymnastik, um z. B. die Kraft, Ausdauer, Beweglichkeit und Koordinationsfähigkeit zu steigern.

Bewegungsprogramme zur Förderung von Kraft, Beweglichkeit und Gleichgewicht dauern i. d. R. **30–60 min** und finden **2–3-mal wöchentlich** statt. Sie beinhalten Gymnastik, Gehübungen, Konditions- und Kräftigungstraining.

M!

Merke

Da auch die professionelle Pflege ein Augenmerk auf Selbstständigkeit, Mobilität, Sturzprophylaxe usw. legt, ist es sinnvoll die Expertenstandards „Mobilität" und „Sturzprophylaxe" in die pflegerische Entscheidungsfindung und Interventionsplanung einzubeziehen und mit den Physiotherapeuten zu kooperieren.

18.4 Musiktherapie

Musik bzw. Singen ist eine menschheitsgeschichtlich alte Ausdrucksform. Sie gehört zu den frühen Kulturgütern des Menschen. Das Medium Musik kann **aktiv oder rezeptiv** eingesetzt werden. Das heißt, der Patient kann selbst musizieren oder der Musik zuhören. In der Gerontopsychiatrie wird mit der Musiktherapie versucht, Entspannungsprozesse zu fördern und über die Erinnerung Aufmerksamkeits-, Gedächtnis- und Orientierungsstörungen zu mildern (▶ Abb. 18.6). Sie trägt damit zur **Stabilisierung des Selbstbildes** bei.

18.4.1 Wirkungen der Musik

Nach der Musiktherapeutin und Gerontologin Dorothea Muthesius (2000) wirkt Musik **emotionalisierend** und ermöglicht dem Patienten dadurch den Erhalt oder das Anknüpfen an die eigenen emotionalen Fähigkeiten. Des Weiteren ist Musik **ordnend**, Handlungen werden synchronisiert. Sie unterstützt das Gedächtnis und ist auf diesem Wege **erinnerungsauslösend**. Kreativität, Interaktion und Bewegung werden gefördert.

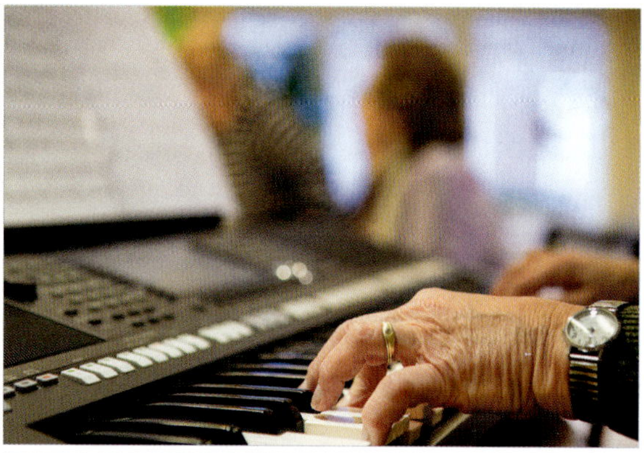

Abb. 18.6 Musiktherapie. Gemeinsames Singen und Musizieren fördert Erinnerungen und schafft Erfolgserlebnisse. (Quelle: © K. Oborny/Thieme Group)

Wird selbst musiziert, kommen noch die **Freude am eigenen Schaffen**, Erfolgserlebnisse und die Möglichkeit, sich außersprachlich **kreativ auszudrücken**, hinzu. Musik kann auch dann verwendet werden, wenn der Patient nicht mehr in der Lage ist, zu kommunizieren (z. B. im Koma oder im fortgeschrittenen Sterbeprozess). Gerade die ältere Generation hatte in ihrer Jugend einen weit engeren Kontakt zur (aktiven) Musik als die heutige Generation. So lassen sich Aspekte der Musiktherapie gut in die Pflege von Menschen in der Gerontopsychiatrie integrieren.

18.4.2 Anwendung bei Menschen mit Demenz

Im Umgang mit dementen Menschen sind folgende **Hinweise** hilfreich (Hamberger u. Muthesius 2012):

- Wenn Musik verwendet wird, sollte man selbst einen liebevollen Bezug zu diesem Medium, zur eigenen Stimme und zu Berührungen besitzen.
- Der musikalische Geschmack des Erkrankten kann von dem eigenen sehr abweichen. Maßgeblich sollte deshalb nicht der eigene Musikgeschmack sein.
- Auf eine angenehme, entspannte Atmosphäre achten.
- Dem Erkrankten bewusst Aufmerksamkeit schenken und Reaktionen, Regungen oder Äußerungen auf die Musik ernst nehmen.
- Musik nicht als Dauerberieselung einsetzen (Musik aus dem Radio eher ungeeignet).
- Musik, auf die der demente Mensch positiv reagiert, kann mehrfach wiederholt werden.
- Die Reaktionen auf die Musik können sehr schwanken. Was an einem Tag genossen wird, kann an einem anderen Tag stören.
- Musik ausschalten, wenn der Erkrankte sie als unangenehm empfindet.
- Biografisch orientierte Musik (z. B. Evergreens) ist besser als synthetische Entspannungsmusik. Bei Angehörigen (oder soweit noch möglich beim Betroffenen selbst) erfragen, welches Verhältnis er/sie zur Musik hat (hatte): Wurde in der Familie ein Instrument gespielt, welche Lieder wurden in der Kindheit, Jugend, Erwachsenenzeit gesungen? Gibt es bevorzugte Musikstücke oder musikalische Stile? Der „musikbiografische Fragebogen" – orientiert an den verschiedenen Entwicklungsphasen eines Menschen – kann eingesetzt werden, um systematisch Informationen abzufragen (Hamberger u. Muthesius 2012).
- Es empfiehlt sich, Musik und Bewegung, z. B. durch Tanzen zu kombinieren. Entsprechende Kurse bietet u. a. der Bundesverband für Seniorentanz e. V. an. Das Tanzen kann auch im Sitzen erfolgen. Speziellere Angebote im engeren psychotherapeutischen Sinne sind Gegenstand der Arbeit ausgebildeter Musik- oder Kreativtherapeuten.

18.5 Kunsttherapie

Die Kunst- und Gestaltungstherapie ist seit Mitte des 20. Jahrhunderts eine eigenständige Therapieform im Bereich der Psychotherapie. Der Deutsche Fachverband für Kunst- und Gestaltungstherapie (DFKGT 2020) beschreibt Kunsttherapie als eine Fachrichtung innerhalb unterschiedlicher „künstlerischer Therapien". Kunsttherapie will die Fähigkeit des Menschen fördern, seine Umwelt über die Sinne unmittelbar wahrzunehmen und zu begreifen. Dabei setzt sie an Grundbedürfnissen des Menschen an, mit sich und anderen in Kontakt zu treten und sich **gestalterisch, künstlerisch ausdrücken** zu wollen (Ganß 2009). Die Kunsttherapie ist ressourcenorientiert und schaut nicht auf die krankheitsbedingten Defizite (Liermann 2006).

Die Kunsttherapie stützt sich auf unterschiedliche Ansätze, z. B. auf tiefenpsychologische, verhaltenstherapeutisch-lerntheoretische, systemische, anthroposophische und ganzheitlich-humanistische Ansätze.

18.5.1 Zielgruppen

Menschen mit unterschiedlichen Erkrankungen, z. B. **Depression, Angststörungen** und **krisenhaften Entwicklungen** in allen Altersgruppen und psychosozialen Zusammenhängen zählen zur Zielgruppe der Kunsttherapie (DFKGT 2020). Menschen mit verbalen **Kommunikationsstörungen**, wie z. B. bei einer Demenz, zählen ebenfalls dazu (Haberstroh 2014).

18.5.2 Ziele

Innere Prozesse sollen auf der Grundlage einer vertrauensvollen therapeutischen Beziehung sichtbar gemacht werden. Darüber hinaus sollen Form- und Farbqualitäten mit **persönlichen Lebensmotiven** und dem eigenen Erleben in Verbindung gebracht werden (DFKGT 2020).

Bei den Patienten sollen **schöpferische Prozesse** freigesetzt werden, um damit die persönliche Befindlichkeit zu verbessern, d. h. es soll eine psychische und physische **Stabilität bzw. Flexibilität** entwickelt werden (Haberstroh 2014). Es geht darum Selbstvertrauen und Kompetenz zu erleben.

Für die Kunsttherapeutin Brigitte Liermann (2006) gibt es in der Zielsetzung der Kunsttherapie bezogen auf die verschiedenen Altersgruppen Unterschiede. Steht bei jüngeren Menschen die Beschäftigung mit innerpsychischen Prozessen im Vordergrund, so kommen bei alten Menschen interaktive Prozesse zur Ermittlung von Handlungskompetenzen dazu.

18.5.3 Wirkung

„Sowohl die Gestaltungsprozesse selbst, als auch die entstandenen Werke dienen innerhalb des therapeutischen Geschehens als ‚Anschauungs- und Proberaum', in welchem Handlungen und Denkweisen betrachtet, weiterentwickelt und einer sinnvollen Wandlung unterzogen werden können. Im kunsttherapeutischen Prozess können kreative Ressourcen neu entdeckt, Selbstheilungskräfte mobilisiert sowie vielfältige Veränderungsprozesse angeregt werden" (DFKGT 2020).

Erfahrungs-, nicht evidenzbasiert trägt die Kunsttherapie zur **Steigerung der Lebensqualität und Lebensfreude** bei (Kipp u. Trilling 2006).

18.5.4 Methoden

Formen, Farben und Bildgestaltung werden zum Ausdruck von Bedürfnissen und Gefühlen genutzt (Haberstroh 2014). Methoden sind:

- Zeichnen
- Malen
- Objektgestaltung, Plastizieren
- Kollagen

Kunsttherapie gibt es in Form von Einzel- oder Gruppenangeboten, z. B. in Einrichtungen der stationären Langzeitpflege (▶ Abb. 18.7).

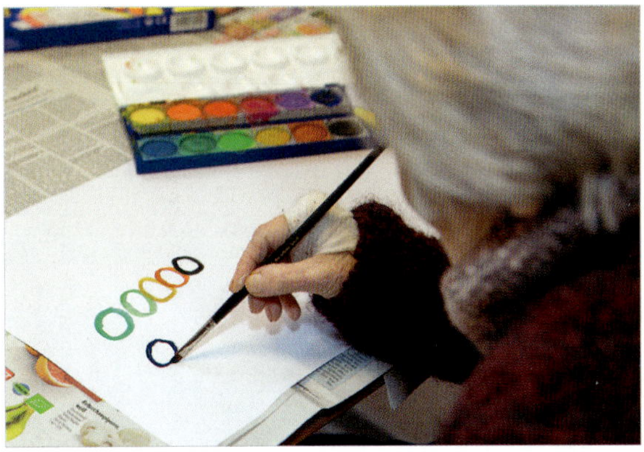

Abb. 18.7 Kunsttherapie. Schöpferische Prozesse können helfen, die persönliche Befindlichkeit zu verbessern. (Quelle: © K. Oborny/Thieme Group)

18.6 Psychotherapie

Definition

Unter einer **Psychotherapie** versteht man eine Behandlung von psychischen oder psychosomatischen Krankheiten durch einen bewussten und geplanten interaktionellen Prozess zur Linderung der Symptome oder zur Strukturveränderung der Persönlichkeit. Sie erfolgt meist verbal über Kommunikation oder durch das Erlernen von Techniken. Für den Erfolg ist eine tragfähige emotionale Beziehung zwischen Therapeut und Patient notwendig.

Indikationen für eine Psychotherapie sind u. a.:

- depressive Störungen
- Angststörungen
- Zwangsstörungen
- psychosomatische Erkrankungen
- chronische Schmerzen

Darüber hinaus ist sie bei der Bewältigung von altersbedingten Anpassungsstörungen oder Belastungsreaktionen erfolgreich (Maercker 2015).

Innerhalb der einzelnen psychotherapeutischen Ansätze gibt es unterschiedliche Verfahren, Schulen und Richtungen (▶ Tab. 18.1). Von den gesetzlichen Krankenkassen erstattungsfähige Verfahren sind die Verhaltenstherapie, die tiefenpsychologisch fundierte Psychotherapie, die psychoanalytische Psychotherapie sowie die systemische Psychotherapie. Vorausgesetzt man besitzt die Approbation als psychologischer oder ärztlicher Psychotherapeut in einem entsprechenden Verfahren und ist durch die kassenärztliche Vereinigung anerkannt, so werden die Kosten für die Psychotherapie erstattet. Bei den privaten Kassen hängt die Erstattung vom jeweilig geschlossenen Vertrag mit dem Versicherten ab. Die Richtlinien des Gemeinsamen Bundesausschusses (GBA), der über die für gesetzlich Krankenversicherte zu erstattende Leistungen entscheidet, sprechen v. a. dann von „Verfahren", wenn alle 4 Psychotherapien gemeint sind. Deshalb hat sich dieser Begriff im therapeutischen Alltag durchgesetzt.

Darüber hinaus existiert eine Fülle an unterschiedlichen psychotherapeutischen Verfahren, die unterschiedlichen psychologischen Schulen zugeordnet werden können, so z. B. Neurolinguistisches Programmieren, Psychodrama, Gestalttherapie, Bioenergetik, Transaktionsanalyse, Logotherapie und viele mehr. Zur Begriffsverwirrung trägt oft bei, dass die genannten Schulen und Richtungen oft ebenfalls als Verfahren bezeichnet werden. Diese Psychotherapien sind nach GBA-Richtlinien nicht erstattungsfähig und müssen deshalb i. d. R. von den Patienten selbst bezahlt werden.

Die Trennung zwischen den einzelnen Verfahren (und Schulen) ist in ihrer praktischen Ausübung nicht mehr ganz so strikt, wie in ▶ Tab. 18.1 dargestellt. Viele Psychotherapeuten bieten zwar ein, einer entsprechenden Schule zuzuordnendes psychotherapeutisches Verfahren an, bezüglich der Techniken und Methoden bedienen sie sich jedoch auch bei den anderen Verfahren. Zum Beispiel ist die Transaktionsanalyse historisch in der Psychoanalyse begründet. In ihrer Weiterentwicklung kann sie jedoch mittlerweile auch den humanistischen oder verhaltenstherapeutischen Ansätzen zugerechnet werden.

Viele Psychotherapeuten nutzen die Techniken der klientzentrierten Kommunikation, jedoch würde ein Verhaltenstherapeut i.d.R keinen Patienten auf die Couch legen und ihn frei assoziieren lassen. Systemische Fragetechniken aus der systemischen Psychotherapie werden gerne auch in anderen Settings verwendet. Die Methode der paradoxen Intervention – z. B. einen Patienten, der unter Schlaflosigkeit leidet, dazu auffordern, in der Nacht möglichst lange wach zu bleiben – finden sich ebenfalls in vielen Psychotherapien wieder.

Die einzelnen therapeutischen Schulen unterscheiden sich deutlich durch die jeweils zugrunde liegenden Annahmen der psychologischen Entstehung von Krankheiten, ihr Menschenbild und den therapeutischen Ansatz. Als **gemeinsame Basisvariablen** gelten jedoch

- eine vertrauensvolle Beziehung,
- der Fokus auf Einsichtsgewinnung und
- der Fokus auf die daraus resultierende Umorientierung.

Zu den weiteren therapeutischen Basisvariablen zählen Kongruenz bzw. Echtheit, Empathie und bedingungsloses Akzeptieren des Patienten, der im psychotherapeutischen Setting häufig auch als **Klient** bezeichnet wird.

Tab. 18.1 Übersicht über verschiedene psychotherapeutische Ansätze.

Ansätze	Beispiele für Verfahren, Schulen oder Richtungen	Grundannahmen	Annahmen zur Entstehung psychischer Störungen	Beispiele für Methoden
psychoanalytisch begründete Psychotherapie	• Psychoanalyse • Individualpsychologie • analytische Psychotherapie • Bioenergetik • Transaktionsanalyse	Der Mensch ist Produkt bestimmter Entwicklungsphasen und seiner psychosexuellen Entwicklung. Er ist geleitet durch seine unbewussten Triebe und Strebungen sowie durch seine bewussten Persönlichkeitsanteile und lebensstiltypischen Muster.	Ungelöste frühkindliche Konflikte werden durch spätere Lebenssituationen reaktiviert. Neurotische Symptome sind letztlich misslingende Bewältigungsversuche dieser verdrängten und unbewussten Konflikte.	• gleichschwebende Aufmerksamkeit • freies Assoziieren • Klarifikation • Traumdeutung • Deutung von Übertragung und Gegenübertragung
Verhaltenstherapie	• operante Verhaltenstherapie • kognitive Verhaltenstherapie • rational-emotive Therapie	Der Mensch ist geprägt durch seine eigene Lerngeschichte. Auch störungsbedingtes Verhalten wird erlernt. Durch gezielte, evidenzbasierte Maßnahmen kann dies auch wieder verlernt werden bzw. angemessenere und damit lebensdienliche Denk- und Verhaltensweisen können erprobt und erlernt werden.	Psychische Störungen sind das Ergebnis fehlgelaufener Lernprozesse. Dabei kommt es zu einer verzerrten Wahrnehmung bzw. zu fehlerhaften Schlussfolgerungen und dysfunktionalem Denken.	• Problemlösestrategien • soziales Kompetenztraining • Desensibilisierung durch Konfrontation in sensu (in der Vorstellung) oder in vivo • Entspannungstechniken • Imaginationstechniken • Achtsamkeitsübungen • Identifikation und Modifikation dysfunktionaler Gedanken
humanistische Psychotherapie	• klientzentrierte Psychotherapie • Gestalttherapie • Logotherapie • Psychodrama	Der Mensch bzw. das Selbst entwickeln sich aus der Interaktion mit der eigenen Umwelt und den daraus resultierenden Erfahrungen. Dem Menschen wohnen eigene Prozesse der Selbstorganisation inne, die eine ordnende Adaptation an die Umgebung möglich machen. Der Mensch wird als organisches, bedeutungsvolles „Ganzes“ gesehen, geleitet durch Sinnstiftungen.	Psychische Störungen resultieren aus einer Diskrepanz zwischen Erfahrungen und Selbstbild. Die eigenen (emotionalen) Erfahrungen lassen sich nicht in Deckung mit der Selbstwahrnehmung bringen.	• klientzentrierte Gesprächstechniken • Betrachtung des Hier und Jetzt • Sinnstiftung • Selbsterfahrung im Rollenspiel • kathartisches Ausleben von Konflikten
systemische Psychotherapie	• systemische Familientherapie • systemische Paartherapie	Der Mensch ist Teil eines Systems (z. B. Familie), mit dem er in wechselseitiger Beziehung steht. Psychisches Empfinden und seine Störungen sind aus dem sozialen Kontext und den wechselseitigen Interaktionen zwischen Mitgliedern einer Familie und deren sozialer Umwelt zu verstehen. Individuelle Gegebenheiten resultieren aus sprachlichen Überlieferungen (Narration) und konstruieren so die Wirklichkeit.	Gerät ein System (z. B. eine Familie) aus seinem wechselseitigen Gleichgewicht, kann dies zu einer Erkrankung eines Familienmitglieds führen. Die Störung des Einzelnen symbolisiert dabei die Störung des gesamten Systems und ist Ausdruck interpersoneller Konflikte durch dysfunktionale systemische Kommunikationsmuster.	• Genogrammerstellung • Familienaufstellung • Allparteilichkeit • zirkuläres Fragen • Reframing

Definition

Kongruenz bezeichnet die authentische Kommunikation des Therapeuten gegenüber seinem Klienten, bei der der Therapeut in seiner Selbstmitteilung **echt** ist, also mit sich, seiner Wahrnehmung und seiner Haltung übereinstimmt. Die Übereinstimmung bezieht sich auf das, was der Therapeut fühlt, was er erlebt und wie er dies mitteilt.

Unter **Empathie** wird das einfühlsame Verstehen der Sichtweise des Klienten verstanden. Allgemein bezeichnet Empathie das Vermögen und die Fähigkeit, Empfindungen, Emotionen, Gedanken, Motive und Persönlichkeitsmerkmale aus der Sicht einer anderen Person zu erkennen, zu verstehen und nachzuempfinden.

Bedingungslose Akzeptanz als therapeutische Grundhaltung bedeutet das vorbehaltlose Annehmen der Person und ihrer Äußerungen, ihren Eigenheiten und Schwierigkeiten. Dies setzt eine bedingungslose positive Wertschätzung des Gegenübers voraus.

Im Folgenden wird eine Auswahl an psychotherapeutischen Verfahren vorgestellt, die v. a. in der Behandlung psychisch kranker alter Menschen eine Rolle spielen.

18.6.1 Tiefenpsychologisch begründete bzw. psychoanalytische Verfahren

Die tiefenpsychologischen Konzepte gehen zurück auf Sigmund Freud und seine Schülerinnen und Schüler. Unbewusste Prozesse, die Psychodynamik von Triebregungen, Motiven oder Emotionen sowie die Übertragung frühkindlicher Gefühle und Impulse auf die aktuelle Beziehung zwischen Patient und Therapeut stehen im Zentrum dieser Therapieform. Die klärende Ordnung und Deutung des vom Patienten berichteten Erlebens und Verhaltens (Klarifikation), die Deutung der Übertragung bzw. Gegenübertragung sowie die Deutung von Träumen gelten als Königsweg zum Unbewussten. Um Zugang zum Unbewussten zu erhalten, bedarf es seitens des Therapeuten einer gleichschwebenden Aufmerksamkeit, d. h. die Vermeidung der Fokussierung auf bestimmte Inhalte bzw. der Nichtbeachtung anderer Mitteilungen, die im weiteren therapeutischen Verlauf wesentlich sein können. Der Patient wird gebeten, alles zu sagen, was ihm in den Kopf kommt, und dabei möglichst frei zu assoziieren. Der den Symptomen zugrunde liegende unbewusste Konflikt kann so durchgearbeitet werden. Der Patient gewinnt dadurch neue Einsichten.

Während die **klassische Psychoanalyse** mit 3–4 Wochenstunden und einer mehrjährigen Dauer eher in jüngerem Alter Anwendung findet, sind in höherem Alter **psychoanalytische Kurz- oder Fokaltherapien** sinnvoll und wirksam. Ziel dieser Verfahren ist die Behandlung eines umgrenzten Aktualkonfliktes mit kurzer, umschriebener Symptomdauer oder eines wiederholt auftretenden neurotischen Konfliktes. In Gruppen- oder Einzeltherapie werden fokussiert alte und/oder neue innerpsychische sowie intergenerationelle Konflikte analysiert und bearbeitet (Heuft et al. 2005). Die Therapien finden 1-mal wöchentlich statt und dauern zwischen 6 und 12 Monate.

Altersspezifische Themen können sein:

- Konfrontation mit dem eigenen Alterungsprozess und den damit verbundenen Einschränkungen
- zunehmender Verlust an Autonomie
- Verlust an sozialen Kontakten und Einsamkeit
- Auseinandersetzung mit der eigenen Endlichkeit
- existenzielle oder materielle Herausforderungen

Die Reaktion der Therapeuten oder Pflegenden auf die Übertragung des Patienten bzw. Bewohners wird **Gegenübertragung** genannt. Auch sie kann therapeutisch bzw. für den pflegerischen Umgang genutzt werden. In tiefenpsychologisch orientierten Fallsupervisionen werden die Gefühle, die der Patient bei den Mitarbeitern auslöst, genutzt, um ein besseres Verständnis für die (dem Patienten selbst meist unbewussten) eigenen Prozesse zu erlangen.

18.6.2 Verhaltenstherapeutische Verfahren

Zu Beginn einer Verhaltenstherapie steht eine **Verhaltensdiagnostik bzw. -analyse**. Gemeinsam mit dem Patienten wird im Verlaufe des therapeutischen Prozesses versucht, das Verhalten in die gewünschte Richtung hin zu **modifizieren**. Techniken können hierbei sein:

- gedankliche Selbstkontrolle und Selbstinstruktion
- Expositionstraining mit ausgewählten Stimuli/Situationen
- systematische Desensibilisierung unter Zuhilfenahme von Entspannungsverfahren
- Rollenspiele
- kognitive Umstrukturierung

Der Therapieerfolg wird schließlich mit **präventiven Bewältigungs- und Problemlösestrategien** für zukünftige Belastungen gesichert.

Behaviorale und operante Verfahren

Die Verhaltenstherapie basiert auf psychologischen Lerntheorien, u. a. erstmalig beschrieben durch den Mediziner Iwan Petrowitsch Pawlow sowie die Psychologen Edward Lee Thorndike und Burrhus F. Skinner. Die zunächst strenge Festlegung auf das **beobachtbare Verhalten** (sog. outer behavior) durch die Begründer wurde in den vergangenen Jahrzehnten (im Rahmen der sog. kognitiven und emotionalen Wende) ergänzt durch die Berücksichtigung des **nicht direkt beobachtbaren, inneren Verhaltens** wie die Beschreibung von Gedanken oder Gefühlen (sog. inner behavior).

Die klassische, behavioral begründete Verhaltenstherapie basiert auf dem sog. **SORKC-Modell** nach dem Psychologen Frederick Kanfer (Wittchen u. Hoyer 2011).

- **S** = Stimuli/Reize/Situation
- **O** = Organismusvariablen (lerngeschichtliche oder biologische Ausgangsvariablen der Person)
- **R** = Reaktion/Verhalten, das auf den Reiz/Stimulus erfolgt
- **K** = Kontingenzen (Zusammentreffen von Reizen/Situation, Reaktion/Verhalten und Konsequenzen)
- **C** = Konsequenzen (negative oder positive Verstärkung bzw. Bestrafung)

Beispiel

B

Ein Beispiel für Verhaltensmuster, die eine depressive Entwicklung verstärken und einen Alkoholmissbrauch begünstigen, stellt die folgende Beschreibung gemäß dem SORKC-Modell dar:

S: Die depressive Person verlässt zum Einkaufen ihre Wohnung (externe Situation/Stimulus).

O: Negativismus, Grübelschleifen und Katastrophisieren gehören zum Denkstil der Person (Lerngeschichte der Person).

R: Die Person denkt: „Die anderen Menschen im Geschäft denken schlecht über mich und lachen über mich“ (kognitive Reaktion).

R: Angst, depressive Stimmung (emotionale Reaktion).

R: Anspannung, innere Unruhe, Übelkeit (physiologische Reaktion).

R: Daraufhin bricht die Person den Einkauf ab und geht zurück in die Wohnung (motorische Reaktion).

K: Nach der Rückkehr in die Wohnung entspannt sich die Person und fühlt sich dadurch besser (C-/).

C-/ (kurzfristig): Als Konsequenz (C) tritt bei der Person zwar eine Spannungsreduktion auf, jedoch verstärken sich hierdurch die Gedanken, versagt zu haben und insuffizient zu sein (R[kognitiv]). Die Reduktion der als unangenehm empfundenen Spannung wird als negative Verstärkung (C-/) bezeichnet, weil sich dadurch die Häufigkeit des Auftretens von Insuffizienzgefühlen verstärkt.

C+ (langfristig): Die Person vermeidet aus dem Haus zu gehen, weil sie dadurch nicht mehr den unangenehmen Situationen ausgesetzt ist und beginnt, ihre Frustration mit vermehrtem Weinkonsum zu entspannen. Zur Entlastung lässt sie sich den Wein von unterschiedlichen Lieferdiensten nach Hause bringen.

▸ **Methoden.** Nach der Lerntheorie des klassischen Konditionierens führt die Kopplung von angeborenen Reiz-Reaktionsmustern mit einem ursprünglich neutralen Reiz zu einer konditionierten Reaktion. Psychotherapeutische **Konfrontationsverfahren**, z. B. zur systematischen Desensibilisierung phobischer Ängste, die Behandlung von Zwangsstörungen oder das Realitätsorientierungstraining (ROT) (S. 344), nutzen dieses Prinzip. Hierbei wird der Patient systematisch, z. B. mit angstauslösenden Reizen oder Situationen konfrontiert, nachdem er zuvor gelernt hat, auf diese entspannt zu reagieren. Dabei kann die Konfrontation gedanklich – in sensu – oder auch durch eine lebendige Situation – in vivo – geschehen. Hat jemand, z. B. Angst sich in der Öffentlichkeit zu bewegen, so kann er sich zunächst im entspannten Zustand einen Gang in ein Geschäft vorstellen, später wird er dann von Therapeuten in ein Geschäft begleitet.

Im Umgang mit Patienten oder Bewohnern setzen wir tägl. Methoden der Verhaltensmodifikation ein – häufig ohne, dass uns das bewusst ist. Soll dies professionell geschehen, so muss im gesamten Team ein Verstärkungsplan für das erwünschte Verhalten erstellt werden, der für alle Personen verbindlich und einheitlich ist. Wenn z. B. ein Mensch mit Pflegebedarf herausforderndes Verhalten zeigt, so muss allen klar sein, welchen (erwünschten) Verhaltensweisen mit Lob usw. begegnet wird und welche (unerwünschten) Verhaltensweisen – soweit es geht – ignoriert werden. Gerade bei sog. Verhaltensauffälligkeiten kann es nämlich sein, dass das Verhalten durch die Pflegenden unbewusst positiv verstärkt wird und sich auf diese Weise fortsetzt. So wird ein Mensch mit Pflegebedarf, der sich einsam fühlt und deshalb beständig ruft, alleine dadurch in seinem Verhalten positiv verstärkt, dass er aufgrund seines Rufens oft aufgesucht wird, auch wenn er in dieser Situation manchmal nicht sehr freundlich zu hören bekommt, er solle nicht mehr so oft rufen. Besser wäre es, ihn in den Situationen aufzusuchen und zu loben, in denen er nicht ruft. Es können jedoch nur die Verhaltensweisen verstärkt werden, die dem Menschen mit Pflegebedarf möglich sind. Auch muss es sich bei den positiven Verstärkern um Situationen, Angebote usw. handeln, die in zeitlicher Nähe zu dem gewünschten Verhalten stehen und die für den Betroffenen selbst angenehme Konsequenzen mit sich bringen.

Die zuvor genannten Ansätze zählen zu den **operanten Verfahren**. In der klassischen Verhaltenstherapie werden angenehme Aktivitäten systematisch aufgebaut und verstärkt, unangenehme abgebaut, wie z. B. Abschiednehmen von Gewohntem oder Zurkenntnisnahme von Verlusten.

Merke

M!

Als Grundregel kann gelten: Erwünschtes Verhalten wird verstärkt (i. d. R. durch Belohnung bzw. angenehme Konsequenzen), unerwünschtes Verhalten wird ignoriert.

Darüber hinaus können mithilfe von **Problembewältigungsverfahren** in Rollenspielen belastende Situationen geübt werden. Verhaltensmodifikationen und ein veränderter Umgang mit den eigenen Emotionen können z. B. in der Gruppe erprobt und erlernt werden. Verhalten kann durch solche **Rollenspiele** modifiziert oder trainiert werden. Dadurch bleibt die soziale Kompetenz erhalten. Diese Methode wird unter der Bezeichnung soziales Kompetenztraining in der Alterspsychotherapie oft angewandt.

Kognitive Verfahren

Die kognitiven Verfahren zielen darauf ab, „dsyfunktionale“ Gedanken zu identifizieren und durch kognitive Umstrukturierung zu verändern. Hierzu zählen Gedanken wie: „Ein alter Mensch kann nichts mehr“, „Im Alter hast Du nichts mehr zu sagen“ oder „Mit 70 Jahren lohnt sich keine Veränderung mehr“. Im Verlaufe der Psychotherapie werden diese Gedanken durch „funktionale“ ersetzt wie: „Ich vertraue meinen Stärken“ oder „Das Glas ist immer noch halbvoll“. Ergänzend werden realistische Alltagsziele formuliert und deren Erreichen eingeübt.

Kombinierte verhaltenstherapeutische Verfahren

Wie zuvor bereits erwähnt, hat sich die Verhaltenstherapie in den letzten Jahrzehnten vom reinen Fokus auf das beobachtbare Verhalten entfernt. Die gleichwertige Betrachtung der Gedanken und Gefühle hat zu psychotherapeutischen Verfahren geführt, die verhaltenstherapeutische Methoden mit denen anderer Ansätze kombiniert.

Akzeptanz- und Commitment-Therapie

Die Akzeptanz- und Commitment-Therapie (ACT) verknüpft klassische **verhaltenstherapeutische** Methoden mit **achtsamkeitsbasierten** Strategien und mit Interventionen zur **sinnstiftenden** Bewertung (Hayes et al. 2004). Gemäß der Annahme dieses Verfahrens tragen bestimmte psychische Vorgänge zur Entstehung psychischer Störungen bei, wie z. B. (Schwärzer u. Hautzinger 2014):

- fehlende Trennung zwischen Sprache/Denken und der Realität („kognitive Fusion“)
- Erlebnisvermeidung

- Einengung der Gedanken (durch Grübeln und Überbewertung gedanklicher Prozesse)
- Fehlen von Werten und wertgeschätzter Handlungen
- Mangel an Commitment zu sich selbst (innere Selbstverpflichtung)

Bei belastenden Problemen werden oft dysfunktionale Strategien eingesetzt wie Rückzug, Flucht, Betäubung, Argumentieren, übertriebenes Sicherheitsverhalten oder spannungsreduzierende Rituale, um unangenehme innere Erlebnisse zu vermeiden. Diese Strategien können damit mit erheblichen negativen Konsequenzen für den Lebensalltag des Betroffenen verbunden sein.

Die Therapie besteht hauptsächlich darin, den Patienten dabei zu unterstützen, sein dysfunktionales Kontrollverhalten abzubauen. Wesentlich ist die **Klärung von Werten und Lebenszielen**, aus denen dann **konkrete Handlungsabsichten** (sog. commitments) abgeleitet werden.

Therapieziele sind (Schwärzer u. Hautzinger 2014):

- Akzeptanz
- Achtsamkeit
- die Trennung von Sprache/Denken und Realität („kognitive Defusion")
- die Wahrnehmung des Selbst in einer eigenen transzendentalen Dimension
- die Ausrichtung des eigenen Verhaltens auf selbstgewählte Werte

Hierbei kommen Methoden zum Einsatz wie buddhistische Meditationspraktiken, Hypnosepsychotherapie oder Methoden aus der Gestalttherapie. Die ACT hat sich ebenfalls bei älteren Menschen v. a. in der Depressions- oder Angstbehandlung als wirksam erwiesen (Wilz et al. 2017).

Achtsamkeitsbasierte kognitive Therapie

Die achtsamkeitsbasierte kognitive Therapie (engl.: Mindfulness-Based Cognitive Therapy, MBCT) kombiniert Achtsamkeitselemente zur Stressreduktion mit Interventionen der kognitiven Verhaltenstherapie in Einzel- oder Gruppensitzungen. Achtsamkeitsübungen helfen, individuelle Frühwarnsymptome für Erkrankungen in Form von Gedanken, Gefühlen, Körperempfindungen und Verhaltensweisen wahrzunehmen und dem Aufschaukeln, z. B. einer Angst- oder Depressionsspirale entgegenzuwirken. Bei Achtsamkeitsübungen werden formelle und informelle unterschieden:

- Formelle Übungen werden regelmäßig während eines festgelegten Zeitraums durchgeführt.
- Informelle Übungen können Bestandteil von Alltagshandlungen sein wie Duschen, Zähneputzen, Essen oder Gehen.

Darüber hinaus werden im Rahmen der achtsamkeitsbasierten kognitiven Therapie grundlegende Informationen zur Erkrankung und zur Wirkung der einzelnen Übungen gegeben (Segal et al. 2008).

Teilnehmer praktizieren über den Verlauf eines i. d. R. 8-wöchigen Programms verschiedene Meditationsübungen für eine 1 h/d, wie z. B. Atemmeditation oder einen Bodyscan (die einzelnen Körperteile werden erspürt und zum Ende als Ganzes achtsam wahrgenommen). Die Übungen zielen darauf ab, Aufmerksamkeit und Konzentration zu verbessern und das Körperbewusstsein zu intensivieren. Die damit verbundenen Empfindungen oder Gedanken werden nicht bewertet (Segal et al. 2008).

Auf der Basis der verbesserten Aufmerksamkeit wird ein **veränderter Umgang mit negativen Emotionen und Gedanken** eingeübt. Wesentliches Ziel ist hier, eine Haltung zu entwickeln, negative Gedanken als mentale Ereignisse zu sehen und damit den aversiv-vermeidenden oder grüblerischen Gewohnheiten entgegenzuwirken. Bedingungslose **Akzeptanz und Offenheit** gegenüber den eigenen aversiven Affekten und Gedanken sind zentrale Wirkprinzipien des MBCT. Die MBCT hat sich auch bei älteren Menschen v. a. in der Depressionsbehandlung als wirksam erwiesen (Geiger et al. 2016).

18.6.3 Systemische Verfahren

Ein zentraler Ansatz der systemischen Psychotherapie ist, den Patienten im Kontext seiner wechselseitigen Beziehungen zu verstehen. Krankheiten und deren Symptome werden als Ergebnis der wechselseitigen Interaktion zwischen Erkrankten (sog. „Symptomträgern") und deren Umwelt betrachtet. In der systemischen Sicht wird weniger die Krankheit des Individuums, sondern vielmehr ein sich veränderndes **Interaktionsmuster des Systems**, z. B. zwischen dem Erkrankten und seinen Angehörigen, betrachtet. Unter Einbeziehung verschiedener Konzepte werden Interventionen entwickelt, dieses Beziehungsgeflecht umzugestalten und damit neu zu „kalibrieren".

Zu Beginn der Therapie ist es wesentlich, den (therapeutischen) Auftrag und das Ziel gemeinsam zu klären. Dies dient dazu, sich realistische und erreichbare Ziele zu stecken – sowohl von Seiten des Patienten als auch von Seiten des Therapeuten. Dabei behält der Therapeut eine Haltung bei, die mit „**Allparteilichkeit**" bezeichnet wird, d. h. er ergreift z. B. in Konfliktsituationen grundsätzlich keine Position für eine Partei, sondern versucht, sich in jede der einzelnen Positionen einzudenken und einzufühlen.

▸ **Methoden.** An der Therapie nehmen üblicherweise die zum engeren familiären System gehörenden Personen teil. Eine typische Methode der systemischen Familientherapie ist das gemeinsame Erstellen von **Genogrammen** (Stammbäumen), um ein besseres Verständnis für das familiäre System zu erhalten. Mit einer sog. **Familienaufstellung** ist beabsichtigt, das familiäre System des Patienten durch Symbole oder Personen mit dem Ziel nachzustellen, Konflikte oder negative Beziehungsmuster herauszustellen und zu bearbeiten.

In der Gesprächsführung wird häufig die Technik des **zirkulären Fragens** verwendet. Sie besteht darin, die Gedanken, Gefühle und Verhaltensweisen des Familienmitgliedes A gegenüber Familienmitglied B nicht direkt von der Person A, sondern von einer 3. Person dieses Familiensystems zu erfragen: „Herr P., was meinen Sie, was Ihre Ehefrau empfindet, wenn sie Ihre Mutter so verzweifelt erlebt?" Der Sachverhalt wird also nicht direkt kausal erfragt, sondern sozusagen „um die Ecke". Eine weitere typische Fragetechnik ist die „**Wunderfrage**". Hierbei sollen sich die Betroffenen dazu äußern, was wäre, wenn durch wundersame Weise das zur Diskussion stehende Problem nicht mehr existieren würde. Was würde man als erstes bemerken, wie würde man sich z. B. anderen gegenüber verhalten?

Die Umdeutung oder **Reframing** spielt ebenfalls eine wichtige Rolle in der systemischen Methodik. Hierbei werden Sachverhalte in eine meist positive Bedeutung „umgedeutet". Als Beispiel mag eine Anekdote dienen, die einem islamischen Gelehrten zugeschrieben wird. Als der Esel des Gelehrten plötzlich verschwunden ist, dankt er laut rufend seinem Gott dafür. Von anderen verwundert auf seine Dankbarkeit angesprochen, antwortet der Gelehrte: „Ich muss doch meinem Gott danken, dass ich nicht mehr auf dem Esel gesessen habe, sonst wäre auch ich verschwunden."

18.6.4 Unterstützende Verfahren

Psychotherapeutische Methoden bzw. Interventionen können nicht immer einer bestimmten Schule oder einem bestimmten Ansatz zugeordnet werden. Viele Verfahren finden in verschiedenen Ansätzen Verwendung, wie z. B. Entspannungsverfahren oder Lebensrückblicke.

Entspannungsverfahren

Entspannungsverfahren zählen zu den am häufigsten angewandten, die Psychotherapie unterstützenden Methoden. Hierzu zählt insbesondere das autogene Training nach dem Psychiater Johannes Heinrich Schultz oder die progressive Muskelrelaxation nach dem Mediziner Edmund Jacobson.

▶ **Autogenes Training.** Das in eine sog. Unterstufe und Oberstufe unterteilte autogene Training ist eine Form der Selbstsuggestion und wird in der **Unterstufe** in 6 aufeinander aufbauenden Teilen durchgeführt:

- Schwereübung: „Mein rechter (linker) Arm/mein rechtes (linkes) Bein ist ganz schwer"
- Wärmeübung: „Mein rechter (linker) Arm/mein rechtes (linkes) Bein ist ganz warm"
- Herzübung: „Mein Herz schlägt ruhig"
- Atemübung: „Atem ganz ruhig" oder „es atmet mich"
- Sonnengeflechtsübung: „Sonnengeflecht strömend warm"
- Kopfübung: „Stirn angenehm kühl"

Die einzelnen Übungen werden entweder im Liegen oder Sitzen (Droschkenkutschersitz) durchgeführt, indem sich der Satz innerlich formelhaft vorgesagt wird. Die Entspannungsübung wird schließlich durch Zurücknahme der Autosuggestion mit der Formel: „Arme fest anziehen, tief einatmen und Augen auf" beendet.

In der **Oberstufe** werden im entspannten Zustand gemäß einem psychoanalytischen Grundverständnis unbewusste Prozesse angestoßen und i. d. R. in einen psychotherapeutischen Prozess integriert. Die Übungen der Oberstufe lauten wie folgt:

- eine beliebige Farbe erscheinen lassen
- eine Eigenfarbe erscheinen lassen
- Objekte erscheinen lassen
- abstrakte Gegenstände schauen
- Gefühlszustände erleben und erfahren
- ein Eigen-Gefühl erfahren
- andere Menschen sehen
- Fragen an das Unbewusste stellen

▶ **Progressive Muskelrelaxation.** Der entspannende Effekt der progressiven Muskelrelaxation wird durch ein kurzes Anspannen und Entspannen einzelner Muskelpartien erreicht. Schrittweise wird nach und nach die Aufmerksamkeit auf die einzelnen Muskelgruppen gelenkt. Die Übungen sind schnell zu erlernen und der Erfolg stellt sich häufig rascher ein als beim reinen autogenen Training. Manche Kurse beginnen zunächst mit der „aktiveren" Muskelrelaxation und gehen nach den ersten Erfahrungen mit der Entspannung auf das autogene Training über.

Lebensrückblick

Viele alte Menschen haben ein Bedürfnis nach einem Rückblick auf ihr Leben. Hiervon zu erzählen, verknüpft die Vergangenheit mit der Gegenwart, ist sinn- und identitätsstiftend (S. 361). Ein Lebensrückblick kann in Form einer Alltagsbegleitung, z. B. in Gruppen (Erinnerungscafés, Erzählkreise) oder im Einzelgespräch geschehen. Eine Lebensrückblickstherapie wird dagegen systematisch als Element anderer Therapieformen durchgeführt, etwa bei der kognitiven Verhaltenstherapie. Sie umfasst i. d. R. 10–20 Sitzungen.

Eine Lebensrückblickstherapie wird bei psychischen Störungen eingesetzt wie:

- Depression
- Angststörung
- posttraumatische Belastungsstörung
- Anpassungsstörung

Die Psychoanalytikerin Verena Kast (2010) und der Psychologe, psychologische Psychotherapeut und Arzt Andreas Maerker (2013) haben aus ihrer psychologischen Richtung je eigene Konzepte für einen Lebensrückblick vorgestellt.

Lebensrückblick nach Kast

Nach Kast (2010) umfasst die therapeutische Intervention das Anregen von Erzählungen, in denen die Gefühle aus den vergangenen Situationen erneut und lebendig erlebt werden. Hierbei legt die Psychoanalytikerin Wert auf das Erzählen gelungener Episoden im Rahmen einer von ihr sog. **Freudenbiografie** (Kast 2010). Scham- und schuldbesetzte Erinnerungen werden aus der damaligen Situation heraus bewertet und therapeutisch bearbeitet, d. h. eine akzeptierende, abschließende Sichtweise gefördert. Ein wichtiger Punkt in diesem Konzept ist das Erlangen einer Wertschätzung und Dankbarkeit für das gelebte Leben.

Lebensrückblick nach Maerker

Maercker (2013) unterteilt seine Intervention in 3 Phasen. In der **Vorbereitungsphase** erfolgen eine psychologische Diagnostik, eine Information über das weitere psychotherapeutische Vorgehen sowie der Aufbau einer therapeutischen Beziehung.

Die **mittlere Therapiephase** ist gekennzeichnet durch Fragen, welche die Erinnerung an bestimmte Lebensphasen anregen. Mögliche Themen sind: Herkunftsfamilie, Elternhaus, Erziehung, Schule, Wahrnehmung der Gleichaltrigen, sexuelle Entwicklung, Partnerschaften, ggf. Ehen und Kinder, Berufsbiografie, Wahrnehmung von ethnischer Zugehörigkeit, Geschlecht und sozialer Klasse, Körperbild und körperliche Veränderungen, religiöse und spirituelle Entwicklung bzw. Weltansichten, Erfahrungen mit dem Tod, Sicht der Zukunft, Freundschaften. In der **Abschlussphase** wird Bilanz gezogen und die Biografie sinnstiftend bewertet.

Würdetherapie nach Chochinov

Die Würdetherapie (engl.: Dignity Therapy) wurde von dem kanadischen Psychiater Harvey Max Chochinov und Kollegen (2005) konzipiert, weiterentwickelt und empirisch untersucht. Ausgangspunkt ist seine Beobachtung, dass Patienten im Endstadium einer lebenslimitierenden Erkrankung (z. B. Krebs) v. a. über einen Verlust der Würde klagen. Einflussfaktoren, die das Würdeempfinden beeinflussen, sind (Chochinov et al. 2002):

▶ **Krankheitsbezogene Faktoren**

- Grad der Unabhängigkeit hinsichtlich:
  - kognitiver Leistungsfähigkeit
  - Alltagsbewältigung
- Symptombelastung durch:
  - körperlich belastende Symptome
  - psychische Belastungen, z. B. Unsicherheit in medizinischen Fragen, Angst vor dem Tod

► **Soziale Faktoren**
- Privatsphäre
- soziale Unterstützung
- pflegerische Grundhaltung
- Anderen eine Last sein
- Sorgen um die Zukunft der Angehörigen

► **Würde bewahrende psychische Funktionen**
- Würde bewahrende Perspektiven
  - Kontinuität des Selbst
  - Aufrechterhalten von Rollen
  - Generativität/Vermächtnis
  - Bewahrung von Stolz
  - Hoffnung
  - Autonomie/Kontrolle
  - Akzeptierung
  - Resilienz/Kampfgeist
- Würde bewahrendes Verhalten
  - Leben im Hier und Jetzt
  - Aufrechterhalten von Normalität
  - Streben nach spiritueller Stärkung

Die Würdetherapie stellt eine **psychotherapeutische Kurzintervention** dar und will die psychosozialen, spirituellen und existenziellen Belastungen der Erkrankten vermindern. Den Patienten wird ein Lebensrückblick angeboten, wobei die Erinnerungen an positive Aspekte des eigenen Lebens im Vordergrund stehen sollen. Das Gespräch ist durch **9 Leitfragen** gekennzeichnet (Chochinov et al. 2005):

1. „Erzählen Sie mir ein wenig über Ihre Lebensgeschichte; besonders über die Ereignisse, an die Sie sich am meisten erinnern oder die am wichtigsten waren. Was war Ihre beste Zeit?
2. Gibt es bestimmte Dinge, die Sie Ihrer Familie über sich mitteilen wollen? Gibt es bestimmte Dinge, an die sich Ihre Familie erinnern soll?
3. Was waren die wichtigsten Rollen, die Sie in Ihrem Leben eingenommen haben (familiäre, berufliche, gesellschaftliche usw.)? Warum waren Ihnen diese Rollen wichtig und was haben Sie Ihrer Meinung nach darin erreicht?
4. Was waren Ihre wichtigsten Leistungen, worauf sind Sie besonders stolz?
5. Gibt es bestimmte Dinge, von denen Sie merken, dass sie noch ausgesprochen werden wollen oder Dinge, die Sie Ihren Angehörigen gerne noch einmal sagen möchten?
6. Was sind Ihre Hoffnungen und Wünsche für Ihre Angehörigen?
7. Was haben Sie über das Leben gelernt, was Sie gerne weitergeben möchten? Welchen Rat oder welche Lebenserfahrungen würden Sie gerne an Ihre Angehörigen weitergeben?
8. Gibt es Worte oder vielleicht sogar Botschaften, die Sie Ihren Angehörigen mitgeben möchten, um ihnen zu helfen, ihre Zukunft gut zu bewältigen?
9. Gibt es andere Dinge, die Ihnen einfallen und die ebenfalls Thema sein sollten?“

Die Antworten werden auf Tonband aufgenommen und transkribiert. Je nach Verfassung des Patienten bedarf es mehrerer Sitzungen. Der Text wird vom Therapeuten in eine schriftliche Form und in eine chronologische Reihenfolge gebracht. In einer weiteren Sitzung wird der gesamte Text dem Patienten vorgelesen. Dadurch können Sätze korrigiert und im Sinne des Patienten angepasst werden.

Zuletzt wird die Verschriftung als „Generativitätsdokument“ dem Patienten übergeben, der es ähnlich einem Vermächtnis Personen seiner Wahl übergeben oder hinterlassen kann. Welche Personen dies sind, wird in den Sitzungen besprochen.

18.7 Naturheilverfahren und Homöopathie

Komplementäre, also ergänzende, Pflegemaßnahmen werden oftmals als Ergänzung der eher schulmedizinisch ausgerichteten Pflege eingesetzt. Der Einsatz beruht teilweise auf Erfahrung, inzwischen liegen jedoch auch wissenschaftlich fundierte Erkenntnisse über Einsatzmöglichen und Nutzen komplementärer Pflegemaßnahmen vor. Im folgenden Abschnitt werden insbesondere Maßnahmen aus dem Bereich der Naturheilverfahren fokussiert, jedoch auch homöopathische Ansätze vorgestellt.

18.7.1 Naturheilverfahren

Definition

Naturheilverfahren sind Maßnahmen, die im Körper natürliche Reaktionen anregen und ausschließlich aus der Natur stammen, z. B. Wärme, Kälte oder Pflanzen bzw. Auszüge aus Pflanzen.

Naturheilverfahren können das Wohlbefinden verbessern, präventiv eingesetzt werden, die Heilung unterstützen und Beschwerden lindern. Neben dem eigentlichen Effekt der aus Heilpflanzen hergestellten Mittel, wirkt sich auch die besondere Zuwendung bei der Anwendung der Maßnahmen positiv auf die Stimmung und die Beziehung zwischen Pflegenden und Menschen mit Pflegebedarf aus. Teilweise kann es gelingen, den Einsatz sonstiger Pharmazeutika durch Naturheilverfahren zu reduzieren und den Gesundheitszustand der Menschen zu verbessern.

Merke

Falsch angewendete Naturheilmittel können negative Neben- und Wechselwirkungen hervorrufen. Der Einsatz sollte daher immer nach ärztlicher Rücksprache erfolgen, insbesondere, wenn die zugrundeliegenden Beschwerden länger anhalten.

Naturheilverfahren bei ausgewählten Pflegeproblemen

► **Appetitlosigkeit.** Vor den Mahlzeiten kann ein Tee aus Pflanzen mit Bitterstoffen angeboten werden. Besonders geeignet sind hier Wermut oder Schafgarbe. Der Tee sollte mind. 15 min vor dem Essen getrunken werden. Auch alkoholische Tinkturen aus diesen Pflanzen sind zur Anregung des Appetits geeignet und können etwa 30 min vor den Mahlzeiten pur oder mit etwas Zucker eingenommen werden. Bei Gallenerkrankungen sowie Geschwüren im Magen oder Zwölffingerdarm dürfen diese Bitterstoffe nicht angewendet werden.

Praxistipp

Für einen appetitanregenden Tee übergießen Sie einen Teelöffel des getrockneten Krautes mit 100 ml Wasser. Beachten Sie, dass der Tee nicht zu lange ziehen darf, da er sonst zu bitter wird (Schafgarbe max. 10 min, Wermut max. 5 min). Der Geschmack kann durch die Beigabe einiger Pfefferminzblätter verbessert werden, was insbesondere bei Menschen mit einer demenziellen Erkrankung sinnvoll sein kann.

▸ **Ein-/Durchschlafprobleme.** Vor dem Schlafen kann ein Tee aus Baldrian, Lavendel und Hopfen angewendet werden. Die Wirkstoffe dieser Pflanzen haben einen beruhigenden Effekt. Entsprechende Präparate können bereits fertig gemischt in der Apotheke bezogen werden. Auch eine Auflage mit Lavendelöl hat eine beruhigende Wirkung, ebenso ein wärmendes Fußbad.

Praxistipp

Für einen beruhigenden Tee übergießen Sie einen Teelöffel Lavendelblüten mit 250 ml Wasser und lassen diesen ca. 5 min ziehen.

Praxistipp

Für eine Auflage mit Lavendelöl erwärmen Sie 2 Baumwollhandtücher und tropfen etwas ätherisches Lavendelöl auf eines der Tücher. Dieses Tuch wird direkt auf die Brust gelegt und mit dem anderen Tuch abgedeckt. Der Oberkörper kann wieder angekleidet und mit einer Decke zugedeckt werden. Die Auflage kann so lange auf der Brust liegen bleiben, wie es als angenehm empfunden wird. Eine Lavendelölauflage sollte nur 1-mal tägl. angewendet werden.

▸ **Müdigkeit.** Bei Müdigkeit kann ein Armguss oder Armbad nach Kneipp angewendet werden, wodurch die Durchblutung angeregt wird. Rosmarin wirkt ebenfalls belebend und kann als ätherisches Öl einer Körperlotion beigefügt werden. Nach der Körperpflege können hiermit Brust, Arme und Füße eingerieben werden, um den Kreislauf anzuregen (bei Hypertonie ist diese Maßnahme kontraindiziert). Prüfen Sie vorab die Hautverträglichkeit des Öls.

Praxistipp

Für ein kühlendes Armbad nach Kneipp wird eine Waschschüssel oder das Waschbecken mit kühlem Wasser (12–18°C) gefüllt. Beide Arme werden für etwa 30 s bis zur Mitte der Oberarme eingetaucht. Das Wasser danach nur abstreifen, nicht abtrocknen. Anschließend werden die Arme so lange bewegt, bis ein Wärmegefühl eintritt. Die Maßnahme soll nur dann angewendet werden, wenn derjenige, bei dem sie angewendet wird, sich damit wohl fühlt. Halten Sie warme Kleidung oder eine Decke zum Aufwärmen bereit.

▸ **Schmerzen.** Die Möglichkeiten der naturheilkundlichen Schmerzbehandlung sind relativ umfassend. Einige wesentliche Maßnahmen werden nachfolgend dargestellt (▸ Tab. 18.2).

Tab. 18.2 Naturheilkundliche Schmerzbehandlung.

Schmerzart	Maßnahme	Anwendung
entzündliche Gonarthrose	Auflage mit Kohl	Von einem Weißkohl oder Wirsing werden die äußeren Blätter entfernt. Die darauffolgenden dunkleren Blätter werden abgezogen und die feste Mittelrippe entfernt. Die Blätter anschließend auf einer Unterlage ausrollen, z. B. mit einer Glasflasche, bis etwas Saft austritt. Die Kohlblätter werden überlappend auf das schmerzende Kniegelenk gelegt.
Gelenkschmerzen bei entzündlichen Erkrankungen	feucht-kalte Auflage mit Quark oder Joghurt	Ein feuchtes Baumwolltuch wird etwa fingerdick mit Quark (mind. 20 % Fettgehalt) oder Naturjoghurt (mind. 3,5 % Fettgehalt) bestrichen. Das Tuch wird auf die schmerzende Körperregion gelegt und mit einem dickeren Handtuch abgedeckt. Die Anwendung kann wiederholt werden, wenn sich die Auflage erwärmt hat.
Kopfschmerzen	Einreibung mit Pfefferminzöl	Das Öl aus der echten Pfefferminze (Mentha piperita) ist bei Kopfschmerzen ebenso wirksam wie gängige Analgetika. Das Öl wird hierfür großflächig auf Stirn und Schläfen aufgetragen.
Muskelschmerzen in Schulter oder Nacken	wärmende Auflage mit Schmerzöl wie Lavendel oder Kampher	Zwei Baumwolltücher werden erwärmt, eines der Tücher wird mit dem gewählten Öl benetzt, bis es fast tropft. Dieses Tuch wird direkt auf die schmerzende Stelle gelegt und mit dem anderen Tuch abgedeckt. Die Oberbekleidung kann wieder angezogen werden, zusätzlich kann der Betroffene mit einer Wolldecke zugedeckt werden. Die Auflage wird entfernt, wenn sie nicht mehr wärmt.
Muskelverspannung	wärmendes Körner- oder Kernkissen	Kissen mit Kirschkernfüllung bleiben länger warm, feinere Körner wie Dinkel oder Roggen lassen sich flexibler an den Körper anmodelieren und sind angenehmer, wenn sie mit ins Bett genommen werden sollen. Körner- oder Kernkissen werden im Backofen für 10–15 min bei etwa 100° oder für ca. 90 s bei 600 Watt in der Mikrowelle erwärmt. Das Kissen kann direkt auf die schmerzende Region gelegt werden. Entfernen Sie das Kissen, wenn es nicht mehr wärmt. Die Anwendung kann bei Bedarf wiederholt werden.
Rückenschmerzen	Schmerzsalbe auf Basis von Cayenne-Pfeffer (Capsaicin)	Capsaicin, der Wirkstoff aus dem Cayenne-Pfeffer, wirkt wärmend und steht als Salbe oder auch als Pflaster zur Verfügung. Die Salbe darf nicht auf verletzte Hautstellen, in die Augen oder auf Schleimhäute gelangen. Tragen Sie bei der Anwendung Handschuhe und beachten Sie die Packungsbeilage. Nach der Anwendung ist eine zusätzliche Wärmeeinwirkung unbedingt zu vermeiden.

► **Unruhe.** Baldrianextrakt dämpft die Nervenaktivität und kann beruhigend wirken. Das Präparat muss jedoch ausreichend dosiert und regelmäßig eingenommen werden. Die Wirkung tritt i. d. R. nach wenigen Tagen auf, kann aber auch bis zu 4 Wochen benötigen. Baldrian wird nicht als Daueranwendung empfohlen. Bei inneren Unruhezuständen kann auch Lavendel eine positive Wirkung entfalten. Das Öl kann in Form von Kapseln innerlich angewendet werden, aber auch für Einreibungen oder ein Bad verwendet oder auf ein Tuch aufgetragen und inhaliert werden.

Lernaufgabe

Probieren Sie die Düfte bei sich selber aus. Welche mögen Sie, welche sind Ihnen unangenehm? Welche Wirkung beobachten Sie?

Weitere Naturheilverfahren

Neben dem Einsatz von Heilpflanzen kann auch die **Akupunktur** zu den Naturheilverfahren gezählt werden und wird im Rahmen der TCM (traditionellen chinesischen Medizin) seit über 2 000 Jahren eingesetzt. Insbesondere die Ohrakupunktur nach dem NADA-Protokoll (NADA: National Acupuncture Detoxification Association) kann auch von Pflegenden erlernt und eingesetzt werden. Bewährt hat sich der Einsatz u. a. bei akuten und chronischen Schmerzen, Schwindel und Schlafstörungen, aber auch zur begleitenden Therapie funktioneller Störungen innerer Organe und im Rahmen der Suchttherapie. Zentrale Akupunkturpunkte am Ohr sind in ► Abb. 18.8 dargestellt.

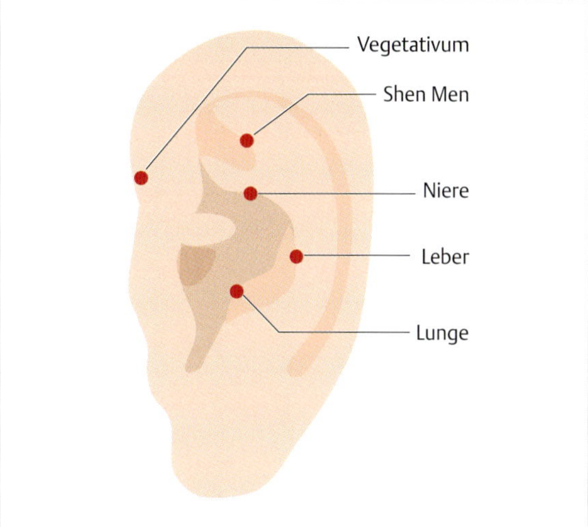

Abb. 18.8 Akupunktur. Die zentralen Akupunkturpunkte am Ohr laut NADA-Protokoll. (Quelle: © Thieme Group)

18.7.2 Homöopathie

Definition

Homöopathie ist eine alternative Behandlungsform, die die Selbstheilungskräfte des Körpers anregen soll. Die Behandlung beruht auf der Annahme, dass ein Präparat, das bei einem gesunden Menschen bestimmte Symptome auslösen kann, die gleichen Symptome bei einem erkrankten Menschen lindern kann (sog. Ähnlichkeitsprinzip).

Homöopathische Präparate können eine Ergänzung zu klassischen schulmedizinischen Maßnahmen sein und werden teilweise auch eingesetzt, um deren Nebenwirkungen zu mildern. Homöopathische Präparate stehen immer wieder in der Kritik, da die genauen Wirkweisen sowie die Anwendungsfolgen ungeklärt bzw. wissenschaftlich nicht belegt sind. Da es sich um Arzneimittel handelt, ist die Rücksprache mit einem entsprechend qualifizierten Arzt oder Heilpraktiker erforderlich. Die Auswahl des jeweiligen Mittels erfolgt individuell unter Berücksichtigung aller festgestellten Symptome.

Homöopathie bei ausgewählten Pflegediagnosen

► **Verwirrtheit.** Psychotrope Substanzen sollen das Fortschreiten der Symptome verlangsamen. Diese Präparate können häufig auch als Dauermedikation eingesetzt werden.

► **Sturzneigung.** Abhängig von der Ursache der Sturzneigung stehen verschiedene Präparate zur Auswahl. Sie sollen das Durstgefühl steigern (bei Dehydratation), die Pulsamplitude durch Senkung des diastolischen Blutdrucks steigern oder Unruhe und häufiges nächtliches Aufwachen reduzieren.

► **Schmerzen.** Für fast alle Schmerzarten (Krämpfe, stechende Schmerzen, Muskelschmerzen und andere) stehen Präparate zur Verfügung, die die Symptomatik verbessern sollen.

► **Demenz.** Ein spezielles Präparat gegen demenzielle Erkrankungen gibt es nicht, jedoch werden für verschiedene Symptome, wie Angstzustände, Unruhe, Orientierungsstörungen, Vergesslichkeit, unterschiedliche homöopathische Mittel angeboten.

Generell sind die Einsatzmöglichkeiten homöopathischer Präparate sehr vielfältig, was anhand der folgenden Beispiele deutlich wird:

- Hyoscyamus (Bilsenkraut) wird u. a. bei sexueller Hyperaktivität und Distanzlosigkeit verabreicht, zeigt aber auch bei Personen mit manischen oder hysterischen Zuständen, Schlaflosigkeit oder Ruhelosigkeit Wirkung.
- Arsenicum album (Weißer Arsenik) kann im Sterbeprozess sinnvoll eingesetzt werden, um Ängste und Unruhe zu lindern. Aber auch bei Durchfall, Erbrechen, Schmerzen oder grippalen Infektion kann das Präparat Linderung verschaffen.

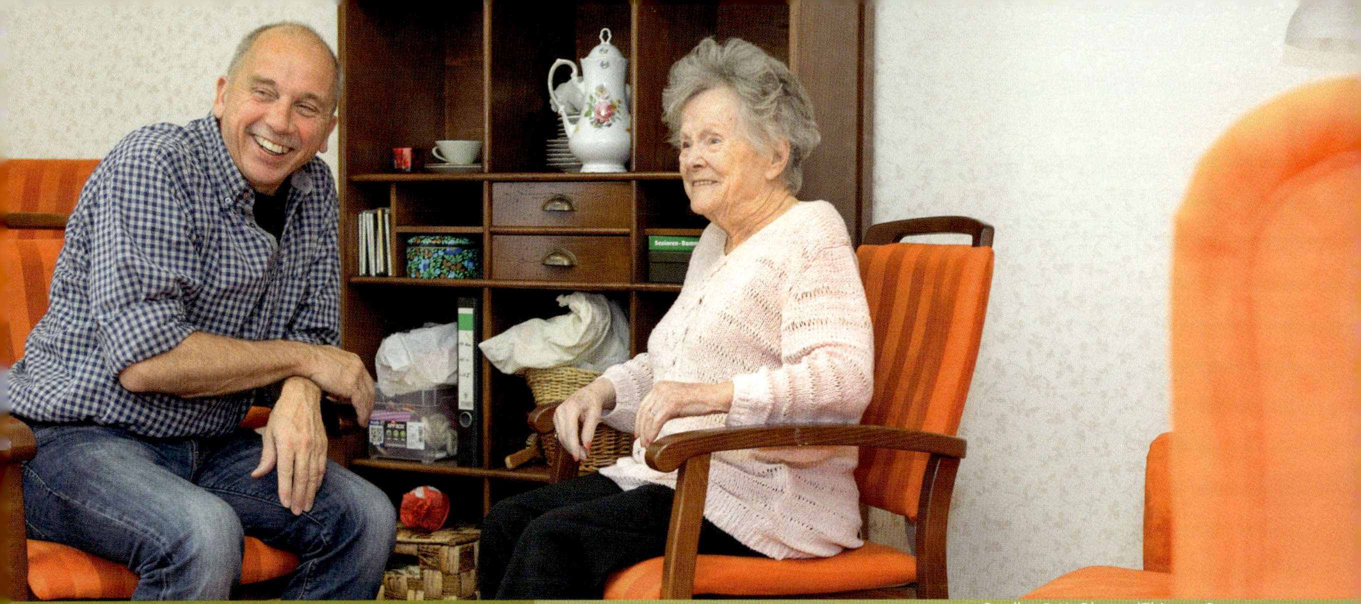

Quelle: © K. Oborny/Thieme Group

Kapitel 19

Weitere nicht medikamentöse Verfahren, Zugänge und Konzepte

19 Weitere nicht medikamentöse Verfahren, Zugänge und Konzepte

19.1 Kognitive Verfahren

Kognition ist ein Sammelbegriff, ähnlich wie der in diesem Zusammenhang genutzte Begriff des Denkens.

Definition

Der Begriff **Kognition** steht für alle Vorgänge im Gehirn, die mit Erkennen und Wissen zu tun haben. Hierzu ist die Aufnahme und Verarbeitung von Außenreizen notwendig. Als kognitive Prozesse gelten Intelligenz, Wahrnehmung, Aufmerksamkeit, Denken, Gedächtnis und Sprache.

19

Kognitive Fähigkeiten nutzt der Mensch, um sich mit der Umwelt und seiner eigenen Person auseinanderzusetzen und seine Individualität auszuprägen. Ergänzend entwickeln sich ein Wissensrepertoire und die Fähigkeit, Probleme zu lösen. Dies bedeutet, die kognitiven Fähigkeiten entscheiden wesentlich darüber, wie ein Mensch auf Umweltreize reagiert und wie differenziert er Entscheidungen trifft. Damit ist **menschliches Verhalten** zu einem großen Teil von kognitiven Prozessen abhängig. Von kognitiven Störungen kann dann ausgegangen werden, wenn die folgenden Aspekte verändert sind (Wolff 2011b):

- das Bewusstsein
- die Aufmerksamkeit
- die Konzentration
- die Auffassung
- die Merkfähigkeit
- die Orientierung
- die Wahrnehmung
- die Intelligenz

Kognitive Verfahren als **Intervention** oder zur **Prävention** bieten sich bei allen gerontopsychiatrischen Erkrankungen an, bei denen eine oder mehrere dieser Fähigkeiten gestört sind.

Die Herausforderung bei den folgenden Verfahren besteht darin, ein **geeignetes Angebot** auszusuchen, das den Betroffenen nach Möglichkeit weder über- noch unterfordert. Beides würde den Erfolg des Angebotes infrage stellen und längerfristig zu einer Frustration auf der Seite des Patienten, aber auch der Pflegenden führen. Die Auswahl des Verfahrens, des Schwierigkeitsgrades und der Frequenz des Angebotes sollte nach ausgiebiger Beobachtung durch den betreuenden Personenkreis getroffen werden.

Praxistipp

Wird ein allgemeines kognitives Training (Gedächtnistraining) angeboten, das von allen Bewohnern einer Einrichtung genutzt werden kann, muss darauf geachtet werden, ob Bewohner mit leichten Gedächtniseinschränkungen daran teilnehmen können. Manchmal ist dies bei selbstbewussten Menschen gut möglich, und sie profitieren in dieser Gruppe, doch bei zunehmenden kognitiven Störungen kann es zu einer Überforderung kommen. Bei dem Betroffenen stellt sich im Laufe der Zeit das Gefühl ein: „Ich schaffe das nicht, ich versage dauernd".

Durch Überforderung entsteht Frustration und im Laufe der Zeit u. U. auch Aggression. Konsequenz einer beobachteten Überforderung könnten verschiedene Strategien sein. Zum einen könnte der **Schwierigkeitsgrad** der Angebote gesenkt werden, zum anderen könnte ein neues Angebot ausgewählt werden, welches besser den verbliebenen Fähigkeiten entspricht.

Regelmäßig sollten die erreichten Effekte **evaluiert** werden. Sollten Probleme auftreten, kann eine **Fallbesprechung** (S. 77) ein sinnvolles Instrument zur Ergebnissicherung sein.

19.1.1 Realitätsorientierungstraining

Konzept

Das Realitätsorientierungstraining (ROT) ist eines der ältesten kognitiven Verfahren in der psychiatrischen Betreuung. Es wurde bereits Mitte der 1960er von Lucille R. Taulbee dem Psychiater James C. Folsom (1966) für eine größer werdende Zahl desorientierter Menschen entwickelt.

Das Verfahren besteht aus 2 Varianten, zum einen aus dem informellen ROT (**„24-Stunden-ROT“**) und dem sog. **„classroom-ROT“**. Die 1. Form steht für ein „Rund-um-die-Uhr“-Konzept, das v. a. in den 1970er- und 1980er-Jahren Pflegekräfte wie Therapeuten geprägt hat. Ziel ist es, kontinuierlich zu allen Zeiten einen Fluss an Orientierung im alltäglichen Leben sicherzustellen. Dies wird nicht nur in Bereichen der Umgebung durch große Uhren, Kalender und Hinweisschilder umgesetzt, sondern findet ebenfalls Berücksichtigung in einer Kommunikation, die darauf ausgerichtet ist, den Betroffenen im Hier und Jetzt zu orientieren. V. a. die farbliche Gestaltung der Bereiche, wie identifizierende Farben für die einzelnen Etagen eines Altenheims, soll die Bewohner ihre Bereiche besser wiedererkennen lassen. Die 2. Form stellt ein spezielles Gruppenangebot dar. Dieses formelle oder „classroom-ROT“ bietet dem Betroffenen regelmäßig alle wichtigen Orientierungspunkte aus dem Alltag an, v. a. Informationen zu Zeit, Ort, Personen und den Tagesabläufen. Dabei wird der Gruppencharakter für das gegenseitige Lernen und die gegenseitige Motivation genutzt (Taulbee u. Folsom 1966).

Ziele

Ein Grundkonzept des ROTs ist, „falsche“ Aussagen der Patienten nicht positiv zu bestätigen, sondern diese auf die Wirklichkeit hin zu (re-)orientieren. Hierdurch beabsichtigt das Verfahren, die Orientierungsfähigkeit und die Gedächtnisleistung durch eine Verbesserung der Tagesstrukturierung zu fördern. Die **Selbstständigkeit** der Betroffenen, ihr **Selbstwertgefühl** und damit ihre Identität sollen erhalten und die soziale Integration gestärkt werden. Das Training soll Kreativität fördern und die Lebensqualität erhöhen.

Merke

Das Realitätsorientierungstraining kann bei allen Menschen angewendet werden, deren Orientierungsfähigkeit nachlässt bzw. die im institutionellen Alltag Orientierungshilfen benötigen. Hierbei muss jedoch vermieden werden, die Patienten zu sehr mit den eigenen Defiziten zu konfrontieren.

Sowohl depressiv Erkrankte als auch Bewohner mit Wahnvorstellungen, aber auch Menschen mit einer beginnenden demenziellen Erkrankung können von diesem Training profitieren. Zu beachten ist allerdings, dass der Betroffene nicht mit den Teilen der Realität konfrontiert wird, die ihn ängstigen.

Durchführung

Ursprünglich wurde dieses Training sehr rigide durchgeführt und die Patienten wurden konsequent auf Fehlannahmen hingewiesen und ihr Verhalten korrigiert. Heute setzt sich zunehmend eine Verfahrensweise durch, die den sich reduzierenden Möglichkeiten und den Bedürfnissen der Betroffenen angepasst ist. Dies erfordert von den Mitarbeitern ein hohes Maß an Flexibilität und eine besondere **Berücksichtigung der Individualität** des Patienten.

In der täglichen Anwendung sollten folgende Aspekte berücksichtigt werden:

- in einfachen kurzen Sätzen sprechen
- Wiederholungen verwenden
- Erinnerungen als Brücke zur Gegenwart nutzen
- Humor zeigen und Ereignisse kommentieren

Die ROT-Gruppen verstehen sich als Ergänzung zu einem bestehenden 24-Stunden-Modell. Die Gruppen sollten mehrmals wöchentlich für ca. 30 min besucht werden. Über-, aber auch Unterforderungen sollten in jedem Fall vermieden werden (Maciejewski et al. 2001). Hilfsmittel für das ROT können Videos, Schallplatten, CDs, Wegweiser und vieles mehr sein.

Praxistipp

Im Rahmen des ROTs können z. B. Alltagsgegenstände getöpfert werden, um eine Auseinandersetzung mit dem Gegenstand an sich und seiner Bedeutung einzuleiten. So kann die Bedeutung des Gegenstands im Gedächtnis intensiviert und das Wiederabrufen bzw. Wiederfinden des Begriffs im Gedächtnis erleichtert werden.

Eine größere Untersuchung zeigte, dass sich die Interventionen des ROTs für Kognition und Verhalten positiv auf die Patienten auswirken. Aus den Untersuchungen ging aber nicht klar hervor, welche der vielen Ansätze sich positiv auswirkten und welche weniger. Das Lesen von Zeitungsnachrichten z. B. wurde von demenziell erkrankten Patienten nicht sehr gut angenommen. Auch das Einüben von Namen mithilfe von Namensschildern wurde von demenziell erkrankten Patienten abgelehnt. Dies bedeutet allerdings nicht, dass das Lesen von Zeitungsartikeln bei Patienten mit anderen gerontopsychiatrischen Erkrankungen wie der Depression nicht fördernd wirken kann.

Ein positiver Effekt des ROTs ist die Reduktion der Depressivität. Allerdings beschreibt der Gerontopsychiater Hans Gutzmann (2003), dass hier die vermehrte soziale Interaktion stärker zu Buche schlägt als das eigentliche ROT. Insgesamt empfehlenswert für die Durchführung des ROT sind:

- Gruppenaktivitäten, die eine persönliche Relevanz und gleichzeitig keinen belehrenden Charakter haben,
- spielerische und nicht verletzende Aktivitäten, die eine Konfrontation mit den Einschränkungen des Betroffenen vermeiden,
- implizites Lernen (vielseitig genutztes Material).

Da es zurzeit keine einheitlichen Empfehlungen zur Umsetzung des ROT gibt bzw. sich diese stark an demenziell Erkrankten orientiert, sollte innerhalb einer Einrichtung im Umgang mit diesem Konzept eine adaptierte **Leitlinie** erstellt werden. An dieser können sich alle Mitarbeiter orientieren. Das Risiko bei unreflektierter und stringenter Anwendung von ROT, Patienten mit einer Demenz zu überfordern, ist hoch. Fortwährende Korrekturen zur Verbesserung der Orientierung bedeuten für den Erkrankten, dass der andere es wohl immer besser weiß. Unter Umständen führt diese permanente Frustration in der Folge zu abwehrendem Verhalten.

Merke

Wird das ROT im Sinne einer diskreten Orientierungshilfe, die wahrgenommen, aber auch ignoriert werden kann, angewendet, ist das Risiko geringer, den Betroffenen zu überfordern.

19.1.2 Kognitives Training/ Gedächtnistraining

Konzept

Die Ärztin Franziska Stengel veröffentlichte im Jahr 1976 verschiedene Gedächtnistrainingsarten, die auf ältere Menschen abgestimmt waren. Sie war damit eine Vorreiterin im Bereich des kognitiven Trainings, das im Bereich der demenziellen Erkrankungen wegen der damit verbundenen Leistungsanforderungen weiterhin umstritten ist. Andere Begriffe, die oft synonym mit Gedächtnistraining verwendet werden, sind **Gehirnjogging** oder Hirnleistungstraining.

Der Psychogerontologe Wolf Dieter Oswald (2004) stellt fest: „... kognitives Training erweist sich als hochwirksam in Bezug auf die trainierten Funktionen, z. B. spezifische Gedächtnisfunktionen. Im kristallinen (Erfahrung) Bereich sind die Effekte i. d. R. deutlich höher als im fluiden (Strategien und Problemlösung)". Eine positive Auswirkung auf die Aktivitäten im Alltag kann nur bei regelmäßigen Übungen festgestellt werden.

Besonders effektiv scheint ein **kombiniertes Training** aus kognitiven und körperlich aktivierenden Anteilen zu sein. Oswald (2004) meint dazu, dass kognitives und psychomotorisches Training einen erheblichen präventiven und **verzögernden Wert** für eine demenzielle Entwicklung besitzt.

Drei-Speicher-Modell

Eine Grundlage für die Methode des Trainings ist das Drei-Speicher-Modell. Es besteht aus der Annahme, dass Informationen zuerst im **sensorischen Speicher** aufgenommen werden, dann zum **Kurzzeitspeicher** geleitet werden und von dort ins **Langzeitgedächtnis** gelangen. Dieser Ablauf findet jedoch unter permanentem Abgleich mit bereits gespeicherten Informationen statt.

Neben diesem Modell existieren ebenfalls Vorstellungen, wie die einzelnen Gedächtnisinhalte gespeichert werden. Je nach Art der Gedächtnisinhalte unterscheidet man zwischen **deklarativem** (semantischem) und **prozeduralem** Gedächtnis.

Zusatzwissen

Das **deklarative Gedächtnis** speichert Fakten und Ereignisse, die entweder zur eigenen Biografie gehören (auch episodisches Gedächtnis genannt) oder das Weltwissen eines Menschen repräsentieren, wie z. B. berufliche Kenntnisse, Fakten aus Geschichte, Politik, usw. Dieser Teil wird auch semantisches Gedächtnis genannt. Semantische Gedächtnisinhalte werden durch explizites Lernen (bewusste Aufnahme von Informationen) erworben.

Das **prozedurale Gedächtnis** beinhaltet Fertigkeiten, die automatisch ohne Nachdenken eingesetzt werden. Dazu gehören v. a. motorische Abläufe (Gehen, Laufen, Fahrradfahren, Tanzen u. a.). Prozedurale Gedächtnisinhalte werden durch implizites (unbewusstes/spielerisches) Lernen erworben.

Ziele

Definition

Gedächtnistraining hat zum Ziel, v. a. die allgemeine geistige Aktivierung zu unterstützen. Je nach Ausrichtung und Einsatz des Trainings können aber auch andere spezielle Bereiche gefördert oder verbessert werden.

Die Begriffe kognitives Training, Gedächtnistraining oder Hirnleistungstraining werden in der Praxis oft für die gleichen Inhalte verwendet. Sinnvoll erscheint die Formulierung kognitives Training in den Bereichen Erinnern, Konzentration usw. zu sein.

Zum Ziel des Gedächtnistrainings gehören die **Verbesserung** z. B. folgender Funktionen:

- Konzentration
- Wortfindung
- Formulierung
- Merkfähigkeit
- Reproduktion
- Kurzzeitspeicher
- Langzeitspeicher
- Entscheiden
- Assoziieren

Der Abruf von Gedächtnisinhalten soll besonders gut gelingen, wenn die gespeicherten Informationen tief verarbeitet und möglichst zahlreiche sinnvolle Verbindungen zu bereits bestehenden Netzwerken geknüpft werden (Oswald 2011).

Für das kognitive Training wird die Plastizität unseres Gehirns bzw. des neuronalen Netzwerkes genutzt, das bis ins hohe Alter immer wieder neue synaptische Verbindungen herstellen kann. Diese Möglichkeit bleibt jedoch nur Menschen ohne Demenz vorbehalten, denn mit der Demenz sinkt die Synapsendichte im Gehirn (Maciejewski et al. 2001). Wird bereits sehr früh im Krankheitsverlauf der Demenz die geistige Aktivierung gefördert, kann das Gedächtnistraining möglicherweise zu einer **Verzögerung des Krankheitsverlaufs** führen. Bei Menschen mit schwerer Demenz geht es nicht mehr primär um die Memotechniken (Gedächtnisstützen, um sich zu erinnern) oder das Einspeichern neuer Gedächtnisinhalte, sondern um das Abrufen von noch Gewusstem, um Selbstvertrauen und Kompetenz zu vermitteln.

Über die verschiedenen Sinnesreize können auch Erinnerungen wachgerufen werden. So löst z. B. der Duft von bestimmten Lebensmitteln bei den Betroffenen Erinnerungen aus. Die alte Kaffeemühle wird adäquat benutzt, obwohl der Begriff „Kaffeemühle" bereits nicht mehr abrufbar ist (▶ Abb. 19.1).

Ein weiterer Effekt des Gedächtnistrainings sind die **sozialen Kontakte**, die in der Gruppenanwendung mit den anderen Teilnehmern geknüpft und vertieft werden können.

Durchführung

Die Atmosphäre in den ausgewählten Gruppen sollte möglichst gelassen und entspannt sein, Quiz- oder Testsituationen sollten nach Möglichkeit vermieden werden. Ein Konkurrieren in der Gruppe kann positiv sein und Bewohner zu besseren Ergebnissen anspornen, jedoch können sich Einzelne überfordert fühlen und mit Rückzug reagieren.

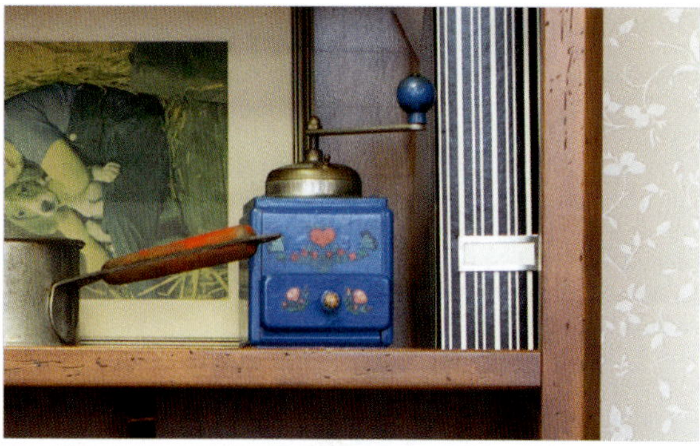

Abb. 19.1 Wachrufen von Erinnerungen. Die Kaffeemühle wird korrekt benutzt, der Begriff „Kaffeemühle" ist u. U. nicht mehr abrufbar. (Quelle: © K. Oborny/Thieme Group)

Grundregeln

Beim kognitiven Training sind folgende Grundregeln zu beachten (Stengel 1997, Stengel u. Ladner-Merz 2019):

- Training mit sinnhaften Themen und Übungen durchführen
- verschiedene Hirnfunktionen trainieren
- Informationstiefe fördern
- mehrkanalig üben (verschiedene Sinnesorgane werden genutzt)
- wenn möglich, ist jeder Teilnehmer mal Lernender und mal Lehrender
- Gedankensperren lösen (z. B. durch einfache Zwischenaufgaben)
- Erfolgserlebnisse vermitteln

Es ist sinnvoll, ein **abgestuftes Training** anzubieten, um Über- bzw. Unterforderungen zu vermeiden. Die Zielgruppen können unterteilt werden in:

- Patienten ohne kognitive Einschränkung
- Patienten mit milder oder leicht kognitiver Beeinträchtigung
- Patienten mit fortgeschrittener Beeinträchtigung der Gedächtnisfähigkeit

Wenn kognitive Einschränkungen deutlich sind, könnte auch ein spezielles symptomorientiertes Training individuell ausgerichtet werden. Beispielsweise können Abruffunktionen oder Wortfindungen durch geeignete Übungen besonders gefördert werden.

Merke

Bei fortgeschrittener Demenz sollten v. a. biografieorientierte Angebote auf möglichst viele Sinne ausgerichtet sein (z. B. Duft, Klang und Spüren von Gegenständen, Lebensmitteln usw.).

Inhalte

Inhalte jeder Übung sind

- körperliche Bewegung,
- Förderung der sozialen Kontakte durch Partnerarbeit,
- semantisch episodische Vertiefung (Inhalte werden mit einer Geschichte verknüpft),
- Wechsel von leichten und schweren Übungen,
- Wiederholungen,

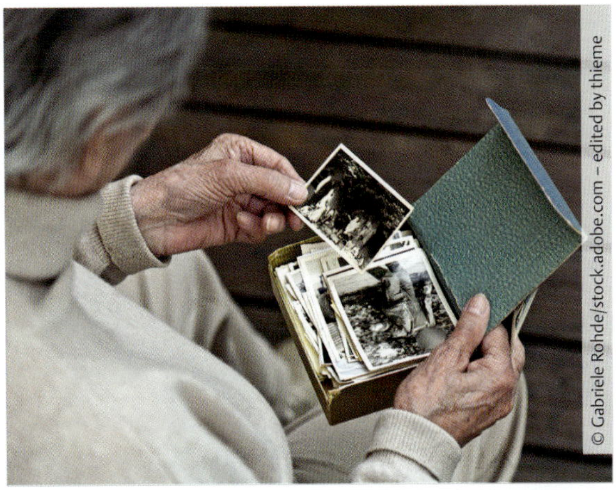

Abb. 19.2 **Erinnerungskiste.** Durch gemeinsames Ansehen von Erinnerungen (Fotos oder andere Gegenstände aus der Vergangenheit) wird die biografische und persönliche Orientierung bestärkt. (Quelle: © Gabriele Rohde/stock.adobe.com – edited by Thieme Group)

- Material zum Ansehen,
- Zusatzmaterial für schnelle Denker,
- Proportionsaufgaben (was ist größer als was, wer ist schneller als wer usw.).

Dabei ist es egal, ob schwierige oder leichte Aufgaben gestellt werden, ob Demenzerkrankte, Patienten mit Apoplex oder depressiv erkrankte Patienten an einer Gruppe teilnehmen – die Gruppenleitung entscheidet über den Verlauf und die Organisation und sollte die Teilnehmer regelmäßig einschätzen.

Hilfsmittel

Es gibt eine große Anzahl fertiger „Trainingssets" für unterschiedliche Schweregrade und Themen im Handel. Hier werden komplette Trainingseinheiten vorgehalten. Gut zu nutzen sind aber auch sog. Erinnerungskisten (▶ Abb. 19.2), wenn biografische Inhalte gestärkt werden sollen (S. 361). CDs und Kassetten, die das Erkennen von Geräuschen beinhalten, stehen ebenfalls in großer Zahl zur Verfügung.

19.2 Kommunikative Zugänge

19.2.1 Allgemeine Prinzipien der helfenden Kommunikation

In psychiatrischen Zusammenhängen findet häufig die helfende oder klientzentrierte **Gesprächsführung** Verwendung.

- Der Patient steht dabei im Zentrum des Gespräches. Seine Äußerungen werden wertgeschätzt und ohne Bedingungen **akzeptiert**.
- Der Pflegende ist kongruent und **echt**. Gesagtes, Mimik und Gestik stimmen überein. Oft teilt sich die Echtheit wie die positive Wertschätzung dadurch mit, wie etwas gesagt wird und weniger, was gesagt wird.
- Als weitere Grundvariable ist die **Empathie** oder das einfühlende Verständnis zu nennen. Das Verständnis soll sich vorwiegend auf die gefühlsmäßige Lage des Gegenübers beziehen.

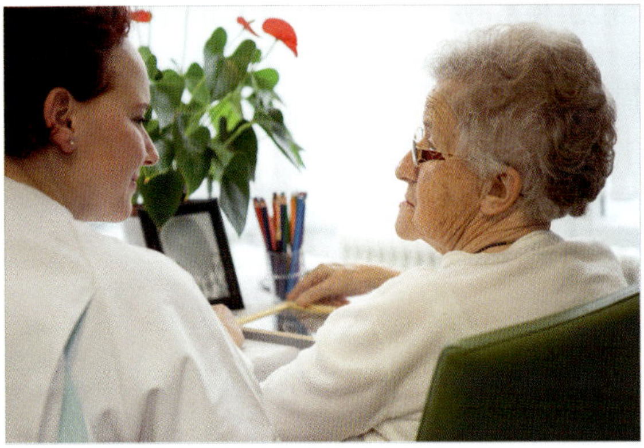

Abb. 19.3 **Aktives Zuhören.** Blickkontakt erhöht die Aufmerksamkeit in der Kommunikation. (Quelle: © K. Oborny/Thieme Group)

Alle 3 Variablen – Akzeptanz, Echtheit und Empathie – zählen zu den wesentlichen Haltungen in der Gesprächspsychotherapie, die der Psychologe Carl Rogers begründet hat.

Geschlossene Fragen, die nur mit Ja oder Nein beantwortet werden können, sowie Suggestionsfragen werden in der helfenden Gesprächsführung vermieden. Vorteilhafter sind **offene Fragen**, also die, die mit einem „W" beginnen: wer, wie, was, wo, warum usw. Die im Gespräch seitens des Erkrankten mitschwingenden Gefühle werden verbalisiert und „zurückgespiegelt". Menschen mit Demenz oder Depression können allerdings durch diese offene Frageform überfordert sein. In diesen Situationen ist die Verwendung von geschlossenen Fragen sinnvoller.

Ein wesentlicher Bestandteil dieser Kommunikationsform ist das **aktive Zuhören** (▶ Abb. 19.3). Der Zuhörer nimmt das Gesprochene auf und teilt seinem Gegenüber ohne Interpretation mit, wie er es verstanden hat (z. B. durch Paraphrasieren). Der Klient bestimmt dadurch den Ablauf der Kommunikation. Er hat genügend Raum, seine Gefühle zu äußern und diese wahrzunehmen. Der Betroffene fühlt sich ernstgenommen. Durch die Offenheit des Gespräches und die Zentrierung auf die Situation des Klienten werden die Fähigkeiten genutzt, selbst Problemlösungsstrategien zu entwickeln.

19.2.2 Basale Kommunikation nach Mall

Solange ein Mensch lebt, ist er in der Lage zu kommunizieren. Dies gilt auch für Menschen mit einer weit fortgeschrittenen Demenz oder Menschen im Koma. In einem grundlegenden Verständnis bedeutet diese Kommunikation: Mein Gegenüber greift meine „Äußerungen" auf und antwortet „passend" darauf. Ein spezifisches Moment basaler Kommunikation ist der gegenseitige **Bezug auf den Atemrhythmus** als basalem Austauschprozess. Jeder lebende Mensch offenbart durch seine Atmung seine Weise zu leben. Der Atemrhythmus des Gegenübers kann kommunizierend aufgenommen werden. In diesem Rhythmus mitschwingend – wahrnehmbar über die Atembewegungen im Körperkontakt, über Laute, Töne, Berührung, Vibration – tritt der Begleiter des Menschen mit Demenz mit ihm in einen direkten Austausch. Er vermittelt ihm dadurch die Erfahrung, „verstanden" zu werden, sich geborgen zu fühlen (Mall 2008, 2014).

19

19.2.3 Kommunikation mit Handpuppen

In Form einer stellvertretenden Kommunikation werden vereinzelt sog. Therapiehandpuppen eingesetzt. Diese Art der Kommunikation ist in der Gerontopsychiatrie noch wenig untersucht und basiert eher auf empirischen Ergebnissen. Im Gespräch ist eine Fokussierung auf die Puppe zu beachten. Sie erweckt regelmäßig Neugier und Aufmerksamkeit durch ihre Analogie zum Kindchenschema. Meist wird sie spontan in das Gespräch mit einbezogen.

Praxistipp

Für den Einsatz der Puppen bei Patienten bzw. Bewohnern ist das Erlernen des Bauchredens nicht notwendig. Es reicht eine etwas veränderte Stimme. Der Körper des Sprechers sollte ruhig gehalten werden. Dadurch erhöht sich die Fokussierung auf die Puppe. Häufig empfiehlt sich die Verwendung der entgegengesetzten Generation: bei Senioren ein(en) Mädchen/Jungen, bei Kindern eine(n) Oma/Opa.

Generell zeigen Erfahrungen, dass der Einsatz von Menschenpuppen im therapeutischen Setting angemessener erscheint. Wenn Tierpuppen zur Verfügung stehen, dann z. B. eine Katze (erinnert an reale Katzen), eine Schnecke (betont die Langsamkeit) oder ein Schaf (schwarzes oder weißes). Ratsam ist das Üben vor einem Spiegel oder zu Hause mit dem Partner/der Partnerin. Das erhöht die Sicherheit und Spontanität.

Der Einsatz der Puppen muss aus einer Haltung der Akzeptanz heraus geschehen, die die Person des Patienten bzw. Bewohners respektiert. Die Puppen stellen ein weitestgehend kommunikativ-therapeutisches Medium dar und sind in dieser Verwendung kein Kinderspielzeug. Die Figur sollte in das Gespräch eingeführt werden, einen Namen und auch eine kurze, nachvollziehbare (Lebens-)Geschichte besitzen (▸ Abb. 19.4).

Ihr Einsatz ermöglicht es, im Gespräch mit dem Patienten oder Bewohner spielerisch gegensätzliche Positionen darzustellen. Bei Bedarf kann die Person des Spielers mit einbezogen werden. Die Puppen können das Verhalten des Gegenübers vorsichtig spiegeln, pointieren oder kontrastieren. Die Puppe bietet ihm eine Möglichkeit zur Projektion des eigenen Empfindens. Der Patient bzw. Bewohner kann sich aber auch mit der Puppe und ihren Verhaltensweisen identifizieren. Das schafft Vertrauen, denn da ist u. U. jemand genauso schwach, einsam usw. Die Aussagen der Puppen erscheinen manchmal „akzeptabler“. Die Puppe kann bei dementen Menschen z. B. auch erwünschte Verhaltensweisen anleiten („Schau mal, wie dreckig ich bin; ich glaube, wir gehen besser duschen“ oder „Ich habe großen Hunger, hast du nicht Lust mitzukommen?“).

Pflegepraxis

Zur Reinigung der Puppen muss darauf geachtet werden, dass sie waschbar sind. Zu empfehlen ist die Waschmaschinenwäsche, eingehüllt in einen Kopfkissenbezug. Die Puppe sollte gelegentlich in einem Plastikbeutel im Gefrierschrank 2 d „übernachten“. Dies tötet Milben zuverlässig ab.

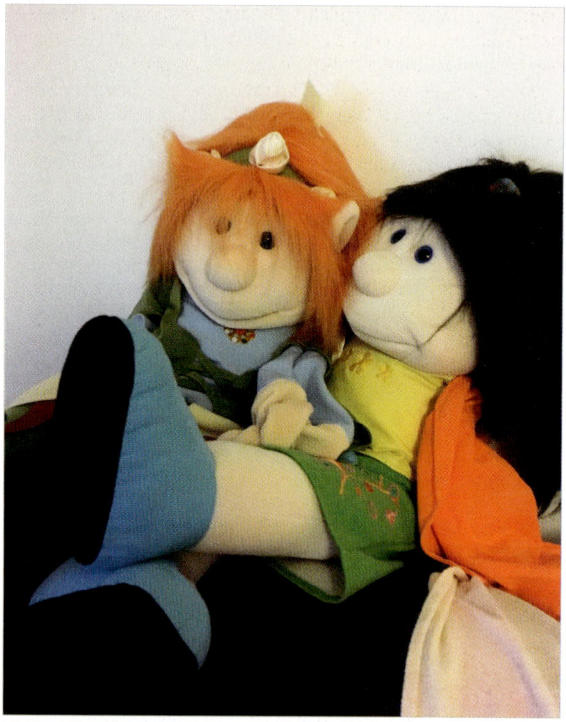

Abb. 19.4 Kommunikation mit Handpuppen. „Hallo! Mein Name ist Heidrun und wie heißt du?“
(Quelle: K. M. Perrar, © Thieme Group)

Studien zur Kommunikation und Therapie mit Puppen

Eine wissenschaftliche Auseinandersetzung mit dem therapeutischen Einsatz von Puppen bei Erwachsenen findet erst in geringem Maße statt. In einer kritischen Literaturübersicht fanden der Pflegewissenschaftler Gary Mitchell und Kollegen (2016) 11 auswertbare Studien bei Menschen mit Demenz. Bei diesen handelte es sich um Einzelfallbeschreibungen, Kohortenstudien sowie Interviews und Fragebogenerhebungen der Versorgenden in Altenheimen oder Krankenhäusern. Die Puppen (oder Teddybären) dienten entweder der einzelnen Intervention oder einem längeren Therapieangebot.

Theoretische Annahmen

Die Autoren (2016) referieren über Konzeptualisierungen, warum und wie die Kommunikation bzw. die Therapie mit Puppen wirksam sein können. So werden einerseits angeborene, instinktähnliche Verhaltensweisen angeführt, wie der Wunsch, soziale Kontakte zu pflegen oder im altruistischen Sinne fürsorglich zu sein. Beispiele hierfür können sein: das Stillen, Füttern, Anziehen oder Vorsingen einer Puppe. Andererseits gibt die Beschäftigung mit der Puppe dem Menschen mit Demenz wieder einen Sinn in ihrem Leben und wirkt damit identitätsstiftend. Intrapersonelle Rollen werden mit Leben gefüllt, wie der Besitz einer Puppe, den zweckmäßigen Umgang mit ihr oder das Erleben der Mutter- bzw. Vaterrolle. Es ist davon auszugehen, dass diese Identitätsstiftung mit einem Wohlbefinden einhergeht.

Alle Menschen sind auf Bindungen angewiesen. Dies geht beim Menschen mit Demenz nicht verloren. Diesem Aspekt der Bindungstheorie wird die mögliche „Bindung" an die Puppe gerecht. Der Umgang mit der Puppe kann darüber hinaus angenehme Erinnerungen wecken. Zusätzlich zu diesen intrapersonellen Merkmalen kommt eine Reihe von externen zwischenmenschlichen Faktoren hinzu, die das Wohlbefinden einer Person fördern könnten. Dazu gehören Geselligkeit, Kommunikation mit anderen und besserer Gruppenkontakt.

Positive Effekte

Die Mehrheit der Studien (Mitchell et al. 2016) ergab, dass die Verwendung von Puppen zu folgenden Verbesserungen im Lebensalltag der Menschen mit Demenz führte:

- Verbesserung in der Kommunikation zwischen dem Menschen mit Demenz und anderen Mitbewohnern oder dem Pflegepersonal
- Verbesserung der Artikulation oder Sprachproduktion des dementen Menschen durch die Kommunikation mit den Puppen
- Verbesserung der sozialen Interaktion zwischen den Bewohnern, z. B. dadurch, dass sich gemeinsam um die Puppe „gekümmert" wurde
- Verbesserung „sinnhaften Verhaltens" in Form von Verhaltensweisen wie Streicheln der Puppe, sie wiegen, mit ihr kuscheln, sie küssen oder sie tragen sowie mit ihr sprechen und singen
- Verbesserung der Schlafqualität sowie bessere Mobilisierung
- Verbesserung der Nahrungsaufnahme oder der Aktivität des Essens und Trinkens, da die Puppe unmittelbare Gesellschaft leistete oder selbst gefüttert werden musste
- Verbesserung der Körperpflege, durch begleitende „Unterstützung" durch die Puppe
- Verringerung von herausforderndem Verhalten von Menschen mit Demenz wie Agitation, Umherirren, Ängstlichkeit, Mutlosigkeit und Rückzug von anderen
- Verringerung der Verschreibung antipsychotischer Medikamente

Ein zentraler Punkt in der Kommunikation und der Therapie mit Puppen ist ihre Einbindung in eine personzentrierte Pflege, die durch Respekt und Verständnis geprägt ist und trotz aller Demenz eine Selbstbestimmung des Betroffenen ermöglicht (Mitchell et al 2016).

Herausforderungen und Grenzen

Mitchell und Kollegen (2016) haben einige Grenzen des Einsatzes von Puppen formuliert. Auch wenn eine gewisse empirische Evidenz die positiven Effekte der Kommunikation und der Therapie mit Puppen belegt, so ist diese Evidenz bislang unzureichend. Die einzelnen Angebote sind wenig operationalisiert und deren Wirkung ist nicht immer langfristig.

Oft bestehen ethische Bedenken. So wird der Einsatz von Puppen als „unangebracht" oder „erniedrigend" angesehen. Manche der befragten Teilnehmer empfanden das Angebot als „kindisch". Erschwerend kommt hinzu, dass sich einzelne Menschen mit Demenz nicht wieder von „ihrer" Puppe trennen wollten und sich weigerten, sie wieder herzugeben. Wenn sie dann – zufällig oder mit Absicht – von ihrer Puppe getrennt wurden, so gerieten sie in große Sorge um sie (Mitchell et al. 2016). Nicht zuletzt bleibt unklar, ob und wie Puppentherapie in den einzelnen Settings wirksam ist. Zu unterscheiden sind einerseits der Einsatz der Puppen im Krankenhaus oder in der stationären Altenhilfe und andererseits die methodologischen Unterschiede einer Intervention bzw. Kommunikation mit Puppen versus einer dezidierten Therapie mit Puppen.

Die Autoren (2016) empfehlen für den Einsatz von Puppen eine Bereitschaft der Organisation, hierfür den notwenigen Raum bzw. die notwendige Zeit zur Verfügung zu stellen, das diesbezügliche Engagement der Pflegenden zu unterstützen und die Möglichkeit zu schaffen, genügend Expertise zu entwickeln. Darüber hinaus sollte ihr Einsatz „sinnvoll" geschehen, d. h. personzentriert, und der subjektiven Wirklichkeit des Menschen mit Demenz entsprechen. Ob dies den technischen Versionen des elektronischen Therapiehundes oder der sprechenden Puppe ebenfalls gelingt, wie sie in Japan zunehmend angeboten werden, bleibt abzuwarten.

Lernaufgabe

Wenn Sie mögen, lassen Sie sich zu Ihrem nächsten Geburtstag eine Therapiehandpuppe Ihrer Wahl schenken, geben Sie ihr einen Namen und lassen Sie sich für eine gewisse Zeit von ihr in der Kommunikation mit Ihren Freunden/Ihrer Familie begleiten. So können Sie für den Einsatz der Handpuppe in der Kommunikation mit Patienten/Bewohnern üben. Eine gute Schulung ermöglicht z. B. auch ein Kurs in Improvisation.

19.2.4 Kommunikation mit Menschen mit Demenz: kein Buch mit 7 Siegeln

Wenn demenzkranke Menschen plötzlich ins Krankenhaus eingewiesen werden, geht es ihnen nicht nur physisch schlecht. Oftmals leiden sie unter der fremden Umgebung mehr als unter den Schmerzen, die eine Krankheit oder ein Unfall ihnen bescheren: Die krankenhaustypischen Gerüche und Geräusche, der Anblick intensivmedizinischer Maschinen sowie die Hektik der dort arbeitenden Pflegepersonen und die vielen fremden Menschen machen ihnen Angst. Ihre Wahrnehmungsfähigkeit sowie die Funktionstüchtigkeit ihres Gehirns sind nicht nur durch ihre Demenzerkrankung, sondern zusätzlich auch durch sedierende und schmerzstillende Medikamente stark eingeschränkt. In dieser Situation können sie sich kaum noch verbal mit ihrer Umgebung verständigen: Sie haben noch größere Probleme als sonst, sich selber auszudrücken und andere Menschen zu verstehen. Deshalb reagieren viele von ihnen gestresst. Sie weigern sich (scheinbar), die Anordnungen von Ärzten und Pflegenden zu befolgen; sie versuchen, wegzulaufen, sie rufen unentwegt nach ihren Angehörigen oder sie reagieren (scheinbar) aggressiv auf alles und jeden.

Wenn man jedoch über einige Besonderheiten verbaler und nonverbaler Kommunikationswege (S. 352) von demenzkranken Menschen Bescheid weiß, kann man ihnen erhebliches Leid und sich selber unnötigen Stress ersparen.

Sprechen: Wortfindungsstörungen

Das wohl auffälligste Kommunikationsproblem von Menschen mit Demenz ist, dass sie für die Suche nach den richtigen Wörtern immer mehr Zeit brauchen und immer öfter auch scheitern: Zwar wissen sie (wenigstens am Anfang der Krankheit noch) genau, was sie uns mitteilen möchten, aber der Zugriff auf die passenden Ausdrücke ist ihnen verwehrt. Je mehr Angst, Stress und Schmerzen sie empfinden, desto blockierter sind sie in der Regel. Daraus können sich dann gleichermaßen rätselhafte wie auch für alle Beteiligten frustrierende Wortwechsel ergeben. Im folgenden Gesprächsausschnitt versuche ich vergeblich, herauszufinden, was eine Betroffene mir sagen bzw. mich fragen möchte.

Beispiel

Der folgende Gesprächsausschnitt zeigt eine Kommunikationssituation zwischen einem an Demenz erkrankten Patienten (P) und Autorin (A):

P: *Die stehen hier immer noch (Hafen)?*
A: *Bitte?*
P: *Stehen die immer noch da?* *
A: *Die was?* **
P: *Hier auf der dings mein' ich.* **
A: *Da?*
P: *Nein, für ihr Recht.* **
A: *Gericht?* **
P: *Ja, für ihre Richtigkeit.*
A: *Ach so.*

Legende zu den Gesprächsausschnitten der Fallbeispiele in diesem Unterkapitel:

P steht für Patient mit Demenz
A steht für Autorin
*,**,*** kurze, mittlere, längere Sprechpause
(Hafen) vermuteter Wortlaut
/ abgebrochener Satz, Wortfragment
.. unverständliche Silbe
ZEIGT Erläuterung nonverbaler Aktivitäten

Um die Patientin besser verstehen bzw. wenn nötig, auch Wortvorschläge machen zu können, sollte man daher die Ausweichstrategien kennen, die die Betroffenen in vielen Fällen anwenden.

▸ **Drum-herum-Reden: Umschreibungen.** Zu Krankheitsbeginn behelfen sie sich oftmals mit Umschreibungen. Auf die Frage hin, ob ihm die Birne schmecke, antwortete ein Patient etwa *„Noch nicht genug!"* Damit meinte er nicht, dass er noch mehr davon essen wollte, sondern dass die Frucht noch nicht reif genug war. Eine Patientin gelüstete es nach einem Stück Schokolade, und sie fragte: *„Gibt's noch vom schwarzen Mohr?"* (Sie bezog sich dabei auf das Logo der alt bekannten Marke Sarotti). Eine andere machte einer Pflegenden ein Kompliment zu ihrer Frisur mit den Worten: *„Oh, Sie haben heute aber ein schönes Dach!"*

Beim Umschreiben beziehen sie zur Verdeutlichung häufig die Farben und Formen der gemeinten Gegenstände ein. So wünschte eine Betroffene z. B., *„rote runde"* (Tomaten) einkaufen zu gehen. Eine andere forderte einen Mitbewohner mit den Worten *„Lass das liegen das Grüne!"* auf, die auf dem Tisch liegenden Gurkenschalen nicht zu essen. Manche bezeichnen einen Schal behelfsweise als *„langes Band"*. Häufig werden Umschreibungen auch durch Pantomime und Gestik untermalt.

▸ **Knapp daneben: Ähnliche Begriffe.** Zudem verwenden sie hin und wieder inhaltlich ähnliche Begriffe: Sie sagen *Mutter* statt *Tochter*, *Buch* statt *Zeitung* oder *Kaffee* statt *Tee*. Manche bezeichnen einen Wäschekorb aus Kunststoff als *Eimer* oder *Wagen* (also mit Wörtern für andere haushaltsübliche Transportmittel bzw. Behältnisse).

▸ **Sprichwortsalat: Vermischte Redewendungen.** Zuweilen vermischen demenzkranke Menschen auch mehrere Redewendungen miteinander, die eine inhaltlich ähnliche Bedeutung haben. Ein Patient wollte z. B. einmal ausdrücken, dass es im Falle eines unruhig umherwandernden Schicksalsgenossen nichts zu beschönigen gebe. Dabei hat er nicht nur die metaphorischen Ausdrücke *„Honig um den Bart schmieren"* und *„Süßholz raspeln"* miteinander vermengt, sondern auch 2 Wörter gegen ähnlich klingende vertauscht (*Bart* gegen *Backe* und *raspeln* gegen *rasen*); vgl. weiter unten zum Vorkommen von Reim-Assoziationen: *„Ich habe keine Lust, hier das Süßholz so doll umme Backe zu rasen!"*

▸ **Umgekehrt – Verwechslung gegensätzlicher Wörter.** Manchmal kommt es auch vor, dass Menschen mit Demenz gegensätzliche Wörter verwechseln. So sagen sie z. B. *ja* und meinen *nein*. Sie schreien *„heiß!"* und empfinden das Wasser doch als *kalt*. Sie sagen *rechts* und meinen *links*, sie sprechen von *oben*, meinen aber *unten*. Sie verlangen *Pfeffer*, wollen aber *Salz* oder *Zucker*.

Im nachstehenden Gesprächsausschnitt zeigt ein Betroffener Respekt und Wertschätzung für diejenigen, die sich beruflich um schwer verwirrte Menschen kümmern. Ihm fällt noch auf, dass er zunächst das Gegenteil von dem sagt, was er meint.

Beispiel

Gesprächsauszug zwischen Patient (P) und Autorin (A):

P: *Oder die Frau die damit umgehen muss täglich.*
Und äh damit dann/ also ich darf euch nur bedauern. **
Ihr seid z/ zu ** *zu* ** *bezahlen.* * *Nicht zu bezahlen.* **
Das is' was anderes jetzt, ne?
A: *Mhm.* **
P: *Lieber Mann, wenn man mit dem dann auch noch fertig werden muss.*

▸ **Lückenfüllwörter.** Wenn ihnen auch keine inhaltlich vergleichbaren Wörter mehr einfallen, setzen sie an die Stelle des von ihnen benötigten Zielwortes einen nichts sagenden Stellvertreter. Am häufigsten begegnet uns in diesem Zusammenhang das Wörtchen *dings(da)*. Zu hören sind aber auch Varianten wie *Dingsbums*, *Dinger*, *Sachen*, *Zeug*, *irgendwas* usw. Wenn sie so gehäuft auftreten wie im nachstehenden Gesprächsausschnitt (*Riesending*, *Zeug(s)*, *Teile*), hat man kaum noch eine Chance, herauszufinden, was gemeint ist.

Beispiel

Gesprächsauszug zwischen Patient (P) und Autorin (A):

P: *Na ja. Das ist immer gut/ man/Wenn man* * *ne Zeit so wie hier mit/ mit dem großen Riesending/mit dem/* * *mit dem kleinen Zeug da.* *
A: *Mhm.*
P: *Ja, das/ das ist immer viel Zeugs.*
A: *Mhm.*
P: *Ja, das sind viele Teile.*
A: *Mhm.*
P: *Und ich finde das ist schön!*

Mit etwas Glück und Übung können Pflegepersonen das Gemeinte allerdings entziffern, nämlich indem sie genau beobachten, wohin demenzkranke Menschen schauen, wenn sie mit ihnen sprechen, und mit was ihre Hände dabei herumspielen bzw. auf was sie zeigen.

Beispiel

Gesprächsauszug zwischen Patient (P) und Autorin (A):

P: *Was für größere Schwierigkeiten?*
Denn die kleinen/ die haben keine kleinen, die haben hier ** *die Dinger hier. Das sind/ das sind große.* **
Da kannste mir nich' erzählen, dass das kleine Dinger sind.
A: *Deckchen meinen Sie?*
P: *Ja.*

▸ **Lautähnlichkeiten – Vertauschen ähnlich klingender Wörter.** In einer noch späteren Phase der Krankheit gelingt vielen der Zugriff auf inhaltlich ähnliche Wörter kaum noch. Dann greifen sie unbewusst auf lautlich ähnliche oder auf Reimwörter zurück: Sie sprechen z. B. von *Lokussen in Raten* und beziehen sich damit nicht etwa auf den Ratenkauf von Sanitärkeramik, sondern auf die *Krokusse im Garten*. Sie rufen *„Gott sei schlank, da kommt meine Sau!"* und meinen eigentlich *„Gott sei Dank, da kommt meine Frau"*. Sie sagen wie im folgenden Gesprächsausschnitt *Knoten* und meinen die *Knospen* der im Frühling sprießenden Büsche und Bäume.

B

Beispiel

Gesprächsauszug zwischen Patient (P) und Autorin (A):

P: *Is' das ein tolles Wetter, ne?*
A: *Mhm. * * Endlich wird's Frühling. * **
P: *Das wär' schön. * * * Jaha, das wär'/ wär' wunderschön. **
A: *Mhm. * **
P: *Aber die * werden die Büsche ab * (ding. Un' vielleicht/) * **
A: *Kommen die Blätter wieder, ne?*
P: *Jau. * Ja und was für dicke! * **
A: *Ja, stimmt.*
P: *Richtig/ richtig echt dick/ dicke Knoten.*
A: *Dicke Knospen haben sie, ne?*

Oder sie bezichtigen jemanden beim Mensch-ärgere-dich-nicht-Spielen mit den Worten: *„Das ist falsche Fummeln!"* des Schummelns.

Hin und wieder erfinden sie auch neue Wörter: So sagte eine Demenzbetroffene *Müsliwasser* zu *Milch*. Eine Patientin im anfänglichen Stadium der Krankheit kommentierte die Essweise und die Tischmanieren einer schwerer betroffenen Mitpatientin mit den Worten: *„Die schnauzt aber ganz schön rein, die Oma!"*

M!

Merke

Grundsätzlich sollte davon ausgegangen werden, dass den Äußerungen demenzkranker Menschen eine subjektiv sinnvolle Botschaft zugrunde liegt, die mit etwas Übung, Geschick und Phantasie „detektivisch" ergründet werden kann.

Praxistipp

Umgang mit Wortfindungsstörungen:
- Fragen Sie sich nicht, was an den Sätzen von Menschen mit Demenz falsch, sondern was richtig an ihnen ist.
- Überlegen Sie, welches inhaltlich besser passende Wort gemeint sein könnte.
- Denken Sie nach, ob das zu Ihnen Gesagte plötzlich einen Sinn ergibt, wenn Sie einzelne, völlig unpassende Wörter durch solche ersetzen, die ähnlich klingen: Machen Sie sich im wahrsten Sinne des Wortes einen Reim auf die Sprache demenziell Erkrankter!
- Überprüfen Sie möglichst unauffällig, ob Sie Ihr Gegenüber richtig verstanden haben – indem Sie das vermutlich gemeinte Wort ganz nebenbei in Ihre nächsten Sätze einflechten, ohne dabei wie ein Oberlehrer auf die Wortfindungsstörung aufmerksam zu machen.
- Beobachten Sie, wohin ein Mensch schaut, oder mit was seine Hände herumspielen, wenn er etwas Unverständliches zu Ihnen gesagt hat: Oft kann man so erkennen, über was er versucht, mit Ihnen zu kommunizieren.
- Machen Sie niemals vorschnell Wortvorschläge.
- Helfen Sie nur dann mit Worten aus, wenn der Betroffene Sie darum bittet.
- Besser, als demenzkranken Menschen zu sagen, dass sie sich unverständlich ausdrücken, ist, Verständigungsprobleme auf die eigene Kappe zu nehmen, etwa, indem man sich selber als begriffsstutzig darstellt.
- Korrigieren Sie Menschen mit Demenz nicht, wenn sie falsche Wörter verwenden: Wenn sie sich darüber beschweren, dass sie noch keinen *Tee* bekommen haben (aber Sie sich sicher sind, dass sie eigentlich *Kaffee* meinen), sagen Sie am besten: *„Entschuldigung, da kommt er schon!"*

19

Verstehensprobleme: „Für bare Münze nehmen"

Pflegende wissen in der Regel, dass demenzkranke Menschen Verständnisschwierigkeiten haben, wenn sie
- zu schnell reden,
- zu wenig Pausen zwischen einzelnen Sätzen machen,
- zu lange Sätze bilden oder
- zu viele Fremd- und Fachwörter verwenden.

Was viele Pflegepersonen aber nicht wissen, ist, dass die Betroffenen auf Grund der immer eingeschränkteren Funktionsfähigkeit der für die Kommunikation benötigten Hirnareale Sprache zunehmend wörtlich verstehen. Das bedeutet, dass sie viele der in der Alltagssprache gebräuchlichen Redewendungen „für bare Münze" nehmen: Wenn Sie einer demenzkranken Person sagen, sie könne sich die Hände im WC waschen (und damit das Bad meinen), kann es passieren, dass diese versucht, sich die Hände in der Toilettenschüssel zu reinigen. Menschen mit Demenz werden Sie wahrscheinlich ratlos ansehen, wenn Sie zu ihnen sagen, dass Sie *auf großem Fuß leben, nur Bahnhof verstehen* oder *sich aufs Ohr hauen* sollen, weil gerade *tote Hose* ist: Denn die tatsächliche Bedeutung dieser Äußerungen kann man nicht aus der Summe der Bedeutungen der einzelnen Wörter erschließen.

Auch Versuche, sich sehr bildlich auszudrücken, sind oft zum Scheitern verurteilt. An der Reaktion der Dame im nächsten Gesprächsausschnitt, in dem es um meine Frisur geht, kann man z. B. erkennen, dass sie die Beschreibung meiner widerspenstigen ergrauten zwischen den ansonsten glatten, noch blonden Haaren (*stehen ab wie so Pferdehaare, so'n paar Antennen*) nicht verstanden hat.

B

Beispiel

A: *Ja glatt sind meine auch.*
*Nur die grauen, die sind ganz krüsselich. * **
*Die stehen ab wie so Pferdehaare. * **
Wahrscheinlich hab ich hier so'n paar Antennen, ne?
ZEIGT AUF KOPF
P: *Aber liegen immer al/ immer glatt*

Auch das kleine, unscheinbare Wörtchen *wir* kann demenzkranke Menschen in große Bedrängnis bringen, weil manche es nämlich wörtlich verstehen, wenn Pflegepersonen des anderen Geschlechts zu Ihnen sagen *„Wir müssen jetzt in die Badewanne, und dann gehen wir ins Bett!"* Wer glaubt, der oder die Pflegende wolle mit ihm Wanne und Bett teilen, der ist entweder freudig überrascht oder aber er bekommt Angst vor sexuellen Übergriffen.

Praxistipp

So vermeiden Sie Missverständnisse:

- Sagen Sie niemals *wir*, wenn Sie nicht wirklich sich und die betreffende Person meinen.
- Verzichten Sie im Umgang mit demenzkranken Patienten auf Ironie und Sarkasmus.
- Vermeiden Sie „blumige", flapsige und bildliche alltagssprachliche Redewendungen, weil demenzkranke Menschen diese nicht selten wörtlich interpretieren, also i. d. R. falsch verstehen.

▸ **Menschen mit Demenz motivieren.** Pflegende haben gelernt, ihre Patienten aktivierend zu versorgen, also sie in die Körperpflege mit einzubeziehen. Zudem erklären sie gewisse pflegerische Handlungen und begründen deren Notwendigkeit. Mit diesem Ansatz geraten sie bei Demenzpatienten schnell an ihre Grenzen: die Krankheit raubt ihnen nämlich neben der Sprachfähigkeit gewissermaßen auch die Auffassungsgabe; mit rationalen, logischen Argumenten kann man sie immer schlechter erreichen. Deshalb ist es nicht nur nötig, sondern auch hilfreich, beim Motivieren an das anzuknüpfen, was durch die Demenz lange nicht zerstört wird, nämlich das Emotionale. Vor allem der Appell an positive Gefühle verschafft Pflegenden Kooperationsbereitschaft: Es hilft, wenn man den Patienten vor und während der Versorgung gut zuredet („Das schaffen Sie doch!"), sie lobt und ihnen schmeichelt – und sich bereits vorab für ihre Mithilfe bedankt. Es hilft, wenn man humorvoll ist und die Patienten zum Lachen bringt, indem man sich selbst auf die Schippe nimmt. Es hilft, wenn man ihnen etwas für sie Attraktives in Aussicht stellen kann, so eine Art Belohnung, wie ein paar Minuten exklusive Zuwendung, ein kleiner Spaziergang auf dem Gang oder auch nur ein Stückchen Schokolade: *„Noch ein paar Schlückchen, dann können Sie auch ins Bett gehen, ne?"* Und es hilft, wenn man das, was man von den Betroffenen will, gewissermaßen „klein" redet und als machbar, als keine große Zumutung, nicht der Rede wert, erscheinen lässt: *„einmal ganz kurz aufstehen"*, *„Trinken Sie das letzte Schlückchen noch!"*.

Was demgegenüber gar nicht funktioniert, ist das Heraufbeschwören negativer Gefühle: Wenn man den Patienten Angst macht (*„Bleiben Sie mal sitzen, sonst fallen Sie gleich wieder hin!"*) oder ihnen negative Folgen ihres (Nicht-)Handelns vor Augen führt (*„Trinken Sie, sonst wird das kalt und schmeckt nicht mehr gut!"*), erfolgen entweder gar keine oder aber trotzige Reaktionen.

Nonverbale Kommunikation

▸ **Körpersprache.** Menschen mit Demenz sind nicht per se mehr oder weniger sensibel für Körpersprache und nonverbale Kommunikation als kognitiv gesunde (▸ Abb. 19.5). Auch unter ihnen gibt es einige, die quasi blick- und achtlos durch ihre soziale Umwelt laufen, und andere, die sehr genau hinschauen und feinfühlig alle jenseits der Worte ausgesendeten Signale erfassen. Allerdings wird für sie das Nonverbale im Laufe der Krankheit immer wichtiger. Je mehr sie es verlernen, verbal zu kommunizieren, desto größer wird die Bedeutung der Körpersprache für sie, und desto weniger sind sie gewissermaßen durch das, was wir sagen, ablenkbar: Sie konzentrieren sich zusehends auf die Art, wie wir etwas sagen – wie unsere Stimme dabei klingt, wie laut wir dabei werden, wie freundlich oder desinteressiert unser Gesicht dabei aussieht und wie angespannt oder entspannt der Rest unseres Körpers dabei ist.

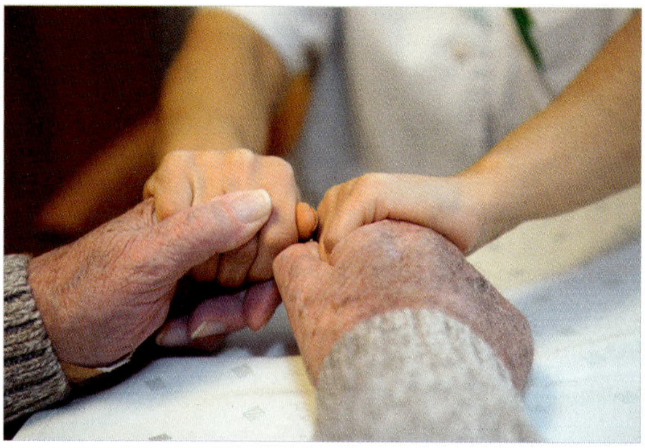

Abb. 19.5 Körpersprache. Hier eine Geste, die so viel heißen mag wie „Ich unterstütze Sie, Sie stehen nicht allein da". (Quelle: © K. Oborny/Thieme Group)

▸ **Behutsame Berührung.** Vor allem reagieren sie sehr sensibel darauf, wie sie von anderen berührt werden: Sie können sehr wohl zwischen funktionellen, zweckdienlichen und liebevollen, zwischenmenschlich gemeinten Berührungen unterscheiden. Letztere tun vielen von ihnen sichtlich gut – wenn wir dabei ihre Signale beachten und ihre Grenzen nicht übergehen.

Praxistipp

Berührungen

- Mit Berührungen kann man nur die Menschen trösten und beruhigen, die Berührungen auch wirklich mögen und wünschen.
- Ob es jemand mag, von uns angefasst zu werden, verraten in aller Deutlichkeit seine Mimik und die Anspannung seiner Muskeln. Jedes Abwenden oder Steifmachen sollten Sie unbedingt als Zeichen von Irritation oder Ablehnung deuten und entsprechend den Körperkontakt beenden.
- In den meisten Kulturen ist es akzeptabel, jemanden am Oberarm zu berühren oder ihm die Hand zu geben bzw. zu halten.
- Absolut tabu ist das Tätscheln im Gesicht, wenn es auch noch so gut gemeint ist: Selbst, wenn eine demenzkranke Patientin Sie gerne hat, empfindet sie das i. d. R. als verkindlichenden Übergriff!
- In der späten Krankheitsphase drücken demenzkranke Patienten Dank oder Zuneigung allerdings selbst manchmal dadurch aus, dass sie Wangen tätscheln oder den Kontakt Stirn an Stirn suchen. Hier ist eine ehrliche Reaktion gefragt. Wenn Sie die Berührung aushalten, aber augenscheinlich unangenehm finden, ist das für die gut beobachtenden Patienten oft kränkender, als wenn Sie ihre Hände freundlich, aber bestimmt entfernen.

▸ **Ansteckbarkeit und Spiegelphänomene.** Eine Besonderheit von Menschen mit Demenz (v. a. in fortgeschrittenen Krankheitsstadien) ist, dass sie in hohem Maße „ansteckbar" sind vom Verhalten und von der Körpersprache anderer: Sie beobachten, dass wir nach einer Kaffeetasse greifen oder unsere Strickjacke zuknöpfen, und sie tun dasselbe (Gaschler 2007). Wenn wir sie anlächeln, hellt sich im Handumdrehen ihre Miene auf – selbst, wenn sie vorher traurig oder verärgert waren. Schaut sie aber jemand verkniffen oder böse an, verfinstert sich im Nu auch ihr Gesicht. Hören sie einen Leidensgenossen ängstlich schreien, überträgt sich dessen Verzweiflung und Unruhe oftmals auf sie – und sie beginnen, ebenfalls zu rufen. Und treten wir, ohne uns dessen bewusst zu sein, mit angespannter, verschlossener Körperhaltung (z. B. mit hochgezogenen Schultern, zusammengebissenen Zähnen, vor der Brust verschränkten Armen oder geballten Fäusten) an sie heran, so werden viele davon angesteckt … und eh' man sich versieht, spiegeln sie diese nonverbalen Anzeichen von Unwohlsein und Stress. In Pflegesituationen ist dann häufig zu beobachten, dass sie die Augen schließen, sich am Bettgitter festhalten, sich durch Schläge und Schimpfen gegen die Bemühungen der Pflegepersonen verteidigen oder sich schwer und steif machen und sich so gegen jede Art der Versorgung oder Positionierung wehren.

Wie ist dieses Phänomen zu erklären? Eine mögliche Ursache könnte die durch den kognitiven Abbau veränderte Funktionsweise der Spiegelneuronen (Sachweh 2019) sein. Spiegelneuronen sind über die Großhirnrinde verteilte Nervenzellen, die darauf spezialisiert sind, zu erfassen, wie es unseren Mitmenschen geht und was ihre Absichten sind (Bauer 2006). Entwicklungsgeschichtlich gesehen, dienten sie – salopp gesprochen – dazu, so schnell wie möglich herauszufinden, ob ein fremder Urzeitmensch, dem man in Wald oder Steppe begegnete, einem freundlich oder feindlich gesinnt war; ob man sich also entspannen konnte oder auf Kampf oder Flucht einrichten musste. Heutzutage beschreibt man Menschen, deren Spiegelneuronensystem gut ausgebildet ist, als empathiefähig. Sie können die Gefühle und z. B. zielgerichtete Handlungen anderer deuten, weil ihr Gehirn das, was es beobachtet, innerlich nachvollzieht bzw. spiegelt. Sehen sie jemanden, der nach einem Glas greift, so ist der Teil ihres Gehirns aktiv, der ihren eigenen Arm bzw. den Griff nach einem Glas steuern würde. Mit anderen Worten: ohne eine einzige tatsächliche Bewegung hilft ihnen die mentale Simulation der beobachteten Bewegung, in Windeseile herauszufinden, ob der andere das Glas lediglich zum Munde führen oder aber ihnen ins Gesicht schütten will.

► **Spiegelneuronen im Alltag Gesunder.** Die wenigsten sind sich der Tatsache bewusst, wie sehr Spiegelneuronen unseren Alltag auch im Bereich des sicht- und hörbaren Verhaltens bestimmen:

- Wir gähnen, wenn wir jemand anderen gähnen sehen oder auch nur hören.
- Wir lächeln oder lachen, wenn andere uns anlächeln oder lauthals herausprusten.
- Wir werden vom Singen oder Pfeifen anderer Menschen angesteckt.
- Wir übernehmen unbewusst die Körperhaltung und Sprechweise von Menschen, die wir mögen und denen wir gefallen wollen.
- Wir versuchen krampfhaft, herauszufinden, nach was jemand Ausschau hält, der mitten in der Stadt mit offenem Mund nach oben blickt.
- Wir fühlen buchstäblich den Schmerz, den unser Kind empfindet, wenn es sich vor unseren Augen weh tut.
- Wir gruseln uns mit den Hauptpersonen eines Horrorfilms und wir weinen beim Tod eines Sympathieträgers einer Filmromanze, obwohl wir wissen, dass alle gezeigten Personen nur so tun, als ob …

In der Pflege zeigen sich die Spiegelneuronen in Situationen wie dem Anreichen von Essen. Pflegepersonen öffnen intuitiv oft selbst den Mund, wenn sie wollen, dass ihr Gegenüber den Mund aufmacht.

Kognitiv gesunde Menschen können nun trotz der oben beschriebenen, unwillkürlichen Spiegelphänomene sehr genau zwischen sich und anderen, zwischen eigenen Gefühlen und Befindlichkeiten und denen anderer unterscheiden: Sie können jemanden sehen, der wütend oder ängstlich ist, ohne gleich von diesen Gemütsverfassungen angesteckt zu werden. Menschen mit Demenz können das zunehmend schlechter: Sie haben gewissermaßen keine Signalbremse mehr. Beim Versuch, zu verstehen, was andere von ihnen wollen, werden sie von deren Ausstrahlung und Verhaltensweisen überschwemmt und „angesteckt“. Sie sind also mehr oder minder schutzlos allen Anzeichen von Langeweile und Stress, von Schmerz und Überforderung, von schlechter Laune und mangelnder Sympathie ausgesetzt, die wir ihnen unwissentlich und zumeist unabsichtlich entgegenbringen.

Tatsächlich unkooperativ? Gefahr von Fehldeutungen

Die Gehirne demenzkranker Patienten arbeiten nicht nur unzuverlässig und fehlerhaft, sie funktionieren auch erheblich langsamer als die kognitiv gesunder Menschen. Daher kommt es immer wieder zu Missverständnissen und Fehlinterpretationen, wenn Pflegepersonen sich ihnen auf die für sie gewohnte Art und Weise nähern.

Erstens sprechen Pflegepersonen im Umgang mit allen älteren Menschen i. d. R. erheblich zu laut. Das tun sie in dem Irrglauben, Altersschwerhörige würden sie dann besser verstehen. Diese Annahme ist aber falsch; Anschreien bewirkt nur, dass Sprache noch verzerrter und zudem bedrohlich klingt. Menschen, die krankheitsbedingt die verbale Sprache nicht mehr verstehen, nehmen übertriebene Lautstärke jedoch als Aggression wahr, v. a. wenn sie auch mit einer überkippenden, leicht schrillen Stimme gepaart ist. Sie reagieren darauf, je nach Charakterstruktur, entweder mit Angst oder mit Schimpfen und handgreiflicher Gegenwehr.

Zweitens bewirkt der Zeitdruck, unter dem in Krankenhäusern gearbeitet wird, dass Pflegende viel zu schnell für demenzkranke Patienten sind: Sie nähern sich ihnen nicht nur zu schnell an, sie lassen ihnen auch viel zu selten die Zeit, die sie brauchen, um zu verstehen, was gleich geschieht und was bei pflegerischen Aktivitäten von ihnen erwartet wird. Pflegerische Arbeit wird somit von den Betroffenen immer wieder wie ein Überfallkommando erlebt, das sie gleichermaßen erschreckt und verärgert. Überdies führen plötzliche, von demenziell erkrankten Menschen nicht vorhergesehene Berührungen zu einem von ihnen willentlich nicht zu beeinflussenden Reflex: Sie scheinen sich zu widersetzen, die Muskeln anzuspannen und die Kooperation zu verweigern. Tatsächlich aber kommt der „Befehl“ zum Widerstand aus den Tiefen ihres geschädigten Gehirns; tatsächlich haben Pflegepersonen das Gegenhalten durch ihre zu schnelle Herangehensweise selbst ausgelöst.

Zu sog. Katastrophenreaktionen kommt es **drittens** schließlich auch, wenn Pflegepersonen ohne Vorankündigung und Bitte um Erlaubnis in den persönlichen Nahbereich, die Intimzone der Betroffenen eindringen, ihnen also die Bettdecke wegnehmen oder sie ausziehen wollen: Ein solches Vorgehen kann als Attacke, gar als sexueller Übergriff missverstanden werden.

Praxistipp

Demenzgerechte Lautstärke und adäquate Körpersprache:
- Sprechen Sie mit demenzkranken Patienten nicht lauter, sondern deutlicher, und wenden Sie ihnen beim Reden das Gesicht zu.
- Flüstern beruhigt aufgeregte und ängstliche Personen.
- Wenn Sie zügig vorankommen wollen, müssen Sie im Umgang mit Menschen mit Demenz effektiv langsamer werden und „gefühlt" in Zeitlupe arbeiten.
- Nähern Sie sich ihnen von vorne und am besten auf gleicher Augenhöhe.
- Bereiten Sie die Betroffenen sowohl verbal als auch pantomimisch darauf vor, wenn sie Pflegetätigkeiten an ihrem nackten Körper ausführen wollen.
- Nutzen Sie den Spiegeleffekt gezielt und tragen Sie Ihre gute Laune, Ihre Freude über Frühling oder Sonnenschein an die Krankenbetten!
- Machen Sie sich bewusst, dass man nicht selten schlecht gelaunt und kritisch aussieht, wenn man sich auf seine Arbeit konzentriert.
- Versuchen Sie, Ihre Muskeln zu lockern und Ihre Mimik zu entspannen, bevor Sie das Zimmer eines demenzkranken Patienten betreten.
- Nehmen Sie sich nach ärgerlichen und stressigen Situationen eine kurze Auszeit, bevor Sie sich einem Betroffenen nähern, damit Ihre Körpersprache ihn nicht ansteckt, also aufregt und für jede gemeinsame Tätigkeit unzugänglich macht.
- Vermeiden Sie jedoch ein aufgesetztes, unechtes Lächeln – das durchschauen demenzkranke Menschen nicht nur, es macht sie auch misstrauisch und unkooperativ.

19.2.5 Validation

Die Validation nach Feil und die Integrative Validation nach Richard basieren weitgehend auf der Gesprächspsychotherapie nach Rogers. Obwohl das Konzept nach Feil zunächst nicht die Demenz im Fokus hatte, stellen beide Verfahren einen **kommunikativen Weg zur Innenwelt dementer** Menschen dar.

Ausgehend von der Annahme, dass sich Pflegende in ihrem Denken und Handeln eher an der gegenwärtigen Realität orientieren, ist ein adäquater Informationsaustausch zwischen der inneren, an den Erinnerungen orientierten Erlebenswelt des Dementen und den Pflegenden kaum möglich. In der wertschätzenden Kommunikation kann es jedoch gelingen, sich an die andersartige Sicht und Erlebensweise dieser Menschen anzunähern. Für schwerst depressive, abhängige oder schizophrene Kranke ist der Einsatz der Validation nicht geeignet.

Validation nach Feil

Die Gerontologin Naomi Feil unterscheidet in ihrem Konzept 4 Stadien der fortschreitenden Desorientierung (Feil u. de Klerk-Rubin 2017):
- Stadium 1: Das 1. **Stadium der mangelhaften/unglücklichen Orientierung** ist gekennzeichnet durch eine leichte, beginnende Desorientierung. Die betroffene Person versucht sich an der objektiven Realität festzuhalten, was ihr aber immer mehr misslingt. Gefühle werden geleugnet und nur in symbolisierter Form geäußert.
- Stadium 2: Im **Stadium der Zeitverwirrtheit** verliert der Betroffene zunehmend die Kontrolle über sich selbst. Der Verlust kognitiver und körperlicher Fähigkeiten führt zu einer Reduktion der Kommunikation. Der Erkrankte zieht sich immer mehr zurück.
- Stadium 3: Das 3. **Stadium der sich monoton wiederholenden Bewegungen** geht mit einem zunehmenden Verlust der Sprache einher.
- Stadium 4: Im letzten **Stadium des Vegetierens** ziehen sich die Betroffenen völlig in sich zurück.

Für jedes Stadium werden unterschiedlich abgestufte kommunikative Techniken und Deutungsmuster angeboten. Stehen zunächst verbale Äußerungen im Vordergrund (Was-, Wann-, Wer-, Wie-, Wo-Fragen; keine Warum-Fragen; Verbalisieren von Erlebnisinhalten) treten zum Ende der Verwirrtheitsstadien nonverbale Äußerungen wie Blickkontakt, Berührung, Tonlage der Stimme hinzu.

Feil versteht die Desorientiertheit demenzkranker Menschen nicht allein als Auswirkung einer hirnorganischen Schädigung. Vielmehr sieht sie hierin eine (unbewusste) Regression, die es zu deuten gilt. Unbewältigte Konflikte der Vergangenheit sollen im Prozess der Validation Raum erhalten, um sie durch das Ausdrücken der mit ihr verbundenen Gefühle, einer Lösung zuzuführen. Sie orientiert sich damit auch an tiefenpsychologischen Konzepten. Gelingt die Validation, schreitet nach Feil die Desorientierung nicht fort.

Integrative Validation nach Richard

Bei der Integrativen Validation (IVA) nach der Diplompädagogin und Diplompsychogerontologin Nicole Richard handelt es sich um eine Weiterentwicklung des Ansatzes nach Feil. Die IVA versteht sich als wertschätzende Umgangs- und Kommunikationsform.

Die Methode konzentriert sich auf die Ressourcen der erkrankten Person. Unter den Ressourcen werden die Gefühle (z. B. momentane Befindlichkeit, Reaktionen auf Personen, Umwelt usw.) und Antriebe (z. B. früh erlernte Normgefüge, Motive, Triebfedern des Handelns usw.) der Menschen mit Demenz verstanden. Beide stehen im Mittelpunkt der Kommunikation und werden „validiert".

Validieren bedeutet nach Richard: wertschätzen, akzeptieren und bestätigen (▶ Abb. 19.6). Elemente aus der Lebensgeschichte werden als roter Faden in die Kommunikation mit eingebunden (Richard 2001). Die Integrative Validation bedient sich dreier aufeinander folgender Schritte. Als 1. Schritt wird in der IVA versucht, das Gefühl und/oder den Antrieb, die hinter der Äußerung des Dementen liegen, zu erspüren. Diese werden in einem 2. Schritt in direkten und kurzen Sätzen benannt, d. h. validiert. In

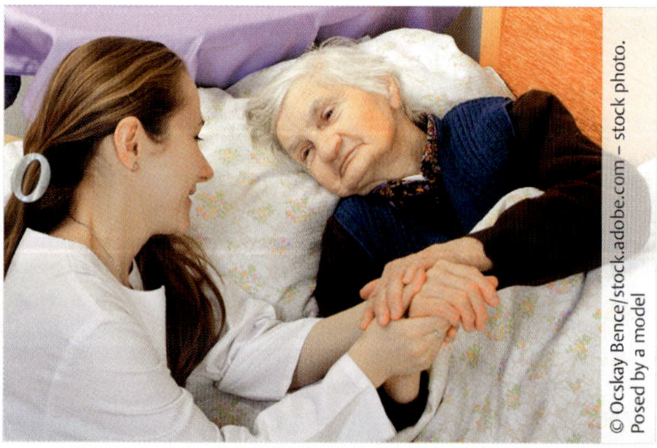

Abb. 19.6 Integrative Validation. Wertschätzen, akzeptieren und bestätigen, statt zu interpretieren. So können Wir-Gefühle aufgebaut und belastende Gefühle abgemildert werden. (Quelle: © Ocskay Bence/stock.adobe.com – Stock photo. Posed by a model)

Tab. 19.1 Unterschiede der Validation nach Feil und der Integrativen Validation nach Richard.

	Validation nach Feil	Integrative Validation nach Richard
Fokus	inhaltliche Äußerungen 4 Stadien der Desorientierung	Gefühle und Antriebe
Fragetechnik	W-Fragen mit Ausnahme der Warum-Fragen	Verzicht auf eine Fragetechnik
Anwendungsgruppe	hochaltrige, desorientierte Menschen	Menschen mit einer hirnorganischen Erkrankung ohne Alters- und Stadienbegrenzung
Orientierung	Vergangenheit unerledigte Lebensaufgaben Äußerungen werden in ihrer Symbolhaftigkeit gedeutet	Gegenwart Gefühle und Antriebe im Hier und Jetzt Verzicht auf Interpretationen
Grundannahme	wenn die Gefühle ignoriert werden, ziehen sich die desorientierten Menschen immer mehr zurück und schreiten in ihren Stadien fort	validierte Gefühle und Antriebe führen zu einem Wir-Empfinden und positiver Befindlichkeit

einem 3. Schritt können sie auch in Form eines Sprichwortes oder einer Lebensweisheit paraphrasiert werden.

Die IVA geht davon aus, dass Gefühle die Tendenz haben, sich stärker zu äußern, wenn sie nicht wahrgenommen werden. Können sie dagegen benannt werden und finden sie so einen Ausdruck, können sich belastende Gefühlsmomente abmildern.

Vergleich der Validationsansätze

▶ Tab. 19.1 zeigt die Unterschiede der Validation nach Feil und der Integrativen Validation nach Richard auf.

19.3 Sensorische Verfahren

19.3.1 Basale Stimulation

Die Basale Stimulation ist ein Konzept zur Förderung, Pflege und Begleitung schwerstbeeinträchtigter Menschen, das 1975 von dem Sonderpädagogen Andreas Fröhlich in der Zusammenarbeit mit mehrfach geistig/körperlich behinderten Kindern entwickelt wurde. In den 1980er Jahren wurde das Konzept zusammen mit der Krankenschwester und Pflegewissenschaftlerin Christel Bienstein zuerst in der Intensivpflege, später auch in der Neonatologie und Geriatrie sowie mittlerweile in nahezu allen Bereichen der Pflege umgesetzt. Das Förderkonzept der Basalen Stimulation richtet sich insbesondere an Menschen, die von schwersten Beeinträchtigungen ihrer Wahrnehmung bedroht oder bereits betroffen sind.

Definition

Der Begriff **Basale Stimulation** steht hier für eine dem Patienten angebotene Information über sich oder die Umwelt (Stimulation), die – angenehm und eindeutig wahrnehmbar – an bekannte und elementare (basale) Erfahrungen anknüpft.

Entstehung und Auswirkung veränderter Wahrnehmung

Wahrnehmungsbeeinträchtigungen können durch traumatische Ereignisse oder degenerative Prozesse entstehen, aber auch durch den Verlust von Vertrautem, z. B. durch ein verändertes Umfeld oder fehlende sinngebende Anregung.

Beispiel

Auf der Station liegt der 78-jährige Herr M. Er lebte ursprünglich bei seinem Sohn, versorgte sich dort fast selbstständig und wurde wegen seines grobschlägigen Tremors, bei einer bestehenden Parkinsonerkrankung, zur medikamentösen Behandlung eingewiesen. Während der medizinisch ausgerichteten Versorgung wird Herr M. in den 3 Wochen Aufenthalt zunehmend unselbstständiger und immobiler, fällt mehrfach aus dem Bett und ist schließlich derartig verwirrt, dass er vollständig versorgt und ans Bett fixiert wird. Einfache Tätigkeiten kann er nicht mehr ausführen, so blickt er verständnislos seinen eigenen elektrischen Rasierer an, der ihm in die Hand gegeben wird und kann auch mit der Aufforderung „Rasieren Sie sich bitte." nichts Sinnvolles verbinden – er lässt den Rasierer liegen oder versucht, sich das Kopfhaar zu rasieren.

▶ **Was ist mit diesem Menschen geschehen.** Herr M. liegt in einem spärlich eingerichteten Zimmer, aufgrund seines grobschlägigen Tremors ist er in seinen Bewegungsmöglichkeiten eingeschränkt. Er bevorzugt es, im Bett liegen zu bleiben, da er sich sehr gangunsicher fühlt und sieht hauptsächlich auf die weiße Zimmerwand oder Decke. Er nimmt Stimmen und Geräusche wahr, die ihm unbekannt sind.

In dieser Situation erfährt Herr M. kaum eine sinngebende Orientierung zu sich selbst und zu seiner Umwelt. Daher kann die Umwelt auch nicht mehr sicher wahrgenommen werden. Nichts erinnert mehr an seine alte Umgebung. Der Betroffene kann nicht mehr überprüfen, wo, wie und in welcher Zeit oder Wirklichkeit er sich befindet. Die körperliche und geistige Identität, beginnt zu schwinden. Der Patient verliert sich. Erinnerungen sind eher verwirrend als orientierend. So kann es Herrn M. widerfahren, dass er die Stimme der Pflegenden als die seiner Schwiegertochter interpretiert. Wenn die Schwiegertochter etwas zu trinken bringt, wird dies noch akzeptiert, aber wenn sie den sich sonst selbstversorgenden Herrn M. waschen möchte, reagiert dieser mit Empörung und lehnt die Hilfe ab.

Damit der erkrankte Mensch sich in dieser Situation noch selbst spüren kann und als glaubwürdig erlebt, beginnt er mit stereotypen, sich wiederholenden Bewegungen wie Nesteln an der Bettdecke oder rhythmisches Klopfen auf die Matratze (Autostimulation). Das Gehirn des Patienten versucht diese Autostimulation als sinnvolle Anregung zu verarbeiten. Dies gilt auch für den visuellen Wahrnehmungsbereich. Herr M. sieht (zwangsweise) nur die weiße Wand. Um sich nicht gänzlich zu verlieren, beginnt sein Körper, sich selbst zu stimulieren. Die peripheren Nerven senden in ihrer Grundaktivität diffuse Impulse und Herr M. sieht nun an der Wand kleine schwarze Flecken, die anfangen sich zu bewegen. Diese visuelle Wahrnehmungsveränderung kann der Patient als Spinnen interpretieren, die sich an der Decke bewegen. Diese Spinnen sind für den Patienten bedrohlich, der Patient versucht mit letzter Kraft das Bett zu verlassen und stürzt.

Lernaufgabe

Veränderte Wahrnehmungserfahrungen können auch ganz gesunde Menschen machen, wenn ihnen nicht ausreichend sinnvolle Reize angeboten werden.

Dazu ein Eigenversuch: Nehmen Sie sich bitte ein weißes DIN-A3-Blatt und halten es so dicht vor die Augen, dass sie weder links noch rechts daran vorbeisehen können. Starren Sie nun mind. 5 min auf die weiße Fläche! Welche Veränderungen können Sie wahrnehmen?

Sie wissen, dass Ihre Wahrnehmungsveränderungen aufgrund eines Eigenversuches zustande kamen. Herr M. kann jedoch nicht entscheiden, ob seine Wahrnehmung äußere „echte" Reize oder impulshafte Reize registriert. Herr M. hat sich in eine für ihn sinnhafte Welt zurückgezogen, die mit der realen Wirklichkeit nicht mehr übereinstimmt. Er ist überzeugt, dass seine Wahrnehmung richtig ist und dass er sich daran orientieren kann. Zwangsläufig kommt es zu kommunikativen Missverständnissen zwischen ihm und den Betreuenden.

Es stellt sich die Frage: Wie können wir Herrn M. in positiver Weise unterstützen, damit er sich wieder in der realen Welt zurechtfindet? In diesem Zusammenhang soll auf die Grundlagen der Wahrnehmung eingegangen werden, um im Anschluss daran die Ziele basal stimulierender Pflege zu verdeutlichen.

Wahrnehmung, Kommunikation und Bewegung

Menschen besitzen ein bestimmtes, unverwechselbares Ich-Bild und differenzierte Vorstellungen über den eigenen Körper, ein Körperbild, das uns befähigt, mit unserer Umwelt zu kommunizieren und eine eigene Geschichte in eine chronologische Reihenfolge zu setzen.

Etwas Bekanntes schafft für den sich in einer fremden Umgebung aufhaltenden Menschen Sicherheit und Orientierung, auch wenn dies für den Patienten nur die gewohnte Schlafposition oder ein vertrautes Lied ist. Diese orientierende Sicherheit bewirkt Selbstsicherheit, ein Wiedererkennen der eigenen Identität, des eigenen Körpers, der Wahrnehmung und der gewohnten, eigenen Bewegungen.

In einem Wechselspiel von Bewegung und Wahrnehmung können wir schließlich kommunizieren. Die 3 Elemente Bewegung, Wahrnehmung und Kommunikation beeinflussen sich wechselseitig, Bewegung macht Wahrnehmung erst möglich. Umgekehrt beeinflusst unsere Kommunikation unsere Wahrnehmung und unsere Bewegung (Fröhlich 2015). Um also Wirklichkeit sinnvoll realisieren zu können, bedarf es einer komplexen, auf Bekanntem aufbauenden Wahrnehmung.

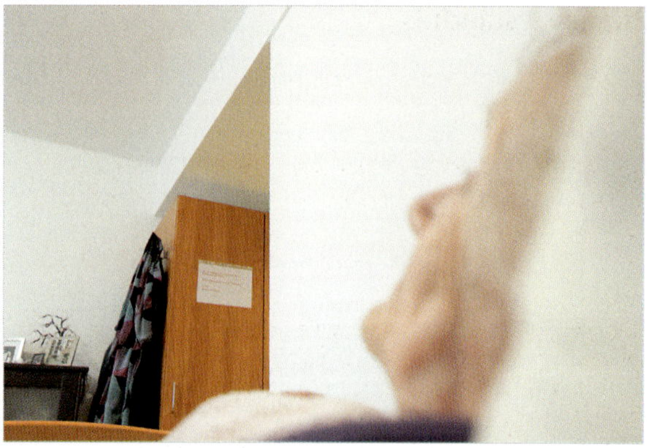

Abb. 19.7 Räumliche Desorientierung. Bei Immobilität und beeinträchtigter Wahrnehmung kann es zu räumlicher Desorientierung kommen. Wo ist oben, wo ist unten? Die Lage des eigenen Körpers im Raum kann nicht mehr eingeschätzt werden. (Quelle: © K. Oborny/Thieme Group)

Merke

Der pflegebedürftige, immobile Patient erfährt zwar in erster Linie eine Einschränkung der Bewegung, dies hat jedoch auch zur Folge, dass seine vestibuläre Wahrnehmung (Gleichgewichtssinn) nicht mehr ausreichend angeregt wird. Der Patient verliert die Kenntnis darüber „Wo ist oben, unten, vorne oder hinten?".

Aufgrund dieser räumlichen Desorientierung kann auch das visuelle System beeinträchtigt werden. Räumliche Ausmaße können nicht mehr richtig eingeschätzt werden, Konturen beginnen zu verschwimmen und verlieren sich (▶ Abb. 19.7).

Weiterhin bekommt der Patient durch seine Immobilität auch nur verminderte vibratorische Informationen zur Wahrnehmung der Tiefensensibilität, die ihm vermittelt, wo sich z. B. seine Beine oder Arme befinden. Die Körpergrenzen zerfließen durch die fehlenden somatischen Reize, z. B. das Verschieben der Kleidung auf der Haut. Ohne diese grundlegenden Wahrnehmungsfähigkeiten verliert der Patient die Bezugsebene zu sich selbst und seiner Umwelt.

In diesem Sinne kann Herr M. mit dem für ihn sinnlosen Gegenstand „Rasierer" nichts anfangen, auch die Aufforderung: „Rasieren Sie sich bitte" kann er nicht einordnen. Erst als er im Bett aufgesetzt und ihm der Rasierer in die rechte Hand gelegt (er ist Rechtshänder), seine Hand langsam zur Wange geführt und diese in kurzen, typischen Rasierbewegungen hin- und herbewegt wird, erhellen sich plötzlich seine Augen und er kann begreifen, worum es in dieser Situation geht. Wenn er sich mit seinen 78 Jahren seit seinem 15. Lebensjahr tägl. einmal rasiert, so hat er diese Bewegung ca. 24 000 Mal wiederholt. Diese Bewegung erkennt er durch sein prozedurales Gedächtnis wieder; nicht das Wort, nicht den Gegenstand, aber die Bewegung. Und weil er etwas Sinnhaftes wahrnehmen kann, ist er auch in der Lage, etwas Sinnvolles zu tun. Er ist in der Lage, sich selbstständig zu rasieren und orientiert sich zunehmend.

Pflegeverständnis

M!

Merke

Basale Stimulation in der Pflege ist die Anregung und Förderung individueller, d. h. selbstgewählter Lernprozesse beim betroffenen Menschen.

Pflege orientiert sich in diesem Verfahren nicht an den krankheitsbedingten Defiziten des Patienten, sondern versteht sich als ein therapeutischer sinngebender Dialog auf der Wahrnehmungsebene des Patienten.

Hierzu haben Christel Bienstein und der Sonderpädagoge Andreas Fröhlich (2016) die sog. zentralen Ziele des Konzeptes formuliert, die maßgeblich für die Entwicklung von Angeboten an die Patienten sind.

Diese Ziele versuchen, Aktivitäten der Patienten zu beschreiben – dabei handelt es sich nicht um Pflegeziele, wie sie z. B. in einer Pflegeplanung formuliert werden. Für Pflegende haben die Zielformulierungen den Sinn, sich in die Lebenswelt des Patienten hineinzuversetzen und ihn innerhalb seiner Lebensführung zu begleiten.

Hier wird v. a. von einer **inneren Haltung** gesprochen, mit der Pflegende Patienten gegenübertreten, Interesse für ihre Lebenswelt zeigen und sie darin begleiten und fördern.

Dies erfordert von den Pflegenden die Bereitschaft, den Patienten innerhalb seiner reduzierten Möglichkeiten kennenzulernen, was die Flexibilität und ein erhöhtes Repertoire an Handlungsmöglichkeiten beinhaltet, um auf die Äußerungen des Patienten einzugehen und die Aktivität kommunikativ, vertrauenswürdig und interessiert gestalten zu können. Die Angebote selbst sind am Erleben, der Biografie und am „Lernpotenzial" des Menschen orientiert, sie sind einfach, verständlich und interessant, haben eine Bedeutung für den Patienten und laden ihn deshalb ein, mitzumachen und aktiv zu werden.

19.3.2 Snoezelen

[ ]

Definition

Snoezelen meint i. d. R. das gemeinsame Entspannen, Wohlfühlen, Genießen und Erleben einer durch verschiedene Anreize gestalteten Umgebung.

Der Begriff Snoezelen ist ein Kunstwort. Er kombiniert die niederländischen Wörter „snuffelen" und „doezelen" und erinnert an das englische Verb „to snooze" oder „to doze". Ins Deutsche übersetzt, bedeuten die Begriffe: schnuppern, schnüffeln bzw. dösen. „To snooze" meint umgangssprachlich: „ein Nickerchen machen", „to snooze away": "die Zeit vertrödeln". Die Sonderpädagogen Jan Hulsegge und Ad Verheul (2005) sehen im Snoezelen „ein Freizeitangebot für Schwerstbehinderte, bei dem sie ruhig werden und zu sich selbst finden können".

Unterschiedliche visuelle, akustische, olfaktorische, taktil-haptische, vestibuläre oder vibratorische Angebote führen zu einer angenehmen stimmungsvollen Atmosphäre (▶ Abb. 19.8), die häufig als „eine andere Welt" beschrieben wird. Das Verfahren wird in separierten Räumlichkeiten oder in den Alltag einer Station oder Wohngruppe integriert angeboten (fest installiert oder als mobile Einheit).

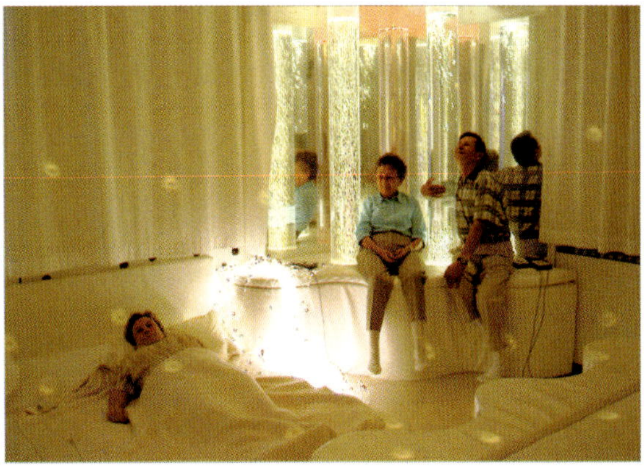

Abb. 19.8 Gemeinsames Snoezelen. Das gemeinsame Entspannen bewirkt eine Auflockerung des Rollenverhaltens. (Quelle: K. M. Perrar, © Thieme Group)

Die zentralen **Räumlichkeiten** können sich unterteilen in:
- einen Weißraum (die weiße Farbe reflektiert am besten Lichteffekte)
- einen Schwarzraum (fluoreszierende Medien kommen hier mittels UV-Licht zur Geltung)
- einen Raum zum Tasten, Fühlen, Hören, Riechen und Schmecken
- einen Aktivitätsbereich
- einen Nassbereich (Bäder, Schwimmbad)

In den Alltag einer Wohngruppe/Station integriert, bieten sich Rückzugsnischen, Wohlfühlecken, Stellen/Orte zur sensorischen Anregung in den Zimmern oder Fluren an. Sogenannte Sinneswagen ermöglichen es – ausgestattet mit diversen Snoezelenmedien – in fast jedem Raum oder in fast jeder Situation eine Snoezelenatmosphäre herzustellen. So können auch Menschen am Snoezelen teilhaben, die ihr Zimmer nicht mehr verlassen können.

Kritikpunkte am Snoezelen

Bereits früh wurden in der Diskussion, die in einschlägigen Fachzeitschriften und vermehrt auch im Internet kontrovers geführt wurde, gegen das Snoezelen zahlreiche Kritikpunkte vorgebracht (Störmer 1987). So werden die theoretischen Äußerungen zu den Wirkweisen des Snoezelens als letztlich trivial bezeichnet. Es ist sicherlich nicht verwunderlich, dass bei einem Verfahren, das sich der Sensorik bedient, die Wahrnehmung („5 Sinne") eine zentrale Rolle spielt. Worin jedoch die spezifische Wirkung des Snoezelens bestehe, darüber gäben die Aussagen der Vertreter des Gedankens keine Auskunft. Weitere **Kritikpunkte** in der Debatte sind in der folgenden Übersicht aufgeführt:
- Zur Förderung eines (behinderten) Menschen bedarf es individueller Entwicklungspläne und spezieller, auf die Entwicklungsdefizite und -ressourcen des Individuums ausgerichteter Förderprogramme. Diesem Anspruch werde das Snoezelen nicht gerecht.
- Snoezelen werde bei behinderten oder dementen Menschen letztlich ohne eine auf diesen Personenkreis ausgerichtete Entwicklungs- oder Involutionstheorie durchgeführt.
- Snoezelen schaffe eine künstliche Welt, deren Erfahrungen (z. B. für Menschen mit Mehrfachbehinderung oder Demenz) nicht in den Alltag übertragbar sind.
- Snoezelen schaffe eine teure Scheinwelt, statt derer solle besser der Alltag in den Institutionen schöner und reizvoller gestaltet werden.

- Die Wirkung des Snoezelens bestehe hauptsächlich in der intensiven Zuwendung seitens der Anwender. Allein diese Variable könne die beobachtbaren positiven Reaktionen erklären.
- Das Motto des Snoezelens „Nichts muss gemacht werden, alles ist erlaubt" stehe letztlich für Willkür und Beliebigkeit seitens der Anwender.

Trotz der zuvor genannten Kritikpunkte und der mageren evidenzbasierten Studienlage hat sich das Snoezelen weit verbreitet und findet bei den Anwendern immer mehr (positiven) Anklang. Der Snoezelengedanke hat inzwischen in der Arbeit mit dementen Menschen in vielen aktuellen Veröffentlichungen oder Handbüchern als Verfahren einen festen Platz gefunden (Sánchez et al. 2012; Strøm et al. 2016). Zahlreiche, z. T. durchaus kritisch reflektierende Einzelfallbeschreibungen berichten von **positiven Auswirkungen** des Snoezelens auf Patienten bzw. Bewohner. Jenseits einer pädagogischen oder therapeutischen Haltung zeigen sich unterschiedliche Menschen im Anschluss an die direkte Konfrontation mit den Snoezelenräumlichkeiten beeindruckt, interessiert, entspannt, angeregt, wie in einer anderen Welt, wie im Märchen, verzaubert usw. Erstaunlicherweise sind nicht wenige Institutionen bereit, die z. T. erheblichen Investitionskosten für die Einrichtung von Snoezelenräumlichkeiten zu bezahlen. Im Folgenden werden 5 Hypothesen vorgestellt, wie die Wirkung des Snoezelens begründet werden kann (Perrar 2003a, b).

Induktion eines Sonderzustandes des Bewusstseins

Suggestion, Hypnose, Meditation, Trance, Traum, sensorische Deprivation oder Überreizung, Verliebtheit, Ekstase oder Rausch sowie mehrtägiges Fasten vermögen beim Menschen, einen vom üblichen Wachbewusstsein abgehobenen „Sonderzustand" des Bewusstseins zu induzieren. Das sich in diesen Sonderzuständen des Bewusstseins vollziehende Denken verläuft **assoziativ** und **fantasievoll springend**. Die sensorische Atmosphäre eines Snoezelenraumes scheint diesen Zustand hervorzurufen. Das Denken verliert seine Richtung, zuvor nicht bewusste Gedanken, Gefühle, Erinnerungen usw. nehmen im Wachbewusstsein mehr „Raum" ein, werden „entdeckt" oder scheinen „aus der Tiefe emporzusteigen". Dieses Erleben wird in der Meditation auch als „ozeanische Selbstentgrenzung" bezeichnet.

Die Auslöser der in den Vordergrund tretenden Emotionen sind uns häufig nicht spontan zugänglich. Das **induzierte Dösen** verändert die Wahrnehmung und das Denken ähnlich dem Übergangsstadium vom Wachen zum Schlafen oder umgekehrt, welches den eigentümlichen Zustand des Träumens umfasst. Die ins Bewusstsein tretenden Gedanken, Emotionen oder Erinnerungen müssen allerdings nicht zwangsläufig positiver Natur sein, sie können auch unangenehm, Übelkeit erregend, schmerzlich, traurig, ängstigend, ärgerlich, verwirrend oder verrückend sein.

Entritualisierung und Modifikation des verfestigten Rollenverhaltens

Starre Rollengefüge oder Rituale in Institutionen können zu einer festgelegten, sich in immer gleichen Bahnen vollziehenden Kommunikation und Interaktion zwischen Patienten bzw. Bewohnern auf der einen sowie Behandlern bzw. Pflegenden auf der anderen Seite führen. Verhaltensmodifikationen scheinen so – auf beiden Seiten – erschwert. Als Beispiele mögen exemplarisch die ritualisierten Verhaltensweisen schizophrener Menschen mit Residualsymptomatik und chronifiziertem Wahnsystem oder von Menschen mit ausgeprägten Suchterkrankungen auf den Aufnahmestationen psychiatrischer Kliniken dienen.

Die entspannende Atmosphäre eines Snoezelenraumes und insbesondere das **gemeinsame** Snoezelen mit den Behandelnden bzw. Pflegenden führen in einem überraschenden Maße zu einer Entritualisierung und zu einer **Entlastung des Verhaltens** von dem erstarrten Rollengefüge. Dies ermöglicht nicht nur eine **veränderte (verbesserte) Kommunikation** bzw. Beziehung zwischen den Beteiligten, die veränderten Verhaltens- und Erlebensweisen können auch im weiteren therapeutischen Prozess genutzt werden.

Induktion von Wellness, Sich-Wohl-Fühlen und Entspannung

Je nach Auswahl der Medien und ihrer biografischen Besetzung führt eine sensorische Anregung mit den unterschiedlichen Angeboten wie Musik, (sich meist verändernden) optischen Medien, Düften usw. bei vielen Menschen zu einem angenehmen Gefühl der Entspannung und des Wohlbefindens sowie einer Haltung des **Es-Sich-Gut-Gehen-Lassens**. Die Atmosphäre eines Snoezelenraumes scheint diese Gefühle, durch eine niederschwellige, basale Sinnesanregung auslösen zu können. Der Aufenthalt in diesem Raum lässt (demente) Patienten bzw. Bewohner „glücklich oder zufrieden" erscheinen; Furcht und Besorgnis werden vermindert. Bereits die Etymologie, der dem Begriff Snoezelen zugrunde liegenden Wörter, beschreibt die Nähe zum „Halbschlaf", zum „Nickerchen machen" oder zum „Vertrödeln der Zeit".

Verzauberung, Erstaunen und die andere Welt

Der Zirkus, der Jahrmarkt, die Kirmes, das Varieté oder der Zauberkünstler bedienen die Ansprechbarkeit des Menschen durch **extraordinäre (sensorische) Erlebnisse**. Das Sich-Entrücken-Lassen, das mystifizierende Erleben unerklärlicher Begebenheiten führt zu den i. d. R. angenehmen Gefühlen des Erstaunens, der Verzauberung, des Träumens, des Erschauerns, des lustvollen Erlebens usw.

Die Atmosphäre eines Snoezelenraumes scheint dieser Ansprechbarkeit entgegenzukommen. Die unbekannten Objekte lösen nicht nur **Neugierde** aus, sie besitzen auch einen hohen Aufforderungscharakter im Sinne eines sich ihnen Zuwendens oder sich (aktiv) mit ihnen **Auseinandersetzens**. Sie fördern dadurch das Ausbilden spielerischer Verhaltensweisen. Für diese Effekte bedarf es jedoch – gemessen am Erleben des gewohnten Alltags – gerade einer Andersartigkeit der dargebotenen Medien und damit des Erlebens. Diese „andere Welt" des Snoezelens ist somit in ihrer Wirkung (zumindest für den modernen, technisierten Menschen) auf die oft an ihr kritisierte technische Künstlichkeit in wesentlicher Weise angewiesen. Natürliche Situationen stehen hierzu wegen der eingeschränkten Erreichbarkeit nur begrenzt zur Verfügung. Der rauschende Wasserfall, die Gebirgslandschaft oder die Blumenwiese in der Sonne lassen sich eben nur schwerlich im Original in den Alltag einer Institution integrieren.

Ansprechen des ästhetischen Empfindens

Menschen unterschiedlicher Kulturen lassen sich von **schönen Dingen** ansprechen und begeistern. Die sinnliche Wahrnehmung außergewöhnlicher Reize und die ihr entsprechenden emotionalen Reaktionen sind ihnen gemeinsam. Manche Menschen geben sich ohne weitere Absichten dem angenehmen Empfinden beim Anblick **„schöner" Formen** genießend hin, so dem Anblick des reizvollen Möbelstückes auf dem Trödelmarkt, des Edelsteines beim Juwelier, des Schmuckstückes beim Goldschmied, des Orientteppichs bzw. des Gemäldes beim Galeristen oder so beim Anblick des Bildes eines röhrenden Hirschen im eigenen Wohnzimmer. Ähnliches gilt für das Hören eines „schönen" Liedes, Musikstückes oder Konzertes „großer" Komponisten, aber auch der Blasmusik bzw. des Techno-Rhythmus.

Snoezelenelemente scheinen durch die intensive, multisensorische Anregung, dieses ästhetische Empfinden ansprechen zu können. Vor allem die vielfältigen optischen Medien können in Verbindung mit Musik zu einer **„schönen" Anmutung** führen.

Fazit

Vor dem Hintergrund älterer Untersuchungsergebnisse bzw. Forschungsberichte scheint die Aussage gerechtfertigt, dass sich das Snoezelen – im Sinne eines die Sinne ansprechenden Verfahrens – positiv, z. B. auf herausfordernde Verhaltensweisen demenziell erkrankter Menschen, auswirken kann (Chung et al. 2002; van Weert 2004; BMG 2006). Neuere Studien konnten bei Menschen mit Demenz die Auswirkungen auf Verhaltensänderungen, Stimmung oder Schlafstörungen nur sehr schwach bis gar nicht bestätigen (Maseda et a. 2014; Abraha et al. 2017).

Separate Snoezelenräume hingegen sind eher zur Freizeitgestaltung für nicht demente oder Menschen in einem frühen Stadium der Demenz geeignet. Als theoretischer Hintergrund der Wirkung erscheint die Reduktion/Verhinderung einer sensorischen Deprivation der demenziell erkrankten Menschen rational einleuchtend (Kutschke 2001). Bei nicht dementen Menschen kann Snoezelen durchaus ausgeprägte negative Wirkungen in Form von Unwohlsein, Angst, Panikattacken oder Kontrollverlust haben. Es ist nicht davon auszugehen, dass sich dieser Sachverhalt bei Menschen mit Demenz prinzipiell anders darstellt. Hierzu fehlt es bislang an differenzierten Aussagen bzw. Untersuchungen, um herauszufinden, wie sich diese unerwünschten Auswirkungen vermindern lassen. Solange eine grundlagentheoretische Ausarbeitung des Snoezelens fehlt, sollte es mit aller gebotenen Achtsamkeit seinem ursprünglichen Konzept nach als ein „Freizeit"angebot bzw. milieugestaltendes Element in der qualifizierenden Pflege demenziell Erkrankter und weniger als spezifischer therapeutischer Ansatz verstanden werden.

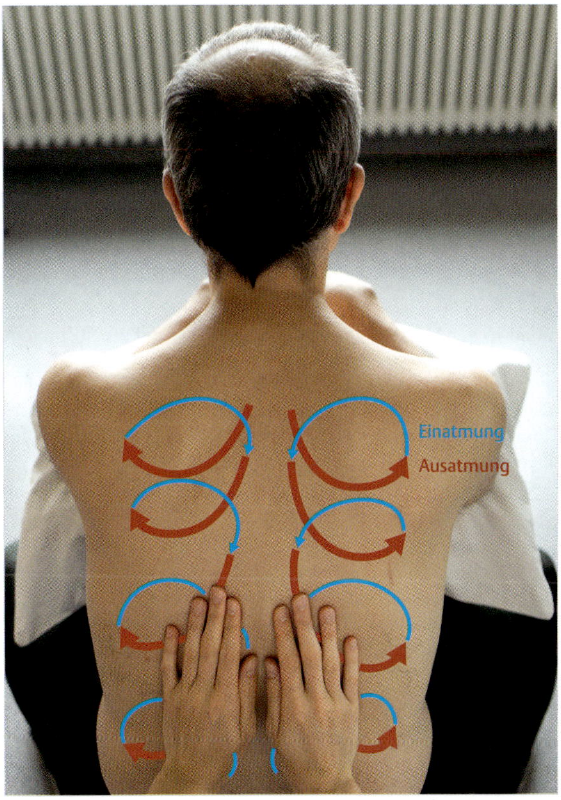

Abb. 19.9 Atemstimulierende Einreibung. Die Atemstimulierende Einreibung (ASE) fördert die Körperwahrnehmung und begünstigt eine tiefe, gleichmäßig Atmung.
(Quelle: Schulte D. Atemstimulierende Einreibung (ASE). In: I care Pflege. 2., überarbeitete Auflage. Stuttgart: Thieme; 2020)

19.3.3 Atemstimulierende Einreibung

Die Atmung des Menschen bietet eine faszinierende Informationsquelle über seine Befindlichkeit. Eine veränderte Atmung signalisiert sowohl somatische, psychische wie geistige Aktivitäten oder Einschränkungen (Bienstein u. Fröhlich 2016).

▸ **Ziele.** Ziel der atemstimulierenden Einreibung (ASE; ▸ Abb. 19.9) ist es, dem Patienten zu einer gleichmäßigen, ruhigen und tiefen Atmung zu verhelfen. Menschen, die eine ASE erhalten sollen, weisen i. d. R. eine oberflächliche, rasche und z. T. auch unregelmäßige Atmung auf (Bienstein u. Fröhlich 2016). Zielgruppe der ASE sind somit Patienten

- mit Schmerzen,
- depressiven Zuständen,
- Einschlafstörungen,
- Wahrnehmungsverlusten des Körpers (z. B. Morbus Alzheimer oder andere Demenzen),
- vor schweren operativen oder diagnostischen Eingriffen,
- nach malignen Diagnosemitteilungen und
- beatmete Patienten bei der Entwöhnung vom Beatmungsgerät zu unterstützen.

▸ **Durchführung.** Für die Durchführung (▸ Abb. 19.9) sollte ein angemessener Zeitrahmen eingeplant werden. Nach angemessener Positionierung wird der Rücken des Patienten von oben nach unten mit beiden Händen nachmodellierend (mit dem Haarstrich) und mit einer Wasser-/Öl-Emulsion eingecremt. Der Hautkontakt wird während der gesamten Einreibung beibehalten und nicht unterbrochen. Mit kreisenden Bewegungen wird die ASE während einer Ausatmung im oberen Schulterbereich entlang der Wirbelsäule begonnen.

Bei der Ausatmung üben Daumen, Zeigefinger und Handfläche unterstützenden Druck aus. Die Bewegung während der Ausatmung führt ein paar Zentimeter entlang der Wirbelsäule nach unten, dann seitwärts in Richtung Brustkorb. Die Hände drehen sich dabei leicht nach außen und werden gleichzeitig und synchron zur Atmung bewegt (Nydahl u. Bartoszek 2020).

Während der Einatmung gleiten die Hände mit deutlich weniger Druck in einer kreisförmigen Bewegung zurück zur Wirbelsäule. Die Einreibung wird mehrmals ausgeführt. Dabei wird der Rücken von den Schultern bis zum unteren Rippenrand in kreisenden Spiralen eingerieben. Wenn die Hände am unteren Rippenrand angelangt sind, werden die Hände nacheinander zum Nacken zurückgelegt, ohne den Hautkontakt zu verlieren (Nydahl u. Bartoszek 2020).

Abschließend wird der Rücken wie bei dem vorbereitenden Eincremen von oben nach unten mit wenig, aber gleichmäßigem Druck langsam und ruhig ausgestrichen. Die Berührungsqualität hat hier einen abschließenden und verabschiedenden Charakter (Nydahl u. Bartoszek 2020). Die gesamte Atemstimulierende Einreibung dauert je nach Indikation 3–10 min.

19.3.4 Aromapflege

Definition

Die **Aromapflege** soll das Wohlbefinden von Menschen mit Pflegebedarf verbessern und stellt eine begleitende Maßnahme zu einer Therapie dar. Die Durchführung sollte durch speziell geschultes Personal erfolgen.

Der Einsatz ätherischer Essenzen hat eine jahrhundertelange Tradition in der Medizin. Zahlreiche Substanzen mit einem breiten Spektrum an Wirkungen stehen zur Verfügung. Gerüche haben aber häufig auch einen emotionalen Bezug und können Erinnerungen wecken. Daher kann der gezielte und biografiebezogene Einsatz gerade bei älteren Menschen Wirkungen entfalten, die über die der reinen Pflanzenstoffe hinausgehen.

Beispiel

Herr R., 89 Jahre leidet unter rheumatischen Beschwerden und hat eine fortgeschrittene Demenz. Aus der Biografiearbeit weiß Pflegefachperson Alexander S., dass Herr R. früher gerne in den Bergen wandern ging. Als Herr R. Schmerzen im Kniegelenk zu haben scheint, wendet Alexander R. bei ihm Latschenkiefernöl an, das durchblutungsfördernd und dadurch wärmend wirkt. Als angenehmen Nebeneffekt erinnert der Geruch Herrn R. an seine Wanderungen durch Latschenkieferwäldchen. Schon haben Herr R. und Alexander S. ein Gesprächsthema ...

Hergestellt werden die Öle meist durch Kaltpressung, durch Wasserdampfsterilisation oder durch Extraktion durch Lösungsmittel. Zur Aromapflege sollten ausschließlich 100 % reine ätherische Öle (kein Parfümöl) verwendet werden. Diese Öle sind i. d. R. in lichtgeschützte Braunglasflaschen abgefüllt. Das Etikett enthält den deutschen und lateinischen Namen, das Herkunftsland, die Herstellungsart, die Anbauform und die Chargennummer. Die Öle müssen gut verschlossen werden, kühl und dunkel gelagert werden. Die Aromen können zur Raumaromatisierung in Duftschalen bzw. Kalt- oder Warmverneblern eingesetzt werden. Bäder, Inhalationen, Massagen, Wickel und Auflagen sind weitere Anwendungsbeispiele. Darüber hinaus lässt sich mit ätherischen Ölen hervorragend kochen.

Anwendung

Merke

Grundsätzlich muss vor jedem Einsatz die Möglichkeit allergischer Reaktionen ausgeschlossen werden.

Weitere Grundregeln im Umgang mit ätherischen Ölen sind:

- Öle niemals unverdünnt beim Patienten verwenden, immer mit einem Basisöl mischen (Sonnenblumenöl, Mandelöl, Jojobaöl u. Ä.).
- Nur tropfenweise gebrauchen (2–3 Tropfen reichen meist aus).
- Mandarine, Orange und Zitrone nur halb so stark dosieren.
- Nicht mehr als 3 Öle mischen, da sonst zu viele Aromen vermischt werden.
- Bei einigen Ölen ist eine Hautreizung bei direktem Kontakt möglich; Vorsicht bei direkter Sonneneinstrahlung, da manche Öle fotosensibilisierend wirken.
- Bei Kontakt mit den Schleimhäuten mit einem neutralen Öl ausspülen.

Tab. 19.2 Anwendung ausgewählter ätherischer Öle.

Wirkung/ Anwendung	Öl	Eigenschaften
Aktivierung	Citronella	aktivierend, erfrischend, belebend
	Fichtennadel	aktivierend, stimulierend
	Pfefferminz	anregend, klärend, erfrischend
	Rosmarin	aktivierend, erfrischend, belebend
Beruhigung, Entspannung	Lavendel	beruhigend
	Mandarine	besänftigend, beruhigend
	Ylang-Ylang	ausgleichend
Desinfektion	Kamille	bakterizid, antiphlogistisch
	Lavendel	antiseptisch, antiviral
	Teebaumöl	antiviral, bakterizid, fungizid
Erkältung	Fichtennadel	antiviral, schleimlösend
	Lavendel	schmerzlindernd, schleimlösend
	Pfefferminz	fiebersenkend, krampflösend, schleimlösend
Konzentrationsförderung	Rosmarin	erfrischend, belebend
	Pfefferminz	klärend, erfrischend
	Lemongrass	stärkend, kräftigend
Schmerzlinderung	Bergamotte	entkrampfend, antiphlogistisch
	Kamille	antiphlogistisch, entkrampfend
	Pfefferminz	entkrampfend, kühlend
Verdauungsförderung	Kreuzkümmel	karminativ, entkrampfend
	Mandarine	kräftig, stimuliert den Magen-Darm-Trakt

▸ Tab. 19.2 zeigt einige Anwendungsmöglichkeiten ätherischer Öle.

Lavendel – vielfältig wirksam

Der Echte Lavendel (Lavandula angustifolia) ist eine vielfältig wirksame Heilpflanze, die u. a. bei Unruhe oder Einschlafproblemen, aber auch bei Magen-Darm-Beschwerden eingesetzt werden kann. Lavendel wirkt insbesondere

- angstlösend und beruhigend,
- blähungstreibend und krampflösend,
- desinfizierend und
- nervenschützend (neuroprotektiv).

Bei der Pflege dementer Menschen kann Lavendel teilweise angstlösend und beruhigend wirken, wie auch wissenschaftliche Untersuchungen zeigen (Forrester et al. 2014, Yang et al. 2015). Auch wenn andere Studien eine Wirksamkeit nicht eindeutig belegen konnten (Brasure et al. 2016), bleibt zu berücksichtigen, dass die Nähe und Zuwendung der pflegerischen Maßnahmen in aller Regel wohltuend sein werden.

In der Aromapflege wird meist Lavendelöl **äußerlich** angewendet. Es ist hierbei auch eines der wenigen Öle, welches unverdünnt direkt auf die Haut aufgetragen werden darf. Allergische Reaktionen sind bei Lavendelöl zwar äußerst selten, müssen aber dennoch vorab ausgeschlossen werden.

Praxistipp

Als beruhigende Maßnahme bei Unruhe empfiehlt sich eine Massage oder ein Bad mit Lavendelöl.

- Massage: Vermengen Sie max. 3 Tropfen Lavendelöl mit bis zu 5 Esslöffeln eines Basisöls. Die Mischung kann für eine Ganzkörpermassage angewendet werden.
- Lavendelöl-Bad: Vermengen Sie bis zu 8 Tropfen Lavendelöl mit max. 3 Esslöffeln Honig oder etwas Sahne (als Emulgator). Die Mischung wird direkt ins Badewasser gegeben.

Auch das Einatmen des ätherischen Öls kann eine positive Wirkung entfalten. Hierfür wird ein Tropfen Lavendelöl auf den Handinnenflächen verrieben, um daran zu riechen. Ebenso können bis zu 2 Tropfen des Öls auf ein Taschentuch gegeben werden, um daran zu riechen. Das Taschentuch kann abends auch in der Nähe des Kopfkissens abgelegt werden, um Schlafprobleme und Unruhe zu beheben.

Praxistipp

Lavendelöl kann bei Juckreiz, bei trockener Haut oder nach Mückenstichen, eingesetzt werden:

Juckreizöl bei Insektenstichen: Vermengen Sie bis zu 30 Tropfen Lavendelöl mit etwa 100 ml Wodka. Die Mischung muss vor Gebrauch gut geschüttelt werden, da sich das Lavendelöl in Alkohol nur teilweise löst. Die Mischung kann direkt auf den Insektenstich aufgetragen werden. Neben der Anwendung als Juckreizöl, kann die Mischung auch in eine Sprühflasche gegeben und als Mittel zur Insektenabwehr eingesetzt werden.

Juckreizöl bei körperlichen Erkrankungen

Neben der juckenden „Altershaut" tritt Juckreiz regelmäßig bei zahlreichen körperlichen Erkrankungen bzw. Symptomen auf, wie z. B. Stoffwechselstörungen, Leukämien, Ikterus oder Urämie. Opioide können ebenfalls einen hartnäckigen und quälenden Juckreiz verursachen. Als Ergänzung oder Alternative zu juckreizstillenden Medikamenten empfiehlt sich eine Mischung aus 20 ml Sonnenblumenöl als Trägeröl und je 3 Tropfen Bergamotte, Zeder, Sanddorn und Zistrose als ätherische Öle (die Menge kann unter Wahrung des Mischverhältnisses beliebig erhöht werden). Diese Mischung wird auf die juckende Haut, ggf. den ganzen Körper unter Aussparung des Gesichts und der Schleimhäute aufgetragen.

19.4 Biografische Zugänge

19.4.1 Biografiearbeit

Biografiearbeit ist ein fester Bestandteil der Pflege und Begleitung älterer und alter Menschen. Der Begriff der Biografiearbeit wird fast inflationär benutzt und nicht wenige pflegerische Aktivitäten werden mit der Orientierung an der Biografie begründet. Allerdings gibt es nicht **die Biografiearbeit**: Es bestehen sehr unterschiedliche Vorstellungen davon, was Biografie bzw. Biografiearbeit ist und v. a., was sie leisten kann.

Definition

Biografiearbeit bezieht sich auf die Erlebnisse, Erfahrungen und Perspektiven eines Menschen – seine Geschichten und die Bewertung dieser Lebensereignisse durch den Menschen selber (Specht-Tomann 2018).

So gilt sie zum einen als wesentlicher **Schlüssel zum Verständnis** alter Menschen und ihrer Verhaltensweisen (Berendonk et al. 2011). Biografiearbeit wird dabei als „Türöffner" zur Welt der alten Menschen gesehen. Zum anderen bietet sie (nicht nur) alten Menschen die Möglichkeit von sich und ihrem **Leben zu erzählen**. Menschen rekonstruieren ihr Leben durch die Erzählung ihrer Biografie, ihrer Lebensgeschichte und haben damit auch die Deutungshoheit über ihr Leben (Remmers 2006). Dieses Erzählen von sich, das Erinnern an die eigenen Erlebnisse sind zutiefst menschliche und zudem identitätsstiftende Bedürfnisse; durch das gemeinsame Erzählen werden Erinnerungen geschaffen und Beziehungen geknüpft und vertieft.

Die Erziehungswissenschaftlerin Ingrid Miethe (2017) beschreibt, dass Biografien stets „bedeutungsstrukturiert" sind. Darunter versteht die Autorin, dass Menschen **das** Ereignis oder Erlebnis besonders registrieren, dem sie eine Bedeutung zumessen. Die Autorin (2017) beschreibt weiterhin, dass Biografien, wie sie von den Personen berichtet und erinnert werden, immer auch **subjektive Konstruktionen** sind. Biografiearbeit kann dabei helfen, eine Situation umfänglich zu erfassen und einen Gesamtüberblick zu erhalten: Für „eine angemessene Einschätzung und Beurteilung von Problemen und Bewältigungsressourcen muss [...] die Binnenperspektive zugunsten eines distanzierten Blicks auf die soziale und gesamtbiografische Welt des Menschen [...] verlassen werden." (Remmers 2006). Pflegende haben in der Begleitung von alten Menschen in der Gerontopsychiatrie die Aufgabe, diese „Binnensicht" der betroffenen Personen zu erfassen und zu berücksichtigen und in den Kontext der Zeitgeschichte und des sozialen Umfelds zu setzen.

Biografiearbeit bietet immer auch Anknüpfungspunkte für die **Beziehungsgestaltung** zwischen Pflegenden und gerontopsychiatrisch erkrankten Menschen (▸ Abb. 19.10). Im Expertenstandard „Beziehungsgestaltung in der Pflege von Menschen mit Demenz" (DNQP 2018) wird die Forderung erhoben, dass: „Die Pflegefachkraft [...] über Wissen und Kompetenzen zur Information, Anleitung und Beratung über beziehungsfördernde und -gestaltende Angebote sowie deren Einbindung in Alltagssituationen" verfügt. Pflegerische Handlungen werden idealerweise durch die Biografie bzw. durch die Bedeutung, die durch die Biografie diesen Handlungen zugemessen wird, geleitet und die Zielsetzung daraufhin ausgerichtet. Damit ist die Biografiearbeit keine Therapie,

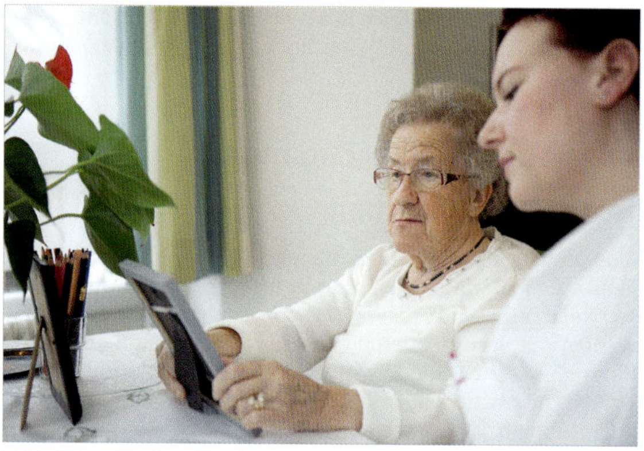

Abb. 19.10 Biografiearbeit. Biografiearbeit ist der „Türöffner" zur Welt alter Menschen. (Quelle: © K. Oborny/Thieme Group)

vielmehr die **Grundlage** für viele Konzepte in der Pflege und Begleitung alter Menschen.

Die Biografie unterscheidet sich vom Lebenslauf eines Menschen dadurch, dass sie eine existenzielle Konstruktion ist, die jeder für sich selbst erfinden und finden muss (Herriger 2020a). Während ein Lebenslauf faktische Lebensereignisse erfasst, liegt der Biografie auch immer eine **Bewertung** und **Interpretation** des Lebensverlaufes aus der Sicht des Betroffenen zugrunde (Schilder 2007).

Jeder Mensch, der die eigene Biografie oder auch die Biografie eines anderen Menschen schildert und darlegt, nimmt damit immer eine Interpretation bzw. Deutung vor. Folgt man dabei dem personzentrierten Ansatz, sollten Menschen als Person die Möglichkeit haben, dass ihre Biografie aus ihrer **eigenen Perspektive** heraus gedeutet und interpretiert wird. Durch die Bewertung aus der Sicht des Betroffenen wird die **narrative Identität** (Kitwood 2019) konstruiert. Die Lebensgeschichte eines Menschen wird zudem durch die Gesellschaft und die aktuelle Zeitgeschichte beeinflusst. Ereignisse werden möglicherweise nach Jahren anders gedeutet und dadurch auch anders erinnert als zum Zeitpunkt des Ereignisses.

Gleichzeitig bildet die Biografie die Grundlage dafür, wie aktuelle oder zukünftige Ereignisse bewertet werden. Die bisherige Lebensgeschichte hat z. B. einen großen Einfluss darauf, wie ein bevorstehender Heimeinzug empfunden wird (Schilder 2007).

Wird die Biografie ausschließlich von außen, durch Pflegende oder Angehörige, gedeutet, besteht immer die Gefahr einer **Fehldeutung** – besonders dann, wenn Ereignisse oder Handlungsweisen nur ausschnittweise von außen betrachtet und interpretiert werden. Möglicherweise werden sie verkürzt wahrgenommen und dann auch so dargestellt. Wird es dabei belassen und die Binnenperspektive der Betroffenen nicht berücksichtigt, kann dadurch der Blick auf die tatsächliche gegenwärtige Situation verstellt werden.

Beispiel

Die Kriegszeit war nicht zwingend für jeden Menschen ein schlimmes Erlebnis. Es ist auch möglich, dass diese Zeit bei Menschen, die nicht direkten Kriegseindrücken ausgesetzt waren und die Kriegszeit als Kind als sehr behütete Zeit erlebt haben, positive Erinnerungen weckt. Möglicherweise wird erst die Nachkriegszeit als sehr negativ erlebt, die z. B. durch Flucht oder durch Mangel an Lebensmitteln gekennzeichnet war.

Der Rückblick auf das bisher gelebte Leben bietet für alte Menschen und für die sie betreuenden Pflegenden die Möglichkeit, auf **bewährte Verhaltensmuster** und Strategien zurückzugreifen und diese weiter nutzen zu können.

Merke

„Menschen [konstruieren] die Erfahrung der Sinnhaftigkeit der eigenen Lebensgeschichte und der eigenen Lebenswege in Selbsterzählungen (Selbstnarrationen) (...). In dem Maße also, in dem wir Menschen Ereignisse erzählend sortieren und anderen kommunizieren, konstruieren und rekonstruieren wir ‚Lebenssinn'." (Herriger 2020a).

Methoden der Biografiearbeit

Biografiearbeit ist keine Therapie, sie ist die Beschäftigung mit der Lebensgeschichte eines Menschen und sie kann nach der Psychologin und Psychotherapeutin Monika Specht-Tomann (2018) in **unterschiedliche Ansätze** und Anwendungsbereiche gegliedert werden, von denen einige in der Pflege alter Menschen relevant sein können:

- eduktiver Ansatz, den Pflegende zur Verbesserung der Compliance nutzen können
- Ansatz zur Arbeit mit der Lebensbilanz alter Menschen
- Ansatz zur zeithistorischen Arbeit
- Ansatz zur (auch psychologischen) Begleitung in besonderen Situationen

Diesen unterschiedlichen Ansätzen ordnen sich **unterschiedliche Formen** und Beschreibungen von Biografiearbeit unter, die nachfolgend beschrieben werden.

Erinnerungspflege

Definition

Erinnerungspflege legt den Akzent auf eine detailgetreue Rekonstruktion der Handlungskontexte, Erfahrungshorizonte und Sinnzusammenhänge vergangener Lebensgeschichte.

Hierbei geht es darum, möglichst genau und im Sinne der betroffenen Person Ereignisse und Erlebnisse aufzugreifen und zu erinnern (Herriger 2020a). „Wie sich ein Leben entfaltet, offenbart sich eher durchs Erzählen als durch die erzählten, konkreten Ereignisse. Geschichten sind keine ‚Chroniken', nicht die Aufzeichnungen, die sich ein Schriftführer während einer Sitzung macht, um später genau darlegen zu können, was sich zugetragen hat. In Geschichten geht es weniger um Fakten als um Bedeutungen. Beim subjektiven und beschönigten Erzählen wird die Vergangenheit konstruiert – Geschichte wird hergestellt", beschreibt der Psychologe Daniel Lawrence Schacter, der auf dem Feld der Gedächtniswissenschaft forscht (2001). Der Pflegewissenschaftler Hartmut Remmers (2006) betont aus der Sicht der Pflegewissenschaft und Soziologie, dass dabei die Fähigkeit zur Selbstvergewisserung, die Autorenschaft der Lebensgeschichte und die Expertenschaft für das eigene Leben den betreffenden Personen zugesprochen werden muss. Auch in den Rahmenempfehlungen des BMG wird die Beschäftigung mit lebensgeschichtlichen Ereignissen und Bezügen zu gelebten Beziehungen als identitätsstärkend beschrieben; sie haben eine positive Auswirkung auf das soziale Zugehörigkeitsgefühl (BMG 2006).

Beispiel

Vielleicht kennen Sie die Situation, wenn Sie in eine „neue" Familie eingeführt werden. Wie bei solchen Familienfeiern häufig üblich, wird vielleicht vom besonderen Geburtstag einer Großtante erzählt, die Sie nicht kennen. Erinnerungen werden gepflegt; wie z. B. dass bei diesem Geburtstag der Haushund die exklusive Torte auffraß. Sie können aber nicht lachen, da Sie dieses Ereignis nicht erlebt haben. Vielleicht fühlen Sie sich aus dieser Erzählung sogar ausgeschlossen. Sie kennen die Details nicht, die die anderen Gäste fröhlich diskutieren. Ein Gefühl der Zugehörigkeit stellt sich erst dann ein, wenn man dieses Ereignis selbst miterlebt hat und/oder die Geschichte bei folgenden Familienfeiern immer wieder erzählt wird. Sie erinnern dann immer noch nicht das Ereignis „Hund frisst Torte", aber die Reaktion auf das Erzählen dieser Geschichte. So wird durch gemeinsam erlebte oder immer wieder erzählte Ereignisse Gemeinsamkeit hergestellt.

Menschen müssen in einer Beziehung zu anderen stehen, um in einen Dialog eintreten zu können, das gilt auch für den biografischen Dialog. Oder, wie der Religionsphilosoph Martin Buber es bereits 1923 ausdrückte, „Der Mensch wird am Du zum Ich". Es lohnt sich, diesen Gedanken auch in der neueren Auflage dieser Grundschrift von Buber nachzuspüren (2006). Dazu gehört, dass die „Anderen" (die Pflegenden oder die Angehörigen) dann auch über die jeweilige Situation informiert sind. Denn wenn wir nichts über individuelle oder gemeinsame zeitgeschichtliche Erfahrungen wissen, können wir als Pflegende keine gemeinsame Erinnerung und keinen Dialog herstellen. Pflegende müssen also, um Erinnerungsarbeit zu leisten, nicht nur Kenntnisse über die **individuelle Lebenssituation** des jeweiligen Menschen haben, sondern es sind auch Kenntnisse über die **jeweilige Zeitgeschichte** erforderlich, damit sich Gemeinsamkeit und das Gefühl der Zugehörigkeit einstellen kann.

Biografischer Dialog

Definition

Der **biografische Dialog** bzw. die Kontextualisierung von Lebensentwürfen zielt darauf ab, dass Menschen einer 2. oder 3. Person von sich selbst erzählen (Herriger 2020b).

Indem wir anderen von uns und über uns erzählen, stabilisieren wir unsere eigene Identität.

Beispiel

Ein besonders schöner Kinoabend wird häufig erst dann abgerundet, wenn wir davon erzählen können oder schöne Sequenzen im Nachgang miteinander besprechen können. Der Abend ist erst dann gelungen, wenn dieses Erlebnis mit anderen geteilt werden kann. Oder wir gehen allein gar nicht erst ins Kino, weil es „allein keinen Spaß macht", weil wir dann das Ereignis nicht mit anderen teilen können.

Kompetenzdialog

Definition

Der **Kompetenzdialog** folgt einer expliziten Zukunftsausrichtung. Dabei ist der Fokus nicht primär in die Vergangenheit gerichtet, sondern durch Lebensarrangements, die in die Zukunft gerichtet sind, sollen dem Betroffenen ein Zugewinn von Selbstverfügung, Lebensautonomie und der Umweltkontrolle möglich gemacht werden (Herriger 2020a).

Dazu ist es erforderlich zu wissen, welche Lebensstrategien die Person in ihrem bisherigen Leben verfolgt hat, um dies aufgreifen zu können.

Beispiel

Aus der Vergangenheit eines Menschen ist bekannt, dass er sich bei schlechter Stimmung in die Badewanne zurückgezogen hat oder er alternativ einen Spaziergang an der frischen Luft gemacht hat. Dabei konnte er entspannen und er fühlte sich nach einem ausgiebigen Bad oder dem Spaziergang wieder besser. Die Zukunftsausrichtung könnte darin bestehen, diese Strategien weiterhin zu ermöglichen. Seine Selbstpflegefähigkeiten könnten gestützt werden, wenn weiterhin ein Entspannungsbad oder ein Aufenthalt im Freien möglich sind, um die Lebensqualität zu sichern.

In der Begleitung von Menschen mit Demenz kommt der Biografiearbeit als Kompetenzdialog eine hohe Bedeutung zu. Wenn es dem Betroffenen nicht mehr möglich ist, diesen Dialog anzustoßen und aufrechtzuerhalten, ist es umso wichtiger, diesen von außen **einzuleiten** und **zu stützen**. In der personzentrierten Pflege ist es für die Begleitung von Menschen mit Demenz von „essenzieller Bedeutung", die Lebensgeschichte aufzugreifen und dadurch Identität zu stiften. Wenn Pflegende einigermaßen detailliert über die Lebensgeschichte und deren Deutung einer jeden Person Bescheid wissen, so können sie, selbst wenn die Person nicht mehr dazu in der Lage ist, an seiner narrativen Identität festhalten. Zudem ermöglicht die **Empathie**, auf eine Person in der Einzigartigkeit ihres Seins als Du zu reagieren (Kitwood 2019).

Umgang mit sensiblen Daten

Besonders Informationen, die die betroffene Person vertrauensvoll, z. B. einer bestimmten Pflegeperson anvertraut hat, dürfen nicht „Allgemeingut" werden. Fragen nach besonders sensiblen Daten, wie der politischen oder der sexuellen Ausrichtung in der Jugend, sind nicht immer zwingend erforderlich, um die Lebensgewohnheiten von Bewohnern zum heutigen Zeitpunkt zu erfassen und befriedigen möglicherweise nur die Neugier der Fragenden.

Möchte die betroffene Person nicht über einen bestimmten Angehörigen sprechen, so ist es oft wichtiger, dies zu wissen und zu akzeptieren, als Informationen darüber einzuholen, warum das so ist oder welche Begebenheiten dazu führten. Hier sollte nicht unbedingt an hohen Feiertagen, wie z. B. Weihnachten, nach dem Verbleib dieses Angehörigen gefragt werden, sondern Biografiearbeit heißt hier, zu wissen, es gibt eine Disharmonie in der Familie. Man kann aber auf andere Familienangehörige Bezug nehmen.

Die **dokumentierten Daten** unterliegen den allgemein geltenden Grundsätzen der Datensicherheit.

Biografiearbeit bei Personen mit kognitiven Beeinträchtigungen

Biografiearbeit wird als eine Möglichkeit gesehen, **gedächtnisstärkende Angebote** zu gestalten. Sie ist nicht die Aufgabe einer einzelnen Berufsgruppe. Biografisches Erzählen ist ein Grundbedürfnis des Menschen zur Selbstverwirklichung und Selbstwahrnehmung – auch bei Menschen mit kognitiven Beeinträchtigungen wie z. B. einer Demenz.

Biografische Arbeit kann auch die einmalige Chance sein, konstruktive und Ich-stützende **Bewältigungsmechanismen** zu fördern. Der Kern besteht in der Erhaltung und Stärkung der Identität. Gelebte Bindung und die dabei gemachten positiven Erfahrungen können im Verlauf des Lebens für Menschen wichtig sein und bleiben. Solche Erfahrungen können lebenslang verfügbar sein und damit als Ressourcen zur Alltagsbewältigung genutzt werden, z. B. bei Lebenskrisen und schwerer Krankheit (Stuhlmann 2018).

Lebensgeschichtliche Erfahrungen bestimmen, wie Menschen Erlebnisse bewerten. Sie beeinflussen die Erwartungen der Menschen an die Zukunft. Pflegende müssen um diese lebensgeschichtlichen Erfahrungen wissen, um den Bewohnern Orientierungshilfen im Alltag geben zu können.

Alte Menschen sind in der häuslichen und stationären Pflege im besonderen Maße von Autonomieverlust bedroht. Sie benötigen ein Gegenüber, das es ihnen ermöglicht, trotz dieses Verlustes weitestgehend selbstbestimmt leben zu können. Relative Autonomie erlangen sie vielfach erst dadurch, dass andere, v. a. Pflegende, ihnen diese **Autonomie** noch zugestehen. Häufig sind Außenkontakte und die Kommunikation eingeschränkt. Besonders Menschen, die nicht mehr in der Lage sind, verbal zu kommunizieren, sind diesbezüglich auf Unterstützung von außen angewiesen. Indem ein Gegenüber (z. B. Pflegende) mit den alten Menschen oder auch zu anderen über sie spricht und somit als Kommunikationspartner zur Verfügung steht, kann Identität gestiftet bzw. gestaltet werden (▶ Abb. 19.11). Zur Herstellung von Identität können u. a. die Nutzung von vertrauten Gegenständen, Fotos, Gesang und Musik beitragen (Stuhlmann 2018).

Durch dieses Anknüpfen an biografisch bekannte Gewohnheiten und Strategien wird ein Lebensumfeld gestaltet, das Vertrautheit schaffen kann. Gerade das Leben in einer stationären Einrichtung benötigt in besonderem Maße ein Umfeld, in dem diese Vertrautheit im Alltag spürbar und für alte Menschen erfahrbar ist (Bosch 1998).

Pflegende und alle weiteren Beteiligten müssen von sich aus den Dialog zu den alten Menschen aufnehmen, häufig auch anstoßen und dabei die alten Menschen und ihre Lebenserinnerungen ernst nehmen. Ist der Kontext, in dem das Leben verlaufen ist, allen Beteiligten bekannt, kann gemeinsames Erzählen oder auch Erinnern von Alltagserfahrungen leichter gelingen.

Merke

M!

Pflegende benötigen neben Kenntnissen über die Biografie auch Informationen zu den zeitgeschichtlichen Ereignissen der zu betreuenden Menschen, um in den jeweiligen Sinnzusammenhängen handeln zu können. Entscheidend ist dabei auch, dass allen Betroffenen bewusst ist, dass der Lebenslauf allein nicht die Biografie oder die Lebensgeschichte umfasst.

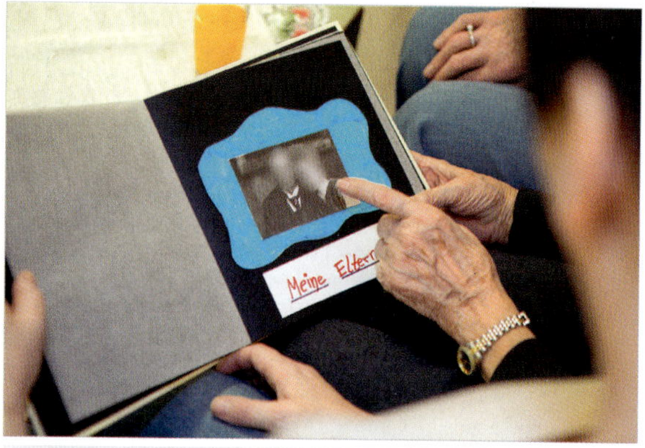

Abb. 19.11 Vertrautheit im Alltag schaffen. Durch gemeinsames „Schwelgen in der Vergangenheit" können auch im Pflegealltag Orientierungshilfen gegeben werden.
(Quelle: © K. Oborny/Thieme Group)

Zielsetzung

Zielsetzungen, Ansätze, Methoden und theoretische Grundlagen von Biografiearbeit variieren z. T. erheblich und werden in ihrer Begrifflichkeit nicht immer trennscharf genutzt (Herriger 2020a). In der Pflege und Begleitung alter Menschen sollte aber allen Beteiligten klar sein, was mit dem jeweiligen Ansatz des biografischen Arbeitens angestrebt wird: Soll es „nur" Spaß machen!, von früher zu erzählen, oder soll ein definiertes Ziel im Kompetenzdialog angestrebt werden.

Das scheinbar „sinnfreie" Erzählen von früher bietet immer die Möglichkeit, dass alte Menschen sich kompetent und erfolgreich fühlen können. Sie haben die Möglichkeit, ihre Fähigkeiten zu beschreiben und Kenntnisse einzubringen, die im Alltag einer stationären Einrichtung oft nicht mehr gefragt sind.

Merke

M!

Erinnerungspflege ist eine hochwirksame pflegerische Intervention – jeden Tag eine kleine Dosis kann das Wohlbefinden und die Persönlichkeit stärken.

Kommunikation, Interaktion, Kooperation

Kommunikation wird als existenziell für die Biografiearbeit beschrieben, Gesprächsgruppen bilden das Kernstück für Erinnerungsgruppen. Als geplante, gezielte und zeitlich begrenzte Maßnahme wird sie häufig als Gruppenereignis gestaltet. Biografiearbeit wird dabei als Form der Interaktion mit einem Gegenüber gesehen, bei dem keine Zweckgebundenheit besteht, kein ausgewiesenes Ziel verfolgt wird. Biografie ist dann lustvolles Schwelgen in der Vergangenheit, das den Beteiligten durchaus Spaß bereiten kann. Der personzentrierte Ansatz in der Pflege hat hingegen den Anspruch, Biografiearbeit als identitätsstiftendes Angebot gezielt anzubieten.

19.4.2 Reminiszenztherapie

Definition

Reminiszenztherapie (REM) wurde in den 1970er-Jahren als spezielle Therapieform für Menschen mit psychiatrischen Erkrankungen (z. B. Demenz oder Depression) entwickelt. Sie bezieht Lebenserinnerung in eine kognitive Therapie ein und nutzt Erinnerungen für therapeutische Ansätze. Damit geht Reminiszenztherapie über eine reine Betrachtung der Lebensrückschau hinaus. Erste Ansätze lassen vermuten, dass diese Reminiszenztherapie auch bei Menschen mit Demenz unterstützend sein kann, eine Wirkung ist aber noch nicht abschließend geklärt (Deutsche Gesellschaft für Psychiatrie und Psychotherapie et al. 2016).

Der Begriff der Reminiszenztherapie (REM) ist, wie der der Biografiearbeit auch, sehr schillernd und wird vielfältig und für unterschiedliche Ansätze genutzt. Ursprünglich entwickelte der Psychiater Robert N. Butler die Reminiszenstherapie in den 1970er-Jahren als ein Konzept des **Life Reviews.** Dabei werden Rückblicke aus dem Leben, die sog. „Lebensrückschau" als Grundlage einer kognitiven Therapie genutzt, allerdings ausdrücklich als Therapieprogramm für Menschen mit psychiatrischen Störungen. Die Anwendung bedarf einer (zumeist) psychologischen Ausbildung und geht weit über ein gemeinsames und durchaus lustvolles Erinnern, z. B. in Gruppenaktivitäten während eines Beschäftigungsprogrammes eines Altenheimes, hinaus. Dieses Programm baute auf dem Modell der lebenslangen Identitätsentwicklung des Psychologen und Psychoanalytikers Erikson auf. In den USA hat sich eine eigene Forschungscommunity mit eigenen Publikationsreihen dazu entwickelt, z. B. „The International Journal of Reminiscence and Life Review (IJRLR)". In der S3-Leitlinie „Demenzen" (DGPPN u. DGN 2016) wird die Reminiszenz/autobiografische Arbeit als Aktivierung von autobiografischen, insbesondere emotional positiv besetzten Altgedächtnisinhalten beschrieben. Diese Therapie ist im Gegensatz zur Biografiearbeit ausdrücklich ein **kognitives Therapieverfahren.** Allerdings ist die Wirkung der Reminiszenztherapie bei Menschen mit Demenz noch nicht abschließend geklärt.

19.5 10-Minuten-Aktivierung

19.5.1 Konzept

Die Senioren- und Maltherapeutin Ute Schmidt-Hackenberg entwickelte die 10-Minuten-Aktivierung speziell für demenziell erkrankte Menschen. Das Verfahren trägt dem Umstand Rechnung, dass demenziell Erkrankte nur eine kurze Zeit **konzentriert** einer Beschäftigung nachgehen können. Durch ihren begrenzten Zeitaufwand kann die Aktivierung spontan in den Tagesablauf eingebaut werden, ohne große Vorbereitungen treffen zu müssen.

Schmidt-Hackenberg legt großen Wert auf die spezifischen Sozialisationskontexte, die nicht nur in den täglichen Umgang mit den Betroffenen, sondern auch in die Übungen mit einzubeziehen sind. Es geht nicht nur um ein zielgerichtetes Angebot für die einzelnen Bewohner, sondern auch um einen **gemeinsamen Austausch** (▶ Abb. 19.12), denn die Pflegeperson oder die Mitarbeiter des Sozialen Dienstes können bei der Durchführung ebenfalls vom Bewohner lernen und seine Sicht der Dinge aufnehmen.

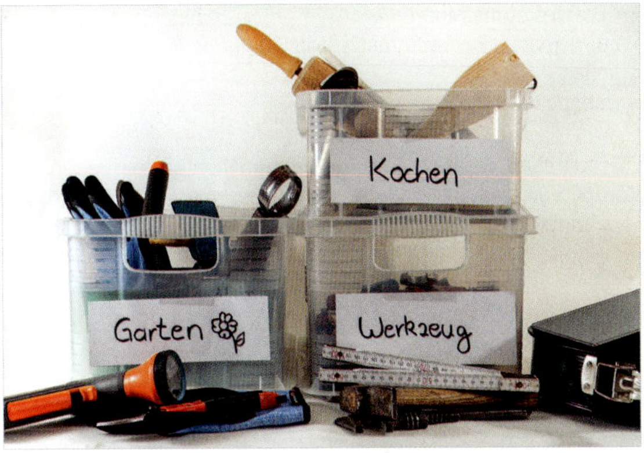

Abb. 19.12 10-Minuten-Aktivierung. Gegenstände aus verschiedenen Themenfeldern laden die Sinne ein und sind mit geringem Zeitaufwand zur Aktivierung nutzbar. Die Angebote sollten so gewählt werden, dass kein Bewohner unter- oder überfordert wird. (Quelle: © K. Oborny/Thieme Group)

Merke

Auch Nichtfachkräfte können die Übungen der 10-Minuten-Aktivierung mit Patienten bzw. Bewohnern durchführen. Dies kann bei entsprechender Organisation zu einer breiten Palette von Aktivitäten führen.

19.5.2 Ziele

Ziel der 10-Minuten-Aktivierung ist es, Patienten mit Demenz anzusprechen und zu aktivieren (Schmidt-Hackenberg 2010). Die Angebote sind an der **Biografie** der Betroffenen ausgerichtet, sodass diese an frühere Lebensabschnitte erinnert werden, in denen sie kompetent Inhalte der ausgewählten Gegenstände und deren Funktionen erklären und ausführen konnten.

Die Aktivierung soll letztlich v. a. Leben in den Alltag bringen. Je nach Auswahl der Übungen können spezielle **Bereiche** gefördert werden:

- Feinmotorik (Handarbeiten oder Wäsche falten)
- allgemeine Mobilität (Kaffeemahlen, Tische eindecken, handwerkliche Tätigkeiten)
- Stärkung des Selbst durch kompetente Beteiligung in der Runde
- Verbesserung der Erinnerung durch mehrkanaligen Zugang (unterschiedliche Sinne werden genutzt)
- ins Gespräch kommen und Beziehungen stärken

19.5.3 Durchführung

10-Minuten-Aktivierungen können praktisch zu **allen Tageszeiten** durchführt werden. Sinnvoll ist es, dabei einige der folgenden Grundbedingungen zu berücksichtigen:

- Gruppen gleichartig Betroffener bilden
- die Teilnehmer immer wieder individuell mit dem Namen ansprechen
- biografisches Wissen berücksichtigen
- nur einfache, überschaubare Anforderungen stellen
- wenn Übungen vorgesehen sind, diese möglichst lebendig vormachen
- niemals korrigieren
- alle Sinne ansprechen (akustisch, visuell, gustatorisch, taktil, vestibulär, olfaktorisch)

- Gesagtes immer aufgreifen
- auf regionale Besonderheiten wie Dialekt oder Gebräuche eingehen
- Ruhepausen einlegen

Die Vorgehensweise knüpft am Individuellen an und betont die **Kompetenz** des Bewohners. Es wird immer versucht, ganze Handlungsabläufe zu nutzen.

Beispiel

Ein Stück Kernseife wird von Hand zu Hand weitergereicht, daran gerochen und darüber gesprochen: „Kernseife hatte sehr unterschiedliche Einsatzbereiche. Sie wurde nicht nur zur Körperreinigung benutzt, sondern auch zum Waschen der Wäsche." Passend zum Gespräch über das Waschen des Körpers mit Kernseife dürfen sich nun alle Personen mit Pflegebedarf mit der Kernseife die Hände waschen.

19.5.4 Hilfsmittel

Schmidt-Hackenberg (2010) schlägt als eine Möglichkeit vor, für den Bewohner eine **persönliche Zeitung** zu erstellen. Diese sollte Informationen über das frühere Privat- und Berufsleben der Patienten enthalten. Zum Beispiel könnten bei einer Hausfrau neben den eigenen Bildern auch Anregungen durch Küchen- oder Werbebilder aus ihrer Jugendzeit gegeben werden. Bei einem Herrn, der stolz auf sein Motorrad war, könnte ein Bild einer alten BMW mit Beiwagen abgebildet werden. Die Inhalte sollten verschleißfest (z. B. laminiert oder in Klarsichthüllen) gesammelt werden. Diese Zeitungen haben meist durch das beeinträchtigte Kurzzeitgedächtnis immer wieder Neuigkeitswert (Maciejewski et al. 2001).

Auf den ersten Blick widerspricht dieses Vorgehen vielleicht den eigenen Wertevorstellungen. Es sollte jedoch bedacht werden, dass der Betroffene auf diese Weise immer wieder mit ihm vertrauten Dingen und Situationen zusammengebracht wird, in denen er sich wiederfindet. Wiederholungen sind eher erwünscht und an für den Menschen mit Demenz Neues muss man sich vorsichtig herantasten.

Darüber hinaus wird empfohlen, sog. **Gedächtnisschränke oder Gedächtniskisten** einzurichten, die nach Themen geordnet sind (▶ Abb. 19.13). Oberthemen könnten z. B. sein:

- Küche (Kochen und Backen)
- Büro
- Jahreszeiten
- Werkstatt
- Feste usw.

Praxistipp

Vorgefertigte Materialien oder Themenboxen erleichtern die Anwendung, da nicht erst Gegenstände gesucht werden müssen. Diese Sammlungen können natürlich auch als anregende Dekoration in einer Vitrine oder auf geeigneten Kommoden oder Tischen ausgestellt werden.

Anmerkung: Aktivitäten wie die 10-Minuten-Aktivierung oder ähnliche Angebote sind erfahrungsgemäß oft an traditionell weiblichen Tätigkeiten ausgerichtet. So werden häufig die typischen Haushaltstätigkeiten beobachtet. Auch wenn die psychisch erkrankten Männer oft in der Minderzahl sind, ist es doch notwendig, auch diesen entsprechende Angebote zu machen (mit Werkzeugen, Technik, Sport usw.).

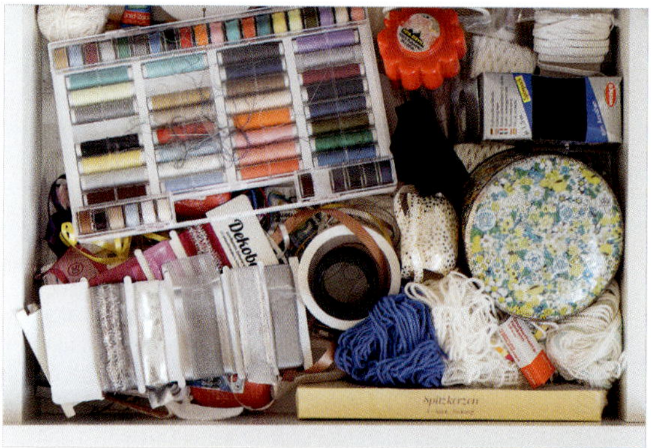

Abb. 19.13 Themenbox „Nähen".
(Quelle: © K. Oborny/Thieme Group)

Neben wiederverwendbaren Gegenständen kommen auch saisonale natürliche Materialien wie z. B. im Herbst Heu oder Laub infrage.

19.6 Bibliotherapie

19.6.1 Konzept

Definition

Bibliotherapie bedeutet wörtlich: „Therapie mithilfe von Büchern." Diese Erkenntnis geht bis in die Antike zurück, in manchen Klosterbibliotheken findet sich noch die Inschrift „Lesen heilt".

Literatur jeder Art kann dabei eingesetzt werden mit dem Ziel der Heilungsunterstützung oder Heilung selbst und für das persönliche Wachstum. Neuere Untersuchungen zeigen, dass Selbsthilfe-Bücher einen positiven Einfluss auf Menschen haben (Ingham 2014).

Die therapeutische Wirkung des Lesens besteht primär in der **Entspannung**. Es soll neben der Entspannung zu einer kognitiven Erweiterung und einer vertieften Selbsterkenntnis kommen. Auch psychisch kranke Menschen profitieren von gezielt eingesetzten Selbsthilfe-Materialien (Fanner u. Urquhart 2008).) Hierbei erfüllen verschiedene Literaturformen unterschiedliche Funktionen (Drewes 2006). Diese Form des therapeutischen Angebots richtet sich v. a. an **chronisch kranke Patienten**.

Als Basis der Bibliotherapie wird die Intuition der Menschen genutzt, die nicht auf Erklärung oder Verstehen beruht, sondern **bildhaft** ist und einen ganzheitlichen Bezug zur Welt herstellen kann. Während in den USA und Skandinavien Kliniken, Schulen, Gefängnisse, Rehabilitationszentren, Beratungsstellen, Kinder- und Altenheime gezielt Bibliotherapie einsetzen, findet sie in Deutschland noch keine weitreichende Anwendung.

19.6.2 Ziele

Bibliotherapie ist eine Form der Psychotherapie, die dem Lesen eine ganz besondere Bedeutung beimisst (Grest 2020). Sie basiert auf der Grundannahme, dass die Literatur eine heilkräftige Wirkung in sich trägt und so bei der **Bewältigung** schwerwiegender

Lebensereignisse helfen kann. Sie wirkt darüber hinaus **entspannend**, aber auch **sicherheitsfördernd**. Lesen soll

- Gedanken-Schutz-Räume schaffen,
- Gedanken und Gefühle stimulieren,
- Krankheitssymptome durch Entlastung reduzieren,
- die innere Belastung senken,
- Gefühle und Unsagbares ausdrücken und ihnen nachsinnen,
- Kreativität als Schaffenskraft fördern,
- Konzentration und Gedächtnisleistung stärken.

M!

Merke

Natürlich kommt es bei der Wirkung in besonderem Maße auf die Auswahl der Literatur an. Egal, ob Bibliotherapie aktiv (lesen) oder passiv (vorgelesen bekommen) angewendet wird, sie kann zu mehr Gelassenheit, Aktivität und allgemeinem Wohlbefinden führen.

Die Bibliotherapie kann bei der Krankheitsverarbeitung und -bewältigung eine besondere Rolle spielen.

19.6.3 Durchführung

Bibliotherapie kann **einzeln**, aber auch in **Gruppen** durchgeführt werden. Die Therapie sollte ungestört durchgeführt werden können. Bei der angeleiteten Bibliotherapie ist die Person mit Pflegebedarf **Zuhörer** von vorwiegend lyrischen Texten oder Märchen, die in entspannter Atmosphäre vorgelesen und aufgenommen werden. Zur allgemeinen Anregung können auch Mundartgeschichten, Erzählungen oder bekannte Gedichte vorgelesen werden.

Märchen können bei demenziell erkrankten Patienten auch in Gruppen eingesetzt werden. An die alten Märchen können sich die älteren Patienten oft noch sehr gut erinnern. Darüber hinaus erzeugt **Märchenerzählen** eine gute Stimmung und wirkt beruhigend. Hierzu trägt auch die besondere und eigene Melodie der gesprochenen Sätze bei. Jeder kennt: „Es war einmal ein Prinz ..." oder „...und wenn sie nicht gestorben sind, dann leben sie noch heut." In einigen Seniorenheimen kommt regelmäßig eine „Märchenerzählerin", um Märchen und Gedichte vorzulesen (Maciejewski et al. 2001). Die Grenze zwischen streng therapeutischem Einsatz der Bibliotherapie und einer allgemeinen Aktivierung oder Stimmungsverbesserung durch die vorgetragenen Texte ist schwer zu ziehen.

Ob das Abspielen moderner **Hörbücher** ähnliche Effekte erzielt wie das Vorlesen, ist nicht geklärt und muss zukünftig noch weiter erforscht werden. Auch in der Begleitung Schwerstkranker könnte überlegt werden, ob das Vorlesen von Märchen nicht beruhigend und sicherheitsfördernd auf die Betroffenen wirkt.

19.7 Kynotherapie

[ ]

Definition

Kynopädagogik oder **Kynotherapie** bezeichnet die Einbindung von Hunden (griech.: kynes) in die pädagogische und therapeutische Arbeit mit Menschen.

Das Kuratorium Deutscher Altershilfe sieht in Tieren allgemein v. a. **Trost- und Freudenspender** (Maciejewski et al. 2001). Hunde können Türöffner durch das Wachrufen von Erinnerungen an früher, aber auch wegen ihrer bedingungslosen Zuwendung sein (Hänsch 2019). Hundebesuchsdienste werden in vielen Ländern wie den Niederlanden, den USA usw. angeboten. Die Arbeit in Gruppen mit speziell ausgebildeten Hunden findet zunehmend Beachtung auch in Deutschland.

19.7.1 Konzept

Herzstück der Kynotherapie ist die **interspezifische Kommunikation** – also eine Kommunikation zwischen Mensch und Hund – als sichtbare und unsichtbare sowie als absichtslose und zielgerichtete.

Im Sinne dieser Kommunikation befinden sich die Plätze der Hunde auf speziellen, teilweise erhöhten Hockern im Halbkreis zwischen den Teilnehmern der Gruppe. Die Vierbeiner werden während der Arbeit einerseits gelenkt bzw. delegiert und erhalten andererseits auch Freiraum, ihre eigenen Entscheidungen zu treffen. Das heißt, die Hunde dürfen sich auch jederzeit aus Situationen lösen, in denen sie sich nicht (mehr) wohl fühlen – sie bekommen in diesem Zusammenhang keine absolut bindenden Anweisungen. Auch die Menschen (hier die Seniorinnen und Senioren) bekommen zunächst bestimmte Strukturen und Muster als Vorgabe, nach denen sie mit den Hunden kommunizieren können und mit denen sie im Laufe der Zeit immer eigenständiger umzugehen lernen. Der Übungsleiter tritt nach Möglichkeit in den Hintergrund.

19

19.7.2 Ziele

Durch die Interaktionen mit den Hunden werden **gefördert/verbessert**:

- Wahrnehmung
- Fein- und Grobmotorik
- kognitive Fähigkeiten
- Kurzzeitgedächtnis
- Konzentration
- Erlebnisfähigkeit
- Kreativität
- soziale Kompetenz
- Kommunikationsfähigkeit
- Sprache

Das wiederum führt zu einer höheren emotionalen Stabilität, einem besseren Selbstwertgefühl und schenkt mehr Lebensqualität, Zufriedenheit und Lebensfreude (▶ Abb. 19.14).

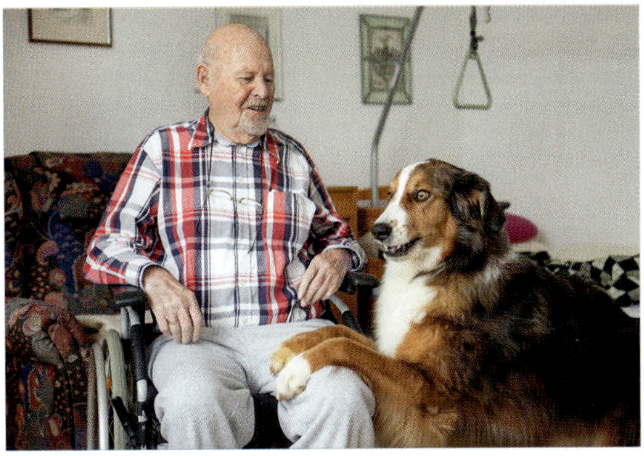

Abb. 19.14 Kynotherapie. Der Einsatz von Hunden in der Betreuung gerontopsychiatrisch Erkrankter ermöglicht eine vielseitige Anregung der Betroffenen. (Quelle: © K. Oborny/Thieme Group)

Oft wird auch das **Langzeitgedächtnis** angesprochen, v. a., wenn die Patienten früher selbst einen Hund hatten. Bemerkenswert sind in diesem Zusammenhang folgende Beobachtungen:

- Hunde helfen den Senioren, sich auf die verschiedensten Formen von Kommunikation einzulassen, auch wenn sie durch andere Therapieformen/Konzepte nicht mehr erreichbar sind. Sie befreien aus der Isolation.
- Hunde machen es demenziell Erkrankten möglich, die Gegenwart bewusst mit allen Sinnen zu erleben, sich selbst wahrzunehmen und die eigenen Emotionen auszudrücken.
- Hunde ermöglichen es demenziell Erkrankten, sich im Hier und Jetzt zu orientieren.
- Schließlich erreichen Hunde, dass viele demenziell Erkrankte ihr Kurzzeitgedächtnis „wiederentdecken" und vieles, was mit den Hunden zu tun hat, überraschend gut behalten wird.
- Hunde erreichen leichter und schneller, worum Menschen sich oft lange Zeit vergeblich bemühen.
- Die Betroffenen sind wieder bereit, Verantwortung zu übernehmen.
- Natürlich ist auch die Kynopädagogik/Kynotherapie kein „Heilmittel" für jedermann, sondern für solche Menschen, die eine natürliche Akzeptanz für Hunde besitzen.

Es wird vermutet, „dass der Hund langfristig aufhellende und aktivierende Maßnahmen stützen und einleiten kann, die das Krankheitsbild der Demenz erheblich verbessern" (Olbrich u. Otterstedt 2003).

Merke M!

Der Einsatz von Hunden setzt voraus, dass die Pflegenden diesem Verfahren positiv gegenüberstehen und es selbst durchführen oder die Durchführung organisatorisch unterstützen. Auch die teilnehmenden Personen mit Pflegebedarf sollten eine natürliche Akzeptanz für Hunde besitzen.

19.7.3 Durchführung

Eine standardisierte Ausbildung der Hunde oder der Hundeführer befindet sich in Deutschland noch im Aufbau. Eine Vereinheitlichung wird angestrebt. An der Kynotherapie-Gruppe nehmen nur solche Patienten teil, die keine Angst vor Hunden haben. Die **Gruppensequenz** orientiert sich an der Bereitschaft der Patienten und dauert nicht länger als eine halbe Stunde.

Die Inhalte wechseln zwischen Kunststücken seitens der Tiere, bei denen die Personen mit Pflegebedarf zuschauen, und Aktivitäten, bei denen sie selbst gefordert sind. Die Hunde bringen z. B. weggeworfene Bälle wieder und erhalten von den Personen mit Pflegebedarf eine Belohnung, die sie zuvor aus einer kleinen Tasche holen.

Großer Wert wird auf den **sozialen Beziehungsaufbau** zwischen Hund und Mensch gelegt. Hierzu werden die Hunde im Umgang mit erkrankten Menschen speziell geschult.

19.8 Humor

Alter und psychische Krankheit werden i. d. R. nicht mit Humor und Lachen verbunden. Vielmehr ist die Rede von „Gebrechen", von „Abbau", vom „Verlust" oder sogar vom „bevorstehenden Ende". Krankenhäuser oder Altenheime scheinen kaum der richtige Ort zu sein, um herzhaft lachen zu können. Gebietet nicht der Respekt vor den alten kranken Menschen, sie im wahrsten Sinne des Wortes ernst zu nehmen? Zeitdruck, knappe personelle Ressourcen, überbordende Bürokratie und nicht enden wollende Tätigkeitsnachweise lassen die Pflegenden eher verzweifeln, als humorvoll an die Arbeit zu gehen. Dabei kennen viele die befreiende und anregende Kraft des herzhaften Lachens.

Der Altersmediziner, Psychologe und Psychotherapeut Rudi Hirsch (2008) spricht von dem Humor als „Trotzmacht", der es gelingt – **trotz** aller Widrigkeiten im Leben – zu einer heiteren Gelassenheit zurückzufinden. Humor ist in der Lage, angespannte Situationen schlagartig zu verändern. Es ist nicht möglich, zur gleichen Zeit zu lachen und ängstlich, beklommen oder beschämt zu sein. **Befreiendes Lachen** kann viele Beziehungsprobleme lösen und Aggressionen entschärfen (▶ Tab. 19.3). Es ist enorm ansteckend. Nach Hirsch (2008) ist der Humor für die Gestaltung eines angstfreien, sinnvollen Lebens so wichtig, dass er nicht ernst genug genommen werden kann. Folgerichtig sieht der Mediziner es als Aufgabe auch der Pflegenden an, im kranken oder pflegebedürftigen Menschen den Sinn für Humor zu wecken, ihn zu fördern und zu rehabilitieren.

Humor ist damit ein wesentlicher Faktor zum Erhalt bzw. zur Förderung von Gesundheit. Dies bezieht sich nicht nur auf psychische Beeinträchtigungen, sondern auch auf körperliche Beschwerden. ▶ Tab. 19.3 verdeutlicht darüber hinaus die positiven Wirkungen auf die zwischenmenschliche Interaktion und Kommunikation. Gerade in herausfordernden pflegerischen Situationen kann Humor eine enorm entlastende Funktion besitzen.

Eine Fülle von **Humortechniken** können diese Humorfähigkeit fördern (Hirsch 2019), u. a.:

- Überraschung
- Absurdität
- Inkongruenz
- Wortspiel oder
- Imitation

Aus diesem Grund sind immer mehr Einrichtungen dazu übergegangen, sog. Geri- oder Klinikclowns zu engagieren – und dies nicht nur in der Kinderabteilung (Fey 2013).

Tab. 19.3 Gesundheitliche Aspekte des Humors (Quelle: Hirsch RD. Humor und Heiterkeit im Alter – Ressource und Schmiermittel. In: Bischofberger I, Hrsg. Das kann ja heiter werden, Humor und Lachen in der Pflege. 2. Aufl. Bern: Huber; 2008: 197).

Humor verringert	Humor fördert
• quälende und chronische Schmerzen • Gefühle der Eingeengtheit und emotionale Starre • Hilflosigkeit, Einsamkeit und soziale Isolation • Scham- und Schuldgefühle • Angst, Verzweiflung und quälendes Grübeln • aggressive und destruktive Impulse gegen sich und andere	• körperliche und psychische Genesungsprozesse • Abwehrsystem und Widerstandskräfte • Entspannung und Genießen • Selbstvertrauen und Selbstsicherheit • Alternativen und Kompetenzen • Kommunikationsverhalten • Wohlbefinden sowie Freude und Interesse am Leben • Mühseligkeiten des Lebens weniger ernst zu nehmen • menschliche Schwächen, Fehler und Mängel leichter aufzulösen

19.8.1 Humoranamnese

Humor ist erlernbar, und viele alte Menschen haben ihn glücklicherweise noch nicht verloren. Respektvoll vorgetragen und eingesetzt braucht er auch vor dementen Menschen nicht haltzumachen.

Die Pflegeexpertin Iren Bischofberger (2008) hat ein Konzept zum Lachen und zum Humor in der Pflege vorgestellt. Für die pflegerische Praxis schlägt sie zunächst vor, mit der Person mit Pflegebedarf oder ihrer Angehörigen eine Humoranamnese zu erheben, die sich an den folgenden Fragen orientiert:
- Nennen Sie 3 Dinge oder Personen, die Sie zum Lachen bringen.
- Welche humorvollen Erinnerungen haben Sie an Ihre Kindheit?
- Welche Art von Humor mögen Sie?
- Welche Komiker mögen Sie? Welche mögen Sie nicht?
- Wie würden Sie Ihren Sinn für Humor beschreiben?
- Wann und wie ist es Ihnen möglich, Humor trotz der Erkrankung zu erleben?
- Wie hat sich Ihr Humor im Verlauf der Erkrankung verändert?
- Welche negativen Seiten von Humor haben Sie bereits erlebt?
- Welche Art von Humor schätzen Sie bei Ihren Pflegepersonen und Ärzten?

Lernaufgabe

Wie sehr ist Ihr Humor entwickelt? Worüber können Sie selbst lachen? Lachen Sie gerne mit anderen oder lieber für sich allein? Können Sie auch über sich selbst lachen – gerne zusammen mit anderen? Wenn ja, haben Sie die höchste Stufe des Humors erreicht!

19.8.2 Humorinterventionen

Ausgehend von diesen Informationen kann Humor indirekt, direkt oder geplant eingesetzt werden. **Indirekter Humor** wird durch Filme, Comics, Witzbücher, Kassetten oder Juxartikel angeregt, ist also nicht direkt abhängig von der intervenierenden Person. **Direkter Humor** ist gekennzeichnet durch direkte verbale oder nonverbale Kommunikation mittels Wortspielen, Scherzen usw. **Geplant** werden kann eine Humorintervention z. B. durch den Auftritt eines Clowns oder dem Vorlesen einer lustigen Geschichte (Bischofberger 2008). Beispiele für Humorinterventionen sind:
- Humor zum Thema im Team und in der Einrichtung machen
- humoristisches Willkommensgeschenk anbieten
- Angehörige veranlassen, humorvolle Geschenke mitzubringen
- Humor-Tagebuch anlegen (Bewohner, Patienten, Team)
- Humor im Leitbild verankern
- Witze erzählen
- Humorseite in der Hauszeitschrift/Humorzeitung gestalten
- humorvolle Videos, CDs, Bücher, Comics usw. anschaffen
- Humorkoffer mit Jux-Artikeln und anderen humoristischen Gegenständen einsetzen
- Humorwand/Humorecke in der Abteilung/Wohngruppe
- Humorgruppen anbieten
- Clowns einladen

Für die Auswertung der Humorinterventionen ist es nach Bischofberger (2008) ratsam, deren Wirkung zu erfassen bzw. zu erfragen. Haben die Patienten, Bewohner oder deren Angehörige eine Entspannung oder andere Veränderungen gespürt oder gab es vielleicht negative Reaktionen? Neben der **entspannenden und erheiternden Wirkung** verbessern Humorinterventionen die **Kommunikation** zwischen den Beteiligten. Und nicht zuletzt: Lachen ist gesund!

Lernaufgabe

Worüber können Sie in Ihrem Team in Ihrer Einrichtung lachen? Entdecken Sie humorvolle Situationen in Ihrem (Berufs-)Alltag und teilen Sie diese mit Ihren Kollegen.

Wie sagte Charly Chaplin so treffend: „Vergiss nie, zu lächeln: Ein Tag ohne Lächeln ist ein verlorener Tag".

19.9 Mehrdimensionale Zugänge

19.9.1 Mäeutik

Definition

Das **mäeutische Modell** verbindet Elemente der Validation, des Realitätsorientierungstrainings, sensorischer Verfahren wie dem Snoezelen und biografische Ansätze miteinander. Wesentlicher Aspekt ist die Einbeziehung des intuitiven Wissens der Pflegenden.

Die Kommunikation und Zusammenarbeit der Pflegenden miteinander werden auf ihr Erleben und Empfinden hin reflektiert. So umfasst dieses Modell nicht nur das erlebensorientierte Einfühlen in die Welt des Erkrankten, sondern auch das verbesserte Verständnis für die Beziehungen innerhalb des Pflegeteams (van der Kooij 2017).

Mäeutik bedeutet von seinem Ursprung her „Hebammenkunst", im mäeutischen Pflegemodell bedeutet Mäeutik „Erlösung" oder „Befreiung". Das mäeutische Pflegemodell wurde von der Krankenschwester und Historikerin Cora von der Kooij entwickelt, ausgehend von der Validation nach Naomi Feil (S. 354).

Ebenen des mäeutischen Modells

Das mäeutische Pflegemodell beinhaltet 4 Ebenen:
- Die **erlebensorientierte Pflege** als Pflegemodell, d. h. der Kontakt, die Beziehung zum Menschen mit Demenz steht im Mittelpunkt. Die Wechselwirkung der Gefühle zwischen Pflegenden und dementen Menschen ist dabei von großer Bedeutung. „Letztendlich ist es die Verbindung zwischen Fühlen und Denken, zusammen mit der Bereitschaft zu reflektieren und zu kommunizieren, die erlebensorientierte Pflege ausmacht" (van der Kooij 2017).
- Der Pflegeprozess wird als **mäeutischer Pflegeprozess** gestaltet, d. h. die Betonung liegt auf der Verletzbarkeit, der Akzeptanz von Abhängigkeit und der bedürfnisorientierten Kommunikation und Dokumentation.
- Die **Bezugspflege** wird als Organisationssystem vorausgesetzt. Damit wird der Beziehungsgestaltung Rechnung getragen.
- Die **lernende Organisation**, d. h. das mäeutische Pflegemodell wird auf die gesamte Einrichtung übertragen.

19.9.2 Selbsterhaltungstherapie

Merke

Die Selbsterhaltungstherapie (SET) hat zum Ziel, die personale Identität zu erhalten und zu stärken, das emotionale Gleichgewicht zu stabilisieren und depressive Reaktionen zu vermindern.

Konzept

Die SET wurde von der Diplom-Psychologin Barbara Romero Anfang der 1990er-Jahre als Rehabilitationsprogramm für demenzkranke Patienten entwickelt. Dieses Programm basiert auf der Theorie von Robert Butler, der in den 1960er-Jahren die psychotherapeutische Wirkung und die das Selbst unterstützende Funktion des Erinnerns erkannte (Maciejewski et al. 2001). Es basiert auf einem respektvollen Umgang und einer wertschätzenden Haltung dem Kranken gegenüber sowie der Kombination medikamentöser Behandlung mit psychosozialen Hilfen. Darüber hinaus werden in besonderem Maße die Angehörigen eingebunden und großer Wert auf ein interdisziplinäres Team gelegt.

Definition

Die **Selbsterhaltungstherapie** ist ein neuropsychologisch fundiertes Rehabilitationsprogramm für Menschen mit Demenz, insbesondere für Personen mit einer Alzheimer-Demenz. Ein wesentlicher Bestandteil ist die Einbeziehung der Angehörigen in die Therapie.

Das Selbst ist ein zentrales kognitives Schema des Menschen, welches Informationen aufnimmt, verarbeitet und behält. Romero beschreibt das Selbst als eine übergeordnete Einheit, die aus allen wesentlichen kognitiven Fähigkeiten, aber auch aus der Haltung und den Affekten einer Person bestehen.

Das Selbst besitzt eine wichtige Aufgabe bei der Steuerung von kognitiven und emotionalen Prozessen. Diese Prozesse sind meistens unbewusst; das Selbstbewusstsein stellt nur einen Aspekt des Selbst dar (Romero 2004). Darüber hinaus ist das System des Selbst nicht statisch, sondern entwickelt sich fortwährend weiter, u. a. durch neue bedeutende Erfahrungen.

Durch Kompetenz-, Rollen- und Kontrollverlust oder durch ungewohntes Verhalten, wie dies bei einer demenziellen Erkrankung geschieht, wird dieses System destabilisiert. Die Auswirkungen können sich in negativen Gefühlen wie Angst, Scham, Aggression oder Depression äußern.

Mit der SET wird das Streben nach Sinnstiftung und Kohärenz unterstützt. Dies wird dadurch erreicht, dass die Anforderungen den Möglichkeiten des Betroffenen angepasst werden. Das gilt sowohl für Handlungen als auch für die Kommunikation und ist v. a. deshalb notwendig, damit der Betroffene ein Identitäts- und Kontinuitätsgefühl erlangt und sich das Selbst-System immer wieder neu ordnen kann.

Merke

Die Selbsterhaltungstherapie geht davon aus, dass durch das Üben von biografischem Wissen, das selbstnahe Wissen aktiviert oder reaktiviert werden kann.

Ziele

Das übergeordnete Rehabilitationsziel der SET ist, das Selbst in seiner Kohärenz und Funktionsfähigkeit zu erhalten (Romero 2004).

Dies soll durch die systematische Beschäftigung mit der bedeutenden Erinnerung der einzelnen Person erreicht werden. Ziel ist es, Kommunikation, alltägliche Aktivitäten und systematische Beschäftigung als wesentliche Erfahrungsbereiche zu nutzen, damit das Selbst-System stabilisiert werden kann.

Mit den Angehörigenprogrammen werden 2 weitere Ziele verfolgt:

- Vermittlung von Wissen und Erfahrungen, die helfen können, den Kranken im Alltag zu begleiten (im medizinischen, pflegerischen und psychosozialen Bereich)
- Entlastung der Angehörigen als von der Erkrankung mitbetroffener Personenkreis

Durchführung

Die Selbsterhaltungstherapie ist ein offenes Konzept, das sich der unterschiedlichsten Techniken und Verfahren bedient, solange sie dazu dienen, das Selbst zu stärken. So gehören zu den Maßnahmen u. a.:

- medikamentöse Behandlung
- Kunsttherapie
- Entspannung, Sport und Gymnastik
- Physiotherapie
- Freizeitgestaltung, erlebnisorientierte Aktivitäten

Die Nutzung der verschiedenen Maßnahmen ist im Wesentlichen davon abhängig, in welchem Kontext die SET genutzt werden soll. So sind die Möglichkeiten im ambulanten Bereich z. B. stark von den Möglichkeiten der Angehörigen und den teilstationären Angeboten abhängig.

SET-Phasen

Die Selbsterhaltungstherapie gliedert sich in 3 Phasen:

1. Selbst-Diagnose: Der Patient erzählt über sein Leben. Werden Bereiche oder Ereignisse von ihm betont, so werden diese in der 1. Phase als gegenwärtig wichtig für das Selbst des Patienten betrachtet und entsprechend festgehalten.
2. In der 2. Phase wird mit den gewonnenen Informationen ein externes Gedächtnis erstellt, in dem alle wesentlichen Informationen festgehalten sind. Diese können auch in Form von Liedern, Bildern, Büchern oder Zeitungsartikeln bestehen.
3. Der Patient nutzt das externe Gedächtnis und erzählt über die zusammengetragenen Inhalte. Diese wichtigen Inhalte werden in der 3. Phase wiederholt angesprochen mit dem Ziel, selbstnahes Wissen zu erhalten. Verloren gegangene Wissensinhalte werden aus dem externen Gedächtnis gestrichen. Aktuelle neue Informationen werden aufgenommen und verwendet.

Parallel zu diesen Phasen bekommen die Angehörigen die verschiedensten Angebote wie psychotherapeutische Hilfen und soziale Beratung. Darüber hinaus können sie an Entspannungsgruppen teilnehmen (S. 338).

Rahmenbedingungen

Zu den Rahmenbedingungen für die SET in der stationären Altenhilfe zählen folgende Aspekte:

- Ein vertrautes Milieu herstellen (S. 375), in dem sich der Betroffene wiederfindet, weil die Umgebung ihm bekannte Dinge vorhält.
- Eine möglichst hohe Kontinuität in den Lebensumständen herstellen (dies kann sich sowohl in dem Bereich der Religiosität wie bei den Freizeitbeschäftigungen widerspiegeln).
- Orientierungshinweise anbieten, die für den Patienten mit seinem Lebenshintergrund verständlich und damit häufig individuell sind.
- Verlässliche Bezugspersonen gewährleisten, wenn die eigenen Verwandten nicht mehr oder nicht in ausreichendem Umfang zur Verfügung stehen (eine organisatorische Voraussetzung für dieses Angebot ist die Bezugspersonenpflege).
- Angebote von Aktivitäten daraufhin überprüfen, ob der Patient durch sie eine Stabilisierung erfährt oder eben nicht. Durch die Teilnahme an einem allgemeinen Gedächtnistraining kann der Patient mit leichter Demenz profitieren und sein Selbst sichern, ein Patient mit fortgeschrittener Demenz kann sich hingegen überfordert fühlen und mit Ablehnung reagieren.

Merke

Für die Umsetzung der SET sind besondere kommunikative Fähigkeiten erforderlich, die den demenziell Erkrankten nicht kränken oder irritieren (z. B. durch das Richtigstellen der Tageszeit).

Schwierigkeiten der Betreuer bestehen zum einen im Überwinden gewohnter Kommunikationsstrukturen und zum anderen im praktischen Erlernen eines neuen Kommunikationsstils (Romero 2004). Darüber hinaus werden den Patienten ebenfalls **Alltagsaktivitäten** angeboten, in denen sie sich sicher fühlen. Das können gewöhnliche **Tätigkeiten im Haushalt** sein wie Kochen und Putzen.

Eine ebenfalls wesentliche Rolle im Alltag von demenziell Erkrankten spielen nach Romero (2004) **kreative Aktivitäten** wie die Beschäftigung mit Musik, das Malen, plastisches Gestalten oder Handarbeiten (▶ Abb. 19.15).

Durch diese Aktivitäten kann der Patient seine Gedanken zum Ausdruck bringen. Attraktive Aktivitäten aufzubauen ist deshalb sinnvoll, weil durch sie bei demenziell Erkrankten depressive Stimmungslagen oder Unruhe reduziert werden können.

Ein weiteres Element der SET ist die **Erinnerung**, da die Betroffenen einem fortschreitenden Verlust von Selbstwissen unterliegen und aufgrund der Lernstörung kaum neue selbstbezogene Erfahrungen integrieren können. Aus diesem Grund spielt das Vorhandene und Erinnerte eine besondere Rolle für den Patienten, da diese Informationen nicht beunruhigen und ihn selbst stützen.

Aktuelle empirische Ergebnisse zeigen eine Reduktion der Depressivität bei gleichzeitiger Zunahme alltagsrelevanter Kompetenzen durch die SET (Romero 2004). Warum und wie dieses Konzept wirkt, ist nicht eindeutig zu belegen. Wahrscheinlich liegt der Schlüssel zur Wirksamkeit in dem multimodalen Ansatz, mit dem letztlich die Verbesserung der Unruhe und der Depressivität erreicht wird.

Es ist anzunehmen, dass ein wesentlicher Wert der SET in der Wechselwirkung zwischen Patient und Betreuenden zu sehen ist. Verbessert sich z. B. das Schlafverhalten eines demenziell Erkrankten, so wirkt sich dies auch positiv auf die Betreuenden aus. Benutzen die Betreuenden – ganz gleich ob Angehörige oder professionell Pflegende – einen konfliktarmen Kommunikationsstil, wird dies das Befinden des Betroffenen verbessern.

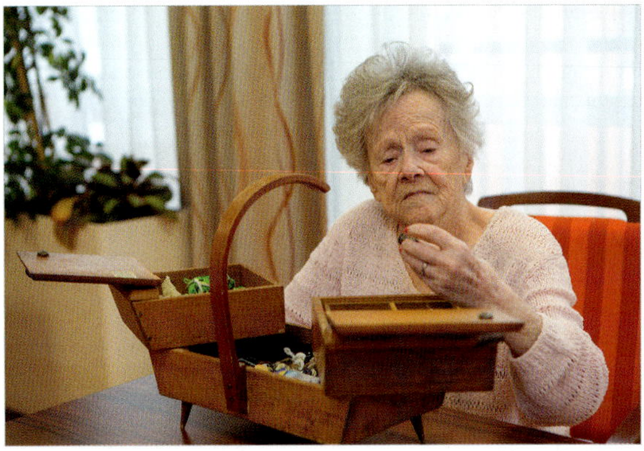

Abb. 19.15 Kreative Beschäftigung. Auch Handarbeiten können beruhigend und ausgleichend wirken, sie vermitteln Kompetenz und Sicherheit. (Quelle: © K. Oborny/Thieme Group)

Praxistipp

Als Hilfsmittel geeignet sind alle Spiele, Gegenstände und Bilder, die die betroffene Person auffordern, von sich zu erzählen und diese Informationen damit in das externe Gedächtnis fließen. Hierzu gehören auch Flipchart, Computer und andere Medien, um Informationen zu sammeln.

19.9.3 Psychobiografisches Modell nach Böhm

Ein Ansatz in der Pflege und Betreuung von Menschen mit Demenz, der sich in besonderem Maße auf die Biografie stützt, ist die Pflege nach Böhm.

Bereits 1965 entwickelte der psychiatrische Krankenpfleger und Pflegewissenschaftler Erwin Böhm in Österreich einen **rehabilitativen Ansatz** in der Pflege. Dieser fokussierte nicht, wie damals üblich, auf die bloße Versorgung der Menschen im Sinne von „satt und sauber". Stattdessen liegt der Pflege nach Böhm ein „Reaktivierungsmodell" zugrunde, das die z. T. verschütteten Fähigkeiten der betroffenen Menschen erreichen will (Böhm 2012). Es sollen nicht alle Tätigkeiten durch die Pflegenden übernommen, sondern vielmehr mit einer „Hand in der Hosentasche" **Unterstützung** geleistet werden. Die Menschen sollen in die Lage versetzt werden, früher gewohnte und vertraute Tätigkeiten wieder selbst auszuführen. Die „Reaktivierung" der Fähigkeiten soll eine intensivere Teilhabe am Leben ermöglichen (Böhm 2018, 2019).

Normalitätsprinzip

Böhm (2018, 2019) prägte auch den Begriff des Normalitätsprinzips. Er geht davon aus, dass jeder Mensch, eine persönliche Lebensform entwickelt, die geprägt ist durch seine Sozialisation, Enkulturation und seine Erfahrungen. Diese Art zu leben, ergibt das Bild, welches Verhalten für einen Menschen normal ist. Dieses **Normalitätsprinzip** nimmt an, dass Menschen mit einer Demenz verstärkt auf die Normen und Handlungsweisen aus der früheren Lebenszeit zurückgreifen. Wie sie anderen Menschen begegnen, wofür sie sich interessieren, was sie vorzugsweise essen oder worin sie einen Sinn für sich erkennen, liegt also verstärkt in der Vergangenheit begründet.

Elementare Voraussetzung für die Pflege nach Böhm ist dabei die Arbeit mit der Biografie der Betroffenen. Nach Böhm erfolgt die Prägung eines Menschen insbesondere in den ersten 25–30 Lebensjahren.

Merke

Normalität für Menschen mit demenziellen Erkrankungen ist demnach das, was sie im Alter von 25–30 Jahren als normal erlebt haben und sie geprägt hat. Das bedeutet aber auch, dass die Prägung eines Menschen, der heute 97 Jahre alt ist, eine andere ist, als bei einem heute 77- oder 67-Jährigen.

Wenn Menschen mit unterschiedlichem Alter zusammenleben, ist neben der persönlichen Prägung (z. B. durch unterschiedliche soziale Stellungen oder regionale Herkunft) auch die prägende Generation zu beachten. Nicht für alle Bewohner eines Bereiches ist z. B. die Musik aus der Kriegs- oder Vorkriegszeit angemessen. Inzwischen leben in stationären Einrichtungen auch Menschen aus der Generation, deren Musikgeschmack durch die Rolling Stones oder die Beatles geprägt wurde. Auch ein Interieur, das sich ausschließlich an den fünfziger Jahren ausrichtet, ist nicht für alle angemessen. Vielmehr werden auch in naher Zukunft die siebziger Jahre in der Umgebungsgestaltung ihre Berechtigung finden. ▸ Tab. 19.4 zeigt die unterschiedlichen Lebens- und Prägungsphasen von 4 Personen im Alter zwischen 67 und 97 Jahren.

Ziel der Pflege nach Böhm ist die Wiederbelebung der menschlichen Seele. Auch Pflegende sollen von diesem Ziel profitieren, sie sollen durch Fachlichkeit ihre Tätigkeit als belebend erfahren. Von Erwin Böhm stammt das Zitat: „Vor den Beinen muss die Seele bewegt werden“ (Böhm 2018, 2019). In der Pflege nach Böhm wird eine Thymopsyche und eine Noopsyche voneinander unterschieden (Böhm 2018, 2019):

Definition

Thymopsyche: Gemeint ist hier der gefühlsmäßige Anteil der Seele. Gerade dieser thymopsychische Anteil kommt in der Pflege nach Böhm zur Anwendung mit den Bereichen Stimmung, Befindlichkeit, Trieb und Gefühlausbrüchen.
Noopsyche: Im Böhm-Modell sind hiermit die rationalen und kognitiven Anteile sowie die Gedächtnisleistung gemeint.

Mit der „Wiederbelebung der Altersseele“ nach Böhm (2018) verbindet sich auch der Anspruch, die Selbstständigkeit alter Menschen mit Demenz solange wie möglich zu erhalten und ggf. wieder zu reaktivieren. Menschen mit herausforderndem Verhalten werden besser verstanden, wenn die Pflegenden wissen, was diese meinen und was sie bewegt.

Zusatzwissen

In der Pflege und Begleitung alter Menschen bemängelt Böhm die häufig nicht angemessen berücksichtigte **Adaptionszeit.** Die Adaptionszeit bezeichnet die Zeitspanne, die zwischen einer Aufforderung oder dem auslösenden Impuls zu einer Handlung und der Reaktion darauf besteht. Pflegende gewähren nach Böhm nicht immer eine ausreichend lange Adaptionszeit und reagieren meist nach ihrer eigenen Adaptionszeit (Böhm 2018).

Erreichbarkeits- bzw. Interaktionsstufen

Dem Modell nach Böhm liegt die Annahme zugrunde, dass Menschen im Alter regredieren. Demnach fällt der Betroffene je nach Regressionsstufe in eine frühere Entwicklungsstufe zurück. Böhm entwickelte vor diesem Hintergrund 7 Erreichbarkeits- oder In-

Tab. 19.4 Unterschiedlichen Lebens- und Prägungsphasen am Beispiel von 4 Personen.

Jahr	Herr R.	Frau K.	Herr L.	Frau M.
ca. 1925				geboren
ca. 1935			geboren	Schulzeit
ca. 1945		geboren	Schulzeit	Jugendzeit
ca. 1955	geboren	Schulzeit	Jugendzeit	junges Erwachsenenalter
ca. 1965	Schulzeit	Jugendzeit	junges Erwachsenenalter	mittleres Erwachsenenalter
ca. 1975	Jugendzeit	junges Erwachsenenalter	mittleres Erwachsenenalter	späteres Erwachsenenalter, Auszug der Kinder
ca. 1985	junges Erwachsenenalter	mittleres Erwachsenenalter	späteres Erwachsenenalter, Auszug der Kinder	Berentung
ca. 1995	mittleres Erwachsenenalter	späteres Erwachsenenalter, Auszug der Kinder	Berentung	
ca. 2005	späteres Erwachsenenalter, Auszug der Kinder	Berentung		
ca. 2020	Berentung			
2025	70 Jahre alt	80 Jahre alt	90 Jahre alt	100 Jahre alt

teraktionsstufen (Böhm 2018). Je nachdem, in welcher Erreichbarkeitsstufe sich ein Mensch befindet, sind unterschiedliche Zugänge in der Kommunikation erforderlich. Von der Stufe hängt es ebenfalls ab, ob eine aktivierende oder reaktivierende Pflege zum Einsatz kommt.

- **Stufe 1: Sozialisation.** Diese Stufe entspricht der eines Erwachsenen. Die Kommunikation mit dem Betroffenen verläuft auf der Inhalts- und Sachebene. Aktivierung ist angemessen.
- **Stufe 2: Mutterwitz.** In dieser Stufe ist die verbale Kommunikation noch möglich. Der Betroffene ist in der Entwicklungsstufe eines Jugendlichen. In dieser Stufe ist ebenfalls eine Aktivierung angemessen.
- **Stufe 3: seelische soziale Grundbedürfnisse.** Hier ist der Betroffene in einer Interaktionsstufe, in der „reaktivierende" Pflege erforderlich ist. Unterschieden werden die primären Bedürfnisse wie Hunger, Durst oder Schlaf und die sekundären oder reaktiven Bedürfnisse wie ein zuhause haben und sich auch zuhause fühlen. In dieser Phase ist es auch wichtig, diese sekundären Bedürfnisse zu berücksichtigen.
- **Stufe 4: Prägungen.** Die Namensgebung dieser Stufe sieht Böhm als „volkssprachlich" an. Er beschreibt als Prägung sich wiederholende, eingespielte Verhaltensnormen und Sicherheit gebende Rituale.
- **Stufe 5: höhere Antriebe.** Hier kommen Triebe und Triebwünsche zum Tragen. Triebe beschreibt Böhm als Antriebserlebnisse, die auf etwas Bestimmtes gerichtet sind. Sie werden differenziert in allgemeine, leibliche und seelische Triebe.
- **Stufe 6: Intuition.** In dieser Stufe ist analytisches Denken nicht mehr möglich und der Betroffene wird durch ihm vertraute Mythen, magisches Denken, Aberglauben und Mystik beeinflusst.
- **Stufe 7: Urkommunikation.** Hier ist die Kommunikation zwischen Betroffenen und Pflegenden durch nonverbale Zugänge (z. B. Berührungen) möglich.

Die Pflege nach Böhm wird in lizenzierten Kursen durch das europäische Netzwerk für Psychobiografische Pflegeforschung nach Prof. Böhm vermittelt (www.enpp-boehm.com).

19.9.4 Demenz-Balance-Modell

Entwickelt wurde das Demenz Balance-Modell vor ca. 10 Jahren von der DCM-Trainerin und Organisationsberaterin Barbara Klee-Reiter. Zu ihrer Motivation sagt sie (persönliche Mitteilung): „Ich habe immer eine Methode gesucht, mit der deutlich wird, was es für eine Person bedeutet, wenn wichtige Kompetenzen und Erinnerungen verloren gehen. Ich wollte aber auch unbedingt, dass es spürbar wird, was in so einer Situation lebensnotwendig ist. Da es so eine Methode noch nicht gab, habe ich sie selbst entwickelt."

Innenwelten der Demenz verstehbar vermitteln

Das Demenz-Balance-Modell ist eine **Selbsterfahrungsmethode**, die in Schulungen für Mitarbeitende in medizinischen Berufen sowie bei Angehörigen von Demenzerkrankten zum Einsatz kommt. Für Dozentinnen, Dozenten und Lehrende gibt es die Möglichkeit, sich als Demenz-Balance-Modell-Multiplikatorin und -Multiplikator ausbilden zu lassen (https://perspektive-demenz.de/demenz-balance-modell/).

Das Demenz-Balance-Modell besteht aus einer Arbeitsmappe und einem Einlegeblatt, welches schematisch die Umrisse einer Person andeutet. Diese „Person" besteht aus 16 perforierten Teilen bzw. Abschnitten des Einlegeblattes. Die „Arbeit" mit dem Demenz-Balance-Modell beginnt damit, dass den Teilnehmenden **16 Fragen** bezüglich ihrer eigenen Biografie gestellt werden. Die Fragen beziehen sich sowohl auf die Vergangenheit und Gegenwart als auch auf die Zukunft. Gefragt wird z. B.:

- Welche Person hat Sie in Ihrer Kindheit positiv beeindruckt?
- Welche gute Eigenschaft haben Sie?
- Welchen Traum möchten Sie sich in Zukunft gerne erfüllen?
- Welche fein- oder grobmotorische Fähigkeit haben Sie?

Die Antworten auf die Fragen schreiben die Teilnehmenden in Stichworten in ein beliebiges Kästchen der schematischen Person.

Perspektivwechsel

In mehreren Schritten erleben die Teilnehmenden anschließend, wie ihnen immer mehr „Lebensabschnitte" und Kompetenzen aus ihrer „Person" abhandenkommen und ihr **Identitätsgefüge aus der Balance** gerät. Dies geschieht dadurch, dass einzelne Lebensabschnitte oder Kompetenzen aus dem Umriss der Person symbolisch herausgenommen werden. Die einzelnen Schritte sollen es möglich machen, die Perspektive der Innenwelt von Menschen mit Demenz einzunehmen, also von der Perspektive des gesunden Menschen ohne Beeinträchtigung, hin zu der des Menschen zu wandern, der zunehmend mit seinen Verlusten im Rahmen einer demenziellen Entwicklung konfrontiert ist (Jonas 2011).

Schon beim ersten Schritt, wenn 3 der 16 Lebensabschnitte aus dem Umriss der Person entfernt werden und damit „verlorengehen", fühlen sich die meisten Teilnehmenden „wie aus dem Gleichgewicht geraten". Bei vielen gibt es noch die Hoffnung, sich mit eigener Kraft wieder in eine Balance bringen zu können. Nach und nach werden weitere Lebensabschnitte entfernt.

Gefragt nach ihren Bedürfnissen in dieser Situation, wünschen sich die Teilnehmenden „Verständnis", oder „eine Person, die mir hilft, mich zu erinnern". Nachdem 10 symbolisierte Lebensabschnitte und -Erfahrungen verlorengehen, gibt es kaum noch Hoffnung, sich aus eigener Kraft wieder in ein Gleichgewicht bringen zu können. Einige Teilnehmende äußern **Empfindungen** wie: „Ich weiß gar nicht mehr, wer ich eigentlich bin", „ich fühle mich leer", oder: „Ich komme gar nicht mehr zurecht." Andere verweisen auf die Wichtigkeit der ihnen verbliebenen Abschnitte. Die simulierten Verluste und das Wahrnehmen der dadurch ausgelösten Empfindungen stehen für eine „Demenz" im Demenz-Balance-Modell.

Veränderte Bedürfnisse

Im nächsten Schritt, der für die „Balance" im Demenz-Balance-Modell steht, formulieren die Teilnehmenden, was für sie unbedingt notwendig ist, um in dieser Situation wieder relative Lebensqualität erleben zu können. „Man soll respektvoll mit mir umgehen" oder: „Ich möchte so sein dürfen, wie ich bin" oder: „Ich brauche jetzt Schokoladeneis mit Eierlikör." Den Teilnehmenden wird in dieser Phase deutlich, wie sehr sie jetzt darauf angewiesen sind, dass ihnen mit Respekt, Wertschätzung und Verständnis begegnet wird. Ebenfalls spüren sie, wie wichtig noch Erfolge und gute Momente sind, um wieder in eine Balance kommen zu können. Der Perspektivwechsel endet damit, dass alle verlorengegangenen Abschnitte wieder in die schematische Person zurückgelegt und die Erfahrungen ausgiebig reflektiert werden (Jonas 2011).

Lernaufgabe

Versuchen Sie sich in einen Menschen mit Demenz hineinzuversetzen. Welche Verluste muss er beklagen? Welche seiner Fähigkeiten gehen nach und nach verloren? Welche Bedürfnisse hätten Sie, wenn diese Fähigkeiten verloren gegangen sind?

Wieder ins Gleichgewicht gelangen

Durch die Selbsterfahrung erleben die Teilnehmenden, wie mit den zunehmenden Verlusten das innere Gleichgewicht verloren geht. Sie bekommen eine Ahnung davon, mit welchen Gefühlen Menschen, die an einer Demenz erkrankt sind, zu kämpfen haben. Sie spüren aber auch, dass es trotz der Demenzerkrankung möglich ist, ein Leben mit Qualität und Wohlbefinden zu führen. Die entscheidende Erkenntnis ist die, dass es dafür ein respektvolles und einfühlsames Gegenüber bedarf. Diese Erfahrungen wirken sich unmittelbar auf die nächste Begegnung mit einem an Demenz erkrankten Menschen aus. „All die Einsichten haben mich tief berührt und mir gezeigt, dass Pflege und Betreuung nur über eine angemessene Beziehung möglich ist. Davon profitieren nicht nur die Demenzkranken, sondern auch ich“ (Maria C., Teilnehmerin einer Demenz-Balance-Modell-Fortbildung; weitere Feedbacks von Teilnehmer unter https://perspektive-demenz.de/teilnehmerstimmen/).

19.9.5 Die Marte-Meo-Methode

Definition

Die **Marte-Meo-Methode** führt mittels Videosequenzen und Beratung Interaktionsanalysen durch. Mithilfe der begleiteten Reflexion soll die Bezugsperson befähigt werden, den Umgang mit psychisch erkrankten Menschen durch Erkenntnis und aus eigener Kraft zu verbessern. Gefilmt und analysiert werden gelungene und misslungene Interaktionen – beides hilft einer positiven Entwicklung.

Marte Meo ist ein Konzept, das schon vor ca. 40 Jahren von der Organisationswissenschaftlerin Maria Aarts entwickelt wurde. Das Konzept wird in verschiedenen Arbeitsbereichen verwendet, kommt aber ursprünglich aus der Kinder- und Jugendarbeit. Da diese Methode grundsätzlich Entwicklungsprozesse unterstützt, ist sie zunehmend auch in der gerontopsychiatrischen Pflege und Begleitung anzutreffen. Das Wort soll aus der römischen Mythologie entliehen sein und sinngemäß bedeuten, „etwas aus eigener Kraft“ zu erreichen. Die Methode soll die **eigenen Fähigkeiten mobilisieren**.

▸ **Ziel.** Das Ziel von Marte Meo ist es, Menschen auf allen Ebenen zu ermutigen, ihre eigene Kraft zu nutzen, um Entwicklungsprozesse von Kindern, Eltern, aber auch professionell Pflegenden und Supervisoren voranzubringen.

Analyse der Interaktionen

Von alltäglichen Situationen werden Videoaufnahmen erstellt. Mithilfe von Checklisten erfolgt eine **Videointeraktionsanalyse**. Auf diese Weise sollen v. a. die Stärken der Person erkannt werden, um diese weiterentwickeln zu können. Durch die Aufzeichnung auf Video können Situationen nicht nur öfter dargestellt, sondern auch Fähigkeiten und Kommunikationsstrukturen erkennbar werden. Ein weiterer wesentlicher Ansatz der Methode ist, v. a. nonverbale Signale aufzuzeichnen und zu analysieren. Dadurch ist dieses Vorgehen mehr oder weniger unabhängig von sprachlichen Kenntnissen und Möglichkeiten. Dieser Aspekt kann bei der Einschätzung von Situationen mit herausforderndem Verhalten bei Menschen mit Demenz eine wichtige Rolle spielen. Menschen mit Demenz verlieren in vielen Fällen ihre Sprache, agieren und reagieren aber über Gestik und Mimik. Mit welchen Kommunikationsmitteln z. B. Pflegende im Alltag, aber auch in schwierigen Situationen reagieren, ist durchaus spannend.

Praxistipp

Filmen Sie unter Einhaltung der datenschutzrechtlichen und persönlichkeitsrechtlichen Aspekte und unter Einbeziehung der Angehörigen/Betreuer eine Interaktion mit einem Bewohner. Achten Sie darauf, dass Sie keine Situation filmen, die für den Bewohner kompromittierend ist. Es könnte sich z. B. um ein Small-Talk-Gespräch handeln oder die Situation einer Hilfestellung, z. B. beim Umsetzen in einen Stuhl.

Schauen Sie sich die max. 5-minütige Sequenz an (gerne auch mehrfach) und achten Sie dabei auf folgende Fragestellungen:

- Auf welcher Ebene wird kommuniziert?
- Hat der Bewohner die Möglichkeit zu reagieren?
- Wie wirkt die Körperhaltung? Was drückt sie Ihrer Meinung nach aus?
- Wie wirkt die Mimik? Was drückt sie Ihrer Meinung nach aus?
- Kann die Situation für den Bewohner verbessert werden?

Reflektieren Sie die Sequenz mit 2 oder 3 Kollegen. Ggf. sollten diese in anderen Wohnbereichen arbeiten, damit sie das Gesehene unbelastet einschätzen können.

Ein wesentliches Element der Supervisionsmethode ist laut Aarts (2016), blockierte **Entwicklungsprozesse wieder in Gang** zu setzen. Kommunikation soll durch diese Methode in Gang gebracht werden. Nach Aarts geht es nicht darum, ein Problem verschwinden zu lassen, sondern mithilfe der Marte-Meo-Instrumente die Botschaft aus dem Verhalten zu erkennen und zu verstehen. Im Prozess soll die Chance der Weiterentwicklung genutzt werden (Aarts 2016).

▸ **Transaktionsanalyse.** Ein wichtiges Hilfsmittel zur Analyse der Videosequenzen ist die **Transaktionsanalyse**. Als einer der Vorteile der Methode wird herausgestellt, dass Sequenzen in einem **ruhigen Umfeld** mehrfach angeschaut werden können. Durch ein Auswertungsgespräch mit den entsprechenden Videobildern können **Einsichten** gewonnen werden, die dann für unterstützende Strategien nutzbar sind.

Die **Transaktionsanalyse** ist ein Modell des Psychiaters und Psychotherapeuten Eric Berne aus der Verhaltenspsychologie der 50er-Jahre des letzten Jahrhunderts. In der Analyse wird das Verhalten von Menschen in 3 unterschiedliche Ich-Zustände eingeteilt, die auf der verbalen und körperlichen Ebene erkennbar werden.

- Eltern-Ich = bevormunden, zurechtweisen, aber auch umsorgen
- Erwachsenen-Ich = sachlich, wohlüberlegt, aufmerksam, reflektiert, respektvoll
- Kind-Ich = Gefühl der Hilflosigkeit, Gefühl ausgeliefert zu sein

B

Beispiel

Die Pflegefachperson sagt beim Trinken anreichen zu einem sitzenden Bewohner: „Sie müssen trinken; wenn Sie nicht trinken, dann müssen Sie ins Krankenhaus; und nehmen sie direkt Ihre Medikamente dazu!" Dabei steht die Mitarbeiterin, eine Hand in die Hüfte gestemmt, vor dem sitzenden Bewohner. Der Bewohner trinkt daraufhin, nimmt die Medikamente mit gesenktem Kopf ein und sagt „Jawohl Schwester!".

Hier ist die Pflegefachperson im Ich-Zustand „Eltern-Ich" und der Bewohner im „Kind-Ich" zu finden, d. h., der hilflose Bewohner wird von der Pflegefachperson bevormundet und zurechtgewiesen. In der Videoanalyse mit dieser Pflegefachperson könnte herauskommen, dass sie meint, sich um die Gesundheit des Bewohners zu sorgen und es gut gemeint hat. In der Videoanalyse des Beispiels würde überlegt, wie die Interaktion auf der Ebene des Erwachsenen-Ichs gestaltbar ist, z. B. indem sich die Pflegefachperson neben den Bewohner setzt und fragt:

„Möchten Sie etwas trinken?" oder
„Was möchten Sie trinken?" oder
„Benötigen Sie Hilfe beim Trinken?" oder
„Es ist warm, haben Sie Durst?" oder
„Möchten Sie ihre Medikamente einnehmen, ich habe sie wie immer dabei",

sie den Bewohner dabei anlächelt und schaut, wie er auf die Ansprache reagiert und ggf. nachfragt:

„War ich zu leise? Können Sie mich nicht verstehen?"

Ein wichtiges Element dieser Methode ist der **Review-Prozess**, den der Anwender zur Verbesserung der Kommunikationsfähigkeit im Ausbildungsprozess einübt. Review bedeutet in diesem Zusammenhang das geübte Bewerten der Videosequenzen. Ich schaue auf die verschiedenen Aspekte meiner Kommunikation mit dem Ziel, Fehler zu erkennen und zu vermeiden, aber auch bessere Alternativen zu entwickeln. Der Review-Prozess wird geordnet und unterstützt durch Checklisten, die Stichpunkte liefern, um auf die Struktur der Kommunikation und die Kommunikation selbst zu achten – Also z. B.:

- Wie wird der Bewohner angesprochen?
- Mit welcher Haltung?
- Hat er die Möglichkeit zu antworten?

Fragen im Rahmen der Marte-Meo-Methode

Mögliche Fragen, die mittels der Marte-Meo-Methode bearbeitet werden können, sind (Haas 2015):

- Wie kann ich die pflegebedürftige Person dabei unterstützen, besser kooperieren zu können?
- Wie kann ich die Bedürfnisse der pflegebedürftigen Person besser erkennen?
- Wie kann ich gute Momente mit den betreuten Menschen „bauen"?
- Wie kann ich einer dementen Person Orientierung und Sicherheit geben?
- Wie schaffe ich es, dass die pflegebedürftige Person nicht mehr so widerständig und aggressiv ist?
- Wie kann ich die pflegebedürftige Person dabei unterstützen, Zugang zu ihren Ressourcen zu finden?

Marte-Meo-Netzwerk

Das Marte-Meo-Netzwerk ist in Deutschland verhältnismäßig klein und davon wiederum bezieht sich nur ein kleiner Teil auf die Altenpflege. Die Altenpflegeeinrichtungen, die Marte Meo im Umgang mit herausforderndem Verhalten nutzen, sind miteinander verknüpft und entwickeln das Verfahren weiter. In der stationären Altenpflege kann Marte Meo auch von anderen bewohnernahen Berufsgruppen, wie Küchenkräften und Betreuungskräften genutzt werden (Aarts 2016). Die Vernetzung mit anderen Einrichtungen, also der fachliche Austausch und die Vernetzung mit anderen multiprofessionellen Teams, können helfen, Potenziale der Menschen zu entdecken und zu fördern. Das Netzwerk von Marte Meo erstreckt sich weltweit im Augenblick auf über 40 Länder.

Eine Ausbildung kann in 5 Zertifizierungsstufen erfolgen:

- Marte-Meo-Praktiker
- Marte-Meo-Kollegen-Fachberater
- Marte-Meo-Therapeut
- Marte-Meo-Supervisor
- lizensierter-Marte-Meo-Supervisor

▶ **Links zum Thema Marte Meo**

- www.martemeo.com
- www.martemeo-deutschland.de/martemeo-methode.html

19.10 Milieugestaltung

19.10.1 Grundlagen

Mit **Milieugestaltung** sind grundsätzlich verschiedene Maßnahmen gemeint, die zur Gestaltung einer Atmosphäre beitragen, die einen Heilungsprozess positiv beeinflussen können. Das Milieu soll die Selbstständigkeit und die Kompetenz der Betroffenen fördern und unterstützen (DGPPN 2018b). Für den Begriff „Milieutherapie", der ebenfalls häufig verwendet wird, besteht keine einheitliche Definition und keine eindeutige Abgrenzung zur „Milieugestaltung". Die Begriffe werden oft synonym verwendet. Im folgenden Text wird der Begriff Milieugestaltung verwendet, mit der Annahme, dass diese Gestaltung therapeutisch wirken kann. Der Begriff Milieugestaltung bezieht sich jedoch nicht ausschließlich auf die räumliche Umgebung, sondern auch auf soziale Umgangsformen und Aktivitäten.

Die Milieugestaltung nimmt die Umwelt (das Milieu) eines demenzkranken Menschen in den Blick. Zu dieser Umwelt gehört die Architektur und Einrichtung von Räumen, ebenso das **soziale** und das **organisatorische** Milieu. Das Ziel ist es, diese Umwelt so anzupassen, dass sie den abnehmenden Fähigkeiten des Menschen entspricht. So wird z. B. die eigene Wohnung derart umgebaut und gestaltet, dass Menschen mit Demenz sich möglichst gut orientieren und sicher bewegen können. Das kann Stress reduzieren und die Lebensqualität verbessern. Wohnberatungsstellen wie auch Ergotherapeuten können bei der Anpassung des Wohnraums unterstützen (Deutsche Alzheimer Gesellschaft 2016).

Das geeignete **räumliche** Milieu sollte dem alten kranken Menschen sowohl eine barrierefreie Bewegung als auch Ruhepausen ermöglichen, die Räumlichkeiten sollten gut beleuchtet bzw. sonnig sein, die Inneneinrichtung eine vertraute wohnliche Atmosphäre betonen – um nur einige Komponenten zu nennen. Das **zwischenmenschliche Milieu** sollte Kranke durch Wertschätzung, Kritikvermeidung, Zuwendung (auch nonverbal ausgedrückte) und Bestätigung der subjektiven Sichtweisen unterstützen. Weiterhin werden anregende Aktivitäten wie Singen, Spielen und Spaziergänge im Rahmen des Konzeptes angeboten.

Merke

Im Mittelpunkt der Milieugestaltung steht eine konstante, einfühlsame Beziehung zu dem Erkrankten, die durch Respekt vor seiner Person geprägt ist.

Für die Entwicklung der Beziehung wird auch die Kenntnis der Biografie als wichtige Voraussetzung genutzt (S. 361). Die Umgebung des Kranken und sein Tagesablauf werden im Rahmen des Betreuungskonzeptes mitbedacht, überschaubar und stressarm gestaltet. Insgesamt wird mit diesem Ansatz angestrebt, dass Kranke ihr Umfeld als **erhaltendes**, **förderndes** und **respektvolles Milieu** erleben können.

Faktoren der Qualitätssicherung

Über die verschiedenen Ebenen der Milieugestaltung hinaus hat die Gestaltung des Umfeldes psychisch erkrankter Menschen auch die Systeme der Qualitätssicherung erreicht. So wird in der Prüfanleitung des medizinischen Dienstes des Spitzenverbandes Bund der Krankenkassen nach § 114ff SGB XI (MDS 2009c) sowie in den Richtlinien des Wohn- und Teilhabegesetzes NRW u. a. nach folgenden Aspekten gefragt und geprüft:

- Gestaltung der Wohnräume
- individuelle Orientierungshilfen
- angemessene Beleuchtung
- Bezugspersonenpflege
- genügend Bewegungsmöglichkeiten
- angepasste Ernährung
- Möglichkeiten, sich draußen aufzuhalten
- Wahrung der Intimsphäre

Kommen die unterschiedlichen Vorschriften der Heimaufsicht, der Feuerwehr bezüglich der Brandschutzbestimmungen und Flucht- und Rettungswege sowie der Gesundheitsämter bezüglich der Hygiene noch hinzu, ergibt sich ein umfassendes System von Aspekten, die sich in der Summe auf den Patienten fördernd und sichernd auswirken sollen.

Praxistipp

Achten Sie auf die Sicherheit des Umfeldes. Patienten können in Verkennung von Gegenständen und in selbstschädigender Absicht ungeeignete Substanzen trinken. Hiervor sollten sie geschützt werden. Halten Sie z. B. die Adresse der Informationszentrale gegen Vergiftung stets bereit (Tel. 0228–19240 [Stand: Januar 2021]).

Grundregeln der Milieugestaltung

In der Milieugestaltung für gerontopsychiatrisch erkrankte Patienten können einige Grundregeln als Rahmen herangezogen werden:

- eine Über- aber auch Unterreizung im Sinne einer Deprivation wird verhindert
- die Umgebung wird gesichert (giftige Pflanzen oder Chemikalien)
- Kompetenz und Status werden unterstützt
- potenzielle Konflikte werden vermieden
- soziale Kontakte werden gefördert
- Aktivitäten in unterschiedlichen Lebensbereichen werden zur Verfügung gestellt
- religiöse und spirituelle Angebote können genutzt werden
- die Mitarbeiter vermitteln ein zuverlässiges, klares Umfeld

Merke

Es ist notwendig, regelmäßig zu evaluieren, ob die allgemeinen Ziele der Milieugestaltung tatsächlich mit den umgesetzten Maßnahmen erreicht werden.

Ungünstige Einflüsse des Milieus

Entzieht man Patienten, gleich welchen Alters, die positiven Eigenschaften eines fördernden Milieus, kann es zu psychischen Störungen wie Hospitalismus kommen.

Definition

Psychischer Hospitalismus ist eine psychische Störung, die in einem durch Langeweile und Eintönigkeit geprägten Umfeld entstehen kann. So können Menschen, die sich über längere Zeit in einem Krankenhaus oder in einem Heim aufhalten, diese Störungen entwickeln.

Ein viel beachtetes Werk aus dem Jahr 1973 „Die totale Institution" des Soziologen Erving Goffman beschreibt dieses Phänomen sehr eindrucksvoll. Obwohl die zugrunde liegenden soziologischen Untersuchungen bereits über 40 Jahre zurückliegen, haben sie an Aktualität kaum eingebüßt.

Goffman (1973) untersuchte unterschiedliche Einrichtungen wie Klöster, Internate, Gefangenenlager, Sanatorien, aber auch psychiatrische Anstalten. Als ein besonderes Merkmal der von ihm so bezeichneten totalen Institution beschreibt Goffman die **Verschmelzung** der 3 verschiedenen **Lebensbereiche** Arbeit, Wohnen und Freizeit, die im normalen Leben getrennt sind:

- „Alle Angelegenheiten des Lebens finden an ein und derselben Stelle unter derselben Autorität statt.
- Die Mitglieder der Institution führen alle Phasen ihrer täglichen Arbeit in unmittelbarer Gesellschaft einer großen Gruppe Schicksalsgenossen aus, wobei allen die gleiche Behandlung zuteil wird und alle die gleiche Tätigkeit gemeinsam verrichten müssen.
- Alle Phasen des Arbeitstages sind exakt geplant, eine geht zu einem vorher bestimmten Zeitpunkt in die nächste über und die ganze Folge der Tätigkeiten wird von oben durch einen Stab von Funktionären vorgeschrieben.
- Die verschiedenen erzwungenen Tätigkeiten werden in einem einzigen rationalen Plan vereinigt, der angeblich dazu dient, die offiziellen Ziele der Institution zu erreichen."

Einige dieser Feststellungen und Beobachtungen treffen mehr oder weniger auch heute auf eine Vielzahl von gerontopsychiatrischen Einrichtungen zu. Oft kommt noch hinzu, dass der Patient bei der Aufnahme oder der Bewohner beim Einzug:

- einen großen Teil seiner persönlichen Dinge nicht mitnehmen kann,
- er in der schon bestehenden Gemeinschaft nicht akzeptiert wird und er einen Anpassungsprozess leisten muss, obwohl er selbst psychisch erkrankt ist,
- seinen beschützten und intimen Bereich aufgeben muss u.v.m.

Durch diese Bedingungen können in der **Folge** Regression und Aggression entstehen, aber auch Anpassung und Mitspielerschaft.

Einen weiteren problematischen Bereich stellen die schwerstpflegebedürftigen Patienten (z. B. Patienten mit schwerster Demenz) dar. Bei diesen Betroffenen sind die Lebenserfahrungen nur noch auf wenige Quadratmeter beschränkt, oft mit der Folge einer Deprivation (S. 300).

Fördernde Einflüsse des Milieus

Bei genauer Betrachtung stellt man fest, dass zahlreiche in diesem Buchteil beschriebene Verfahren in gewisser Weise ebenfalls zur Milieugestaltung zählen. Da diese konkreten Verfahren bereits vorgestellt wurden bzw. werden, werden im Folgenden vorzugsweise unspezifischere Interventionen beschrieben.

Merke

M!

Milieu ist immer wirksam, weil es immer da ist. Darüber hinaus bewirkt jeder Mensch etwas an dem Milieu, genauso wie das Milieu etwas an ihm beeinflusst.

Gestaltungsmerkmale einer Institution

Die Gestaltungsmerkmale einer Institution lassen sich u. a. in folgende Teilbereiche gliedern:

- **physikalische Umgebung:** Bau, Innenraumgestaltung, Gestaltung Freibereiche
- **organisatorisch-betriebliche Umgebung:** Größe der Einheit, organisatorische Einbindung, Ablauforganisation, Angebote, Kommunikation, Koordination und Entscheidungsstrukturen
- **soziale Umgebung:** Zusammensetzung der Bewohner, demenzgerechte Pflege und Kommunikationsstil, personzentrierte Pflegeplanung, Toleranz und Flexibilität

Darüber hinaus können die Gestaltungsmerkmale auch unter allgemeinen und speziellen Aspekten betrachtet werden:

- **allgemein**
  - Größe, Lage, Infrastruktur
  - Ausstattung, räumliche Gestaltung
  - hauswirtschaftliche Versorgung, Bezug zum Gemeinwesen
  - Organisationsstruktur, personelle Ausstattung, Kommunikationsstruktur
  - Bewohnerstruktur, Beziehungsstrukturen zwischen Bewohner, Mitarbeitern und Angehörigen, therapeutische Angebote
  - Tagesablaufgestaltung, kulturelle Angebote
  - eine gemeinsame Philosophie bzw. Grundhaltung
- **speziell**
  - Mobiliar, Bilder
  - Licht, Farbgestaltung
  - Essen und Trinken
  - Musik, Tiere u.v.m.

Diese Vielzahl von Aspekten ist bei der Milieugestaltung zu berücksichtigen. Manche dieser Bereiche können leicht beeinflusst werden (z. B. die Farbgestaltung), andere, wie etwa die Infrastruktur oder die Lage der Institution, weniger.

Organisatorische Aspekte der sozialen Umgebung

Zu den wesentlichen Umgebungsbedingungen zählt die Möglichkeit zur Aufnahme einer Beziehung zu anderen Menschen in Form der Kommunikation und Interaktion. Zu diesem Aspekt wurde eine Reihe von speziellen Verfahren bereits in diesem Kapitel (S. 344) vorgestellt. An dieser Stelle sei aber betont, dass eine Einrichtung zur Verbesserung ihres sozialen Milieus die entsprechenden **Verfahren** konzeptionell und organisatorisch **einbinden** muss.

Es ist sicherlich wenig gewinnbringend für die gerontopsychiatrisch veränderten Menschen, wenn sie mit einem noch so gut gemeinten Sammelsurium von Methoden konfrontiert werden, das eher die Vorlieben der einzelnen Pflegepersonen, weniger aber ein **durchdachtes Gesamtkonzept** widerspiegelt. Die Verantwortlichen einer Einrichtung sind deshalb gefordert, in Abstimmung mit den Mitarbeitern einen Rahmen zu entwickeln, in dem eine solche Entwicklung möglich ist. Wo immer möglich, sollten die Patienten bzw. Bewohner selbst bzw. deren Angehörige mit in die entsprechenden Planungen einbezogen werden.

Ansonsten droht eine Situation, in der zwar viele Personen in Basaler Stimulation, Snoezelen, Validation, Aromapflege, Biografiearbeit, Reminiszenztherapie, Mäeutik, Bibliotherapie, DCM, 10-Minuten-Aktivierung, Psychopharmakatherapie, Kynotherapie usw. fortgebildet sind, in der aber die positive Wirkung durch eine rein situative, spontane oder eher zufällige Anwendung völlig verpufft und auf diese Weise eher zur Verwirrung aller beiträgt.

Gestaltungsaspekte bei spezifischen Erkrankungen

Will man das Milieu an das Alter oder die Veränderungen bei einer Demenz oder Depression anpassen, sollten wichtige Informationen über die Patientengruppe vorhanden sein, um die Gestaltungselemente überprüfen zu können.

▶ **Demenz.** Menschen mit Demenz behalten Informationen nur sekundenlang im Gedächtnis, können sie nicht ordnen und verarbeiten und verlieren somit die Fähigkeit, das Leben als ein Kontinuum zu erfahren. Die Umgebung, die Personen und die Situationen scheinen ständig neu zu sein, irgendwie bekannt und trotzdem schwer bestimmbar und fragmentiert, aus Bruchstücken des früher Erlebten zusammengesetzt. Die eigene Rolle lässt sich nur mit vagen Erinnerungen an das längst Vergangene beschreiben.

Darüber hinaus sind weitere krankheitsspezifische Aspekte bei Menschen mit Demenz zu beachten. Hierzu gehören:

- Inhalte einer Kommunikation werden nicht primär durch die Sprache, sondern durch ihre Melodie, emotionale Färbung, Klangassoziationen und begleitende Körpersprache aufgenommen.
- Sie verbinden mit den Gegenständen und Begriffen keine passenden Handlungsabläufe, obwohl sie noch gut andere nachahmen können.
- Sie verhungern und verdursten vor dem vollen Tisch.
- Sie schätzen Gefahren oft nicht adäquat ein.
- Sie reagieren nicht adäquat auf die Signale des Körpers (volle Blase oder Schmerzen).
- Sie können auf Reizüberflutung, Dunkelheit oder Hitze mit Ängstlichkeit oder Aggressivität reagieren.
- Sie halten sich für überwiegend jung und selbstständig, sie erkennen sich deshalb oft nicht auf aktuellen Bildern oder im Spiegel.
- Sie laufen und bewegen sich gern.
- Oft können sie bestimmte Handlungen nicht mehr logisch hintereinander ausführen (z. B. beim An- oder Ausziehen oder beim Essen).

19

Merke

Einfache und klare Strukturen werden von Menschen mit Demenz bevorzugt, da diese weniger Angst auslösen. Dies gilt für die Räume und für den Umgang.

▶ **Depression.** Ganz anders erkennt ein depressiv Erkrankter sich und seine Umwelt, die von ihm eher negativ und trist wahrgenommen wird. Allerdings kann der Patient die Elemente im Umfeld erfassen und erkennen, durch die Erkrankung bekommen sie jedoch andere, negativistische Bedeutungen. Alles erscheint dem Erkrankten sinnlos und selbst kleinere Anforderungen sind nicht erfüllbar.

Merke

Helle, klar strukturierte Räume, werden eher angenommen und bieten die notwendige Stabilität. Ein helles Umfeld kann eine Lichttherapie jedoch nicht ersetzten.

▶ **Aggressionen.** Reizarm könnte das Umfeld von überreizten Patienten sein, die aggressiv und impulsiv reagieren. Die Idee dahinter ist, dass der angespannte Patient durch ein eher monotones Umfeld zur Ruhe kommen kann, da es weniger oder keine Ablenkung gibt.

Merke

Ein reizärmeres Umfeld kann für erregte Patienten beruhigend sein, da die Sinne weniger angeregt werden.

19.10.2 Räumliche Umgebung

Zu den allgemeinen Anforderungen an die physikalische Milieugestaltung gehören

- Wahrnehmung und Orientierung unterstützen,
- größtmögliche Sicherheit und Geborgenheit bieten,
- Privatheit ermöglichen,
- Anregungen ohne Überforderung bieten,
- funktionale Fähigkeiten/Kompetenzen erhalten,
- Möglichkeiten zur Selbstbestimmung und Kontrolle bieten,
- Bezug zum bisherigen Lebenszusammenhang ermöglichen und Kontinuität wahren,
- Sozialkontakte erleichtern bzw. fördern.

19.10.3 Lichtgestaltung

Helligkeit spielt eine große Rolle in der Betreuung von gerontopsychiatrisch Erkrankten. Eine **gute Beleuchtung**

- fördert den Tag-Nacht-Rhythmus,
- verringert die Sturzgefahr,
- verbessert die Stimmung,
- verringert Angstsymptome.

Niedrige Lichtstärken von unter 200 Lux führen zu einem gestörten Tag-Nacht-Rhythmus und zu einem Vor-sich-hin-dämmern. Empfohlen wird, Lichtstärken zwischen 300 und 500 Lux zu installieren (▶ Abb. 19.16). Zur Verbesserung des Schlaf-Wach-Rhythmus sollten sich Menschen mit Demenz tägl. mehrfach draußen aufhalten können. Im Freien werden bei Sonnenlicht Werte von 50 000–100 000 Lux erreicht, an trüben Wintertagen immerhin noch 3 000–4 000 Lux.

▶ Tab. 19.5 zeigt die empfohlenen Lichtstärken des Medizinischen Dienstes der Spitzenverbände der Krankenkassen e. V.

Es ist wichtig, nicht nur punktuell helles Licht zur Verfügung zu stellen, sondern eine **blendfreie** und **gleichmäßige Ausleuchtung** der Räume zu gewährleisten. Vor allem gefährdete Bereiche wie Badezimmer und Treppen sollten gleichmäßig hell ausgeleuchtet sein.

Es empfiehlt sich, auf ausreichende Helligkeit zu achten und darauf, dass am Tag in Augenhöhe mind. 500 Lux bei Blendfreiheit und möglichst **ohne Schattenbildung** erreicht werden. Schatten, die nicht erkannt bzw. zugeordnet werden können, führen zu Unruhe und Halluzinationen oder auch zu Angst.

Licht im Sinne der Milieugestaltung ist nicht zu verwechseln mit der **Lichttherapie**, die bei depressiv Erkrankten eingesetzt wird. Diese Therapie wird besonders erfolgreich bei saisonal abhängigen Depressionen eingesetzt. Erforderlich für diese Methode sind spezielle Lichtquellen, die zwischen 2 500 und 10 000 Lux erzeugen können.

Tab. 19.5 Empfohlene Beleuchtungsstärken in barrierefreien und behindertengerechten Lebensräumen [Tabelle basiert auf Angaben aus: Verband Deutscher Ingenieure 2014].

Räume/Tätigkeiten/Sehaufgaben	Beleuchtungsstärke in Lux
Wohnräume, Aufenthaltsräume auf Tischhöhe	200–500 500
Lese- und Arbeitslicht	1 000
Essen	500
Bad	200–500
Toiletten	200–500
Flure in der Nacht	200–300 bis 50
Wohnen	100–500

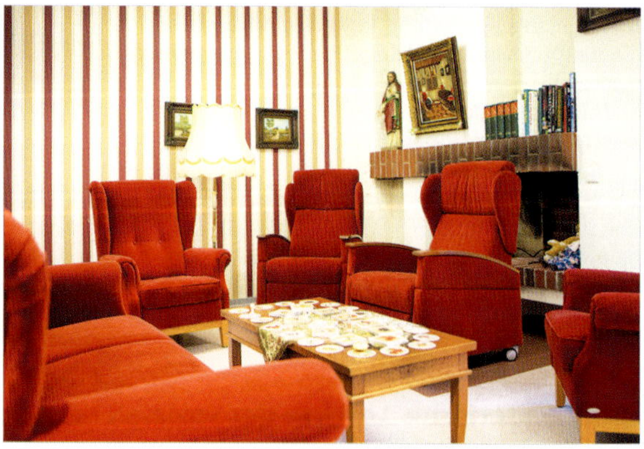

Abb. 19.16 Lichtgestaltung. Auch die gemütlich eingerichtete Sitzecke muss hell und gleichmäßig ausgeleuchtet sein. (Quelle: © K. Oborny/Thieme Group)

Eine blendfreie und helle Ausleuchtung der Räume, in denen sich ältere Menschen aufhalten, ist sinnvoll. Sie verbessert die **Stimmung** und vermittelt **Sicherheit**.

19.10.4 Farbgestaltung

Farbe ist ein subjektiver Sinneseindruck, der entsteht, wenn Licht einer bestimmten Wellenlänge auf unsere Netzhaut fällt. Farbe ist eine **Sinnesempfindung** und keine physikalische Eigenschaft eines Gegenstandes; sie berührt uns Menschen emotional.

In der Vergangenheit wurde auf die Farbgestaltung in gerontopsychiatrischen Einrichtungen weniger Wert gelegt. Dieser Zustand ändert sich in den vergangenen Jahren zunehmend. Immer mehr Einrichtungen verwenden Farben, damit Stationen und Wohnbereiche einen **lebendigeren Charakter** bekommen und nicht mehr nach Krankenhaus aussehen.

Farben sollen einerseits Einfluss auf den menschlichen Organismus haben, andererseits kann durch sie der Patient bzw. Bewohner Stimmungen zum Ausdruck bringen. Man denke nur an die häufig dunklen Bilder depressiv Erkrankter. Der Farbton selbst (z. B. Rot oder Grün) hat offenbar eine geringere emotionale Wirkung als oft gedacht (KDA 1997). Dies bedeutet, verschiedene Farbtöne wie Rot oder Grün werden bei gleicher **Farbstärke** auch gleichermaßen stimulierend wirken.

Farbauswahl

Bei der Auswahl der Farben sollen folgende Merksätze beachtet werden (KDA 1997):

- Je heller eine Farbe ist, desto dezenter wirkt sie.
- Farben wie Violett und Gelb-Grün beunruhigen ältere Menschen eher als andere Farben (z. B. Blau).
- Rot wirkt stimulierend.
- Orange vermittelt Vertrautheit, Geborgenheit, Sicherheit.
- Grün vermittelt Überschaubarkeit und Orientierungsmöglichkeit.
- Blau steht für räumliche Stabilität.

Farben sollen nicht nur orientierend wirken, sondern auch Einfluss auf die Stimmungslage haben. Ältere Menschen bevorzugen **hellere Farben** und **warme Pastelltöne**, die in Richtung freundliche Ruhe und Sanftheit gehen. Kräftige Farbtöne sollten kleinflächig angewendet werden, z. B. bei Türblättern, -rahmen oder einzelnen kleineren definierten Flächen (▸ Abb. 19.17).

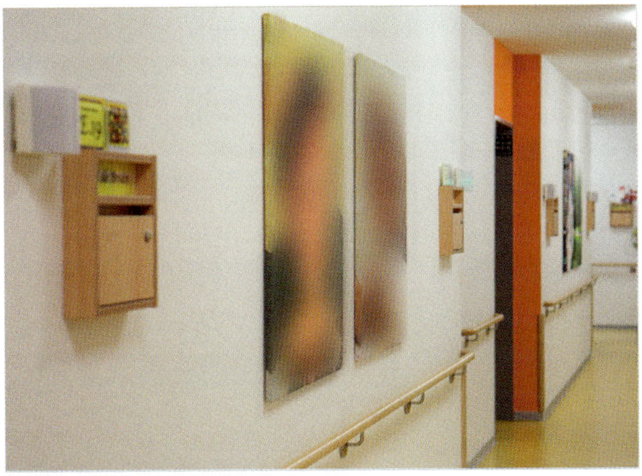

Abb. 19.17 Farbgestaltung. Stellen, an denen sich Türen befinden, können mithilfe kräftiger Farben markiert werden, sodass sie für die Bewohner leichter zu erkennen sind.
(Quelle: © K. Oborny/Thieme Group)

Kontraste

Kontrastreich sollten v. a. die Bereiche sein, die die Betroffenen nutzen sollen, wie etwa Handgriffe, Toilettenbrillen und Handläufe. Wenn die Möglichkeit besteht, sollte der Bewohner in die Farbauswahl für sein Zimmer einbezogen werden. Biografiebezogen kann auch eine farbige Mustertapete für Abwechslung sorgen und Farbe in den Alltag bringen.

> **Merke** M!
>
> Sollen Patienten mit Wahrnehmungsstörungen Handgriffe, Tassen oder Hindernisse besser erkennen, müssen sich diese vom Hintergrund deutlich kontrastierend abheben.

19.10.5 Küchengestaltung

Der Küchenbereich spielt in der Betreuung gerontopsychiatrisch Erkrankter eine herausragende Rolle. Dieser Bereich stellt biografisch häufig nicht nur für Frauen das Lebenszentrum dar, sondern ist auch für viele Familien der Lebensmittelpunkt. Darüber hinaus sind für Patienten wie für Heimbewohner gleichermaßen die Essenszeiten und der damit verbundene Aufenthalt im Speiseraum zentrale Aktivitäten im Tagesverlauf.

Gestaltungsaspekte

Der Küchenbereich sollte **offen gestaltet** werden, sodass der Patient die vertrauten Gegenstände sehen und begreifen kann. Nur wer sich in seiner Wohnung frei bewegen kann, ist dort zu Hause. Der Herd wird aus diesem Grund gesichert (Brand- und Verbrennungsgefahr), Lebensmittel werden ggf. in den oberen Schränken hygienisch gelagert. Alle küchentypischen Geräusche, Gerüche, Bilder und Gegenstände werden intensiv genutzt, da diese mehrdimensionalen Reize die Erinnerung verbessern und Lebendigkeit unterstützen.

Das Essensangebot sollte **übersichtlich** und nicht durch ein übermäßiges Angebot verwirrend gestaltet sein. Das bedeutet auch, dass es dem Geschmack der jeweiligen Generation und der Region entsprechen sollte.

Tablettsysteme sind **zu hinterfragen**, da diese nicht der Geschichte der betreuenden Personen entsprechen und aufgrund der verschiedenen gleichzeitig dargebotenen Speisen zu einer Überforderung (v. a. bei kognitiv eingeschränkten Personen) führen können. Die Folge ist nicht selten Rückzug oder Unruhe. Darüber hinaus neigen demente Menschen dazu, mit Essen kreativ-spielerisch umzugehen. Statt zu essen, werden die Speisen auf dem Tablett verteilt. Zu volle Tische irritieren die Bewohner, v. a. Betroffene mit Koordinationsstörungen und Störungen im Erkennen. Dann kann das gleichzeitige Angebot von Suppe und Hauptgericht zu einer nicht zu bewältigenden Herausforderung werden.

Die Tische sollten mit einem Rollstuhl **unterfahrbar** sein. Wenn die Arbeitsflächen von beiden Seiten einsehbar sind, verbessert und fördert dies den Kontakt. Eine Eckbank, wie sie früher in vielen Küchen üblich war, kann die Kommunikation fördern.

Wohnküche

In vielen moderneren Institutionen für gerontopsychiatrisch erkrankte Patienten wird der Küche eine besondere Bedeutung beigemessen und erfüllt oft verschiedene Funktionen. Unter dem Begriff der Wohnküche wird ein Multifunktionsraum verstanden, in dem nicht nur Nahrung zubereitet wird, sondern ebenfalls Ak-

19

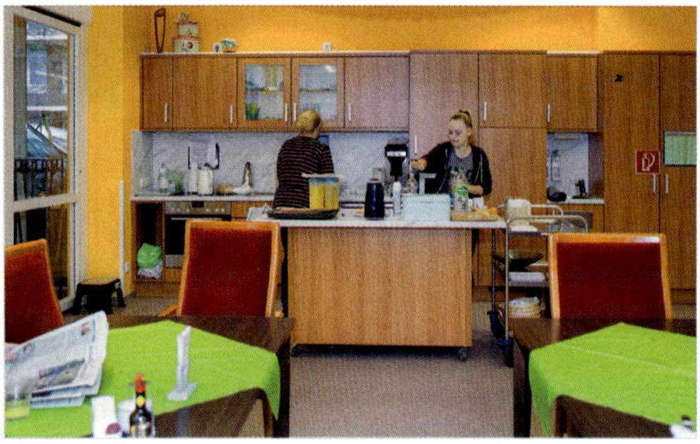

Abb. 19.18 **Wohnküche.** Die offene Wohnküche ist ein multifunktionaler Raum, der sich für viele Aktivitäten eignet. (Quelle: © K. Oborny/Thieme Group)

tivitäten am Küchentisch stattfinden. Dieser Raum wird auf diese Weise zum **Lebensmittelpunkt**. Hierbei übernimmt z. B. eine Präsenzkraft die Tagesbegleitung der Patienten, die alltäglichen Dinge wie Essensvorbereitung werden gemeinsam durchgeführt und gestaltet.

In der Wohnküche können u. a. folgende **Aktivitäten** stattfinden (▶ Abb. 19.18):

- Essensvorbereitungen (z. B. Schälen und Putzen von Gemüse, Teig kneten oder rühren)
- Kochen und Backen
- Putzen und Spülen
- Handarbeiten
- Erzählen und Gemeinschaft leben
- Essen u.v.m.

Nahrungsaufnahme und Essensgestaltung

Neben dem Wohnaspekt wird die Küche in erster Linie mit der Nahrungsaufnahme assoziiert – und die ist bei vielen gerontopsychiatrisch Erkrankten verändert. So sind z. B. Eiweißmangel und kalorische Unterernährung bei Menschen mit Demenz in Altersheimen häufig. Im Rahmen der Milieugestaltung ist es jedoch notwendig, Möglichkeiten zu nutzen, die die Nahrungsaufnahme gerontopsychiatrisch erkrankter Patienten verbessern (▶ Abb. 19.19).

▶ **Ess- und Trinkdepots.** In gerontopsychiatrischen Bereichen empfiehlt es sich manchmal, sog. Trink- oder Essdepots einzurichten, die von den Bewohnern eigenständig genutzt werden können. Bei dieser Form des Angebots ist allerdings eine regelmäßige Überprüfung des Gewichts und der Hydrierung notwendig, da die tatsächlich aufgenommene Menge kaum nachvollziehbar ist.

Merke

Wegen der unsicheren Überprüfbarkeit von Hydratation und Nahrungsaufnahme bei eingerichteten Trink- und Essdepots oder Trinkoasen müssen Dehydratationszeichen und Gewicht besonders genau überprüft werden.

▶ **Essensgestaltung.** Im Bereich der Essensgestaltung gehen Einrichtungen sehr unterschiedliche Wege. Dies kann an den unterschiedlichen Erfahrungen, aber auch an verschiedenen Systemen liegen.

Die 4 folgenden Systeme spiegeln auch den Grad der Beteiligung der Betroffenen wider:

- **Selbst kochen:** In Hausgemeinschaften wird diese Variante oft gewählt, d. h., in der Gemeinschaft wird das Essen unter Mithilfe aller zubereitet. Diese wünschenswerte Möglichkeit hängt jedoch sehr stark von der Gruppe und ihren Möglichkeiten ab.
- **Büfett:** Patienten können sich selbstständig oder mit Unterstützung Essen ihrer Wahl nehmen.
- **Schöpfsystem:** Eine Küchenkraft portioniert das Essen für jeweils einen Patienten; Verteilung und Menge können so individualisiert werden.
- **Tablettsystem:** Vorportionierte Mahlzeiten werden komplett auf einem Tablett geliefert.

Der gesamte Gestaltungsbereich der Küche ist für die Begleitung gerontopsychiatrisch veränderter Menschen wichtig und bietet sehr unterschiedliche Möglichkeiten, auf krankheitsbedingte Beeinträchtigungen Einfluss zu nehmen.

19.10.6 Gestaltung von Freibereichen

Außenbereiche sind für die gerontopsychiatrische Betreuung notwendig, da sie aus den unterschiedlichsten Perspektiven zum normalen und gesunden Leben und Erleben dazugehören.

Fördernde Aspekte

Speziell angelegte Gärten bieten

- **Freiräume.** Gärten bedeuten Freiraum, sie ermöglichen es den Patienten, dem Drang nach draußen zu wollen, nachgeben zu können.
- **Mobilität.** Gärten bedeuten eine höhere Mobilität, da größere Strecken bei einer höheren Motivation zurückgelegt werden können. Dadurch werden Körperfunktionen verbessert bzw. sie bleiben länger erhalten.
- **Autonomie.** Gärten bedeuten Autonomie, da sie auch ohne Beaufsichtigung aufgesucht werden können.

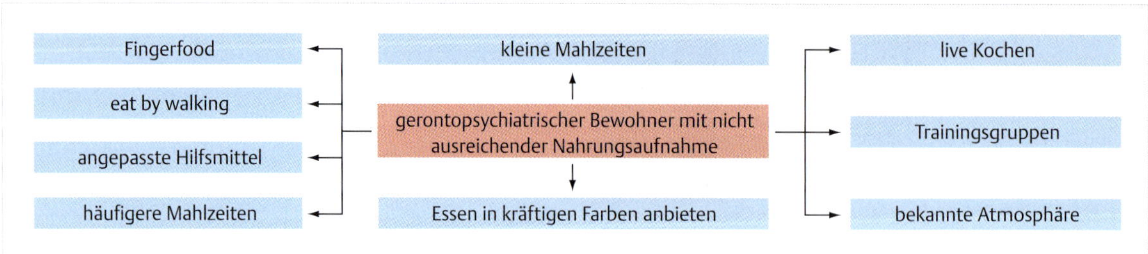

Abb. 19.19 **Veränderte Nahrungsaufnahme.** Die Nahrungsaufgabe kann durch verschiedene Angebote verbessert werden. (Quelle: © Thieme Group)

- **Orientierung.** Durch das direkte Erleben mit allen Sinnen werden der natürliche Tagesrhythmus und die Orientierung unterstützt.
- **Sinnesreize.** Natürliche Sinnesreize werden aufgenommen. Das helle Tageslicht und die vielen natürlichen Reize sollen sich normalisierend auf einen gestörten Tag-Nacht-Rhythmus auswirken (Bäuerle 2006).

Menschen, die in Bewegung sind, führen sich Reize zu und erleben dadurch sich und ihre Umwelt. Dies ist eine existenzielle Lebenserfahrung. Viele Einrichtungen verfügen über ungenutzte Grünflächen, die zum Erlebnis und Erfahrungsraum werden könnten.

Gestaltungsaspekte

Vor der Anlage eines speziellen Gartens sollten einige Details beachtet werden, damit das Angebot auch tatsächlich genutzt wird.

▸ **Größe.** Bei einem Garten für gerontopsychiatrische Patienten kommt es weniger auf die Größe als auf die Möglichkeiten an, ihn zu nutzen. So finden z. T. größere Gärten oder Parkanlagen weniger Zuspruch, da ältere Menschen sich längere Wege oft nicht mehr zutrauen (Crusius 2006).

▸ **Wege.** Die Anlage sollte durch Rund- oder Achterwege endlos und überschaubar gestaltet werden. Die Wege sollten v. a. eben sein, um das Gehen auch mit Rollatoren oder Rollstühlen so einfach wie möglich zu gestalten (▸ Abb. 19.20). Am günstigsten ist es, nur ein Material für die Weggestaltung zu verwenden und nicht mehrere unterschiedliche Bodenbeläge. Mit dieser Maßnahme soll v. a. die Sturzgefahr verringert, aber auch die Wahrnehmung vereinfacht werden.

Auf den Wegen sollten ausreichend **Sitzgelegenheiten** (Bänke) vorhanden sein, die nach Möglichkeit eine gute Aussicht gewähren. Als zusätzliche Gestaltungselemente können **Hochbeete** angelegt werden, von denen v. a. auch Patienten, die auf einen Rollstuhl angewiesen sind, profitieren können.

Gestaltungselemente

Als Gestaltungselemente könnten z. B. Kräutergärten, Nutzgärten, eine Obstwiese oder ein Heidegarten dienen. Die Auswahl wird je nach Region oder Nutzungswunsch unterschiedlich ausfallen. **Kräutergärten** haben den großen Vorteil, dass sie nicht viel Platz benötigen, aber auf unterschiedliche Art und Weise eingesetzt werden können. Kräuter- oder Beerengärten können biografisch orientiert genutzt werden (S. 361). Ein **Kaninchen- oder Hühnerstall** kann für zusätzliche Abwechslung sorgen, er unterstützt u. U. auch das Selbstwissen und biografische Erfahrungen. Für die dunklere Jahreszeit sollte ebenfalls für eine ausreichende **Beleuchtung** gesorgt werden, denn auch die Wahrnehmung von kühler Luft oder Regen auf der Haut gehört zu basalen Erfahrungen des Lebens. Eine Veranda bzw. **Terrasse** sollte möglichst nicht auf der Nordseite liegen, da diese oft zu kühl zum Verweilen ist und dann nicht genutzt wird. Vorteilhaft ist es, den Garten sehr **gut einsehbar** zu gestalten. Dadurch verringert sich der personelle Beaufsichtigungsaufwand und die Patienten können auch allein den Garten aufsuchen. Sinnvoll ist es, den Garten von ein oder zwei, oft frequentierten Stellen im Stationsbereich einsehen zu können. Der Zugang zum Garten sollte **schwellenfrei** gestaltet sein und günstigerweise aus einem oft frequentierten Raum ins Freie führen. Dies kann die Nutzung des Gartens erhöhen. Sollten Gartenteiche angelegt worden sein, so müssen diese gut gesichert werden. Alternativ zu den Teichen sind **Wasserspiele** zu empfehlen. Die genannten Aspekte sind wesentliche Voraussetzungen, damit der Garten auch angenommen und genutzt wird.

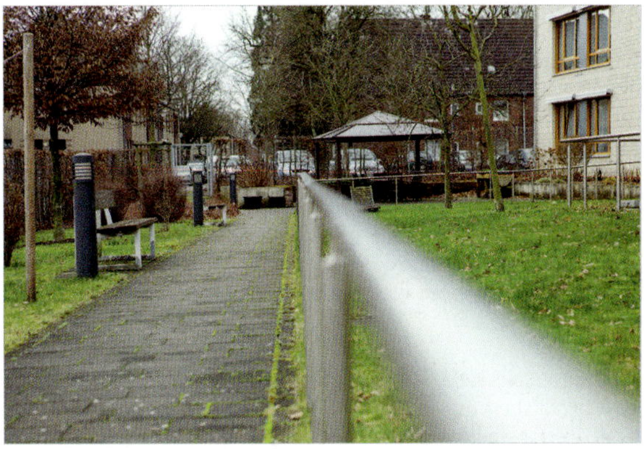

Abb. 19.20 Rundweg mit Handlauf. Gartenwege sollten ebenerdig, stolperfrei und gut überschaubar sein. Sitzgelegenheiten ermöglichen Pausen und laden bei gutem Wetter zum Verweilen im Freien ein. (Quelle: © K. Oborny/Thieme Group)

Merke M!

Die Kosten und die zeitlichen Aufwendungen für die Pflege des Gartens sollten von vornherein mitkalkuliert werden.

Sicherheitshinweise

Folgende Aspekte sollten im Garten unbedingt beachtet werden:
- keine Sackgassen bilden
- schlecht verlegte Pflastersteine unbedingt korrigieren (sie können zu Stolpersteinen werden)
- Gefällstrecken sollten nach Möglichkeit 3 % Neigung nicht überschreiten
- Gewässer sichern
- bei Obstwiesen im Herbst an Wespen denken
- Maschendrahtzäune vermeiden (sie können zum Darüberklettern animieren)
- schwergängige Türen zum Garten vermeiden
- Giftpflanzen oder Dornenhecken vermeiden

Die Nutzung des Gartens sollte im Team abgestimmt und auch für Patienten bzw. Bewohner gezielt eingesetzt werden, da sie dies selbst nicht mehr können. Eindeutige Regelungen sind v. a. dann notwendig, wenn das Aufsuchen des Gartens mit einem größeren personellen Aufwand verbunden ist (z. B. beim Benutzen eines Aufzugs).

Merke M!

In einem Garten sind zahlreiche natürliche Reize vorhanden, die Patienten bzw. Bewohner animieren, motivieren sowie Abwechselung bieten. Regelmäßige Aktivitäten im Freien sollten v. a. für Menschen angeboten werden, die die Einrichtung nicht in weitere Entfernung verlassen können.

19.10.7 Umgebung als Quelle taktiler Reize

Bei Menschen mit Demenz wird häufig das sog. „Wischen" beobachtet. Damit ist das Streichen mit bloßen Händen über meist kühle, glatte Flächen wie Tischplatten, Handläufe und Möbel gemeint. Bietet man dem Kranken ein Tuch an, in der Annahme, es könnte sich bei dieser Tätigkeit um eine Art misslungenes Staubwischen handeln, so wird dieses Tuch meist nicht angenommen. Es scheint den Menschen mit Demenz auf den direkten Kontakt der Hand zur Oberfläche des gewischten Gegenstandes anzukommen. Dieses Verhalten wird oft bei motorischer Unruhe des Betroffenen beobachtet. Vielleicht möchte er auf diese Weise die Welt begreifen.

Andererseits sieht man auch Menschen mit Demenz nach rauen Oberflächen mit warmer Ausstrahlung greifen und sie streicheln. Meist sind das Kissen, Wolldecken und Kuscheltiere. Dieses Verhalten wird dann erlebt, wenn der Mensch mit Demenz eher ruhig wirkt und anscheinend eine gewisse Geborgenheit empfindet.

Für diese Menschen scheint wichtig zu sein, dass genügend anregende Gegenstände zum Tasten, Streicheln und Mitnehmen zur Verfügung stehen. Vielleicht ist das Abtasten von Oberflächen Ausdruck einer noch gut erhaltenen sensiblen Funktion der Hände und verschafft – ähnlich wie das Umherwandern – große Befriedigung, da es noch kompetent selbst zu leisten ist.

Praxistipp

Stellen Sie anregende Gegenstände zum Greifen, Streicheln, Betrachten, Mitnehmen und zum Bearbeiten zur Verfügung.

Wahrscheinlich werden durch Tastempfindungen Erinnerungen wachgerufen, die Bilder und bestimmte Situationen von früher produzieren. Viele Verhaltensauffälligkeiten scheinen durch eine Reizarmut (S. 300) hervorgerufen zu werden. Durch angemessene und fantasiereiche Angebote können taktile Reize zur Verfügung gestellt werden, z. B. durch

- Küchengeräte,
- Decken,
- Waschbrett,
- Bürsten und andere Alltagsgegenstände.

19.10.8 Tiere als Teil der sozialen Umgebung

Tiere als Teil des Milieus psychisch erkrankter älterer Menschen in der Betreuung einzusetzen, ist seit einigen Jahren populär. Zum einen wirken Tiere **biografisch**, wenn der Betroffene selbst ein Tier hatte. Zum anderen lösen sie bei vielen Menschen das Bedürfnis des **Behütens** aus. Hierdurch wird v. a. emotionale Nähe erzeugt (Gäng u. Turner 2005).

Damit jedoch eine bleibende Wirkung und eine Steigerung der Lebensqualität aller Beteiligten erreicht werden, dürfen die Begegnungen von Mensch und Tier nicht zufällig sein, sondern müssen **geplant, vorbereitet** und **evaluiert** werden.

Für den Einsatz von Tieren in der Betreuung gerontopsychiatrischer Patienten bzw. Bewohner gibt es unterschiedliche Möglichkeiten:

- Die Patienten leben mit ihren eigenen Tieren in einer Einrichtung der Altenhilfe.
- Es gibt sog. Stations- bzw. Wohnbereichstiere, die für alle Bewohner da sind.
- Mitarbeiter und Mitarbeiterinnen bringen ihre Tiere mit zur Arbeit ins Pflegeheim oder zur Tagespflege.
- Besuchsteams kommen mit ihren Tieren ins Haus, meist sind dies Hunde (S. 367).
- Pflegende ambulanter Dienste lassen sich von ihren Hunden bei ihren Einsätzen begleiten.

Zusatzwissen

Tiere berühren Menschen sehr tief und können so auch mit psychisch erkrankten Menschen auf dieser emotionalen Ebene kommunizieren. Besonders gut geht dies offenbar bei demenziell Erkrankten. Der Grund hierfür sind die intakten „tieferen" Hirnregionen, die u. a. für die Emotionalität zuständig sind, im Gegensatz zu den höheren Arealen im Nervensystem, die bei einer Demenz vergleichsweise früh gestört werden.

Therapeutische Effekte

Tiere können die Interaktion, die Kommunikation und die Beziehungsgestaltung mit Menschen mit Demenz fördern (DNQP 2018). Die Autoren des Expertenstandards gehen davon aus, dass Menschen mit Demenz durch Berührung oder Gesten in Kontakt mit den Tieren kommen, auch wenn verbale Kommunikation nicht mehr oder nicht mehr ausreichend möglich ist. Darüber hinaus stellen Tiere oft eine biografische Brücke zu der eigenen Vergangenheit der Betroffenen dar. Mit Tieren können Aktivitäten, aber auch die Harmonisierung des Alltags positiv beeinflusst werden.

► **Gesundheitliche Effekte.** Der Umgang mit Tieren, insbesondere mit Hunden, trägt durch die notwendige Bewegung zum Training von Muskeln und Gelenken bei. Sie geben ihren Besitzern das Gefühl, gebraucht zu werden. Dies wirkt sich stabilisierend auf die psychische Befindlichkeit und die gesamte körperliche Verfassung aus.

► **Kognitive Effekte.** Tiere wirken sich positiv auf die Vigilanz, d. h., auf die Wachheit des Bewusstseins eines Menschen aus. Wenn ein Hund, z. B. durch die Gänge eines Altenheims läuft, werden die Bewohner zu Aktivitäten angeregt. Das Tier wirkt sozusagen als kognitiver Katalysator. Es wird zu einem attraktiven Gesprächsstoff und zieht die Aufmerksamkeit der Bewohner auf sich. Die Begegnung mit dem Tier fördert zudem die Erinnerung an frühere, glücklichere Lebensphasen.

► **Emotionale Effekte.** Die regelmäßige Anwesenheit von Tieren kann Depressionen entgegenwirken bzw. diese verringern helfen. Tiere verbessern die Stimmung und bringen Menschen zum Lachen. Sie strahlen Wärme aus und fördern die körperliche und geistige Entspannung. Darüber hinaus vermitteln sie Trost durch Berührungen, die gerade ältere Menschen oft sehr vermissen.

► **Soziale Effekte.** Das Gefühl der Isolation, mit dem viele Senioren zu kämpfen haben, kann durch die Anwesenheit eines Tieres verringert werden.

► **Strukturierende Effekte.** Tiere können aber auch einen strukturierenden Effekt haben, v. a., wenn die Pflege und Betreuung der Tiere als Aufgabe wahrgenommen wird. Dies kann für den Patienten, der sonst in diesem Leben keinen Sinn mehr sieht, sinnstiftend wirken und sich rhythmisierend auf die Tagesstruktur auswirken.

Merke

Tiere können positive gesundheitliche, kognitive, emotionale, soziale und strukturierende Effekte auf psychisch erkrankte ältere Menschen haben.

Rahmenbedingungen

Der Umgang mit Tieren in der gerontopsychiatrischen Betreuung setzt Rahmenbedingungen voraus, die sowohl Bewohner, Mitarbeiter als auch die Tiere selbst schützen:

- Abklärung rechtlicher Fragen (Tierschutzgesetz, tierseuchenrechtliche Aspekte, Haftung im Schadensfall, u. U. Steuerrecht).
- Abklärung von Krankheiten, die vom Tier auf den Menschen übertragbar sind (Tollwut, Grippe, Meningitis, Salmonellen, Würmer oder Toxoplasmose).
- Gewährleistung einer artgerechten Haltung.

19.11 Spirituelle Zugänge

Im Verständnis von Spiritualität, Religion und Religiosität gibt es Gemeinsamkeiten – aber auch Unterschiede (S. 42). Darüber hinaus gilt: Wenn über Spiritualität gesprochen wird, reden nicht alle automatisch über das Gleiche. Während für die einen Spiritualität als Kennwort oder Chiffre für eine allgemeine Suche nach Lebenssinn oder erfülltem Mensch-Sein steht, verbinden andere damit eine geistlich-religiöse Lebenshaltung mit einer Beziehung zu einem höheren, transzendenten Sein (z. B. Gott) sowie einem Repertoire an Methoden und anderen Ausdrucksformen zur Kontaktpflege.

Bei vielen Menschen öffnet Spiritualität den Zugang zu einer Kraftquelle (welcher Herkunft auch immer). Im Kontext der Gerontopsychiatrie stellt sich die Frage, wie Zugänge zu einer solchen Kraftquelle erschlossen werden können.

19.11.1 Spirituelle Anamnese

Am Spiritualitätsmodell (S. 42) der Pflegewissenschaftlerin Joann Hungelmann und Kolleginnen (1985) wird deutlich: Jeder Mensch hat seine ganz persönliche Sichtweise und Einstellung zum Thema Spiritualität. Das heißt, auch diejenigen, die einer Religion eher distanziert gegenüberstehen, haben jemanden oder etwas, das sie in ihrem Leben trägt, ihnen eine Erfahrung von Sinn oder Bedeutung vermittelt, ihnen Orientierung, Hoffnung und Inspiration verschafft. Um das breite Spektrum spiritueller Zugänge zu visualisieren, werden die 5 Dimensionen des Modells (= Vergangenheit, Gegenwart, Zukunft, Glaube an ein höheres transzendentes Sein sowie die Mit- und Umwelt) in der folgenden Tabelle um Fragen ergänzt. Dieses Instrument kann grundsätzlich zur Eruierung fremder und eigener spiritueller Bedürfnisse herangezogen werden (▸ Tab. 19.6).

Weitere Instrumente zur Identifikation einer spirituellen Bedürfnislage bzw. zur Erhebung eines spirituellen Assessments arbeiten mit den 3 Schritten: (1) Anamnese, (2) Indikation und (3) Intervention.

Die Ärztin Christina Puchalski (2006) hat am George-Washington-Institut für Spiritualität und Gesundheit das sog. FICA-Modell entwickelt. FICA steht für:

F = Faith and belief (= Hoffnung und Glaube)
I = Importance (= Relevanz)
C = Community (= Glaubens- oder Religionsgemeinschaft)
A = Adress/action (= Adressierung oder andere Handlung)

In Deutschland wurde dieses Modell aufgegriffen und unter dem Akronym SPIR modifiziert (▸ Tab. 19.7):

Solche Assessmentinstrumente zur spirituellen Bedürfnislage sind eingängig und beginnen sich praktisch zu bewähren. Es sollte jedoch darauf geachtet werden, die einzelnen Facetten nicht schematisch abzufragen, sondern nach Möglichkeit in ein übergreifendes Gespräch einzubetten. Eine weitere Hilfe zur Ermittlung eines spirituellen Bedarfs bietet das *Indikationen-Set für Spiritual Care und Seelsorge* . Es ist ein v. a. von Schweizer Praktikern entwickeltes Instrument für Gesundheitsfachpersonen zur Feststellung eines Bedarfs an spiritueller Begleitung (▸ Abb. 19.21).

Tab. 19.6 Was oder wer trägt mich in meinem Leben?

Fragen zur Vergangenheit	Fragen zur Mit- und Umwelt	Fragen zur Gegenwart	Fragen zum Glauben	Fragen zur Zukunft
• Wie verlief der Weg meines Lebens? • Wer/was hat mich geprägt? • Wie ist meine Lebensgeschichte?	• Wer oder was gibt mir auf meinem Weg Kraft? • Wer begleitet mich? • Wer ist für mich da?	• Wer bin ich? • Wie erlebe ich meine gegenwärtige Situation? • Was gibt meinem Leben Sinn?	• Woran glaube ich? • Von welcher höheren Macht fühle ich mich getragen?	• Wohin gehe ich? Was gibt mir Hoffnung? • Was macht mein Leben wertvoll?

Tab. 19.7 Die deutsche Version des FICA-Modells.

Buchstabe	Dimension	Fragen
S	Spirituelle Glaubensüberzeugungen	Würden Sie sich im weitesten Sinne als einen gläubigen (religiösen, spirituellen) Menschen betrachten?
P	Platz und Einfluss dieser Überzeugungen im/auf das Leben des Betroffenen	Sind die Überzeugungen, von denen Sie gesprochen haben, wichtig für Ihr Leben oder in Ihrer gegenwärtigen Situation?
I	Integration in eine spirituelle, religiöse oder kirchliche Gruppe	Fühlen Sie sich einer spirituellen oder religiösen Gemeinschaft (Pfarrei, Kirche) zugehörig?
R	Rolle/Aufgabe des Handelnden	Wie kann ich Sie als Pflegefachperson vor diesem Hintergrund in spiritueller Hinsicht unterstützen?

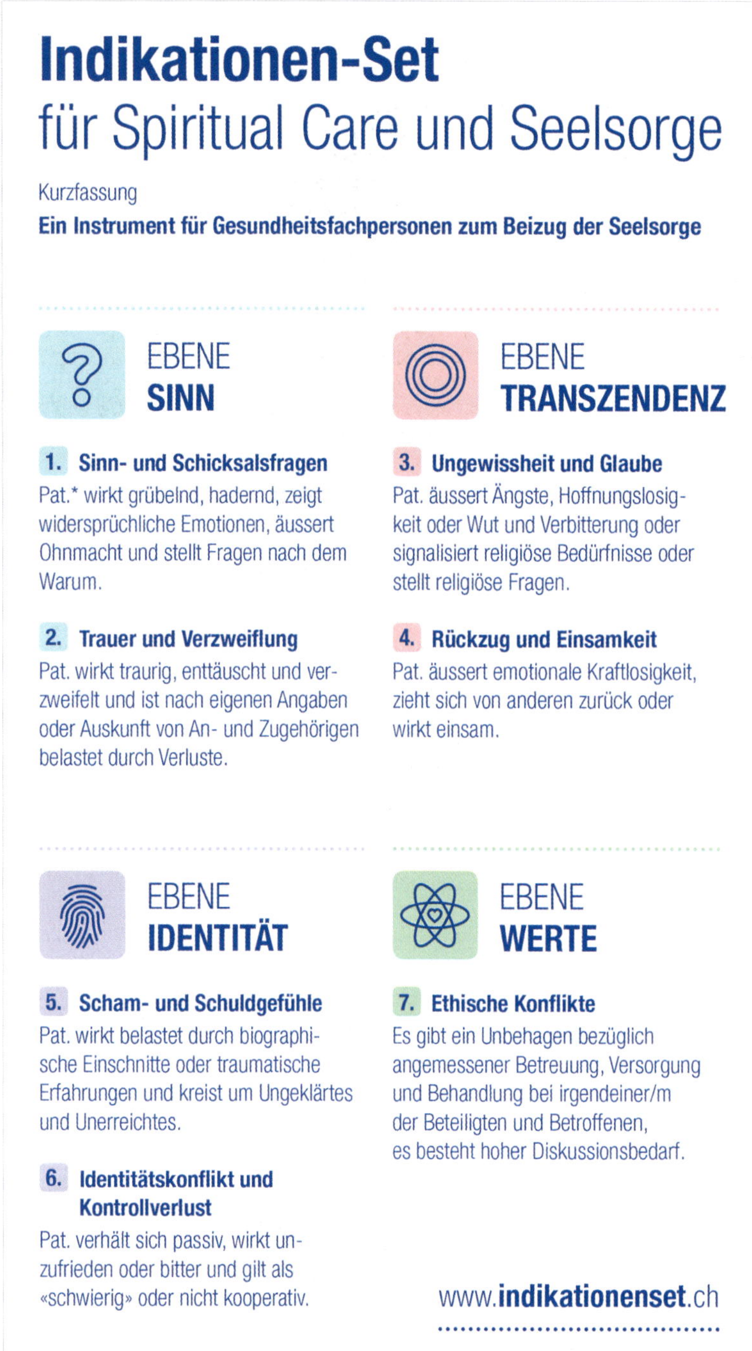

Indikationen-Set
für Spiritual Care und Seelsorge

Kurzfassung
Ein Instrument für Gesundheitsfachpersonen zum Beizug der Seelsorge

EBENE **SINN**

1. Sinn- und Schicksalsfragen
Pat.* wirkt grübelnd, hadernd, zeigt widersprüchliche Emotionen, äussert Ohnmacht und stellt Fragen nach dem Warum.

2. Trauer und Verzweiflung
Pat. wirkt traurig, enttäuscht und verzweifelt und ist nach eigenen Angaben oder Auskunft von An- und Zugehörigen belastet durch Verluste.

EBENE **TRANSZENDENZ**

3. Ungewissheit und Glaube
Pat. äussert Ängste, Hoffnungslosigkeit oder Wut und Verbitterung oder signalisiert religiöse Bedürfnisse oder stellt religiöse Fragen.

4. Rückzug und Einsamkeit
Pat. äussert emotionale Kraftlosigkeit, zieht sich von anderen zurück oder wirkt einsam.

EBENE **IDENTITÄT**

5. Scham- und Schuldgefühle
Pat. wirkt belastet durch biographische Einschnitte oder traumatische Erfahrungen und kreist um Ungeklärtes und Unerreichtes.

6. Identitätskonflikt und Kontrollverlust
Pat. verhält sich passiv, wirkt unzufrieden oder bitter und gilt als «schwierig» oder nicht kooperativ.

EBENE **WERTE**

7. Ethische Konflikte
Es gibt ein Unbehagen bezüglich angemessener Betreuung, Versorgung und Behandlung bei irgendeiner/m der Beteiligten und Betroffenen, es besteht hoher Diskussionsbedarf.

www.**indikationenset**.ch

Abb. 19.21 Indikationen-Set. (Quelle: © Renata Aebi, Pascal Mösli, Anne-Katherine Fankhauser, Saara Folini, Ulrich Gurtner, Reinhold Meier, Hansueli Minder, Marlies Schmidt-Aebi, Thomas Wild, Traugott Roser 2019)

19.11.2 Spirituelle Zugänge für gerontopsychiatrische Erkrankte

Ebenen spiritueller Begleitung

Stimmt man grundsätzlich zu, dass die spirituellen Bedürfnisse gerontopsychiatrisch Erkrankter wahrgenommen und in die Pflege einbezogen werden müssen, so können nach der Pflegewissenschaftlerin Shane Sinclair und dem Psychiater Harvey Max Chochinov (2012) folgende Ebenen, Formen oder Kompetenzbereiche einer spirituellen Begleitung unterschieden werden:

- **Basisanforderung:** Auf der 1. Stufe geht es darum, aufmerksam zu sein und die spirituellen Bedürfnisse wahrzunehmen. Hier gilt es, Mitgefühl zu zeigen, präsent zu sein und ggf. spirituelle Anliegen an dafür qualifizierte, weiterbegleitende Akteure weiterzuleiten.
- **Unterstützende Begleitung:** Auf der nächsten Begleitungsebene wird über die Basisanforderung hinaus eine Unterstützung durch jenes Klinikpersonal und jene Ehrenamtlichen bereitgestellt, die dafür entsprechend weiterqualifiziert wurden. Mögliche Unterstützungsformen zur Förderung spirituellen

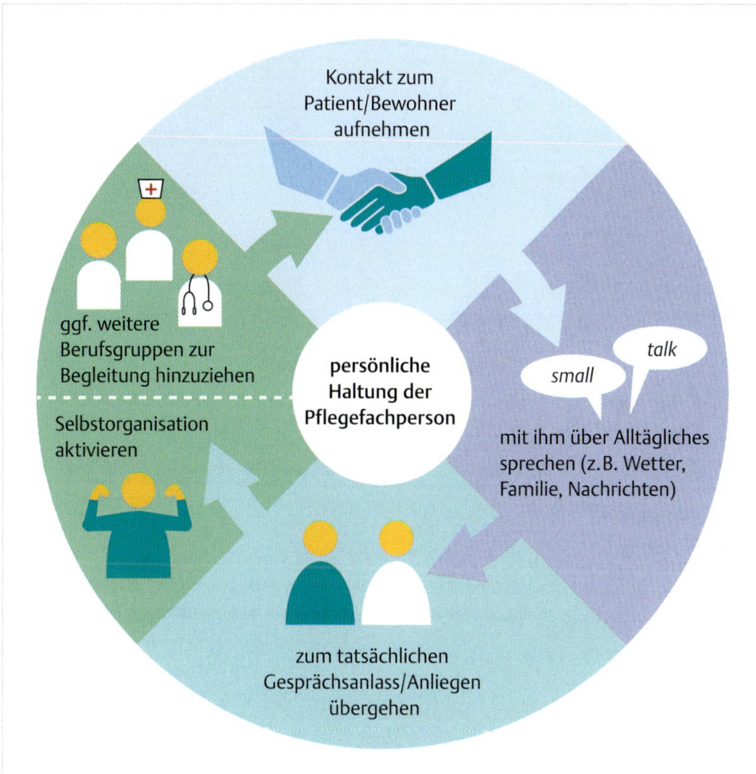

Abb. 19.22 Spiritueller Begleitprozess. (Quelle: © Thieme Group)

Wohlbefindens wären auf dieser Ebene das Gespräch über spirituelle Themen, rituelle Angebote oder auch ein Gebet.

- **Spezialisierte Begleitung:** Schließlich geht es auf einer 3. Ebene – der spezialisierten spirituellen Begleitung – um eine Begleitung bei der Bearbeitung von spezifischen Themen wie z.B. dem Umgang mit Schuld, Trauer, Leid, Sinnkrisen oder Ohnmacht, der Identifizierung und Förderung spiritueller Ressourcen zur Krankheitsbearbeitung oder dem Umgang mit einer herausfordernden Lebenssituation.

Gemeinsam ist allen beteiligten Berufsgruppen die Sorge um die spirituellen Bedürfnisse – aber sie verfügen über einen unterschiedlichen Grad an Kompetenz und leisten auf verschiedene Art ihren Beitrag zur Unterstützung des Betroffenen. Im Blick auf das Krankenhaus könnte dies bedeuten, dass Ehrenamtliche, Pflegepersonen und Ärzte auf der ersten Stufe spirituelle Unterstützung leisten sowie mit einer entsprechenden Weitequalifizierung auch auf der 2. Ebene. Das spezialisierte 3. Level sollte dagegen als originäres Feld professionellen spirituellen Begleitern vorbehalten bleiben.

Spiritueller Begleitprozess

Im Folgenden werden einige grundlegende Aspekte der spirituellen Begleitung (siehe auch ▶ Abb. 19.22) durch Helfende erörtert:

1. Haltungsarbeit und Kontaktaufnahme
2. Gespräch über Alltägliches (Joining) und Erweis von Vertrauenswürdigkeit
3. Anlass/Anliegen/existenzielle Kommunikation
4. Spirituelle Begleitung
   a) Selbstorganisation/Aktivierung spiritueller Ressourcen
   b) Begleitende Bearbeitung/Bewusstsein erzeugen/ggf. Einbindung weiterer Professionen

Anhand dieser Phasen lässt sich eine spirituelle Begleitung gerontopsychiatrisch Erkrankter und ihrer sozialen Kontaktpersonen durch Pflegende genauer verdeutlichen (Knoll 2017, 2020):

1. **Haltungsarbeit und Kontaktaufnahme:** Pflegende bedürfen eigener Haltungsarbeit, denn eine positive mentale Präsenz, Interesse am Gegenüber und eine zugewandte Körpersprache spielen bei der Kontaktaufnahme mit anderen Menschen eine wesentliche Rolle. Durch die Art des Auftretens werden bewusst oder unbewusst innere (Wert-)Haltungen nach außen kommuniziert und damit die Kontaktausgestaltung folgenreich mitbestimmt. Zum Auftreten gehören Freundlichkeit sowie das Signalisieren von Ansprechbarkeit und der Erweis von Anteilnahme. Die Begegnung zwischen der Pflegefachperson und dem Patienten bzw. Bewohner ist eine Begegnung auf Augenhöhe. Der Mensch bleibt Mensch – obwohl er gerontopsychiatrisch erkrankt ist. Und die Pflegefachperson ist und bleibt Mensch – auch und obwohl sie im Krankenhaus eine bestimmte professionelle Funktion übernimmt.
2. **Gespräch über Alltägliches (Joining) und Erweis von Vertrauenswürdigkeit:** Über ein Gespräch zu Alltagsthemen, zu dem Behandlungsverlauf oder zum derzeitige Erleben wird versucht, einen Zugang zum Gesprächspartner zu finden. Zudem wird die Vertrauenswürdigkeit geprüft. Dazu tragen Momente wie die gewissenhafte Ausführung der Pflege, das Ausstrahlen von Fachkompetenz, die Weitergabe von Informationen sowie ein zuverlässiges Handeln und der Erweis von Respekt bei. Das alles dient als Grundlage für das Beziehungs- und Gesprächsbündnis.
3. **Anlass/Anliegen/existenzielle Kommunikation:** In einer vertrauensvollen Atmosphäre sind Pflegende nicht nur körperlich anwesend, sondern auch geistig präsent. Sie hören Gesprächsanlass und Anliegen der Personen mit Pflegebedarf und würdigen alle vergangenen und/oder gegenwärtigen Anstrengun-

gen, das Thema zu bearbeiten. Die Pflegenden sollten dazu wertschätzend ihre Gefühle und Gedanken äußern.

4. Spirituelle Begleitung
   a) **Selbstorganisation/Aktivierung spiritueller Ressourcen:** In vielen Fällen reichen Haltungsarbeit, Kontaktgestaltung, Präsenz und würdigende Wertschätzung aus, um eine Selbstorganisation von Betroffenen anzustoßen. Hinweise auf spirituelle Einstellungen können Bildern, Gegenständen oder der Literatur auf dem Nachtschrank, Schmuck oder Tattoos entnommen werden. Solche Symbole können zu einem wertvollen Gesprächsanlass werden. Dadurch unterstützen Pflegende die Aktivierung von Ressourcen ihrer Gesprächspartner, die dann die (notwendige) Kraft und den Mut aufbringen, das Thema oder Problem in Eigenregie in Angriff zu nehmen.
   b) **Begleitete Bearbeitung/Bewusstsein erzeugen/ggf. Einbindung weiterer Professionen:** In jenen Fällen, in denen sich keine Selbstorganisation einstellt oder explizit ein Mandat zu einer weiteren Begleitung erteilt wird, stoßen Pflegende vermutlich an ihre fachlichen Grenzen. In den weiteren Phasen einer begleiteten Selbstorganisation sind ausreichende Zeitressourcen sowie weitere professionelle Kompetenzen erforderlich, die z. B. Psychoonkologen, Sozialarbeiter, Psychologen oder Seelsorger mitbringen. Sollen therapeutische Fragestellungen angegangen werden (z. B. Schuldbearbeitung), kann z. B. der psychologische Dienst hinzugezogen werden.

Bei Menschen mit gerontopsychiatrischen Veränderungen ist ein solcher Begleitprozess stark von deren kognitiv-mentalen bzw. krankheitsspezifischen Voraussetzungen abhängig. Grundsätzlich lässt sich das beschriebene Vorgehen aber auch mittelbar im Gespräch mit dem sozialen Umfeld nutzbar machen, um einerseits mögliche spirituelle Bedürfnisse der Person mit Pflegebedarf zu ermitteln und andererseits die Angehörigen selbst zu begleiten.

19.11.3 Formen spiritueller Stützung für Personen mit Pflegebedarf

Eine spirituelle Begleitung durch Pflegepersonen ist trotz Zeit- und Personalmangels und professioneller Schwerpunktsetzung auf verschiedene Weise möglich. Hierbei ist zunächst einmal das jeweilige Setting zu beachten. Auf einer gerontopsychiatrischen Akutstation stehen die Menschen anders an der Grenze ihrer physischen und psychischen Kräfte als möglicherweise in einer Langzeitpflegeeinrichtung. Ebenso gilt es, die krankheitsspezifischen Momente in die Überlegungen einzubeziehen. Bei Menschen mit fortgeschrittener Demenz ist eine spirituelle Begleitung schwieriger als bei Menschen mit anderen Krankheitsphänomenen. Demnach sollten Formen gewählt werden, die den akuten Gegebenheiten Rechnung tragen, die kognitiv-mentalen sowie altersbedingten Anforderungen berücksichtigen oder sich einfach bewährt haben.

► **Rituale.** Im Umgang mit schweren und krisenhaften Lebensereignissen wird dem Ritual häufig ein Kraftzuwachs und/oder sogar eine heilsame Wirkung attestiert. Dabei muss die Ritualpraxis nicht zwingend gesellschaftlich oder religiös determiniert sein, sondern kann ganz individuelle Züge haben. Die Praxis zeigt, dass rituell besetzte Worte, Gesten und Medien eine besondere Kraft freisetzen können (Karwath 2011). Mit einem damit verbundenen Einsatz von Ölen (► Abb. 19.23) kann eine weitere, verstärkend-sinnliche Erfahrungsebene erschlossen werden (S. 360). Dazu gibt es mut- und kraftgebende Duftmischungen, die mithilfe von Duftgeräten oder Duftträgern auf den Menschen wirken.

Solche Duftkompositionen sind aufgrund ihrer wirksamen Bestandteile besonders geeignet zur Begleitung im Sterbeprozess und in emotional schwierigen Situationen. Sie regen Mut, Kraft und Zuversicht an. Sie wirken angstlösend oder unterstützen darin, Vergangenes loszulassen. Am Lebensende bzw. nach dem Tod eines Patienten kann zudem ein Verabschiedungsritual gewünscht sein.

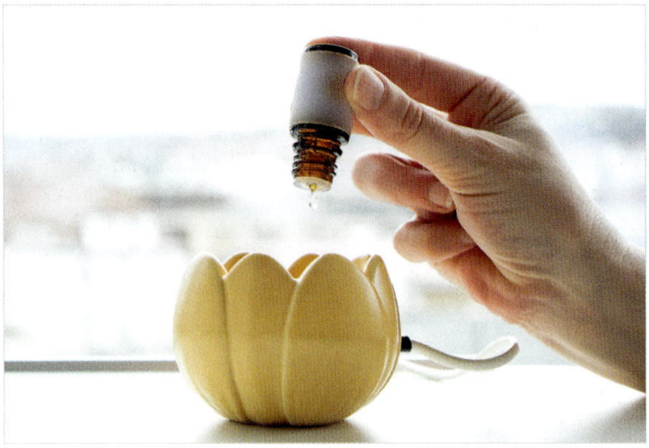

Abb. 19.23 Duftöle. Duftende Öle können in emotional schwierigen Situationen angstlösend wirken. (Quelle: © K. Oborny/Thieme Group)

► **Gebet.** Geht man davon aus, dass die jetzige ältere Generation zumindest mehrheitlich religiös sozialisiert wurde, gilt es zu prüfen, ob sich eine positive Resonanz auf das Spirituell-Religiöse ausmachen lässt. Falls ja und falls es die Pflegefachperson mit ihren eigenen Ansichten vereinen kann und möchte, kann sie zusammen mit der Person mit Pflegebedarf beten oder singen. Dabei eignen sich besonders gängige Gebete oder Lieder (z. B. für Christen das Vaterunser). Texte aus der Bibel oder anderen heiligen Schriften können eine trostreiche Wirkung entfalten (z. B. bei Protestanten der Psalm 23 „Der Herr ist mein Hirte").

Im Blick auf verschiedene religiöse Orientierungen gilt es, sich inhaltlich über diese Religionen und deren spezifisches Gebetsrepertoire zu informieren und sprachliche Barrieren zu berücksichtigen. Wem eine solche Begleitungsform nicht möglich ist, der sollte das Anliegen der Person mit Pflegebedarf an andere Pflegende oder die Seelsorge weitergeben.

► **Gottesdienstbesuch.** In vielen gerontopsychiatrischen Einrichtungen werden christliche Feste wie Ostern und Weihnachten gefeiert. Dies zeigt sich nicht nur in Form einer Dekoration der Stationen, sondern auch in äußeren Formen wie der Tischanordnung zu den Mahlzeiten. Statt in einzelnen Gruppen sitzen die Menschen dann z. B. an einer Tafel. Darüber hinaus besteht – in Abhängigkeit vom jeweiligen Krankheitsbild – oft die Möglichkeit, zu einem Gottesdienst begleitet zu werden.

Zusatzwissen

Eine besondere Form einer **Verknüpfung von Ritual und Gebet** stellen im Christentum die Feier der Sakramente der Krankensalbung, der Krankenkommunion oder des Abendmahles dar. Es sollte individuell ermittelt werden, ob die Feier der Krankensalbung, die als stärkende Feier im Angesicht einer Krise oder schweren Krankheit gedacht ist, nicht möglicherweise bei dem Betroffenen Ängste auslöst, weil er das Ritual mit der „Letzten Ölung" auf dem Sterbebett in Verbindung bringt.

▶ **Begleitungsgespräche.** Menschen in der Gerontopsychiatrie leiden u. U. sehr stark unter kognitiv-mentalen Einschränkungen. Wo Gespräche möglich sind, gilt es, sich durch Biografiearbeit Wissen über das Leben die Person mit Pflegebedarf anzueignen. Welche schwierigen Ereignisse wurden durchlebt? Ist Gott weg? Können sie Gott nicht mehr spüren? In welchen Momenten haben sie sich behütet gefühlt? Was oder wer hat ihnen dabei geholfen? Wie könnten solche Ressourcen für das Hier und Jetzt erschlossen werden? Wenn sie merken, dass ihnen etwas fehlt, wonach können sie greifen? Welche freudigen Erlebnisse gab es? Können solche Erfahrungen reaktiviert werden und heilsames Potenzial im Augenblick entfalten?

▶ **Symbolsprache.** Ein Nachtschrank gehört zum unmittelbaren Umfeld des erkrankten Menschen. Er stellt viele hilfreiche Informationen und Anknüpfungspunkte zur Verfügung. Möglicherweise finden sich dort Bilder von Angehörigen oder Tieren. Einen Gesprächseinstieg können auch andere Mitbringsel erleichtern: Blumen, Geschenke, Getränke, persönliche Glücksbringer oder religiöse Gegenstände. Das alles bietet Gesprächsanlässe und lässt neben der medizinischen und pflegerischen Diagnose noch weitere Facetten des Mensch-Seins entdecken. Zudem wird dadurch das Gefühl einer individuellen Wahrnehmung gestärkt, da der Betreffende als Person hinter seiner gerontopsychiatrischen Diagnose gesehen wird.

19.11.4 Spirituelle Bedürfnisse des sozialen Umfeldes

Neben den gerontopsychiatrisch Erkrankten selbst gilt es, im Kontext spiritueller Sorge auch ihr soziales Umfeld in den Blick zu nehmen. Wie bereits angesprochen, unterscheiden sich dabei die spirituellen Bedürfnisdimensionen von Angehörigen und Freunden nicht grundsätzlich von jenen anderer Menschen. Gleichwohl lassen sich einige Spezifika ausmachen.

▶ **Begleitungsgespräche.** Das Erleben von gerontopsychiatrisch erkrankten Menschen kann sich zwischen den Polen von Vergesslichkeit und Erinnerbarkeit bewegen. Angehörige müssen sich in und mit den Wegen solcher (verlorenen) Erinnerung zurechtfinden – erleben darin aber auch oft eine gewisse Ohnmacht. Persönlichkeitsveränderungen können dazu führen, schon jetzt Abschied nehmen zu müssen und mit Rollen- sowie Beziehungsveränderungen zurechtzukommen. Zugleich gilt es, sich bewusst zu machen: Der Mensch verliert seine Würde nicht. Gemeinsam kann man das Leben der Person mit Pflegebedarf noch einmal würdigen und sich dankbar für das gemeinsam Erlebte zeigen. Zugleich können aber auch Überforderungen, ein schlechtes Gewissen oder andere Sorgen der Angehörigen auf das Pflegeteam projiziert werden – und sich in verbalen Angriffen äußern. Solche Verhaltensweisen deuten nicht nur auf Grenzerfahrungen der Betroffenen hin, sondern auch auf einen Bedarf an (unter)stützender Begleitung. Verschiedene Untersuchungen belegen, dass Angehörige dazu neigen, ihr eigenes Wohl dem Wohl des Betroffenen nachzuordnen. Angehörige sollten daher darin bestärkt werden, ihre Selbstsorge nicht aus dem Blick zu verlieren, damit sie – nach einer Erholungsphase – wieder für den Betroffenen neu da sein können.

▶ **Orientierung geben.** Angehörigen sollte mitgeteilt werden, was geplant ist (z. B. Tagesplanung). Wenn Angehörige beim Pflegepersonal anfangen nachzufragen, wird es möglicherweise als störend, lästig oder gar als kritische Anfrage an die Pflege empfunden. Statt zu beurteilen, sollte man die dahinterstehende Selbstaussage „Ich bin nicht orientiert!“ hören. Informierte und orientierte Angehörige können jedoch den Prozess unterstützen. Zudem schafft eine gegebene Orientierung Vertrauen und setzt Kräfte frei. Eine solche Basis hilft dem sozialen Umfeld, sich an all das Unwägbare im Krankheitsverlauf heranzuwagen. Darüber hinaus sind orientierte Angehörige zuversichtlicher und dieses Gefühl teilt sich auch den erkrankten Menschen mit.

▶ **Kontextuelle Momente beachten.** Auch praktisch-materielle Momente sind für eine Begleitung des sozialen Umfeldes bedeutsam. Dazu zählt z. B. die Gestaltung von Räumlichkeiten. Bieten Aufenthaltsbereiche auch geschützte Räume für die Angehörigen oder müssen sie sich dort eher wie in einer Art Aquarium erleben, das von allen Seiten eingesehen wird und in dem Menschen mit ihren Emotionen den Blicken anderer (schutzlos) ausgeliefert sind?

19.11.5 Spirituelle Selbstsorge beteiligter Professionen

Nicht nur für gerontopsychiatrisch erkrankte Menschen und deren soziales Umfeld, sondern auch für die beteiligten Pflegepersonen kann Spiritualität helfen, eine Kraftressource zu erschließen. Pflegende können aus dem privaten, sozialen und beruflichen Bedingungsgefüge zwar nicht einfach heraustreten, aber sie können doch etwas verändern: ihre Haltung, ihre innere Widerstandskraft und ihren Umgang mit Herausforderungen.

Ein erster Schritt, um mit sich selbst in Kontakt zu kommen und die eigene spirituelle Dimension (besser) wahrzunehmen, ist der Weg in die Stille. Es gibt Menschen, die echte Stille nur äußerst schlecht ertragen und sie deshalb meiden. Eine jahrhundertelange Erfahrung zeigt jedoch, dass der Weg in die Stille für die Dimension des Nicht-Sichtbaren empfänglich macht. Stille kann den Menschen in Kontakt mit seinem inneren Selbst bringen und die Auseinandersetzung fördern, sie kann den Menschen aufmerksamer machen und ihn zum Hinterfragen anregen. Wenn der Zugang zu dieser anderen, spirituellen Dimension einmal gefunden ist, eröffnen sich viele weitere Möglichkeiten der Kontaktpflege und Vertiefung. Während einigen Menschen die weitere Kontaktpflege in Form der Meditation, des Gebets oder der Lektüre geistlicher Schriften gelingt, finden andere einen Zugang über die Musik, die Kunst, die Natur, das Kino oder spirituelle Alltagsbräuche wie z. B. das Abreißkalenderblatt oder den stillen Wunsch und das Entzünden einer Kerze im Andachtsraum.

Anregende Fragen könnten sein:

- Was/wer gibt mir in meinem Leben Kraft?
- Was macht mein Leben wertvoll? Wie gelingt es mir, das zu nutzen?
- Wo sehe ich (noch) Leer-Stellen? Warum?
- Was möchte ich in nächster Zeit ganz konkret in welchen Lebensbereichen verändern? Wie überprüfe ich, ob es mir gelingt?

19.12 Einsatz technischer Hilfsmittel

Der Einsatz technischer Hilfsmittel wird in der Pflege teilweise kritisch diskutiert. Während der Einsatz von Hilfsmitteln zur körperlichen Unterstützung (z. B. Hebehilfen oder Hilfsmittel zum Materialtransport), zum Monitoring (z. B. Sturzdetektion oder Bestimmung des Aufenthaltsortes) und zur Dokumentation (z. B. Smartphones oder Netbooks) insgesamt eher positiv bewertet werden, sehen Pflegende den Einsatz technischer Hilfen im Bereich der sozialen und emotionalen Unterstützung durchaus als problematisch an. Es kann jedoch auch konstatiert werden, dass der Zugang zu verschiedenen technischen Hilfsmitteln, aber auch die Kenntnis über die Einsatzmöglichkeiten, teilweise noch eingeschränkt sind. In diesem Kapitel sollen daher wichtige technische Hilfsmittel vorgestellt werden.

19.12.1 Sicherungssysteme für die eigene Häuslichkeit

Insbesondere in der eigenen Häuslichkeit hat die Sicherheit von gerontopsychiatrisch erkrankten Menschen, aber auch die ihres Umfelds, einen hohen Stellenwert. Für verschiedene Gefährdungen existieren inzwischen wichtige Hilfsmittel:

- **Rauch- und Feuermelder** erkennen Rauch bzw. Feuer und lösen einen akustischen Alarm aus oder alarmieren direkt die Feuerwehr.
- **Hitzemelder für den Herd** erkennen Hitzeentwicklung auf dem Herd und deaktivieren diesen, auch wenn noch keine Rauchentwicklung vorliegt. Hitzemelder unterstützen die Selbstständigkeit im häuslichen Umfeld, da weiterhin selbst gekocht werden kann. Bei zu großer Hitzeentwicklung wird der Herd automatisch deaktiviert, um einen Brand zu vermeiden. Im Vergleich zu einer zeitgesteuerten Deaktivierung wird hier der alltägliche Gebrauch nicht eingeschränkt.
- **Kohlenmonoxid-Melder:** Kohlenmonoxid (CO) ist ein geruch- und farbloses Gas, welches bei einer zu hohen Konzentration tödlich wirkt. Die Melder reagieren in Abhängigkeit von der CO-Konzentration innerhalb weniger Minuten und alarmieren das Umfeld durch ein akustisches Signal.
- **Wassermelder** registrieren einen Wasseraustritt und reagieren mit einem akustischen Signal. Auch wenn durch einen Wasserschaden keine unmittelbare Gesundheitsgefahr resultiert, können durch die rechtzeitige Erkennung eines überlaufenden Waschbeckens ein größerer finanzieller Schaden und evtl. auch Stürze vermieden werden.

19.12.2 Erhalt der Selbstständigkeit

Dem Erhalt der Selbstständigkeit kann sowohl im häuslichen als auch im stationären Setting eine hohe Bedeutung beigemessen werden. Auch hier existieren verschiedene Hilfsmittel, die an bestimmte Dinge erinnern oder bei verschiedenen Alltagstätigkeiten unterstützen sollen:

- **Erinnerungshilfen:** Die Geräte unterscheiden sich insbesondere in der Art und Weise der Erinnerung. So sind einfache Tonsignale, Sprachaufnahmen oder Textmitteilungen möglich. Die Geräte, die in Form eines Tablets, Handys oder einer Uhr verfügbar sind, können z. B. regelmäßig zu einer bestimmten Zeit an ein bestimmtes Ereignis erinnern. Auch individuelle Terminerinnerungen sind auf diesem Weg möglich. Elektronische Medikamentenspender sind eine Sonderform der Erinnerungshilfen, da sie einerseits durch ein Tonsignal auf die anstehende Medikamenteneinnahme aufmerksam machen, andererseits aber auch erst dann den Zugang zu den einzunehmenden Medikamenten ermöglichen.
- **Objektfinder** helfen beim Auffinden von verlegten Gegenständen. An dem Gegenstand muss ein Signalgeber in Form eines Anhängers angebracht werden, der über eine Fernbedienung oder auch über eine spezielle Handy-App angesteuert werden kann. Nach der Aktivierung gibt der Signalgeber so lange einen Ton von sich, bis er gefunden und deaktiviert wurde.
- **Kalenderanwendungen:** Kalender verfügen ebenfalls über eine Erinnerungsfunktion, bieten aber darüber hinaus auch eine zeitliche Orientierung im Hinblick auf Uhrzeit, Tag, Monat und Jahr. Teilweise können die Informationen auch über eine Sprachausgabe wiedergegeben werden.
- **Gegenstände mit Sprachausgabe:** Diese Hilfsmittel können als akustische Merkzettel eingesetzt werden und sind insbesondere dann hilfreich, wenn der zu Pflegende nicht mehr oder nicht mehr gut lesen kann. So lassen sich z. B. Sprachaufnahmen zu einem Foto erstellen, wodurch auf Knopfdruck die Namen und der Verwandtschaftsgrad zu den abgebildeten Personen genannt werden. Darüber hinaus sind unterschiedliche Einsatzmöglichkeiten für diese Hilfsmittel denkbar (Erinnerungshilfe, Übermittlung persönlicher Nachrichten, Unterhaltung).

19.12.3 Hilfen bei der Kommunikation

Hilfsmittel im Bereich der Kommunikation unterstützen bei der Kontaktaufnahme und bei der gesellschaftlichen Teilhabe, auch dann, wenn die eigene Wohnung oder das Wohnumfeld nicht mehr verlassen werden kann.

- **Telefone:** Inzwischen gibt es zahlreiche Mobil- und Festnetztelefone, deren Bedienelemente und Menüführung stark vereinfacht wurden. Oftmals besteht auch die Möglichkeit mit einem einzelnen Tastendruck (Kurzwahltasten) nahestehende Personen anzurufen oder einen Notruf auszulösen. Mobiltelefone mit GPS ermöglichen darüber hinaus auch die Auffindbarkeit der Person.
- **Hörverstärker:** Gerade wenn ein Mensch kein Hörgerät nutzen möchte, können Telefon-Hörverstärker die Kommunikation vereinfachen. Diese Geräte werden zwischen Telefon und Hörer des Festnetztelefons angeschlossen und aktivieren sich i. d. R. beim Annehmen des Anrufs selbst. Die Gesprächslautstärke kann meist individuell eingestellt und verstärkt werden.
- **Apps für Computer, Tablet und Handy:** Über spezielle Applikationen (sog. Apps) können verschiedene Funktionen bereitgestellt werden. Im Bereich der Kommunikation gewinnen insbesondere Instant-Messenger wie WhatsApp oder Telegram immer mehr an Bedeutung. Auch Apps zur Videotelefonie bieten eine gute Möglichkeit, mit Angehörigen und Freunden in Kontakt zu bleiben. Die Bedienung, insbesondere an Geräten mit Touch-Funktion, ist oftmals intuitiv möglich.

19.12.4 Körperliche Unterstützung

Rollatoren und Rollstühle sind sicherlich 2 der bekanntesten technischen Hilfsmittel, die mit einem hohen Maß von Akzeptanz und Selbstverständlichkeit in der Pflege eingesetzt werden. Weitere Hilfsmittel zur körperlichen Unterstützung der Pflegenden sind u. a.:

- **Aufstehhilfen:** Lifter, mit denen bewegungseingeschränkte Menschen angehoben, aufgerichtet und bei Bedarf über kurze Strecken transportiert werden können, z. B. zum Umsetzen vom Bett auf die Toilette. Für Pflegende besteht der Vorteil darin, dass Bewegungen kräfteschonend und rückengerecht durchgeführt werden können. Menschen mit Pflegebedarf profitieren von einem höheren Maß an Mobilität. Es ist jedoch auch zu beachten, dass die Personen mit Pflegebedarf angemessen auf den Einsatz des Hilfsmittels vorbereitet werden und dieses angstfrei nutzen können.
- **Badewannenlifter:** Mobilisationshilfen, in unterschiedlichsten Ausführungen, die bei der Mobilisation in die Wanne und aus der Wanne unterstützen. Durch den korrekten Einsatz wird auch Menschen mit einem höheren Pflegebedarf die Nutzung der Badewanne ermöglicht.
- **Transportroboter:** Automatisierte Transporthilfen, die schwere Lasten selbstständig transportieren können. Der Einsatz erfolgt u. a. für den Transport von Essen oder Wäsche. Die Roboter finden den Weg selbstständig, erkennen auch Hindernisse und umfahren diese. Während Pflegenden körperlich belastende und teilweise zeitintensive (pflegefremde) Tätigkeiten abgenommen werden, profitieren die Menschen mit Pflegebedarf von den freigewordenen zeitlichen Ressourcen.

19.12.5 Monitoring

Im Bereich des Monitorings steht die Sicherheit der zu pflegenden Menschen im Vordergrund. Mit fortschreitenden technischen Möglichkeiten ist auch die Anzahl der Hilfsmittel in diesem Bereich stark gewachsen. Die nachstehende Übersicht stellt einige wichtige Hilfen dar:

- **Sturzdetektoren** dienen der Erkennung von Stürzen bzw. auch eines möglichen Sturzrisikos. Eine hohe Bekanntheit haben Sensormatten, die z. B. vor das Bett gelegt werden und beim Betreten einen Alarm auslösen. Pflegende können somit ggf. reagieren bevor ein Sturz geschieht oder schnell vor Ort sein, wenn jemand gestürzt ist. Bettkanten-Sensoren werden zwischen Matratze und Bettlaken angebracht und reagieren, wenn sich der sturzgefährdete Mensch auf die Bettkante setzt. Auch hier können Pflegende ggf. reagieren bevor es zu einem Sturz kommt. Des Weiteren sind inzwischen Notruf-Sender verfügbar, die einen Sturz automatisch erkennen und einen Notruf auslösen können. Für Menschen mit Pflegebedarf liegt der Vorteil neben der Sturzvermeidung bzw. schnelleren Auffindbarkeit nach einem Sturz in einem höheren Maß an Freiheit, da Fixierungen noch weiter reduziert oder ganz verhindert werden können.
- **Bewegungsdetektoren** erkennen Bewegung in einem Raum und reagieren auf festgelegte Art und Weise darauf. Einfache Bewegungsdetektoren werden z. B. dafür eingesetzt, um bei Bewegung ein Licht zu aktivieren. In Verbindung mit der entsprechenden Software können auch Bewegungsprotokolle hinterlegt werden, sodass Abweichungen von normalen Abläufen erkannt und Bezugspersonen oder Pflegende informiert werden können.

B

Beispiel

Herr K., 78 Jahre, lebt trotz seiner demenziellen Erkrankung noch in seiner Eigentumswohnung. Er steht jeden Tag zwischen 7:00 und 7:15 Uhr auf und geht zunächst in die Küche, um Kaffee zu kochen. Anschließend geht er ins Bad und benötigt dort etwa 20 min. Diese Abläufe können in der Software abgespeichert werden, entsprechende Detektoren erkennen die Anwesenheit und Bewegung und gleichen diese mit dem hinterlegten Protokoll ab. Wenn Herr K. z. B. um 7:20 Uhr immer noch nicht aufgestanden ist (es wird keine Bewegung im Schlafzimmer registriert), wird der Mitarbeiter der Hausnotrufzentrale informiert, der zunächst versucht telefonisch Kontakt mit Herrn K. aufzunehmen. Wird niemand erreicht, können Angehörige und/oder der Rettungsdienst verständigt werden.

- **GPS-Ortung:** Erfassung des Aufenthaltsortes über GPS-Empfänger (GPS: Global Positioning System). Der GPS-Empfänger kann z. B. in einer Uhr verbaut sein, wodurch es Angehörigen oder Pflegenden ermöglicht wird, den Aufenthaltsort der unterstützungsbedürftigen Person zu identifizieren. Auch in Verbindung mit einem Notrufsystem erleichtern diese Hilfsmittel das Auffinden orientierungsloser Personen. Trotz des unbestreitbaren Nutzens ist der Einsatz nicht unkritisch zu betrachten, da die Überwachung auch als Freiheitsberaubung (S. 156) gewertet werden kann. Auch hier kann, in Kombination mit der entsprechenden Software, aber ein Freiheitsgewinn erzielt werden. Beim sog. Geofencing (auf Deutsch in etwa „geografischer Zaun") wird eine Begrenzung definiert (z. B. der eigene Garten oder das nähere Umfeld). Beim Überschreiten dieser Begrenzung wird automatisch eine Aktion ausgelöst (z. B. Verständigung der Angehörigen per SMS oder Auslösung eines Notrufs). Menschen mit Pflegebedarf können somit von einem höheren Bewegungsradius profitieren, das Auffinden bei Orientierungslosigkeit wird dennoch unterstützt.

19.12.6 Unterstützung bei der Dokumentation

Für Pflegende besteht ein großes Unterstützungspotenzial im Bereich der Dokumentation. Die direkte Erfassung von erhobenen Daten oder durchgeführten Tätigkeiten mittels Smartphone, Tablet oder Notebook kann eine Zeitersparnis darstellen und reduziert ggf. die Fehlerquote im Vergleich zu einer später durchgeführten Dokumentation. Außerdem ist hierdurch ein schneller und unkomplizierter Zugriff auf alle relevanten Daten möglich. Der **Beachtung datenschutzrechtlicher Vorgaben** ist hier eine besondere Bedeutung beizumessen.

19.12.7 Roboter

Roboter gehören sicherlich noch nicht zum Alltag in der Versorgung gerontopsychiatrischer Patienten. Die sich stetig entwickelnden technischen Möglichkeiten erhöhen jedoch die Möglichkeiten für Pflegende, wie auch für Menschen mit Pflegebedarf. Neben den bereits genannten Transportrobotern sind insbesondere Roboter mit Erinnerungsfunktion von Interesse. Diese können z. B. an die Medikamenteneinnahme erinnern oder zum Trinken auffordern. Neben diesen, häufig unkritisch betrachteten Bereichen, werden Roboter auch zur sozialen und emotionalen Unterstützung eingesetzt. Zu nennen ist hier z. B. die Roboter-Robbe „Paro", die ein lebendiges Robbenbaby simulieren soll und u. a. bei demenziell erkrankten Menschen zur Verbesserung der Stimmung eingesetzt wird. Der Einsatz der Roboter-Robbe ist mit dem von Therapietieren zu vergleichen: Paro registriert die Reaktion seines Interaktionspartners und reagiert darauf. Auch „Pepper" ist ein Roboter aus dem Bereich der sozialen und emotionalen Unterstützung, der häufig im Bereich der Aktivierung und Unterstützung eingesetzt wird. Auf seiner Brust ist ein Tablet angebracht, über das Videos abgespielt oder Internetseiten aufgerufen werden können. Er zielt somit ebenfalls auf die Interaktion mit dem zu pflegenden Menschen ab.

Der Einsatz von Robotern im sozialen und emotionalen Bereich ist kritisch zu betrachten. Es gilt jedoch auch festzuhalten, dass Roboter immer nur eine **Unterstützung** für Pflegende darstellen können und diese nicht ersetzen sollen. Sie sind ebenso ein Hilfsmittel wie z. B. Aufstehhilfen und können deren Arbeit sinnvoll unterstützen, sie jedoch nicht selbstständig ausführen.

19.13 Evidenzbasierung der nicht medikamentösen Verfahren

Nicht medikamentöse Interventionen und Therapien lassen sich kaum durch doppelt verblindete, plazebokontrollierte, randomiserte Studien überprüfen. In der Regel handelt es sich um Kohortenstudien, manchmal auch mit einer parallel laufenden Kontrollgruppe. Oft ist die Fallzahl in diesen Studien gering, sind die Outcome-Kriterien unscharf und die Methoden stark divergent. So muss allein aus methodischen Gründen der **Wirksamkeitsnachweis gering** ausfallen.

Die mit Abstand meisten Studien zur Wirkung nicht medikamentöser Verfahren liegen für Verhaltensänderungen von Menschen mit Demenz vor. Dies bezieht sich auf die Beeinflussung der psychomotorischen Unruhe, der Agitation, von Schlafstörungen, Stimmungsschwankungen, Apathie oder auch auf den Erhalt der kognitiven Fähigkeiten.

Systematische Literaturrecherchen und Reviews können einen Überblick über die unterschiedlichen Methoden und deren Wirksamkeit bei verschiedenen Symptomatiken geben. Die Gesundheitswissenschaftlerinnen Claudia Meyer und Fleur O'Keefe (2020) kommen in der Zusammenfassung von 38 Studien zu nicht medikamentösen Interventionen bei Menschen mit Demenz zu den folgenden Empfehlungen:

► **Herausfordernde Verhaltensweisen**
- Musik
- sensorische Stimulation
- Lichttherapie
- simulierte Anwesenheit (von Angehörigen mittels Video oder Tonaufnahmen)
- wertschätzende Therapie

► **Funktionelle Kapazität**
- kognitives Training
- körperliches Training
- Reminiszenztherapie
- Lichttherapie
- transkutane elektrische Nervenstimulation (TENS)

► **Stimmungsschwankungen**
- Musik
- psychologische Interventionen
- Reminiszenztherapie

Mit dem Schwerpunkt auf psychosoziale Interventionen bei Menschen mit Demenz kommt der Neuropsychiater Alexander Kurz (2013) zusammenfassend zu der folgenden Schlussfolgerung (► Tab. 19.8).

Die Rehabilitations- und Gesundheitswissenschaftlerin Suzanne M. Dyer und Kolleginnen (2018) fanden in einem Vergleich von systematischen Reviews zu pharmakologischen und nicht pharmakologischen Interventionen in der Behandlung von psychischen und Verhaltensauffälligkeiten bei Demenz zwar nur moderate bis schwache Wirksamkeitsnachweise bei den psychologischen Interventionen, der Musiktherapie oder kognitivem und körperlichem Training gegenüber den stärkeren Wirksamkeitsnachweise des Einsatzes von Antipsychotika oder Antidementiva. Werden jedoch die **unerwünschten Wirkungen** der einzelnen Interventionen verglichen, so sind diese bei den pharmakologischen Interventionen deutlich stärker. Aus diesem Grund wird zunächst der **Einsatz nicht pharmakologischer Methoden** empfohlen.

Tab. 19.8 Psychosoziale Interventionen bei Menschen mit Demenz (Quelle: Reprinted by permission from Springer Nature Customer Service Centre GmbH: Springer Nature Der Nervenarzt Psychosoziale Interventionen bei Demenz, Prof. Dr. A. Kurz © Springer-Verlag Berlin Heidelberg [2013]).

Ziel	Intervention	Wirksamkeitsnachweis	Indikation (Schweregrad der Demenz)
Verbesserung und Aufrechterhaltung kognitiver Leistungen	kognitive Stimulation (allgemeine kognitive Anregung)	Ja	Leicht- bis mittelgradig
	kognitives Training (Übungen zu bestimmten kognitiven Fähigkeiten)	Ja	Leicht- bis mittelgradig
Stärkung des emotionalen Wohlbefindens	psychoedukative Patientengruppen	Nein	Leichtgradig
	Aktivitätsaufbau	Ja	Leicht- bis mittelgradig
	Erinnerungstherapie	Ja	Leicht- bis mittelgradig
	Validation	Nein	Mittelgradig bis schwer
	Selbsterhaltungstherapie	Nein	Mittelgradig bis schwer
Milderung von Verhaltenssymptomen	Verhaltensmanagement	Fraglich	Mittelgradig bis schwer
	multisensorische Stimulation (Snoezelen)	Nein	Schwer
	Aromatherapie	Ja	Mittelgradig bis schwer
	Musiktherapie	Ja	Mittelgradig bis schwer
	simulierte Zuwendung	Nein	Schwer
	Tier-Therapie	Nein	Mittelgradig bis schwer
Ausgleich von Defiziten, Förderung der Funktionsfähigkeit im Alltag	kognitive Rehabilitation	Fraglich	Leicht- bis mittelgradig
	Ergotherapie	Ja	Leichtgradig bis schwer
Unterstützung pflegender Angehöriger	Psychoedukation	Ja	Leichtgradig bis schwer
	Entlastungsstrategien	Ja	Leichtgradig bis schwer
	Multikomponentenprogramme für Angehörige	Ja	Leichtgradig bis schwer

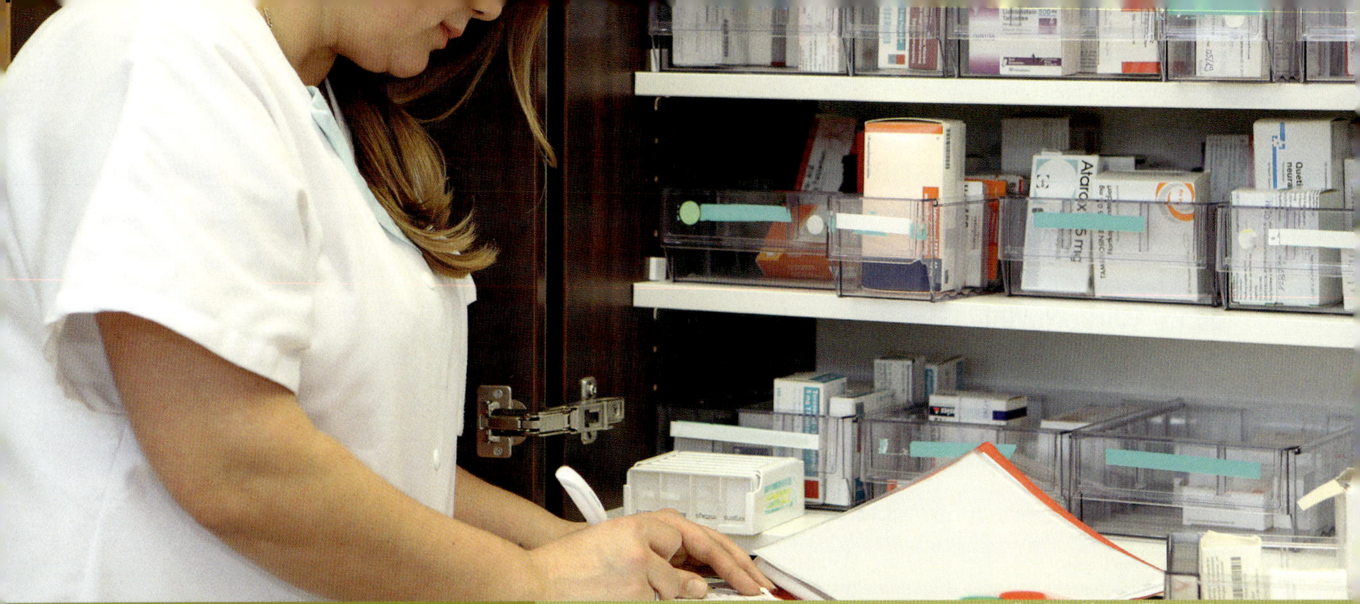

Quelle: © K. Oborny/Thieme Group

Kapitel 20

Pharmakotherapie

20 Pharmakotherapie

20.1 Grundlagen der Pharmakologie im Alter

20.1.1 Wirkprinzipien der Psychopharmaka

Psychopharmaka besitzen eine jahrhundertelange Tradition. Bereits Naturvölker setzten psychotrope Extrakte aus Pflanzen zur Therapie, aber auch als berauschende Substanzen zur Erweiterung des Bewusstseins ein. Alkohol ist ein seit Jahrtausenden gebräuchliches Mittel zur Stimmungsaufhellung. Nikotin und Koffein steigern die Konzentration.

Das Gehirn eines Menschen verfügt über ca. 100 Milliarden Nervenzellen, die durchschnittlich 10 000 Verbindungspunkte untereinander ausbauen. Über diese sog. **Synapsen** „kommunizieren" die Zellen miteinander, d. h. die elektrische Aktivität wird durch Überträgerstoffe (**Neurotransmitter**) über einen kleinen Spalt auf die benachbarte Zelle biochemisch weitergeleitet. Ein komplexer Mechanismus gegenseitiger **Hemmung**, **Anregung** sowie **Modulation** innerhalb verschiedener zusammengeschalteter Kreise oder Regionen der Neurone stellt die neurophysiologische Entsprechung unserer Gedanken, Emotionen, Motivationen, Wahrnehmungen, Erinnerungen usw. dar. Den Neurotransmittern gemeinsam ist die Produktion und Speicherung in kleinen Bläschen (**Vesikeln**) in der präsynaptischen Nervenendigung. Erfolgt ein Reiz, so werden sie in den synaptischen Spalt ausgeschüttet, um an den **Rezeptormolekülen** der postsynaptischen Membran eine Reaktion in Gang zu setzen, die wiederum eine elektrische Reaktion auslösen kann (▸ Abb. 20.1). Diese Rezeptorbindestellen sind mehr oder weniger spezifisch für die einzelnen Neurotransmitter. Sie sind allerdings unterschiedlich im Gehirn verteilt und können bestimmten Systemen zugeordnet werden.

Zusatzwissen

Für die generelle neurophysiologische **Aktivität des Gehirns** sind 2 Substanzen wesentlich: das Glutamat und die γ-Aminobuttersäure (GABA). Sie erledigen den größten Teil der Botendienste zwischen den Nervenzellen. Glutamat erhöht die Erregbarkeit der postsynaptischen Zellmembran, während seine Gegenspielerin GABA die Erregbarkeit herabsetzt.

Neben dieser Regulation der Grundaktivität des Gehirns existieren zahlreiche weitere Neurotransmitter, die in der Lage sind, diese Aktivität systemspezifisch zu modulieren (▸ Tab. 20.1). Im Unterschied zur recht schnellen Regulation wirkt die Modulation weitaus langsamer. Bei den modulatorischen Neurotransmittern lassen sich Monoamine, Peptide und Hormone unterscheiden.

Definition

Psychopharmaka sind natürliche oder synthetische Substanzen, die mehr oder weniger spezifisch die Wirkung der Neurotransmitter beeinflussen können. Nach den Vorstellungen der biologischen Psychiatrie verändern sie das gestörte Gleichgewicht der Überträgerstoffe zwischen den Neuronen.

Als Wirkmechanismen sind z. B. die **Wiederaufnahmehemmung** in das präsynaptische Neuron, die **Blockade der Rezeptorbindungsstellen** am postsynaptischen Neuron oder die **Hemmung des Abbaus** im synaptischen Spalt bekannt. Eine Auswahl von Substanzen und das Jahr ihrer Einführung zeigt ▸ Tab. 20.2.

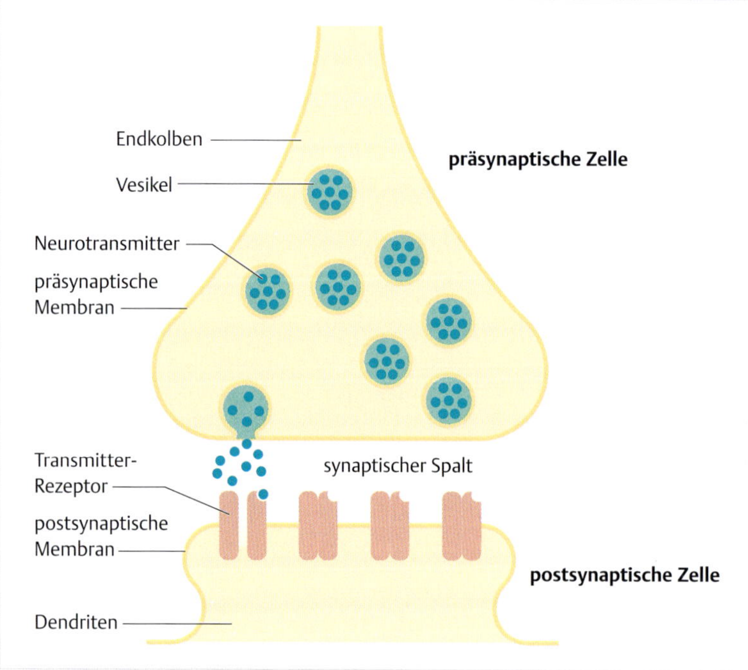

Abb. 20.1 **Reizweiterleitung.** Schema einer Synapse [Abbildung basiert auf Angaben aus: Markwardt 2015].
(Quelle: Synapsen. In: I care Anatomie, Physiologie. 2., aktual. Aufl. Stuttgart: Thieme; 2020)

Tab. 20.1 Ausgewählte Neurotransmitter und ihre Wirkung auf die Psyche.

Neurotransmitter	Beispiel der Funktion im Gehirn	Beispiele für Folgen, wenn beeinträchtigt
Acetylcholin	Lernen, Gedächtnis	Delir
Glutamat	Steuerung der Erregbarkeit der Nervenzellen	kognitive Beeinträchtigung, in höheren Konzentrationen zellschädigend
γ-Aminobuttersäure (GABA)	Herabsetzung der Erregbarkeit der Neuronen, Angst mindernd	Ängste, epileptische Anfälle
Noradrenalin	Emotionen, Regulation des Lernens	Depression, Ängste
Dopamin	Denken, interne Belohnung, Steuerung willkürlicher Bewegungen	Wahn, Halluzinationen, Manie, Parkinsonsymptome
Serotonin	Emotionen, Schlaf	Depression, Ängste

Tab. 20.2 Ausgewählte Psychopharmaka mit gerontopsychiatrischer Relevanz und ihr Einführungsjahr.

Einführungsjahr	Substanz	Wirkstoffgruppe
1803	Morphium	Opiat
1869	Chloraldurat	Hypnotikum
1903	Barbital	Barbiturat, Hypnotikum, Antikonvulsivum
1938	Chlometiazol	Hypnotikum
1946	Mepromat	Tranquilizer, Hypnotikum
1949	Lithium	Antimanikum, Phasenprophylaktikum
1950	Promethazin	Sedativum, Hypnotikum
1952	Chlorpromazin	Antipsychotikum
1952	Reserpin	Antipsychotikum
1952	Iproniazid	Antidepressivum, MAO-Hemmer
1957	Imipramin	Antidepressivum, TZA
1958	Haloperidol	Antipsychotikum, 1. Generation
1958	Prothipendyl	Antipsychotikum, 1. Generation
1959	Chlorprotixen	Antipsychotikum, 1. Generation
1960	Chlordiazepoxid	Tranquilizer, Benzodiazepin
1961	Pipamperon	Antipsychotikum, 1. Generation

Tab. 20.2 Fortsetzung

Einführungsjahr	Substanz	Wirkstoffgruppe
1963	Diazepam	Tranquilizer, Benzodiazepin
1972	Clozapin	Antipsychotikum, atypisches
1975	Melperon	Antipsychotikum, 1. Generation
1981	Zuclopenthixol	Antipsychotikum, 1. Generation
1982	Zotepin	Antipsychotikum, 2. Generation
1988	Fluoxetin	Antidepressivum, SSRI
1988	Amisulprid	Antipsychotikum, 2. Generation
1993	Tacrin	Antidementivum
1994	Risperidon	Antipsychotikum, 2. Generation
1996	Olanzapin	Antipsychotikum, 2. Generation
1997	Donepezil	Antidementivum
1998	Rivastigmin	Antidementivum
2000	Quetiapin	Antipsychotikum, 2. Generation
2001	Galantamin	Antidementivum
2004	Aripripazol	Antipsychotikum, 2. Generation
2007	Paliperidon	Antipsychotikum, 2. Generation
2013	Loxapin	Antipsychotikum, 2. Generation

MAO = Monoaminooxidase; TZA = trizyklisches Antidepressivum; SSRI = selektive Serotonin-Wiederaufnahmehemmer

Merke

Es gehört zu den Mythen, dass Psychopharmaka das Ziel haben, die Persönlichkeit zu verändern. Richtig eingesetzt, können sie krankheitsbedingt verändertes Verhalten, Empfinden, Wahrnehmen oder Denken günstig beeinflussen. In aller Regel müssen sie jedoch Teil eines differenzierten Therapieplanes sein, der die nicht medikamentösen Therapieformen mit einbezieht.

20.1.2 Veränderter Wirkprozess

Die Wirkung von Psychopharmaka hängt von zahlreichen Faktoren ab. Viele dieser Faktoren verändern sich mit zunehmendem Alter des Patienten (Wood 2002):

- Veränderung der **Resorption**, Abschwächung der Wirkung möglich
  - Erhöhung des pH-Werts der Magensäure
  - Reduktion der Entleerungsrate des Magens
  - Reduktion der Darmdurchblutung
  - Ausdünnung und Reduktion der Absorptionsoberfläche im Gastrointestinaltrakt
- Veränderung des **Abbaus**, Verstärkung der Wirkung möglich
  - Reduktion des Drüsengewebes der Leber
  - Redkution der metabolischen Aktivität
  - Reduktion der hepatischen mikrosomalen Enzymaktivität
  - Umverteilung des posthepatischen regionalen Blutflusses
- Veränderung des **Verteilungsvolumens**, je nach Substanz Abschwächung oder Verstärkung der Wirkung möglich
  - Reduktion der Körperflüssigkeit
  - Reduktion des Plasmaalbumins
  - relatives Ansteigen des Körperfettes
- Veränderung der **Ausscheidung**, Verstärkung der Wirkung möglich
  - Reduktion der glomerulären Filtration
  - reduzierte Funktion der Nierentubuli
  - Umverteilung des postrenalen regionalen Blutflusses

20.1.3 Problem der Polypharmazie

Neben den altersassoziierten Veränderungen der Resorption, des Transports, des Abbaus sowie der Ausscheidung gilt es im Rahmen einer medikamentösen Therapie alter Menschen weitere pharmakologisch herausfordernde Aspekte zu berücksichtigen. So sind bei der Verordnung von Psychopharmaka die empfohlenen regelmäßigen Untersuchungen bestimmter Laborparameter, wie z. B. zur Beurteilung des Blutbildes oder der Nieren- und Leberfunktion sowie eine regelmäßige EKG-Ableitung einzuhalten (Benkert u. Hippius 2019).

Die altersbedingte Multimorbidität bringt meistens eine **Polypharmazie** mit sich: Mehrfacherkrankungen werden mit unterschiedlichen Medikamenten meist verschiedener medizinischer Disziplinen behandelt. Häufig ist jedoch nicht genau bekannt, wie sich die einzelnen Medikamente zueinander verhalten. Sind pharmakologische Studien an über 65-Jährigen nach wie vor eher die Ausnahme, so sind solche, die eine gleichzeitige Einnahme mehrerer Medikamente berücksichtigen, noch viel seltener. Dabei können sich die einzelnen Substanzen in vielfacher Hinsicht wechselseitig beeinflussen: sie können sich gegenseitig bei der Resorption behindern oder um die Transporteiweiße im Blut konkurrieren.

Medikamente können **synergistisch**, aber auch **antagonistisch** wirken. Die eine Substanz kann damit die Wirkung einer anderen verstärken (z. B. bei Blutdrucksenkung), eine andere die Wirkung jedoch abschwächen (z. B. bei Inkontinenz).

Cytochrom-P450-System

Zusatzwissen

Das **Cytochrom-P450-System** besteht aus einer ganzen Familie von Enzymen des oxidativen Abbaus in der Leber. Es gewinnt in der Pharmakotherapie zunehmend an Bedeutung, da sich die einzelnen Medikamente in diesem System unterschiedlich verhalten, so z. B. als Substrate, Enzyminhibitoren oder Enzyminduktoren. Durch diese Vorgänge beeinflussen sich Medikamente in ihrem Abbau deutlich.

Wird das Medikament über denselben Zweig des mikrosomalen Systems der Leber (z. B. das Cytochrom-P450-System) wie andere abgebaut, so können Medikamente miteinander konkurrieren. Noch problematischer sind jedoch Abläufe, in denen ein Medikament den Abbau eines anderen in diesem System blockiert (**Enzyminhibition**) oder an einer anderen Stelle anstößt (**Enzyminduktion**). Beides führt in Abhängigkeit von der verursachenden Substanz zu erheblichen Veränderungen des Plasmawirkspiegels und muss bedacht werden, wenn dieses Medikament nicht mehr weitergegeben wird. Das Absetzen solcher Enzyminduktoren oder -inhibitoren beeinflusst nämlich die Serumkonzentration der verbleibenden Substanzen. Andererseits kann die Enzyminhibition dazu führen, dass der im Abbau behinderte Wirkstoff eine Konzentration im Serum erreicht, die mit schweren Nebenwirkungen oder sogar tödlichen Verläufen einhergeht. Da z. B. Grapefruitsaft einen solchen Enzyminhibitor enthält, darf er nicht zusammen mit Medikamenten zu sich genommen werden.

QT_C-Zeit-Verlängerung

Bei der OT-Zeit handelt es sich um einen Teil der elektrischen Herzaktion, dem sog. Aktionspotenzial. Verlängert sich diese Zeit wegen einer angeborenen Erkrankung oder wegen der Einnahme QT_C-Zeit-verlängernder Medikamente (dies sind nicht nur Psychopharmaka!), so können 2 elektrische Herzaktionen quasi „zusammenstoßen", d. h. während die erste noch nicht beendet ist, beginnt schon die nächste. Die Folge können Herzrhythmusstörungen bis hin zu einem tödlich verlaufenden Kammerflimmern sein.

Aus diesem Grund sollte für die Dauer der Einnahme von Psychopharmaka in regelmäßigen Abständen ein EKG geschrieben werden.

Sonstige

▸ **Hyponatriämie.** Je nach Schweregrad führt eine Hyponatriämie zu einem Hirnödem mit Kopfschmerzen, Übelkeit, Tremor und epileptischen Anfällen. Bei langsamer Entwicklung über mehrere Tage stehen Müdigkeit, Verwirrtheit, Inappetenz und Veränderung der Persönlichkeit im Vordergrund.

▸ **Serotoninsyndrom.** Das Serotoninsyndrom ist gekennzeichnet durch Symptome, die durch eine Erhöhung des Neurotransmitters Serotonin oder serotoninähnlich wirksame Substanzen verursacht sind. Charakteristisch sind motorische und kognitive Störungen sowie Verhaltensveränderungen bis hin zum Koma. Häufig treten Symptome auf wie z. B. Veränderungen der psychischen Verfassung, Ruhelosigkeit, Myoklonien, gesteigerte Reflexe, Schwitzen, Schüttelfrost und Tremor.

20.1.4 Medikamentenempfindlichkeit und inadäquate Verordnung

Mit dem Alter steigt auch die Empfindlichkeit gegenüber den sog. unerwünschten Nebenwirkungen. Es wird geschätzt, dass bis zu 30% aller Krankenhauseinweisungen von alten Menschen in Zusammenhang mit diesen Effekten stehen. Psychopharmaka können eine Vielzahl unerwünschter körperlicher Symptome verursachen, umgekehrt können Medikamente überhaupt erst eine (geronto-)psychiatrische Symptomatik provozieren. Als häufigstes Krankheitsbild ist an dieser Stelle das Delir (S. 220) zu nennen, dessen zweithäufigste Ursache neben der Exsikkose bzw. Elektrolytverschiebung die Einnahme von anticholinerg oder dopaminerg wirksamen Substanzen ist.

Potenziell inadäquate Medikation für ältere Menschen

Sensibilisiert durch die zuvor beschriebene Problematik wurde bereits Anfang der 90er Jahre an der Universität Georgia (USA) von der Arbeitsgruppe um den Geriater Mark Beers ein Instrument zur Optimierung der Arzneimitteltherapie älterer Patienten vorgestellt. Dieses wurde in den darauffolgenden Jahren mehrfach angepasst. Die Liste umfasst Wirkstoffe mit ihren potenziellen Nebenwirkungen bei alten Menschen. Darüber hinaus werden bestimmte unerwünschte Wirkungen in Bezug zur Verordnung von einzelnen Wirkstoffen gesetzt. Angeregt durch diese Beers-Liste wurde im Jahre 2010 insbesondere für die Verordnungspraxis in Deutschland im Verbundprojekt Priscus eine ähnliche Liste erarbeitet. Beide Listen beziehen sich auf Medikamente, die im geriatrischen oder gerontopsychiatrischen Zusammenhang verordnet werden, d. h. sowohl Psychopharmaka als auch sonstige Wirkstoffgruppen. Beide Listen können kostenfrei über das Internet abgerufen werden.

Fit fOR The Aged

Einen etwas anderen Weg der Beurteilung haben der Gerontopsychopharmakologe Martin Wehling und der Geriater Heinrich Burkhardt beschritten. Im Unterschied zu der Beers- bzw. Priscus-Liste benennen sie nicht nur beim alten Menschen ungünstige oder zu vermeidende Wirkstoffe, sondern sie beschreiben auch Wirkstoffgruppen, die bei alten Menschen gut eingesetzt werden können. Das Konzept mit dem Namen Fit fOR The Aged (FORTA) unterteilt die Arzneimittel in 4 unterschiedliche Kategorien, die in ▶ Tab. 20.3 dargestellt sind.

Die FORTA-Liste liegt seit 2017 als App vor und kann über die entsprechenden Stores aus dem Internet kostenlos heruntergeladen werden.

20.1.5 Praktische Probleme

Neben den zuvor skizzierten medizinischen Aspekten gibt es weitere Gesichtspunkte zu berücksichtigen, die auf anderen altersbedingten Veränderungen basieren. Das verringerte Tastgefühl erschwert die **Handhabung von Medikamentenblistern** (▶ Abb. 20.2).

Auch eine **misstrauische Wahrnehmung** der Umwelt kann zu einer unzuverlässigen Einnahme führen. Wird die entsprechende Person in ein Krankenhaus eingeliefert oder zieht sie in ein Altenheim ein und erhält weiter die zuvor verschriebene Dosis, kann es plötzlich zu Über- oder Unterdosierungen kommen.

Merke M!

Die Gabe von Psychopharmaka im Alter gehört in die Hand eines erfahrenen Arztes. Sollte der behandelte Mensch nicht mehr in der Lage sein, z. B. im Rahmen einer Demenz, sein Empfinden zuverlässig zu beschreiben, ist der Arzt umso mehr auf die enge Zusammenarbeit mit Pflege- und Betreuungspersonen angewiesen.

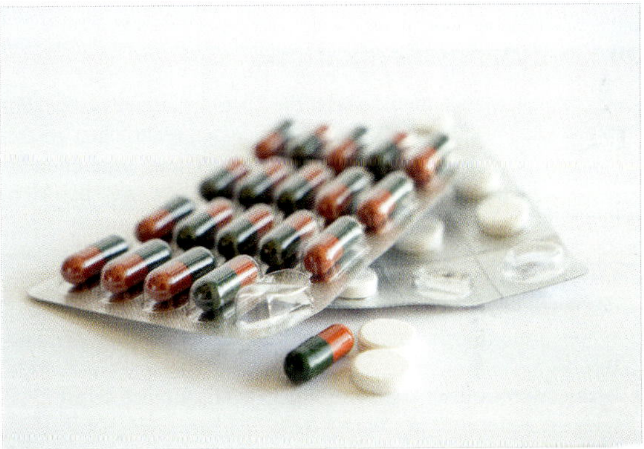

Abb. 20.2 Medikamentenblister. Eine Tablette aus einem Blister zu lösen, zu greifen und einzunehmen stellt für viele ältere Menschen eine Herausforderung dar. (Quelle: © K. Oborny/Thieme Group)

Tab. 20.3 Kategorisierung von Medikamenten nach Fit fOR The Aged (FORTA).

Kategorie	Beurteilung
A	Unverzichtbar: Arzneimittel wurde schon an älteren Patienten in größeren Studien geprüft, Nutzenbewertung fällt eindeutig positiv aus.
B	Vorteilhaft: Wirksamkeit ist bei älteren Patienten nachgewiesen, aber es gibt Einschränkungen bezüglich der Sicherheit und Wirksamkeit.
C	Fragwürdig: Es liegt eine ungünstige Nutzen-Risiko-Relation für ältere Patienten vor. Die genaue Beobachtung von Wirkungen und Nebenwirkungen ist erforderlich. Wenn mehr als 3 Arzneimittel gleichzeitig eingenommen werden, wird empfohlen, diese Arzneimittel als erste wegzulassen. Der Arzt sollte nach Alternativen suchen.
D	Vermeiden: Diese Arzneimittel sollten fast immer vermieden werden. Der Arzt sollte Alternativen finden. Die meisten Substanzen aus dieser Gruppe sind meistens auch auf Negativlisten wie der Priscus-Liste zu finden.

20.1.6 Medikamente in der Pflege

Dem Zusammenwirken von Medizin und Pflege kommt auch bei der Vergabe von Psychopharmaka eine große Rolle zu. Psychisch kranke, alte Menschen können aus vielerlei Gründen bei der Einnahme von Medikamenten Hilfe benötigen. Hilfebedarf bei der Einnahme von Medikamenten stellt einen häufigen Grund der Verschreibung ambulanter Pflegeleistungen dar und ist in den stationären Einrichtungen nahezu die Regel. Den Pflegenden kommt darüber hinaus bei der Indikationsstellung einer Psychopharmakotherapie in den Fällen eine wesentliche Bedeutung zu, in denen die Erkrankten nicht in der Lage sind, ihre Befindlichkeiten, Symptome usw. zuverlässig verbal zu äußern. Psychische Diagnostik des alten Menschen umfasst vorrangig die Verhaltensanalyse des Betroffenen, die sich meist erst aus der Fremdanamnese ergibt. Oder, um es zugespitzt zu formulieren: Im Falle von dementen Menschen behandelt der Arzt weniger den Betroffenen selbst, als vielmehr die Beobachtungen und Dokumentationen der Pflegenden bezüglich der Verhaltensweisen dieser Menschen.

Merke M!

Pflegenden kommt bei der Indikationsstellung einer Psychopharmakatherapie eine besondere Bedeutung zu, da deren Beobachtungen dem verordnenden Arzt häufig als Entscheidungsgrundlage dienen müssen.

20.1.7 Zwangsmedikation

Die Gabe von Medikamenten setzt die Zustimmung des aufgeklärten und einsichtsfähigen Patienten oder dessen rechtlichen Vertreters voraus (S. 150). Die erzwungene Verabreichung gegen den erklärten Willen oder bei Zustimmungsunfähigkeit, z. B. bei Menschen mit Demenz oder geistiger Behinderung, setzt voraus, dass

- der Betroffene ohne diese Maßnahme in seiner Gesundheit **erheblich gefährdet** ist.
- der Betroffene im Rahmen einer psychischen Erkrankung in seiner „freien" **Willensbildung** krankheitsbedingt **beeinträchtigt** ist.
- **kein anderes Mittel** zur Abwehr der Gefahr für sich selbst und/oder für andere zur Verfügung steht.
- die ergriffenen Zwangsmaßnahmen **verhältnismäßig** sind und nicht selbst mit einer erheblichen Gefahr für die Gesundheit oder das Leben des Erkrankten einhergehen.
- die erzwungene Medikation das geeignete Mittel darstellt, die krankheitsbedingte Gefährdung mit **großer Aussicht auf Erfolg** zu behandeln.

Die getroffenen Maßnahmen bedürfen vorab einer richterlichen Genehmigung. Ist Gefahr im Verzug, können sie sofort ergriffen werden. In diesem Fall ist die Genehmigung der Zwangsmaßnahmen beim rechtlichen Vertreter bzw. bei Gericht nachzuholen.

Das Beimischen von Medikamenten in die Nahrung oder Getränke, z. B. bei Menschen mit Demenz, wird kritisch gesehen. Einerseits ist dies manchmal der einzige Weg, lebensnotwendige Medikamente zu verabreichen, andererseits bestätigt dieses Vorgehen das Misstrauen des dementen Bewohners oder Patienten, einmal abgesehen von den ethischen Implikationen dieses Vorgehens. Auf jeden Fall bedarf auch dieses Vorgehen der Zustimmung des rechtlichen Vertreters. Darüber hinaus wird dieses Vorgehen inzwischen als Zwangsmaßnahme angesehen, die einer richterlichen Genehmigung bedürfte. Aktuell (Dezember 2020) liegt dieser Sachverhalt dem Bundesverfassungsgericht zur Entscheidung vor.

Merke M!

Das Beimischen von Medikamenten in die Nahrung oder in Getränke ist grundsätzlich zu vermeiden. Falls es in Ausnahmefällen unumgänglich ist, muss im Einzelfall beim zuständigen Amtsgericht eine richterliche Genehmigung erfragt werden.

20.1.8 10 Regeln für den Einsatz von Psychopharmaka

Der Gerontopsychiater und Palliativmediziner Klaus Maria Perrar und der Pflegewissenschaftler Detlef Rüsing haben bereits im Jahre 2006 Regeln für den Einsatz von Psychopharmaka bei Menschen mit Demenz zusammengestellt, die im Folgenden in erweiterter Form dargestellt werden.

▸ **1. Beschreiben und dokumentieren Sie die psychischen Symptome möglichst konkret.** Für den behandelnden Arzt sind – neben den Äußerungen des psychisch kranken alten Menschen selbst – die beobachteten Verhaltensweisen von wesentlicher Bedeutung, um sie psychopathologischen Symptomen und letztlich einer psychischen Erkrankung zuordnen zu können. Zur Diagnosestellung benötigt er Antworten auf die folgenden Fragen:

- Wie verhält sich der betroffene Mensch?
- Was äußert er verbal oder nonverbal?
- Wie sehen die (psychopathologischen) Symptome aus?
- Seit wann, wie häufig, bei wem und in welcher Situation oder zu welcher Tageszeit treten sie auf?
- Gibt es Situationen, in denen sie **nicht** auftreten?
- Und schließlich: Leidet der betroffene Mensch überhaupt unter den Symptomen?

▸ **2. Suchen Sie nach möglichen Ursachen der Symptome.** Zahlreiche psychische Symptome können durch sehr unterschiedliche Krankheiten, aber auch durch Umfeldbedingungen verursacht sein. Dabei muss – gerade beim multimorbiden alten Menschen – ein psychisches Symptom nicht automatisch auch psychisch begründet sein. Körperliche Störungen oder Erkrankungen können sich auch in psychischen Verhaltensänderungen äußern. Zu beantwortende Fragen sind in diesen Fällen:

- Gibt es mögliche Ursachen im sozialen oder räumlichen Umfeld der betroffenen Person?
- Gibt es Anzeichen auf körperliche Ursachen des zu behandelnden Symptoms, z. B. Schmerzen, Entzündungen, Harnverhalt, Obstipation, Flüssigkeitsmangel, Mangelernährung?

Berücksichtigen Sie, dass gerade der demente oder akut verwirrte Mensch sein Befinden mit fortschreitender Krankheit nicht mehr adäquat in Worte fassen kann – insbesondere im nahen zeitlichen Zusammenhang mit der Änderung anderer Medikamente.

- Kann das Symptom Folge einer neuen oder geänderten Medikation sein?

Geben Sie Ihre Beobachtung an den behandelnden Arzt weiter.

▸ **3. Stellen Sie die Symptome im Rahmen einer Teambesprechung oder Fallkonferenz vor.** Wie zuvor bereits skizziert, reicht die alleinige Gabe von Psychopharmaka zur Behandlung von psychischen Störungen bei alten Menschen in aller Regel nicht aus. Sieht man einmal von psychiatrischen Notfällen ab, in denen sofort reagiert werden muss, bedarf es gerade bei chronischen Symptomen eines differenzierten Therapieplanes, der auch andere Interventionen bzw. Ressourcen des Betroffenen mitberücksichtigt. Sowohl in der ambulanten als auch in der stationären

Pflege ist es deshalb ratsam, im interdisziplinären Team gemeinsam nach alternativen Umgangs- und Verhaltensmöglichkeiten gegenüber den psychischen Symptomen zu suchen, die den Einsatz von Psychopharmaka und damit das Risiko unerwünschter Wirkungen ersparen helfen. Beteiligen Sie unbedingt die Angehörigen an Ihren Überlegungen oder Planungen.

▸ **4. Informieren Sie sich über erwünschte und unerwünschte Wirkungen des Medikamentes und berücksichtigen Sie diese in der Krankenbeobachtung bzw. Pflegeplanung.** Teil der Therapieplanung muss auch die Kenntnis über die zu erwartenden Resultate, aber auch der möglichen unerwünschten Wirkungen sein. Für Pflegende bedeutet dies, für die gegebenen Medikamente zu beachten:

- Welche unerwünschten Wirkungen, Risiken bzw. Gegenanzeigen müssen erwogen werden?
- Welche Wechselwirkungen hat das gewählte Medikament mit anderen einzunehmenden Substanzgruppen?
- Welche pflegerischen Maßnahmen sind zu ergreifen?

Informieren Sie den behandelnden Arzt über alle Medikamente, die die betroffene Person zum aktuellen Zeitpunkt einnimmt. Im Idealfall werden diese Aspekte bereits mit der (Bezugs-)Pflegeperson und dem Patienten selbst bzw. seiner gesetzlichen Vertretung im Rahmen der Visite besprochen.

▸ **5. Beobachten Sie den Bewohner/Patienten regelmäßig hinsichtlich möglicher medikamentöser Nebenwirkungen.** Hat man sich gemeinsam zu einer Therapie mit Psychopharmaka entschlossen, so muss ein besonderes Augenmerk der pflegerischen Beobachtung auf möglichen unerwünschten Wirkungen liegen. Diese Beobachtungen sind nicht nur schriftlich zu dokumentieren, sondern gerade in den ersten Wochen einer Behandlung an den verschreibenden Arzt weiterzugeben. Fragen, die sich in diesem Zusammenhang stellen, sind:

- Gibt es Anzeichen für unerwünschte Wirkungen?
- Ist das zu behandelnde oder evtl. neu hinzugetretene Symptom vielleicht die Folge der eingeleiteten medikamentösen Behandlung?
- Gibt es Anzeichen dafür, dass die behandelte Person unter der Medikation leidet, u. U. sogar mehr als unter den eigentlichen Symptomen?

▸ **6. Geben Sie dem Medikament genügend Zeit für den Wirkungseintritt.** Manche Psychopharmaka (z. B. Antidepressiva, Antipsychotika) benötigen mehrere Tage oder gar Wochen, bis die erwünschte Wirkung eintritt. In diesen Fällen hilft auch nicht, durch rasche Aufdosierung oder häufige Bedarfsgabe ein Verschwinden der Symptome „erzwingen zu wollen“.

Merke

In der Regel wird der Arzt den Goldstandard der Psychopharmakatherapie im Alter anwenden: Starte mit einer einzelnen Substanz in niedriger Dosierung. Dies ist i. d. R. ein Drittel bis die Hälfte der Dosis für jüngere Menschen. Steigere die Dosis nur langsam – start low, go slow. Wo immer möglich, werden Ärzte mehrere Medikamente gleichzeitig vermeiden, denn viel hilft selten viel.

▸ **7. Nutzen Sie Ihren pflegerischen Handlungsspielraum, wenn der behandelnde Arzt eine Bedarfsgabe anordnet.** Nicht jedes Psychopharmakon, z. B. gegen plötzlich einschießende Ängste, muss ständig gegeben werden. Häufig reicht auch die situationsbezogene, einzelne Gabe zur Verhinderung von Krisensituationen. Das Ausschöpfen der verordneten Bedarfsgabe hilft dem behandelnden Arzt bei der richtigen Dosisfindung. In diesem Sinne ist „Bedarf“ gleichbedeutend mit: „Du darfst“. Es ist nicht zu rechtfertigen, auf eine dauerhafte Gabe eines Medikamentes zu drängen, ohne dass die Bedarfsanordnung in ausreichendem Maße ausgeschöpft ist. Die Anordnung muss einen klaren Anlass/eine Indikation definieren, die Stärke der Einmaldosis und ggf. den Zeitpunkt für eine erneute Gabe bzw. Tageshöchstdosis umfassen.

Merke

Falls Unklarheiten über Anlass, Dosis oder Häufigkeit der Gabe bestehen, bitten Sie den Mediziner, seine Verordnung umgehend zu konkretisieren.

▸ **8. Achten Sie auf die korrekte Einnahme des Medikaments.** Wie im Kapitel „Veränderter Wirkprozess“ (S. 394) beschrieben, ist die Aufnahme eines Medikamentes von zahlreichen Faktoren abhängig wie des pH-Werts der Magensäure, der Magen-Darm-Mobilität usw. Aber auch gleichzeitig eingenommene Lebensmittel verändern die Resorption. Sie können also durch diese Einnahmeformen einen großen Teil der Wirkung des Medikaments aufheben. Geben Sie also das Psychopharmakon nicht zusammen mit größeren Mengen Milch, denn sie bindet das Medikament. Kaffee und Schwarztee fördern die schnellere Ausscheidung und Fruchtsäfte können mit dem Medikament als schwer lösliche Komplexe reagieren. Ebenso ist eine gleichzeitige Gabe mit Antazida zur Bindung von Magensäure zu vermeiden, denn diese Substanzen binden auch das Medikament. Gleiches gilt für Kohlekompretten. Laktulose beschleunigt die Darmpassage und verringert dadurch die Resorption. Darüber hinaus gibt es noch spezielle Besonderheiten: So dürfen Parkinsonmedikamente, die Dopamin enthalten, nicht zusammen mit eiweißreicher Nahrung gegeben werden.

Merke

Vorsicht: Nicht jedes Präparat lässt sich mörsern. Fragen Sie im Zweifel den Apotheker bezüglich Einnahmezeiten, Mörserbarkeit, Sondengängigkeit usw.

Die 7 „R's“ der Medikamentengabe müssen beachtet werden:

- richtiger Patient/Bewohner
- richtiges Medikament
- richtige Darreichungsform
- richtige Haltbarkeit
- richtige Dosierung
- richtige Uhrzeit
- richtige Dokumentation

▸ **9. Hinterfragen Sie gemeinsam mit dem behandelnden Arzt regelmäßig, mindestens vierteljährlich, die Notwendigkeit der weiteren Gabe des Psychopharmakons.** Auch wenn der Patient oder Bewohner noch so gut medikamentös „eingestellt“ ist, trauen Sie sich regelmäßig – spätestens alle 3 Monate – die Notwendigkeit einer weiteren Gabe von Psychopharmaka mit dem behandelnden Arzt zu diskutieren. Wäre ein langsames, wochenweises Ausschleichen des Medikamentes zu befürworten? Menschen mit Demenz leiden häufig nur vorübergehend und kurzfristig an psychischen Begleitsymptomen. Aber: Menschen mit einer schizophrenen oder einer rezidivierenden manisch-depressiven Psychose benötigen u. U. lebenslang Psychopharmaka zur Verhinderung eines Rückfalls.

► **10. Achten Sie darauf, dass das Psychopharmakon tatsächlich zu einer Verbesserung der Lebensqualität des betroffenen Menschen führt.** Nicht jedes psychische Symptom ist zu jeder Zeit des Behandlungsverlaufes völlig zum Erlöschen zu bringen. Die Gabe von Psychopharmaka kann keine dauerhaft glücklichen, symptomfreien Menschen bewirken und Befindlichkeitsstörungen gehören zur Normalität des Alltages – im Alter vermutlich noch mehr als in jungen Jahren. Psychiatrische Polypharmazie ist selten angezeigt und führt nicht selten dazu, dass ein Patient unter den Begleitwirkungen der Therapie mehr leidet als unter den behandelten Symptomen. Kontrollieren Sie also regelmäßig, ob das Medikament in dem erwarteten Sinne zur Verbesserung der Lebensqualität des behandelten Menschen beiträgt. Wenn nicht, geben Sie diese Information zwecks Überprüfung oder Anpassung der Medikation an den behandelnden Arzt weiter.

Lernaufgabe

Gibt es in Ihrer Einrichtung **gemeinsame** Visiten mit Ärzten und Bezugspflegenden oder Bereichsleitung (ggf. unter Beteiligung der Patienten bzw. rechtlichen Vertreter), in denen über eine Psychopharmakatherapie gesprochen wird?

Wenn nein, regen Sie die Einführung einer gemeinsamen Visite zu diesem Thema an!

20.2 Allgemeine Vorbemerkung zu den Medikamentengruppen

Wegen der Vielfalt der Präparate wird im Folgenden auf die Darstellung der einzelnen Handelsnamen bzw. Darreichungsformen verzichtet. Die überwiegende Mehrzahl der genannten Medikamente ist auch als sog. Generika erhältlich. Da es sich in diesen Fällen bei der Namensgebung meist um die Nennung des Wirkstoffes handelt, wurden sie der Übersichtlichkeit halber nicht mit in die Liste der Handelsnamen aufgenommen, da bei ihnen bereits aus dem Handelsnamen der Wirkstoff zu ersehen ist. Bei den Angaben zur Dosierung handelt es sich um Orientierungsgrößen. Sie können individuell sehr unterschiedlich sein und von Patient zu Patient erheblich schwanken.

Darüber hinaus benötigen multimorbide oder demente Patienten i. d. R. eine niedrigere Dosis als körperlich gesunde. Eine weitere Ausnahme stellen die alt gewordenen Patienten mit einer chronischen Psychose dar. Sie haben meist ihr Leben lang Psychopharmaka in z. T. deutlich höheren Dosierungen eingenommen. Die vorgenommene Auswahl stellt keinerlei Präferenz für das eine oder andere Medikament dar. Die genannten unerwünschten Wirkungen sind ebenfalls eine Auswahl und erheben keinen Anspruch auf Vollständigkeit. Es wurde ein Schwerpunkt auf die Nebenwirkungen gelegt, die im Alltag i. d. R. der pflegerischen Beobachtung zugänglich sind. Die zahlreichen für die verschreibenden Mediziner bedeutsamen sonstigen unerwünschten Nebenwirkungen und/oder Interaktionen mit anderen Substanzgruppen konnten nur begrenzt mit aufgenommen werden. **Die Auflistung ersetzt keinesfalls die Berücksichtigung der jeweiligen Fachinformationen.** Bei dem Verdacht des Auftretens von Nebenwirkungen muss der behandelnde Arzt informiert werden.

Die Auswahl der Medikamente und deren Dosierung liegen in der Verantwortung des verordnenden Arztes (zur Vertiefung z. B. Dreher 2017, Benkert u. Hippius 2019).

Lernaufgabe

Schaffen sie sich einen Überblick, welche Psychopharmaka und in welcher Indikation in Ihrer Einrichtung eingesetzt werden.

20.3 Medikamente gegen Demenz

Mittel gegen Demenz oder Antidementiva verbessern die Hirnleistung. Darunter werden die Aufmerksamkeit, die Orientierung, die Gedächtnisfunktionen, das Konzentrations- und Auffassungsvermögen sowie das Urteils- und Denkvermögen gefasst. Darüber hinaus können sie die Beeinträchtigung der Alltagsaktivitäten positiv beeinflussen. Neuere Studien lassen eine Wirksamkeit z. B. der Acetylcholinesterasehemmer auch auf begleitende Symptome einer Demenz wie Halluzinationen oder Wahnerleben vermuten. Dies betrifft insbesondere die Lewy-Körper-Demenz und die Parkinson-Demenz. Generell sind die durch die Antidementiva erzielbaren Verbesserungen jedoch nicht sehr ausgeprägt und eher dazu geeignet, den Verlauf der Demenzerkrankung zu verzögern. Die Behandlung ist symptomatisch; an der zugrunde liegenden Pathologie verändern sie nichts. Das bedeutet, dass sie auch nur eine zeitlich begrenzte Wirksamkeit zeigen. Diese Wirksamkeit ist zudem unterschiedlich stark belegt. Substanzen sind z. B. **Acetylcholinesterasehemmer**, **Memantin** und das bereits seit längerem auf dem Markt verfügbare **Ginkgo biloba**.

20.3.1 Acetylcholinesterasehemmer

Cholinerge Neurone sind wesentlich an der Funktion des Gedächtnisses beteiligt. Neben weiteren Wirkmechanismen vermindern die Acetylcholinesterasehemmer hauptsächlich den Abbau des Neurotransmitters Acetylcholin. Sie finden schwerpunktmäßig Einsatz bei der leichten bis mittelschweren Alzheimer-Demenz. Einzelne Studienergebnisse zeigen auch Hinweise auf eine Wirksamkeit bei der Lewy-Körper-Demenz und der Parkinson-Demenz. Die Wirksamkeit ist abhängig von der Dosierung. Abhängig von der Verträglichkeit sollte deshalb eine langsame Aufdosierung bis zur empfohlenen Maximaldosis erfolgen. Die Dosierung entnehmen Sie bitte ► Tab. 20.4. Kontraindikationen und Nebenwirkungen sind in ► Tab. 20.5 aufgeführt.

Tab. 20.4 Dosierung von verschiedenen Acetylcholinesterasehemmern.

Wirkstoff (Beispiel Handelsname)	Dosierung zu Beginn	Steigerungsdosis
Donepezil (Arizept)	einschleichend 5 mg als Einmalgabe zur Nacht	nach 4 Wochen Steigerung auf 10 mg/24 h
Rivastigmin (Exelon)	oral: einschleichend 1,5 mg, bei guter Verträglichkeit auch 2 × 1,5 mg/24 h transdermal: einschleichend 4,6 mg/24 h	alle 2–4 Wochen Steigerung bis 6–12 mg verteilt auf 2 Tagesdosen oder bei transdermaler Anwendung nach 4 Wochen Steigerung auf 9,5 mg/24 h bis 13,3 mg/24 h
Galantamin (Reminyl)	einschleichend 4 mg, bei guter Verträglichkeit 2 × 4 mg	alle 4 Wochen Steigerung bis 16–24 mg, verteilt auf 2 Tagesdosen oder Einmalgabe bei retardierter Form

Tab. 20.5 Kontraindikationen und Nebenwirkungen von Antidementiva.

Substanz	Handelsnamen (Beispiele)	ausgewählte Kontraindikationen und Anwendungsbeschränkungen	ausgewählte unerwünschte Wirkungen
Acetylcholinesterase-hemmer	Aricept, Exelon, Reminyl	Bradykardie, schwere Leberinsuffizienz, Magengeschwür, Asthma bronchiale	Übelkeit, Erbrechen, Diarrhö, Obstipation, abdominelle Schmerzen, Schwindel, Bradykardie, Muskelkrämpfe, Müdigkeit, Schlaflosigkeit, Unruhe, Zunahme der Verwirrtheit, Tremor, depressive Stimmungslage
Glutamat-Modulator (Memantin)	Axura, Ebixa	schwere Störungen der Nierenfunktion, Epilepsie	Halluzinationen, Verwirrtheit, Kopfschmerzen, Schwindel, Müdigkeit, Angstzustände, Erbrechen, erhöhter Muskeltonus, Krampfanfälle, gesteigerte Libido
Ginkgo Biloba	Gingium, Rökan, Tebonin	in Kombination mit blutgerinnungshemmenden Medikamenten	Magen-Darm-Beschwerden, allergische Hautreaktionen, Blutungen

20.3.2 Glutamat-Modulator

Das Memantin wirkt als NMDA-Rezeptorantagonist modulatorisch auf einen überschießenden Kalziumeinstrom in die Nervenzelle, der diese Zelle in ihrer Funktion beeinträchtigt. Es ist zugelassen für mittelschwere bis schwere Alzheimer-Demenzen. Es gibt Hinweise auf Wirksamkeit bei vaskulären Demenzen. Kontraindikationen und Nebenwirkungen entnehmen Sie bitte ▸ Tab. 20.5.

▸ **Dosierung.** Memantin wird einschleichend dosiert mit Beginn 2,5 mg, bei guter Verträglichkeit auch 5 mg/d. Steigerung wöchentlich auf bis zu 2 × 10 mg tägl.

20.3.3 Kombination Acetylcholinesterasehemmer mit Memantin

Die Datenlage zur Wirksamkeit einer Kombinationsbehandlung von Acetylcholinesterasehemmer mit Memantin ist widersprüchlich und nicht abschließend geklärt. Sie kann im Einzelfall am ehesten mit dem Wirkstoff Donepezil versucht werden.

20.3.4 Ginkgo Biloba

Das Wirkprinzip des bereits in den 1980er Jahren zugelassenen pflanzlichen Gingko-Biloba-Extraktes Egb 761 ist nicht einheitlich. Vermutet werden eine Hemmung der Thrombozytenaggregation und antioxidative Eigenschaften zur Verminderung des zellulären „Stresses". Die Indikation besteht in der symptomatischen Behandlung hirnorganisch bedingter Leistungsstörungen. Auch wenn es bei höheren Dosierungen mit 240 mg Tagesdosis vereinzelte Hinweise auf eine Verbesserung kognitiver Fähigkeiten gibt, wird keine generelle Empfehlung ausgesprochen, da der Wirksamkeitsnachweis bei demenziellen Syndromen als nicht ausreichend erbracht gilt. Eine Behandlung mit Ginkgo Biloba Egb 761 auf Kognition bei Patienten mit leichter bis mittelgradiger Alzheimer-Demenz oder vaskulärer Demenz und nichtpsychotischen Verhaltenssymptomen kann jedoch erwogen werden (DGPPN u. DGN 2016). Kontraindikationen und Nebenwirkungen entnehmen Sie bitte ▸ Tab. 20.5.

20.3.5 Sonstige Wirkstoffe

Für die Wirksamkeit zahlreicher weiterer Wirkstoffe in der Behandlung der Demenz liegt nur ungenügende bis keine Evidenz vor. So wird die Gabe von Vitamin E, nichtsteroidalen Antiphlogistika, Nootropika oder Hormonersatz nicht empfohlen (DGPPN u. DGN 2016).

20.4 Medikamente gegen affektive Störungen

20.4.1 Medikamente gegen depressive Episoden

Antidepressiva gelten als das Mittel der Wahl bei depressiven Episoden. Daneben beeinflussen sie auch Angst-, Zwangs- oder Schmerzsymptome günstig. Durch die Gabe von unterschiedlichen antidepressiv wirksamen Substanzgruppen wird versucht, die Dysbalance der Neurotransmitter Serotonin und/oder Noradrenalin medikamentös auszugleichen.

Der Mechanismus besteht in einer Hemmung der Wiederaufnahme der Neurotransmitter Noradrenalin und/oder Serotonin. Ein weiteres Prinzip ist die Hemmung des Abbaus von Noradrenalin. Beides erhöht die Verfügbarkeit der Botenstoffe an den präsynaptischen Rezeptorbindungsstellen.

Antidepressiva werden zum einem nach ihrer chemischen Struktur, zum anderen nach ihrem Wirkmechanismus unterschieden. Zu den Ersteren zählen die tri- und tetrazyklischen Antidepressiva (TZA), zu den Letzteren die selektiven Serotoninwiederaufnahmehemmer (engl. SSRI) oder die Monoaminooxidasehemmer (MAO-H). Eine weitere Differenzierung betrifft ihre Auswirkung auf den Antrieb im Sinne einer Aktivierung oder Sedierung. Der antidepressive Effekt setzt nach 2–4 Wochen ein, die unerwünschten Wirkungen allerdings bereits früher. Der Patient muss hierüber aufgeklärt werden, damit die Medikation nicht von sich aus zu früh abgesetzt wird.

Für den alten Menschen gelten mittlerweile die neueren Antidepressiva wie die SSRI als Mittel der ersten Wahl. Dies ist v. a. durch das günstigere Nebenwirkungsprofil begründet. Das heißt aber nicht, dass in ausgewählten Einzelfällen nicht auf die zwar nebenwirkungsreicheren, aber gut erprobten TZA zurückgegriffen werden kann.

▸ **Dosierung.** Die Dosierungsangaben können individuell stark schwanken. Meist muss man sich bei älteren Patienten am unteren Dosisbereich orientieren. Für zahlreiche Substanzen liegen mittlerweile Referenzwerte für eine Kontrolle der Wirkstoffspiegel im Serum vor (▸ Tab. 20.6).

Tab. 20.6 Dosisbereiche von ausgewählten Antidepressiva.

Substanz	Handelsnamen (Beispiele)	Tagesdosis
Beispiele trizyklischer Antidepressiva		
Doxepin (sedierend)	Aponal, Doneurin, Mareen	25–150 mg
Amitriptylin (sedierend)	Amineurin, Novoprotect, Saroten	25–150 mg
Trimipramin (sedierend)	Stangyl, Trimidura	25–150 mg
Clomipramin (aktivierend)	Anafranil	25–150 mg
Nortriptylin (aktivierend)	Nortrilen	25–150 mg
Beispiel tetrazyklischer Antidepressiva		
Maprotilin (sedierend)	Deprilept, Ludiomil, Maprolu	25–150 mg
Beispiele selektiver Serotoninwiederaufnahmehemmer (SSRI)		
Escitalopram	Cipralex	5–10 (–20) mg
Citalopram	Cipramil	10–20 (–40) mg
Sertralin	Gladem, Zoloft	50–100 mg
Paroxetin	Paroxat, Seroxat, Tagonis	20–40 mg
Beispiele selektiver Serotonin- und Noradrenalinwiederaufnahmehemmer (SSNRI)		
Venlafaxin	Trevilor	75–300 mg
Duloxetin	Cymbalta	60–120 mg
Mirtazapin	Remergil	15–45 mg
Beispiel reversibler Monoaminooxidasehemmer (MAOH)		
Moclobemid	Aurorix	150–450 mg
Beispiele anderer Antidepressiva		
Trazodon (sedierend)	Thombran	25–200 mg
Agomelatin	Valdoxan	25–50 mg
Beispiel pflanzlicher Antidepressiva		
Johanniskraut	Jarsin, Neuroplant, Remotiv	mind. 900 mg Hyperikumextrakt

▸ **Unerwünschte Wirkungen.** Die unerwünschten Nebenwirkungen der einzelnen Antidepressiva sind vielfältig und unterscheiden sich stark nach den einzelnen Substanzen (▸ Tab. 20.7). Im Alter problematisch sind die anticholinergen Wirkungen, die v. a. bei den TZA auftreten können.

20.4.2 Medikamente gegen manische Episoden

Ausgeprägt manische Zustandsbilder werden i. d. R. mit Antipsychotika (S. 402) und **Sedativa** (Beruhigungsmittel) behandelt.

20.4.3 Medikamente gegen bipolare Verläufe/Phasenprophylaktika

Affektive Störungen können rezidivierend oder in Form eines bipolaren Verlaufes, d. h. mit depressiven und manischen Symptomen auftreten. Um das Auftreten erneuter Episoden zu verhindern, werden sog. Phasenprophylaktika oder „Stimmungsstabilisierer" (sog. „Mood stabilizer") eingesetzt, über deren Wirkprinzip letztlich wenig bekannt ist.

Beispiele für Medikamente gegen bipolare affektive Störungen sind:

- Lithiumsalze
- Carbamazepin
- Valproat

▸ **Unerwünschte Wirkungen.** Beispiele unerwünschter Wirkungen der Phasenprophylaktika sind in ▸ Tab. 20.8 aufgeführt.

Tab. 20.7 Beispiele unerwünschter Wirkungen von Antidepressiva.

Nebenwirkungen	TZA	SSRI/SNRI	reversible MAO-H
kardiovaskulär	QT_c-Zeit-Verlängerung Tachykardie Verstärkung pektanginöser Beschwerden Herzrhythmusstörungen orthostatische Hypotonie	QT_c-Zeit-Verlängerung	Hypertonie
zentrales Nervensystem/Psyche	Konzentrationsstörungen Unruhe Sedierung Verstärkung manischer Symptome Verwirrtheit bis hin zum Delir (Bewusstseinslage!) Schwindel Tremor Myoklonien generalisierte epileptische Anfälle sexuelle Dysfunktion	Unruhe Schlafstörungen Kopfschmerzen Tremor sexuelle Dysfunktion Hyponatriämie	Unruhe Schlafstörungen Kopfschmerzen Ängste Verstärkung psychotischer oder manischer Symptome
Auge	verschwommenes Sehen Glaukomanfall reduzierte Tränenflüssigkeit	–	–
Magen-Darm-Trakt	trockener Mund, in Folge: Schluckstörungen, Parotitis, Candidainfektion reaktive, vermehrte Flüssigkeitsaufnahme Gewichtszunahme Verschlechterung einer diabetischen Stoffwechsellage Obstipation bis hin zu paralytischem Ileus	Übelkeit Erbrechen Durchfälle, selten auch Obstipation abdominelle Beschwerden Gewichtsverlust, aber auch -zunahme gastrointestinale Blutungen	Übelkeit Erbrechen Durchfälle, selten auch Obstipation abdominelle Beschwerden
ableitende Harnwege	Harnverhalt	–	–
Haut	trockene Haut allergisches Exanthem	–	–

Tab. 20.8 Beispiele unerwünschter Wirkungen der Phasenprophylaktika.

Substanz	Handelsnamen (Beispiele)	unerwünschte Wirkungen
Lithiumsalze	Hypnorex retard, Quilonum	• Müdigkeit • Gewichtszunahme • Polyurie • Durchfälle • Übelkeit • Tremor • EKG-Veränderungen **Achtung:** strenge Spiegelkontrollen notwendig, da geringe therapeutische Breite
Carbamazepin	Finlepsin, Sirtal, Tegretal, Timonil	• Müdigkeit • Schwindel • Ataxie • Sehstörungen (auch Doppelbilder) • Exantheme • Veränderungen von Blutparametern wie Blutbild, Leberwerte • Bradykardie • EKG-Veränderungen
Valproat	Convulex, Ergenyl, Leptilan, Orfiril	• Gewichtsabnahme aber auch -zunahme • Übelkeit, Erbrechen, Durchfälle • Haarausfall • Sedierung • Enzephalopathie • Tremor • Halluzinationen • Veränderungen von Blutparametern wie Leberwerte, Gerinnung

20.5 Medikamente gegen psychotische Störungen

Antipsychotika werden gegen psychotische Symptome wie Wahn und Halluzinationen eingesetzt. Ein Teil dieser Gruppe beeinflusst auch die psychomotorische Antriebssteigerung, Agitiertheit oder Aggressivität positiv. Die Behandlung ist symptomatisch und es spielt im Alltag keine Rolle, ob diese Symptome im Rahmen einer paranoid-halluzinatorischen Schizophrenie, einer wahnhaften Depression, einer Manie oder einer organischen Psychose auftreten. Die meisten Substanzen besitzen allerdings nur eine Zulassung für die Therapie einer Schizophrenie.

Das Wirkprinzip dieser Medikamentengruppe besteht in einer mehr oder weniger starken **Blockierung der unterschiedlichen Dopaminrezeptoren** am postsynaptischen Neuron. Die Wirkung dieses Botenstoffes wird dadurch vermindert. Meist beeinflussen diese Substanzen auch zahlreiche andere Neurotransmittersysteme. Dies führt einerseits zu erwünschten Wirkungen wie sedierende oder antiemetische Begleiteffekte. Zumeist handelt es sich jedoch um negative Auswirkungen, z. B. in Form von Früh- oder Spätdyskinesien, Parkinsonoid oder anticholinergen Wirkungen.

Die Antipsychotika lassen sich nach unterschiedlichen Kriterien einteilen. Die gebräuchlichste Einteilung bezieht sich auf die Stärke der einzelnen Substanz, gegen psychotische Symptome wirksam zu sein. Man spricht von **hochpotenten** und **niederpotenten** Antipsychotika. Für die 1. Gruppe sind typische Vertreter Haloperidol, Clozapin, Risperidon, Aripiprazol oder Quetiapin, für die 2. Gruppe Melperon, Pipamperon, Prothipendyl oder Chlorprotixen. Die Präparate aus der Gruppe der niederpotenten Antipsychotika werden hauptsächlich zur Sedierung bei psychomotorischen Erregungszuständen oder zum Schlafanstoßen verwendet.

Des Weiteren wird ausgehend der Zuordnung zur chemischen Struktur zwischen **klassischen** und (**neueren**) **atypischen** Antipsychotika unterteilt. Typische Vertreter wären für die 1. Gruppe Haloperidol, Perphenazin oder Benperidol, für die 2. Gruppe Clozapin, Risperidon, Olanzapin, Quetiapin oder Aripiprazol. Die neueren Substanzen gelten bei gleicher Wirksamkeit als besser verträglich und verursachen deutlich weniger Früh- bzw. Spätdyskinesien. Es wird auch von den Antipsychotika der 1. oder 2. Generation gesprochen.

▸ **Dosierung.** Die Dosierungsangaben können individuell und nach Krankheitsbild sehr schwanken. Meist muss man sich bei älteren Patienten am unteren Dosisbereich orientieren. Dies gilt insbesondere für Menschen mit einer Demenz. Wegen der ausgeprägten anticholinergen Wirkungen werden niederpotente, trizyklische Präparate im Alter i. d. R. gemieden. Sie finden allerdings insbesondere bei alt gewordenen (chronischen) Psychotikern aus dem schizophrenen Formenkreis nicht selten noch Anwendung, v. a. dann, wenn diese Therapie schon über Jahrzehnte notwendig war. Meist benötigen sie auch eine höhere Dosierung. Für zahlreiche Substanzen liegen mittlerweile Referenzwerte für eine Kontrolle der Wirkstoffspiegel im Blut vor (▸ Tab. 20.9 und ▸ Tab. 20.10). Die Angaben in Klammern beziehen sich auf Höchstgaben in der stationären Behandlung bzw. für diesen Personenkreis.

Tab. 20.9 Beispiele niederpotenter Antipsychotika mit chemischer Zuordnung und Dosierungsbereich.

Substanz	Handelsnamen (Beispiele)	chemische Gruppe	Tagesdosis
Melperon	Eunerpan, Harmosin, Melneurin	Butyrophenon	10–150 mg (–300 mg)
Pipamperon	Dipiperon	Butyrophenon	10–120 mg (–240 mg)
Chlorprothixen	Truxal	Trizyklikum	15–150 mg
Levomepromazin	Levium, Neurocil	Trizyklikum	10–50 mg (–100 mg)
Promethazin	Atosil, Closin, Proneurin	Trizyklikum	10–150 mg
Prothipendyl	Dominal	Trizyklikum	40–240 mg
Zuclopentixol	Ciatyl-Z	Trizyklikum	3–30 mg

Tab. 20.10 Beispiele hochpotenter Antipsychotika mit chemischer Zuordnung und Dosierungsbereich.

Substanz	Handelsnamen (Beispiele)	chemische Gruppe	Tagesdosis
„klassische"			
Haloperidol	Haldol	Butyrophenon	1–4 mg (–10 mg)
Flupentixol	Fluanxol	Trizyklikum	3–15 mg
Perphenacin	Decentan	Trizyklikum	4–8 mg (–24 mg)
„atypische"			
Clozapin	Leponex	Trizyklikum	12,5–125 mg
Olanzapin	Zyprexa	Trizyklikum	5–10 mg (–15 mg)
Quetiapin	Seroquel	Trizyklikum	25–100 mg (–400 mg)
Risperidon	Risperdal	Benzioxazol	0,5–1 mg (–4 mg)
Aripripazol	Abilify	–	10–30 mg
Amisulprid	Solian	Benzamid	100–400 mg (–800 mg)

20.5.1 Unerwünschte Wirkungen

Die unerwünschten Nebenwirkungen der einzelnen Antipsychotika sind vielfältig und unterscheiden sich stark nach den einzelnen Substanzen. Im Alter sehr problematisch sind die anticholinergen Wirkungen, die v. a. bei den trizyklischen Präparaten auftreten können. Bei den trizyklischen Substanzen sind prinzipiell ähnliche unerwünschte Wirkungen zu erwarten wie bei den trizyklischen Antidepressiva (vgl. TZA, ▸ Tab. 20.7). Neben diesen anticholinergen Wirkungen ist auch mit antiadrenergen zu rechnen. Die dadurch auftretenden hypotonen Dysregulationen führen zu einer erhöhten Sturzgefahr.

► Klassische Antipsychotika

► **Frühdyskinesien.** Über die Blockade der Dopaminrezeptoren beeinflussen die Antipsychotika auch das extrapyramidale System. Bereits zu Beginn der Behandlung können Frühdyskinesien auftreten, die sich in Zungenschlundkrämpfen sowie Verkrampfungen der Nacken- oder Rumpfmuskulatur äußern. Die Zunge kann unwillkürliche Bewegungen machen oder es kann zu Blickkrämpfen kommen. Diese Situation wird von den Betroffenen und ihren Angehörigen als dramatisch erlebt, die Symptome verschwinden aber nach Absetzen des Medikamentes. Es kann auch versucht werden, mit Biperiden die Symptomatik zu behandeln.

► **Parkinsonoid.** Ein Fünftel der behandelten Menschen entwickeln unter den Antipsychotika ein medikamentös bedingtes Parkinsonoid. Die motorische Beweglichkeit vermindert sich, es zeigen sich ein kleinschrittiger Gang und ein erhöhter Muskeltonus. Der Schluckakt ist beeinträchtigt und es kommt zu einem vermehrten Speichelfluss. Finger und Hände beginnen zu zittern, die Mimik ist vermindert.

► **Sitzunruhe (Akathisie).** Manchmal werden die Patienten unter der Medikation unruhiger. Sie beginnen zu trippeln und können kaum noch ruhig stehen oder sitzen. Dieses Phänomen wird als Sitzunruhe oder Akathisie bezeichnet und von Pflegenden häufig als „paradoxe" Wirkung eigentlich sedierender Antipsychotika interpretiert. Es kann ebenfalls bei etwa einem Fünftel der Patienten auftreten.

► **Spätdyskinesien.** Besonders belastend sind die Spätdyskinesien, die sich bereits nach wenigen Monaten einer antipsychotischen Behandlung einstellen können. Die Zunge wird unwillkürlich herausgestreckt, begleitet von Schmatzen und Grimassieren der Mund- und Gesichtsmuskulatur. Die überschießenden, unwillkürlichen Bewegungen können auch auf die übrige Muskulatur übergreifen, insbesondere die der oberen Extremitäten. Die Behandlung ist äußerst schwierig und häufig ohne anhaltenden Erfolg. Es wird davon ausgegangen, dass über die Jahre hinweg ein Drittel der behandelten Patienten eine solche Symptomatik entwickelt, die die Lebensqualität erheblich beeinträchtigt.

► **Malignes neuroleptisches Syndrom.** Eine sehr seltene, aber lebensgefährliche unerwünschte Wirkung ist die Entwicklung eines malignen neuroleptischen Syndroms, das v. a. zu Beginn einer Therapie auftreten kann. Der Muskeltonus des Erkrankten ist erhöht und er ist bewusstseinsgestört. An vegetativen Zeichen zeigen sich Fieber, vermehrtes Schwitzen, Tachykardie und Tachypnoe. Der Blutdruck ist labil. In den Blutuntersuchungen sind typischerweise die Kreatininkinase (CK) und die Leukozyten erhöht. Der Zustand muss umgehend intensivmedizinisch behandelt werden, da die Letalität bei 20 % liegt.

► **Atypische Antipsychotika.** Die atypischen Antipsychotika zeigen v. a. in Bezug auf die extrapyramidalen Wirkungen eine meist bessere Verträglichkeit, jedoch muss prinzipiell mit ähnlichen unerwünschten Wirkungen wie bei den klassischen gerechnet werden. Zum Teil sind sie auch dosisabhängig. Das Clozapin zeigt zwar mit Abstand die geringsten extrapyramidalen Wirkungen, dafür ist es aber stark anticholinerg wirksam und geht gehäuft mit Blutbildveränderungen einher, weshalb eine engmaschige, mind. monatliche Kontrolle des Blutbildes notwendig ist. In den ersten 19 Wochen sind sie sogar wöchentlich vorgeschrieben.

20.5.2 Antipsychotika bei Demenz

Nach langjähriger Diskussion und Auswertung zahlreicher Forschungsergebnisse muss davon ausgegangen werden, dass sowohl die klassischen als auch die atypischen Antipsychotika bei Menschen mit Demenz mit einem erhöhten Morbiditäts- und Mortalitätsrisiko einhergehen. Die Behandlung von psychotischen Symptomen und Agitiertheit sollte nur dann mit diesen Substanzen geschehen, wenn die Symptomatik sehr schwer ist, mit weiteren Komplikationen verbunden ist sowie andere Interventionen erfolglos waren. Es sollte die niedrig wirksamste Dosis gewählt und die Weiterverordnung regelmäßig auf ihre Notwendigkeit hin überprüft werden. Nicht zuletzt setzt die Gabe der Antipsychotika eine besondere Aufklärung des rechtlichen Vertreters des Menschen mit Demenz voraus.

20.6 Medikamente gegen Angst

Angstlösende (anxiolytische) Medikamente wirken überwiegend auf den Rezeptor der γ-Aminobuttersäure (engl. GABA). Sie gehören zu den weit verbreiteten Substanzen und werden häufig verordnet. Die größte Gruppe stellen die **Benzodiazepine** dar. Hintergrund der häufigen Verschreibung ist ihre gute Verträglichkeit, geringe Toxizität und dadurch auch geringe Gefährlichkeit bezüglich von Suizidversuchen im Gegensatz zu z. B. trizyklischen Präparaten. Auf der anderen Seite besitzen sie ein sehr hohes Abhängigkeitspotenzial, das dadurch verstärkt wird, dass bereits nach kurzer Einnahmedauer im Rahmen des Absetzens Entzugssymptome mit Angst, Panik oder Albträumen auftreten können. Sie sollten deshalb nur kontrolliert und für eine begrenzte Zeit verschrieben werden. Im Alter gefürchtet sind auch die langen Halbwertszeiten und die dadurch bedingte Gefahr der Kumulation. Alle Benzodiazepine wirken darüber hinaus mehr oder weniger stark muskelrelaxierend, was die Sturzgefahr beträchtlich erhöht. Im Alter besitzen sie nicht selten eine paradoxe Wirkung mit ausgeprägter Unruhe und Erregung.

Neben den Benzodiazepinen stehen Antidepressiva (v. a. die SSRI) sowie die Einzelsubstanzen Buspiron und das Trizyklikum Opipramol zur Behandlung von Angst im Alter zur Verfügung. Buspiron hat keine sedierenden oder muskelrelaxierenden Eigenschaften. Die angstlösende Wirkung setzt aber erst nach 2–4 Wochen der Einnahme ein. Seit einiger Zeit wird Pregabalin zur Behandlung generalisierter Angststörungen auch im Alter eingesetzt.

► **Dosierung.** Die Halbwertszeiten und Dosierungsbereiche von Benzodiazepinen und anderen Anxiolytika sind in ► Tab. 20.11 aufgeführt. Die Angaben in Klammern beziehen sich auf Höchstgaben in der stationären Behandlung bzw. auf diesen Personenkreis.

► Unerwünschte Wirkungen

► **Benzodiazepine.** Neben der Anxiolyse wirken Benzodiazepine sedierend und machen dosisabhängig müde. Aktive Metaboliten und längere Halbwertszeit führen zu einem Überhang der Wirkung bzw. zu einer Kumulationsgefahr. Durch die negative Beeinflussung der kognitiven Leistungsfähigkeit können sie Konzentrationsstörungen, Gedächtnisstörungen bis hin zur Verwirrtheit verursachen. Durch die Muskelrelaxation und eine Ataxie kann sich die Sturzgefahr erhöhen. Die Sprache kann durch eine Dysarthrie verwaschen klingen. Sie können paradox wirken mit ausgeprägter Unruhe und Erregung. Weitere unerwünschte Wirkungen können sein: Kopfschmerzen, Tremor, Atemdepression (Vorsicht: bei Schlafapnoe), „Pseudodemenz".

Tab. 20.11 Beispiele von Benzodiazepinen und anderen Anxiolytika mit Halbwertszeit und Dosierungsbereich (Tagesdosis).

Substanzen	Handelsnamen (Beispiele)	Halbwertszeit	Dosierungsbereich (Tagesdosis)
Benzodiazepine: bei akutem Angstzustand oder Panikattacke			
Alprazolam	Tafil, Xanax	12–20 h	0,25–2 mg (–4 mg)
Bromazepam	Bramazanil, Durazanil, Lexotanil, Normoc	10–20 h	1,5–6 mg
Diazepam	Valium	20–40 h	2–15 mg
Lorazepam	Tavor	10–20 h	0,5–3 mg (–4 mg)
Oxazepam	Adumbran, Praxiten	5–20 h	10–30 mg
Antidepressiva: bei rezidivierenden Angst- oder Panikattacken			
Escitalopram	Cipralex		5–10 mg (–20 mg)
Citalopram	Cipramil		10–20 mg (–40 mg)
Venlafaxin	Trevilor		75–300 mg
SSRI oder sonstige Anxiolytika: bei Angst- oder Panikstörung, generalisierter Angststörung und aktuell rezidivierenden Angstzuständen			
Escitalopram	Cipralex		5–10 mg (–20 mg)
Venlafaxin	Trevilor		75–300 mg
Opipramol	Insidon		50–150 mg (–300 mg)
Pregabalin	Lyrica		25–150 mg (–300 mg)

▸ **Buspiron.** Buspiron kann mit unerwünschten Wirkungen wie Schwindel, Kopfschmerzen, Nervosität, Erregung, Schlaflosigkeit, Magenbeschwerden, Durchfall und Übelkeit einhergehen. Die Wirkung tritt oft erst nach mehreren Wochen Einnahme ein.

▸ **Opipramol.** Opipramol gehört zu den trizyklischen Substanzen und kann prinzipiell die im Kapitel „Medikamente gegen depressive Episoden" (S. 399) beschriebenen anticholinergen Nebenwirkungen der TZA verursachen (vgl. ▸ Tab. 20.7).

▸ **Pregabalin.** Pregabalin wird hauptsächlich über die Nieren ausgeschieden und muss deshalb bei Niereninsuffizienz angepasst werden. An unerwünschten Wirkungen können auftreten: Benommenheit, Schläfrigkeit, Schwindel, Gangstörungen, Tremor, verschwommenes Sehen, Reizbarkeit, Ödeme.

20.7 Medikamente gegen Hyperaktivität bei Demenz

Die Herausforderung in der Behandlung von Verhaltensänderungen bei Patienten mit Demenz besteht bereits in der Klassifikation dieser Veränderungen. So wird im Rahmen eines therapeutischen Behandlungswunsches häufig unspezifisch von „Unruhe" gesprochen, ohne sich deren komplexer und meist multifaktorieller Verursachung bewusst zu sein. Bei diesem Phänomen kann es sich jedoch einerseits um eine biografisch begründete, individuelle oder um eine demenzbegleitende – also prinzipiell normale und nicht behandlungsbedürftige – Verhaltensweise handeln. Andererseits kann die beobachtbare „Unruhe" Anzeichen unterschiedlicher psychopathologischer Syndrome sein, deren psychopharmakologische Behandlung psychisches Leid vermindern kann. Mit der undifferenzierten Beschreibung oder mangelnden Spezifizierung der „Unruhe" gehen meist unspezifische Behandlungsstrategien einher, die oft mehr schaden als nutzen. Deshalb muss der Entscheidung für eine medikamentöse Behandlung in jedem Fall eine genaue Verhaltensanalyse vorausgehen. Die von Perrar u. Rüsing (2006) vorgestellten 10 Regeln (S. 396) können hier eine Hilfe sein.

Insgesamt liegen nur wenige Studien mit einem deutlichen wissenschaftlichen Nachweis der Wirksamkeit zur medikamentösen Behandlung von Hyperaktivität bei Menschen mit Demenz vor. Die meisten Therapieempfehlungen entstammen daher dem klinischen Erfahrungsalltag und besitzen nur einen geringen Empfehlungsgrad. Die folgenden Behandlungsempfehlungen verstehen unter „Unruhe" Symptome wie agitiertes Verhalten, Enthemmung oder psychomotorische Unruhe und entsprechen damit dem Symptomcluster „Hyperaktivität", wie er in der S3-Leitlinie „Demenzen" (DGPPN u. DGN 2016) beschrieben wird. Bei der Auswahl möglicher Medikamente ist neben der genauen Verhaltensanalyse auch die Kenntnis über psychiatrische Vorerkrankungen wie wiederkehrende depressive oder wahnhafte Episoden bzw. über den Typus der vorliegenden Demenz hilfreich.

Trotz aller berechtigten Kritik an einer häufig zu raschen, zu hoch dosierten, zu unspezifischen und zu lang andauernden Therapie mit Psychopharmaka darf deren Indikation und Wirksamkeit in der Behandlung von Hyperaktivität bei Menschen mit Demenz nicht prinzipiell in Abrede gestellt werden. Eine solche Therapie kann dann erfolgreich sein, wenn sie Teil eines differenzierten und individuellen multiprofessionellen Behandlungskonzeptes ist, welches nicht medikamentöse Zugänge einbezieht. Letztlich gehört sie allerdings in die Hände eines psychopharmakologisch erfahrenen Arztes.

20.7.1 Antidementiva

Antidementiva wie Donepezil (z. B. Aricept) oder Galantamin (z. B. Reminyl) zeigen keine Wirksamkeit bei agitiertem Verhalten. Ein vorsichtig positiver Effekt lässt sich allenfalls für Memantine (z. B. Axura, Ebixa) beschreiben.

20.7.2 Antipsychotika

Bezüglich der Antipsychotika liegen Ergebnisse v. a. für hochpotente Substanzen vor. Dies ist auch darin begründet, dass die in Deutschland weit verbreiteten niederpotenten Wirkstoffe wie Melperon (z. B. Eunerpan), Pipamperon (z. B. Dipiperon), Promethazin (z. B. Atosil), Zuclopenthixol (z. B. Ciatyl) oder Protipendyl (z. B. Dominal) auf Mitteleuropa beschränkt sind und in zahlreichen Ländern nicht zur Verfügung stehen. Dies gilt dann auch für entsprechende Studien. So gibt es Hinweise auf eine Wirksamkeit von Haloperidol (z. B. Haldol) bei aggressivem Verhalten, jedoch nicht bei agitiertem Verhalten. Risperidon (z. B. Risperdal) ist bei beiden Symptomen wirksam. Aripiprazol (z. B. Abilify) wird in der S3-Leitlinie „Demenzen" (DGPPN u. DGN 2016) als alternative Substanz empfohlen, allerdings ist der Wirkstoff für diese Indikation nicht zugelassen. Es handelt sich also um einen sog. Off-Label-Use. Olanzapin (z. B. Zyprexa) sollte wegen der anticholinergen Nebenwirkungen nicht eingesetzt werden.

Auch für die Symptomatik einer gesteigerten Bewegung, eines scheinbar ziellosen Umhergehens und eines repetitiven Durchführens gleichförmiger Bewegungsabläufe gibt es Hinweise auf eine Wirksamkeit von Risperidon (z. B. Risperdal). Ein solcher Behandlungsversuch ist nur dann gerechtfertigt, wenn andere therapeutische Zugänge versagt haben, und der demente Mensch sowie sein soziales Umfeld erheblich unter der Symptomatik leiden bzw. sie durch diese deutlich beeinträchtigt sind. Der Einsatz sollte zeitlich begrenzt sein, da die Symptomatik meist nur vorübergehend ist.

Werden Antipsychotika verschrieben, so muss sowohl bei den nieder- als auch bei den hochpotenten Substanzen das Risiko der erhöhten Mortalität bedacht werden. Eine Verabreichung kann nur bei ausreichend schwerer Symptomatik und fehlender Wirksamkeit von Alternativen gerechtfertigt sein.

20.7.3 Antikonvulsiva

Neben ihrer Wirkung auf epileptische Anfallsleiden wirken Antikonvulsiva auch stimmungsstabilisierend. So existieren Hinweise auf eine günstige Wirkung von Carbamazepin (z. B. Tegretal, Timonil). Jedoch ist auch dieser Wirkstoff nicht für diese Indikation zugelassen. Darüber hinaus interagiert Carbamazepin mit zahlreichen anderen Medikamenten, indem es deren Abbau beschleunigt. Seine Gabe kann also nur nach fehlendem Ansprechen anderer Therapien empfohlen werden. Auch ist das Nebenwirkungsprofil gerade im Alter als ungünstig zu bezeichnen. Dagegen kann eine Behandlung mit Valproat (z. B. Ergenyl, Orfiril) wegen eines fehlenden Wirksamkeitsnachweises für diese Symptomatik nicht empfohlen werden.

20.7.4 Antidepressiva

Für den Wirkstoff Citalopram (z. B. Cipramil) gibt es einen schwachen Wirksamkeitsnachweis bei agitiertem Verhalten. Auch diese Behandlung ist ein Off-Label-Use.

20.7.5 Medikamente bei Hyperaktivität bei sonstigen Krankheitsbildern oder Syndromen

Agitierte Depression und Angst

Depressives und ängstliches Erleben ist ein häufiges Begleitsymptom einer demenziellen Erkrankung. Es kann in allen Phasen einer Demenz auftreten, insbesondere wenn der Betroffene bereits in früheren Jahren an einer depressiven oder Angststörung gelitten hat. Dieses Erleben kann beim agitierten Typus mit einer ausgeprägten Bewegungsunruhe verbunden sein, ohne dass die zugrunde liegende Depression oder Angst direkt erkannt wird. Leiden die Betroffenen sehr unter diesen Symptomen, so kann die Gabe von Antidepressiva erwogen werden. Eingesetzt werden eher sedierende Wirkstoffe wie Mirtazapin (z. B. Remergil) oder Trazodon (z. B. Thombran). Klassische Antidepressiva mit trizyklischer Struktur wie Amitriptylin oder Doxepin (z. B. Saroten, Aponal) sind wegen der ausgeprägten anticholinergen Nebenwirkungen im Alter nicht empfehlenswert. Steht eine ängstliche Symptomatik im Vordergrund, kann auch ein Behandlungsversuch mit Citalopram (z. B. Cipramil) oder Pregabalin (z. B. Lyrica) begonnen werden. Benzodiazepine besitzen zwar eine deutliche angstlösende Wirkung, sind jedoch wegen ihrer muskelrelaxierenden Wirkung nicht zu empfehlen. Darüber hinaus verschlechtern sie die kognitive Leistungsfähigkeit und drohen wegen ihrer meist langen Halbwertszeit im Körper zu kumulieren. Wenn überhaupt auf diese Gruppe zurückgegriffen werden soll, so sind kurzwirksame Substanzen ohne aktive Metaboliten wie Lorazepam (z. B. Tavor) vorzuziehen. Ein situativer Einsatz im Bedarf ist zumeist ausreichend, bei dauernder Gabe setzt i. d. R. ein Gewöhnungseffekt mit Wirkungsverlust ein.

Delir – akuter Verwirrtheitszustand

Akute Verwirrtheit im Sinne eines deliranten Syndroms (S. 220) hat zahlreiche Ursachen und kann zusätzlich zu einer Demenz auftreten. Das hyperaktive Delir ist gekennzeichnet durch eine ausgeprägte Bewegungsunruhe. Wesentlich für die Behandlung ist das Erkennen der meist körperlichen Ursachen. Diese sollten zunächst im Fokus der Therapie stehen und erst in 2. Linie folgt eine psychopharmakologische Behandlung. Empfohlen wird der (kurzfristige!) Einsatz von Haloperidol (z. B. Haldol), Risperidon (z. B. Risperdal) oder Quetiapin (z. B. Seroquel).

Schmerzen

Menschen mit einer mittleren oder schweren Demenz können sich nicht mehr zuverlässig verbal zu ihren Schmerzen äußern. Es kann vielmehr davon ausgegangen werden, dass eine Vielzahl an sog. herausfordernden Verhaltensweisen wie z. B. psychomotorische Unruhe oder Agitiertheit durch ein Schmerzerleben bedingt sind. Sollte die Verhaltensanalyse gestützt durch spezifische Assessments wie die BESD oder das BISAD Hinweise auf Schmerzen ergeben (S. 308), so ist eine analgetische Behandlung indiziert.

Enthemmung bei frontotemporaler Demenz

Agitiertes, enthemmtes Verhalten ist ein häufiges Symptom eines Typus der frontotemporalen Demenzen. In einer kleinen Studie zeigte das Antidepressivum Trazodon (z. B. Thombran) einen günstigen Effekt auf Verhaltenssymptome wie Agitiertheit (Lebert et al. 2004). In weiteren Studien oder Einzelfallberichten (DGPPN u. DGN 2016) zeigten Wirkstoffe wie Paroxetin (z. B. Seroxat), Memantine (z. B. Axura, Ebixa) oder Galantamin (z. B. Remenyl) keine signifikanten Effekte auf dieses Verhalten. So kann wegen der begrenzten Aussagekraft der durchweg kleinen Studien keine Behandlungsempfehlung gegeben werden.

Psychomotorische Unruhe im Rahmen einer Lewy-Körperchen-Demenz

Zahlreiche hoch- und niederpotente Antipsychotika sind bei der Lewy-Körperchen-Demenz kontraindiziert, da sie den Mangel des Neurotransmitters Dopamin erheblich verstärken. Dies führt zu einer Verschlechterung der Wachheit und der Beweglichkeit. Bei dieser Demenzform können allerdings Verhaltenssymptome auf die Gabe des Antidementivums Rivastigmin (z. B. Exelon) ansprechen.

20.7.6 Akathisie – Sitzunruhe bedingt durch die medikamentöse Therapie

Bestimmte Gruppen von Psychopharmaka wie Antipsychotika oder einzelne Antidepressiva können eine Bewegungsunruhe verursachen. Die Patienten können nicht mehr still sitzen, sind dauernd in Bewegung oder trippeln auf der Stelle. So können gerade die häufig eingesetzten niederpotenten Antipsychotika wie Melperon (z. B. Melperon), Pipamperon (z. B. Dipiperon) oder Protipendyl (z. B. Dominal) zu den Symptomen führen, gegen die sie eigentlich eingesetzt werden sollen. Pflegende oder auch Ärzte missdeuten meist diese unerwünschten Nebenwirkungen als „paradoxe" Reaktionen. Manchmal werden dann die verordneten Substanzen in ihrer Dosis erhöht, statt sie konsequenterweise wieder abzusetzen.

20.8 Medikamente gegen Schlafstörungen

Störungen des Schlafes treten im Alter häufig auf. Sie können hartnäckig anhalten oder periodisch verstärkt auftreten. Neben der Therapie mit schlaffördernden Medikamenten (**Hypnotika**) bieten sich zahlreiche ergänzende Interventionen an. Bevor Medikamente zum Einsatz kommen, sollten Versuche unternommen werden, ob der Schlaf nicht durch andere regulatorische Mittel gefördert werden kann (S. 285). Zahlreiche somatische Medikamente können eine Störung des Schlafes bewirken. Über die Dauer der Medikation gibt es keine zuverlässigen Daten. Sie sollte i. d. R. nicht länger als 4–6 Wochen verordnet werden.

Als schlaffördernde Medikamente stehen zur Verfügung:
- Nichtbenzodiazepinhypnotika
- Benzodiazepine
- niederpotente Antipsychotika
- sedierende Antidepressiva
- sonstige Medikamente

Von einer Kombination dieser Substanzen ist abzuraten.

20.8.1 Nichtbenzodiazepinhypnotika

Präparate mit Halbwertszeit und Dosierung sind in ▶ Tab. 20.12 aufgeführt. Die Angaben in Klammern beziehen sich auf Höchstgaben in der stationären Behandlung bzw. auf diesen Personenkreis.

▶ **Unerwünschte Wirkungen.** Prinzipiell können bei den Nichtbenzodiazepinhypnotika ähnliche unerwünschte Wirkungen wie im Kapitel „Medikamente gegen Angst" (S. 403) beschrieben, auftreten, in geringerem Maße auch Überhangphänomene oder eine Abhängigkeitsentwicklung.

20.8.2 Benzodiazepinhypnotika

Präparate mit Halbwertszeit und Dosierung sind in ▶ Tab. 20.13 aufgeführt.

▶ **Unerwünschte Wirkungen.** Prinzipiell treten bei den Benzodiazepinhypnotika die gleichen unerwünschten Wirkungen auf wie im Kapitel „Medikamente gegen Angst" (S. 403) beschrieben.

Tab. 20.12 Nichtbenzodiazepinhypnotika.

Substanz	Handelsnamen (Beispiele)	Halbwertszeit	Dosierung
Zaleplon	Sonata	1 h	5–10 mg
Zolpidem	Bikalm, Stilnox	1–4 h	5–10 mg (–20 mg)
Zopiclon	Somnosan, Ximovan	5–8 h	3,75–7,5 mg (–15 mg)

Tab. 20.13 Benzodiazepinhypnotika.

Substanz	Handelsnamen (Beispiele)	Halbwertszeit	Dosierung
Triazolam	Halcion	1,5–5 h	0,125–0,25 mg
Brotizolam	Lendormin	6–9 h	0,125–0,25 mg
Temazepam	Planum, Remestan	5–14 h	10–40 mg
Lormetazepam	Ergocalm, Noctamid	8–15 h	0,5–1 mg
Nitrazepam	Mogadan, Radedorm	15–30 h	2,5–10 mg
Flurazepam	Dalmadorm, Staurodorm	40–250 h (Metabolit)	15–30 mg

Merke

Schlafstörungen bei Parkinsonpatienten sprechen oft gut auf eine niedrigdosierte Gabe von 0,25–1 mg Clonazepam (z. B. Rivotril) an.

20.8.3 Niederpotente Antipsychotika

Die sedierend wirksamen niederpotenten Antipsychotika können auch zur Regulation des Schlafes gegeben werden. Für diese Indikation empfiehlt sich die Gabe eines Drittels der Dosis zum Abend sowie zwei Drittel der Dosis zur Nacht. Wegen der fehlenden anticholinergen Wirkung sind im Alter die Wirkstoffe Pipamperon und Melperon vorteilhafter. Prothipendyl kann wegen seiner kurzen Halbwertszeit auch nach 24:00 Uhr noch zum Schlafanstoßen eingenommen werden. Beispiele von weiteren Präparaten und den unerwünschten Wirkungen sind in ▸ Tab. 20.9 beschrieben.

20.8.4 Sedierende Antidepressiva

Antidepressiva mit sedierender Wirkung wie Trazodon, Doxepin, Trimipramin oder Mirtazapin können ebenfalls in niedriger Dosierung als Mittel der Reserve zur Schlafregulation eingesetzt werden. Es empfiehlt sich eine Gabe 2 h vor dem Schlafengehen. Beispiele von Präparaten und den unerwünschten Wirkungen sind im Kapitel „Medikamente gegen depressive Episoden" (S. 399) aufgeführt.

20.8.5 Sonstige Medikamente

▸ **Clomethiazol.** Das eigentlich zur Behandlung von Entzugssymptomen verwendete Clomethiazol hat ebenfalls eine sedierende Wirkung. Es sollte jedoch nur in nicht anders behandelbaren Ausnahmesituationen als Hypnotikum eingesetzt werden. Die Wirkung hält allerdings nur kurze Zeit an. Als Kontraindikation sind eine respiratorische Insuffizienz und obstruktive Lungenerkrankungen anzusehen. Clomethiazol kann einen Blutdruckabfall verursachen, selten auch eine gesteigerte Bronchialsekretion, einen Nies- und Hustenreiz sowie Magenbeschwerden.

▸ **Chloralhydrat.** Das schon lange auf dem Markt befindliche Chloralhydrat findet wegen seiner hepatischen und kardialen Nebenwirkungen bei gleichzeitig raschem Wirkungsverlust durch Enzyminduktion nur noch selten Verwendung.

▸ **Melantonin.** Melantonin (z. B. Circadin) ist ein körpereigener Stoff zur Regulation des Schlaf-/Wachrhythmus. Die Substanz ist gut verträglich kann als schlafanstoßendes Medikament versucht werden.

▸ **Phytotherapeutika.** Auch wenn die Studienlage eher dürftig ist, finden die frei verkäuflichen Phytotherapeutika wie Baldrian, Hopfen oder Lavendel v. a. in der Eigenmedikation breite Verwendung. Die wichtigsten unerwünschten Wirkungen sind gastrointestinale Beschwerden und allergische Reaktionen.

Fazit

Schauen Sie sich die verordneten Psychopharmaka bei Ihren Patienten bzw. Bewohnern an.

- Um welche Wirkstoffe handelt es sich?
- Wegen welcher Symptome sind sie verordnet?
- Wegen welcher Erkrankung sind sie verordnet?
- Mit welchen erwünschten Wirkungen können Sie rechnen?
- Mit welchen unerwünschten Wirkungen ist zu rechnen?

20.9 Medikamente gegen Schmerz

Um eine medikamentöse Schmerztherapie adäquat einleiten zu können, müssen Schmerzursache und Schmerztyp ermittelt werden. Dies erfolgt durch eine detaillierte Befragung, eine körperliche Untersuchung durch den behandelnden Arzt und eine der Situation angemessene Zusatzdiagnostik. Zur Überprüfung des Behandlungserfolges spielt die vom Betroffenen angegebene Schmerzintensität zu Beginn und im Verlauf der Behandlung eine wesentliche Rolle. Hierbei können Skalen zur Selbsteinschätzung hilfreich sein.

Merke

Bei der Schmerzmittelgabe bei älteren Menschen sollte die Regel „Start low and go slow" beherzigt werden: Man beginnt mit einer niedrigeren Dosis als bei kräftigen Erwachsenen und steigert dann langsam die Dosis. Ein weiterer Grundsatz wird im Angelsächsischen gut auf den Punkt gebracht: „By the Mouth and by the Clock"! Will heißen: Verabreiche diese Medikamente älteren Menschen möglichst oral und nach einem festen zeitlichen Rhythmus.

Diese Art der Erhebung ist bei einer Demenzerkrankung nur zu Beginn möglich. Ist die Demenz weiter fortgeschritten, so müssen Fremderfassungsinstrumente eingesetzt werden. Menschen mit einer fortgeschrittenen Demenz können ihre Schmerzen nicht mehr adäquat äußern. Dies erschwert auch die Auswahl eines passenden Analgetikums. Hier sind häufig die Anamnese und das Wissen um Vorerkrankungen hilfreich, da sie Rückschlüsse auf die Schmerzcharakteristik zulassen. Manchmal hilft auch nur ein „Ausprobieren".

20.9.1 Schmerzcharakteristik

Bezüglich des Schmerztypus wird zwischen **Nozizeptorschmerzen** und **neuropathischen** Schmerzen unterschieden. Zu den durch Nozizeptoren übertragenen Schmerzen zählen der **somatische** Schmerz (Knochen-, Weichteil- oder Periostschmerzen) und der **viszerale** Schmerz (Brust- oder Baucheingeweide). Der neuropathische Schmerz entsteht durch eine Schädigung der Nerven selbst, z. B. durch Infiltration oder Kompression.

20.9.2 Auswahl der Medikamente anhand des WHO-Stufenplans

Der 3-Stufenplan der Weltgesundheitsorganisation (engl. WHO) dient als Leitlinie zur Auswahl von Analgetika bei Tumorschmerzen. Auch wenn sich in der Behandlung nicht tumorbedingter Schmerzen noch kein ähnlicher Standard durchgesetzt hat, kann der Stufenplan als Orientierung dienen. In ▸ Tab. 20.14 ist eine Auswahl von Medikamenten der WHO-**Stufe I** aufgeführt. Die Wirkung setzt je nach Applikationsform innerhalb von 15–30 min ein.

Nebenwirkungen nicht opioidhaltiger Analgetika:

- **gastrointestinale Beschwerden** bzw. Blutungen (Acetylsalicylsäure, Ibuprofen, Diclofenac, Etoricoxib)
- **allergische Reaktionen** (insbesondere Acetylsalicylsäure)
- **Agranulozytose** (selten Metamizol)
- **Nierenschädigung** (Metamizol, Ibuprofen, Etoricoxib) sowie Leberschädigung (Paracetamol bei mehr als 4 g/24h)

Bei Wirkstoffen, die mit einer Verringerung der Magenschleimproduktion einhergehen, kann eine Kombination mit einem säurehemmenden Magenpräparat (z. B. Protonenpumpenhemmer) sinnvoll sein. Dies sollte die Regel sein bei älteren Menschen, bei Menschen mit Diabetes mellitus, Menschen mit einer Magen-Darm-Ulkusanamnese oder bei gleichzeitiger Gabe von Kortikosteroiden zur Verhinderung von Magenblutungen. Insbesondere bei Ibuprofen, Diclofenac und Etoricoxib ist auf eine ausreichende Flüssigkeitszufuhr zu achten.

Ist durch diese Medikation keine zufriedenstellende Schmerzreduktion zu erlangen, so sieht die **Stufe II** die Gabe schwacher Opioide vor. Möglich ist auch eine Kombination von Stufe I und Stufe II. Eine Kombination innerhalb der Stufe II ist dagegen nicht sinnvoll. In ▸ Tab. 20.15 ist eine Auswahl dieser Medikamentengruppe aufgeführt.

Wird durch die Kombination der Stufe-I- mit den Stufe-II-Analgetika oder durch die zusätzliche Gabe von Ko-Analgetika weiterhin keine zufriedenstellende Schmerzreduktion erreicht, so wird zur **Stufe III** übergegangen. Zur Schmerztherapie eingesetzte stark wirksame Opioide sind: Morphin, Buprenorphin, Oxycodon, Fentanyl, Hydromorphon und L-Methadon. Je nach Substanz gibt es schnell und/oder retardiert wirkende Zubereitungen. Neben der i. d. R. favorisierten oralen Applikationsform gibt es auch sublingual, bukkal, transdermal und als Suppositorien zu verabreichende oder injizierbare Darreichungsformen. Diese können bei Menschen mit fortgeschrittener Demenz der sicherere Weg sein. Ein sog. Schmerz-„Pflaster" sollte erst dann zum Einsatz kommen, wenn über langsames Titrieren die notwendige Dosis herausgefunden wurde oder das Schlucken nicht mehr möglich ist.

Merke M!

Zur Behandlung von Schmerzspitzen im Sinne von Durchbruchschmerzen stehen rasch wirksame, nicht retardierte Präparate zur Verfügung. Als Faustregel gilt, dass ein Sechstel der Tagesdosis als Bedarfsmedikation eingenommen werden kann, dies so oft, wie das Schmerzerleben es erfordert. Zwischen den einzelnen Gaben sollten hierbei je 20–30 min verstreichen, um die Wirkung abschätzen zu können. Zur Verbesserung der Analgesie werden Stufe I und III häufig kombiniert.

20.9.3 Therapie mit Opioiden

Insbesondere bei gerontopsychiatrischen Patienten, die gleichzeitig an einem Tumor leiden, ist häufig die Gabe von stark wirksamen Opioiden (wie z. B. Morphin, Buprenorphin, Hydromorphon, Oxycodon oder Fentanyl) angezeigt. Nebenwirkungen von Opioidanalgetika und deren Therapie:

- Obstipation: Laxanzien, keine Toleranzentwicklung
- Übelkeit/Erbrechen: Antiemetika, Toleranzentwicklung i. d. R. nach 10–14 d
- Müdigkeit: i. d. R. Besserung nach 5 d, ggf. Dosisreduktion

Tab. 20.14 Beispiele nicht opioidhaltiger Analgetika – WHO-Stufe I.

Wirkstoff	Einzeldosis (mg)	Intervall (h)	Maximaldosis (g)	Analgesie	antiphlogistische Wirkung	Antipyrese	Spasmolyse
Acetylsalicylsäure	500–1 000	8	3	++	+	++	–
Paracetamol	1 000	6–8	4	+	–	++	–
Metamizol	500–1 000	4	5	+++	(+)	+++	+
Diclofenac	50–75	8–12	0,15	++	+++	+	–
Ibuprofen	200–800	8–12	2,4	++	+++	+	–
Etoricoxib	30–120	24	0,12	++	+	–	–

Tab. 20.15 Auswahl schwach wirksamer Opioide – WHO-Stufe II.

Wirkstoff	Einzeldosis	Halbwertszeit	Maximaldosis/Tag
Tramadol	50–300 mg	4–6 (ret. 8–12)	400 mg
Tilidin-Naloxon	50–300 mg	4–6 (ret. 8–12)	600 mg
Dihydrocodein	60–300 mg	4 (ret. 8–12)	700 mg
Codein	30–100 mg	4	600 mg

- Blasenentleerungsstörungen: Cholinergika, evtl. Legen eines Dauerkatheters
- Verwirrtheit/Halluzinationen: Dosisreduktion; Antipsychotika oder Opioidwechsel
- Juckreiz: schwierig zu behandelndes Symptom, Versuch mit Antihistaminika, Hautpflege

Bei anhaltenden Nebenwirkungen sollte ein Opioidwechsel erwogen werden. Symptome bei Überdosierung von Opioidanalgetika sind Sedierung, Atemdepression, Myoklonien, psychomimetische Effekte wie Halluzinationen oder Albträume.

M!

Merke

Im Zusammenhang mit einer Opioidtherapie wird die **Gefahr einer Atemdepression oder psychischen Abhängigkeit** diskutiert. Dies führt häufig zu einer zurückhaltenden Gabe dieser Gruppe. Schmerz ist der wichtigste Antagonist der Atemdepression und daher bei einer am Schmerz orientierten Behandlung nicht zu befürchten. Die Gefahr einer Abhängigkeit stellt bei Patienten, die aufgrund ihrer **tumorbedingten** Schmerzen mit Opioiden behandelt werden, kein relevantes Risiko dar. Ihr „Verlangen" nach Schmerzmitteln resultiert aus dem Schmerzerleben selbst und kann nicht als psychische Abhängigkeit gewertet werden. Allerdings besteht bei Patienten mit chronischen Nicht-Tumor-Schmerzen und mit einer positiven Suchtanamnese ein erhöhtes Risiko für die Entwicklung einer Abhängigkeit bei der Therapie mit Opioiden (Wolter 2011).

Die bei der Behandlung mit Opioiden ohne Toleranz auftretende Obstipation sowie die aufkommende Übelkeit, ggf. in Kombination mit Brechreiz, machen dauerhaft eine Begleitbehandlung mit **Laxanzien** und – zumindest vorübergehend – mit **Antiemetika** erforderlich. Die Obstipation wird mit osmotisch wirksamen Laxanzien (z. B. Macrogol) behandelt. Gegebenenfalls können stimulierende Laxanzien (z. B. Natriumpicosulfat) und/oder Gleitmittel (z. B. Paraffin) die Medikation ergänzen. Neben oralen Maßnahmen können Vorgehensweisen mit Suppositorien sowie Klistieren, Einläufe oder eine manuelle Ausräumung erforderlich sein. Die am häufigsten eingesetzten Antiemetika zur Behandlung der opioidbedingten Übelkeit sind Metoclopramid, Dimenhydrinat oder niedrig dosiertes Haloperidol.

20.9.4 Ko-Analgetika

Besonders bei einem komplexen Schmerzgeschehen mit z. B. einer neuropathischen Schmerzkomponente, kann es zur Schmerzlinderung notwendig sein, die Analgetika mit anderen Substanzen zu kombinieren. Zur Schmerztherapie stehen begleitende Wirkstoffgruppen zur Verfügung. ▶ Tab. 20.16 beschreibt eine Auswahl von Ko-Analgetika.

20.9.5 Regeln für eine suffiziente Schmerztherapie

Mittlerweile steht eine Fülle unterschiedlicher Präparate und Wirkstoffe zur Verfügung, um Schmerzen erfolgreich zu lindern. Die Anwendung der entsprechenden Assessmentverfahren sowie Kenntnisse der Prinzipien der Schmerztherapie und Symptomkontrolle ermöglichen eine professionelle Begleitung der Schmerzpatienten (S. 305) durch Pflegende. Nicht zuletzt bleibt zu hoffen, dass auch Menschen, die sich nicht verbal äußern können, von dieser Entwicklung profitieren werden.

Regeln für eine suffiziente Schmerzmedikation:

- systematisches Schmerzassessment
- Aufklärung und Beratung des Patienten (oder des gesetzlichen Vertreters) sowie seiner Angehörigen über Wirkungen und Nebenwirkungen
- so weit möglich oder zumutbar: kausale Ausschaltung der Schmerzursache
- adäquate Dosierung, eine der Schmerzdiagnose angemessene Schmerzmedikation
- an den Schmerzen orientierte Titrierung (schrittweise Erhöhung) der Medikation zur Dosisfindung
- Reduktion unbegründeter Ängste vor einer Therapie mit stark wirksamen Opioiden
- Wahl des geeigneten Applikationsweges
- regelmäßige Überprüfung des Therapieerfolges (u. U. mehrfach täglich) und Anpassung der Medikation
- keine unsinnigen Kombinationen (z. B. schwach und stark wirksame Opioide)
- Verzicht auf ausschließliche Bedarfsgabe
- Einhaltung eines festen Zeitschemas für die Schmerzmedikation unter Berücksichtigung deren Halbwertszeit
- Auswahl einer schnellwirksamen Bedarfsmedikation für Schmerzspitzen (soweit möglich mit dem gleichen Wirkstoff wie bei der retardierten Applikationsform)
- Einsatz von unretardierten Analgetika vor schmerzhaften Prozeduren
- Einsatz von Ko-Analgetika erwägen (z. B. Antidepressiva, Antikonvulsiva, Kortikosteroide)

Tab. 20.16 Ko-Analgetika.

Wirkstoffgruppe	Indikation	Wirkstoffe	Nebenwirkungen
Kortikosteroide	tumorbedingte Ödeme	Dexamethason	erhöhtes Infektionsrisiko, Magen-Darm-Ulzera, Steroiddiabetes, Wundheilungsstörungen
Antidepressiva	neuropathischer Schmerz (brennend)	Amitriptylin Duloxetin	anticholinerge Effekte (TZA) Übelkeit, Unruhe, Hyponatriämie (SNRI)
Antikonvulsiva	neuropathischer Schmerz (z. B. einschießend, ziehend)	Gabapentin Pregabalin Carbamazepin	Müdigkeit, Schwindel, Störungen des Blutbildes, kardiale Effekte, Doppelbilder, Hyponatriämie
Spasmolytika	krampfartige, abdominelle Schmerzen	Butylscopolamin	anticholinerge Effekte
Bisphosphonate	Knochenmetastasen, Osteoporose	Alendronsäure	Übelkeit, Erbrechen, Sedierung, Kiefernekrosen, Gliederschmerzen

- Prophylaxe bzw. Therapie der unerwünschten Nebenwirkungen (wie Übelkeit, Schläfrigkeit, Obstipation, Unruhe) durch Dosisanpassung oder Ko-Therapeutika
- Sicherung der Kontinuität der Schmerztherapie (Brückenpflege bzw. Entlassmanagement)

20.9.6 Spezifika der Dauertherapie

Eine Dauertherapie erfordert die enge Kontrolle der Analgesie und der Nebenwirkungen. Diese sind häufig der Grund, warum die Medikamente nicht regelmäßig eingenommen oder ganz abgelehnt werden. Die Patienten und ihre Angehörigen sollen über diese Nebenwirkungen informiert werden. Auch über die eventuelle Notwendigkeit, zusätzliche Medikamente zu verabreichen, z. B. gegen die Obstipation, sollten sie in Kenntnis gesetzt werden. Die meisten der aufgeführten Nebenwirkungen verschwinden nach einiger Zeit wieder oder werden deutlich besser. Insbesondere bei Menschen mit Demenz ist eine gute Beobachtung seitens der Pflegenden notwendig, da sie sich selten über diese unerwünschten Wirkungen äußern können.

Eine dauerhafte Gabe von Opioiden zur Schmerztherapie bei Nichttumorpatienten ist äußert kritisch zu überlegen. Deren alleinige Dauerbehandlung mit unretardierten Wirkstoffen (Tilidin, stark wirksame Opioide) ist kontraindiziert, da es hierfür keine Evidenz gibt und bei diesen Patienten die Gefahr einer Abhängigkeit droht.

Merke M!

Seit 2020 liegt die Leitlinie „Langzeitanwendung von Opioiden bei chronischen nicht tumorbedingten Schmerzen (LONTS)" der Deutschen Schmerzgesellschaft in einer aktualisierten Fassung vor (www.awmf.org/leitlinien/detail/ll/145-003.html).

Zur Verbesserung des Umgangs mit Opioidanalgetika bei Nichttumorpatienten hat Gerontopsychiater und Suchtexperte Dirk Wolter eine amerikanische Skala zur Eignung von Patienten für eine längerfristige Opioidbehandlung (DIRE) ins Deutsche übersetzt (Wolter 2015). Die DIRE-Skala hilft, Risikofaktoren systematisch zu berücksichtigen. Das Akronym steht für:

- **D** – Diagnose
- **I** – insuffizientes Therapieansprechen/Therapieresistenz mit den Unterpunkten
  - P – psychologische/psychiatrische Auffälligkeiten
  - M – Medikamente und Drogen
  - Z – Zuverlässigkeit/Glaubwürdigkeit
  - S – soziale Unterstützung
- **R** – Risiken
- **E** – Erfolg der Behandlung

20.10 Absetzen von Psychopharmaka

Psychopharmaka sollten in der Gerontopsychiatrie i. d. R. nur kurzfristig eingesetzt werden. Manchmal ist jedoch z. B. zur Rezidivprophylaxe einer affektiven oder einer schizophrenen Erkrankung eine längere Gabe angezeigt. Alt gewordene Menschen mit diesen Erkrankungen haben oft eine mehrjährige Medikamenteneinnahme mit zahlreichen Auslassversuchen hinter sich. Gerade in der Abwägung gegenüber den möglicherweise im Alter zunehmenden unerwünschten Nebenwirkungen stellt sich regelmäßig die Frage nach einer Reduktion bzw. Absetzen dieser Medikamente. Bezüglich der Gruppe der Benzodiazepine liegt i. d. R. nach längerer Einnahme eine Abhängigkeit vor, die nicht nur bei Absetzen im Alter meist zu Entzugssymptomen führt (zum Vorgehen bei der Reduktion von Benzodiazepinen siehe: https://dggpp.de/sucht_im_alter.htm). Auch wenn bei Antidepressiva und Antipsychotika die Frage nach einer Abhängigkeit mit einhergehenden Entzugssymptomen umstritten ist, beschreiben betroffene Patienten regelmäßig belastende Absetz- bzw. Reboundphänomene (Lehmann 2019). Dies lässt sich durch den Eingriff der Psychopharmaka in ein – nach biologischer Sicht krankhaft gestörtes – Neurotransmittergeschehen erklären. Einerseits „adaptiert" sich der neuronale Austausch an eine dauerhafte Gabe von Psychopharmaka, wie z. B. bei der Entwicklung von Spätdyskinesien, andererseits reduziert sich bei Wegfall dieser Medikamente der „Schutz" vor ungefilterten Außenreizen stark. Psychotisches oder depressives Erleben gewinnt dadurch größere Bedeutung im individuellen Alltag. Copingstrategien können versagen.

Merke M!

Die Reduktion, das Ausschleichen oder Absetzen der Psychopharmaka bei alten Menschen mit Abhängigkeitserkrankungen, langjähriger Depression oder rezidivierenden schizophrenen Psychosen will gut vorbereitet sein und bedarf einer intensiven Begleitung der Betroffenen – manchmal über Monate – bei Zunahme psychischer Symptome. Vor allem bedarf es der nötigen Geduld. Hilfreich ist es hierbei, sich an den mittlerweile zahlreich vorhandenen Berichten Psychiatrieerfahrener zu orientieren: www.dgsp-ev.de/fileadmin/user_files/dgsp/pdfs/Publikationen/DGSP_Broschuere_Neuroleptika_reduzieren_2018.pdf.

20.11 Evidenzbasierung der Behandlung mit Psychopharmaka im Alter

Die Auflistung der unterschiedlichen Psychopharmaka und ihrer Indikationsbereiche darf nicht darüber hinwegtäuschen, dass ihre Gabe regelmäßig kritisch hinterfragt bis völlig abgelehnt wird. Zum einen ist es eben nicht immer klar, ob eine psychische Veränderung oder ein psychisches Anderssein auch einer krankhaften Störung entspricht oder eher der deutenden Wahrnehmung anderer Personen bzw. gesellschaftlichen Gruppen. Dass diese Störung dann selbstredend mit Psychopharmaka behandelt werden soll oder gar muss, ist kein Naturgesetz. Gerontopharmakologische Studien stoßen schnell an eine Durchführbarkeitsgrenze. So nimmt ca. ein Drittel der über 65-Jährigen 5 oder mehr Medikamente oft auch deshalb, weil sie an mehreren Erkrankungen leiden (Siegmund-Schultze 2012). Wie sich dann weitere Medikamente auf den Patienten auswirken, lässt sich kaum evidenzbasiert sagen (▶ Abb. 20.3). Zahlreiche Wirkstoffe sind an jüngeren, ansonsten vielleicht gesunden Patienten erforscht. So finden sich in vielen Leitlinien der unterschiedlichen Fachgesellschaften meist differenzierte Angaben und Empfehlungen, jedoch selten zum Patientenkreis über 65 Jahre. Die meisten Verordnungen in der Gerontopsychiatrie bewegen sich notgedrungen im sog. Off-Label-Use. Forschung an nicht einwilligungsfähigen Menschen, zu denen z. B. Menschen mit Demenz gehören, sind berechtigte ethische Grenzen gesetzt. Dort gibt es also noch weniger Studien. Im Alltag zeigt gerade diese Gruppe zahlreiche Verhaltensänderungen, die die Betreuenden oft maximal herausfordern.

Nicht zuletzt unterliegt auch die Evidenzbasierung einem gewissen Interpretations- und Deutungsspielraum. Selbst bei jüngeren Patienten wird über die Wirksamkeit mancher Antidepressiva oder Antipsychotika kontrovers gestritten. Auch die Diskussion um die Wirksamkeit der Antidementiva ist nicht beendet.

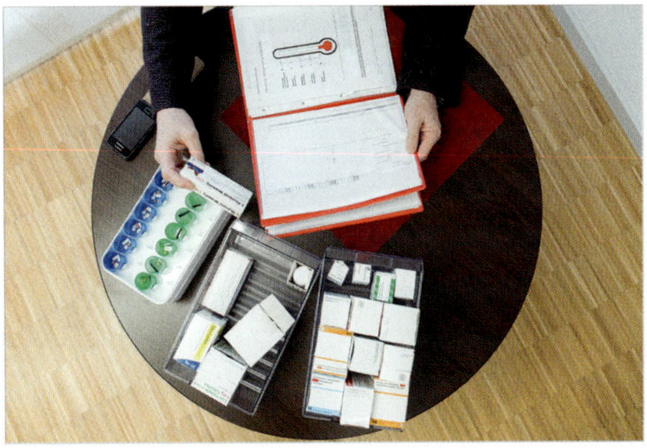

Abb. 20.3 Polypharmazie. Alte Menschen nehmen oft tägl. viele verschiedene Medikamente ein. Wie sich diese Medikamente gegenseitig beeinflussen, lässt sich kaum evidenzbasiert sagen. (Quelle: © K. Oborny/Thieme Group)

Doch erscheint manch kompromisslose Forderung nach einem evidenzbasierten Handeln alltagsfern, allerdings darf dies nicht dazu führen, unreflektiert Psychopharmaka einzusetzen. So mancher Medikamentenmix ist eher Ausdruck der Hilflosigkeit der Behandelnden und weniger Ausdruck rationaler Entscheidungen. Das Therapieziel muss sich an der Verbesserung der Lebensqualität bzw. der Alltagsfähigkeiten orientieren. Die PRISCUS- oder FORTA-Listen sind hierbei von großem Wert.

M!

Merke

In der medikamentösen Behandlung alter Menschen sind neben der jeweiligen Evidenzbasierung letztlich auch die ärztliche und pflegerische Erfahrung, Kompetenz und Expertise gefragt, denn wie an anderer Stelle bereits gesagt: Nicht jeder Patient bzw. nicht jeder Bewohner hat auch unsere Leitlinien oder Lehrbücher gelesen.

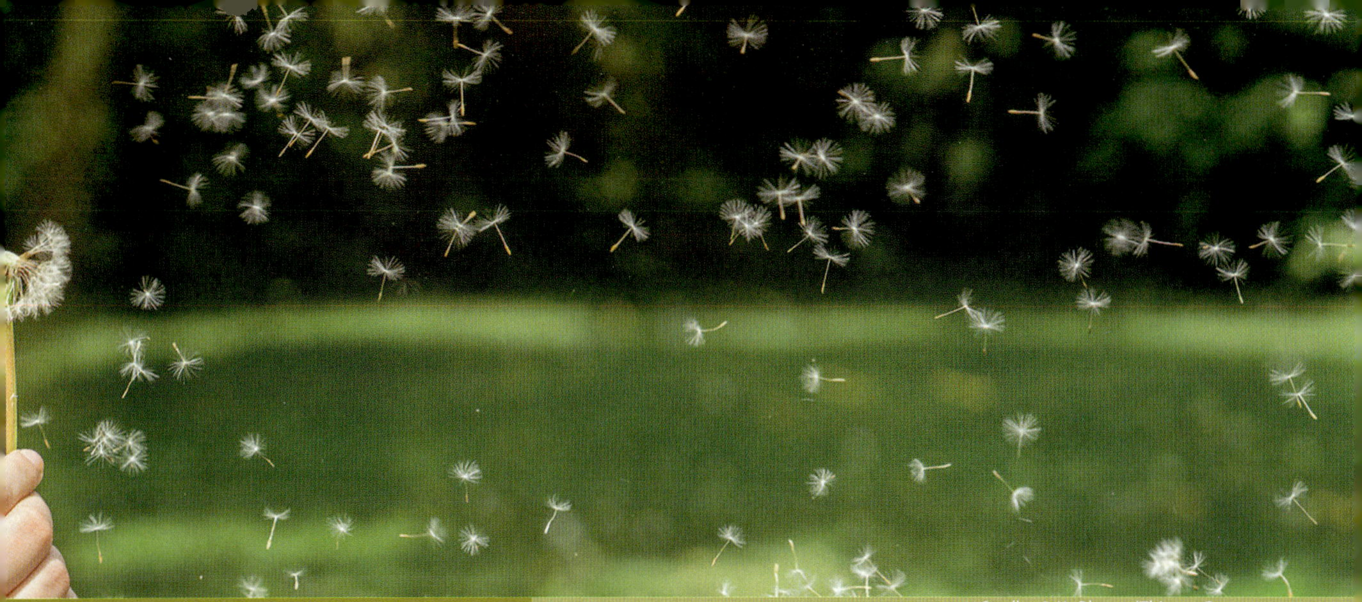

Quelle: © K. Oborny/Thieme Group

Kapitel 21

Hospizbewegung und Palliativversorgung

21 Hospizbewegung und Palliativversorgung

21.1 Die Hospizbewegung

Die Hospizbewegung und die Palliativmedizin gehen zurück auf die Krankenschwester, Sozialarbeiterin und Ärztin Cicely Saunders, die 1967 in London das St. Christopher's Hospice gründete. Von dort breitete sich dieser Gedanke in viele europäische und außereuropäische Länder aus. Mit Beginn der 1980er-Jahre wurden auch in Deutschland die ersten hospizlichen Einrichtungen gegründet, wie z. B. 1986 das erste stationäre Hospizhaus Hörn in Aachen. Auch am Gesundheitswesen ging diese Bewegung nicht spurlos vorüber. So kann die 1983 an der Uniklinik Köln durch den Chirurgen und Pionier der deutschen Palliativmedizin Heinz Pichlmaier gegründete erste Palliativstation als Beginn der Umsetzung der Hospizidee in Krankenhäusern gelten. In ihren Anfängen wurden Hospize hauptsächlich von Ehrenamtlichen getragen, die die Hospizbewegung als **Bürgerbewegung** begründet haben. Auch heute wird noch ein erheblicher Anteil der Hospizarbeit ehrenamtlich geleistet. Das Miteinander von Palliativmedizin und Hospizarbeit, von haupt- und ehrenamtlich Tätigen sowie von unterschiedlichen Berufsgruppen (u. a. Pflege, soziale Arbeit, Medizin, Psychologie, Apotheke, Seelsorge oder sonstige Therapeuten) in der Versorgung und Begleitung unheilbar kranker Menschen ist eine tragende Säule der Hospizbewegung.

Zusatzinfo

Die Hospizbewegung (hospitium = lat. Herberge) sieht sich in der Tradition derjenigen **Herbergen**, die ab dem Ende des 4. Jahrhunderts entlang der Pilgerrouten in ganz Europa entstanden und die gleichermaßen gesunden und kranken Pilgern Gastfreundschaft boten. Erst im Laufe der Zeit hatten die Herbergen vorrangig die Pflege kranker Menschen zum Ziel.

An ihren Ursprung als „Pilger-Herbergen" knüpft die moderne Hospizbewegung symbolisch an. Mithilfe von bürgerschaftlichem Engagement sollen Orte geschaffen werden, an denen schwerstkranke und sterbende Menschen jeden Alters auf ihrem letzten Weg versorgt und begleitet werden, damit sie im Beisein ihrer Angehörigen an ihrem Lebensende in Würde Abschied nehmen können (Deutscher Hospiz- und Palliativverband 2020a).

Ihrem ursprünglichen Ziel ist die Hospizbewegung bis heute treu geblieben: der Institutionalisierung und Medikalisierung des Sterbens in unserer Gesellschaft entgegenzuwirken und Menschen, die es wünschen, wieder ein Sterben zu Hause oder an einem anderen von ihnen gewünschten Ort zu ermöglichen. Dazu gehört erklärtermaßen, das „Tabu" zu brechen, mit dem bis heute die Themen Sterben, Trauer und Tod behaftet sind, und dem Lebensende – als wesentlichem Teil des Lebens – Bedeutung und Stimme zu geben.

In Deutschland engagieren sich ca. 120 000 Personen ehrenamtlich, bürgerschaftlich oder hauptamtlich in ambulanten Hospizdiensten und stationären Hospizen (Deutscher Hospiz- und Palliativverband 2020b). Die Dienste und Einrichtungen der Hospizbewegung sind zu einem großen Teil in Landesverbänden und auf Bundesebene im Deutschen Hospiz- und PalliativVerband e. V. (www.dhpv.de) organisiert. Darüber hinaus gibt es weitere Bewegungen wie z. B. Omega e. V. (www.omega-ev.de).

Ehrenamtliche Mitarbeiter der Hospizdienste und -einrichtungen begleiten überall dort, wo Menschen sterben – sei es im häuslichen Umfeld, in Einrichtungen der stationären Altenhilfe, in Krankenhäusern oder in einem stationären Hospiz. Zunehmend rücken auch weitere Lebens- und Sterbeorte wie Einrichtungen der Eingliederungshilfe für Menschen mit Behinderung, Einrichtungen für geflüchtete Menschen bzw. Menschen mit Migrationshintergrund sowie Menschen im Strafvollzug und Menschen ohne festen Wohnsitz in den Fokus der Hospizbewegung.

21.2 Formen der Hospizdienste

Im Mittelpunkt der Hospizbewegung und Hospizarbeit steht der schwerstkranke und sterbende Mensch mit seinen Wünschen und Bedürfnissen sowie seine Angehörigen und Nahestehenden. Hospizdienste bieten außer Begleitung auch Beratung und Information an (u. a. zu palliativen und hospizlichen Versorgungsmöglichkeiten, zur Patientenverfügung und zur Vorsorgevollmacht).

21.2.1 Hospizdienste

Definition

Ambulante und sonstige **Hospizdienste** ermöglichen, dass Menschen in ihrer letzten Lebensphase in ihrem Zuhause oder im vertrauten Umfeld bleiben können. Hier können sie mit ihren Angehörigen und Nahestehenden zusammen sein und erfahren Sicherheit und Geborgenheit. Wichtigstes Merkmal dieser ambulanten Dienste sind die überwiegend ehrenamtlichen Mitarbeiter, deren Hospizarbeit durch hauptamtlich angestellte Koordinatoren organisiert, koordiniert und begleitet wird.

Die Aufgaben der Koordinatoren

Die Koordinatoren sind nach festgelegten Kriterien fachlich hoch qualifiziert. Sie kommen i. d. R. aus Gesundheitsberufen und müssen ausreichend Erfahrung aus der Hospizarbeit oder der Palliativversorgung mitbringen. Sie haben die Aufgabe, die Ehrenamtlichen auszuwählen, sie für ihre Aufgaben zu befähigen und zu schulen, ihr Ansprechpartner zu sein und die Einsätze zu planen und zu koordinieren. Darüber hinaus vertreten Sie den Hospizdienst nach außen und sind erste **Anlaufstelle** für Betroffene und ihre Angehörigen sowie für Menschen, die sich für die ehrenamtliche Arbeit im Hospizdienst interessieren. Die Koordinatoren führen den Erstbesuch zu Beginn der Begleitung durch, schätzen die Situation, die Bedürfnisse sowie den hospizlichen Versorgungsbedarf ein und wählen einen „passenden" Ehrenamtlichen für die Begleitung aus. Darüber hinaus organisieren sie die **Zusammenarbeit** des Hospizdienstes mit anderen Berufsgruppen, z. B. Hausärzte, (spezialisierte) Pflegedienste und ggf. stationären Pflegeeinrichtungen oder Krankenhäusern (▶ Abb. 21.1).

Ambulante Hospizdienste sind für viele Einrichtungen des Gesundheits- und Sozialwesens wichtige Kooperationspartner. Sie sind fest in den örtlichen Netzwerken der Palliativversorgung und Hospizarbeit verankert und häufig auch deren Initiatoren und zentrale Koordinationsstellen.

Diese **Netzwerkarbeit** ist Grundlage, um im Einzelfall schnell und verlässlich die Begleitung zu organisieren und die Zusammenarbeit verschiedener Berufsgruppen zu ermöglichen. Die Organisation und Koordination eines solchen Netzwerkes zählt zu den zentralen Aufgaben bei der Entwicklung regionaler Palliativ- und Hospizversorgungsstrukturen.

Ambulante Hospizdienste sind für Einrichtungen und Strukturen, die Menschen mit **gerontopsychiatrischen Erkrankungen**

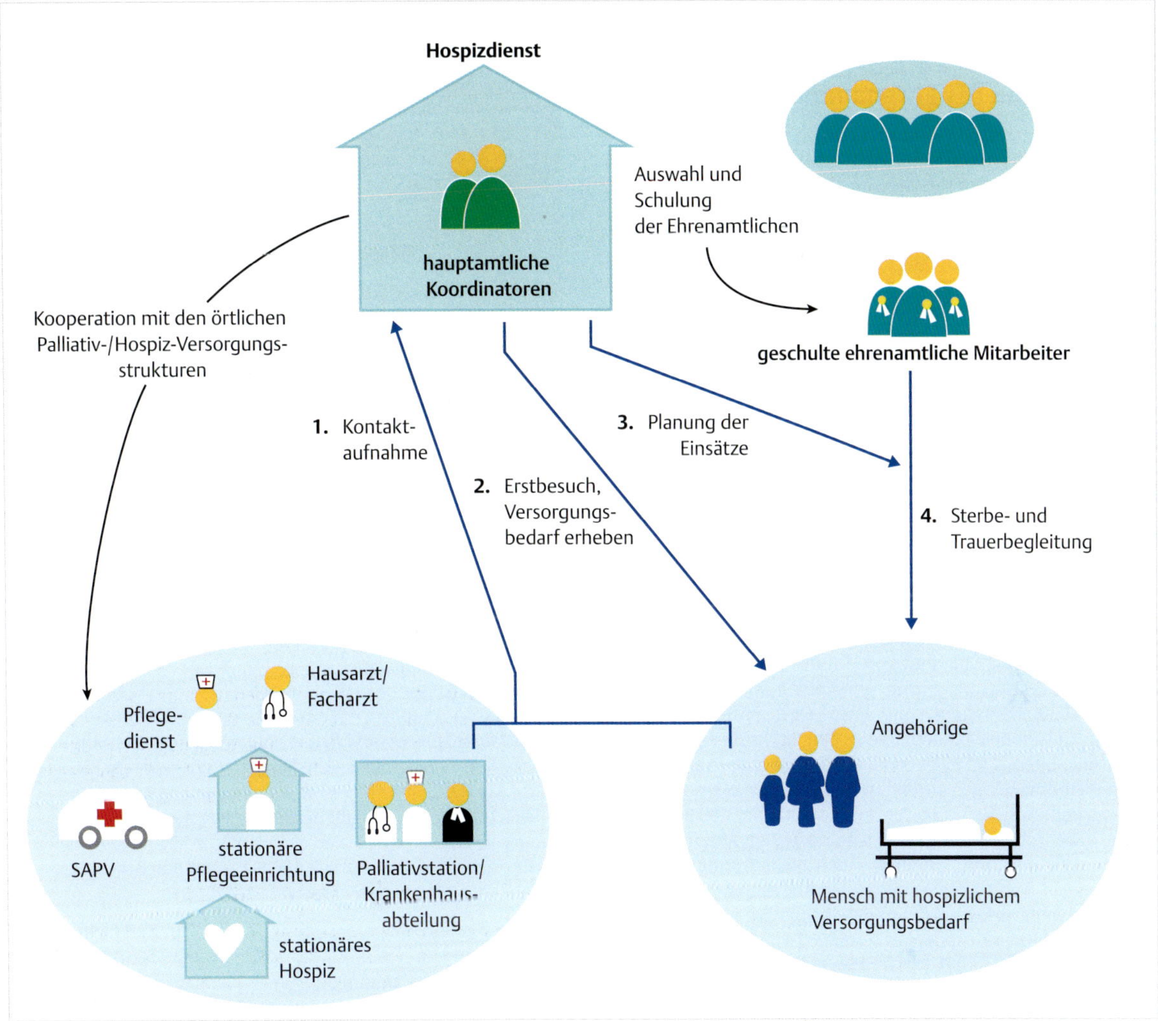

Abb. 21.1 Hospizdienste. Die Kontaktaufnahme zum Hospizdienst kann von den Angehörigen oder den örtlichen Gesundheitsversorgungsstrukturen ausgehen. (Quelle: © Thieme Group)

(z. B. mit Demenz) versorgen, wichtige Ansprechpartner. Die Begleitung dieser Menschen ist Bestandteil von Schulungen und Fortbildungen für die Ehrenamtlichen der Hospizdienste.

Merke

In jeder gerontopsychiatrischen Einrichtung sollten die Kontaktdaten zum jeweils regional zuständigen Hospizdienst bekannt oder schnell auffindbar sein.

Häufig läuft die Kontaktaufnahme zum Koordinator des Hospizdienstes über den Sozialdienst bzw. das Entlassmanagement der Einrichtung.

In der Gerontopsychiatrie gibt es noch Defizite – sowohl auf der Seite der Hospizdienste bezüglich der besonderen Anforderungen in der Begleitung dieser Menschen, als auch seitens der Einrichtungen bezüglich der Möglichkeiten und Grenzen ehrenamtlicher Begleitung. Eine enge Zusammenarbeit sowie gemeinsame Fallbesprechungen und Fortbildungen können helfen, das Wissensdefizit auf beiden Seiten zu verringern (siehe Kap. 21.4).

Praxistipp

Kooperationsvereinbarungen zwischen dem Hospizdienst und Einrichtungen sind sinnvoll, um die Zusammenarbeit zu strukturieren. Insbesondere die Kooperation mit Krankenhäusern, aber auch mit stationären Pflegeeinrichtungen sollte auf einer solchen Grundlage geregelt werden. Entsprechende Mustervereinbarungen sind beim Deutschen Hospiz- und PalliativVerband e. V. (DHPV) oder den Landesverbänden erhältlich.

Entsprechend den Neuregelungen des Gesetzes zur Verbesserung der Hospiz- und Palliativversorgung in Deutschland (Hospiz- und Palliativgesetz – HPG) aus dem Jahr 2015 können ambulante Hospizdienste auch verstärkt Begleitung in Krankenhäusern anbieten. Dafür müssen sie vom jeweiligen Krankenhaus beauftragt werden. Auch stationäre Pflegeeinrichtungen sollen verstärkt mit ambulanten Hospizdiensten zusammenarbeiten.

Die Aufgaben der Ehrenamtlichen

In der konkreten qualifizierten Begleitung der Betroffenen übernehmen die Ehrenamtlichen vielfältige Aufgaben der Begleitung und Hilfe – von kleinen Diensten im Alltag, Gesprächen, Beratung und Information oder auch der einfachen Anwesenheit bis hin zur Begleitung beim Sterben und der Trauerbegleitung der Angehörigen. Sinnvoll ist ein möglichst frühzeitiger Beginn der Begleitung, um eine vertrauensvolle und tragfähige Beziehung zwischen den Begleitenden und dem betroffenen Menschen zu entwickeln. Zur **Sterbebegleitung** können Sitzwachen sowie die Betreuung und Begleitung der Angehörigen im Sterbeprozess gehören. Im Unterschied zu hauptamtlich Tätigen, deren Aufgaben meist durch ihren beruflichen Auftrag definiert sind, kommen ehrenamtliche Begleiter zunächst ganz offen und ohne konkreten Auftrag („Kann ich etwas für Sie tun?") und bieten dem Betroffenen durch ihre Anwesenheit die Möglichkeit, sie nach dessen Bedürfnissen und Anliegen „einzusetzen". Die Ehrenamtlichen werden in sog. Befähigungskursen geschult, diese offene und einladende Haltung gegenüber den Betroffenen einzunehmen sowie dessen Bedürfnisse zu erkennen und wahrzunehmen. Darüber hinaus werden sie von den Koordinatoren regelmäßig begleitet und Situationen gemeinsam reflektiert.

21

In der Begleitung von sterbenden Menschen mit gerontopsychiatrischen Erkrankungen und Symptomen kann dies eine besondere Herausforderung sein. Viele Ehrenamtliche kommen nicht aus Gesundheitsberufen und lernen, im Laufe einer solchen Begleitung, ihren ganz eigenen Platz gegenüber dem Sterbenden und seinen Angehörigen zu finden und deren Bedürfnisse in den Vordergrund zu stellen – in der Kommunikation, der Begleitung und auch bei ggf. notwendigen organisatorischen Aktivitäten.

Begleitung und Unterstützung enden nicht mit dem Tod des Patienten, sie werden auf Wunsch der Angehörigen in der Zeit der Trauer weitergeführt. **Trauerbegleitung** wird in Form von Beratung, Einzel- oder Gruppenbegleitung oder als offene Treffs wie z. B. Trauercafés angeboten.

Zusatzinfo

Ambulante Hospizdienste, die die entsprechenden Voraussetzungen erfüllen, erhalten eine **Förderung durch die Krankenkassen** nach § 39a, Abs. 2 SGB V. Die Voraussetzungen sind in einer Rahmenvereinbarung zwischen den Hospizverbänden und den Krankenkassen festgelegt. Mit dieser Förderung kann ein wesentlicher Teil der Personal- und Sachkosten des Hospizdienstes gedeckt werden. Darüber hinausgehende Kosten müssen durch das Einwerben von Spenden gedeckt werden.

Für die Betroffenen und ihre Angehörigen sind die Leistungen der ambulanten Hospizdienste kostenfrei.

21.2.2 Stationäre Hospize

Sofern ein Sterben zuhause nicht möglich ist und eine Krankenhausbehandlung nicht angezeigt oder gewünscht ist, kann die Aufnahme in ein stationäres Hospiz erfolgen (▶ Abb. 21.2).

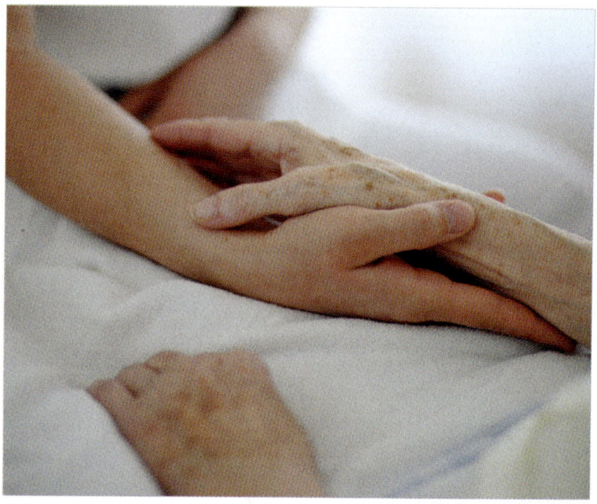

Abb. 21.2 Stationäres Hospiz. Eine bedürfnisorientierte Pflege wird durch haupt- und ehrenamtliche Mitarbeiter sichergestellt. (Quelle: © S. Mugrauer/Thieme Group)

Definition

Stationäre Hospize sind baulich, organisatorisch und wirtschaftlich eigenständige Einrichtungen mit separatem Personal und Konzept. Sie verfügen mind. über 8 und i.d.R höchstens über 16 Betten. Eine bedürfnisorientierte Pflege und Versorgung wird durch haupt- und ehrenamtliche Mitarbeiter des Hospizes in Zusammenarbeit mit palliativmedizinisch erfahrenen (Haus-)Ärzten gewährleistet.

Stationäre Hospize sind nicht immer ausreichend auf die Betreuung von Menschen mit **gerontopsychiatrischen Erkrankungen** eingestellt. Gerade der in diesen Einrichtungen sehr weit entwickelte und auch notwendige Ansatz eines Zusammenlebens in Gemeinschaft und der Teilhabe am Alltag trägt den Anforderungen, die z. B. für Menschen mit Demenz oder einem Delir notwendig sind, nicht immer Rechnung.

Merke

Voraussetzung für die Aufnahme in ein stationäres Hospiz ist, dass der Patient an einer Erkrankung leidet, die weit fortgeschritten ist, progredient verläuft und bei der eine Heilung ausgeschlossen ist.

Zu den weiteren Voraussetzungen zählen u. a., dass eine stationäre Hospiz- und Palliativversorgung notwendig ist und eine Aufnahme vom Betroffenen gewünscht wird. Die sog. Hospiznotwendigkeit wird bei der Krankenkasse mittels ärztlichem Attest beantragt. In der Sprache der Sozialversicherung muss die Krankheit ein Stadium erreicht haben, welches als „final" mit „infauster Prognose" eingestuft ist. In der Regel sind damit Lebenserwartungen unter 3–6 Monaten gemeint. Die Hospiznotwendigkeit wird v. a. bei längeren Verläufen durch den MDK überprüft.

Die Finanzierung stationärer Hospize ist gesetzlich geregelt. Im Sozialgesetzbuch V (§ 39a Abs. 1) und der zwischen den Krankenkassen und den Verbänden der Hospizarbeit vereinbarten Rahmenvereinbarung zur stationären Hospizversorgung sind die entsprechenden Festlegungen getroffen. Die letzten gesetzlichen Änderungen in diesem Bereich erfolgten auch hier durch das HPG im Jahr 2015 und der entsprechend neu gefassten Rahmenvereinbarung 2016.

Zusatzinfo

Nach dem Hospiz- und Palliativgesetz (HPG) werden die Kosten der stationären Hospizversorgung in Hospizen zu 95 % von der jeweiligen Kranken- und Pflegekasse übernommen. 5 % der Kosten werden durch das stationäre Hospiz bzw. den Träger (meist durch das Einwerben von Spenden) erbracht. Gäste – so heißen die Bewohner in einem Hospiz – sind vom Eigenanteil an der Finanzierung befreit.

Neu eingeführt wurde in der Rahmenvereinbarung zur stationären Hospizversorgung am 31. März 2017 auch die Möglichkeit im begründeten Einzelfall einen Bewohner aus einer stationären Pflegeeinrichtung in ein stationäres Hospiz zu verlegen. In der Regel ist ein Wechsel zwischen den stationären Pflegeeinrichtungen Hospiz und Seniorenheim nicht möglich. Dies ist auch darin begründet, dass in Seniorenheimen zunehmend ausgebildete Palliative-Care-Pflegepersonen arbeiten, die ggf. durch einen spezialisierten ambulanten Palliativdienst unterstützt werden können.

21.3 Palliative Care/Palliativpflege/Palliativmedizin

Definition

Palliative Care ist ein Ansatz zur Verbesserung der Lebensqualität von Patienten und ihren Familien, die mit Problemen konfrontiert sind, die mit einer lebensbedrohlichen Erkrankung einhergehen. Dies geschieht durch Vorbeugen und Lindern von Leiden durch frühzeitige Erkennung, sorgfältige Einschätzung und Behandlung von Schmerzen sowie anderen Problemen körperlicher, psychosozialer und spiritueller Art (WHO 2002).

In der **Palliativmedizin** (lat.: pallium = Mantel) stehen die Linderung und die Vorbeugung von Symptomen wie Schmerzen, Atemnot oder anderen Beschwerden infolge einer fortschreitenden und absehbar zum Tode führenden Erkrankung im Vordergrund, nicht mehr die ursächliche Behandlung der diese Symptome verursachenden Erkrankung.

Die Palliativmedizin

- bejaht das Leben und erkennt Sterben als normalen Prozess an,
- beabsichtigt weder die Beschleunigung noch Verzögerung des Todes,
- ermöglicht eine Linderung von Schmerzen und anderen belastenden Symptomen,
- integriert psychologische und spirituelle Aspekte der Betreuung,
- bietet Unterstützung, um Patienten zu helfen, ihr Leben so aktiv wie möglich bis zum Tod zu gestalten (ressourcenorientiert),
- bietet Angehörigen Unterstützung während der Erkrankung des Patienten und in der Trauerzeit,
- beruht auf einem Teamansatz, um den Bedürfnissen der Patienten und ihrer Familien zu begegnen – auch durch Beratung in der Trauerzeit, falls notwendig,
- fördert Lebensqualität und kann möglicherweise auch den Verlauf der Erkrankung positiv beeinflussen,
- kommt frühzeitig im Krankheitsverlauf zur Anwendung, auch in Verbindung mit anderen Therapien, die eine Lebensverlängerung zum Ziel haben, wie z. B. Chemotherapie oder Bestrahlung, und schließt Untersuchungen ein, die notwendig sind, um belastende Komplikationen besser zu verstehen und zu behandeln.

Die Palliativmedizin verfolgt einen umfassenden, über die medizinische Behandlung rein körperlicher Symptome und Beschwerden hinausgehenden Ansatz und bezieht alle Dimensionen der menschlichen Existenz ein, die sich auch im Schmerzerleben wiederfinden (▶ Abb. 21.3).

21.3.1 Formen der Palliativversorgung

Die Palliativversorgung benötigt gemäß der WHO-Definition grundsätzlich **multiprofessionelle** und **sektorenübergreifende Versorgungsstrukturen**. Im Idealfall stehen dem Patienten an seinem Behandlungs- bzw. Lebensort die Strukturen und Angebote zur Verfügung, die seiner Erkrankung, seiner Versorgungssituation und seinen Bedürfnissen entsprechen. Dabei müssen auch die Begleitung und Betreuung seiner Angehörigen bzw. der ihm nahestehenden Menschen in das Gesamtkonzept integriert werden. Grundsätzlich wird zwischen einer **allgemeinen** und einer **spezialisierten** bzw. **ambulanten** und **stationären Palliativversorgung** unterschieden.

Allgemeine Palliativversorgung

Definition

Die allgemeine **Palliativversorgung** wird in Bereichen erbracht, deren Hauptaufgabe nicht die spezialisierte Palliativversorgung ist. Aufgabe ist es, den betroffenen Patientinnen und Patienten mit einer weniger komplexen Symptomatik und einer weniger aufwändigen Versorgung eine notwendige und ausreichende palliativmedizinische und palliativpflegerische Behandlung, Pflege, Versorgung und Begleitung aus dem versorgenden Team heraus anzubieten. Dazu gehört z. B. die Palliativversorgung im häuslichen Bereich, in stationären Pflegeeinrichtungen oder im allgemeinen Krankenhaus durch qualifizierte Haus- und Fachärzte, Pflegefachpersonen sowie ggf. andere Berufsgruppen wie Seelsorger oder verschiedene Therapeuten.

Zu den Aufgaben der allgemeinen Palliativversorgung gehört es auch, die Indikation für die **Einbeziehung spezialisierter Expertise** oder für eine **Verlegung** in eine entsprechende Einrichtung zu stellen. Dazu gehört z. B. die ärztliche Verordnung von spezialisierter ambulanter Palliativversorgung (SAPV) (S. 419), die Anforderung eines palliativmedizinischen Dienstes im Krankenhaus oder die Einweisung bzw. Verlegung auf eine Palliativstation. Die Deutsche Gesellschaft für Palliativmedizin geht davon aus, dass ca. 80–90 % aller sterbenden und schwerstkranken Menschen in den Strukturen der allgemeinen Palliativversorgung betreut werden können und ca. 10–20 % eine spezialisierte Palliativversorgung benötigen (Deutsche Krebsgesellschaft [DKG], Deutsche Krebshilfe [DKH], Arbeitsgemeinschaft der Wissenschaftlichen Medizinischen Fachgesellschaften [AWMF] 2020).

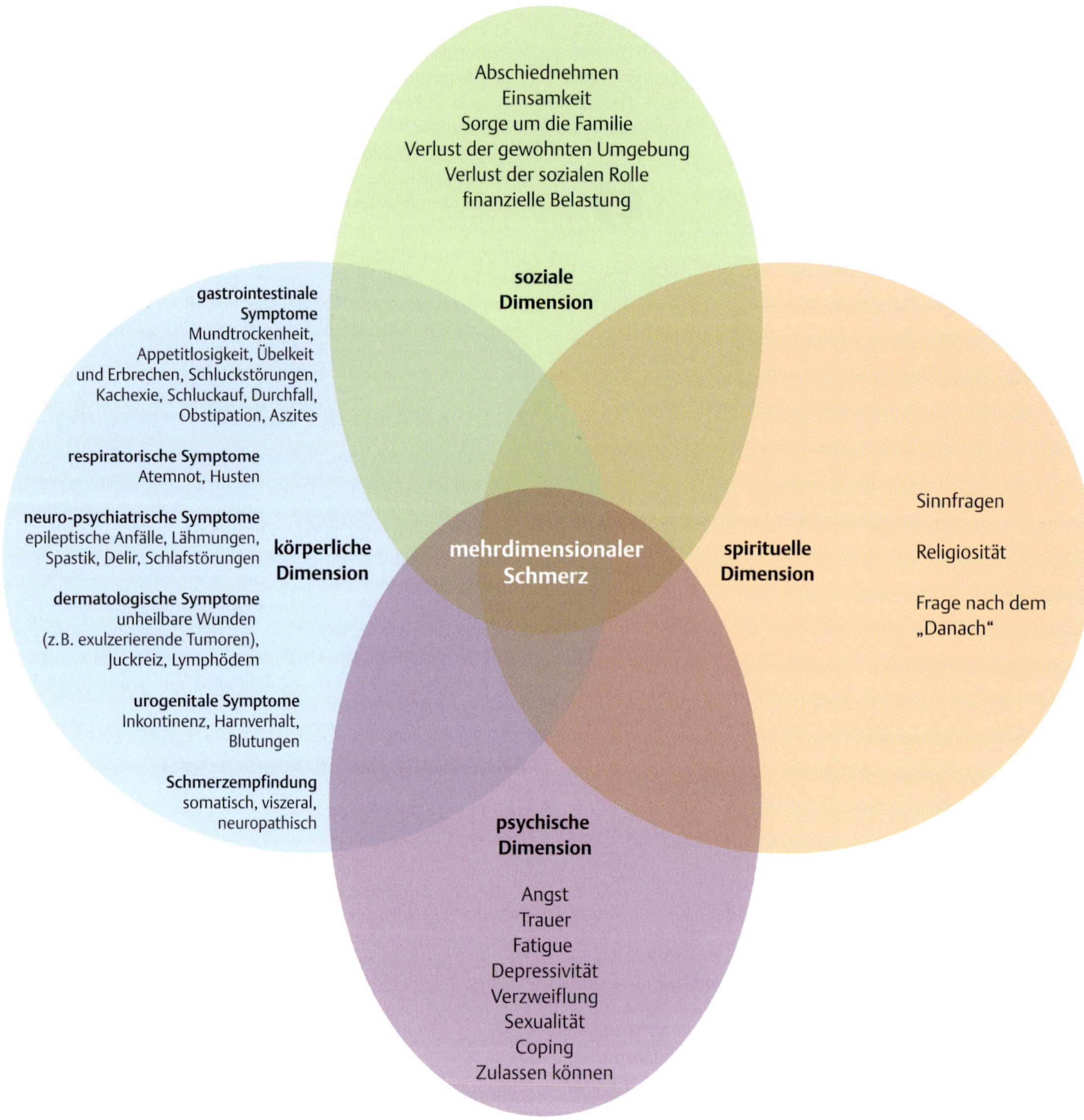

Abb. 21.3 Palliativversorgung. Nicht nur körperliche Symptome, sondern auch die psychische, soziale und spirituelle Dimension des Schmerzes sind zu beachten. Gezeigt werden Beispiele für die Dimensionen, keine vollständige Auflistung. (Quelle: © Thieme Group)

Praxistipp

Für **Einrichtungen der Gerontopsychiatrie**, in denen vorwiegend allgemeine Palliativversorgung durchgeführt wird, kann empfohlen werden, dass in den Teams einzelne psychiatrische Fachärzte möglichst mit Zusatzbezeichnung Palliativmedizin – wo nicht vorhanden in enger Kooperation mit sonstigen Palliativmedizinern – und Palliativpflegefachpersonen zur Verfügung stehen.

Die Erreichbarkeit multiprofessioneller Palliativdienste im stationären Bereich und spezialisierter ambulanter Palliativteams in der ambulanten Versorgung sollte für den Bedarfsfall gewährleistet sein. Empfehlenswert ist auch eine Beteiligung an den jeweils vorhandenen regionalen Netzwerkstrukturen, die Teilnahme an **palliativmedizinischen Qualitätszirkeln** sowie **palliative Fallbesprechungen** und **interne Fortbildungen** mit palliativmedizinischen, palliativpflegerischen und hospizlichen Inhalten.

Spezialisierte Palliativversorgung

Definition

Unter **spezialisierter Palliativversorgung** versteht man die Strukturen und Teams, die schwerpunktmäßig oder ausschließlich Palliativversorgung anbieten und über eine entsprechende höchstmögliche Qualifikation und Vernetzung verfügen. Dazu gehören z. B. Palliativstationen, Palliativdienste in Krankenhäusern und spezialisierte ambulante Palliativteams (SAPV, § 37b SGB V).

Eine beständige und multiprofessionelle Teamstruktur mit hoher Expertise und Erfahrung der Mitarbeitenden ist dabei ein unverzichtbares Merkmal.

Spezialisierte palliativmedizinischen Versorgungsstrukturen sollten auch Patienten mit **gerontopsychiatrischen Erkrankungen und Symptomen** immer dann zugänglich sein, wenn die entsprechende Symptomatik besonders ausgeprägt ist (z. B. Delir, Desorientiertheit, schwere Demenz am Lebensende) oder wenn anderweitig verursachte Symptome (z. B. durch eine zusätzliche unheilbare Erkrankung) wie Schmerzen, Atemnot, Übelkeit, Angst oder andere dazukommen.

Besondere **palliativpflegerische Fragestellungen** wie z. B. die Wundversorgung bei unheilbaren exulzerierenden Tumoren, Mundtrockenheit, Verschlechterung der Nahrungs- und Flüssigkeitsaufnahme, Medikamentenmanagement, aufwändige (invasive) Schmerztherapien, aufwändige Pflege in der Sterbephase und anderes können ebenfalls die Einbindung spezialisierter Palliativversorgung notwendig machen. Auch für **ethische Fragestellungen** bei Entscheidungsfindungen ist ein Hinzuziehen spezialisierter Expertise zur Beratung hilfreich. Hierbei haben Palliativdienste im Krankenhaus und SAPV-Teams eine besondere Bedeutung.

Spezialisierte Ambulante Palliativversorgung

Definition

Die **Spezialisierte Ambulante Palliativversorgung** ist eine in Deutschland gesetzlich geregelte ambulante Umsetzungsform der spezialisierten Palliativversorgung (§§ 37b und 132d SGB V). Ziel der SAPV ist es, dem Wunsch der meisten Menschen nachzukommen, zu Hause sterben zu können, auch dann, wenn die Versorgung besonders aufwändig ist. In der SAPV stehen Palliativmediziner und Palliative-Care-Pflegefachpersonen rund um die Uhr für die Versorgung vor Ort zur Verfügung.

Bei entsprechender Voraussetzung hat jeder gesetzlich Versicherte Anspruch auf SAPV. Dies gilt auch für Bewohnerinnen und Bewohnern von stationären Pflegeeinrichtungen und Einrichtungen der Eingliederungs- oder Behindertenhilfe. Privat Versicherte erhalten die Leistung i. d. R. ebenfalls auf Antrag und nach Prüfung durch die PKV. Die SAPV enthält ärztliche, pflegerische und Koordinationsleistungen. Erforderlich für ein SAPV-Team, ist eine fest etablierte, erkennbare und gelebte Teamstruktur aus qualifizierten **Ärzten, Pflegepersonen** und **Koordinationskräften**. Die SAPV ist als ergänzendes Angebot anzusehen und kann je nach Bedarf von jedem zugelassenen Arzt, auch von Krankenhausärzten aus, verordnet werden als Beratungsleistung, Teil- oder Vollversorgung sowie Koordinationsleistung (▶ Abb. 21.4).

▶ **Anspruchsvoraussetzungen für SAPV**

- Das Vorliegen einer unheilbaren, fortschreitenden und fortgeschrittenen Erkrankung mit einer voraussichtlichen Lebenserwartung von Tagen, Wochen bis wenigen Monaten
- Besonders hoher Versorgungsauswand durch komplexe Symptomatik wie ausgeprägte
  - Schmerzsymptomatik
  - respiratorische/kardiale Symptomatik
  - gastrointestinale Symptomatik
  - urogenitale Symptomatik
  - psychiatrische/neurologische/psychische Symptomatik
  - ulzerierende/exulzerierende Wunden oder Tumore

Palliativmedizinischer Dienst im Krankenhaus

Mit dem Hospiz- und Palliativgesetz (HPG) wurde 2015 Krankenhäusern die Möglichkeit eröffnet, palliativmedizinische Dienste einzurichten und über das DRG-System zu finanzieren.

Definition

Palliativmedizinische Dienste haben die Aufgabe, eine multiprofessionelle palliativmedizinische und palliativpflegerische Mitbetreuung und Mitbehandlung für Patienten im Krankenhaus anzubieten, die nicht auf einer Palliativstation behandelt werden. Hierbei sind regelmäßig weitere Berufsgruppen mit eingebunden.

Diese Struktur ist eine Ergänzung zur allgemeinen stationären Palliativversorgung im Krankenhaus und soll dann zum Tragen kommen, wenn aufgrund einer zunehmend komplexen Symptomatik die Behandlung und Begleitung des Patienten durch das Team vor Ort nicht gewährleistet werden kann, eine Indikation für die Übernahme auf eine Palliativstation nicht ausreichend besteht oder die Verlegung auf die Palliativstation vom Patienten nicht gewünscht ist.

Ein palliativmedizinischer Dienst im Krankenhaus ist ein multiprofessioneller Dienst aus **Palliativmedizinern** und **Palliativ-Care-Pflegefachpersonen** sowie ggf. **weiteren Berufsgruppen** wie z. B. Psychologen oder Sozialarbeitern. Neben der unterstützenden Mitbehandlung von Patienten mit schwerwiegenden Symptomen und der Beratung der Angehörigen hat er auch die Aufgabe, die Teams vor Ort in palliativmedizinischen Fragen zu beraten, fortzubilden und bei Entscheidungen zu Therapie- oder Pflegezieländerungen behilflich zu sein. Die Hauptverantwortung der Behandlung bleibt bei den Ärzten bzw. den Teams der behandelnden Station. Die Möglichkeit einer ärztlichen palliativmedizinischen Betreuung muss rund um die Uhr gegeben sein. Palliativmedizinische Dienste können organisatorisch mit einer Palliativstation verbunden sein, können aber auch als eigenständige Struktur vorgehalten und finanziert werden.

Palliativstation

Definition

Eine **Palliativstation** ist eine eigenständige, abgegrenzte Station eines Krankenhauses zur spezialisierten stationären Palliativversorgung bei Vorliegen einer ausgeprägten und komplexen Symptomatik im Rahmen einer unheilbaren, fortschreitenden und fortgeschrittenen Erkrankung und gleichzeitiger Krankenhausbehandlungsbedürftigkeit.

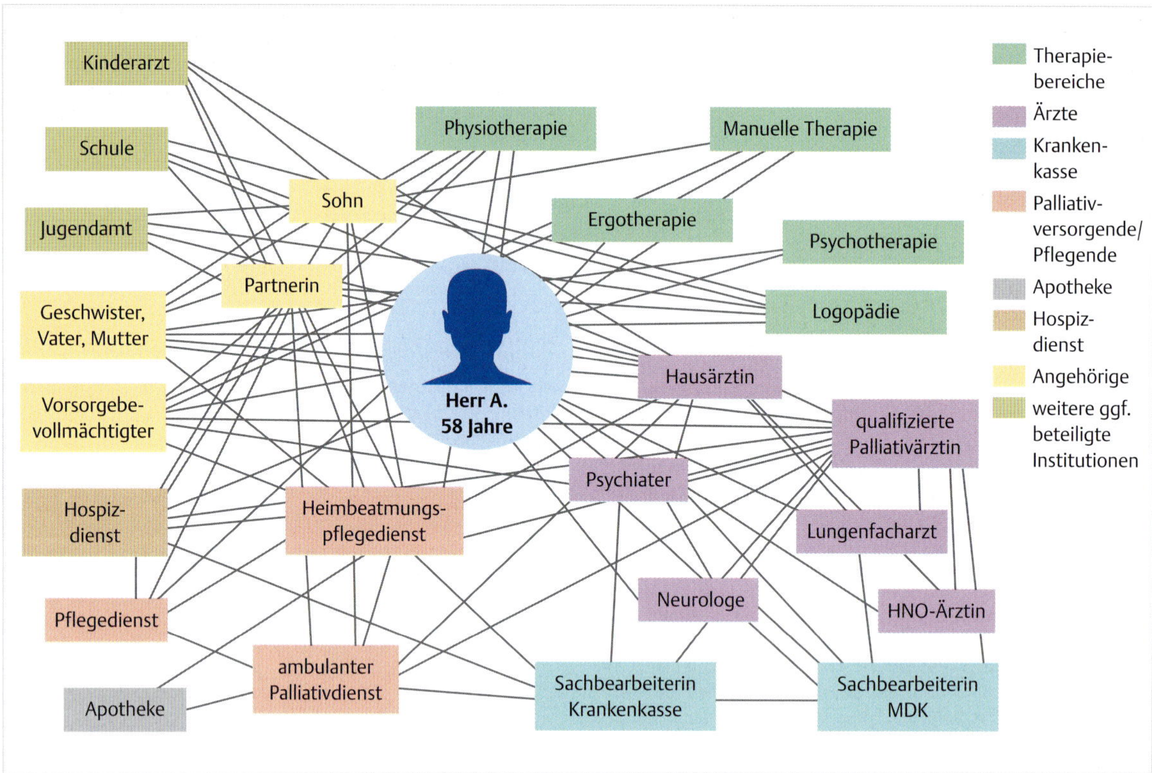

Abb. 21.4 Spezialisierte Ambulante Palliativversorgung (SAPV). Beispiel einer komplexen Koordination im Rahmen der SAPV eines Patienten mit amyotropher Lateralsklerose (ALS) und vorbekannter manisch-depressiver Störung. (Quelle: © Thieme Group)

Die Behandlung ist multidimensional ausgerichtet, wird schwerpunktmäßig medizinisch und multiprofessionell erbracht und verfolgt einen rein palliativen Ansatz. Ziel ist eine effektive und nachhaltige Symptom- und Leidenslinderung, eine damit verbundene Verbesserung der Lebensqualität sowie der Stabilisierung des Patienten und seines sozialen Umfelds. Dazu gehören auch die Organisation und Anbahnung der notwendigen ambulanten Versorgung.

Merkmal ist auch auf Palliativstationen der **bedürfnisorientierte, multidimensionale** und **multiprofessionelle Betreuungsansatz**. Neben einer qualifizierten palliativärztlichen und palliativpflegerischen Betreuung erfolgt eine enge Zusammenarbeit mit anderen Berufsgruppen wie Seelsorgern, Sozialarbeitern, Psychologen, Physiotherapeuten und anderen Therapeuten. In vielen Palliativstationen erfolgt auch eine Begleitung durch Ehrenamtliche. Palliativstationen sind kleinere Versorgungseinheiten mit einer Größe zwischen 8 und 15 Betten.

Die **Finanzierung** der Palliativstationen erfolgt entweder entsprechend der regulären Krankenhausfinanzierung nach dem DRG-System und entsprechenden Zusatzentgelten oder auf der Basis von tagesgleichen Pflegesätzen über die Anerkennung als sog. „Besondere Einrichtung". Als Voraussetzungen für diese Anerkennung ist eine Erklärung des Krankenhauses gegenüber den Krankenkassen ausreichend, die Station nicht über DRG sondern in dieser Form zu finanzieren.

21.3.2 Palliativversorgung in stationären Pflegeeinrichtungen

In stationären Pflegeeinrichtungen werden Menschen mit hohem und sehr hohem Lebensalter voll- oder teilstationär versorgt. Nicht selten sind dies auch Menschen mit gerontopsychiatrischen Beschwerden oder Erkrankungen. Die strukturellen und personellen Anforderungen an diese allgemeine Versorgung sind vorwiegend im SGB XI und den damit assoziierten Bestimmungen und Richtlinien geregelt. Die Bewohner treten in aller Regel bei einer vollstationären Versorgung mit der Aufnahme in die Einrichtung gleichzeitig auch in ihren letzten Lebensabschnitt ein. Auch wenn zu diesem Zeitpunkt die Pflegebedürftigkeit und chronische Erkrankungen in unterschiedlicher Ausprägung im Vordergrund stehen, müssen **Grundsätze der hospizlichen Begleitung** und ggf. auch der Palliativversorgung berücksichtigt werden. Das gilt auch dann, wenn voraussichtlich noch eine längere Lebenszeit von Monaten bis Jahren zu erwarten ist. Erfahrungen zeigen, dass bei vielen Menschen gerade bei der Aufnahme in eine stationäre Pflegeeinrichtung, Gedanken und Fragen rund um die nun beginnende letzte Lebensphase, zum Sterben, zum Tod oder zum weiteren Verlauf ihrer Erkrankungen bzw. Gesundheitsfragen grundsätzlicher Art von zentraler Bedeutung sind. Das erfordert, schon zu diesem frühen Zeitpunkt entsprechende Informationen und Angebote bedarfsgerecht zur Verfügung zu stellen.

Sind bereits lebenslimitierende Erkrankungen bekannt oder führen zur Aufnahme, muss zwingend der Bedarf **palliativmedizinischer Versorgung** bzw. hospizlicher Begleitung ermittelt sowie der Anspruch auf entsprechende Leistungen geprüft und geltend gemacht werden. Diese Aspekte müssen dann gemeinsam mit dem Hausarzt zentral in die Versorgungsplanung integriert und die Pflege-, Behandlungs- und Versorgungsziele entsprechend formuliert werden.

Auch bei einer zeitlich begrenzten teilstationären Versorgung, der so genannten Kurzzeitpflege, können Palliativversorgung und hospizliche Begleitung sinnvoll sein und sollten entsprechend einbezogen bzw. vermittelt werden.

M!

Merke

Die Entwicklung von **Palliativkompetenz** und **Hospizkultur** in stationären Pflegeeinrichtungen ist die Aufgabe von Trägern, Einrichtungsleitungen sowie allen Mitarbeiterinnen und Mitarbeitern gleichermaßen. Entsprechend müssen Haltung, Wissen, Fähigkeiten und eine geeignete Alltagskultur gelebt und stetig weiterentwickelt werden. Dazu gehört die Integration entsprechender Grundsätze in die jeweiligen Unternehmens- und Einrichtungsziele, in Qualifizierungskonzepte und in die alltägliche Versorgung.

Folgende gesetzliche und leistungsrechtliche Regelungen sind in den letzten Jahren durch die Gesundheitspolitik entwickelt worden und sind für die Versorgung in stationären Pflegeeinrichtungen relevant:

- Es besteht für Bewohnerinnen und Bewohner von stationären Pflegeeinrichtungen **Anspruch auf SAPV** (§ 37b SGB V und § 132d SGB V).
- **Sterbebegleitung** ist ein Bestandteil der Pflegeleistungen nach SGB XI (§§ 28 u. 75 SGB XI)
- Stationäre Pflegeeinrichtungen sollen durch **aktive Vernetzung** mit Strukturen der ambulanten Palliativversorgung und Hospizarbeit wie Hospiz- und Palliativnetzwerken, SAPV-Teams, Apotheken, Ärztenetzwerken, ambulanten Hospizdiensten (§§ 114 u. 115 SGB XI) usw. mit diesen zusammenarbeiten und kooperieren.
- Stationäre Pflegeeinrichtungen können ihren gesetzlich versicherten Bewohnerinnen und Bewohnern **Beratungsleistungen** zur gesundheitlichen Vorsorgeplanung für die letzte Lebensphase anbieten (§ 132 g SGB V). Diese Beratung enthält entsprechend den individuellen Bedürfnissen der Betroffenen Informationen zu palliativen und hospizlichen Versorgungsmöglichkeiten in der letzten Lebensphase und der Sterbebegleitung. Die individuellen Bedürfnisse, Vorstellungen und Wünsche für den Sterbeprozess insbesondere zu den medizinischen Abläufen (z. B. Umgang mit evtl. notwendigen Krankenhauseinweisungen, Schmerztherapie usw.) und zum Umgang mit Notfällen sollen in Fallbesprechungen ermittelt werden und im Rahmen der Versorgungsplanung dokumentiert und verbindlich festgehalten werden, z. B. in einer Patientenverfügung bzw. einer Vorsorgevollmacht. Die Beratungsleistung wird von den Krankenkassen finanziert.
- Mit dem HPG wurde die Möglichkeit der **Verlegung von Bewohnerinnen und Bewohnern** einer stationären Pflegeeinrichtung **in ein stationäres Hospiz** geregelt (§ 39a, Abs. 1 SGB V). Bei einer solchen Verlegung sind die berechtigten Wünsche der Bewohner zu berücksichtigen. Dies kann insbesondere für Bewohner mit demenziellen Erkrankungen von besonderer Relevanz sein. Hierbei muss geprüft werden, inwieweit ein Ortswechsel aus der gewohnten Umgebung und den bekannten Beziehungen in einem Pflegeheim hin in ein stationäres Hospiz in Bezug auf die Demenz tatsächlich eine Verbesserung der Lebensqualität und der Versorgung bedeutet. Es sollte geprüft werden, ob es nicht sinnvoller ist, alle gegebenen Möglichkeiten der ambulanten Palliativ- und Hospizbetreuung in einer stationären Pflegeeinrichtung auszuschöpfen und einen möglicherweise belastenden Ortswechsel zu vermeiden. Grundsätzlich muss bei einer solchen Verlegung auch geprüft werden, ob im stationären Hospiz entsprechende gerontopsychiatrische Expertise vorhanden ist bzw. wie diese ggf. zur Verfügung gestellt werden kann.

21.4 Hospizliche und palliative Versorgung in der Gerontopsychiatrie

Das hohe Alter der betroffenen Menschen mit meist mehreren chronischen und z. T. fortschreitenden und fortgeschrittenen Erkrankungen macht die Gerontopsychiatrie zu der psychiatrischen Disziplin, die sich regelmäßig mit den Herausforderungen des beginnenden bzw. absehbaren Lebensendes auseinandersetzen muss (Grond 2011).

M!

Merke

Palliativversorgung ist mehr als nur die Linderung von Symptomen bei nicht heilbaren Erkrankungen. Sie berücksichtigt psychische, seelische, soziale und spirituelle Aspekte unabhängig von der Diagnose. Daher muss die Behandlung und Pflege von Menschen mit gerontopsychiatrischen Erkrankungen, Syndromen oder Symptomen ab einem gewissen Stadium diese, als palliativ zu bezeichnenden, Aspekte integrieren – zusätzlich zur Behandlung psychiatrischer und gerontopsychiatrischer Symptome.

21.4.1 Herausforderungen

Durch die stetig steigende Zahl alter und demenzkranker Menschen, steigt auch die Anzahl derer, die mit einer Demenz bzw. einer anderen fortschreitenden gerontopsychiatrischen Erkrankung versterben. Je nach Selbstverständnis und Möglichkeiten gerontopsychiatrischer Abteilungen bzw. Einrichtungen werden dort auch Patienten behandelt, die zusätzlich zu einer nicht heilbaren körperlichen Erkrankung psychiatrische Symptome, Syndrome oder Erkrankungen entwickeln.

Zur Versorgung dieser Menschen sind sowohl gerontopsychiatrische Expertise als auch grundlegende palliativ-hospizliche Kompetenzen im Sinne einer allgemeinen Palliativversorgung erforderlich. Häufig ist es aber so, dass Mitarbeitern der Gerontopsychiatrie die palliativ-hospizliche Expertise fehlt, genauso wie Mitarbeitern der Palliativ- und Hospizdienste die gerontopsychiatrische Expertise fehlt.

Letzteres ist besonders dann der Fall, wenn problematische bzw. herausfordernde Verhaltensänderungen im Vordergrund stehen. Dann reichen oft die vorhandene spezialisierte Palliativexpertise bzw. die vorhandenen Rahmenbedingungen nicht aus, die betroffenen Patienten adäquat zu behandeln, zu betreuen und zu begleiten. Dies kann sich darin zeigen, dass sich z. B. stationäre Hospize oder Palliativstationen in Krankenhäusern außerstande sehen, Patienten aufzunehmen oder weiter zu betreuen, bei denen psychiatrische Symptome, psychiatrische Grunderkrankungen oder psychische Verhaltensänderungen im Vordergrund stehen. Andererseits kennen die Mitarbeiter der gerontopsychiatrischen Abteilungen oft nicht oder nur in Ansätzen die Grundsätze der Palliativversorgung und hospizlichen Begleitung. Und das „Sterben zulassen“ ist unverändert eine große Herausforderung und Hürde in der gerontopsychiatrischen Behandlung.

So droht auf beiden Seiten durch die jeweiligen strukturellen und inhaltlichen Defizite eine Unterversorgung der betroffenen Patienten und damit nicht selten bei Verschlechterung der körperlichen oder psychiatrischen Symptomatik ein Hin und Her zwischen unterschiedlichen somatischen Abteilungen und der Psychiatrie.

Merke

M!

Mitarbeiter der Einrichtungen allgemeiner und spezialisierter Palliativversorgung sollten mit der Behandlung psychiatrischer Symptome vertraut sein oder mithilfe von Fortbildungen vertraut gemacht werden.

Zugleich sollte in psychiatrischen und gerontopsychiatrischen Einrichtungen eine allgemeine Palliativversorgung vorhanden und eine spezialisierte Palliativversorgung auf Abruf verfügbar sein.

In den unterschiedlichen palliativen und hospizlichen stationären und ambulanten Einrichtungen hängt die Möglichkeit und Bereitschaft, „doppelt belastete“ Patienten zu versorgen und zu begleiten ganz wesentlich ab von:
- den Rahmenbedingungen
- dem gerontopsychiatrischen Wissensstand
- der Kompetenz der Mitarbeitenden
- dem Vernetzungsgrad mit Einrichtungen der Geriatrie bzw. der Gerontopsychiatrie

Vor einer ähnlichen Situation stehen auch Pflegende in den Einrichtungen der stationären Altenhilfe. So bleibt häufig die Einweisung in die stationäre Gerontopsychiatrie als letzter Ausweg einer sich akut zuspitzenden Situation.

Meistens handelt es sich um Patienten mit der folgenden psychopathologischen Symptomatik (Perrar 2005b):
- tiefe Depressivität und anhaltende Suizidalität
- ausgeprägtes Wahnerleben und Halluzinationen, häufig kombiniert mit extremer Unruhe und Antriebssteigerung
- akute oder chronische Verwirrtheit mit Antriebssteigerung und wiederholten Versuchen, die Einrichtung zu verlassen
- Aggressivität und Enthemmung

Als Ursache kommen Krankheitsbilder bei unterschiedlichen Personengruppen in Betracht. Dies können sein:
- akute organisch bedingte Störung aufgrund einer Beteiligung des Gehirns (z. B. durch Metastasierungen)
- Delirien/akute Verwirrtheitszustände auch als Nebenwirkungen einer palliativmedizinischen Behandlung
- schwere depressive Episoden mit anhaltender oder akuter Suizidalität
- ältere (meist chronisch schizophrene) Psychotiker, die zusätzlich an einer unheilbaren, fortschreitenden, lebenslimitierenden Erkrankung leiden
- ältere Menschen mit geistiger Behinderung, die zusätzlich an einer unheilbaren, fortschreitenden, lebenslimitierenden Erkrankung leiden
- Menschen mit einer Demenz, die zusätzlich an einer unheilbaren, fortschreitenden, lebenslimitierenden Erkrankung leiden
- forensisch untergebrachte Patienten, die zusätzlich an einer unheilbaren, fortschreitenden, lebenslimitierenden Erkrankung leiden und weiterhin der Sicherung bedürfen

21.4.2 Konkrete Maßnahmen

Was bleibt zu tun, um gerontopsychiatrisch erkrankte Menschen am Lebensende würdig begleiten und angemessen behandeln zu können?
- spezifische psychiatrische und gerontopsychiatrische Themen in die berufsgruppenspezifischen palliativen Basiscurricula integrieren (Medizin, Pflege, psychosoziale Berufe, Physiotherapie u. a.), die deutlich über eine medikamentöse Behandlung des Delirs/akuten Verwirrtheitszustandes oder der Demenz hinausgehen
- psychiatrische und gerontopsychiatrische Themen in die Schulung ehrenamtlicher hospizlicher Mitarbeiter angemessen integrieren
- spezifische vertiefende Fortbildungsangebote zu dieser Thematik für Mitarbeitende in Einrichtungen der spezialisierten Palliativversorgung (Palliativstationen, Hospize, SAPV-Teams) anbieten
- palliative und hospizliche Lerninhalte in die Ausbildungen und Fachweiterbildungen der Psychiatrie integrieren
- berufsgruppenübergreifende multiprofessionelle palliativ-hospizliche Basisqualifikation in den psychiatrischen bzw. gerontopsychiatrischen Einrichtungen voraussetzen
- Personelle und strukturelle Mindestanforderungen entwickeln bezüglich einer angemessenen und realisierbaren Palliativversorgung und hospizlichen Begleitung in den psychiatrischen bzw. gerontopsychiatrischen Einrichtungen. Dazu kann gehören:
  - Benennung eines Palliativ- bzw. Hospizbeauftragten
  - Mindestausstattung mit Palliativmedizinern und Palliativfachpersonen in der Pflege bis hin zur Verfügbarkeit eines multiprofessionellen Palliativdienstes (Kooperation möglich)
  - Vernetzung bzw. Kooperationen zwischen Strukturen bzw. Einrichtungen der Hospiz- und Palliativversorgung (z. B. ambulante Hospizdienste, SAPV-Teams) und Einrichtungen der Gerontopsychiatrie
  - Integration der Palliativ- und Hospizarbeit in die Organisationsentwicklung und das Qualitätsmanagement der gerontopsychiatrischen Einrichtungen (z. B. als Unternehmens- bzw. Qualitätsziele oder Bestandteil eines Leitbilds)

Merke

M!

Kooperationen bzw. Vernetzungen zwischen gerontopsychiatrischen Einrichtungen und Einrichtungen der Hospiz- und Palliativversorgung sollen so gestaltet sein, dass regelmäßige und gemeinsame Patientenkontakte geplant und umgesetzt werden. Dabei kann die routinemäßige Durchführung multiprofessioneller Schwerpunktvisiten oder Fallbesprechungen hilfreich sein (gerontopsychiatrischer Liaisondienst, multiprofessioneller Palliativdienst, SAPV usw.).

Möglichst früh im gerontopsychiatrischen Krankheitsverlauf ist für die betroffenen Patienten und ihre Angehörigen eine bedürfnisbezogene und bedarfsgerechte Integration von Palliativmedizin und Hospizarbeit sinnvoll. Hierbei ist die primäre ärztliche und pflegerische Behandlungsverantwortung klar zu benennen. Im Sinne eines interdisziplinären und multiprofessionellen Ansatzes sollte am Anfang einer gemeinsamen Betreuung i. d. R. ein **gemeinsamer Patientenbesuch** und ein entsprechendes **multidimensionales Assessment** stehen, das sowohl die Symptome als auch die für den einzelnen Patienten relevanten psychosozialen und spirituellen Aspekte integriert. Dabei kann es sinnvoll sein, bereits in dieser frühen Phase auch die ehrenamtliche hospizliche

Tab. 21.1 Besonderheiten der hospizlichen/palliativen Begleitung bei Menschen mit unterschiedlichen psychischen Erkrankungen [Quelle: Perrar KM. Hospizliche und palliative Pflege. In: Perrar KM, Sirsch E, Kutschke A. Gerontopsychiatrie für Pflegeberufe. Stuttgart: Thieme; 2011].

Palliativversorgung eines Menschen			
ohne psychiatrische bzw. kognitive Beeinträchtigung	**mit fortgeschrittener Demenz und erheblicher kognitiver Beeinträchtigung**	**mit (chronischer) Depression ohne kognitive Beeinträchtigung**	**mit (chronischer) Schizophrenie, Residualsymptomatik und verminderter Aufmerksamkeit**
absprachefähig	begrenzt bis nicht absprachefähig	weitgehend absprachefähig	begrenzt absprachefähig
Klarheit bezüglich Erkrankung, Situation und Prognose	vermindertes Urteilsvermögen, bezüglich der Grunderkrankung unklare zeitliche Prognose	verlangsamte Auffassungsgabe, Denkhemmung	vermindertes Urteilsvermögen, wahnhafter Realitätsbezug
einwilligungsfähig bezüglich Therapieentscheidungen	vermindertes bis aufgehobenes Urteilsvermögen	verminderte Entschluss- und Handlungsfähigkeit	vermindertes Urteilsvermögen
Realitätsbezug erhalten	zunehmend misslingender Realitätsbezug	eingeschränkter Realitätsbezug	stark eingeschränkter Realitätsbezug
keine Wahnsymptomatik	Fehlidentifikationen	sekundärer Wahn möglich, verändertes Körperempfinden	anhaltende wahnhafte und/oder halluzinatorische Symptomatik
affektiv schwingungsfähig	affektiv schwingungsfähig	depressiver Affekt, Klagen, Hoffnungslosigkeit	abgeflachter Affekt
äußert seine Bedürfnisse	abnehmende bis erloschene verbale Kommunikation	stellvertretende Hoffnung notwendig	stark eingeschränkte Bedürfnisse
beziehungsfähig	i. d. R. beziehungsfähig	beziehungsfähig	eingeschränkt beziehungsfähig
keine erhöhte Suizidalität	keine Suizidalität	möglicherweise stark erhöhtes Suizidrisiko	möglicherweise erhöhtes Suizidrisiko

Begleitung zu integrieren und einen ambulanten Hospizdienst einzubeziehen, wenn das vom Patienten bzw. seinen Angehörigen gewünscht wird. Dabei sollte durch die Koordinationskraft des Hospizdienstes darauf geachtet werden, dass Ehrenamtliche zum Einsatz kommen, die bereits über grundlegende Kenntnisse zu psychiatrischen Beschwerden verfügen. Für die ehrenamtlichen Helfer kann es sinnvoll sein, einen Gerontopsychiater oder eine entsprechend erfahrene Pflegeperson vor Ort als Ansprechpersonen zu haben und durch diese entsprechend begleitet zu werden. Ein enger Kontakt zur Koordinationskraft des Hospizdienstes ist dabei unabdingbar.

▸ Tab. 21.1 gibt einen Überblick über die Besonderheiten der hospizlichen und palliativen Begleitung von Menschen mit psychischen Erkrankungen. Nicht immer wird der Krankheitsverlauf so idealtypisch wie hier dargestellt verlaufen und nicht jede Abweichung ist als pathologisch psychiatrisch anzusehen. Die Gegenüberstellung gibt allerdings einen guten Überblick darüber, mit welchen Veränderungen in der palliativen Versorgung zu rechnen ist.

Stationäre Hospize, ambulante Hospizdienste, Palliativstationen, SAPV-Teams, palliativmedizinische Dienste in Krankenhäusern und gerontopsychiatrische Abteilungen und Einrichtungen sollten für die Problematik dieser Patientengruppen sensibilisiert werden. Sie sollten sektoren- sowie institutionsübergreifend im Sinne einer gegenseitigen Beratung, gemeinsamen Betreuung und Fallbesprechung vernetzt zusammenarbeiten. Nicht zuletzt scheinen die gerontopsychiatrischen Institutsambulanzen bzw. Zentren gefordert, sich der geschilderten Thematik in enger Kooperation mit den niedergelassenen Ärzten, ambulanten Pflegediensten, stationären und ambulanten Strukturen der Palliativversorgung und Hospizarbeit und anderen anzunehmen (Perrar 2005b).

21.4.3 Begleitung Sterbender und ihrer Angehörigen

Die Betreuung eines sterbenden Menschen in den letzten Tagen und Stunden seines Lebens und die Begleitung seiner Angehörigen stellt eine besondere Aufgabe dar. Das Sterben sollte dabei von allen Beteiligten als Teil des Lebens verstanden werden. Mit dem Eintritt des Patienten in die Sterbephase sollte das bisherige Konzept der Behandlung, Pflege und Begleitung umfassend angepasst werden. Die beteiligten Personen, einschließlich des Patienten und seiner Angehörigen müssen sich auf diese neue Situation einstellen.

M!

Merke

Übergeordnetes Ziel in der Sterbephase bleibt die Erhaltung bzw. Erreichung der vom Sterbenden gewünschten Lebensqualität. Handlungsleitend sind die subjektiven Bedürfnisse des Sterbenden.

Der Verlauf der Sterbephase kann, insbesondere im Rahmen einer gerontopsychiatrischen Erkrankung, durch bereits vorliegende psychiatrische Symptome oder durch neu auftretende Symptome – wie etwa ein Delir – beeinflusst werden. Die Frage, inwiefern der Verlauf der Sterbephase bei Menschen, z. B. mit Demenz oder einer ausgeprägten Depression durch diese Erkrankungen voraussehbar beeinflusst wird, lässt sich nur schwer beantworten. Häufig in der Strebephase auftretende Symptome und Verhaltensänderungen, wie z. B. kognitive Einschränkungen, sozialer Rückzug, emotionale Belastungen oder die abnehmende Bereitschaft zu essen und zu trinken, lassen sich der zum Sterben führenden Grunderkrankung oder einzelnen Begleiterkrankungen nicht immer sicher zuordnen.

Grundlegende Fragen und Schlüsselelemente

- Konnte im Rahmen einer frühen Integration von Palliativversorgung und Hospizarbeit in Gesprächen, z. B. bezüglich einer Versorgungsplanung für das Lebensende das eigene Sterben mit dem Patienten und seinen Angehörigen thematisiert werden und sein **Wille** sowie seine Wünsche für das Sterben und die Zeit danach ermittelt und dokumentiert werden (z. B. in einer Patientenverfügung und Vorsorgevollmacht)?
- Wie konnte insbesondere die **Beziehung** zwischen dem Pflegeteam bzw. anderen Bezugspersonen und dem Patienten bisher gestaltet und entwickelt werden? Welche sind seine **Vertrauenspersonen** und was wissen wir über das Leben des Menschen, der nun bald sterben wird (z. B. aus seiner Biografie bekannte Vorlieben und Abneigungen)?
- Welche **Strategien und Behandlungsansätze** waren bezüglich der gerontopsychiatrischen Erkrankung bzw. der bisher bekannten Symptome des Sterbenden hilfreich und wirksam?

Behandlung, Pflege und Begleitung in der Sterbephase sind gekennzeichnet durch:

- Beistand
- Linderung von Schmerzen und anderen quälenden Symptomen oder Zuständen
- ein möglichst ruhiges, angstminderndes Umfeld
- Anwesenheit der Angehörigen oder anderer nahestehender Menschen (sofern gewünscht)

Körperliche, psychische, soziale und spirituelle Belange sind nach der Priorisierung des Sterbenden unmittelbar zu berücksichtigen (Gratz u. Roser 2016). Dies kann durch eine enge, multidisziplinäre und multiprofessionelle Kooperation der an der Behandlung beteiligten Berufsgruppen (z. B. Mediziner, Pflegende, Therapeuten, Seelsorger) und durch den Austausch mit den Ehrenamtlichen und den Angehörigen gelingen.

Merke

M!

Die Betreuung sterbender Menschen ist eine wesentliche pflegerische Aufgabe und erfordert eine intensive Zusammenarbeit mit den haupt- und ehrenamtlich an der Versorgung und Begleitung Beteiligten. Sterbende und ihre Angehörigen bedürfen einer **hohen Aufmerksamkeit** in der Wahrnehmung und Betreuung sowie einer ihren Bedürfnissen und Wünschen entsprechenden personalen Präsenz. Grundvoraussetzung dafür sind eine hohe fachliche, kommunikative, soziale und emotionale Kompetenz der Betreuenden, geeignete institutionelle Rahmenbedingungen und ggf. die Verfügbarkeit eines spezialisierten Palliativteams.

▸ Grundsätze bei der Betreuung Sterbender: Best Care for the Dying. Die Schlüsselelemente der bestmöglichen Betreuung Sterbender (engl. Best Care for the Dying, BCD) können als Richtschnur für die pflegerischen und medizinischen Maßnahmen dienen (Ellershaw u. Lakhani 2013). Hauptziel ist die Symptom- und Leidenslinderung.

Schlüsselelemente der bestmöglichen Versorgung und Begleitung Sterbender sind:

- erkennen, dass der Patient stirbt
- gegenüber dem Patienten kommunizieren, dass er sterben wird (wenn möglich; immer in Anwesenheit der nahen Angehörigen)
- spirituelle Begleitung bzw. Seelsorge anbieten
- symptomlindernde Medikamente gegen Schmerzen (Opioide), Atemwegssekretion (Anticholinergika), Unruhe (Benzodiazepine, Antipsychotika), Übelkeit und Erbrechen (Antiemetika), Atemnot (Opioide) vorausschauend verschreiben/verordnen
- klinische Interventionen im besten Interesse für den Patienten überprüfen
- Flüssigkeitszufuhr überprüfen, einschließlich der Notwendigkeit für ihren Beginn oder ihre Beendigung
- Nahrungszufuhr überprüfen, einschließlich der Notwendigkeit für ihren Beginn oder ihre Beendigung
- weitere Versorgungsplanung mit dem Patienten (sofern möglich) und Angehörigen oder Pflegenden ausführlich diskutieren
- Situation des Patienten regelmäßig neu bewerten
- mit dem Verstorbenen und seinen Angehörigen nach dem Tod würdevoll und respektvoll umgehen

Das Sterben erkennen

Festzustellen, ob es sich um die Sterbephase handelt („das Sterben diagnostizieren"), ist nicht einfach. Es ist nicht mit letzter Sicherheit möglich, den Zeitpunkt des Sterbens vorauszusagen. Dennoch gibt es Möglichkeiten, den zu erwartenden Verlauf mit einer gewissen Wahrscheinlichkeit zu prognostizieren. Meist werden vom betreuenden Team im Rahmen der pflegerischen Krankenbeobachtung Verhaltens- und Zustandsveränderungen festgestellt, die anzeigen können, dass es wahrscheinlich ist, dass der Patient in absehbarer Zeit sterben wird. Dies können körperliche Anzeichen, kognitive Einschränkungen und Veränderungen, Änderungen im Sozialverhalten sowie ein verändertes emotionales Verhalten sein (▸ Tab. 21.2). Die Interpretation solcher Veränderungen bei Menschen mit psychiatrischen oder gerontopsychiatrischen Veränderungen stellt dabei eine besondere Herausforderung dar, da solche oder ähnliche Phänomene bei ihnen auch unabhängig von der Sterbephase auftreten können.

Keine der genannten Veränderungen darf bzw. kann allein zu der Annahme führen, das Sterben habe begonnen. Sie müssen immer im Gesamtzusammenhang mit der Grunderkrankung, dem bisherigen Verlauf und der Gesamtsituation des Patienten gesehen werden. Die Deutung der Veränderungen kann durch den Sterbenden selbst, seine Angehörigen oder die Begleiter unterschiedlich sein. Grundsätzlich stellt sich dabei die Frage, ob den beobachteten Veränderungen reversible und kausal behandlungsbedürftige Ursachen zugrunde liegen oder ob sie als Anzeichen des Beginns des Sterbens betrachtet werden können. Bei der Diskussion dieser Frage muss auch bedacht werden, inwieweit die zur Abklärung eventuell nötige Diagnostik und die daraus abzuleitenden Behandlungen bzw. Pflegemaßnahmen sinnvoll und angemessen sind sowie dem Willen des Patienten entsprechen. Diese Differenzierung ist gerade in der Gerontopsychiatrie besonders schwierig, da Verhaltensveränderungen und kognitive Veränderungen auch unabhängig vom Sterben auftreten können und Anlass für die Anpassung von Therapie und Pflege sind.

Praxistipp

Erfahrungen in der Palliativarbeit, Fachwissen, Intuition und intensiver Austausch können dabei helfen, die **Sterbephase** als solche zu erkennen. Manchmal hilft eine intuitive Antwort auf die sog. **Überraschungsfrage**: „Wären wir überrascht, wenn der Patient in einigen Tagen verstorben wäre?", manchmal auch „wenn der Patient in einigen Tagen noch leben würde?". Auch wenn die Antwort darauf grundsätzlich intuitiv bleiben muss, kann sie vielleicht helfen, durch einen Perspektivenwechsel einen grundsätzlichen Konsens im Team aufzuzeigen, der Grundlage für das weitere Vorgehen sein kann.

Tab. 21.2 Mögliche Veränderungen in der Sterbephase.

Beispiele für körperliche Veränderungen	Beispiele für psychische und kognitive Veränderungen	verändertes Sozialverhalten	veränderte Emotionen
• veränderte Atmung (Atemrhythmus, -tiefe, -frequenz, rasselnde Atemgeräusche) • Veränderungen der Haut (Blässe, Zyanose) • blasses eingefallenes Gesicht • zunehmende Schwäche • abnehmendes Interesse an Essen und Trinken • Mundtrockenheit • Veränderung des Schmerzerlebens • erhöhtes Ruhebedürfnis • gesteigerte körperliche Unruhe	• Unruhe und Angst • delirante Zustände • Somnolenz • Wahnvorstellungen • Desorientiertheit zu Zeit, Raum und zur Person • Verkennung von Personen, Umgebung und Umwelt	• abnehmendes Interesse an der sozialen Umgebung (Angehörige, Team, Begleitende) • Änderung von Gesprächsinhalten und Gesprächsbereitschaft • körperliches Abwenden (z. B. zur Wand drehen) • Verlangen, nahestehende Personen noch einmal sehen zu wollen • Wunsch nach Nähe oder auch nach Distanz	• Traurigkeit und Abschiedsstimmung • Niedergeschlagenheit bis hin zur Depressivität • manchmal auch Euphorie verbunden mit fiktiven Wünschen und Plänen für die Zukunft (z. B. Reisen, Anschaffungen)

Die gemeinsame Einschätzung, ob es sich um die Sterbephase handelt, kann nur im **interprofessionellen Dialog** erfolgen unter Einbeziehung der Wahrnehmung des Patienten selbst, seiner Angehörigen und anderer an der Begleitung Beteiligter (z. B. Ehrenamtliche). In der ambulanten Versorgung stellt dies eine gewisse Herausforderung dar, da es nicht einfach bis unmöglich ist, die Beteiligten zusammenzubringen. Dennoch sollte auch hier nach geeigneten Möglichkeiten der Kommunikation gesucht werden. Unerlässlich ist ein intensiver Austausch zwischen Pflege, idealerweise den Bezugspflegepersonen, und dem behandelnden Arzt. Erfahrungen, Wissen und Intuition sollten auf Augenhöhe ausgetauscht werden, um zu einer Einschätzung zu kommen, die Sicherheit gibt für das weitere Handeln, die Versorgungsplanung und in der Kommunikation mit den Beteiligten.

Merke

Die Einschätzung zur Situation des Patienten in der letzten Lebensphase sollte dokumentiert werden sowie in regelmäßigen Zeitabständen (etwa alle 2–3 d) evaluiert und ggf. neu durchgeführt werden. Wenn die Einschätzung lautet, dass es sich wahrscheinlich um die Sterbephase des Patienten handelt, richten sich alle folgenden Schritte daran aus.

Kommunikation und Austausch

Das Ergebnis des interprofessionellen Dialogs muss allen Beteiligten in einer jeweils geeigneten Form mitgeteilt werden. Dazu gehört v. a. die Kommunikation im Team, um die notwendigen Anpassungen von Maßnahmen sowie der Therapie- und Pflegeziele vornehmen zu können. Ein grundsätzlicher Konsens im gesamten Team ist hierbei unerlässlich. Dennoch bleibt eine letzte Unsicherheit, da das Lebensende nicht verlässlich vorausgesagt werden kann.

Auch dem Sterbenden selbst sollte die Einschätzung, er befinde sich möglicherweise in der Sterbephase, nach Möglichkeit und in einer ihm gemäßen Art und Weise mitgeteilt werden. Gerade beim Vorliegen kognitiver Einschränkungen, psychiatrischer Erkrankungen bzw. Symptomen oder eingeschränkter Bewusstseinslage ist das sprachlich oft nur bedingt oder gar nicht möglich.

Praxistipp

Bei sterbenden Menschen mit einer fortgeschrittenen Demenz ist eine emotionale Hinwendung oder eine nonverbale Kommunikation über Berührung (sofern hilfreich und gewünscht) die einzige verbleidende Möglichkeit zur Kommunikation. Eine vertrauensvolle pflegerische Beziehung sowie Kenntnis über biografische Besonderheiten und individuelle Vorlieben können hierbei helfen. Ein sensibler und fachlich kompetenter Umgang mit Nähe und Distanz ist dringend erforderlich. So kann z. B. das Halten der Hand bei dem einen Patienten hilfreich und tröstlich sein, bei einem anderen irritierend und beängstigend wirken.

Schließlich ist die Information der Angehörigen über die Einschätzung des Teams unerlässlich. Dabei ist es äußerst hilfreich, wenn Angehörige bereits in den Prozess der Einschätzung eingebunden waren.

Merke

Wenn es darum geht, ethisch und rechtlich sensible Informationen weiterzugeben, ist es bei einer Sprachbarriere ratsam, dass ein neutraler Dolmetscher (kein Angehöriger des Patienten) einbezogen wird.

Da das Sprechen über Sterben und Tod aus kulturellen Gründen nicht immer offen möglich ist, kann es sein, dass der Dolmetscher deshalb das Gesagte nicht 1 zu 1 übersetzen kann oder will. In diesen Fällen ist es hilfreich, die anzusprechenden Dinge zu umschreiben oder passende Metapher zu benutzen.

Angehörige übersetzen zu lassen, ist nicht zu empfehlen, da sie selbst vom nahen Tod des Patienten emotional betroffen und mit der Überbringung schwerwiegender Nachrichten überfordert sein können. Gleichzeitig sind die Angehörigen selbst auf eine korrekte und verständliche Vermittlung von Informationen angewiesen. Manchmal stehen im Team oder in der Einrichtung Mitarbeiter mit entsprechenden muttersprachlichen Kenntnissen zur Verfügung. Bei Hinzuziehung von Dolmetschern, z. B. aus der jeweiligen Gemeinde, muss der Datenschutz gewährleistet sein, d. h., der Betroffene muss zustimmen.

Emotionen, Trauer und Abschied Raum geben

Die Zeit des Sterbens ist oft von Emotionen und vom Abschiednehmen geprägt. Der Sterbende und seine Angehörigen verbringen die letzte gemeinsame Zeit miteinander. Die für diese Zeit auf beiden Seiten vorhandenen Wünsche, Vorstellungen, Ängste und Hoffnungen müssen in der Betreuung Raum und Zeit haben. Sie sollten vom begleitenden Team aktiv abgefragt und soweit wie möglich in die Betreuung integriert werden.

Praxistipp

Bei sterbenden Patienten mit kognitiven Einschränkungen oder psychiatrischen Erkrankungen können eine frühzeitige fundierte **biografische und soziale Anamnese** sowie kommunikative **Biografiearbeit** besonders hilfreich sein, um Wertvorstellungen des Sterbenden und seiner Familie, Rituale, religiöse Bräuche oder Pflichten oder auch familiäre und individuelle Wünsche kennenzulernen und umzusetzen. Gespräche hierüber sollten möglichst frühzeitig erfolgen und aktiv angeboten werden. Die Wünsche und Bedürfnisse des Sterbenden hierzu bestimmen allein und uneingeschränkt die Art und Weise dieser Begleitung.

Im Bedarfsfall wird ein Kontakt zu einem Geistlichen der jeweiligen Religion bzw. Konfession hergestellt. Ihm wird es ermöglicht, die entsprechenden Rituale, wie z. B. eine Krankensalbung, durchzuführen.

Die Trauer der Angehörigen beginnt nicht erst nach dem Eintritt des Todes des Patienten. Bereits in der Zeit des Sterbens nehmen sie Abschied und bereiten sich auf die Zeit nach dem Versterben vor, in der ihr Leben weitergeht und dann ohne den Verstorbenen neu geordnet und ausgerichtet werden muss. Ihr Erleben des Sterbens, die erlebte Begleitung und ihre Art Abschied zu nehmen, werden das Leben nach dem Tod des Patienten ganz wesentlich prägen. Auf Grund dessen sollten Angehörige schon frühzeitig Raum und Gelegenheit bekommen, über ihre Wünsche, Glaubensfragen, Gefühle, Wertvorstellungen, Hoffnungen, Ängste und Erwartungen zu dem was auf den Sterbenden und auf sie selbst zukommt, zu sprechen. Dabei ist es einerseits wichtig, ihnen Möglichkeiten zu geben, dem Sterbenden nahe zu sein, andererseits aber auch sie beim Abschiednehmen, in ihren Emotionen und ihrem Erleben zu begleiten, ihnen Raum und Zeit zu geben und ihnen beizustehen. Hierbei sollten möglichst wenig zeitliche oder räumliche Grenzen gesetzt werden.

Praxistipp

Möglichkeiten zur **Aufnahme von Angehörigen** des Sterbenden als Begleitpersonen sollten geprüft und erwogen werden. Wenn der dauernde Aufenthalt im Zimmer des Sterbenden (z. B. in Mehrbettzimmern) nicht gewährleistet werden kann, sollten für Angehörige, wenn sie es wünschen, Übernachtungsmöglichkeiten vorhanden oder kurzfristig organisierbar sein. Wenn möglich sollte das Zimmer entsprechend den Wünschen des Patienten und seiner Angehörigen hergerichtet werden und die letzten Anliegen des Sterbenden Berücksichtigung finden.

Es kann für Angehörige hilfreich sein, wenn es auch vom Sterbenden gewünscht ist, in die Versorgung und Pflege einbezogen zu werden. Hier muss sorgfältig zwischen den Wünschen, Möglichkeiten und Ressourcen der Angehörigen und den Wünschen sowie Bedürfnissen des Sterbenden abgewogen werden. Konkrete Informationen für die Angehörigen über das, was im Sterben geschieht und die Bedeutung ihrer Anwesenheit für sie selbst, für den Sterbenden und die Zeit nach dem Versterben können dabei wichtig und unterstützend sein. Zusätzlich kann der Kontakt zu einem Hospizdienst hilfreich sein, um ehrenamtliche Begleitung anbieten zu können. Damit können Angehörigen Angebote zur Entlastung und Erholung gemacht werden. Die einfache Frage an Angehörige: „Wie geht es Ihnen eigentlich mit dieser Situation?" ist für sie nicht selten überraschend und kann ihnen helfen, ihre ganz eigenen Bedürfnisse zu artikulieren und auszusprechen. Hier ist enge Zusammenarbeit und Informationsaustausch zwischen Haupt- und Ehrenamtlichen notwendig.

Laufende Maßnahmen, Behandlungs- und Pflegeziele prüfen, anpassen oder absetzen

Alle bis zum Eintritt in die Sterbephase laufenden Maßnahmen und Behandlungen müssen überprüft, angepasst oder ggf. beendet werden. Dabei sind deren Indikation und Angemessenheit sowohl zu Beginn der Sterbephase als auch regelmäßig im Verlauf zu prüfen sowie der Wille des Sterbenden zu berücksichtigen.

Dazu gehört die Prüfung der folgenden Schritte:

- Fortführung oder Absetzen oder Umsetzen der laufenden Medikation (Medikamente und Applikationsart)
- Fortführung oder Beendigung der künstlichen Flüssigkeitszufuhr oder Ernährung
- Fortführung oder Beendigung der Sauerstoffgabe
- Fortführung oder Beendigung der Vitalzeichenkontrolle und Monitoring
- DNR – Status (engl. **d**o **n**ot = unterlassen, **r**esuscitate = reanimieren)
- Deaktivierung des implantierten Defibrillators (falls vorhanden)
- Fortführung („lebensverlängernder") oder Beendigung („sterbeverlängender") der Therapien (z. B. Beatmung, Dialyse, kreislaufstabilisierende Medikamente)
- Durchführung oder Unterlassung von Routine-Laborkontrollen (z. B. Blutzucker, Blutbild, Blutgasanalysen)
- Durchführung oder Unterlassung anderer geplanter Routine-Diagnostik (z. B. EKG, EEG, Röntgen)
- Anpassung der Pflegemaßnahmen (z. B. Positionswechsel, Prophylaxen, aktivierende Pflege)

Alle Maßnahmen müssen auf ihre Wirkung bezüglich der Lebensqualität und der Bedürfnisse des Sterbenden hin geprüft werden. Hierbei geht es insbesondere um eine möglichst zeitnahe und unmittelbare Leidenslinderung. Maßnahmen, die auf eine lang- oder mittelfristige Wirkung hin ausgerichtet sind (z. B. Positionierung zur Dekubitusprophylaxe), sollten abgesetzt werden, wenn nicht davon auszugehen ist, dass der Sterbende aufgrund seiner kurzen noch verbleibenden Lebenszeit davon profitiert. Sie können aber auch mit dem Ziel einer konsequenten Leidenslinderung angepasst werden.

Praxistipp

Hat der Sterbende ein erhöhtes Ruhebedürfnis und eine zunehmende Schmerzbelastung beim Positionieren, so ist dies abzuwägen gegenüber dem Erreichen einer Dekubitusfreiheit um jeden Preis. Hier sollten die Ziele **Ruhe** und **abnehmendes Bewegungsbedürfnis** sowie **Schmerzfreiheit** im Mittelpunkt stehen. Eine Anpassung bedeutet in diesem Fall allerdings nicht, die Dekubitusprophylaxe einfach zu beenden, sondern die Positionswechsel in Frequenz, Art und Intensität individuell und bedürfnisorientiert zu gestalten (z. B. als Mikropositionswechsel mit geringer Belastung) und die Schmerzbehandlung entsprechend anzupassen.

Ziel aller Maßnahmen in der Sterbephase ist die unmittelbare und wirkungsvolle Linderung des individuellen Leiderlebens des Patienten. Dabei muss unterschieden werden zwischen dem, was der Sterbende als Leid empfindet und dem, was vom betreuenden Team oder den Angehörigen als leidvoll empfunden oder interpretiert wird. Zur Zieldefinition sind eine konsequente Bedürfniseinschätzung des Sterbenden, intensive Diskussionen im Team sowie einfühlsame Gespräche mit den Angehörigen notwendig.

Bedarfsmedikation zur Behandlung der wichtigsten Symptome verordnen

Die am häufigsten in der Sterbephase auftretenden Symptome sind **Schmerzen**, **Atemnot**, **Unruhe** und **Delir**, **Mundtrockenheit** und **Rasselatmung**. Diese Symptome müssen regelmäßig eingeschätzt und die Wirkung der entsprechenden Medikamentengaben evaluiert werden.

Praxistipp

Unabhängig davon, ob für die Sterbephase typische Symptome zu Beginn der Sterbephase vorhanden sind, ist es sinnvoll, eine entsprechende **Bedarfsmedikation** zu verordnen.

Die Symptomatik Unruhe und Delir spielt in der Gerontopsychiatrie eine besondere Rolle, da diese Symptome primär oft nicht spezifisch für die Sterbephase sind, sondern zur Grunderkrankung gehoren können. Deshalb ist hier eine neue Medikation meist nicht erforderlich, sondern die Anpassung der bereits laufenden Behandlung an die Besonderheiten der Sterbephase angezeigt. Dazu kann sowohl eine Anpassung der Dosis der Basismedikation als auch der Bedarfsmedikation gehören. Besonders ist hierbei auf einen sicheren und für den Sterbenden komfortablen Applikationsweg zu achten. Wenn eine orale Zufuhr der Medikamente nicht mehr möglich ist, muss die Applikationsform rechtzeitig umgestellt werden (z. B. subkutane Dauer- oder Bolus-Applikation, intravenöse Gabe über ein bereits implantiertes Portsystem, enterale Gabe über eine bereits liegende PEG).

Flüssigkeit und Ernährung

Eine künstliche Zufuhr von Nahrung und Flüssigkeit über PEG oder als Infusion ist in der Sterbephase in aller Regel nicht angezeigt und trägt meist nicht zur Verbesserung der Lebensqualität bzw. zur Leidenslinderung bei. Nicht selten ist sogar mit einer Verschlechterung vorhandener oder mit der Entwicklung von neuen Symptomen zu rechnen. Dazu können z. B. Atemnot, Übelkeit und Erbrechen, Ödeme und Schmerzen gehören. Ein abnehmendes Interesse sterbender Menschen an Essen und Trinken auf natürlichem Weg kann als ein Indiz dafür gedeutet werden, dass eine Verarbeitung künstlich angebotener Flüssigkeit und Nährstoffe in dieser Phase nur noch stark eingeschränkt oder gar nicht mehr möglich ist.

Praxistipp

Als leidvoll erlebter Durst oder Hunger in der Sterbephase kann durch eine gute Mundpflege mit bevorzugten Flüssigkeiten (Durstgefühl entsteht meist durch Mundtrockenheit!) und das Angebot von Lieblingsspeisen bzw. Lieblingsgetränken in kleinsten Mengen („Genuss statt Muss!“) gelindert werden, wenn vom Sterbenden gewünscht.

Solche Angebote können gerade bei Menschen mit Demenz als Basale Stimulationen zu positiven emotionalen Effekten führen.

Mundpflege

Mundpflege kann bei sterbenden Menschen mit kognitiven Einschränkungen, Kommunikationshemmnissen oder deliranten Verhaltensänderungen problematisch sein. Das Eindringen in die Mundhöhle als einen empfindlichen und intimen Bereich kann zu Angst, Abwehr und Aggression führen. Hier ist ein sensibles, geduldiges und einfühlsames Vorgehen nötig. Auch Schmerzen können ein Grund dafür sein, dass der Sterbende den Mund nicht öffnen möchte.

Praxistipp

Hilfreich bei der Mundpflege können sein:

- bekannte Gerüche, Geschmäcke oder Alltagsgegenstände (z. B. die Zahnbürste und Zahnpasta von zu Hause oder Lieblingsgetränke)
- Anpassung der systemischen Schmerztherapie oder lokale Schmerzlinderung durch anästhesierende Spüllösungen bei Schmerzen
- gekühlte Flüssigkeiten oder Eiswürfel (erfrischend und lokal schmerzlindernd)
- Benutzung von Sprühfläschchen zur Benetzung der Mundschleimhaut (gefüllt mit Lieblingsgetränken)
- Benutzung von Mundpflegetupfern aus Watte oder Schaumstoff (mit Wasser, Ölen oder Lieblingsgetränken)

Von der Verwendung von sog. „künstlichem Speichel“ ist eher abzuraten, da er von Geschmack und Konsistenz her wenig schmackhaft ist. Bei allen Maßnahmen gilt, dass der Wille des Sterbenden handlungsleitend sein muss und die Pflegeziele entsprechend formuliert und angepasst werden sollten.

Behandlungs- und Versorgungsplanung in der Sterbephase

Mit dem Eintritt in die Sterbephase wird eine Anpassung der bisherigen palliativen Behandlungs- und Versorgungsplanung notwendig. Dabei müssen medizinisch-pflegerische, psychische, soziale, spirituelle und seelische Aspekte berücksichtigt werden. Zu erwartende Veränderungen, Krisen, akute Notfälle (z. B. Blutung, epileptische Anfälle, Atemnot oder Schmerzkrisen) sowie der in naher Zukunft erwartete Eintritt des Todes müssen antizipiert und in die Maßnahmenplanung integriert werden. Dazu gehört z. B. auch die zuvor erläuterte Bedarfsmedikation für die wichtigsten, zu erwartenden Symptome.

Im Verlauf der Sterbephase sollten Symptome und Bedürfnisse des Sterbenden und die Situation der Angehörigen mehrmals tägl. systematisch mit geeigneten Instrumenten eingeschätzt, evaluiert und dokumentiert werden. Eine engmaschigere und regelmäßige **Kontrolle** und **Dokumentation** dieser Parameter (z. B. alle 4 h) ist insbesondere bei dynamischen und instabilen Verläufen sinnvoll, um direkt auf Veränderungen zu reagieren und die laufende Behandlung zeitnah anzupassen.

Praxistipp

Die **Behandlungsplanung** im Sterbeprozess sollte für nicht länger als 3 d erfolgen. Die Situation muss regelmäßig neu eingeschätzt werden.

Vorliegende **Kontaktdaten** zu Angehörigen müssen aktualisiert werden. Wer, wann, zu welchem Zweck und auf welche Weise kontaktiert werden soll, muss festgelegt werden.

Patientenverfügung, Vorsorgevollmacht oder andere **vorausverfügte Willensäußerungen** sollten allen Beteiligten bekannt sein und für den Fall vorliegen, dass der Sterbende sich nicht mehr äußern kann.

Dies gilt auch für den Fall, dass Informationen zum Zustand und Verlauf an andere weitergegeben werden sollen oder von Dritten (z. B. Bekannten, Kollegen, Freunden usw.) erfragt werden.

Praxistipp

Bei großen Familien bzw. vielen Personen im sozialen Umfeld sollte ein Vertreter ermittelt werden, der Informationen zum Zustand des Sterbenden an die Familie weitergibt und für das Team als **Ansprechpartner** zur Verfügung steht. Dies kann z. B. der Vorsorgebevollmächtigte sein.

Bisher an der Behandlung und Versorgung Beteiligte wie z. B. Hausarzt, Pflegedienst, Hospizdienst oder vorbehandelnde Einrichtungen können auf Wunsch bzw. mit Zustimmung des Sterbenden oder des Bevollmächtigten über die aktuelle Situation informiert werden.

Merke

Die pflegerischen und medizinischen Maßnahmen im Sterbeprozess sollten sich am Allgemeinzustand, den kognitiven und kommunikativen Fähigkeiten und den Bedürfnissen des Sterbenden orientieren. Das Ziel ist eine **umfassende Symptom- und Leidenslinderung**. Die pflegerischen und medizinischen Standards zur Ernährung, Dekubitusprophylaxe, Flüssigkeitszufuhr usw. sind der veränderten Situation anzupassen. Dies ist entsprechend zu dokumentieren.

Nach dem Versterben

Nach dem Todeseintritt muss der Tod unverzüglich durch die **ärztliche Leichenschau** festgestellt werden. Das Überbringen der **Todesnachricht**, eine würdevolle und angemessene Versorgung des Verstorbenen sowie die Begleitung und Beratung der Angehörigen sind Aufgaben des betreuenden Pflegeteams oder ggf. des behandelnden Arztes.

Praxistipp

Geben Sie Angehörigen eines Verstorbenen Informationen zu
- Vorgaben und Abläufen nach Versterben in der jeweiligen Einrichtung
- gesetzlichen Regelungen für den Umgang mit Verstorbenen (z. B. beim Sterben zu Hause)
- Möglichkeiten und Angeboten der Trauerbegleitung

Stellen Sie diese Informationen nach einem Beratungsgespräch auch schriftlich zur Verfügung.

Konkrete praktische Hilfen können trauernden Angehörigen **Orientierung** geben und sie handlungsfähig machen. Für einen guten Übergang der Angehörigen von der Sterbesituation in die Zeit danach ist es hilfreich, wenn gewünscht, Kontakt zum jeweils ortsansässigen Hospizdienst herzustellen, falls bisher noch nicht geschehen.

Der Trauer der Angehörigen, ihren Gedanken und Gefühlen sollte nun ausreichend Raum gegeben werden, um das Erlebte realisieren zu können. Die einzigartige Situation, in der sich die Angehörigen nun befinden, erfordert ein sorgfältiges, sensibles und bedachtes Vorgehen aller an der Begleitung Beteiligten. Es sollte ausreichend Zeit für das **Abschiednehmen** zur Verfügung stehen. In stationären Einrichtungen, insbesondere in Kliniken, kann diese Anforderung an eine umfassende Begleitung Angehöriger eine hohe organisatorische Hürde darstellen. Hier müssen geeignete institutionelle Rahmenbedingungen geschaffen werden, wie z. B. ein Abschiedszimmer.

Praxistipp

Soweit es organisatorisch möglich ist und von den Angehörigen gewünscht ist, sollte ihnen angeboten werden, bei der Waschung und Ankleidung des Verstorbenen zu helfen. Dies macht für sie den Tod im wahrsten Sinne des Wortes „begreifbarer", nimmt Ohmachtsgefühle und hilft bei der Trauer.

Über das unmittelbare Abschiednehmen hinaus sollte den Angehörigen auch Gelegenheit, Zeit und Ort für ihr Trauern gegeben werden. So bieten einige Einrichtungen Treffs für Trauernde, professionelle Trauerbegleitung oder Trauercafés an.

Praxistipp

In stationären Hospizen und Altenheimen kann die Abschiedsfeier gemeinsam mit den Angehörigen und Bewohnern in der Einrichtung stattfinden. Auch diese sind dem Verstorbenen nahestehende Menschen, Trauernde. Ein Erinnerungsbuch mit Fotos des verstorbenen Menschen oder persönlichen Texten ermöglicht es Mitbewohnern, individuell Abschied zu nehmen.

21.4.4 Begleitung der Mitarbeiter

Die Begleitung Sterbender stellt i. d. R. Mitarbeiter vor hohe fachliche, persönliche und emotionale Herausforderungen und kann eine Grenzerfahrung darstellen, bei der es angezeigt ist, auch die Mitarbeiter selbst zu begleiten. So sollte auch Ihnen im Anschluss an den Tod des Patienten die Möglichkeit gegeben werden, Abschied zu nehmen bzw. die Begleitung abzuschließen. Dazu kann gehören, sich im Team, mit vertrauten Kollegen, einem Seelsorger oder Psychologen oder anderen auszutauschen. Gelebte Abschiedsrituale als Teil der Teamkultur können hilfreich sein. Gerade bei Bewohnern im Seniorenheim sind die Mitarbeiter durch ihre u. U. langjährige Pflege eben auch Angehörige.

Praxistipp

Der Umgang mit Tod und Sterben sollte regelmäßig in innerbetrieblichen Fortbildungen reflektiert bzw. erlernt werden. Dies dient der Verbesserung der persönlichen, fachlichen, organisatorischen und kommunikativen Kompetenz und dient damit den Zielen:

- erhöhte Sicherheit in der Begleitung Sterbender
- verbesserte Selbstpflege und Erhalt der psychischen Gesundheit aller beteiligten Berufsgruppen

21.5 Ethische und rechtliche Aspekte der Sterbebegleitung

Unter dem Begriff Sterbebegleitung werden alle pflegerischen, ärztlichen, psychosozialen und spirituellen Maßnahmen in der Versorgung Schwerstkranker und Sterbender verstanden. Die ethisch-rechtlichen Aspekte der Sterbebegleitung unterscheiden sich von Land zu Land.

Das biomedizinische Ethikkonzept (S. 136) der Medizinethiker Tom L. Beauchamp und James F. Childress bietet eine allgemein akzeptierte und praxisorientierte Richtschnur, die unterschiedlichen Positionen ethisch einzuordnen. So stehen sich zumeist das Prinzip der Fürsorge und das Prinzip der Autonomie in einem Spannungsfeld gegenüber, welches sich nicht immer widerspruchsfrei auflösen lässt. Die rechtlichen Gegebenheiten der Sterbebegleitung sind im Alltag für die versorgenden Berufsgruppen von ebenso großer Bedeutung wie die (bio-)ethischen Prinzipien.

21.5.1 Hilfe zum Sterben – Hilfe beim Sterben

In der Praxis und in der ethisch-juristischen Diskussion existieren unterschiedliche Formen bzw. Definitionen der **Sterbehilfe**. Missverständliche Begriffe wie aktive versus passive Sterbehilfe sollten nicht mehr verwendet werden (Deutscher Ethikrat 2006). Unterschieden werden die **Hilfe zum Sterben** und die **Hilfe beim Sterben**. Die liberalsten Gesetze innerhalb Europas existieren in den Beneluxländern, in Polen ist dagegen jegliche Sterbehilfe illegal.

Sterbenlassen

Das **Sterben zulassen** – teilweise noch als passive Sterbehilfe bezeichnet – umfasst das Zulassen des Sterbens, z. B. durch die Nichtaufnahme oder Beendigung lebensverlängernder bzw. -erhaltender Maßnahmen. Sobald diese nicht mehr indiziert sind bzw. keine Einwilligung in diese Maßnahmen besteht, ist dies nicht nur erlaubt, sondern medizinisch, ethisch und rechtlich sogar geboten. Das Vorgehen ist sowohl in Deutschland als auch in Österreich und der Schweiz legal.

Therapien am Lebensende

Therapien am Lebensende – teilweise noch als indirekte Sterbehilfe bezeichnet – umfassen alle (palliativ-)medizinischen Maßnahmen zur Linderung von Leid in der letzten Lebensphase. Sie sind erlaubt, wenn sie indiziert sind, der Patient eingewilligt hat (bzw. sie in seiner Patientenverfügung vorausverfügt hat) und sie fachgerecht durchgeführt werden. Die damit möglicherweise verbundene Lebensverkürzung oder Herabsetzung des Bewusstseins – zumal, wenn der Patient diesem Risiko zugestimmt hat – ist in diesen Fällen in Kauf zu nehmen. Im Sterbeprozess sind die Maßnahmen zur Verminderung von Leid medizinisch, ethisch und rechtlich geboten. Das Vorgehen ist sowohl in Deutschland als auch in Österreich und der Schweiz legal.

Lernaufgabe

Suchen Sie im Internet die Grundsätze der Bundesärztekammer zur ärztlichen Sterbebegleitung auf (www.aerzteblatt.de/pdf.asp?id=80946) und vergleichen Sie, inwiefern die Grundsätze in Ihrer Einrichtung Berücksichtigung finden.

Assistierter Suizid/Beihilfe zur Selbsttötung

Nachdem das Bundesverfassungsgericht am 26. Februar 2020 den § 217 StGB für verfassungswidrig erklärt hat, ist die **Beihilfe zur Selbsttötung** in Deutschland straffrei (www.bundesverfassungsgericht.de/SharedDocs/Entscheidungen). Bemerkenswert an dem Urteil ist, dass das Recht auf Selbsttötung allen (volljährigen) Menschen zugesprochen wurde, unabhängig von ihrem Alter oder möglicherweise vorliegenden körperlichen oder psychischen Erkrankungen. Voraussetzung ist die Tatherrschaft des volljährigen Menschen mit Todeswunsch, d. h., dass er sich das todbringende Medikament selbst zuführen kann und dass seine Entscheidung ernsthaft, dauerhaft und selbstbestimmt bzw. „freiverantwortlich" getroffen wurde. Die Hilfe zum Suizid ist nach ärztlicher Berufsordnung keine ärztliche Aufgabe. 10 von 17 Landesärztekammern haben sogar (noch) ein berufsrechtliches Verbot in ihre Landesberufsordnungen aufgenommen. Dies wird inzwischen aber als verfassungswidrig angesehen.

Um diesem Spannungsfeld zwischen dem Recht aus Selbstbestimmung und den Schutzpflichten gegenüber den Menschen, die z. B. krankheitsbedingt die Fähigkeit zur Selbstbestimmung verloren haben, gerecht zu werden, wird derzeit (Stand 11/2020) im gesellschaftlichen Diskurs die Entwicklung eines „legislativen Schutzkonzeptes" vorangetrieben. Die Entwicklung dieses Konzeptes wurde von den Richtern des Bundesverfassungsgerichts angeregt. Zur Diskussion stehen, z. B. eine **Beratungspflicht** der Suizidwilligen, die **Trennung** der beratenden Person bzw. Institution von der Umsetzung der Suizidhilfe sowie eine **Wartezeit** zwischen Beratung und Umsetzung der Suizidhilfe (Stand 11/2020). Niemand kann zur Suizidhilfe gezwungen werden. Liegen keine „selbstsüchtigen Beweggründe" vor, so ist die Inanspruchnahme der Suizidhilfe in der Schweiz – bei einzelnen Sterbehilfeorganisationen wie „Dignitas" – auch für volljährige Nichtschweizer möglich. Nach Aufhebung des § 217 StGB besteht dieses Angebot auch in Deutschland (wieder). In Österreich wurde im Dezember 2020 höchstrichterlich das Verbot der Beihilfe zur Selbsttötung aufgehoben.

Tötung auf Verlangen

Die sog. **Tötung auf Verlangen** ist sowohl in Deutschland (gemäß § 216 StGB) als auch in der Schweiz und in Österreich (durch die jeweiligen nationalen Gesetze) strafrechtlich verboten. Ein Beispiel wäre die Verabreichung eines Medikamentes auf ausdrücklichen Wunsch eines Patienten mit dem Ziel der Verkürzung des Lebens. In diesem Fall liegt die Tatherrschaft nicht bei dem Patienten, sondern bei der Person, die das Medikament gibt. In den Beneluxländern ist dieses Vorgehen unter bestimmten Voraussetzungen für dort lebende Bürger erlaubt – in Belgien und den Niederlanden auch für Kinder (ab 12 bzw. 14 Jahren). In diesen Ländern wird dann auch der in Deutschland stark belastete Begriff „Euthanasie" verwendet.

Freiwilliger Verzicht auf Nahrung und Flüssigkeit

Der **freiwillige Verzicht auf Nahrungs- und Flüssigkeitsaufnahme** (FVNF), oder landläufig auch „Sterbefasten" genannt, findet als Möglichkeit eines selbstbestimmten Sterbens zunehmend Beachtung. Der Wunsch, auf diesem Weg sein Leben vorzeitig zu beenden, stellt eine große, nicht nur ethische Herausforderung an die Altenhilfe dar. Das Hungergefühl endet nach wenigen Tagen des Nahrungsverzichts, und es kann sich sogar ein Gefühl der gehobenen Stimmung einstellen. Der Tod tritt meist nach ca. 10 d bis wenigen Wochen meist durch ein Nierenversagen ein, das von einer deliranten Symptomatik begleitet sein kann. Je nach zeitlicher Nähe zum „natürlichen Sterbeprozess" wird kontrovers diskutiert, ob es sich bei dem Sterbevorgang mit FVNF um einen Suizid – also eine nicht natürliche Todesart – handelt oder um eine natürliche Todesart.

Merke M!

Durch Verzicht auf Nahrungs- und Flüssigkeitsaufnahme zu versterben, stellt einen möglichen Weg dar, selbstbestimmt sein Leben zu beenden.

Wird ein solcher Sterbe- bzw. Todeswunsch geäußert, so empfiehlt sich ein Vorgehen wie im folgenden Kapitel beschrieben. Hilfreich sind extern moderierte ethische Fallbesprechungen unter Einbeziehung der Beteiligten, die auch dem Austausch unterschiedlicher ethischer Haltungen gegenüber dem FVNF dienen. Entscheidet sich eine Einrichtung für die Begleitung des Sterbens mittels FVNF, so ist der Prozess durch eine Supervision und je nach Bedarf durch durch weitere Gespräche im Rahmen von Palliative Care zu begleiten.

Sterbefasten kann durch 3 Bedingungen definiert werden:
- Ein Sterbewilliger entscheidet sich, in einem Zustand, in dem er noch Nahrung und Flüssigkeit zu sich nehmen kann, auf erstere ganz zu verzichten und auf letztere mehr oder weniger konsequent, was Einfluss auf die Dauer bis zum Tode hat.
- Ein Sterbewilliger beabsichtigt damit, den Eintritt seines Todes zu beschleunigen.
- Ein Sterbewilliger trifft diese Entscheidung im Zustand der Einsichtsfähigkeit, ohne äußeren Druck und im Wissen um die Bedeutung und Tragweite seiner Entscheidung.

Eine umfassende Beschreibung des FVNF findet sich in der Veröffentlichung des Psychiaters Boudewijn Chabot und des Neurobiologen Christian Walther (2017) sowie auf der Homepage www.sterbefasten.org/. Dort finden sich auch zahlreiche Fallbeispiele (zur Vertiefung siehe auch Kaufmann et al. 2020).

Lernaufgabe

Wie gehen Sie und Ihre Kollegen mit Wünschen nach einem FVNF um? Gibt es diesbezüglich eine einheitliche Haltung in Ihrer Einrichtung?

21.5.2 Palliative Sedierung

Die palliative oder korrekter die therapeutische Sedierung ist streng genommen **keine Sterbehilfe**, sondern eine Sonderform der Therapie am Lebensende. Sie ist bei Vorliegen einer Indikation (therapierefraktäres Leid, wie z. B. nicht ausreichend behandelbare Schmerzen) sowie der Einwilligung des Patienten und fachgerechter Durchführung erlaubt. Sie dient in erster Linie der **Herbeiführung einer verminderten Bewusstseinslage** zur Verringerung der Symptomlast in andernfalls therapierefraktären Situationen. Die palliative Sedierung dient nicht dazu, das Leben zu verkürzen. Eine palliative Sedierung soll nur durch **in der Palliativmedizin erfahrene und kompetente Ärzte** und **Pflegefachpersonen** erfolgen (DKG et al. 2020). Die European Association for Palliative Care (EAPC) hat 2009 eine Leitlinie für den Einsatz sedierender Maßnahmen in der Palliativversorgung veröffentlicht, die 2010 ins Deutsche übersetzt worden ist (Alt-Epping et al. 2010)

21.6 Todeswünsche

Am Ende des Lebens äußern alte Menschen manchmal, „lebensmüde" oder „lebenssatt" zu sein. Bei palliativen Patienten finden sich diese Aussagen regelmäßig. Letztere wünschen sich dann oft, dass ihr Tod schneller eintreten möge. Dabei handelt es sich jedoch selten um einen stabilen Wunsch. Je nach aktuellen Beschwerden können Lebenswille und Todeswunsch unvermittelt nebeneinanderstehen. Todeswünsche von palliativen Patientinnen und Patienten sind vielschichtig und haben individuell unterschiedliche Ursachen, Ausprägungen und Konsequenzen (Kremeike et al. 2019; ▶ Abb. 21.5).

21.6.1 Bedeutung von Todeswünschen

Todeswünsche können u. a. Folgendes bedeuten (Kremeike et al. 2019):
- das Zulassen des Sterbens als Merkmal eines natürlichen Geschehens
- die Bilanzierung der eigenen Situation, die auf die Beendigung unnötigen Leidens abzielt und dabei im Tod den Schlusspunkt setzt

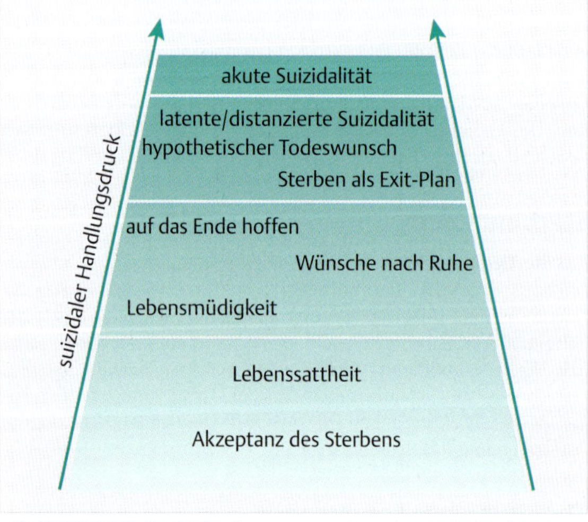

Abb. 21.5 Formen von Todeswünschen.
(Quelle: Kremeike K, Perrar KM, Lindner R et al. Todeswünsche bei Palliativpatienten – Hintergründe und Handlungsempfehlungen. Zeitschrift für Palliativmedizin 2019; 20(06): 323–335)

- einen Unwillen, den Tod abzuwarten
- den Wunsch nach Beendigung eines nicht mehr aushaltbaren Leidens durch Herbeiführung des Todes
- den Wunsch, die Kontrolle zu behalten, und diese im Sterben nicht abzugeben

21.6.2 Risikofaktoren für Todeswünsche

Als Risikofaktoren für die Äußerung von Todeswünschen zählen (Kremeike et al. 2019):
- vorhandene oder antizipierte körperliche Symptome
- psychische Symptome wie Depressivität, Hoffnungslosigkeit, Angst
- soziale Probleme wie Isolation oder Einsamkeit
- bestimmte Persönlichkeitsmerkmale wie der Wunsch nach Autonomie und Kontrolle
- die Beziehungsqualität zu nahen Bezugspersonen
- existenzielle und spirituelle Überzeugungen oder Weltanschauungen
- die Sorge, anderen nicht zur Last fallen wollen

21.6.3 Funktionen von Todeswünschen

Wenn ein Mensch in einer palliativen Situation einen Todeswunsch äußert, so bedeutet dies i. d. R. mitnichten den Wunsch nach einer sofortigen Umsetzung. Vielmehr stecken hinter diesen Äußerungen oft zahlreiche, kommunikative Funktionen (Coyle u. Sculco 2004):
- der Ausdruck eines Wunsches nach Leben
- die Bevorzugung eines beschleunigten Todes während des Sterbeprozesses
- ein Handlungsdruck durch die Unerträglichkeit der Situation
- eine Option zum Entgehen einer unerträglichen Situation
- die letztmalige Möglichkeit zur Ausübung von Kontrolle
- das Lenken der Aufmerksamkeit auf eigene menschliche Einzigartigkeit
- eine Geste oder Darstellung von Selbstlosigkeit
- ein Manipulationsversuch der Familie
- ein Ausdruck der Verzweiflung und aktueller Not

21.6.4 Schulungsprogramm

Ein umfassendes, 2-tägiges Schulungsprogramm zum Umgang mit geäußerten Todeswünschen bei Palliativpatienten wurde von dem Palliativmediziner und Neurologen Raymond Voltz und seinen Mitarbeitern konzipiert, evaluiert und bereits mehrfach erfolgreich durchgeführt (Kremeike et al. 2019; Frerich et al. 2020; Kremeike et al. 2020). Nähere Informationen finden sich auf der Homepage des Zentrums für Palliativmedizin der Uniklinik Köln: https://palliativzentrum.uk-koeln.de/forschung/letzte-lebenszeit/umgang-mit-todeswuenschen/.

Nach der S3-Leitlinie „Palliativmedizin für Patienten mit einer nicht-heilbaren Krebserkrankung“ (DKG et al. 2020) sollten Todeswünsche im Gespräch durch die Versorgenden proaktiv erfragt werden. Die Sozialwissenschaftlerin und Krankengymnastin Kerstin Kremeike und Kollegen (2019) empfehlen die folgenden Fragen für ein Gespräch mit Palliativpatienten:
- Wie sehen Sie die kommenden Wochen?
- Haben Sie schon daran gedacht, einfach alles hinzuschmeißen?
- Wie belastet sind Sie durch die Krankheitssituation?
- Haben Sie Angst vor dem Sterbeprozess?
- Haben Sie manchmal Gedanken, sich etwas antun zu wollen?
- Haben Sie manchmal Gedanken, das Leben vorzeitig beenden zu wollen?
- Haben Sie Sorge, mit mir über den Gedanken, Ihr Leben vorzeitig zu beenden, zu sprechen?

> **Merke** M!
>
> Es gibt keine Hinweise darauf, dass das Ansprechen von suizidalen Gedanken die Gefahr erhöht, dass solche Gedanken entstehen oder latente suizidale Gedanken gesteigert werden (DKG et al. 2020).

Die Gespräche über Todeswünsche sollen mit einer offenen, interessierten und respektvollen Grundhaltung für das Erleben der Patientin oder des Patienten durchgeführt werden. Diese Grundhaltung kann sich in empathischem Zuhören, Nachfragen oder auch dem Zeigen von Verständnis für das geäußerte Leiden äußern. Dies beinhaltet aber nicht notwendigerweise die Mitwirkung bei der Erfüllung des geäußerten oder vermeintlichen Todeswunsches bzw. eine Bewertung desselben (Kremeike et al. 2019).

21.6.5 Umgang mit Todeswünschen

Das Royal College of Nursing (2011) hat eine differenzierte Empfehlung zum Umgang von Pflegepersonen mit Todeswünschen vorgelegt. Für das Vorgehen werden folgende Schritte empfohlen, die als Orientierung auch für andere Berufsgruppen dienen können:
- Hören Sie sehr genau zu, was gesagt wird (und was nicht gesagt wird), und überprüfen Sie, ob Sie den Patienten genau verstanden haben. Einige Patienten bringen von Zeit zu Zeit zum Ausdruck, dass sie sterben wollen oder „bereit“ sind, zu sterben. Dies ist jedoch etwas anderes, als jemanden um Hilfe zu bitten, seinen Tod durch assistierten Suizid zu beschleunigen.
- Geben Sie empathisch, aber direkt Rückmeldung, was Sie gehört haben, und überprüfen Sie Ihr Verständnis. Patienten sprechen manchmal in Metaphern über Fragen im Zusammenhang mit dem Tod.
- Wenn ein Patient gezielt um Hilfe bei einem Suizid oder um eine Tötung bittet, ist es wichtig, dass Sie diese Anfrage zur Kenntnis nehmen und der Neigung widerstehen, sie zu „ignorieren“. Hinweise darauf, dass Sie diese Anfrage ernst nehmen, tragen dazu bei, dass der Patient sich verstanden fühlt und spürt, dass Sie wünschen, mehr darüber zu erfahren, was zu diesem Wunsch geführt hat.
- Bestätigen und kommunizieren Sie Ihre eigene Besorgnis um das Wohlergehen und die Sicherheit des Patienten. Sie sollten die Person wissen lassen, dass es nicht möglich ist, Anfragen wie diese absolut vertraulich zu behandeln. Sie sollten erklären, dass es notwendig ist, dies mit ihrem Arzt oder anderen Mitgliedern des Teams zu besprechen.
- Ihr Ton ist wichtig, weil er Ernst, Mitgefühl und Fürsorge vermitteln kann. Ziel ist es zu verstehen, wie der Patient seine Würde verspüren kann, und pflegerische Interventionen zu planen, um auf seine Bedürfnisse eingehen zu können.
- Als Teil des therapeutischen Prozesses können Sie anbieten, Unterstützung oder Hilfe von Experten für den Patienten zu vermitteln. Diese können Unsicherheiten und Ängste vermindern, indem sie das Verständnis für die Krankheit und deren Auswirkungen erhöhen.
- Wenn Sie sich sicher genug fühlen, um im Gespräch mehr in die Tiefe zu gehen, sollten Sie versuchen, die aktuelle Situation des Patienten und die Dauer seines Todeswunsches zu erkunden.
- Wenn Sie sich nicht sicher genug fühlen, so erklären Sie dem Patienten, dass Sie einen erfahreneren Kollegen hinzuziehen. In diesem Fall sollten Sie die Unterstützung von einem anderen Mitglied des Teams (pflegerische Kollegen, Palliativmediziner, Psychologe, Seelsorger) einholen.

- Geben Sie dem Patienten eine Rückmeldung bezüglich seiner Gefühle und Bedenken in Bezug auf seine Krankheit und erfragen Sie vorsichtig Details über sein Wissen über die Krankheit, Prognose, Tod und Sterben. Patienten können eigene Vorstellungen zu zukünftigen physischen und psychischen Belastungen, kognitiven und funktionellen Einbußen sowie zu drohender Abhängigkeit entwickeln. Um angemessen reagieren zu können, ist es hilfreich, dies zu wissen.
- Während Ihrer Explorationen sollten Sie versuchen, den Patienten über die Rechtslage zu informieren. Die Gespräche können weitere praktische und emotionale Unterstützung bieten sowie Optionen für ein Symptommanagement eröffnen.
- Sie haben eine professionelle Verpflichtung, weiterhin Pflege und Unterstützung in einer professionellen und nicht wertenden Weise bereitzustellen. Es ist notwendig, dass Sie eine professionelle Beziehung zu dem Patienten bewahren und die Kommunikationswege offen bleiben, sodass diese weiterhin ihre persönlichen Gefühle, Ideen, Bedürfnisse und Anliegen äußern können. Viele Menschen, die um Beihilfe zur Selbsttötung bitten, ändern ihre Meinung oder haben nie konkrete Pläne.
- Dokumentieren Sie alle Gespräche und den Austausch aller Erkenntnisse mit Kollegen und anderen Mitgliedern des multidisziplinären Teams.

21.7 Palliativversorgung von Menschen mit Demenz

Wenn auch im Einzelfall die ICD-10-Kriterien einer Demenz noch nicht erfüllt sind, leidet doch ein bedeutsamer Teil der älteren Patienten vor dem Tod an deutlichen kognitiven Beeinträchtigungen (Ostgathe et al. 2008). Die Selbst- und Fremdwahrnehmung der Menschen mit Demenz verändert sich im Verlauf einer Erkrankung grundlegend. Im Unterschied zu uns, die wir eher die zunehmenden Beeinträchtigungen der Menschen mit Demenz wahrnehmen, fühlen sich die Betroffenen selbst in den fortgeschrittenen Stadien der Erkrankung attraktiv, kompetent, jung, leistungsfähig und gesund (Wojnar 2007). Mit dieser subjektiven Überzeugung stehen allerdings Themen wie Kranksein oder Sterben im Widerspruch.

Von allen Lebewesen scheinen nur wir Menschen uns bewusst zu sein, dass das Leben endlich ist (Meyer 2000). Dass wir uns mit der Begrenztheit dieses Lebens auseinandersetzen können, ist Resultat der Evolution unserer geistigen Fähigkeiten. Das **verloren gegangene Zeitgefühl**, die **Anosognosie** sowie das **schwindende Urteils- und Denkvermögen** des Menschen mit Demenz erschweren allerdings die Einsicht in die eigene Endlichkeit.

M!

Merke

Eine Reflexion der Situation des nahenden Lebensendes, z. B. im Sinne einer Bilanzierung oder eines Abschließens „unerledigter Dinge", wie sie in der palliativen Begleitung regelmäßig stattfindet, ist in späten Stadien der Demenzerkrankung i. d. R. nicht mehr möglich.

21.7.1 Die hospizliche und palliative Begleitung von Menschen mit Demenz

Die meisten Demenzen (S. 178) zählen zu den progredient fortschreitenden Erkrankungen und sind nicht heilbar. Allenfalls können bei einigen Erkrankten die Krankheitssymptome medikamentös verlangsamt werden. Die Begleitung und Behandlung besonders schwer dementer Menschen kann prinzipiell als eine palliativmedizinische oder hospizliche Aufgabe betrachtet werden.

M!

Merke

Auch wenn die Erkrankung Demenz nicht heilbar ist und mit einer Erhöhung der Sterblichkeit einhergeht, so benötigt der Mensch mit Demenz nicht automatisch Palliativversorgung oder hospizliche Begleitung. Vielmehr geht es darum, seine Lebenswelt so zu gestalten, dass ein seiner Situation und seinen Bedürfnissen entsprechendes Leben und Sterben möglich ist.

Der Mensch mit Demenz hat nach der Diagnosestellung häufig noch Jahre, manchmal sogar Jahrzehnte seines Lebens vor sich. Sie gehen zwar mit dem Verlust geistiger und später auch körperlicher Fähigkeiten einher, dies jedoch als Anlass für die Notwendigkeit von Palliativversorgung zu bezeichnen, muss hinterfragt werden, und geht möglicherweise an der Realität des dementen Lebens vorbei. Wenn es uns aber nicht gelingt, eine demenzgerechte soziale und räumliche Umgebung zu gestalten, „stirbt" der Betroffene einen „sozialen Tod". Aufgabe muss es also sein, ihm ein an seine Veränderungen angepasstes Leben und Sterben zu ermöglichen.

21.7.2 Demenz und Sterben

Mit aller Vorsicht und individuellen Abweichungen kann im fortgeschrittenen Stadium einer nicht heilbaren Tumorerkrankung abgeschätzt werden, wann der Betroffene sterben wird. Dies ist bei einer Demenzerkrankung jedoch kaum möglich. Die altersspezifische Sterberate ist bei Menschen mit Demenz deutlich erhöht (WHO 2012, Alzheimers' Disease International 2016). Als Todesursache werden Pneumonien, zerebrovaskuläre Erkrankungen oder Herz-Kreislauf-Erkrankungen angegeben (Förstl et al. 2010, Dasch et al. 2018). Europäische Studien gehen von einer **mittleren Krankheitsdauer** der Alzheimer-Demenz von 3–6 Jahren aus. Bei einem Krankheitsbeginn im Alter unterhalb von 65 Jahren beläuft sich die Dauer im Durchschnitt auf 8–10 Jahre. In einigen Fällen gab es jedoch auch Überlebenszeiten von 20 und mehr Jahren (Bickel 2020). Nach dem schwedischen Demenzregister (Haaksma et al. 2020 zit. nach Bickel 2020) verringert sich die Überlebenszeit bei Diagnosestellung zwischen 65 und 75 Jahren unter den Männern auf 6,1 Jahre und unter den Frauen auf 7,5 Jahre. Bei Diagnosestellung zwischen 75 und 85 Jahren geht sie bei Männern auf 4,4 Jahre bzw. bei Frauen auf 5,6 Jahre und oberhalb von 85 Jahren auf 2,8 bzw. auf 3,6 Jahre zurück (Bickel 2020).

In einer retrospektiven Studie, in der Daten aus Rheinland-Pfalz ausgewertet wurden, waren 42 % der verstorbenen Menschen mit Demenz zu Hause verstorben, gefolgt von Pflegeheimen als **Sterbeort** mit 27 % (Escobar Pincon et al. 2013). Entscheidend für das Versterben zu Hause, war das Zusammenleben mit Angehörigen in einem gemeinsamen Haushalt (Escobar Pincon et al. 2013). Stationäre Hospize und Palliativstation waren dagegen kaum Ort des Versterbens von Menschen mit Demenz. Der Palliativmediziner Burkhard Dasch und Kollegen (2018) werteten deren Sterbeorte in Nordrhein-Westfalen aus. 49,5 % verstarben im Pflegeheim, 28,7 % im Krankenhaus, 19,9 % zu Hause, im Hospiz und auf der Palliativstation verstarben je unter ein 1 % der Gesamtstichprobe.

Die Zahlen bedeuten letztlich, dass die Versorgung von sterbenden Menschen mit Demenz eben dort geschehen muss, wo sie auch leben, nämlich zuhause oder im Zuhause Seniorenheim. Hierzu bietet gerade die ambulante spezialisierte Palliativversorgung (S. 419) die nötige Unterstützung. Wie zuvor in diesem Kapitel schon erwähnt, verfügen eine immer größer werdende Anzahl von Pflegepersonen der stationären Altenhilfe auch über eine Zusatzqualifikation als Palliative-Care-Fachperson.

Menschen mit Demenz leiden in ihrer Lebensphase oft unter einem komplexen **Symptomgeschehen** (Mitchell et al. 2009, van der Steen 2010, Vandervoort et al. 2013, Hendriks et al. 2014, Koppitz et al. 2015, Sampson et al. 2018, Eisenmann et al. 2020). Häufige Symptome sind:

- zunehmende Immobilität
- Dekubitalulzera
- Schluckstörungen bis hin zu Aspirationen, Pneumonien
- Schmerzen
- Agitiertheit
- Inkontinenz
- Angst
- Apathie
- Dyspnoe
- Einschränkungen der Kommunikation
- abwehrendes Verhalten bei Pflegetätigkeiten

Die Symptome unterscheiden sich damit prinzipiell nicht von denen anderer Sterbenden, z. B. mit einer Tumorerkrankung.

21.7.3 Palliative Aspekte in der Versorgung von Menschen mit Demenz

In den fortgeschrittenen Stadien der Erkrankung ähneln sich die unterschiedlichen Demenzverläufe.

Die Erkrankten

- verlieren ihre Bewegungsfähigkeit und Kommunikationsfähigkeit,
- werden bettlägerig,
- können ihre Ausscheidungen nicht mehr kontrollieren und
- sind völlig auf die Hilfe anderer Menschen angewiesen.

Die Fähigkeit, Zustände wie Schmerzen, Angst, qualvolle Unruhe, Übelkeit, Atemnot, Obstipation, wahnhaftes Erleben oder Halluzinationen verbal zu äußern, geht allmählich verloren. Menschen mit Demenz sind deshalb – wie andere, verbal nicht äußerungsfähige Menschen – auf eine besondere Sensibilität in der Beobachtung und Interpretation ihrer Verhaltensweisen angewiesen.

Neben den **psychiatrischen Symptomen** der fortgeschrittenen Demenz, wie quälende Unruhe, beständiges Rufen oder Schreien, Ängste, Wahn oder Halluzinationen, treten aus palliativmedizinischer/hospizlicher Sicht in dieser Lebensphase dementer Menschen das Erkennen und Behandeln von **Schmerzen** und **Infektionen** hinzu. Können Betroffene nicht mehr **essen** und **trinken**, stellt sich häufig die Frage nach einer künstlichen Ernährung. Akute **Verschlechterungen des Allgemeinzustandes** lassen die Frage nach dem Sinn einer Krankenhauseinweisung aufkommen. Und in letzter Konsequenz muss auch die Durchführung von **intensivmedizinischen Maßnahmen**, wie die der kardiopulmonalen Wiederbelebung bzw. deren Unterlassung, bedacht werden.

Gesundheitliche Vorsorgeplanung/Advanced Care Planning

Mit Fortschreiten der Krankheit sind Menschen mit einer Demenz zur Entscheidungsfindung zunehmend auf stellvertretende Personen angewiesen. Medizinische Eingriffe, pflegerische Maßnahmen oder sonstige Therapieplanungen können wegen der schwindenden Einsichtsfähigkeit mit dem Betroffenen selbst kaum noch verbindlich besprochen werden. **Vorausverfügungen** wie die Patientenverfügung ermöglichen es, sich grundlegend mit Wünschen bezüglich des eigenen Lebensendes auseinanderzusetzen. So ist es angeraten, möglichst früh in der Erkrankung seine Wünsche für das Lebensende festzulegen.

In einer Vorausverfügung zu bestimmende Maßnahmen sind Aspekte wie

- der Beginn, die Fortführung oder das Beenden von
  - Reanimationsmaßnahmen,
  - Beatmung,
  - künstlicher Ernährung (bzw. Anlage einer Ernährungssonde),
  - intensivmedizinischen oder lebenserhaltenden Maßnahmen,
  - antibiotischer Behandlung von Infekten,
- die Voraussetzungen einer Krankenhauseinweisung,
- das Hinzuziehen von Seelsorgern und
- der Wunsch des Sterbeortes.

Je präziser die Vorausverfügung formuliert ist und je konkreter sie auf die Entscheidungssituation zutrifft, desto weniger unterliegt sie Interpretationsspielräumen und ist für die Behandler verbindlich.

Abzuwägen bleibt, dass sich Patientenwünsche im Verlaufe der Demenzerkrankung ändern können. So kann es notwendig sein, bei anstehenden Entscheidungen aktuelle Patientenäußerungen einzubeziehen.

M!

Merke

Ein kritikloses Festhalten an vorausverfügten Willensäußerungen, die den offensichtlich zu beobachtenden, aktuellen Verhaltensweisen des dementen Menschen zuwiderlaufen, ist genauso wenig angezeigt, wie das pauschale Negieren der Gültigkeit dieser Vorausverfügungen im Falle einer Demenz. Es ist in jedem Fall entscheidend, ob es in der jeweiligen Situation überhaupt eine Indikation für eine ärztliche bzw. pflegerische Maßnahme gibt. Gibt es sie nicht, so ist sie zu unterlassen.

Der im Hospiz- und Palliativgesetz (HPG) im Jahr 2015 eingeführte Paragraph 132 g des SGB V regelt die gesundheitliche Vorsorgeplanung in stationären (Pflege-)Einrichtungen. Bei Unklarheiten bezüglich des Patientenwillens oder unterschiedlichen Auffassungen seitens der Angehörigen, Behandler oder Pflegenden empfiehlt sich die Durchführung einer ethischen Fallbesprechung bzw. die Einholung eines ethischen Konsils (S. 134).

Lernaufgabe

Sind Ihnen die Vorausverfügungen der von Ihnen betreuten Person mit Pflegebedarf bekannt? Welche Rolle spielen diese Verfügungen im Pflegealltag und dem Alltag dieser Person?

Erfassung und Behandlung von Schmerzen

Es ist immer wieder überraschend, wie schnell und nahezu selbstverständlich demente Menschen bei auftretenden psychiatrischen Symptomen mit Psychopharmaka behandelt werden, wie zurückhaltend jedoch die Frage gestellt wird, ob sich hinter den beobachteten Symptomen nicht eine Schmerzsymptomatik verbergen könnte. Ist der demente Patient noch zu einer verbalen Äußerung fähig, so wird er nicht selten zu einer Selbsteinschätzung seiner Schmerzen aufgefordert. Im fortgeschrittenen Stadium kann er i. d. R. keine zuverlässigen Antworten mehr geben.

Praxistipp

Bei dementen Menschen im fortgeschrittenen Stadium setzt das **Schmerzassessment** die Fremdeinschätzung durch geschultes Personal voraus. Validierte Erhebungsinstrumente sind (Sirsch u. Perrar 2015) u. a. die
- BESD-Skala (Beurteilung von Schmerzen bei Demenz)
- BISAD-Skala (Beobachtungsinstrument für das Schmerzassessment bei alten Menschen mit Demenz)
- Doloplus-2-Skala (Instrument zur Schmerzerfassung bei älteren nonverbalen Menschen)

Lernaufgabe

Wann erfassen Sie bei dementen Menschen, die Sie pflegen, Schmerzen? Welche Konsequenzen zieht die Schmerzerfassung nach sich?

Sondenernährung

Mit abnehmender Nahrungs- und Flüssigkeitsaufnahme stellt sich in der Begleitung von Menschen mit Demenz die Frage nach der Anlage einer nasalen oder perkutanen Ernährungssonde. Ess- und Trinkprobleme können vielfältige Ursachen haben:
- fortschreitende Apraxie und dadurch häufig Dysphagie (Schluckstörung)
- Schmerzen
- Verletzungen/Infektionen des Mundraumes, des Ösophagus oder des Magens
- unerwünschte Wirkungen von Medikamenten
- unzureichende Anreichung und Darbietung des Essens
- störende Umgebungsbedingungen

Merke

Die Entscheidungsfindung für oder gegen eine Sondenanlage stellt regelmäßig eine ethische und rechtliche Herausforderung dar, die nur gemeinsam mit allen Beteiligten auf der Grundlage des mutmaßlichen Willens des Betroffenen getroffen werden kann. Differenzierte Empfehlungen zu dieser Problematik hat der Arbeitsausschuss Ethik der Deutschen Alzheimer Gesellschaft (2020) erarbeitet (www.deutsche-alzheimer.de/fileadmin/alz/pdf/empfehlungen/empfehlungen_einsatz_magensonde_bei_demenz.pdf)

Im Endstadium einer Demenzerkrankung scheint die Sondenanlage keine Vorteile für den Betroffenen zu bringen (Sampson et al. 2009, Oluwasayo Ijaopo u. Oluwasolape Ijaopo 2019). Aspirationspneumonien, Mangelernährung oder die Entwicklung von Dekubiti werden dadurch nicht zuverlässig verhindert. Dagegen ist eine Ernährung von Hand fast so gut wie eine Sondenernährung, was den Komfort, das Auftreten einer Aspirationspneumonie, den körperlichen Funktionsstatus und die Lebenszeit betrifft, während gleichzeitig die mit der Sondenernährung verbundenen Belastungen und Komplikationen vermieden werden können (Oluwasayo Ijaopo u. Oluwasolape Ijaopo 2019).

Nachteile der Sondenernährung sind:
- menschliche Zuwendung beim Anreichen der Mahlzeiten fällt weg
- Bewegungsmöglichkeit des Betroffenen muss oft eingeschränkt werden – um zu verhindern, dass er sich die Sonde zieht

Der Philosoph und Ethiker Matthis Synofzik (2007) hat auf der Grundlage einer evidenzgestützten ethischen Analyse für die Entscheidung über eine PEG-Anlage bei Menschen mit einer fortgeschrittenen Demenz einen Algorithmus vorgeschlagen, in dem für den individuellen Menschen mit Demenz eine individuelle Nutzen-Risiko Abwägung durch ein interdisziplinäres Palliativteam stattfindet. Exemplarisch benennt er 4 Möglichkeiten:
1. „Übersteigt der Nutzen die Schadensrisiken deutlich, sollte das Palliativteam eine PEG-Ernährung anbieten und empfehlen. Dies könnte, z. B. bei vorübergehender Dysphagie, bei einem Patienten mit mittelgradiger Demenz und kleinflächigem Insult der Fall sein.
2. Halten sich Nutzen und Schadensrisiken die Waage, sollte das Palliativteam eine PEG-Ernährung anbieten, die Anwendung aber offenlassen. Insbesondere hier wäre jedoch die explizite Aufklärung darüber wichtig, dass es bisher auf Gruppenebene keinen Nachweis dafür gibt, dass einer der allgemein bei einer PEG-Ernährung angestrebten Nutzeffekte erreicht werden kann. Ein Beispiel für dieses Szenario wäre, z. B. ein Patient mit fortgeschrittener Demenz und höherem Lebensalter, aber ohne Komorbiditäten und vorheriger Aspirationspneumonie.
3. Übersteigt das Schadensrisiko den Nutzen um Weniges, sollte die PEG-Ernährung zwar angeboten, von der Anwendung jedoch abgeraten werden. Beispielsweise könnte man bei einem Patienten mit fortgeschrittener Demenz, hohem Lebensalter, Inkontinenz, Bettlägrigkeit und Hypoalbuminämie aufgrund der geringen Nutzenerwartung bei gleichzeitig hoher Dekubitusgefahr von einer PEG-Anlage abraten.
4. Übersteigt das Schadensrisiko den Nutzen um ein Vielfaches, sollte das Palliativteam die PEG-Ernährung nicht anbieten. So könnte der Nutzen einer PEG-Ernährung bei einem Patienten mit fortgeschrittener Demenz, Herzinsuffizienz, Pneumonie und überwiegender Agitiertheit so gering bewertet werden, dass sie die Beeinträchtigungen durch Fixation und mögliche Infektion nicht aufwiegen können."

Lernaufgabe

Informieren Sie sich darüber, wie in Ihrer Einrichtung mit Ernährungsproblemen umgegangen wird.

Ein Unterlassen einer Flüssigkeits- und Nahrungszufuhr kann in der finalen Phase zu folgenden Linderungen führen (Li 2002):
- pulmonal weniger Sekretion, Stau, Husten und Luftnot
- weniger Urinausscheidung
- weniger Magen-Darm-Inhalt und dadurch weniger Erbrechen, Übelkeit, abdominale Schmerzen, Völlegefühl, Durchfall
- weniger Positionswechsel
- weniger periphere Ödeme
- weniger Schmerzen und Unwohlsein durch Zugänge, Schläuche
- weniger Fixierung als Folge einer Manipulation an Schläuchen

Infektionen

Infektionen der oberen und unteren **Atemwege** oder der **Harnwege** zählen zu den häufigsten körperlichen Erkrankungen bei fortgeschrittenen Demenzen. Sie gelten – neben den Herz-Kreislauf-Erkrankungen und zerebrovaskulären Ereignissen – als häufigste Todesursache bei Menschen mit Demenz. Die Diagnostik wird dadurch erschwert, dass sich manche Infektionen nicht durch Fieber bemerkbar machen, sondern durch eine Zunahme einer deliranten Symptomatik.

Ursächlich für Infektionen bei Menschen mit Demenz sind meist:

- verminderte Mobilität
- herabgesetzte Immunabwehr
- Aspiration von Nahrungsbestandteilen im Rahmen von Schluckstörungen

Die Behandlung mit Antibiotika stößt an Grenzen, wo ein Patient diese Maßnahme nicht mehr versteht oder sich sogar gegen diese wehrt – z. B. indem er sich während einer Antibiotikainfusion die Nadel zieht.

Praxistipp

Bei (bakteriellen) Infektionen ist einer **oralen** Antibiotikatherapie der Vorzug zu geben. Dies gilt, sofern keine Schluckstörung und damit kein erhöhtes Risiko für rezidivierende Aspirationspneumonien vorliegen.

Bei palliativ betreuten Menschen mit Demenz mit Infektionen sollte eine angemessene **Symptombehandlung** von Schmerzen, Dyspnoe und Fieber im Fokus stehen, z. B. durch Opioide und Antipyretika (van der Steen et al. 2018, Eisenmann et al. 2020).

Zahlreiche Antibiotika gehen mit gravierenden Nebenwirkungen einher – und dadurch mit vermindertem Wohlbefinden:

- Übelkeit, Diarrhö
- allergische Reaktionen
- Zunahme der Desorientiertheit
- Blutbildveränderungen

Merke

Ob bei Menschen mit fortgeschrittener Demenz die Behandlung der Pneumonie im Krankenhaus zu einer Verlängerung der mittleren Überlebenswahrscheinlichkeit beiträgt, ist umstritten (Manabe et al. 2019).

Verlegung ins Krankenhaus

Reicht die Behandlungsmöglichkeit im häuslichen Rahmen bzw. in der stationären Altenhilfe nicht aus, stellt sich regelmäßig die Frage nach einer Verlegung ins Krankenhaus. Insbesondere in krisenhaften Situationen scheint eine andere Lösung kaum denkbar. Der ärztliche Notdienst wird gerufen – doch dieser kennt den Patienten in aller Regel nicht. Daher ist es ratsam und sinnvoll, sich im Vorfeld – gemeinsam mit allen Beteiligten – Gedanken über die in diesen Fällen einzuleitenden Maßnahmen zu machen und sie möglichst schriftlich festzulegen. Dies kann z. B. in Form eines **Palliativkrisenbogens** (▶ Abb. 21.6) geschehen (Wiese et al. 2012).

PALLIATIVNOTFALLBOGEN

Name: ____________________

Geb.Datum: ____________________

Adresse: ____________________

____

Diagnosen: ____________________

____

____

Aktuelle Probleme: ____________________

____

Besonderheiten: ____________________

WICHTIGE Kontaktpersonen / Telefonnummern:

Nächster Angehöriger: ____________________

Vorsorgebevollmächtige Person:

Name: ____________________

Geb.Datum: ____________________

Adresse: ____________________

____

(o.g. Bevollmächtigter gem. §1896 Abs. 2 BGB bei Einwilligungsunfähigkeit ist zur Umsetzung meines in dieser Verfügung bestimmten Willens ernannt)

( ) Palliativteam: ____________________

( ) Hausarzt: ____________________

( ) Notarzt: 112

( ) Seelsorge: ____________________

Reihenfge der Kontakte individuell eintragen

Herz-Lungen-Wiederbelebung gewünscht?

O Ja **O Nein**

Krankenhauseinweisung gewünscht?

O Ja (siehe Erläuterung) **O Nein**

Aufklärung Prognose/Diagnose?

Patient:	**O Ja**	**O Nein**
Angehörige:	**O Ja**	**O Nein**
Patientenverfügung (PV) vorhanden	**O Ja**	**O Nein**
Vorsorgevollmacht vorhanden	**O Ja**	**O Nein**

(Inhalt Notfallbogen steht NICHT im Widerspruch zur PV/Vorsorgevollmacht)

Hinterlegung der Dokumente: ____________________

____

Datum Name Unterschrift Patient/Bevollmächtigter

(Aktualisierungen ggf. Abweichungen zur PV siehe Rückseite. Der Notfallbogen ist an die gültige Gesetzgebung §1901a Abs. 1-5 und §1904 BGB adaptiert und hat auch für nichtärztliches Rettungsdienstpersonal Gültigkeit. Ich entbinde jede Person, unabhängig ihrer medizinischen Qualifikation, von ihrer Verpflichtung, eine Reanimation bei mir durchführen zu müssen und bin mir möglicher Konsequenzen vollkommen bewusst).

Ablehnung weiterer medizinischer Maßnahmen:

1. ____________________

2. ____________________

3. ____________________

Letzter Klinikaufenthalt: ____________________

Aufklärung bei Erstellung des Bogens durch:

____

Datum Name des Arztes Unterschrift

(Mögliche Konsequenzen, die sich aus der Ablehnung medizinischer Maßnahmen ergeben, wurden dem Patienten erläutert. Die volle Einsichts- und Einwilligungsfähigkeit des Patienten lag zum Zeitpunkt der Erstellung vor)

Abb. 21.6 Palliativnotfallbogen. Im Palliativnotfallbogen wird für den Fall einer Verlegung festgehalten, welche Maßnahmen in krisenhaften Situationen eingeleitet werden sollen. (Quelle: © Wiese, Duttge 2020)

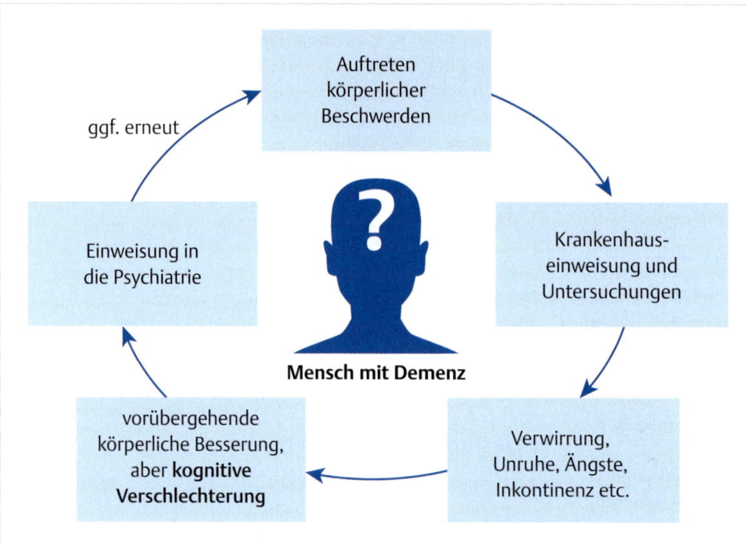
Auftreten körperlicher Beschwerden
Krankenhaus-einweisung und Untersuchungen
Verwirrung, Unruhe, Ängste, Inkontinenz etc.
vorübergehende körperliche Besserung, aber kognitive Verschlechterung
Einweisung in die Psychiatrie
ggf. erneut
Mensch mit Demenz

Abb. 21.7 „Teufelskreis der Verlegungen". Häufige räumliche Veränderungen können sich negativ auf die kognitive Leistungsfähigkeit demenzkranker Menschen auswirken. (Quelle: © Thieme Group)

Lernaufgabe

Gibt es einen Krisenbogen in Ihrer Einrichtung? Wenn nein, besprechen Sie mit Ihren Vorgesetzten die Möglichkeit einen solchen in Ihrer Einrichtung einzuführen.

► **Risiken einer Verlegung ins Krankenhaus.** Kognitiv beeinträchtigte Menschen reagieren auf eine Krankenhauseinweisung häufig mit zunehmender Unruhe und weiterer Verschlechterung der Kognition. Sie wollen nach Hause. Menschen mit Inkontinenz finden die Toilette nicht mehr und erhalten prophylaktisch Schutzhosen. Menschen mit Wahn verkennen die Situationen. Sie können z. B. Untersuchungssituationen nicht richtig einschätzen (sie denken, sie würden durch die Untersuchenden geschädigt) oder glauben, an einem völlig anderen Ort gelandet zu sein, als in einem Krankenhaus (S. 220). Meist sind die **somatischen Häuser** nicht auf die Aufnahme dementer Patienten ausgerichtet, sodass nach vorübergehender körperlicher Besserung bei anhaltenden Verhaltensauffälligkeiten die Einweisung in die **Psychiatrie** folgt. Verschlechtert sich der körperliche Zustand erneut, so erfolgt die Rückverlegung in die Somatik. Ein Kreislauf, der trotz aller wohlmeinenden Absichten, nicht selten mit einer rapiden Verschlechterung der kognitiven Leistungsfähigkeit des Erkrankten einhergeht (► Abb. 21.7).

► **Alternativen zur Verlegung.** Sinnvoller sind häufig die verstärkte Einbindung des ambulanten Pflegedienstes, des engagierten Haus- oder Facharztes oder anderer Helferkreise, möglicherweise in Kooperation mit einem gerontopsychiatrischen Zentrum und/oder eines SAPV-Teams. Nicht zuletzt stellt sich an dieser Stelle die Frage, wann sich das Leben eines an einer weit fortgeschrittenen Demenz leidenden Menschen dem Ende zuneigt bzw. ob der betriebene diagnostisch-therapeutische Aufwand in einem „gesunden" Nutzen-Kosten-Verhältnis für den Betroffenen steht.

Praxistipp

Ob ein Mensch mit fortgeschrittener Demenz in einer Krisensituation ins Krankenhaus verlegt werden sollte oder nicht, ist abzuwägen

- im offen geführten **Diskurs** mit allen Beteiligten
- unter Berücksichtigung des **mutmaßlichen Willens** des Betroffenen, der **Nutzen** und der **Risiken** der Verlegung
- im Hinblick auf die **Anerkennung des Sterbens** als Teil des Lebens

21.7.4 Ethische Fallbesprechungen

Häufig besteht bei ethischen Fragestellungen am Lebensende ein Interpretations- und Ermessensspielraum. Unterschiedliche Wertsysteme stoßen aufeinander und der Betroffene kann mit seiner fortgeschrittenen Demenz nicht mehr oder nur noch eingeschränkt über seine Wünsche Auskunft geben. So ist es bei anstehenden Entscheidungen über den Beginn, die Fortsetzung oder das Unterlassen einer therapeutischen Maßnahme immer wieder eine Herausforderung, den mutmaßlichen Willen des Patienten bzw. Bewohners zu eruieren. Für diese Entscheidungsfindung hilfreich sind sog. ethische Fallbesprechungen (S. 134) (► Abb. 21.8).

21.7.5 Kölner Arbeitshilfe zur bedürfnisorientierten Versorgung von Menschen mit schwerer Demenz

Menschen mit schwerer Demenz werden am Ende ihres Lebens oft nicht ausreichend betreut (Dempsey et al. 2015). Ihre begrenzten verbalen Kommunikationsmöglichkeiten führen zu einem erschwerten Zugang zu ihrer Bedürfniswelt und zur Notwendigkeit einer sensiblen Begleitung. Auf dieser Basis wurde von einer Kölner Arbeitsgruppe am Zentrum für Palliativmedizin der Uniklinik Köln in 2 durch das BMFSFJ geförderten Studien eine **Arbeitshilfe für die stationäre Altenpflege** entwickelt. Auf der einen Seite soll diese den Betreuenden helfen, die Bedürfnisse von Menschen mit schwerer Demenz in der Endphase ihres Le-

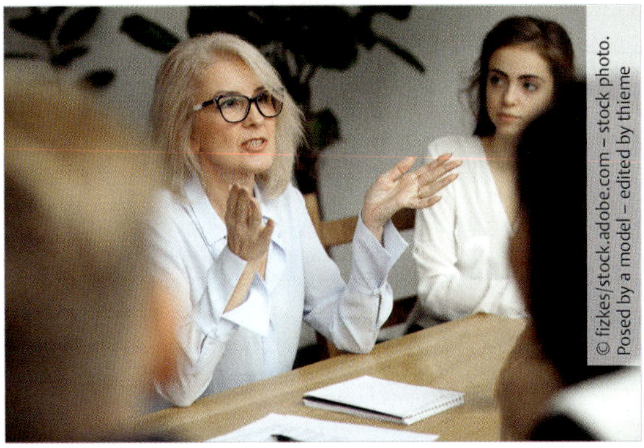

Abb. 21.8 Ethische Fallbesprechung. Den mutmaßlichen Willen eines Menschen zu eruieren, ist eine Herausforderung. (Quelle: © fizkes/stock.adobe.com – Stock photo. Posed by a model – edited by Thieme Group)

bens besser zu erkennen. Andererseits bietet sie Vorschläge, wie diesen Bedürfnissen entsprochen werden kann. Die Abschlussberichte und die Arbeitshilfe können kostenlos von der Homepage des Zentrums für Palliativmedizin heruntergeladen werden (https://palliativzentrum.uk-koeln.de/forschung/neuro-palliativ/implementierung-arbeitshilfe-bei-demenz/).

Umfassende Empfehlungen zur Palliativversorgung und zur Behandlung älterer Menschen mit Alzheimer-Krankheit oder anderen progressiven Demenzerkrankungen wurden im Jahr 2013 von der Europäischen Gesellschaft für Palliative Care veröffentlicht. Sie stehen in deutscher Übersetzung ebenfalls als Download kostenlos zur Verfügung (van der Steen et al. 2014).

21.7.6 Die Gestaltung der Begleitung und der Umgebung

Die Nähe anderer Menschen und das Gefühl nicht allein zu sein, zählen zu den Grundbedürfnissen der meisten, auch der sterbenden Menschen.

> **Merke**
>
> Auch wenn die Sprachfähigkeit im Verlauf einer Demenz immer weiter verloren geht, können einfache, situationsbezogene Sätze noch über lange Zeit verstanden werden, komplizierte Sachverhalte jedoch nicht mehr.

Bei der Kontaktaufnahme sollte Blickkontakt gesucht werden und in ruhigem und wohlwollendem Tonfall gesprochen werden. Auch wenn der Betroffene keine Antwort mehr geben kann, ist es möglich, ihn immer wieder anzusprechen und mit einzubeziehen. Auch wenn Menschen mit Demenz den Inhalt der Worte nicht mehr verstehen, die Beziehung, die sich z. B. über den Klang der Stimme mitteilt, kann sie erreichen und stärkt ihr Selbstwertgefühl. Körpernahe Angebote wie Berührung oder Basale Stimulation (S. 355) gewinnen zunehmend an Bedeutung. Während der täglichen Pflege kann z. B. durch bewusstes Berühren ein beruhigendes Gefühl vermittelt werden. Dabei ist zu beachten, dass nicht jedem Kranken Berührung gleichermaßen angenehm ist.

▶ **Reiz-Balance finden.** Viele Außenreize überfordern Menschen mit Demenz. Sie können sie nicht mehr einordnen und dadurch bewirken sie ein enormes Stresserleben. Wenn die Betroffenen sich nicht mehr bewegen können, sind sie im späten Stadium unangenehmen Außenreizen schutzlos ausgeliefert und können sich gegen lautes Sprechen und laute Geräusche nicht zur Wehr setzen. Andererseits führt absolute Stille zu einem Gefühl des Alleinseins, auf das diese Menschen oft ängstlich oder unruhig reagieren.

> **Praxistipp**
>
> Je mehr Geborgenheit und Vertrautheit die Umgebung einem Menschen mit fortgeschrittener Demenz vermittelt, je überschaubarer sie gestaltet ist, desto entspannter wirken Menschen mit Demenz. Vermeiden Sie unangenehme Außenreize wie laute Geräusche.

Hilfreich sind hier die im Kapitel „Milieugestaltung“ (S. 375) vorgestellten Konzepte.

21.7.7 Luzide Ereignisse

Momente scheinbarer „Klarheit“ in der Begegnung mit demenzkranken Menschen verblüffen uns immer wieder. Geschieht dies angesichts des nahenden Versterbens, so sind wir in einem besonderen Maße davon berührt. Meist eröffnet sich erst im Nachhinein die überraschende „Weitsichtigkeit“ der einen oder anderen Äußerung. In der spekulativen Wiedergabe dieser seltenen Ereignisse spiegelt sich jedoch eher die Hilflosigkeit eines der Rationalität verpflichteten Menschseins angesichts der Unbegreiflichkeit des Todes wider. Das bedeutet nicht, dass es solche Momente der „Klarheit“ nicht geben könnte.

> **Merke**
>
> Gerade die vaskulären Demenzen oder die vom Lewy-Körperchen-Typ sind gekennzeichnet durch den Wechsel zwischen klar anmutenden Momenten und völliger Verwirrtheit.

Zu bedenken ist jedoch, dass Menschen mit Demenz neue Informationen nur sekundenlang im Gedächtnis behalten. Sie können sie nicht ordnen oder verarbeiten und verlieren somit die Fähigkeit, das Leben als ein Kontinuum zu erfahren. Ohne ein Gefühl für Zeit, für einen Unterschied von gestern, heute oder morgen leben sie im „ewigen Augenblick“, im Hier und Jetzt. Die Umgebung, die Personen und die Situationen scheinen ständig neu zu sein, irgendwie bekannt und trotzdem schwer bestimmbar und fragmentiert, aus Bruchstücken des früher Erlebten zusammengesetzt. Die eigene Rolle lässt sich nur mit vagen Erinnerungen an das längst Vergangene beschreiben.

Darüber hinaus halten sich Menschen mit Demenz für überwiegend jung und selbstständig, sie erkennen sich deshalb oft nicht auf aktuellen Bildern oder im Spiegel. Wie passt das zu den scheinbaren luziden Ereignissen?

Was wir von Menschen mit Demenz wissen – und zwar nicht nur in ihrer letzten Lebensphase – ist, dass sie in vielen Situationen überraschend zutreffende Kommentare, Bemerkungen oder fast „seherische“ Aussagen treffen können. Was wir jedoch auch wissen, ist, dass die Erinnerung daran kurze Zeit später wieder verloren gegangen ist. Zu vermuten ist, dass in Momenten, in denen Fragmente der Innenwelt und der aktuell erlebten Außenwelt zusammenpassen, der Mensch mit Demenz sehr wohl für diesen einen Augenblick **präsent** ist, sich in der Gegenwart und für einen kleinen Moment in einer „Lichtung" befindet.

M!

Merke

Statt von einem „klaren" Moment oder einem „luziden Ereignis" zu sprechen, kann der Begriff „momentane Präsenz" verwendet werden. Dies ist dem Erleben und dem Vermögen von Menschen mit Demenz und deren Begleitung angemessener.

Diese Form der Präsenz bedeutet jedoch nicht, dass der Erkrankte sich plötzlich im Geiste seiner wieder erlangten Fähigkeiten reflektiert mit existenziellen Fragen seines Daseins oder seines Sterbens auseinanderzusetzen weiß.

M!

Merke

Zur Akzeptanz der veränderten Lebenswelt von Menschen mit Demenz gehört eben auch, ihre beeinträchtigte Kognition, Merkwürdigkeiten und eigentümlichen Wahrnehmungen zu akzeptieren – obwohl das uns „rational denkenden Menschen" manchmal schwer fällt.

21.7.8 Hospize als Ort des Sterbens für Menschen mit Demenz?

Die Mehrzahl der Menschen mit Demenz lebt in der häuslichen Umgebung, allein ein Drittel noch im fortgeschrittenen Stadium. Dort wo der Mensch lebt, wo er hingehört, sollte auch die Hospizbegleitung erfolgen. Diese Forderung gilt für die Sterbebegleitung sowohl von Menschen mit als auch ohne Demenz. Gerade im Bereich der teilstationären und stationären Altenhilfe haben sich in den vergangenen Jahren sehr unterschiedliche Lebensformen und Begleitungsformen etabliert: von **integrativen Modellen** wie dem HoLDe-Konzept des Sophienhofes in Niederzier (Graf 2011), die sich eher am Normalitätsprinzip orientieren und die Menschen mit schwerer Demenz in die Wohngruppe integrieren, bis hin zu streng **segregativen** wie die der Pflegeoase in Holle, die schwerst pflegebedürftige Bewohner mit Demenz in einer speziellen Wohnform versorgen (S. 49). Auch in den Pflegeinseln in Rieseby werden erfolgreich Begleitungen im Rahmen der Tagespflege oder dem betreuten Wohnen umgesetzt wie bei der AWO in Kiel.

Hausgemeinschaften für Menschen mit Demenz, wie z. B. vom Verein Daheim e. V. im Kreis Gütersloh (https://verein-daheim.de/), belegen, dass nicht nur das Leben, sondern auch das Sterben mitten im Quartier möglich ist.

[ ]

Definition

Eine sog. **Pflegeoase** ist eine Wohn- und Lebensform für eine kleine Gruppe von Menschen mit schwerer Demenz, die einen hohen Pflege-und Unterstützungsbedarf haben. In der Regel leben 6–8 Menschen mit schwerer Demenz (eingestuft in die Stufe 6–7 der Reisbergskala) gemeinsam in einem großen Mehrpersonenraum. Durch Raumteiler wird ein Rest an Privatheit ermöglicht. Das Betreuungs-und Pflegekonzept ist ausgerichtet auf eine bestmögliche Lebensqualität. Um diese zu erreichen, sind Pflegepersonen während der gesamten Tagschichten kontinuierlich im Raum präsent. Die Präsenz der Pflegeperson und das Raumkonzept ermöglichen eine schnelle und individuelle unmittelbare Reaktion auf die körperlichen, psychischen und sozialen Bedürfnisse der Personen mit Pflegebedarf. Im Idealfall ist die Pflegoase verbunden mit einem Pflegebad, einer offenen Küche (sensorische Eindrücke) und einem bettengängigen Außenbereich.

Manche Einrichtungen bieten den gemeinsamen Aufenthalt tagsüber in einer sog. Pflegeinsel an, in denen dann mehrere Bewohner mit schwerer Demenz gleichzeitig gepflegt werden. Während der Nacht schläft der Mensch mit Pflegebedarf jedoch in seinem eigenen Einzelzimmer.

M!

Merke

Der Einzug in ein stationäres Hospiz sollte – wie in anderen Fällen der Hospizbegleitung auch – bei Menschen mit Demenz eher die Ausnahme – z. B. bei gleichzeitig vorliegender fortgeschrittener Tumorerkrankung – dann erwogen werden, wenn die häusliche Versorgung überlastet ist.

Gerade bei einem Demenzerkrankten ist jedoch zu fragen, ob eine stationäre Einrichtung der Altenhilfe die bessere Alternative ist – zum einen, weil die Lebenszeit noch wesentlich länger sein kann, als erwartet, zum anderen, weil die Umgebung und Versorgung für Menschen mit Demenz dort oft angemessener ist. Bedarfsweise können dort auch die Dienste eines Teams der ambulanten spezialisierten Palliativversorgung hinzugezogen werden.

Lernaufgabe

Falls Ihre Einrichtung bzw. Ihr Pflegedienst Menschen mit Demenz betreut, welche Konzepte hat Ihre Einrichtung bezüglich der Sterbebegleitung von diesen Menschen? Gegebenenfalls suchen Sie Gleichgesinnte und entwickeln Sie ein solches Konzept.

21.7.9 Schlussfolgerungen

Um die Rahmenbedingungen zu verbessern, bedarf es einer Intensivierung des Austauschs zwischen der Palliativmedizin und der Gerontopsychiatrie sowie die Berücksichtigung der Thematik in den jeweiligen Ausbildungen, der Formulierung von Forschungsfragen und der konkreten Zusammenarbeit, z. B. in Palliativforen. Darüber hinaus ist ein angemessenes Management der psychosozialen oder medizinischen Herausforderungen in der fortgeschrittenen Demenz wesentlich für die Lebensqualität der

Erkrankten und ihrer Familie. Dies setzt voraus, dass bei fortschreitender Demenz die voraussehbaren körperlichen Erkrankungen offen mit den Angehörigen sowie mit allen an der Pflege und Behandlung Beteiligten besprochen werden. Maßnahmen, die sich an einer palliativen bzw. Hospizhaltung orientieren, erscheinen in diesem späten Stadium sinnvoller als kurzfristig kurativ ausgerichtete, die letztlich nur einen sehr begrenzten Nutzen für den demenzkranken Menschen mit sich bringen. Auch wenn sich der Beginn und Verlauf des letzten Lebensabschnittes eines Menschen mit Demenz individuell nur schwer vorhersagen lässt, so kann auf diesem Wege doch unnötiges Leiden vermindert werden.

Einen guten Überblick bietet – nicht nur für Angehörige – die Broschüre „Fortgeschrittene Demenz und Lebensende" der Deutschen Alzheimer Gesellschaft.

Merke

M!

Hospizliche und palliative Versorgung von Menschen mit oder ohne Demenz lässt sich mit den folgenden Sätzen gut auf den Punkt bringen:

- Beziehung zu den betroffenen Menschen suchen, aufnehmen und aufrechterhalten,
- Raum schaffen für die existenziellen Dinge, die im Verlauf des endenden Lebens anstehen,
- und sich bei allem Tun fragen: „Was soll's werden?", d. h. gemäß dem Leitsatz von Cicely Saunders: „den Tagen mehr Leben geben und nicht dem Leben mehr Tage", stets die Folgen des eigenen Handelns für die Lebensqualität des Betroffenen im Blick behalten.

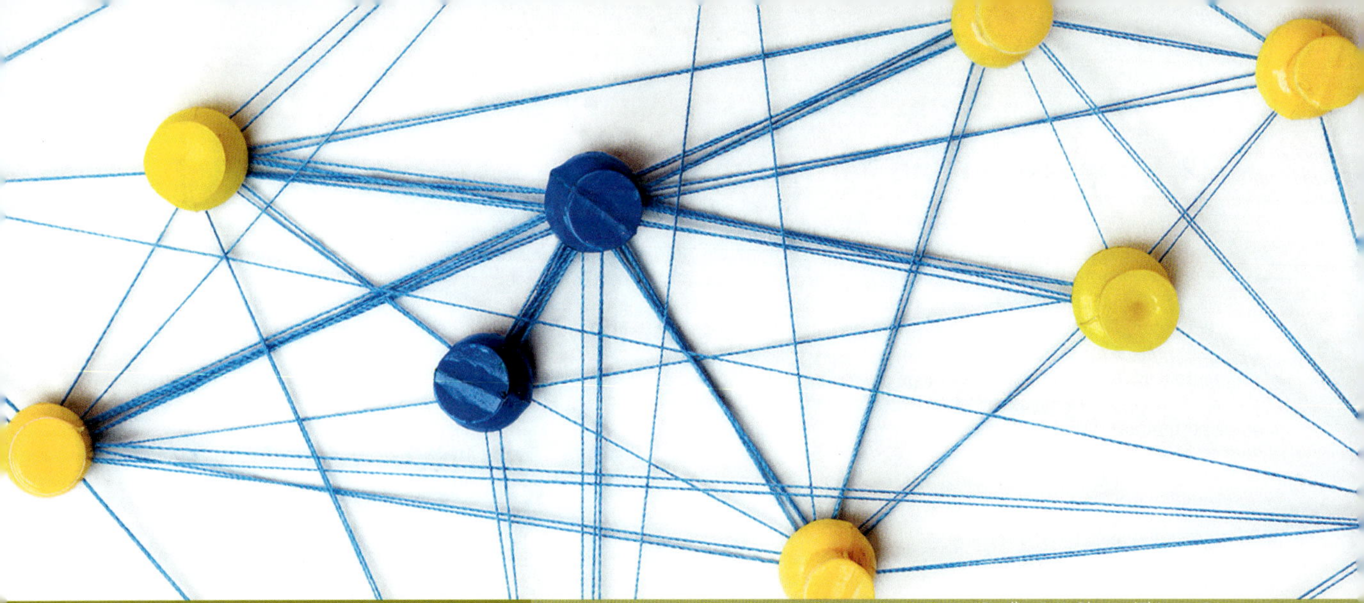

Quelle: © K. Oborny/Thieme Group

Kapitel 22

Kooperation und Vernetzung

22 Kooperation und Vernetzung

Die zahlreichen Besonderheiten der psychischen Erkrankungen im Alter erfordern eine enge Kooperation und Vernetzung der Hilfssysteme. Die meist mehrfach erkrankten Menschen und ihre Angehörigen benötigen i. d. R. ein eng gefasstes Netzwerk der Unterstützung, in dem Mediziner unterschiedlicher Disziplinen, Pflegende, Soziale Dienste, aufsuchende Strukturen, Selbsthilfe- und Angehörigengruppen sowie niederschwellige, gemeindenahe Angebote eng miteinander kooperieren müssen. Dieser inter- und multidisziplinäre Ansatz setzt einen engen Austausch sowie eine gegenseitige Akzeptanz und Wertschätzung der unterschiedlichen Gruppen unbedingt voraus, damit die Schere zwischen den Bedürfnissen der Erkrankten bzw. ihrer Angehörigen und den angebotenen Hilfen nicht zu sehr auseinanderklafft. Ein Schritt in diese Richtung ist die Einrichtung sog. Case-Management-Strukturen, wie sie z. B. von einigen Krankenkassen entwickelt werden (Kuhlmann 2005).

Merke

M!

Case Management zielt auf die Entwicklung und Sicherung von Versorgungskontinuität sowie den Aufbau von Unterstützungsnetzwerken über Organisations-, Sektor- und Professionsgrenzen hinweg.

22

Weiterhin obliegen besonders im ambulanten Bereich den Pflegestützpunkten nach § 7c SGB XI die Umsetzung folgender Aufgaben:

- umfassende sowie unabhängige Auskunft und Beratung zu den Rechten und Pflichten nach dem Sozialgesetzbuch und zur Auswahl und Inanspruchnahme der bundes- oder landesrechtlich vorgesehenen Sozialleistungen und sonstigen Hilfsangebote
- Koordinierung aller für die wohnortnahe Versorgung und Betreuung in Betracht kommenden gesundheitsfördernden, präventiven, kurativen, rehabilitativen und sonstigen medizinischen sowie pflegerischen und sozialen Hilfs- und Unterstützungsangebote einschließlich der Hilfestellung bei der Inanspruchnahme der Leistungen
- Vernetzung aufeinander abgestimmter pflegerischer und sozialer Versorgungs- und Betreuungsangebote

Die Einführung bzw. Umsetzung der Pflegestützpunkte ist je nach Bundesland und Region sehr unterschiedlich.

22.1 Angehörige

Psychische Störungen und Krankheiten bedeuten immer auch eine starke Mitbeteiligung bzw. Mitbetroffenheit der nahen Angehörigen. Wenn die Erkrankung zu einer Einschränkung der Alltagskompetenzen oder Pflegebedürftigkeit führt, übernehmen meistens die Familien, insbesondere die Frauen, die weitere Unterstützung und Versorgung.

Zusatzwissen

i

Rund 80 % aller pflegebedürftigen Menschen, etwa 60 % aller Menschen mit Demenz und immerhin noch ca. 30 % aller schwerstdementen Menschen werden durch die **Angehörigen** zu Hause betreut.

Damit ist diese Personengruppe zahlreichen Belastungen ausgesetzt. Meist verträgt sich die übernommene Aufgabe nicht mit dem beruflichen und sozialen Leben. Die Arbeitsstelle muss gekündigt oder zumindest die Arbeitszeit gekürzt werden. Soziale Kontakte beginnen zu bröckeln, da gemeinsame Aktivitäten nicht mehr wahrgenommen werden können. Übernimmt der Partner die Pflege, so ist er meist in einem ähnlichen Lebensalter wie der Betroffene selbst.

Der Erkrankte bestimmt nicht selten den kompletten Tagesablauf. Pflegende Angehörige müssen rund um die Uhr anwesend oder zumindest verfügbar sein. Die Abnahme der sozialen Kontakte führt zur sozialen Isolation und Vereinsamung. Die Kommunikation über die veränderte Lebenssituation, die eigenen Nöte, die Sorgen, aber auch über die zufriedenstellenden Momente gelingt häufig besser mit ähnlich Betroffenen. Sie ist von den Nichtbetroffenen nur in Ansätzen nachvollziehbar.

Merke

M!

Mediziner und Pflegende sind deshalb umso mehr gefordert, sich mit der Situation der betroffenen Angehörigen, eben aus deren Perspektive heraus, auseinanderzusetzen. Dieses Verständnis ist Voraussetzung für eine gelingende Hilfe.

Zu der sozialen und finanziellen Belastung kommt die psychische hinzu. Durch eine psychiatrische Erkrankung kann sich die Persönlichkeit des geliebten Angehörigen stark verändern. Gerade bei der Demenz tritt dies im Verlaufe der Zeit deutlich zutage. Zeitdruck, schlechter Schlaf, finanzielle Sorgen usw. führen zu psychischem Stress, zum Burn-out-Syndrom oder körperlichen Erkrankungen. Nicht selten leiden die älteren pflegenden Angehörigen selbst an Erkrankungen oder Beeinträchtigungen des Alters.

Die Übernahme der Sorge um den Erkrankten kann allerdings auch sinnstiftend sein. Der pflegende Angehörige identifiziert und definiert sich in hohem Maße mit bzw. über die neue Tätigkeit. Die Erfahrung der Isolation und des Unverständnisses seitens der Umwelt kann außerdem zu einem Gefühl der Unersetzbarkeit führen. Unter Umständen fühlen sich die Pflegenden moralisch dem Hilfsbedürftigen verpflichtet, auch unter Hintanstellung der eigenen Bedürfnisse. Der Erkrankte ist in seinem Erleben und seiner Hilfsbedürftigkeit auf die Nähe seiner Angehörigen angewiesen. Ihre Abwesenheit kann zu anklammernden Ängsten, Verzweiflung oder Unruhe führen. In diesen Situationen fällt es den Angehörigen aus Scham oder der Angst vor einem Kontrollverlust manchmal schwer, externe Hilfe anzunehmen.

Merke

M!

Pflegende Angehörige müssen in ihrer Situation und in ihrer Beziehung zu dem pflegebedürftigen Menschen ernst genommen werden. Gutgemeinte, „professionelle" Urteile werden da nicht selten vorschnell gefällt.

Neben der Beratung über die Erkrankung und den Umgang mit dem sich verändernden Verhalten ist der regelmäßige Austausch in Gesprächsgruppen mit anderen Angehörigen sehr hilfreich. Sie ermöglichen eine emotionale Unterstützung und Entlastung.

Beispiele Gleichbetroffener wirken ermutigend, Hilfe kann vielleicht einfacher angenommen werden. In der Gruppe können die eigenen Gefühle, die auch manchmal Ohnmacht oder Wut beinhalten können, reflektiert und besprochen werden. Aus diesem Grund ist die Vermittlung von Angehörigen zu Gesprächskreisen oder Selbsthilfegruppen bzw. die Organisation von Treffen für einen persönlichen Austausch oft sinnstiftend und vertrauensbildend.

22.2 Selbsthilfegruppen

Definition

Selbsthilfegruppen sind selbst organisierte, freiwillige Zusammenschlüsse von Menschen, die ein gemeinsames Anliegen, ein gemeinsames Problem oder eine gemeinsame meist chronische Krankheit verbindet. Ihre Aktivitäten beziehen sich auf die Bewältigung ihrer Erkrankungen mit ihren praktischen Lebensproblemen sowie eine Einflussnahme auf politische und gesellschaftliche Entscheidungsprozesse. Selbsthilfegruppen haben einen gesetzlichen Anspruch auf Förderung durch die Krankenkassen.

Die Zahl der Selbsthilfegruppen wird auf 70 000–100 000 mit ca. 3,5 Millionen Mitgliedern geschätzt. Sie repräsentieren eine große Anzahl von Menschen mit nahezu allen körperlichen oder psychischen Erkrankungen bzw. Problemstellungen. Zu den bekanntesten zählen die Anonymen Alkoholiker oder die Deutsche Alzheimer Gesellschaft. Für die Unterstützung von örtlichen Selbsthilfegruppen sind Selbsthilfekontaktstellen eingerichtet worden. Sie fungieren unter unterschiedlichen Trägerschaften – teils bei den Wohlfahrtsverbänden, teils bei den kommunalen Trägern. Professionelle Mitarbeiter (i.d.R Sozialarbeiter/-pädagogen) vermitteln Suchende an bestehende Selbsthilfegruppen oder unterstützen bei der Gründung einer neuen Gruppe. Im Unterschied zu Selbsthilfeorganisationen, die ein spezifisches Themengebiet vertreten, haben die Selbsthilfekontaktstellen keinen ausdrücklichen Bezug zu bestimmten Erkrankungen oder sozialen Problemstellungen.

Selbsthilfegruppen stellen eine wesentliche Ergänzung zur „professionellen" Sicht dar. Erst die Innenansicht von bestimmten Erkrankungen oder sozialen Problemstellungen kann zu einem angemessenen Verständnis der jeweiligen Lebenssituation oder Bedürfnissen führen. Dies drückt sich auch in dem Gedanken aus, dass viel mehr mit den Betroffenen gesprochen werden muss als über sie.

Zunehmend nutzen Selbsthilfegruppen auch die Möglichkeiten der digitalen Vernetzung. Dies kommt v. a. Angehörigen weniger häufigen Erkrankungen zugute.

22.3 Versorgungsstrukturen

Die Versorgungsstrukturen im gerontopsychiatrischen Bereich sind vielfältig. Das Leistungsspektrum ambulanter und stationärer Einrichtungen in der Gerontopsychiatrie ist in ▶ Tab. 22.1 zusammengefasst.

22.3.1 Ambulante Dienste

Bei der Begleitung pflegebedürftiger Menschen im häuslichen Rahmen kommt den ambulanten Pflegediensten und Sozialstationen eine herausragende Rolle zu, die vom Gesetzgeber nach dem Grundsatz „ambulant vor stationär" unterstützt wird. Durch diese Dienste können die Betroffenen und ihre pflegenden Angehörigen die notwendige Unterstützung erfahren, die nicht selten erst ein Weiterleben in der gewohnten Umgebung möglich macht. Leistungen der ambulanten Dienste bestehen in der Grund- und Behandlungspflege, der hauswirtschaftlichen Versorgung und der psychosozialen Betreuung sowie Beratung.

Zusatzwissen

Im Wesentlichen werden die **behandlungspflegerischen Leistungen** durch die gesetzlichen Krankenkassen (SGB V) finanziert, während die Grundpflege (z. B. Körperpflege) und hauswirtschaftliche Versorgung der Pflegeversicherung (SGB XI) zugeordnet sind.

Je nach Einstufung in die Pflegeversicherung werden von der Pflegekasse zahlreiche Leistungen übernommen, in einzelnen Fällen kann auch die Krankenkasse zuständig sein. Die personellen, organisatorischen und leistungsrechtlichen Strukturen sind allerdings überwiegend auf körperliche Erkrankungen bzw. Pflegebedürftigkeit ausgerichtet. Zunehmend qualifizieren Träger jedoch ihre Mitarbeiter im Umgang mit gerontopsychiatrisch veränderten Menschen. Eine behandlungspflegerische Versorgung (im Sinne des § 37 SGB V) psychisch erkrankter Menschen im ambulanten Bereich ist zwar vorgesehen, wird aber z. Zt. in der Bundesrepublik noch nicht flächendeckend angeboten.

Wird psychiatrische Behandlungspflege neben den somatischen Leistungen angeboten (Verbandwechsel, Stoma-Pflege, Infektionen, Kompressionsbehandlung u. a.) beziehen sich die erbrachten Leistungen vornehmlich auf folgende Aspekte:

- Beziehungsgestaltung
- Verhaltenstraining
- Begleitung bei Ängsten und Zwängen
- Erstellung einer Tagesstruktur
- Anleitung der Familie
- Überwachung, Gabe der Medikamente, aber auch die Überprüfung der Wirkung

Die Verordnung dieser Leistungen (§ 37 Abs. 2 SGB V) wird durch einen Facharzt ausgestellt. Eine weitere Voraussetzung für das Erbringen psychiatrischer Behandlungspflege sind die speziellen Kenntnisse und Fähigkeiten der ausführenden Mitarbeiter des Pflegedienstes.

Beispiel

Entsteht in der betreuenden Familie eines demenziell Erkrankten das Problem der nächtlichen Unruhe bei gleichzeitiger Ablehnung der Körperpflege, kann eine spezielle ambulante Intervention notwendig sein. Diese umfasst

- die Beziehungsgestaltung der pflegenden Person, um das Vertrauen des Patienten zu gewinnen und ihn kennen und einschätzen zu lernen. Dies ist eine wesentliche Voraussetzung, damit notwendige Körperpflege mit dem Patienten gemeinsam durchgeführt werden kann.
- Anleitung der Familien im Umgang mit herausfordernden Verhaltensweisen, aber auch das Erklären von verändertem Verhalten.
- das gemeinsame Gestalten einer Tagesstruktur für den Patienten zur Förderung des Nachtschlafes.

Tab. 22.1 Das Leistungsspektrum ambulanter und stationärer Einrichtungen in der Gerontopsychiatrie (Quelle: Kurz A, Jansen S, Tenge B. Gerontopsychiatrische Versorgungsstrukturen. In: Förstl H, Hrsg. Lehrbuch der Gerontopsychiatrie und -psychotherapie. 2. Aufl. Stuttgart: Thieme; 2003; in geringem Umfang erweitert).

Anbieter	typische Leistungen
ambulante Pflegedienste	• körperliche Pflege • hauswirtschaftliche Versorgung • Behandlungspflege • psychiatrische Pflege • Begleitung außer Haus • Tagesstrukturierung und Beaufsichtigung
sozial- und gerontopsychiatrische Dienste	• Koordinierung zwischen Ärzten, Beratungsstellen, Gesundheits- und Sozialämtern, Tageskliniken, Krankenhäusern, Wohn- und Pflegeheimen • tagesstrukturierende Angebote • Einbeziehung von Angehörigen, Bezugspersonen, Nachbarn, Vermietern, Hausverwaltungen, Behörden und komplementären Diensten • Hausbesuche • regelmäßige Kontakte • aktivierende Pflege • Zusammenarbeit mit Sozialstationen und Pflegediensten
Tagesstätten, Alten- und Servicezentren	• Förderung sozialer Kontakte • gemeinsame Mahlzeiten • Tagesstrukturierung durch vielfältige Beschäftigungsmöglichkeiten • Gymnastik, Tanz, Bewegungsübungen, Spiele • Außenaktivitäten in der Gruppe
häusliche Rehabilitation	• Üben von Alltagstätigkeiten • Umgang mit Hilfsmitteln • kognitive Aktivierung • Erhalt und Verbesserung der Koordination von Bewegungsabläufen
Selbsthilfegruppen für Patienten und Angehörige	• Erfahrungsaustausch, emotionale Unterstützung und Ermutigung • Erarbeitung von Problemlösungsstrategien
Betreuungsgruppen für Menschen mit Demenz	• Tagesstrukturierung • kognitive Aktivierung • Üben von Alltagsaktivitäten • Förderung sozialer Kontakte • Beschäftigung, Spiele • gemeinsame Spaziergänge, Bewegungsübungen, Tanz
Gedächtnisambulanzen	• spezialisierte Diagnostik und Therapie kognitiver Störungen • Beratung niedergelassener Ärzte • Beratung von Patienten und ihrer Angehörigen • genetische Beratung • kognitives Training • Forschungstätigkeit
gerontopsychiatrische Zentren	• ambulanter Pflegedienst • Tagesklinik • gerontopsychiatrische Ambulanz/Gedächtnisambulanz • Beratungsstelle
Tagesklinik	• teilstationäre Diagnostik und Behandlung gerontopsychiatrischer Störungen
gerontopsychiatrische Abteilung	• vollstationäre Diagnostik und Behandlung gerontopsychiatrischer Störungen • Demenzstationen • Depressionsstationen • integrierte Abteilung an einem somatischen Krankenhaus • stationsäquivalente Behandlung
ehrenamtliche Helferkreise	• Begleitung, Betreuung, Beschäftigung, Beaufsichtigung und körperliche Aktivierung
Alzheimer Gesellschaften	• Beratung von Angehörigen • Bereitstellung von Informationsmaterial • Aufbau von Helferkreisen • spezielle Angebote wie Alzheimer-Cafés • Organisation von Betreuungs- und Angehörigengruppen • Öffentlichkeitsarbeit

Im Beispiel wird deutlich, dass der Hilfebedarf der Familie nicht kontinuierlich gleichbleibt, sondern zu Beginn höher ist als im späteren Verlauf. Dies ist ein typisches Merkmal psychiatrischer Pflege, die eine enge Betreuung in Krisen notwendig macht, jedoch in eingespielten Abläufen nur flankierend tätig wird.

M!

Merke

Pflegende in der gerontopsychiatrischen ambulanten Pflege benötigen Fach-, Sozial- und Beratungswissen. Darüber hinaus werden die Fähigkeiten der Improvisation und die enge Kommunikation mit dem Arzt notwendig.

22.3.2 Gedächtnisambulanzen

Kognitive Beeinträchtigungen zählen zu den häufigsten psychischen Störungen im Alter. Ihre Diagnose und Differenzierung sowie die daraus abzuleitenden therapeutischen Konsequenzen setzen Wissen und Erfahrung in neuropsychologischen Tests in Verbindung mit körperlichen Untersuchungsverfahren voraus. Dies gilt insbesondere für gerontopsychiatrische Patienten mit eher ungewöhnlichen Krankheitsverläufen oder fehlendem therapeutischen Ansprechen. Um diese z. T. zeitaufwendigen Untersuchungen ohne stationären Aufenthalt durchführen zu können, halten immer mehr Träger Spezialambulanzen, sog. Gedächtnisambulanzen oder Memory-Kliniken vor. Psychologen, Fachärzte, Sozialarbeiter und Fachpflegepersonen unterstützen Haus- und Fachärzte in den speziellen Fragestellungen einer differenzierten neuropsychologischen Diagnostik und Therapie.

22.3.3 Tageskliniken

Die teilstationäre Behandlung in einer Tagesklinik ist dann erforderlich, wenn die ambulante Therapie nicht mehr ausreichend ist, der Patient jedoch noch möglichst in seiner gewohnten Umgebung verbleiben soll. Es handelt sich meist um weniger akute Fälle, die keiner vollstationären Aufnahme bedürfen. Die Therapie findet von Montag bis Freitag statt, in der Nacht und am Wochenende ist der Patient zu Hause. Soweit das Krankheitsbild es zulässt, ist die tagesklinische Behandlung für psychisch kranke alte Menschen einer vollstationären vorzuziehen. Die Betroffenen verlieren weniger ihre stabilisierenden sozialen Kontakte und die Therapie kann stärker an der Wiederherstellung und dem Erhalt der Alltagskompetenz ausgerichtet werden. Darüber hinaus wird die meist zusätzlich verwirrende Umgebung eines Krankenhauses vermieden, die nicht selten zu einer weiteren Verschlechterung des Krankheitsbildes führt. Leider zahlen allerdings nicht alle Krankenkassen eine tagesklinische Behandlung mit dem Argument, dass für diesen Fall auch eine ambulante Behandlung ausreichend sei.

22.3.4 Gerontopsychiatrische Zentren

Unter dem Dach eines gerontopsychiatrischen Zentrums (GPZ) befinden sich i. d. R. eine Tagesklinik, eine spezialisierte Ambulanz, eine Beratungsstelle und ein ambulanter Pflegedienst mit gerontopsychiatrischer Qualifizierung. Nicht selten ist eine Tagespflege angegliedert. Ein GPZ stellt die Idealform der gerontopsychiatrischen Versorgung dar. Es koordiniert die unterschiedlichen Leistungsangebote mit dem erhobenen Hilfebedarf und schließt so die Lücken zwischen den ambulanten, teil- und vollstationären oder komplementären Systemen. Die aufsuchende, gemeindenahe Tätigkeit sowie die medizinische, pflegerische und sozialarbeiterische Fachberatung ermöglichen es, selbst bei gravierenden Störungen den Verbleib im gewohnten, meist häuslichen Umfeld zu ermöglichen. Meist übernehmen die Mitarbeiter eines GPZ auch die Konsiliar- bzw. Liaisontätigkeit in den benachbarten somatischen Krankenhäusern.

22.3.5 Gerontopsychiatrische Abteilungen

Manche Störungen sind so ausgeprägt und/oder akut, dass sich eine Aufnahme in eine gerontopsychiatrische Fachabteilung nicht umgehen lässt. Hierzu zählen delirantes Erleben, schwerste Depressionen mit Nahrungsverweigerung oder Suizidalität sowie extreme Agitiertheit, Aggressivität oder psychotisches Erleben im Rahmen einer demenziellen Erkrankung. Zum einen existieren auf die Krankheitsbilder spezialisierte Abteilungen, meist in größeren psychiatrischen Fachkliniken. Je nach Größe werden gesondert Depressionsstationen und Demenzstationen mit auf das jeweilige Krankheitsbild ausgerichteten Therapieangeboten vorgehalten. Zum anderen sind zunehmend psychiatrische Abteilungen an somatische Krankenhäuser angegliedert, die ebenfalls die Versorgung gerontopsychiatrischer Patienten übernehmen. Einer stärkeren Spezialisierung in der Fachklinik stehen die Integration und die schnellere Erreichbarkeit anderer medizinischer Disziplinen in der Abteilungspsychiatrie gegenüber.

Dadurch muss ein psychiatrischer Patient bei körperlichen Symptomen nicht erst in einem anderen Krankenhaus vorgestellt werden. Die Unterbringung in einem geschlossenen Rahmen ist meist nur bei ausgeprägter Tendenz, das Krankenhaus zu verlassen und einer daraus resultierenden akuten Gefährdung notwendig, sodass die überwiegenden Krankheitsbilder in offen geführten Stationen behandelt werden können. Eine Besonderheit stellt als neue Krankenhausleistung für psychisch Kranke die stationsäquivalente psychiatrische Behandlung nach § 115d SGB V dar. Hierdurch können Patienten, die eigentlich krankenhausbehandlungsbedürftig sind, sich jedoch nicht in eine Klinik begeben wollen bzw. können, intensiv betreut werden (S. 167).

22.3.6 Zentren für Altersmedizin

Die besondere Herausforderung der Behandlung multimorbider alter Menschen hat eine Entwicklung gefördert, in der unterschiedliche Disziplinen der Altersmedizin unter einem Dach zusammenarbeiten. So kümmern sich Geriater, Neurologen und Gerontopsychiater in einem Haus gemeinsam um den Patienten, d. h. wenn nötig wechselt der Patient die zuständige Fachdisziplin bleibt jedoch in seinem Zimmer bzw. seinem Bett.

22.3.7 Pflegeberatungsstellen

Zahlreiche Kommunen, Städte oder Kreise, Krankenkassen, Wohlfahrtsverbände, Verbraucherzentralen und auch private Anbieter stellen eine umfassende Beratung rund um die Pflege zur Verfügung. Dies betrifft nicht nur Belange der allgemeinen Pflege, sondern auch spezielle Aspekte der Pflege von Menschen mit Demenz. Die Beratung erfolgt i. d. R. in Form von Broschüren oder mittels Materialien, die über das Internet abgerufen werden können. Häufig ist auch ein persönliches Beratungsgespräch Inhalt dieses Angebotes.

Lernaufgabe

Machen Sie sich im Internet schlau, welche Beratungsangebote es in ihrer Region für Menschen mit gerontopsychiatrischem Pflegebedarf und deren Angehörige gibt.

22.4 Social Media

Die rasante Entwicklung der Social Media spiegelt sich auch in den Versorgungsstrukturen und Netzwerken des Gesundheitsbereichs wider. So tauschen sich viele Betroffene, Angehörige und z. T. auch Behandelnde als Einzelpersonen oder in Gruppen über Anwendungen wie WhatsApp, Facebook oder Instagram aus. In Zeiten, in denen ein persönlicher Austausch nur eingeschränkt möglich ist (z. B. während der Corona-Pandemie) wird die Onlinekommunikation in Form von Videotelefonie bzw. Videomeetings sowohl privat als auch geschäftlich vermehrt genutzt. Hierfür stehen verschiedene Anwendungen zur Verfügung (z. B. Skype, FaceTime, Zoom), die meist auch Gruppentreffen mit großer Teilnehmerzahl ermöglichen.

In der Gerontopsychiatrie nutzen Betroffene diese Formen der Kommunikation bislang nur wenig, da sie sich (altersbedingt) i. d. R. kaum mit den Strukturen der Social Media auskennen und umfassende Hilfe beim Bedienen der Technik benötigen. Demenzen und andere psychiatrische Erkrankungen erschweren das Erlangen der zur Nutzung der Social Media nötigen Fähigkeiten und die Nutzung der digitalen Kommunikationswege über das jeweilige Endgerät (Smartphone, Tablet, PC). So werden die entsprechenden Angebote v. a. von den (jüngeren) Angehörigen und von behandelnden Personen zur Vernetzung genutzt.

22

Die Deutsche Alzheimer Gesellschaft (www.deutsche-alzheimer.de) bietet offene und geschlossene Chat-Gruppen an, so z. B. zum Thema der früh an Demenz erkrankten Menschen. Darüber hinaus wird eine Fülle an Informationsmaterial – zum großen Teil kostenfrei – zum Download zur Verfügung gestellt. Ähnliche Angebote existieren auch für depressive oder schizophrene Menschen (www.deutsche-depressionshilfe.de/start; www.depressionsliga.de; www.psychiatrie.de/selbsthilfe/psychiatrie-erfahrene.html; www.apk-ev.de/startseite) bzw. Menschen mit Angststörungen (www.angstselbsthilfe.de/). Diese Angebote sind jedoch keine spezifisch gerontopsychiatrischen, sondern wenden sich an erwachsene Betroffene jeden Alters.

Das BMFSFJ hat über den Wegweiser Demenz (www.wegweiser-demenz.de) eine umfassende Plattform geschaffen, die ebenfalls zahlreiche Informationen anbietet und darüber hinaus auf lokale und nationale Initiativen hinweist. Dort gibt es auch unterschiedliche Weblogs sowie eLearningkurse. Zu nahezu jedem Aspekt rund um die Demenzerkrankung finden sich weiterführende Hinweise und thematische Vertiefungen sowohl für Betroffene und ihre Angehörigen als auch für professionelle Helfer. Darüber hinaus befasst sich der im August 2020 veröffentlichte 8. Altersbericht der Bundesregierung explizit mit dem Thema „Ältere Menschen und Digitalisierung".

Zur Vertiefung:

www.bmfsfj.de/bmfsfj/ministerium/berichte-der-bundesregierung/achter-altersbericht

22.5 Interkollegiale Zusammenarbeit

22.5.1 Kollegiale Beratung

Definition

Die **kollegiale Fallarbeit** oder auch **Intervision** ist eine Form der Beratung unter Kollegen, die im gleichen Arbeitsfeld arbeiten. Ziel der Beratung ist die Lösungssuche für ein konkretes Problem in der aktuellen Arbeitssituation.

Das von dem Diplom-Religionspädagogen und Supervisor Gerhard Spangler (2012) entwickelte *Heilsbronner Modell der kollegialen Beratung* umfasst **10 Schritte**:

1. Die Gesprächsleitung wird festgelegt und eine Fallvorstellung wird vereinbart (5–10 min).
2. Ein Mitglied der Gruppe trägt seinen Fall/das Problem vor (10 min).
3. Zur Präzisierung können die Teilnehmer Informations- und Verständnisfragen stellen (5 min).
4. Die Gruppe sammelt Assoziationen, Empfindungen, Ideen, Gedanken usw., die der Fall anstößt (10 min).
5. Der Fallgeber gibt hierzu eine Rückmeldung (5 min).
6. Die Gruppenmitglieder sammeln gemeinsam Lösungsvorschläge (10 min).
7. Der Fallgeber gibt hierzu eine Rückmeldung (5 min).
8. allgemeiner Austausch zu unklaren Dingen und zur Planung erster Schritte (10 min)
9. Abschlussrunde und Benennung ähnlicher Fallkonstellationen durch die Gruppenmitglieder (5–10 min)
10. Feedback für den Gesprächsleiter, den Fallgeber und innerhalb der Gruppe (10 min)

Dieses Vorgehen gibt der Beratung eine zielführende Struktur (► Abb. 22.1). Das Ergebnis sollte protokolliert werden und/oder in die Pflegeplanung einfließen.

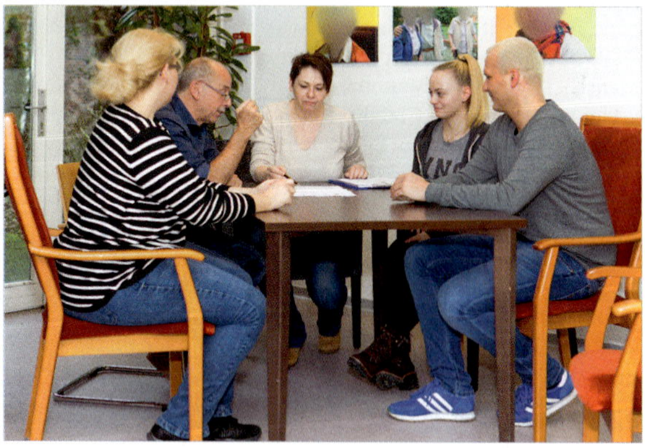

Abb. 22.1 Kollegiale Beratung. Lösungssuche für ein konkretes Problem in der aktuellen Arbeitssituation. (Quelle: © K. Oborny/Thieme Group)

22.5.2 Coaching

Definition

Unter einem **Coaching** wird eine ziel- und lösungsorientierte Beratung meist in einem beruflichen Kontext verstanden.

Der Coach begleitet seinen Klienten in der Wahrnehmung und im Erleben seines beruflichen Umfeldes. Persönliche Ziele bzw. Anliegen werden identifiziert und festgelegt. Im weiteren Verlauf des Coachingprozesses werden Wege zur Realisierung dieser Ziele gesucht und Lösungsstrategien entwickelt. Coaching dient insbesondere der Verbesserung der Leistungsfähigkeit von Führungspersonen.

22.5.3 Supervision

Definition

Mithilfe der **Supervision** (lat. supervidere, Überschauen, Überblicken) können Pflegeprozesse in der Arbeit reflektiert werden. Sie stellt einen Beratungsprozess dar, in dem einzelne Personen, Gruppen oder Teams bei der Reflexion ihres Handelns im beruflichen oder ehrenamtlichen Kontext begleitet werden.

Ebenfalls soll mit der Supervision die berufliche Identität und Rollensicherheit gestärkt werden (Schädle-Deininger u. Wegmüller 2017). Die Moderation wird durch einen externen und ausgebildeten Supervisor durchgeführt. Supervision kann in Gruppen, in Teams oder in Einzelsitzungen durchgeführt werden. Man unterscheidet zwischen einer Fall- und einer Teamsupervision. Im Pflegealltag wird die Teamsupervision auch zur Krisenintervention eingesetzt, wenn es zu intra- oder interdisziplinären Konflikten kommt, die aus eigener Kraft im Team nicht mehr gelöst werden können (Amberger u. Roll 2010).

Supervision dient der (Schädle-Deininger u. Wegmüller 2017):

- Entwicklung der Identität und Rolle
- Entwicklung von Pflege und sozialer Kompetenz
- Festigung der Selbst- und Fremdwahrnehmung
- Verhinderung des Burn-out-Syndroms
- Erweiterung der Kommunikations- und Kooperationsfähigkeit

Vor Beginn des Supervisionsprozesses werden mit dem Supervisor die Rahmenbedingungen geklärt, in denen der Prozess stattfindet.

22.6 Überleitungspflege und Entlassmanagement

Werden Patienten zwischen Einrichtungen wie Krankenhäusern, Rehabilitationseinrichtungen sowie ambulanten, teilstationären oder stationären Versorgungsstrukturen verlegt, drohen regelmäßig Versorgungsbrüche durch nicht weitergeleitete oder fehlgeleitete Informationen. Überleitungspflege, Brückenpflege, Pflegeüberleitung und Entlassmangement sind Konzepte, die diese Versorgungsbrüche und die damit verbundenen Kosten verhindern sollen. Die Verlegung von gerontopsychiatrisch erkrankten Patienten ist mit besonderen Herausforderungen behaftet, weil diese i. d. R. nicht selbst Auskunft über ihre Situation geben können. Darüber hinaus finden Verlegungen meistens in psychischen und körperlichen Ausnahmesituationen statt, die für alle Betroffenen eine hohe Anforderung darstellen.

Merke

Überleitungen beziehen sich nicht nur auf die Krankenhäuser, sondern auch auf die ambulanten Dienste, Rehabilitationseinrichtungen, stationäre Altenhilfe und z. B. auch auf Tagespflegen und Kurzzeitpflegeeinrichtungen.

Zum **professionellen Case- und Care-Management** zählen die vielen Beratungsstellen der Träger in den vergangenen Jahren, jedoch auch immer mehr unabhängige Stellen wie die Pflegestützpunkte.

Merke

Wird ein Patient in einer Rehabilitationseinrichtung behandelt und im Anschluss in einem Seniorenheim betreut, ist die Weitergabe von Informationen an das Seniorenheim unbedingt notwendig, um den Rehabilitationserfolg zu sichern.

Der bereits erstmalig 2004 veröffentlichte Expertenstandard „Entlassungsmanagement in der Pflege" des Deutschen Netzwerkes für Qualität in der Pflege (DNQP 2019) verfolgt das Ziel, ein individuelles Entlassungsmanagement mit einer kontinuierlichen bedarfsgerechten Versorgung sicherzustellen. Der Übergang von der stationären Krankenhausversorgung in eine andere medizinische, rehabilitative oder pflegerische Versorgung stellt nämlich eine besonders kritische Phase der Behandlungs- und Versorgungskette für die betroffenen Patientinnen und Patienten dar. Um hier Versorgungslücken durch mangelnde oder unkoordinierte Anschlussbehandlungen zu vermeiden, sind Krankenhäuser nach § 39 Abs. 1a des 5. Buches Sozialgesetzbuchs (SGB V) verpflichtet, ein effektives Entlassmanagement zur Unterstützung des Übergangs in die Anschlussversorgung zu gewährleisten. Durch den seit 1. Oktober 2017 gültigen *Rahmenvertrag Entlassmanagement* ist es für die Krankenhäuser verbindlich geworden, einen nahtlosen Übergang der Patientinnen und Patienten in die nachfolgenden Versorgungsbereiche zu gewährleisten.

Hierzu zählt die Berücksichtigung des individuellen Patientenbedarfs. Dieser ist mittels geeigneter Assessmentinstrumente möglichst frühzeitig zu erfassen und in einem Entlassplan festzuhalten. Das BMG führt im Weiteren zum Entlassmanagement aus:

„Für Personengruppen mit komplexen Versorgungsbedarfen sind differenzierte Assessments und spezifische Standards vorzusehen (z. B. bei Patienten mit Einschränkungen von Mobilität und Selbstversorgung). Bei der Aufstellung des Entlassplans erfolgt zugleich die Prüfung der Erforderlichkeit von Anschlussmedikation, fortdauernder Arbeitsunfähigkeit und anderer verordnungs- bzw. veranlassungsfähiger Leistungen (z. B. SAPV, Kurzzeitpflege, Haushaltshilfe). Sobald Bedarf für eine Unterstützung durch die Kranken- bzw. Pflegekasse festgestellt wird, nimmt das Krankenhaus rechtzeitig Kontakt auf, insbesondere bei Versorgungsbedarfen in den Bereichen Pflege (z. B. bei Antrag auf Feststellung der Pflegebedürftigkeit sowie zur Einbeziehung der Pflegeberatung nach § 7a SGB XI), Häusliche Krankenpflege (auch außerklinische Intensivpflege) und Haushaltshilfe, Rehabilitation, Hilfsmittelversorgung, häusliche Versorgung sowie bei genehmigungspflichtigen Leistungen und im Rahmen der Übergangsversorgung (Kurzzeitpflege). Das Krankenhaus hat gemeinsam mit der Kranken- und Pflegekasse rechtzeitig vor der Entlassung, die für die Umsetzung des Entlassplans erforderliche Versorgung zu organisieren, etwa die notwendigen Leistungserbringer zu kontaktieren (z. B. Vertragsärzte, Reha-Einrichtungen, ambulante Pflegedienste, stationäre Pflegeeinrichtungen) und für deren zeitgerechten Einsatz zu sorgen. Die Deutsche Krankenhausgesellschaft e. V. hat zu den Anforderungen des Entlassmanagements weitergehende Umsetzungshinweise für die Krankenhäuser veröffentlicht (www.dkgev.de), in denen insbesondere die Mindestinhalte des Entlassplans festgehalten sind" (BMG 2020).

Merke

Der Expertenstandard weist in der Umsetzung der Überleitungspflege v. a. auf die Bedeutung und Aufgabe der Pflegefachperson hin (DNQP 2019), die in Abstimmung mit dem Patienten und seinen Angehörigen sowie den beteiligten Berufsgruppen unmittelbar im Anschluss an das differenzierte Assessment eine individuelle Entlassungsplanung erstellen soll.

Aus der Entlassungsplanung sollen v. a. die Handlungserfordernisse für die Sicherstellung der poststationären Versorgung hervorgehen. Im Krankenhaus bedeutet dies, dass bereits ein Tag nach der Aufnahme eine qualifizierte Pflegefachperson den im Rahmen der Entlassung zu erwartenden Unterstützungsbedarf des Patienten erheben soll. Während des stationären Aufenthalts werden die Bezugspersonen und/oder der Patient dem Bedarf entsprechend beraten und geschult. Rechtzeitig vor der Entlassung wird Kontakt zu den Weiterbehandlern bzw. Pflegediensten aufgenommen, um die nötige Informationsweitergabe zu gewährleisten. Optimalerweise wird innerhalb von 2 d nach der Entlassung die Umsetzung der Entlassungsplanung überprüft.

▸ **Überleitungsbögen.** Bei einer Verlegung zwischen Versorgungssystemen sollen schriftliche Informationen vorliegen sollen, die i. d. R. auf halb standardisierten Überleitungsbögen erfasst sind Die Begleitung im Rahmen einer Überleitung ist kein formaler Akt, sondern ein wichtiger Schritt, der Pflege- und Therapieerfolge sichert.

Zahlreiche Städte und Kreise haben in ihren Stadt- oder Kreis-Pflege- und Gesundheitskonferenzen Patientenüberleitungsbögen erstellt, die zumindest Basisinformationen enthalten. Dieser Basisbogen enthält i. d. R. die verschiedensten Informationen zur allgemeinen Pflege, zu Mobilität, Hilfsmitteln, Ausscheidungen, zur Atmung und Kommunikation. Darüber hinaus gibt es für demenziell erkrankte Patienten ein Anlageblatt, in dem lebenspraktische Informationen festgehalten werden. Fragen auf einem solchen Blatt können z. B. lauten:

- Wie möchte der Patient gerne angesprochen werden?
- Welche Strategien haben sich bei Schlafproblemen bewährt?
- Welche Getränke oder Speisen werden besonders gerne gemocht und welche nicht?
- Wie kann oder soll bei entstehenden Wahnvorstellungen oder Erregungszuständen reagiert werden?
- Welche Maßnahmen haben sich bisher bei einer Sturzneigung bewährt?

Lernaufgabe

Erkundigen Sie sich nach den in Ihrem Kreis bzw. Ihrer Stadt gültigen Überleitungsformularen und füllen Sie sie exemplarisch für einige Ihrer Patienten bzw. Bewohner aus.

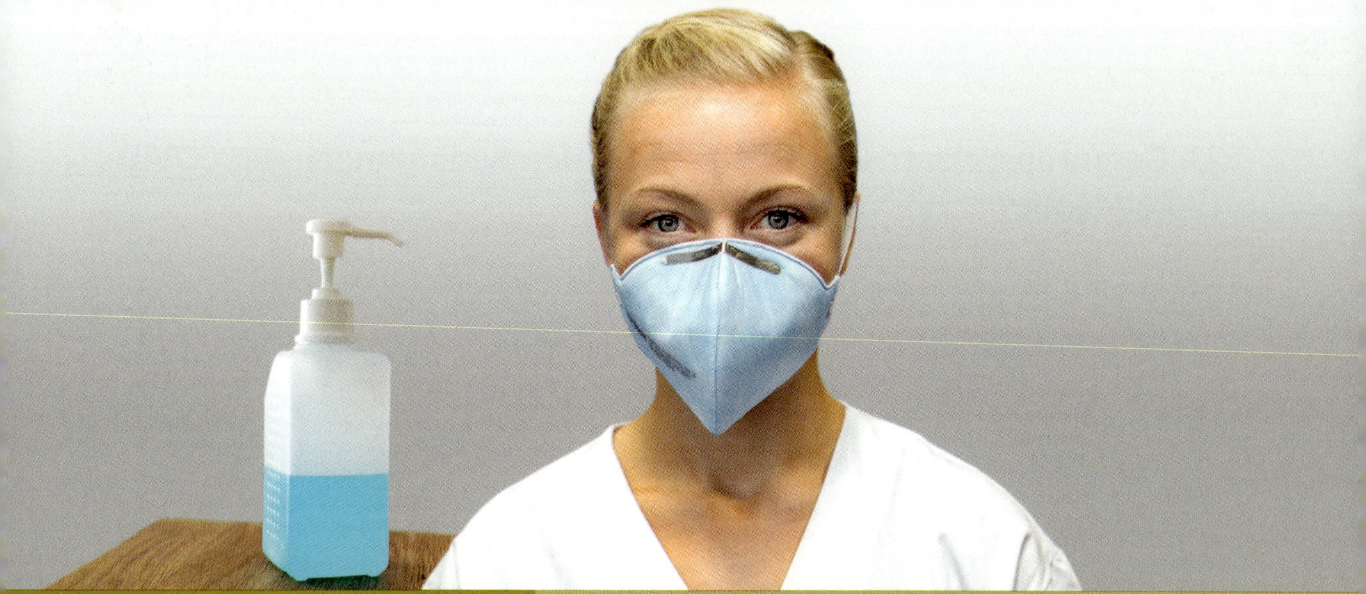

Quelle: © K. Oborny/Thieme Group

Kapitel 23

Gerontopsychiatrische Pflege unter den Bedingungen der COVID-19-Pandemie

23 Gerontopsychiatrische Pflege unter den Bedingungen der COVID-19-Pandemie

Im Dezember 2020 stellt sich die Frage, ob ein Kapitel zur COVID-19-Pandemie (auch SARS-CoV-2-Pandemie) einen Platz in einem gerontopsychiatrischen Lehrbuch haben sollte. Es könnte ja sein, dass mit der Entdeckung eines Impfstoffes oder der Mutation des Virus in eine für den Menschen weniger pathogene Form die Gefahr in wenigen Monaten gebannt ist. Ebenso ist es jedoch möglich, dass das Virus noch über Jahre unseren Alltag – auch den gerontopsychiatrischen Alltag – bestimmt. Und selbst wenn sich die Situation positiv entwickelt, ist nach der Pandemie vor der Pandemie. Die Hongkong-Grippe Ende der 1960er mit weltweit ca. 1 Million Todesfällen sowie Viruserkrankungen der 2000er Jahre, wie z. B. die relativ „glimpflich“ verlaufenden Infektionen mit MERS-Coronaviren (Middle-East-Respiratory-Syndrome-Coronaviren) oder Infektionen mit dem Influenza-A-Virus H7N9 (sog. Vogelgrippe) mahnen, dass sich eine Pandemie jederzeit wiederholen kann. Wie sich das bislang räumlich begrenzt in Afrika auftretende Ebola-Virus weiter verhalten wird, bleibt ebenfalls gut zu beobachten. Dieses Kapitel soll daher nicht nur COVID-19-spezifische, sondern allgemeine Anhaltspunkte zum Umgang mit Infektionsgeschehen in der stationären Altenhilfe bieten, in der auch in Zukunft zahlreiche Menschen mit gerontopsychiatrischen Erkrankungen leben und versorgt werden.

23.1 Situation und Probleme durch Isolation und Quarantäne

Die COVID-19-Pandemie hat die Menschen in vielfacher Hinsicht getroffen. Neben wirtschaftlichen und gesellschaftspolitischen Aspekten hat sie in nie dagewesenem Maße auch die Strukturen und Versorgungssituationen der stationären Altenhilfe bzw. die gerontopsychiatrischen Versorgungssysteme vor Herausforderungen gestellt.

Aus pflegerischer, aber auch aus rechtlicher Sicht haben sich v. a. zu Beginn des Pandemiegeschehens viele Fragen ergeben, die bislang nicht einheitlich geklärt werden konnten. Dies hat zur Verunsicherung der Mitarbeiter von Altenhilfeeinrichtungen, der Bewohner und der Angehörigen geführt. Die S 1-Leitlinie „Soziale Teilhabe und Lebensqualität in der stationären Altenhilfe unter den Bedingungen der COVID-19-Pandemie“ (DGP 2020) hat zum Ziel, Altenhilfeeinrichtungen mehr **Sicherheit im Umgang** mit dem Pandemiegeschehen zu geben und auf ein Dilemma zu reagieren: nämlich, dass Isolation und Quarantäne zwar Schutzmaßnahmen für die Risikogruppe „ältere Menschen“ darstellen, zugleich aber große Probleme nach sich ziehen können, wie soziale Vereinsamung und Deprivation (S. 300).

Ein wesentliches Ziel der stationären Altenhilfe ist es, Lebensqualität zu erhalten und zu verbessern. Als bedeutsamer Aspekt von Lebensqualität kann die **Interaktion** und **Beziehung** zwischen Bewohnern und Pflegepersonen bezeichnet werden. Ein weiterer wichtiger Aspekt der Lebensqualität ist die **soziale Teilhabe**, die z. B. auf der Ebene religiöser, kultureller oder sportlicher Aktivitäten und Beziehungen gelebt und gestaltet wird (DGP 2020). Diese und viele weitere Aspekte fallen in Zeiten einer Pandemie jedoch teilweise dem Infektionsschutz durch Quarantäne oder Isolation zum Opfer.

Wollen die Einrichtungen die genannten Entbehrungen in der Isolation oder Quarantäne mit eigenen Mitteln kompensieren, stoßen sie häufig an ihre personellen Grenzen. Personalengpässe während eines Infektionsgeschehens rühren aber auch daher, dass Mitarbeiter selbst erkranken oder sich nach Kontakt mit infizierten Menschen in Quarantäne begeben müssen. So kann es vorkommen, dass die pflegerische Versorgung in manchen Seniorenheimen zeitweise nicht mehr gesichert ist (Kutschke 2020).

23.2 Schlüsselfragen der S 1-Leitlinie

Wie im Entwicklungsprozess einer Leitlinie nach AWMF-Standard üblich (S. 95), haben die an der S 1-Leitlinie „Soziale Teilhabe und Lebensqualität in der stationären Altenhilfe unter den Bedingungen der COVID-19-Pandemie“ beteiligten Pflegeexperten **Schlüsselfragen** konsentiert (DGP 2020):

1. „Wie lassen sich soziale Teilhabe und Lebensqualität von Bewohnern bei bestmöglichem Infektionsschutz für Bewohner, Angehörige und Mitarbeiter sichern?
2. Wie lassen sich soziale Teilhabe und Lebensqualität beim Verdacht auf eine Infektion sichern?
3. Wie lassen sich soziale Teilhabe und Lebensqualität bei einer bestätigten Infektion sichern?
4. Wie sollte Kommunikation innerhalb einer Einrichtung – nach außen oder von extern in die Einrichtung – gestaltet sein, um soziale Teilhabe und Lebensqualität zu sichern?
5. Wie können die Mitarbeiter darin unterstützt werden, die empfohlenen Maßnahmen zur Förderung der sozialen Teilhabe und Lebensqualität im Umgang mit Pandemiemaßnahmen umzusetzen?“

23.3 Infektionsschutz und Wahrung der Würde

Das Robert Koch Institut (RKI) hat die **Hygienerichtlinien für die Altenpflege** definiert und im Verlauf der Pandemie immer wieder den Erfordernissen und Erkenntnissen angepasst. Die Bundesländer haben durch eigene Erlasse und eine Corona-Schutzverordnung die Regelungen für das jeweilige Bundesland geordnet. Situationsbedingte Anpassungen von Hygienerichtlinien fordern von den Einrichtungen ständige, eigenverantwortliche Aufmerksamkeit, um sicherzustellen, dass die Prozesse in der Einrichtung immer den aktuellen Anforderungen entsprechen.

Im Pandemieplan der Einrichtung muss die bestmögliche Einhaltung aller erforderlichen Vorgaben der Hygiene und des Infektionsschutzes mit den Aspekten einer individuellen personzentrierten Herangehensweise verknüpft werden. Das Ziel ist ein Höchstmaß an Wohlbefinden der Personen mit Pflegebedarf. Damit muss der Pandemieplan die unterschiedlichen Bewohnergruppen gleichermaßen berücksichtigen, z. B. Menschen mit kognitiven Einschränkungen oder Menschen in der palliativen Lebensphase.

In der S 1-Leitlinie „Soziale Teilhabe und Lebensqualität in der stationären Altenhilfe unter den Bedingungen der COVID-19-Pandemie“ (DGP 2020) wird darauf hingewiesen, dass die Forderung des RKI nach Isolationsbereichen durchaus Probleme mit sich bringt, denn Isolation/Quarantäne erfordert Umzüge der Bewohner innerhalb der Einrichtung, die ihrerseits eine Entwurzelung und oft eine soziale Härte für die Betroffenen darstellen. Deshalb sollten alle Beteiligten die Handlungsoptionen gemeinsam abwägen und sich bezüglich der zu treffenden Maßnahmen gut abstimmen.

M!

Merke

Mitarbeiter, die im Rahmen des Pandemieplans arbeiten, sollten sich folgender Aufgaben annehmen:

- Planung und Organisation der personellen Ressourcen für die Umsetzung einer individuellen personzentrierten Pflege
- Steuerung, Koordination und Monitoring der Umsetzung einer personzentrierten Pflege
- Gestaltung und Steuerung der Information und Kommunikation bezogen auf interne und externe Zielgruppen während der Pandemie
- Mitwirkung an lokalen Netzwerken

23.3.1 Zugang zu bedarfsgerechten Angeboten der Gesundheitsversorgung

Neben neuen pandemiebedingten Anforderungen müssen auch die bereits bekannten **pflegerischen** und **therapeutischen Hilfen** gewährleistet werden, die aufgrund der Grunderkrankung (z. B. durch kognitive Veränderungen) oder Lebensphase (z. B. Sterbephase) notwendig sind. So sind auch die Physio- und Ergotherapie sowie die Logopädie – sofern möglich – fortzuführen. Damit dies gelingen kann, müssen die Hygienepläne entsprechend angepasst werden. Teilweise können digitale Lösungen eine Alternative zur Anwesenheit externer Personen sein.

23.3.2 Behandlungspräferenz der Bewohner

Da gerade multimorbide Personen mit Pflegebedarf zur Risikogruppe gehören, ist im Kontext der Pandemie und der damit verbundenen Sterblichkeit die Notwendigkeit von Regelungen für das Lebensende (sog. „Advanced Care Planning" [ACP]) in den Fokus gerückt. Die Leitlinie weist auf die Vorgaben zur gesundheitlichen Versorgungsplanung für die letzte Lebensphase hin, die im § 132 g SGB V beschrieben werden (S. 421).

Bei schweren COVID-19-Verläufen, die v. a. bei älteren und mehrfach erkrankten Heimbewohnern zu beobachten sind, sind geregelte Absprachen dazu, wie die Betroffenen begleitet werden möchten, wichtig. Alle **Verfügungen** (S. 154) des Bewohners müssen im Voraus gesichtet werden, um ggf. dessen Wünsche im Pflegeprozess berücksichtigen zu können.

M!

Merke

Gibt es keine Regelungen und der Betroffene ist kognitiv so stark eingeschränkt, dass er seinen Willen nicht mehr klar äußern kann, sollten zentrale Versorgungsaspekte im Rahmen einer ethischen Fallbesprechung abgestimmt und dokumentiert werden.

23.3.3 Gestaltung der Quarantäne

Verschiedene Aspekte können für die **Einschätzung der Folgen** einer Quarantäne hilfreich sein (DGP 2020):

- Liegen Erkrankungen vor, welche sich – besonders während einer Quarantäne – ungünstig auf das Befinden/den Gesundheitsstatus des Bewohners auswirken können, wie z. B. Depression, Demenz oder Herz-Kreislauf-Erkrankungen?
- Werden die Hygienemaßnahmen vom Bewohner toleriert?
- Bestehen Unsicherheiten beim Bewohner und seinen Angehörigen?
- Gibt es weitere Risiken für soziale Isolation und Deprivation? Hier kann die Intensität der Kontakte vor der Isolierung und währenddessen als Orientierung dienen.
- Hat der Bewohner Seh- oder Höreinschränkungen?

Das Pandemiekonzept sollte neuen Bewohnern vor dem Einzug vorgestellt werden, damit diese sich auf mögliche Einschränkungen einstellen können. Zum Beispiel kann es durch ministerielle Erlasse vorgeschrieben sein, dass Menschen, die neu in eine Einrichtung einziehen oder aus einem Krankenhaus zurückkehren, zunächst eine mehrtägige oder ein- bis zweiwöchige Quarantäne strikt einhalten müssen und bei ihnen eine anschließende Testung auf den Erreger durchgeführt werden muss. Diese Quarantäne sollte gut geplant und besprochen werden – unter den Mitarbeitern sowie mit dem neuen Bewohner und seinen Angehörigen.

Für desorientierte Bewohner, welche die Quarantäne nicht selbstständig einhalten können, empfiehlt die S 1-Leitlinie (DGP 2020)

- Erinnerungsplakate im Zimmer und dem Wohnbereich zu installieren,
- eine 1 : 1-Begleitung zu realisieren, damit der Betroffene nicht das Gefühl des Alleinseins hat und damit ein unbeobachteter Kontakt außerhalb des Zimmers vermieden werden kann,
- technische Lösungen in Erwägung zu ziehen (S. 387), z. B. solche, die das zeitnahe Reagieren auf Bewegung außerhalb des Bewohnerzimmers ermöglichen.

▸ **Menschen mit Demenz in Quarantäne.** Sollte es bei Menschen mit Demenz aufgrund der Pandemiesituation (Quarantäne, Isolierung, Masken, veränderte Tagesabläufe usw.) zu **herausforderndem Verhalten** kommen, verweist die Leitlinie auf pflegerische Handlungsoptionen wie sie im Expertenstandard „Beziehungsgestaltung in der Pflege von Menschen mit Demenz" zu finden sind (DNQP 2018) und auf die „Rahmenempfehlung zum Umgang mit herausforderndem Verhalten bei Menschen mit Demenz in der stationären Altenhilfe" (BMG 2006). Der Schlüssel im Umgang mit herausforderndem Verhalten liegt auch in dieser Situation in der „verstehenden Diagnostik", also darin, zu verstehen, was der Auslöser für das Verhalten des Menschen mit Demenz ist.

▸ **Entwicklung eines Delirs in Quarantäne.** Ein besonderes Problem ist das Entwickeln eines Delirs, z. B. durch die Isolation oder durch unzureichende Flüssigkeitsaufnahme. Zum Delirmanagement gehören ein Screening (S. 221) und risikoreduzierende Maßnahmen (Flüssigkeitsbilanzierung, Obstipationsprophylaxe, Vermeidung von Medikamentennebenwirkungen, Schmerzbehandlung, Sauerstoffgabe und Prävention von Harnwegsinfekten).

▸ **Alternative Unterkunft vor freiheitsentziehenden Maßnahmen.** Wenn der Pandemieplan nicht in Übereinstimmung mit den Wünschen der Betroffenen zu bringen ist, kann auch über eine alternative Unterkunft nachgedacht werden, sofern dies möglich ist. Der Einsatz von sog. freiheitsentziehenden Maßnahmen (FEM) zur Einhaltung der vorgeschriebenen Maßnahmen des Infektionsschutzes ist abzulehnen (DGP 2020). Allerdings könnten FEM von den Ordnungsbehörden möglicherweise angeordnet werden. Auch hier entsteht ein Dilemma, aus dem multiprofessionell ggf. auch mit juristischer Unterstützung ein Ausweg gesucht werden muss. Die Problemstellung und der rechtliche Hintergrund sind so komplex, dass die Pflegepersonen in den Seniorenheimen durch Verbände und Träger deutlich unterstützt werden müssen (Kutschke 2020). Pflegende müssen im Rahmen eines Pandemiegeschehens in Ihrer Entscheidungsverantwortung entlastet werden, denn die Arbeitsbelastung ist hier besonders hoch und lässt wenig (zeitlichen) Spielraum für das Abwägen von Entscheidungsoptionen. Lösungen ohne freiheitsentziehende Maßnahmen müssen ggf. einrichtungsübergreifend gefunden werden.

▶ **Individuell abgestimmte Angebote.** Nicht nur unter Pandemiebedingungen sind Angebote für Menschen mit Pflegebedarf individuell abzustimmen. Die S1-Leitinie „Soziale Teilhabe und Lebensqualität in der stationären Altenhilfe unter den Bedingungen der COVID- 19-Pandemie" (DGP 2020) schlägt hierzu Folgendes vor:

- Der **Körperkontakt** spielt eine fundamentale Rolle in der Begleitung älterer Menschen und muss auch in Pandemie erhalten bleiben. Damit gleichzeitig der Infektionsschutz gewährleistet wird, bedarf es individueller Einzellösungen. Gegebenenfalls muss eine Schutzausrüstung angelegt werden, um Infektionen zu vermeiden. In jedem Fall ist eine entsprechende Händehygiene nach direktem Kontakt mit Bewohnern durchzuführen.
- Auch wenn die Studienlage zur Effektivität des Einsatzes von **Videokonferenzen** während einer Isolation nicht aussagekräftig ist, gibt es verschiedene Berichte über eine positive Wirkung von Videokonferenzen bei Betroffenen. Es wird darauf hingewiesen, dass in Einrichtungen bei Anzeichen eines Pandemiegeschehens frühzeitig technische Lösungen in die sozial-pflegerische Versorgung integriert werden sollen.
- Regelmäßige **Besuche** der Familien und Freunde müssen auch in Pandemiezeiten ermöglicht werden. Ein Besuchskonzept ist obligatorisch, da es i. d. R. durch die Ordnungsbehörden/Gesundheitsämter gefordert wird.

23.3.4 Angebote und sinnstiftende Alltagsgestaltung

Aufgrund der reduzierten Kontakte, des Verzichts auf Gruppenangebote und vielem mehr empfehlen die Autoren der Leitlinie, möglichst **verschiedene Einzelangebote** zu organisieren, aber auch hygienisch abgestimmte Veranstaltungen wie Gottesdienste und Konzerte anzubieten (DGP 2020). Dies ist z. B. durch Konzerte im Freien mit zugewiesenen Sitzplätzen in ausreichendem Abstand zueinander zu realisieren. Bei Gottesdiensten in der Kirche muss besonders auf ausreichenden Abstand und Hygienemaßnahmen (z. B. das Bereitstellen von Händedesinfektionsmittel vor dem Eingang) geachtet werden.

23.3.5 Angebote zur Bewegungsförderung

Ein wesentliches Problem, das durch Quarantäne und Isolierung entsteht, ist die Bewegungsarmut (S. 313) mit allen ihren negativen gesundheitlichen Folgen, wie Thrombose, Obstipation und vielen anderen (DNQP 2014). Empfohlen werden Angebote, die aus **mehreren Komponenten** bestehen (z. B. Gleichgewichtstraining, Aerobic, Koordinationsübungen, allgemeine Übungen zur Mobilität) und mit einem Interaktionspartner durchgeführt werden (z. B. aus der Pflege, Betreuung oder Therapie; DGP 2020).

23.3.6 Ernährungsangebote

Essen und Trinken sind menschliche Grundbedürfnisse und spielen bei der Lebensqualität eine besondere Rolle (DNQP 2017). Essen und Trinken hat eine enorme Bedeutung – gerade für ältere Menschen – und spielt im sozialen Gefüge der einzelnen Bewohner im Tagesverlauf eine wichtige Rolle. Gemeinsame Mahlzeiten bieten u. a.:

- eine räumliche Abwechslung, sofern in einem Speiseraum gegessen wird
- eine sensorische Stimulation (Geruch, Geschmack, Aussehen des Essens usw.)
- Stimulation durch den Kontakt zu und die Kommunikation mit anderen Bewohnern
- ein Gefühl von Gemeinschaft
- eine Strukturierung des Tages

Praxistipp

Durch die Schutz- und Hygienemaßnahmen sind positive Aspekte einer gemeinsamen Mahlzeit nicht mehr oder nur noch eingeschränkt vorhanden. Hier ist die Kreativität der Einrichtungen gefragt; z. B. können bei guter Planung und Umsetzung kleine Gruppen von Bewohnern mithilfe von durchsichtigen Schutzwänden gemeinsam essen und Gemeinschaft erleben.

23.3.7 Eingeschränkte Kommunikation durch Mund-Nasen-Schutz

Die Abdeckung des Mundes führt zu einer undeutlicheren Sprache, auch die nonverbale Kommunikation ist stark beeinträchtigt, weil die Mimik verborgen bleibt (▶ Abb. 23.1). Zu empfehlen ist, **langsamer** und **deutlicher** zu sprechen und ggf. die Maske in ausreichendem Abstand (1,5–2 m) kurzfristig abzunehmen.

23.3.8 Kommunikationskonzepte

Die Pandemie und ihre Auswirkungen können zu Ängsten und Sorgen bei Bewohnern, Mitarbeitern und Angehörigen führen. Die Kommunikation ist durch Kontaktbeschränkungen erschwert. Es ist dennoch notwendig, allen Beteiligten verständliche und aktuelle **Informationen** zur Verfügung zu stellen.

Inhalte können sein (DGP 2020):

- Informationen über die COVID-19-Erkrankung
- Informationen über Schutzmaßnahmen
- aktueller Lagebericht
- Informationen über den aktuellen Tagesablauf im Seniorenheim und spezielle Angebote
- Informationen zu aktuellen Regelungen kommuniziert durch Hausärzte und Therapeuten

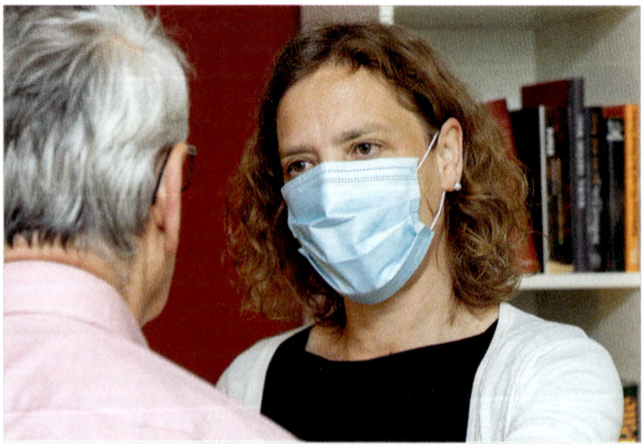

Abb. 23.1 Kommunikation mit Mund-Nasen-Schutz. (Quelle: © K. Oborny/Thieme Group)

- Informationen über Regelungen bzgl. bestimmter existenzieller Situationen, wie z. B. Regelungen zur Begleitung Sterbender
- Informationen über den Gesundheitszustand der Bewohner unter Einhaltung des Datenschutzes

23.3.9 Unterstützung der Mitarbeiter

Der Mitarbeiterschutz ist im Rahmen der Pandemie ein wichtiger Aspekt. Ein Gesundheitsscreening (z. B. Messen der Körpertemperatur), wird von allen Mitarbeitern tägl. erfasst und dokumentiert. Kranke Mitarbeiter sollen und **dürfen nicht arbeiten**! Ebenfalls sollte der Einsatz von Mitarbeitern mit Gesundheitsrisiken beschränkt werden.

23.3.10 Weitere Maßnahmen

Die S 1-Leitlinie „Soziale Teilhabe und Lebensqualität in der stationären Altenhilfe unter den Bedingungen der COVID-19-Pandemie“ (DGP 2020) empfiehlt über die zuvor beschriebenen Aspekte hinaus die folgenden Maßnahmen:

- Die Führungsverantwortlichen schaffen eine Atmosphäre des Vertrauens und der Wertschätzung.
- Informationen zur Selbstfürsorge und den Umgang mit Stress werden angeboten.
- Mitarbeitern stehen einrichtungsinterne und -externe Informations- und Beratungsangebote zur Verfügung.
- Benötigtes Schutzmaterial zur Hygienevorsorge steht in ausreichender Menge zur Verfügung.
- Die Mitarbeiter erhalten differenzierte Schulungsangebote im Umgang mit den Erregern.

Mittlerweile ist auch eine S 1-Leitlinie „Häusliche Versorgung, soziale Teilhabe und Lebensqualität bei Menschen mit Pflegebedarf im Kontext ambulanter Pflege unter den Bedingungen der COVID-19-Pandemie – Living Guideline“ erstellt worden. Sie steht seit Dezember 2020 unter www.awmf.org/leitlinien/detail/ll/184-002.html zur Verfügung.

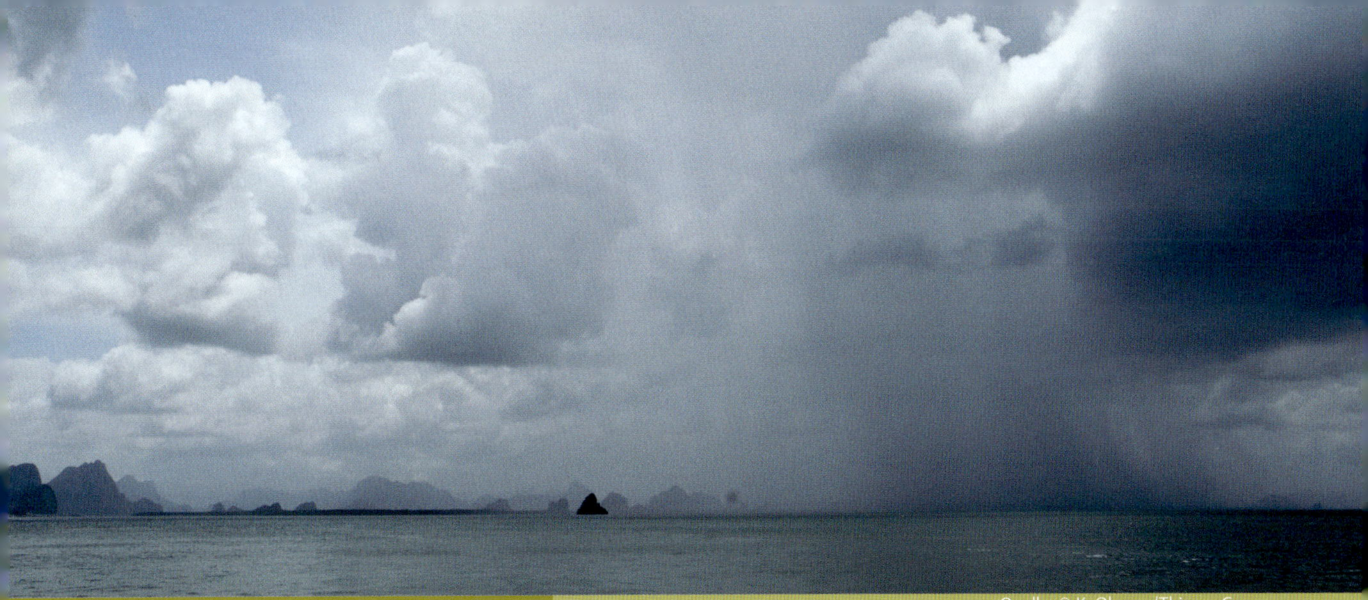

Quelle: © K. Oborny/Thieme Group

Kapitel 24

Verhalten in psychiatrischen Notfällen

24 Verhalten in psychiatrischen Notfällen

Im Verlaufe gerontopsychiatrischer Störungen oder Krankheiten können krisenhafte Situationen oder Notfälle auftreten, die ein rasches Handeln erforderlich machen. Häufig sind sie Anlass für eine Krankenhauseinweisung oder eine Intensivierung der Behandlung. Durch ein optimiertes Vorgehen – frühzeitige Sensibilisierung und **präventive Maßnahmen** – kommt es allerdings gar nicht erst zu Notfällen. Hierzu sind personelle Schulungen und der Abbau institutioneller Aggressionspotenziale notwendig (S. 145).

Definition

Ein **psychiatrischer Notfall** liegt dann vor, wenn es im Zusammenhang mit einer psychischen Störung zu einer akuten Gefährdung von Leben oder Gesundheit des Erkrankten und/oder anderer Menschen kommt.

Einige dieser Notfallsituationen sind:

- Erregungszustände/Aggressivität
- akute Exazerbation (Verschlimmerung) einer paranoiden oder manischen Psychose
- akuter Verwirrtheitszustand/Delir
- wahnhafte Depression mit akuter Suizidalität
- Ängste/Panikattacken
- medikamentös ausgelöste Notfälle/Intoxikation

▸ **Allgemeines Vorgehen in Notfallsituationen.** Eine Notfallsituation jeglicher Art erfordert rasches, jedoch besonnenes Handeln, das möglichst zur **Beruhigung der Situation** beiträgt. Eine (weitere) Schädigung des Betroffenen oder anderer Menschen muss durch geeignete Interventionen verhindert werden. In den meisten Fällen wird ein **Arzt** (Hausarzt, ärztlicher Notdienst, Notarzt; im Krankenhaus der diensthabende Arzt, Stationsarzt) hinzugezogen werden müssen, der dann die weitere Diagnostik und Therapie einleiten wird. Gerontopsychiatrische Notfälle sind u. a. dadurch gekennzeichnet, dass – mehr noch als beim jungen Menschen – immer an eine körperliche Ursache der psychischen Symptomatik gedacht werden muss.

Nachdem **Maßnahmen** eingeleitet worden sind (▸ Abb. 24.1), ist die **Nachbetreuung** zu gewährleisten.

Merke

Hilfreich für den Mediziner sind exakte Verhaltensbeschreibungen und Informationen durch die Pflegenden, die eine diagnostische Zuordnung vereinfachen können.

Eine umfassende Darstellung der Problematik findet sich in der S3-Leitlinie „Verhinderung von Zwang: Prävention und Therapie aggressiven Verhaltens bei Erwachsenen“ (DGPPN 2018a).

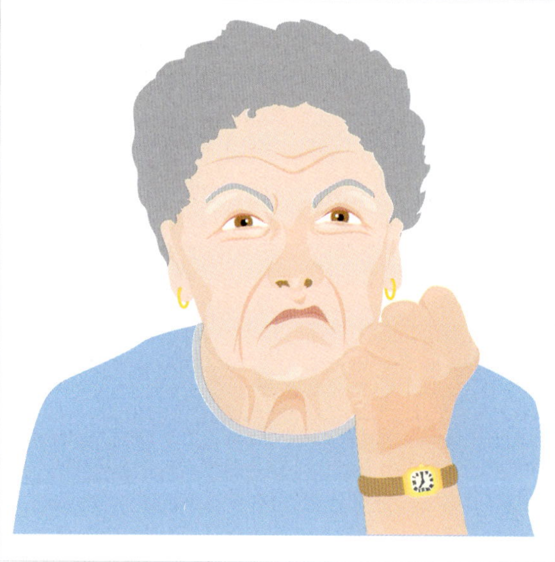

Abb. 24.1 **Aggressives Verhalten.** Die Ursachen sind vielfältig, Präventions- und Deeskalationsstrategien unabdingbar. (Quelle: © Thieme Group)

24.1 Akute Verschlechterung einer paranoiden oder manischen Psychose

Wahnhaftes Erleben führt zu einem gestörten Realitätsbezug. Die Wirklichkeit kann so verkannt oder wahrgenommen werden, dass sie bedrohlich erscheint und der Mensch in seiner Psychose andere Personen angreift, um sich z. B. gegen eine vermeintliche Verfolgung oder böse Mächte zu wehren. Die Gesundheits- und Pflegewissenschaftlerin Dorothea Sauter und Kollegen (2011) haben **10 Hinweise** für den Umgang mit psychotischen Menschen gegeben:

- Steige nicht in die Wahnwelt der Patienten ein.
- Weise auf deine Realität hin, ohne Patienten zu verletzen.
- Lass dich nicht von den z. T. faszinierenden Geschichten dazu verleiten, zum Konsumenten der krankhaften Anteile zu werden.
- Teile das, was du verstehst, den Patienten mit und erkenne die Ressourcen.
- Sprich dich aus über deine Ängste (im Team, bei Kolleginnen und Kollegen usw.).
- Streite nicht über Halluzinationen.
- Hilf den Patienten, ihr Gespräch zu strukturieren.
- Auch wenn du den Inhalt psychotischer Äußerungen verstehst, versuche die Emotionen der Betroffenen zu erfassen.
- Rühre psychotische Menschen nicht ohne Vorabinformationen an.
- Wenn du nicht verstehst, gib dies zu.

▸ **Spezialfall wahnhaftes Erleben bei Demenz.** Bei Menschen mit Demenz empfehlen jedoch manche Autoren, durch „Mitmachen“ oder „Mitgehen“ in die Realität der Betroffenen einzutauchen und innerhalb dieser Realität nach Lösungen zu suchen.

Beispiel

Ein Beispiel für die Herangehensweise des „Mitmachens" wäre das Wegscheuchen oder Entfernen imaginärer Spinnen von der Bettdecke eines demenzkranken Menschen, die diesem große Angst machen oder gar Panik verursachen.

Einer demenzkranken Person, die unbedingt leicht bekleidet im Winter mit dem Bus nach Hause fahren will, würde gesagt werden, dass der Bus schon abgefahren sei oder dass aufgrund des Wetters die Busse nicht führen. Dies kann so weit gehen, dass es im Außenbereich einer Einrichtung eine nachgeahmte Bushaltestelle gibt, an der man gemeinsam warten kann.

Dieses „Mitmachen" oder „Mitgehen" erfordert jedoch einen großen Respekt vor der Person und ihrem Erleben sowie eine hohe Kommunikationskompetenz. Ist die Person noch in der Lage, die Trughaftigkeit der Äußerungen zu erkennen, so kann dies zu einer Verstärkung von Misstrauen und Entwicklung wahnhafter Verarbeitungsweisen führen. Völlig abwegig, weil absolut realitätsverzeichnend, wäre z. B. das Aufmalen einer Bushaltestelle an einer Wand des Stationsflures.

24.2 Erregungszustände/Aggressivität

Wahnhaftes sowie halluzinatorisches Erleben, Empfinden einer bedrohlichen Situation, Wut, Gereiztheit, Panik, aber auch Schmerzen können zu aggressiven Reaktionen gegenüber der Umwelt führen. Von den Demenzen ist bekannt, dass bei bis zu 20 % der Betroffenen vorübergehend **Aggression bzw. feindseliges Verhalten** auftreten kann (Hirsch 2003). Nicht selten spitzt sich die Situation zu, wenn der Patient mit Demenz versucht, die Einrichtung oder Wohnung zu verlassen, um nach Hause, z. B. zu seinen Eltern, zu gehen. Da der Erkrankte die Sinnhaftigkeit pflegerischer Handlungen nicht mehr einzuschätzen weiß, kann es häufig während der Körperpflege zu abwehrendem Verhalten kommen. Affektive Labilität und Gereiztheit können aber auch bei Menschen mit organischen Persönlichkeitsstörungen auftreten. Aus diesen Situationen heraus resultierendes aggressives Verhalten kann sich **verbal** und/oder **körperlich** zeigen.

Merke

Das Hauptaugenmerk des Teams sollte beim Umgang mit Aggressionen auf Vermeidung solcher Verhaltensweisen durch Prävention liegen.

Das Erlernen von **Deeskalationsstrategien** ist für Pflegepersonen in der Versorgung gerontopsychiatrisch erkrankter Menschen und somit in der Ausbildung Pflegender unabdingbar.

Folgende **Leitsätze** sind bei Aggressionen in pflegerischen Settings zu beachten und sollten mit einer wertschätzenden Haltung verbunden werden.

Lernaufgabe

Schließen Sie sich mit 3 weiteren Kollegen zusammen. Sie selbst versuchen, mit einem der Kollegen ein Gespräch über ein Thema ihrer Wahl zu führen, oder Sie stellen einfach ein Aufnahmegespräch nach. Um das Gespräch gut führen zu können, sitzen Sie sich gegenüber. Die anderen beiden Kollegen stellen sich neben den Kollegen, mit dem Sie das Gespräch führen, einer rechts, einer links. Der rechts stehende Kollege kommentiert das Gespräch als „Engel", d. h., er sagt nur freundliche Worte ins rechte Ohr Ihres Gegenübers, der links stehende kommentiert unfreundlich als „Teufel" ins linke Ohr. Wechseln Sie die Rollen nach ca. 5 min Gespräch, sodass jede Rolle von jedem einmal ausgefüllt wurde.

- Wie geht es Ihnen als gesprächsführende Person? Welche Emotionen werden bei Ihnen geweckt? Ist ein geordnetes Gespräch überhaupt möglich?
- Wie geht es Ihnen als „Engel"?
- Wie geht es Ihnen als „Teufel"?
- Können Sie nach der Lernaufgabe nachvollziehen, wie sich beständiges akustisches Halluzinieren von Stimmen auf den Patienten auswirkt?

24.3 Leitsätze im Umgang mit aggressivem Verhalten

Der Pflegewissenschaftler Ian Needham und die Pflegedienstleiterin Dorothea Sauter (2011) empfehlen, bei entstehender Spannung und bei Gefahr folgende Leitsätze zu beachten:

- **Sofort intervenieren:** Sobald eine Anspannung wahrgenommen wird, muss Kontakt hergestellt werden. Mit jeder Minute, die abgewartet wird und in der sich die Spannung steigert, reduzieren sich die Handlungsmöglichkeiten.
- **Angstfreie Ausgangssituation für den Mitarbeiter herstellen:** Um sich adäquat zu verhalten, ist eine Handlungssicherheit vonnöten. Gewaltandrohungen sind ernst zu nehmen, bei jedem Gefühl von Unsicherheit muss rechtzeitig Unterstützung geholt werden.
- **Grenzen setzen und Raum lassen:** Eskalation entsteht bei verlorenem Vertrauen oder bei zu viel Nähe. Den Patienten nicht in die Enge drängen. Ausweichmöglichkeiten räumlich und im Sinne von Verhaltensalternativen offen lassen, gleichzeitig die Grenzen des tolerierbaren Verhaltens deutlich machen und die Konsequenzen benennen.

Wird mit aggressiven Patienten Kontakt aufgenommen, ist von Bedeutung (Needham u. Sauter 2011):

- **Handelnde Personen festlegen**
  - anderes Geschlecht wirkt i. d. R. deeskalierend
  - je nach Situation ein Mitarbeiter mit gutem Zugang oder aber eine dem Patienten wenig bekannte, unbefangene Person (z. B. einer Nachbarstation)
- **Abgrenzung ermöglichen**
  - Bedürfnis nach Abgrenzung hat Vorrang vor Nähe
  - einen Schritt zurücktreten, den Patienten nicht in die Enge drängen
- **Verhandlungsbereitschaft zeigen, alternative Verhaltensweisen anbieten**
  - wo möglich, Wahlmöglichkeiten lassen
  - körperliche Anstrengung anbieten (Punchingball)
  - Konfliktpartner trennen
  - Rückzug ins Zimmer, Bett, Bad anbieten
  - freiwillige Fixierung in bekannten Einzelfällen anbieten

  - gemeinsam an einen sicheren Ort begeben zum „Dampf ablassen", Time-Out-Raum
- **Auf emotionale Botschaften achten**
  - emotionale Botschaften werden besser verstanden als verbale
  - mit Einfühlungsvermögen und gleichzeitig sicherer Autorität auftreten
  - Machtdemonstrationen (wie mit dem Schlüssel der Ausgangstür „drohen"; über der sitzenden Patientin stehen usw.) vermeiden, kein provozierendes Verhalten
  - vermitteln, dass man den Patienten ernst nimmt, keine herabwürdigenden Verhaltensweisen und Äußerungen
- **Gesprächsstil**
  - auf Verbindlichkeit und Eindeutigkeit achten
  - den Patienten verbal nicht überfordern und wenige Wörter gebrauchen, nur das Allerwichtigste thematisieren
  - geschlossene (Ja-/Nein-)Fragen überfordern den Patienten weniger als offene (Was?/Warum?); umgekehrt können offene Fragen weniger einengend empfunden werden
  - immer wieder überprüfen, ob die Botschaften verstanden worden sind
  - immer wieder rückmelden, dass man den Patienten verstanden hat, dabei positive Äußerungen bestärken
- **Gesprächsinhalte**
  - wenn möglich die Punkte ansprechen, die Leidensdruck verursachen; hier besteht noch am ehesten eine Bereitschaft zu reden
  - die Gesprächsinhalte auf Aspekte mit sofortiger Lösbarkeit begrenzen (Besprechungen von Beziehungskonflikten sind nicht möglich)
  - Konfrontation mit ungeliebten Themen vermeiden
- **Reizabschirmung und Entspannung**
  - z. B. in einen ruhigeren Raum gehen oder unruhige und erregte Mitpatienten aus dem Raum bitten
  - das Radio abstellen
- **Kontaktpause, „Waffenstillstand"**
  - Wenn man nicht mehr diskutieren kann, ist eine Kontaktpause angezeigt. Wenn es möglich ist, diese vereinbaren.
  - Absprachen dafür treffen („Wir brauchen jetzt nicht weiterzureden, ich kann Sie gern in Ruhe lassen. Wenn Sie mir zusichern können, niemandem zu schaden, können wir gerne erst morgen früh das Gespräch weiterführen.")

24.4 Akuter Verwirrtheitszustand/Delir

Die primäre Behandlung eines akuten Verwirrtheitszustandes bzw. Delirs (S. 220) besteht in der Identifizierung der Ursache und einer möglichst **kausalen Therapie**. Zu den weiteren allgemeinen Maßnahmen zählt die **Überwachung** des Patienten, meist unter stationären Bedingungen im Krankenhaus. Die Vitalparameter wie Blutdruck, Pulsfrequenz und Temperatur müssen engmaschig kontrolliert werden. Die **Umgebung** sollte orientierungsfördernd (Uhr im Patientenzimmer, Kalender) sein. Darüber hinaus muss eine kontinuierliche pflegerische Betreuung gewährleistet werden. Reizüberflutung sollte genauso vermieden werden wie Reizdeprivation. Hilfsmittel wie Brille oder Hörgerät sollten auch getragen werden. Eine helle, blendfreie Beleuchtung sollte Fehlidentifikationen vermindern und dem Tag-Nacht-Rhythmus entsprechen. Eine ungestörte Nachtruhe ist sicherzustellen. Wegen der Häufung der Verwirrtheitszustände in der Nacht muss u. U. personell Vorsorge getroffen werden. Eine **Bezugspersonenpflege** ist zu gewährleisten.

Einzelne Krankenhäuser verfolgen Strategien zur Verhinderung eines Delirs. Ein sehr überzeugendes Projekt wird im St. Franziskus-Hospital in Münster umgesetzt. Dort wird vor einer Operation das Risiko der Entwicklung eines Delirs bei alten Menschen eingeschätzt. Nach dem Eingriff steht ein speziell geschultes Team zur postoperativen Betreuung dieser Menschen zur Verfügung (weitere Informationen: www.sfh-muenster.de/startseite).

24.5 Depression mit Suizidalität

Der Umgang mit suizidalen Menschen zählt zu den besonderen Herausforderungen für Pflegende und therapeutische Mitarbeiter. Suizidalität ist ein häufiges Symptom einer depressiven Störung. So liegt es nahe, den Pflegebedürftigen darauf anzusprechen.

> **Merke** M!
>
> Die Annahme, dass ein Ansprechen der Suizidalität die Gefahr einer suizidalen Handlung erhöht, ist falsch. Die Thematisierung ist vielmehr Voraussetzung der zuverlässigen Abschätzung gegenwärtiger Suizidalität. Falsch ist allerdings auch die Vermutung, dass derjenige, der über seine Selbsttötungsabsichten spricht, keinen Versuch unternehmen wird, sich selbst zu töten.

Werden Suizidabsichten geäußert, ist der behandelnde **Arzt** zu informieren. Handelt es sich um akute Absichten, darf der Patient nicht mehr allein gelassen werden. Basis der weiteren Schritte und der weiteren Behandlung ist der Aufbau einer tragfähigen **Beziehung**. Der Kontakt von Therapeuten und Pflegenden zum Patienten muss verlässlich sein und gehalten werden können. Von der Stabilität dieser Beziehung, der gegenseitigen Absprachefähigkeit hängt es ab, ob und in welcher Form ein suizidaler Mensch stationär behandelt werden muss. Liegt z. B. ein ausgeprägt psychotisches Erleben vor oder leidet der Patient unter sich akut aufdrängenden Suizidimpulsen, ist eine stationäre Einweisung und engmaschige Betreuung notfalls auch gegen seinen Willen erforderlich.

Gemäß der *Nationalen Versorgungsleitlinie Unipolare Depression* (ÄZQ 2015) sind wesentliche **Gesprächs- und Beziehungsangebote** an suizidale Patienten:

- Raum und Zeit zur Verfügung stellen (Zuwendungsangebot)
- Sicherung eines emotionalen Zugangs und einer entsprechenden emotionalen Reaktion des Patienten
- beruhigende Versicherung, dass Hilfe möglich ist
- offenes, direktes, ernst nehmendes Ansprechen von Suizidalität
- Entdramatisierung sowie Vermeidung von Bagatellisierung
- Fragen nach bindenden, d. h. am Suizid hindernden äußeren (z. B. Familie, Kinder, religiöse Bindung usw.) und inneren Faktoren (z. B. Hoffnung auf Hilfe, frühere Erfahrungen, Vertrauen). Je mehr **bindende Faktoren** genannt werden können, je mehr Gründe für das Leben Patienten finden, desto unwahrscheinlicher ist es, dass sie ihren Suizidgedanken entsprechend handeln.
- Vermittlung von Hoffnung, Hilfe und Chancen auf Veränderung (Zukunftsorientierung)
- Angebote **weiterer Therapien** (ggf. Vermittlung externer Angebote) und eine entsprechende Planung, konkrete Vereinbarung über regelmäßigen zusätzlichen Kontakt (direkt oder telefonisch, mit Uhrzeit und Ort) und Klärung des Behandlungssettings (ambulant/stationär)

In akuten Fällen muss der Betroffene rund um die Uhr beobachtet werden und potenziell gefährliche Gegenstände müssen aus seiner Umgebung entfernt werden. Fixierungen oder Isolierung sollten möglichst vermieden werden, z. B. durch eine Einzelbetreuung rund um die Uhr. Über die zu treffenden Maßnahmen entscheidet der Arzt, in akuten Notfällen auch die anwesende Pflegeperson, die im Anschluss sofort den Arzt informieren muss. Im weiteren Verlauf der Behandlung kann bei beziehungsfähigen Suizidalen ein sog. **Nichtsuizidvertrag** geschlossen werden. Zur Therapie gehört nach Abklingen der Krise auch eine entsprechende Suizidprävention durch Nachsorge und Kontaktangebote.

24.6 Nachsorge bei psychiatrischen Notfällen

Notfallsituationen, v. a. wenn sie mit aggressivem Verhalten und entsprechenden Interventionen verbunden sind, bedürfen einer Nachsorge nicht nur bei Patienten, sondern ggf. auch bei deren Angehörigen und den Mitarbeitern. Nach der S3-Leitlinie „Verhinderung von Zwang: Prävention und Therapie aggressiven Verhaltens bei Erwachsenen" (DGPPN 2018a) dienen **3 Strategien** der Prävention psychischer Folgestörungen nach einem Übergriff, die zeitlich aufeinander folgen können und miteinander verknüpft sein müssen:

- eine unmittelbar nach dem Übergriff einsetzende **kollegiale Unterstützung** der Betroffenen
- speziell geschulte **Debriefing-Teams** und bei Bedarf eine längerfristig wirksame Nachsorge durch die Einrichtung
- ein **psychotherapeutisches Angebot für Mitarbeitende** bei Manifestation einer posttraumatischen Belastungsstörung oder einer anderen Anpassungsstörung

Die unmittelbare Unterstützung nach dem Übergriff sollte nach dieser Leitlinie (DGPPN 2018a) idealerweise durch die direkten Kolleginnen und Kollegen in der Einrichtung erfolgen. Erfahrungen in Kliniken, die eine entsprechende Strategie anbieten, haben gezeigt, wie sehr die Betroffenen die direkte Unterstützung schätzen bzw. diese einfordern, wenn sie nicht gewährleistet wird.

Bei dem Bewältigungsprozess, den die meisten Mitarbeiter durchlaufen, sind 3 Aspekte von Bedeutung (DGPPN 2018a):

- **Sinnfindung**: Die Betroffenen versuchen, sich den Angriff zu erklären und mit äußeren und inneren Umständen in Verbindung zu bringen (z. B.: „Der Mensch, der mich angegriffen hat, war schwer dement und konnte nichts dafür", „Ich war zu unerfahren").
- **Beherrschung und Kontrolle wiedererlangen**: Die Betroffenen erleben, dass sie die Kontrolle über die Situation wiedererlangen konnten, indem sie sich Hilfe holten (Nachsorgeteam s. u.) oder entsprechende Behandlungs- oder freiheitsbeschränkende Maßnahmen einleiteten.
- **Selbstbestärkung:** Häufig ist das Selbstbewusstsein der Betroffenen nach einem gewalttätigen Übergriff beschädigt. Um dieses wieder aufzubauen, entwickeln die Betroffenen häufig Strategien, sich selbst z. B. im Vergleich zu Kolleginnen und Kollegen positiv darzustellen („Gut, dass das mir passiert ist und nicht der unerfahreneren Kollegin") oder positive Folgen des Ereignisses zu betonen („Aus Fehlern lernt man").

Nur ein Teil der von einem Übergriff betroffenen Mitarbeiter benötigt eine weitergehende Nachsorge. Die zentrale Funktion eines nachsorgenden Teams besteht in der aktiven Aufrechterhaltung des Kontakts zu den Betroffenen und im Angebot weiterer Gespräche (DGPPN 2018a).

Lernaufgabe

Falls es in Ihrer Einrichtung zu einem Übergriff auf Sie durch eine Person mit Pflegebedarf kommt – an wen können Sie sich im Anschluss wenden? Wo erhalten Sie Hilfe?

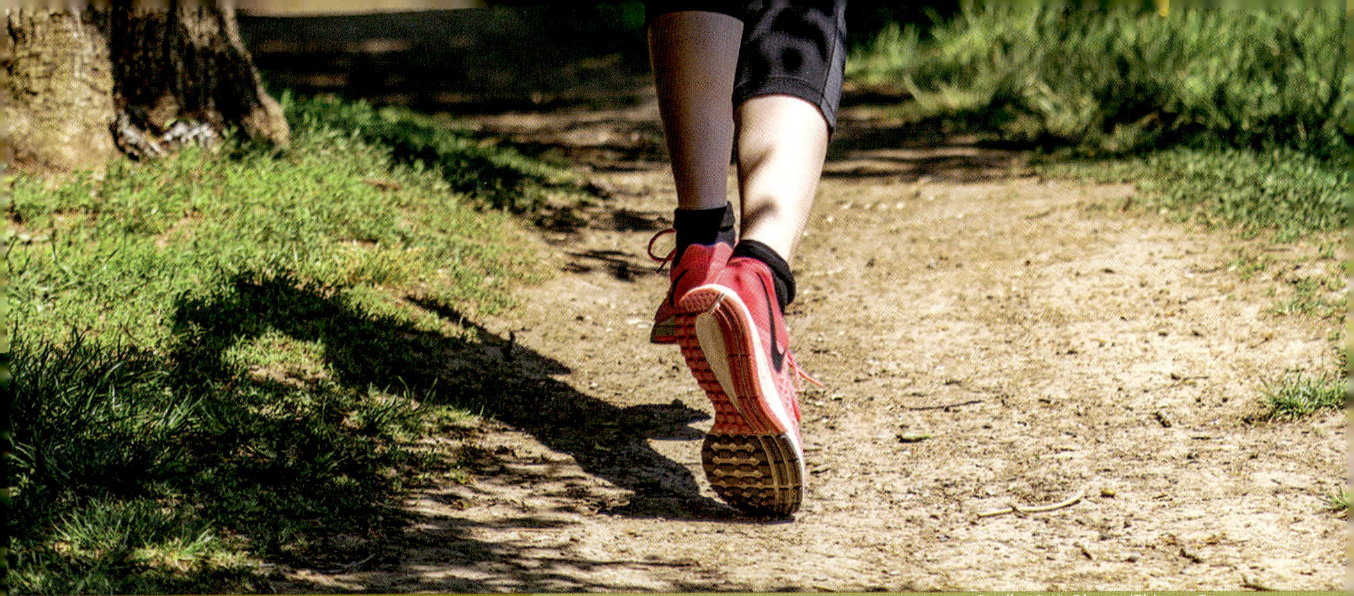

Quelle: © K. Oborny/Thieme Group

Kapitel 25

Selbstpflege

25 Selbstpflege

Bereits bei Friedrich Schiller heißt es:

„Sorgt für eure Gesundheit, ohne diese kann man nie gut sein"

Diese Aussage impliziert, dass Pflegende nur dann gut pflegen können, wenn sie sich auch selbst gut pflegen.

Merke

Die Weltgesundheitsorganisation (WHO) stellte in der Ottawa-Charta fest, dass Gesundheit sich nicht verordnen lässt, sondern eine Beteiligung eines jeden Einzelnen erfordert (Zimber 2006).

Dies bedeutet, dass der Einzelne für die eigene gesundheitliche Situation mitverantwortlich ist. Von der Weltgesundheitsorganisation werden **7 Grundbedürfnisse** für ein gesundes Leben benannt, auf die der Einzelne z. T. Einfluss nehmen kann (Zimber 2006):

- stabiles Selbstwertgefühl
- positives Verhältnis zum eigenen Körper
- Freundschaft und soziale Beziehungen
- intakte Umwelt
- sinnvolle Arbeit und gesunde Arbeitsbedingungen
- Gesundheitswissen und Zugang zu Gesundheitsversorgung
- eine lebenswerte Gegenwart und die begründete Hoffnung auf eine lebenswerte Zukunft

Die Verantwortung, die Mitarbeitenden im Gesundheitsdienst dabei zugeschrieben wird, gilt nicht zuletzt auch für sie selbst. In der Ottawa-Charta wird darauf hingewiesen, dass die stärkere Orientierung der Gesundheitsdienste an der Gesundheitsförderung auch Veränderungen in deren Fort- und Weiterbildung erfordert. Die **eigene Gesundheitsförderung** sollte Teil des Fachwissens werden.

25

Pflegende sind in besonderem Maße **belastenden Situationen** ausgesetzt. Im Alltag sind sie tägl. mit der Hilflosigkeit, den Ängsten, aber auch herausforderndem Verhalten von Menschen mit gerontopsychiatrischem Hilfebedarf konfrontiert. Steigende Anforderungen und zunehmender Zeitdruck, häufig gepaart mit einer schlechten Pausenkultur, können zu angespannten Situationen führen. Durch den ausgeprägten Konsum von Kaffee, Zigaretten, Alkohol und/oder Schmerzmitteln wird von den Pflegenden die Belastung gelegentlich weggeschoben und verdrängt. Einen positiven Umgang mit potenziell gefährdenden Gesundheitssituationen zu entwickeln, ist sinnvoller, als sie zu ignorieren und ungünstige Kompensationsmechanismen einzusetzen.

Praxistipp

Die Berufsgenossenschaft für Gesundheitsdienst und Wohlfahrtspflege (BGW) bietet für Mitarbeitende in der Altenpflege z. B. Seminare zum Thema „Gewalt und Aggression in Betreuungsberufen" an. Innerhalb dieser Fortbildungen werden Deeskalationsstrategien eingeübt. Außerdem wurde durch die BGW ein Qualifizierungsprogramm „Gesundheitsförderung durch Personalentwicklung" entwickelt. Ziel ist es, die soziale, methodische und personale Kompetenz von Altenpflegekräften zu fördern (Zimber 2006) und dadurch ihre gesundheitliche Situation zu verbessern. Dieses Trainingsprogramm wird von Multiplikatoren inhouse angeboten.

25.1 Das Selbstpflegeblatt

Es hat sich als zielführend gezeigt, wenn sich der einzelne Pflegende eigenverantwortlich um seine Gesundheit kümmert. Zu diesem Zweck ist es hilfreich, den eigenen Umgang mit der Gesundheit für einen kurzen Zeitraum **systematisch** zu erfassen und auf diese Weise einen Status zu erheben.

Das Kuratorium Deutsche Altershilfe (KDA) hat bereits 1995 ein Selbstpflegeblatt entwickelt, auf dem Pflegende anhand **täglicher Aufzeichnungen** überprüfen können, in welchen Bereichen sie mit sich selbst gut umgehen und in welchen es Verbesserungspotenziale gibt (Sowinski et al. 1997).

Folgende Bereiche werden erfasst:

- Schlafverhalten
- Essen und Trinken
- Bewegung und Sport
- soziale Kontakte und Hobbys
- ggf. belastende Ereignisse

Durch die Aufzeichnungen, ob sie nun auf dem vorgegebenen Selbstpflegeblatt oder in Tagebuchform erfolgen, spiegelt sich die Selbstpflege der Pflegenden wider. Nicht selten gelangen Pflegende durch die objektivere Erfassung ihres Verhaltens zu anderen Ergebnissen, als sie zuvor selbst eingeschätzt haben. Allgemein gültige und bekannte Faktoren zur Gesunderhaltung sind:

- ausgewogene Ernährung, dazu gehört ein Frühstück vor dem Arbeitsbeginn
- mäßiger Konsum von Kaffee und Alkohol
- regelmäßige körperliche Bewegung
- ausreichender Schlaf, der sich an den individuellen Bedürfnissen orientiert
- Sozialkontakte außerhalb der Arbeitszeit und entspannende Freizeitgestaltung
- Normalgewicht anstreben oder beibehalten

Es ist immer wieder interessant, das eigene Verhalten auf diese Aspekte hin zu reflektieren.

Lernaufgabe

1. Laden Sie sich das Selbstpflegeblatt des KDA aus dem Internet herunter: www.alzheimer-bw.de/fileadmin/AGBW_Medien/AGBW-Dokumente/BiA/Begleiten-ins-Anderland-Selbstpflegeblatt-KDA.pdf
2. Füllen Sie es für 2 Wochen aus.
3. Wie geht es Ihnen damit? Möchten Sie etwas an Ihrer Selbstpflege ändern?

Obwohl Alkohol, Nikotin, Kaffee und Süßigkeiten für ihre auf Dauer negativen Auswirkungen bekannt sind, stellen sie doch in der Altenpflege die häufigsten Kompensationsstoffe dar (Kämmer 2006). Dabei können Pflegende eigene Ressourcen nutzen, um sich körperlich und psychisch gesund zu erhalten (Kämmer u. Huhn 2002, Zimber 2006). Pflegende sollten

- Aufmerksamkeit für die eigenen Bedürfnisse entwickeln,
- trainieren, mit knapper Zeit und Stress angemessen umzugehen,
- Körper und Seele in Balance bringen,
- regelmäßig aktive Pausen und Entspannungsphasen einlegen,
- auch außerhalb des Berufsalltags Spaß und Humor pflegen und
- sich bei Bedarf Unterstützung holen.

Um effektive Strategien zur Selbstpflege entwickeln zu können, ist es erforderlich, den eigenen Stress kennen zu lernen. Dabei können folgende Fragen behilflich sein:
- Was habe ich als besonders belastend empfunden?
- Warum habe ich es so empfunden?
- Wie habe ich innerlich reagiert?
- Wie hat mein Körper reagiert?

Auf lange Sicht ist es hilfreich, sich angespannte Situationen ins Gedächtnis zu rufen und zu überlegen, was die Situation erleichtert hat oder was bei ihrer Bewältigung hilfreich war. Lernen Sie Ihren Stress kennen und finden Sie heraus, was Ihnen in einer solchen Situation gut tut und wie sie mehr Gelassenheit bekommen. Um Situationen aktiv zu verändern, ist es sinnvoll, sich in solchen Situationen zu fragen:
- Ist die Situation wirklich so verfahren?
- Womit habe ich in einer ähnlichen Situation Erfolg erzielt?
- Was ist am dringlichsten zu tun, wo könnten Gefahren lauern?
- Was könnte ich für die Zukunft verändern?
- Was würde ich in einer ähnlichen Situation künftig anders machen?

Mögliche Strategien zur Erlangung von mehr Gelassenheit können sein (Kämmer 2006):
- Lockerungsübungen
- entlastende innere Bilder
- Veränderungen des Zeitdruckgefühls
- Pausenkultur
- Sport

25.2 Strategien der Selbstpflege

Pflegende können selbst auf unterschiedlichen Ebenen Selbstpflegestrategien verfolgen. Als Maßnahmen in einer konkreten Situation bedeutet das, z. B. aus dem Zimmer herauszugehen oder als längerfristig angelegte Aktivität einen Yoga-Kurs zu besuchen.

25.2.1 Lockerungsübungen

In einer belastenden Situation ist ein möglicher Weg, den Raum für einen Augenblick zu verlassen.

Praxistipp

Öffnen Sie, wenn möglich, ein Fenster oder gehen Sie vor die Tür und atmen Sie tief durch. Dabei den Atem fließen lassen und nicht auspressen. Strecken und recken Sie sich, lockern Sie verspannte Gelenke, z. B. massieren Sie das Kiefergelenk. Wippen Sie abwechselnd von den Fußspitzen auf die Fersen oder gehen Sie einige Schritte.

Kniebeugen stellen eine weitere gute Lockerungsübung dar. Diese kleinen Maßnahmen benötigen nicht viel Zeit, sie dauern nicht länger als eine Zigarettenlänge. Im Alltag ermöglichen sie eine kurze Verschnaufpause zum Lockern und Gelassenwerden. Darüber hinaus können **Atemübungen** und **Traumreisen** in den Pausen durchgeführt werden, insbesondere die bewusste Konzentration auf das Ein- und Ausfließen des Atems. Auch diese Verfahren benötigen wenig Zeit. Anleitungen dazu sind vielfältig im Handel erhältlich.

25.2.2 Entlastende innere Bilder

Setzen Sie entlastende innere Bilder ein, die als visuelle De-Blockierungsstrategien wirken.

Praxistipp

Stellen Sie sich in einer belastenden Situation vor, dass ein Panzerglas sich zwischen Sie und die belastende Situation schiebt oder dass Sie einen „Regenschirm" durch Knopfdruck öffnen und die Anklagen und Entwertungen „tropfen" an ihnen ab.

Es kann auch hilfreich sein, sich vorzustellen, einen Schutzmantel, um die Schultern zu tragen, der anschließend wieder abgelegt werden kann.

25.2.3 Veränderung des Zeitdruckgefühls

Verändern Sie das Gefühl von Zeitdruck: Jeder kennt das Gefühl, stundenlang an einer bestimmten Sache zu arbeiten, obwohl nur wenig „Uhrzeit" verstrichen ist. Und umgekehrt, wenn eine Tätigkeit sehr interessant ist, können wir uns schon einmal stundenlang mit einer Sache beschäftigen. Dabei haben wir das Gefühl, es sei erst sehr wenig Zeit vergangen. Die subjektive Zeitwahrnehmung kann mental beeinflusst werden. Das Ziel dabei ist, entspannter und dadurch effizienter zu arbeiten.

25.2.4 Pausenkultur

Ein weiterer wesentlicher Beitrag zur Entspannung und zur Gesunderhaltung ist die Pausenkultur. Pflegende arbeiten häufig unter zeitlichem Druck. Die aktive Pause ist ein Schritt für einen verantwortlichen Umgang mit der eigenen Gesundheit. Eine aktive Pause zu haben, heißt nicht, einen Dauerlauf zu absolvieren. Vielmehr ist damit die aktive Gestaltung der Pausenzeit gemeint. Dazu ist es förderlich, den Arbeitsbereich oder den Wohnbereich zu verlassen. Damit ist eine klare Trennung von Dienstzeit und Pause für Mitarbeitende, Personen mit Pflegebedarf und Angehörige möglich.

Bei Besuchern kann sonst die Meinung vorherrschen, Pflegende haben, außer Kaffee zu trinken, wenig zu tun. Dieser Eindruck entsteht, wenn sie nicht erkennen können, wann Arbeitszeit oder Pausenzeit ist. Sitzen Pflegende bei einer wohlverdienten Tasse Kaffee zusammen, sehen Besucher oder Angehörige u. U. nur diesen kleinen Ausschnitt aus dem Arbeitsalltag der Pflegenden.

Zu einer aktiven Pause gehört auch im Frühdienst z. B. ein ausgewogenes Frühstück. Belegte Vollkornbrote, ergänzt durch Obst, rohes Gemüse und Joghurt oder Quark können vorbereitet mitgebracht werden. Für die Mittags- oder Abendzeit empfehlen sich frisches Obst, eine Gemüsemahlzeit, Joghurt, Quarkspeisen oder eine kleine vorbereitete Mahlzeit, die schonend in der Mikrowelle erwärmt werden kann. Die Deutsche Gesellschaft für Ernährung empfiehlt fünfmal pro Tag frisches Obst und Gemüse zu sich zu nehmen.

Pausen können aber auch dazu genutzt werden, kleine Entspannungsübungen durchzuführen, die zu echter Erholung führen. Dazu ist nicht immer ein großes Programm erforderlich. Übungsanleitungen gibt es auf CD oder als Anwendung (App) für mobile Endgeräte. Die Übungen können, wenn es gewünscht ist, so diskret durchgeführt werden, dass ein Außenstehender sie nicht wahrnimmt. Die Krankenkassen oder auch betriebsinterne Maßnahmen bieten ein reichhaltiges Spektrum von Anleitungen zu Kurzprogrammen an.

25.2.5 Sportliche Betätigung

Sportarten wie Schwimmen, Walken, Joggen, Körperarbeit nach Feldenkrais, Radfahren, Wandern, Gymnastik wirken sich günstig auf die Gesundheit aus. Dabei kann die im Alltag aufgestaute, dysfunktionale Energie kanalisiert und abreagiert werden.

Die progressive Muskelentspannung nach Jacobson (S. 338) ist eine weitere Entspannungsmöglichkeit. In einer Kurzversion kann sie auch in einer aktuellen Situation genutzt werden. Zunächst werden die Muskeln angespannt, diese Anspannung wird kurz gehalten und dann werden die Muskeln wieder entspannt. Diese Methode ist leicht zu lernen. Eine Anleitung in der Gruppe (z. B. in der Volkshochschule oder in Sportvereinen) ist dabei allerdings hilfreicher als das alleinige Lesen eines Textes oder Buches zum Thema. Programme zur progressiven Muskelentspannung nach Jakobson stehen mit begleitender Anleitung zur Verfügung. Sie können als CDs oder in digitalen Formaten erworben oder im Internet abgerufen werden.

Mit Yoga (► Abb. 25.1), Tai-Chi, rückengerechtem Kraft- und Ausdauertraining, Atemarbeit oder Atemgymnastik stehen weitere Möglichkeiten zur Verfügung. Übungen und Kurse zu diesen Verfahren und Techniken werden häufig von Sportvereinen, Volkshochschulen oder Fitnessstudios angeboten. Auch eine Nachfrage bei den Krankenkassen lohnt immer. Es werden vielfältige weitergehende Informationen zur Gesunderhaltung zur Verfügung gestellt.

Unterstützungsangebote helfen den Pflegenden, die eigene Fitness und Gesunderhaltung in herausfordernden Situationen positiv zu gestalten.

► **Weitere Links zum Thema Selbstpflege:**

- Gesundheitsdienst für Gesundheit und Wohlfahrtspflege: www.bgw-online.de/DE/Home
- Progressive Muskelentspannung nach Jakobsen: www.palverlag.de/muskelentspannung-jacobson-durchfuehrung.html

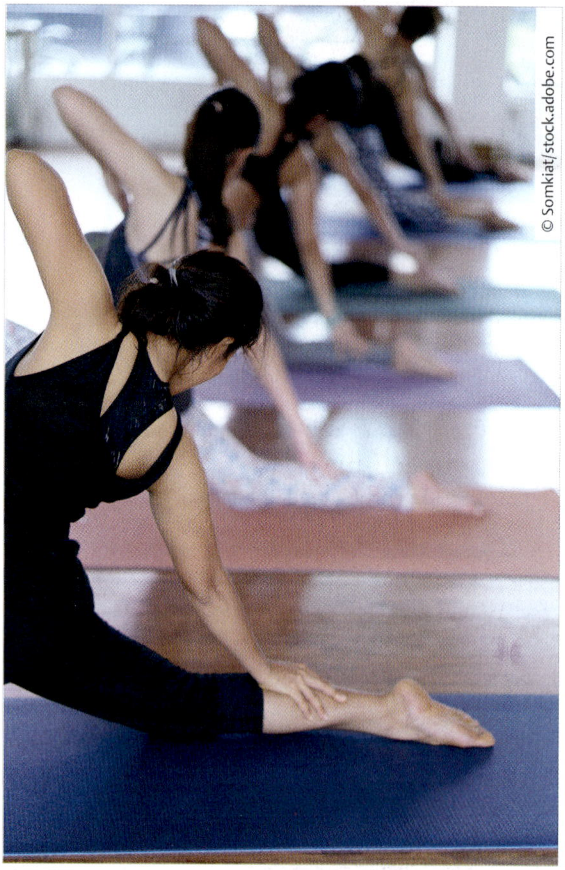

Abb. 25.1 Entspannungsübungen. Mithilfe von Yoga kann die durch den Alltagsstress entstandene Energie kanalisiert und abreagiert werden. (Quelle: © Somkiat/stock.adobe.com)

Teil V

Spezielle Situationen in der Gerontopsychiatrie

V

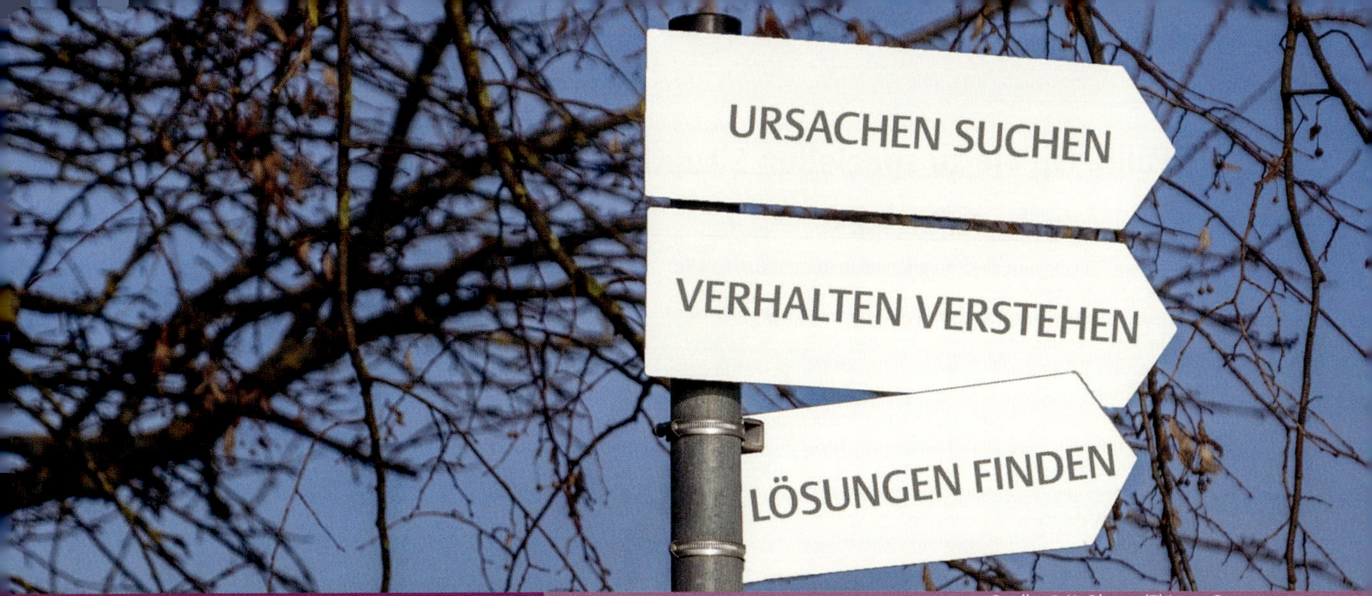

Quelle: © K. Oborny/Thieme Group

Kapitel 26

Fallbeispiele zu speziellen Situationen

26 Fallbeispiele zu speziellen Situationen

26.1 Anliegen der Fallbeispiele

Die folgenden Fallbeispiele sind in ihren Inhalten den jahrelangen beruflichen Erfahrungen der Hauptautoren und der Hauptautorin entnommen. Die Personen, Situationen oder Orte sind allerdings frei erfunden. Übereinstimmungen mit realen Personen, Sachverhalten oder Einrichtungen wären also rein zufällig und sind keinesfalls beabsichtigt.

Die Ausarbeitungen zu den skizzierten Fallbeispielen stellen keine idealtypischen Lösungen dar. Sie sollen vielmehr die Pflegenden dazu ermutigen, in Kooperation mit den Angehörigen und den anderen Berufsgruppen Verhaltensweisen von psychisch kranken alten Menschen in ihrem Anders-Sein besser zu verstehen und gemeinsam nach Wegen zu suchen, deren Lebensqualität nachhaltig zu verbessern.

▸ **Verwendung von Pflegediagnosen in den Fallbeispielen.** Pflegediagnosen beschreiben einen komplexen Sachverhalt kurz und prägnant. So können sie auch im 4- und 6-schrittigen Pflegeprozess dazu dienen, die Beschreibung von Pflegeproblemen und Ressourcen zu konkretisieren (S. 101). In der Pflegedokumentation können die Pflegediagnosen direkt in der Strukturierten Informationssammlung (SIS) verwendet werden. Auch hier fördern sie die Präzisierung der Dokumentation (S. 108).

26.2 Fallbeispiel: Hin- und Weglauftendenzen

26.2.1 Informationen zur Betroffenen

Frau D. wohnt im Seniorenheim Elisabethstift. Sie ist vor 6 Jahren gemeinsam mit ihrem Ehemann in diese Einrichtung eingezogen. Für die damals 75 und 80 Jahre alten Eheleute war die Versorgung des großen Einfamilienhauses nicht mehr zu bewältigen. Herr D. hatte einen schweren Schlaganfall gehabt und benötigte seitdem intensive Pflege. Frau D. sah sich nicht mehr in der Lage, diese Pflege zu leisten, wollte sich aber von ihrem Ehemann nicht trennen. Früher hatte sie, während ihr Ehemann beruflich sehr engagiert war, die 5 Kinder großgezogen und versorgte danach auch einige Jahre die Kinder ihrer ältesten Tochter, damit diese das Studium abschließen konnte. Die Tochter lebt jetzt mit ihrer Familie im Elternhaus und hat eine umfassende Vorsorgevollmacht für ihre Mutter. Ein Sohn wohnt in derselben Stadt und besucht seine Mutter sporadisch. Die anderen Kinder wohnen weit entfernt. Nur die älteste Tochter und die beiden Enkeltöchter besuchen Frau D. regelmäßig und sind sehr um das Wohlergehen der Mutter bzw. Großmutter besorgt.

Frau D. bewohnte mit ihrem Ehemann zunächst gemeinsam ein großes Doppelappartement im Seniorenheim. Nachdem ihr Mann vor 2 Jahren gestorben war, wollten die Kinder ihrer Mutter nicht zumuten, mit einer ihr fremden Person das Zimmer zu teilen. Deshalb bezog sie ein Einzelzimmer innerhalb desselben Wohnbereichs. Von etlichen vertrauten Möbeln musste sie sich jedoch aus Platzmangel trennen.

26.2.2 Informationen zum Umfeld

Das Seniorenheim Elisabethstift liegt in einer Kleinstadt. Es grenzt auf der Rückseite an einen sehr großen Park und im Eingangsbereich an eine stark befahrene und belebte Straße. Frau D. wohnt jetzt im Erdgeschoss in einem Einzelzimmer mit angrenzendem Duschbad. Das Zimmer hat eine kleine Terrasse, von der aus der Park zu erreichen ist.

Das 3-stöckige Gebäude wurde in den 1970er-Jahren erbaut. Jede Etage bildet einen Wohnbereich, in dem jeweils 40 Menschen leben. Die Aufenthaltsräume und Bewohnerzimmer sind entlang eines Flurs angeordnet, der nur an einer Kopfseite ein Fenster hat. Dieser ca. 40 Meter lange Flur ist mit dunkelbraunem Linoleum ausgelegt und beidseitig mit Handgriffen ausgestattet. Jeder Wohnbereich hat an den Endpunkten jeweils ein kleines Wohnzimmer, in dem sich die Bewohner am Tag aufhalten können. Die Essensversorgung erfolgt über ein Tablettsystem auf dem eigenen Zimmer. Die Einrichtung bietet viele Angebote zur Freizeitgestaltung, z. B. regelmäßige Ausflüge und Museumsbesuche.

26.2.3 Beschreibung der Symptome

Bei Einzug in die Einrichtung war die heute 81-jährige Frau D. geistig sehr rege. Sie kümmerte sich intensiv um ihren pflegebedürftigen Ehemann. Nach seinem Tod vor 2 Jahren verändert sich Frau D. zunehmend. Zeitweise wirkt sie ängstlich-depressiv. Sie läuft ziellos im Wohnbereich umher und sucht nach ihrem Mann. Sie bleibt bei den Mahlzeiten kaum in ihrem Zimmer, will immer mit ihrem Mann gemeinsam essen. Sie isst und trinkt daher nur noch wenig.

Immer wenn ihre Kinder zu Besuch kommen, möchte sie mit nach Hause. Die älteste Tochter nahm sie in den vergangenen Monaten immer am Sonntagvormittag zum Essen zu sich, um ihrem Wunsch nachzukommen. Sie fuhr zunächst auch begeistert mit, wurde aber auch dort sehr unruhig. Nach jeweils einer guten Stunde verlangte sie, nach Hause gebracht zu werden. Die Familie war ratlos, schließlich war sie zu Hause. Aber auch in der Einrichtung versucht sie ständig heimzugehen, um die Kinder zu versorgen. Sie leidet sehr darunter, dass ihr Mann und ihre Kinder unversorgt zu Hause auf sie warten. Frau D. verbringt viel Zeit damit, an der Tür des Wohnbereiches zu stehen, und fragt Mitarbeitende und Besucher, ob sie sie nicht nach Hause bringen können.

Frau D. hat schon mehrfach die Einrichtung verlassen und musste dann gesucht und wieder zurückgeholt werden. Die Situation eskalierte, als Frau D. die Einrichtung über die Terrassentür unbeobachtet verließ und fast einen ganzen Tag im Park herumirrte. Erst in der Nacht konnte sie mithilfe der Polizei unterkühlt und völlig erschöpft gefunden werden.

26.2.4 Situation aus der Sicht anderer Beteiligter

▸ **Älteste Tochter.** „Ich bin von der starken Veränderung überrascht, die meine Mutter im Laufe des vergangenen Jahres durchlebte. Bisher habe ich mir eigentlich nur um meinen Vater Sorgen gemacht.“ Jetzt zeigt die Mutter mit ihrer Verwirrtheit und ihrem kontinuierlichen Wunsch, nach Hause zu gehen, Verhaltensweisen, die ihr bis dahin unbekannt waren. Sie macht sich Sorgen und äußert den Pflegenden gegenüber, ein schlechtes Gewissen zu haben, ihrer Mutter nicht mehr Zeit widmen zu können.

▸ **Sohn.** „Die Mitarbeitenden achten nicht ausreichend auf meine Mutter. Schließlich zahlen wir viel Geld, damit sie hier versorgt wird, und nicht dafür, dass sie wegläuft. Ich bin der Meinung, dass z. B. die Terrassentür abgeschlossen werden muss.“

▸ **Pflegende I.** „Wir können Frau D. doch nicht einschließen, was denken sich die Angehörigen bloß.“

26

► **Pflegende II.** „Frau D. hat jetzt mehrere Gruppenangebote zur Verfügung, sodass sie während des Tages beschäftigt ist."

► **Mitarbeiterin Sozialer Dienst.** „Auch während der Gruppenangebote will sie nach Hause zu laufen. Frau D. kann die Aufmerksamkeit für die Sing- und Zeitungsgruppe nicht lange halten und steht nach wenigen Minuten wieder auf, um zu gehen. Es wäre für die anderen besser, wenn sie nicht zu den Gruppenangeboten gebracht würde."

► **Krankengymnastin.** „Das Gleiche gilt für die Gruppe, in der sie das Balancetraining durchführt. Auch hier versucht Frau D. ständig wegzugehen. Sie muss dann zurückgeholt werden und stört so die Gruppe."

► **Mitbewohnerin.** „Besonders in den Gruppen ist Frau D. lästig. Sie stört, und die Schwestern sollen sie doch in ihr Zimmer bringen."

26.2.5 Pflegerische und medizinische Diagnostik

Gemeinsam mit der behandelnden Ärztin wird die Anamnese von Frau D. aktualisiert. Der Grad ihrer kognitiven Beeinträchtigung wird getestet. Eine Rhythmuskurve zeigt, ob der Wunsch, nach Hause zu gehen, und ihre Unruhe zu speziellen Tageszeiten mehr oder weniger ausgeprägt auftreten, z. B. wenn die Kinder zu Besuch waren oder wenn es in der Mittagszeit nach Mittagessen duftet.

Die Beschäftigungsangebote und die Gestaltung der Umgebung werden überprüft. Zusätzliche psychopathologische Symptome (S. 60) werden genau beobachtet und erfasst. Frau D. äußert sich z. B. misstrauisch über manche Mitbewohner und behauptet, diese hätten schon immer etwas mit ihr vor. Manchmal weigert sie sich auch zu essen, da sie glaubt, man wolle sie vergiften. Die Mitarbeiter des Empfangs empfinden es als zusätzliche Arbeitsbelastung, dass sie Frau D. immer wieder in den Wohnbereich zurückbringen müssen. Sie reagiere dann sehr ungehalten. Die Mitarbeiterinnen der Hauswirtschaft berichten, dass sie ständig in ihrem Zimmer herumkrame.

26.2.6 Pflegediagnosen

Die ► Tab. 26.1 beschreibt die Pflegediagnosen von Frau D.

26.2.7 Probleme und Ressourcen

► **Probleme.** Frau D. kann sich nur kurz konzentrieren. Sie fühlt sich im Wohnbereich, aber auch in ihrem ehemaligen Haus offensichtlich nicht wohl. Ständig versucht sie wegzulaufen. Dabei äußert sie immer, dass sie nach Hause möchte. Die Angebote der Einrichtung nutzt sie kaum und stört ihre Mitbewohner. Obwohl ein großes aktuelles Foto von ihr an der Zimmertür hängt, erkennt sie ihr Zimmer nicht. Alle Versuche der Pflegenden, sie dorthin zu bringen, schlagen fehl. Wenn sie versucht, die Einrichtung zu verlassen, kann sie nur schwer überzeugt werden, wieder zurückzukommen. Sie erkennt die Einrichtung nicht als ihr Zuhause.

► **Ressourcen.** Die Mitarbeiterin der Hauswirtschaft hat festgestellt, dass Frau D. sehr gern hauswirtschaftliche Tätigkeiten durchführt und ihr immer dabei helfen möchte, wenn sie das Zimmer reinigt. Dabei spricht sie gern über ihre Kochkünste.

26.2.8 Pflegeziele

Folgende Ziele werden vereinbart:
- Die Umgebung ist entsprechend den Bedürfnissen von Frau D. umgestaltet.
- Die Angebote sind an ihren Fähigkeiten ausgerichtet.
- Größtmöglicher Freiraum ist gesichert.
- Frau D. kann sich in ihrer Umgebung sicher bewegen.
- Vertrautheit ist geschaffen.

26.2.9 Pflegerische Interventionen

In einem gemeinsamen Gespräch mit den leitenden Mitarbeitern der Einrichtung, dem Pflegepersonal und der Tochter wird der Verhaltenskodex besprochen, wenn Frau D. die Einrichtung wieder verlassen sollte. In diesem Fall wird zunächst in der Einrichtung gesucht und dann die Tochter verständigt. Sollte man sie nicht finden, wird die Polizei verständigt. Darüber hinaus werden mit der Tochter die Grenzen einer offenen Abteilung in einem Ge-

Tab. 26.1 Pflegediagnosen (nach NANDA) bei Hin- und Weglauftendenz.

Name	Definition	weitere Informationen
gefahrengeneigtes Gesundheitsverhalten	Zustand, in dem eine Person wegen einer Störung der Wahrnehmung, eines körperlichen Defizits oder eines entwicklungsbedingt fehlenden Bewusstseins für Gefahren ein erhöhtes Risiko für eine Schädigung hat. Dazu zählen Schädigungen durch: • Stürze • Verletzungen • Gefahrenquellen im Umfeld (z. B. im Straßenverkehr)	Verschiedene Symptome von Frau D. weisen auf kognitive Veränderungen hin, die die Einschätzung von Gefahren, der Realität und der Orientierung einschränken. Mögliche Wahngedanken erschweren die Situation. Ein solches Verhalten ergibt sich bei vielen demenziell erkrankten Bewohnern in der stationären Altenhilfe, aber auch im häuslichen Bereich.
ineffektives Coping	wiederkehrende Fehleinschätzungen von Stressfaktoren und unzureichende kognitive und verhaltensbezogene Anstrengungen, mit Stress zurechtzukommen und Wohlbefinden zu erlangen	Unsicherheit und ein zu geringes Maß an Selbstvertrauen, um Situationen bewältigen zu können, sind typisch bei dieser Verhaltensweise. Ineffektives Coping tritt häufig bei Menschen mit Desorientierung, insbesondere mit demenziellen Erkrankungen auf.
beeinträchtigte Gedächtnisleistung	Zustand, in dem eine Person sich dauerhaft nicht an Informationen erinnern oder Fähigkeiten abrufen kann	Eine gute Erinnerungsfähigkeit hilft dabei, sich an eine neue Situation zu gewöhnen.
weitere Pflegediagnosen: chronische Verwirrtheit – beeinträchtigtes Wohlbefinden – Relokations-Stress-Syndrom (ortswechselbedingtes Stresssyndrom)		

spräch thematisiert. Außerdem wird besprochen, welche lebensgeschichtlichen Ereignisse für Frau D. wichtig sein könnten.

Die direkte Umgebung wird entsprechend mit Bildern und einigen ausgesuchten Haushaltsgegenständen gestaltet, die Frau D. aus ihrer Jugend und jungen Erwachsenenzeit kennt. Die Enkelinnen haben sich bereit erklärt, auf Flohmärkten danach zu suchen. Ein Jugendfoto der Bewohnerin an der Tür soll ihr das eigene Zimmer verdeutlichen. Das aktuelle Foto wird mit dem Einverständnis der Tochter bereitgehalten, um ggf. bei einer polizeilichen Suche zu helfen. Tägl. wird dazu auch dokumentiert, welche Kleidung sie trägt. Darüber hinaus wird in die Oberbekleidung die komplette Adresse des Heimes eingenäht.

Tagesstrukturierende Angebote und kurzzeitige Tätigkeiten werden angeboten und auf ihre auf ihren Tagesrhythmus abgestimmt. Frau D. wird nicht überredet, in den Wohnbereich zurückzukehren. Stattdessen wird eine validierende Gesprächsführung (S. 354) genutzt. Auch die Mitarbeiter des Empfangs werden informiert, über welche Lieblingsthemen sich Frau D. gerne unterhält. Die Entwicklung der psychopathologischen Symptome wie wahnhafter Befürchtungen und ängstlich-depressiver Stimmung wird weiter beobachtet. Sollten sie trotz der anderen Maßnahmen weiter zunehmen und Frau D. sehr unter ihnen leiden, so kann eine vorübergehende Behandlung mit Antipsychotika oder einem Anxiolytikum angezeigt sein.

Frau D. kann darüber hinaus ein biblio- und ein musiktherapeutisches Angebot (S. 331) gemacht werden. Hiermit wird ihr Selbstbewusstsein gestärkt und ihr Bewegungsdrang umgelenkt. Im Rahmen der Milieugestaltung sollte überlegt werden, ob und wie Frau D. beschützte Freiflächen nutzen kann.

26.2.10 Evaluation

Vor allem am Nachmittag wird Frau D. sehr unruhig und nach jedem Besuch ihrer Kinder möchte sie am liebsten die Einrichtung verlassen. Die Tochter berichtet, dass es der größte Luxus ihrer Mutter war, lange zu schlafen. Dies sollte auch im Seniorenheim möglich sein. Sie ist dann während des Vormittags ausgeglichener und benötigt keine Mittagsruhe mehr. Nach dem Mittagschlaf war sie nämlich bisher besonders unruhig. Jetzt nimmt sie am Nachmittag statt am Vormittag an der Gymnastikgruppe teil. Auch die Beschäftigungsangebote sind auf den Nachmittag verlegt worden. Dadurch kann ihre Unruhe eher ausgeglichen werden.

Die Zimmergestaltung durch die Enkelinnen hat nicht dazu geführt, dass sie sich häufiger in ihrem Zimmer aufhält. Stattdessen räumt sie Küchengegenstände jetzt im Aufenthaltsraum in die Schränke. Allerdings erkennt sie ihr Zimmer jetzt anhand des Jugendfotos.

26.3 Fallbeispiel: Ablehnung pflegerischer Handlungen

26.3.1 Informationen zum Betroffenen

Herr T. ist 85 Jahre alt und lebt seit 4 Wochen in der Seniorenresidenz Sandweg. Nach dem Tod seiner Ehefrau konnte er aufgrund seiner ausgeprägten Demenz zu Hause nicht mehr allein leben. Seine Tochter kann ihren Vater nur sporadisch besuchen, da sie das mittelständische Familienunternehmen leitet, das Herr T. bis zu seinem 70. Lebensjahr geführt hatte. Ein weiterer Sohn lebt in den USA und hat, als er 14 d in Deutschland war, den Umzug seines Vaters und die Haushaltsauflösung organisiert.

Herrn T.s 15 Jahre jüngere Ehefrau hatte die immer stärker werdenden Beeinträchtigungen ihres Mannes mithilfe einer langjährigen Hausangestellten kompensiert. Im Lebensumfeld wurden die Veränderungen kaschiert, soweit es möglich war.

Herr T. ist eine imposante Erscheinung: Er ist 1,85 m groß, wiegt 120 kg und hat die Angewohnheit, sobald er einen Raum betritt, sofort die Situation zu bestimmen. Er glaubt, dass die Pflegenden seine Angestellten sind; die Mitbewohner im Speiseraum hingegen hält er für seine Gäste. Er ist ständig auf der Suche nach seiner Frau oder der Hausangestellten und kann nicht verstehen, warum sie nicht gleich kommen und ihn immer mit den Gästen allein lassen. Er hat keine Hobbys, sondern „patrouilliert" im Wohnbereich und kontrolliert, ob alles in Ordnung ist. Dabei verrückt er auch gelegentlich Möbelstücke. Er ist sehr misstrauisch gegenüber allen ihm unbekannten Dingen und Sachverhalten.

26.3.2 Informationen zum Umfeld

Die Seniorenresidenz Sandweg hat in der Kleinstadt eine langjährige Tradition. Sie liegt im Herzen der Stadt und hat eine gute Anbindung an die örtlichen Vereine und die Kirchengemeinde. Herr T. bewohnt ein Einzelappartement mit angrenzendem, frisch renoviertem Duschbad. Seine frühere Hausangestellte ist berentet und zur gleichen Zeit wie Herrn T. in die Seniorenresidenz gezogen.

Viele ehrenamtliche Mitarbeiter engagieren sich in der Betreuung der Bewohner; so sind z. B. Besuchs-, Begleit- und Einkaufsdienste eingerichtet. Ein offener Mittagstisch steht den Bürgern in der Umgebung zur Verfügung und wird auch rege genutzt. Die Bewohner der Einrichtung sollen so lange wie möglich den Restaurantcharakter des Speiseraums genießen. Im Wohnbereich, in dem Herr T. lebt, ist seit kurzem eine Wohnküche eingerichtet worden. Er fühlt sich dort jedoch sichtlich unwohl und isst weiterhin im Speiseraum.

26.3.3 Beschreibung der Symptome

Herr T. ist örtlich, zeitlich, situativ und zur Person nicht orientiert. Er sucht kontinuierlich seine Frau und seine vertraute Hausangestellte. Besonders auffallend ist, dass Herr T. immer die Kontrolle über alle Vorgänge haben möchte. Wenn ihm seiner Meinung nach Dinge vorenthalten werden, fordert er diese vehement ein. Die Verwirrtheit hat offensichtlich mit dem Einzug in die Einrichtung noch zugenommen.

Neben der Demenz leidet er seit Jahren an Diabetes mellitus und ist übergewichtig. Zudem hat er eine rheumatische Erkrankung, die seine Beweglichkeit einschränkt. Beim Gehen stützt er sich auf einen Stock. Durch eine Prostatahypertrophie leidet er an einer Inkontinenz bei chronischer Harnretention (Überlaufinkontinenz).

Herr T. ist Dingen, die er nicht kennt, oder ungewohnten Situationen gegenüber sehr misstrauisch (Rasierschaum, dessen Geruch er nicht kennt, benutzt er z. B. nicht). Die Pflegenden haben mehrfach erlebt, dass er die Inkontinenzversorgung ablehnt und lautstark schimpft, wenn man ihn zur Toilette begleitet. Beim Versuch, Herrn T. zum Duschen zu überreden, hat dieser sogar versucht, die Bezugspflegeperson mit seinem Stock zu schlagen. Daraufhin hat diese entschieden, dass bei pflegerischen Maßnahmen seinem Autonomiebedürfnis Rechnung getragen wird. Das heißt, wenn er es ablehnt, die feuchte Anzugshose zu wechseln oder sich rasieren zu lassen, belässt sie es dabei und versucht es zu einem späteren Zeitpunkt noch einmal. Geduscht hat er in der Einrichtung noch nicht. Jeder Versuch scheiterte und endete damit, dass Herr T. völlig aufgebracht war und versuchte, die ausführende Person zu schlagen. Auch das Waschen am Waschbecken ist jeden Morgen ein „Kampf"; besonders wenn der Intimbereich gewaschen werden soll, wird Herr T. regelmäßig handgreiflich. Allein kann er sich jedoch nicht waschen. Er weiß dann nicht, was er in dem modernen Badezimmer mit den Einhandmischhebeln, mit dem Waschlappen oder mit der Seife anfangen soll.

26.3.4 Situation aus der Sicht anderer Beteiligter

Den Kindern von Herrn T. ist es besonders wichtig, dass ihr Vater sich wohl fühlt. Sie rufen ihn abwechselnd fast jeden Abend an.

► **Sohn.** „Er war immer der Patriarch in der Familie und er soll es auch bleiben. Er war sehr dominant, aber auch immer sehr höflich. Gewalttätig oder aggressiv habe ich ihn nie erlebt. Aber ich bin schon sehr erschrocken, als ich ihn so verwirrt gesehen habe."

► **Tochter.** „Die Anbindung und der Kontakt zu alten Bekannten soll weiter gehalten und unterstützt werden. Die Seniorenresidenz Sandweg wurde ja speziell wegen der Nähe zum vertrauten Lebensraum und der Öffentlichkeitsarbeit gewählt. Wir zahlen hier viel Geld und müssen jetzt erleben, dass unser Vater den Eindruck eines völlig ungepflegten Mannes macht. Was sollen die Leute nur von ihm denken, wir haben schließlich unseren Ruf in der Stadt zu verlieren, wenn Freunde oder Nachbarn ihn so sehen. Die Pflegenden sind schließlich die Profis, sie sollen sich was einfallen lassen."

► **Pflegende I.** „Er redet nur im Kommandoton mit uns. Alles was er möchte, fordert er ein und hat kaum Geduld, auf etwas zu warten."

► **Pflegende II.** „Er beschimpft mich bei der morgendlichen Pflege und hat auch schon nach mir geschlagen. Die Tochter hat gut reden."

► **Mitbewohnerin I.** „Früher war er über und über ein Gentleman und ein guter Gastgeber. Aber jetzt ist er doch schon ein bisschen verwirrt und so ungepflegt. Wenn ich ihn nicht von früher kennen würde, ginge ich ihm aus dem Weg."

► **Mitbewohnerin II.** „Ich finde, er ist ein sehr charmanter Mann, wenn er nur nicht so riechen würde."

26.3.5 Pflegerische und medizinische Diagnostik

Herr T. leidet an einem Diabetes mellitus und bekommt orale Antidiabetika verabreicht. Eine langjährige rheumatische Erkrankung hat schmerzhafte Deformationen an Händen und Füßen zur Folge gehabt. Die Beweglichkeit ist eingeschränkt und die Gelenke schmerzen, besonders beim Aufstehen und bei der Einleitung einer Bewegung. Eine vaskuläre Demenz ist durch den mitbehandelnden Neurologen diagnostiziert worden. Der Mini-Mental-Status-Test ergab einen Wert von 12 Punkten.

Die Körperpflege, das Ankleiden und die Inkontinenzversorgung müssen von den Pflegenden vollständig übernommen werden. Dabei zeigt Herr T. körperlich und verbal aggressives Verhalten. Die Entleerung der Blase ist ihm fast nur noch im Stehen möglich. Er lehnt es meist vehement ab, dass eine Pflegende ihn zur Toilette begleitet. So ist seine Hose ständig feucht. Inkontinenzeinlagen, auch spezielle für Männer, lehnt er ab. Wenn er die Möglichkeit hat, jeden Morgen nach dem Frühstück mit einer Zigarette auf die Toilette zu gehen, ist er stuhlkontinent.

Er hat keine Einschlaf- oder Durchschlafstörungen, geht meist am Abend gegen 20:00 Uhr zu Bett und schläft bis 7:00 Uhr. Gelegentlich wird er wach, um zur Toilette zu gehen. Er versucht dies dann selbstständig, und regelmäßig ist danach die Wäsche oder auch das Bett nass.

An handwerklichen oder hauswirtschaftlichen Beschäftigungsangeboten beteiligt er sich nicht. Er isst und trinkt gern in Gesellschaft, wenn ihm die Speisen mundgerecht und Getränke in einem passenden Trinkgefäß serviert werden. Älteren Frauen gegenüber ist er meist sehr charmant, jüngeren dagegen häufig sehr dominant. Seine Kommunikation ist eher einseitig, er spricht viel und wartet nicht ab, ob ihm geantwortet wird.

Häufige medizinische Ursachen der Ablehnung bzw. Abwehr pflegerischer Handlungen können sein:

- situative Verkennungen im Rahmen der Demenz
- wahnhaftes Erleben und ausgeprägte Ängste
- verminderte Körperbeherrschung und Angst vor Stürzen
- Schmerzen
- depressive Störungen
- Störungen der Impulskontrolle

26.3.6 Pflegediagnosen

► Tab. 26.2 fasst die Pflegediagnosen von Herr T. zusammen.

Tab. 26.2 Pflegediagnosen (nach NANDA) bei Ablehnung pflegerischer Handlungen.

Name	Definition	weitere Informationen
beeinträchtigte Gedächtnisleistung	Zustand, in dem eine Person sich dauerhaft nicht an Informationen erinnern oder Fähigkeiten abrufen kann	Die Gedächtnisleistung ist bei Herr T. deutlich eingeschränkt. Auf diese Weise vergisst er, warum Körperpflege notwendig ist und wie man sie durchführt. Möglicherweise träfe hier die Diagnose „Selbstversorgungsdefizit" ebenso zu.
gestörte Denkprozesse	Zustand, in welchem geistige Aktivitäten, wie etwa bewusstes Denken, Realitätsorientierung, das Lösen von Problem, das Urteilen und Verstehen, unterbrochen werden bzw. gestört sind	Weitere Symptome dieser Erkrankung sind Gedächtnismangel, Ablenkbarkeit, Misstrauen oder und Wahnvorstellungen.
chronische Verwirrtheit	unumkehrbare, lang andauernde, fortschreitende, schleichende Verschlechterung der Kognition, der Verhaltensmuster und Veränderung der Persönlichkeit; Ausprägungen sind Verschlechterungen in der Gedächtnisleistung, der Sprache und Aussprache, in der Entscheidungsfindung sowie in der Ausführung von Handlungen; die Abhängigkeit von anderen bei der Ausführung von Alltagshandlungen wächst; zudem treten Störungen der Orientierung auf	Kennzeichen sind Unfähigkeit, Entscheidungen zu treffen, veränderte Wahrnehmung, verminderte Hemmung, Verlust der Fähigkeit zu planen und Vermeidungsverhalten.
weitere Pflegediagnosen: Selbstversorgungsdefizit – Infektionsgefahr – soziale Isolation		

26.3.7 Probleme und Ressourcen

▸ **Probleme.** Als die Tochter ihren Vater während des Abendessens besucht, ist sie entsetzt darüber, wie ungepflegt er aussieht. Bei den beiden ersten Besuchen vor 14 d hatte sie einen ganz anderen Eindruck. Er ist seit 2 d nicht rasiert und seine Kleidung wirkt schmutzig. Was sie am meisten stört, ist der intensive Geruch nach Urin, der ihn umgibt. Zur Klärung der Situation wird eine Fallbesprechung einberufen. Dabei wird die Situation aus unterschiedlichen Blickwinkeln betrachtet.

Die Bezugspflegefachperson gibt an, dass die Situation für sie kaum noch auszuhalten sei. Seit jetzt fast 4 Wochen bemühe sie sich nach Kräften. Aber statt sich zu normalisieren, eskaliere die Situation geradezu. Zunächst habe sie versucht, mit sanftem Druck Herrn T. zum Waschen, Umkleiden und zu den Toilettengängen zu bewegen. Als das nicht geklappt habe, habe sie ihm eben seinen Willen gelassen, um einen günstigeren Moment abzupassen. Die Vorwürfe der Tochter seien ungerecht.

Mitbewohner hätten sich bereits über den Geruch beschwert, den Herr T. ausströme, und wollten nicht mehr mit ihm zusammen am Tisch sitzen. Manche meinten, hier helfe nur noch der Einsatz von sedierenden Medikamenten.

▸ **Ressourcen.** Eine junge Kollegin hingegen berichtet, Herrn T. nicht so erlebt zu haben. Die abendliche Wäsche bei ihm am vergangenen Wochenende sei völlig unproblematisch gewesen. Er habe sogar dabei gelacht und gescherzt. Sie berichtet, sie habe gute Erfahrungen damit gemacht, keine Aufforderungen auszusprechen wie „Kommen Sie bitte mit ins Badezimmer!" oder „Gehen Sie jetzt bitte zur Toilette!". Besser sei es, ihn bestätigend zu fragen: „Ein schöner Mann muss auch gut duften. Möchten Sie sich jetzt waschen?", oder: „Es ist in diesem Hause wirklich sehr unübersichtlich. Darf ich Ihnen vielleicht die Toilette zeigen?" Das gebe ihm die Möglichkeit zu entscheiden, das heißt, zu agieren und nicht zu reagieren. So sei er nicht beschämt und in den Status eines Kindes versetzt.

26.3.8 Pflegeziele

Für Herrn T. können folgende Pflegeziele formuliert werden:
- Er trifft möglichst alle Entscheidungen selbst.
- Er trägt immer saubere Kleidung und ist gepflegt.
- Die Versorgung mit Inkontinenzhilfsmitteln ist angemessen.
- Er nimmt seine Mahlzeiten in der Gemeinschaft des Speiseraumes ein.
- Die Tochter wird beraten, alle Maßnahmen werden mit ihr abgestimmt.

26

26.3.9 Pflegerische und medizinische Interventionen

Bei der Fallbesprechung werden die unterschiedlichen Ansätze diskutiert. Anschließend wird sich über die Maßnahmen im Team geeinigt.

Zunächst wird die Bezugspflegefachperson durch die junge Kollegin unterstützt. Sie übernimmt in der folgenden Woche, in der sie Spätdienst hat, die abendliche Versorgung. Die ausgiebige Körperpflege wird dann vom Morgen auf den Abend verlegt. Dabei werden die Reaktionen von Herrn T. beobachtet und dokumentiert. Danach erfolgt eine Analyse, ob seine aggressiven Reaktionen bei allen Mitarbeitern gleich ausgeprägt sind oder ob sie bei einzelnen verstärkt auftreten. Außerdem wird ein Miktionsplan erstellt, der Aufschluss über die Miktionsintervalle geben soll, um ein sinnvolles Toilettentraining (S. 321) zu ermöglichen.

Zwischen der betreuenden Bezugspflegefachperson und der Tochter wird besprochen, wie mit der schwierigen Situation umgegangen werden soll. Als Moderatorin wird die Wohnbereichsleitung dazu gebeten (S. 77). Es sollen weitergehende biografische Informationen zu Lebensgewohnheiten gewonnen werden. Möglicherweise kann auch die berentete Hausangestellte Informationen dazu beisteuern, wie sich die Situation zu Hause gestaltete und ob es dort bereits besondere Rituale oder Strategien gab.

Zur Abklärung der weiteren Behandlungsmöglichkeiten wird eine Untersuchung bei einem Urologen mit der behandelnden Ärztin und der Tochter vereinbart. Von einer Psychopharmaka-Gabe wird zunächst abgesehen. Lässt sich eine medizinische Ursache für das Verhalten von Herrn T. finden, so stellt sich die Frage nach der medikamentösen Beeinflussbarkeit. Entscheidet man sich für ein weniger geeignetes Medikament, könnten sich Symptome eher noch verstärken. Ein angstlösendes Medikament kann z. B. durch die Muskelrelaxation Unsicherheit beim Stehen bewirken und so die Ängste wieder erhöhen.

Ist die psychische Ursache jedoch konkret genug beschreibbar und sind andere Interventionen ohne Erfolg, so kann eine medikamentöse, psychopharmakologische Behandlung sinnvoll sein. Zu beachten ist allerdings, dass häufig einmalige situative Gaben ausreichen können (Anxiolytika, Analgetika, niederpotente Antipsychotika z. B. eine halbe Stunde vor der Pflege). Alle 3 Monate sollte jedoch die Notwendigkeit der medikamentösen Behandlung überprüft werden.

Folgende Medikamente (S. 392) können sinnvoll sein:
- hochpotente oder niederpotente Antipsychotika (vereinzelt auch Antidementiva) bei schwerer, chronischer Aggressivität im Rahmen der Demenz, die den Erkrankten selbst oder andere gefährdet
- hochpotente Antipsychotika bei psychotischem Erleben
- Anxiolytika bei ausgeprägten Ängsten
- Analgetika bei Schmerzen
- Antidepressiva bei depressiven Störungen
- niederpotente Antipsychotika bei Störungen der Impulskontrolle

Begleitend kann mit Herrn T. biografisch gearbeitet werden. So erhält er die Möglichkeit, seine Vergangenheit wiederaufleben zu lassen.

26.3.10 Evaluation

Die Tochter erklärte sich bereit, den Kontakt zur ehemaligen Hausangestellten herzustellen. Sie hatte bei einem „Kontrollbesuch" am Morgen nach ihrer Beschwerde eine sehr aggressive Äußerung ihres Vaters gegenüber einer Pflegenden erlebt. Die Hausangestellte berichtete, dass Herr T. seit Jahren am Abend mit Unterstützung seiner Ehefrau gebadet habe. Er habe nie gern geduscht oder sich gar am Waschbecken gewaschen. Am Morgen sei er in den vergangenen Jahren immer sehr grantig, aber nicht aggressiv gewesen. Seine Frau habe ihm dann meist ein paar Tropfen eines Schmerzmedikamentes gegeben, dann sei es besser geworden. Inkontinenzhilfsmittel habe er auch früher nicht tragen wollen. Aber seine Frau habe einen bestimmten Rhythmus eingehalten, indem er zur Toilette begleitet werden wollte. Die Pflegenden meinten, dass er am Morgen vielleicht Schmerzen durch sein Rheuma habe. Es wurde jedenfalls beobachtet, dass die abendliche Pflege wesentlich entspannter erfolgen konnte als am Morgen. Das aggressive Verhalten sei außerdem kaum zu beobachten, wenn er durch jüngere Mitarbeiter versorgt werde.

Als Strategie wird jetzt gemeinsam mit der Tochter vereinbart, dass ihr Vater am Abend eine ausgiebige Körperpflege erfährt oder gebadet wird. Die Bezugspflege wird von einer jüngeren Kollegin übernommen. Das Miktionsprotokoll bildet die Grundlage für das Toilettentraining, das Herr T. jetzt in seinem Rhythmus auch toleriert. Die einleitende Frage dazu wird in der Pflegeplanung festgehalten. Sie lautet: „Möchten Sie vielleicht zur Toilette gehen?" Herr T. hat dann die Möglichkeit zuzustimmen oder abzulehnen. Ohne weiteren Kommentar wird seine Äußerung, ggf. auch seine Ablehnung, akzeptiert und kurze Zeit später erneut nachgefragt. Meist klappt es dann. In der Nacht wird er ebenfalls einmal gegen 24:00 Uhr zur Toilette begleitet und bekommt gegen 7:00 Uhr einmal die Urinflasche gereicht.

Am Morgen, bevor er aufsteht, bekommt er ein Schmerzmedikament. Dadurch ist er nicht nur beweglicher, sondern auch entspannter. Die Rasur erfolgt auf Anregung der Hausangestellten nicht mehr als Nass-, sondern als Trockenrasur, die er mit Unterstützung selbst vornehmen kann. Der Besuch beim Urologen wird zur Therapieabklärung in der kommenden Woche erfolgen.

26.4 Fallbeispiel: Unruhezustände und zielloses Wandern

26.4.1 Informationen zum Betroffenen

Herr M. ist ein 80-jähriger Landwirt, der seit einem Jahr in der Einrichtung St. Benedikt in ländlicher Umgebung lebt. Der unverheiratete Mann lebte und arbeitete bis zu diesem Zeitpunkt auf seinem Nebenerwerbshof. Sein Neffe, der ihn gelegentlich besuchte, bemerkte, dass sein Onkel sich immer mehr veränderte, und bald war ein Umzug in ein Pflegeheim unumgänglich. Der Neffe wohnt jetzt mit seiner Familie auf dem ehemaligen Hof und kümmert sich um seinen Onkel im Heim.

Herr M. wandert seit seinem Einzug ununterbrochen im Wohnbereich herum. Er setzt sich zu den Mahlzeiten nicht, sondern nimmt sein Essen im Stehen zu sich. Der ehemals kräftige Mann hat stark abgenommen. Er hat es sich zur Aufgabe gemacht, den in der Wohnküche nicht funktionierenden alten Kohleofen mit jedem Stück Papier zu bestücken, das er finden kann. Seit einiger Zeit kontrolliert er dort zudem alle Schränke und Schubladen. Die anderen Bewohner fühlen sich dadurch von Herrn M. gestört. Gelegentlich läuft er auch, eher zufällig, auf andere Wohnbereiche, insbesondere dann, wenn er einem der beiden männlichen Pflegenden folgt.

26.4.2 Informationen zum Umfeld

Die Einrichtung St. Benedikt ist neu erbaut und es wohnen 120 Menschen dort. Herr M. lebt in einem Wohnbereich im 3. Stock, in dem 32 Menschen, darunter 6 Männer, wohnen. Vom Tagesraum hat man einen weiten Blick über offene Felder. Überwiegend hauswirtschaftliche Tätigkeiten werden angeboten. Dafür stehen 3 Wohnküchen zur Verfügung. Die Einrichtung verfügt über einen großen Garten, der mit überwiegend blühenden Zierpflanzen gestaltet ist. Herr M. wohnt zusammen mit einem anderen Bewohner in einem Doppelzimmer.

26.4.3 Beschreibung der Symptome

Herr M. wandert tagsüber unablässig im Wohnbereich herum. Er ist ständig in Bewegung und sehr unruhig. Dabei wirkt er gehetzt und droht vor Erschöpfung zu stürzen. Gerne geht er zum Kohleofen, der ihm aus früheren Lebenssituationen vertraut ist. Wenn er nicht wandert, kramt er in der Wohnküche und stört durch das Sammeln von Papier seine Mitbewohner. Er nimmt die Zeitungen seines Zimmernachbarn und trägt sie hin und her, um letztendlich den Ofen damit zu bestücken.

Seit Herr M. Durchschlafstörungen hat, wandert er auch nachts. Gelegentlich sucht er dabei nach Papier und alten Zeitungen. Er isst im Stehen und dann auch nur unzureichend. Getränke nimmt er nur zu sich, wenn sie ihm angeboten werden. Deshalb hat er in den vergangenen 3 Monaten stark an Gewicht verloren. Bei einer Körpergröße von 1,90 m wiegt er nur noch 70 kg (BMI 19,4).

26.4.4 Situation aus Sicht anderer Beteiligter

▸ **Pflegende I.** „Herr M. kramt immer rum, das stört die anderen."

▸ **Pflegende II.** „Es ist furchtbar, man kann kein Stück Papier herumliegen lassen, selbst die Dokumentation landet im Ofen, wenn man nicht aufpasst."

▸ **Mitarbeiter Sozialer Dienst.** „Herr M. beteiligt sich an keinem Angebot, das man ihm macht."

▸ **Pflegende III.** „Herr M. isst kaum noch etwas, er hat in den vergangenen 3 Monaten schon 6 kg abgenommen."

▸ **Pflegende IV.** „Herr M. schläft kaum noch, jetzt wandert er auch nachts herum, das war bis vor 2 Monaten nicht so. Da hat er nachts gut geschlafen."

▸ **Neffe.** „Er hat früher immer was zu kramen gehabt. Er konnte nie richtig stillsitzen."

▸ **Hausarzt.** „Herr M. braucht ein Sedativum, damit er zur Ruhe kommt."

▸ **Mitbewohner im Doppelzimmer.** „Ständig nimmt er meine Zeitung weg."

26.4.5 Pflegerische und medizinische Diagnostik

Auch wenn augenscheinlich die Unruhe und der starke Bewegungsdrang für die Gewichtsabnahme ursächlich scheinen, sollte auch immer an eine mögliche akute Erkrankung gedacht werden. Dazu wird in Absprache mit dem Neffen und dem behandelnden Arzt eine Diagnostik eingeleitet, die eine solche Akuterkrankung ausschließt. Darüber hinaus scheint es wichtig zu sein, die Ursache für die nächtliche Unruhe zu ermitteln. Ruht er am Tag zu viel, wenn auch in kleinen Etappen? Hat er ausreichend Beschäftigungsmöglichkeiten oder sind die Angebote, die in der Einrichtung angeboten werden, primär auf alte Frauen ausgerichtet?

Folgende Maßnahmen werden durchgeführt:

- Ursachen für die Durchschlafstörungen abklären.
- Akute körperliche Erkrankung ausschließen.
- Gewichtsverlust erfassen und Ursache abklären.
- Kalorienbedarf, der aufgrund der gesteigerten Mobilität stark erhöht ist, ermitteln.
- Frühere Lebensgewohnheiten aus der Biografie erfassen.
- Bezugspflegefachperson nimmt dazu Kontakt zum Neffen auf.

26.4.6 Pflegediagnosen

In ▸ Tab. 26.3 werden nur Diagnosen in Bezug auf die Agitiertheit und das fortwährende „Herumwandern" des Patienten erfasst.

Tab. 26.3 Pflegediagnosen (nach NANDA) bei Unruhezuständen.

Diagnose	Definition	weitere Informationen
Selbstversorgungsdefizit beim Essen und Trinken	nicht vorhandene Fähigkeit, die Nahrungsaufnahme selbständig durchzuführen oder abzuschließen	Merkmale dieser Diagnose sind die Unfähigkeit, die Nahrung für die Aufnahme vorzubereiten und in einer gesellschaftsfähigen Weise zu sich zu nehmen. Die Ursache liegt in der kognitiven Beeinträchtigung des Bewohners.
ruheloses Umhergehen	Zustand, in dem eine Person (mit einer Demenz) ziellos und ständig umherirrt – oft ohne Rücksicht auf Hindernisse oder Grenzen; dadurch erhöhtes Risiko für Verletzungen	Herr M. ist fortwährend in Bewegung, ohne dabei ein Ziel zu verfolgen. Die Unruhe treibt ihn an. Zwanghaft erscheint das unablässige Papiersammeln.
weitere Pflegediagnosen: chronische Verwirrtheit – Sturzgefahr bei der Gabe von sedierenden Mitteln – Schlafmangel wegen der großen psychomotorischen Unruhe		

26.4.7 Probleme und Ressourcen

► **Probleme.** Herr M. ist sehr unruhig, durch sein ständiges Umherlaufen entsteht auch im Wohnbereich eine große Unruhe. Dazu kommt, dass er jeden Schnipsel Papier aufsammelt. Sogar die Dokumentation nimmt er an sich, selbst wenn sie nur kurz auf dem Tisch in seinem Zimmer liegt. Er versteckt sie und steckt sie später in den Ofen. Mitbewohner haben Angst, dass er diesen Ofen auch entzündet. Sobald er einen Raum betritt, bringen Mitbewohner alle Gegenstände „in Sicherheit", von denen sie glauben, dass Herr M. sie an sich nehmen könnte. Er wird häufig beschimpft und man sagt ihm, dass er in der Wohnküche unerwünscht sei. Er stört die Gruppenangebote, die regelmäßig z. B. als 10-Minuten-Aktivierung angeboten werden. Herr M. ist untergewichtig und nimmt nicht ausreichend Nahrung zu sich. Er möchte sich nicht zum Essen setzen und findet in der Wohnküche keine Ruhe.

► **Ressourcen.** Wenn Herr M. Papier sammelt, wirkt er zufrieden. Diese Tätigkeit beschäftigt ihn zumindest für kurze Zeiträume. Männlichen Pflegenden gegenüber zeigt er eine große Affinität. Er folgt ihnen, wenn möglich, überallhin. Der Neffe möchte seinen Onkel gut versorgt wissen und ist froh über Beratung durch die Pflegenden.

26

26.4.8 Pflegeziele

Für Herrn M. können folgende Pflegeziele formuliert werden:
- Der Bewegungsdrang von Herrn M. wird toleriert.
- Es wird für ausreichend Ruhephasen und Schlaf gesorgt.
- In der Umgebung findet Herr M. Vertrautheit z. B. durch Gegenstände und Kleinmöbel aus seiner alten Wohnung.
- Ihm stehen an seine Lebensgewohnheiten angepasste Beschäftigungsmöglichkeiten zur Verfügung.
- Er wird hochkalorisch ernährt und nimmt monatlich ein Kilogramm an Gewicht bis zum Erreichen eines BMI von 24 zu.

26.4.9 Pflegerische Interventionen

Die Ursache für die Unruhe und Schlafstörungen wird abgeklärt. Bleibt die Bewegungsunruhe weiterhin so stark, dass Herr M. völlig gehetzt wirkt, gar nicht mehr zur Ruhe kommt und er dadurch sichtlich leidet, so kann die Behandlung mit niederpotenten Antipsychotika erwogen werden. Zu beachten ist allerdings dabei, dass diese die Motorik negativ beeinflussen können und dadurch die Sturzgefahr weiter erhöht sein kann. Sie sollten also nur niedrig dosiert gegeben werden. Häufig reicht auch eine situative Gabe. Eine richterliche Genehmigung wird beantragt. Da das Medikament in der verabreichten niedrigen Dosierung nicht die Freiheit zur Bewegung des Bewohners einschränkt, sieht die zuständige Amtsrichterin keine Notwendigkeit einer Genehmigung nach § 1906 BGB. Auf längere Ruhezeiten während des Tages (mehr als 1 Std.) wird verzichtet, damit er in der Nacht besser schlafen kann (Tages- und Nachtrhythmuskurve erstellen).

Fingerfood, Nahrung und Getränke werden ihm im Gehen angeboten. Es erfolgt eine tägliche Kontrolle auf Anzeichen von Dehydratation. Beschäftigungsangebote werden an den Lebensgewohnheiten von Herrn M. ausgerichtet (keine hauswirtschaftlichen, eher handwerklichen Tätigkeiten). „Kramkisten" mit Utensilien aus der Landwirtschaft oder alte Gebrauchsgegenstände, die der Neffe mitbringt (S. 365), werden ihm zur Verfügung gestellt. Auch Arbeiten im Garten, die ihm den Aufenthalt im Freien (S. 380) ermöglichen, sind sinnvoll. Hobbys und Lieblingsbeschäftigungen, die der Neffe nennt, sollen nach Möglichkeit beachtet werden. Ein anderer Platz für den Kohleofen wird gesucht und alte Zeitungen als Papiervorräte stehen ihm zur Verfügung, damit die Mitbewohner sich nicht mehr gestört fühlen. Damit Herr M. Möglichkeiten der Bewegung und Anregung erhält, könnte auch eine Beteiligung an aktivierenden Maßnahmen erprobt werden.

26.4.10 Evaluation

Folgende Maßnahmen sollten regelmäßig stattfinden:
- Medikamentöse Therapie auf Wirksamkeit und Nebenwirkungen überprüfen.
- Gewicht zunächst wöchentlich überprüfen.
- Akzeptanz der angebotenen Speisen und Getränke wöchentlich kontrollieren, ggf. Angebot anpassen.
- Tages- und Nachtrhythmuskurve nach 14 d auswerten.
- Prüfen, ob die Schlafzeiten innerhalb von 24 h ausreichend sind und ob sich Besonderheiten im Tagesablauf ergeben.
- Auf Anzeichen von Schmerz achten.
- Angemessenheit von psychosozialen Angeboten überprüfen.
- Unruhe beobachten, ob sie nach veränderten Angeboten unvermindert anhält.

26.5 Fallbeispiel: Nahrungsverweigerung

26.5.1 Informationen zur Betroffenen

Frau N. ist 78 Jahre alt und lebt seit ca. 3 Jahren bei ihrer Tochter. Den Tod ihres Ehemanns konnte sie nur schwer verkraften und es war ihr seit dieser Zeit nicht mehr möglich, das große Einfamilienhaus alleine zu versorgen. Am Tag zuvor wurde sie akut ins Krankenhaus eingewiesen, weil sie zu Hause nichts mehr gegessen hatte und immer magerer geworden war. Die Tochter hatte zunächst gar nichts bemerkt, denn der Teller war nach den Mahlzeiten immer leer und auch die Zivildienstleistenden vom Roten Kreuz sagten, dass in den Essenskartons vom „Essen auf Rädern" keine Reste waren. Dann aber bemerkte die Tochter, dass die Kleidung ihrer Mutter nicht mehr passte und sie sehr dünn geworden war.

Ansonsten scheint Frau N. nach Aussagen des Hausarztes körperlich bei bester Gesundheit. Sie findet sich im Haus der Tochter sehr gut zurecht und geht immer mal wieder in die nahe gelegene Kirche. Da das Allgemeinkrankenhaus keine somatischen Ursachen für ihr Untergewicht feststellen konnte, wurde sie in die gerontopsychiatrische Klinik verlegt. Sie hatte 22 kg abgenommen und wog nur noch 41 kg. Frau N. sagte immer nur, dass sie doch genug esse und in ihrem Alter brauche man nicht mehr so viel. Das Pflegepersonal in der Klinik stellte jedoch fest, dass sie so gut wie gar nichts aß und sogar das Essen verstecken wollte. Sie regte sich in der Klinik sehr über die Behandlung auf, sie sagte mehrmals: „Die wären doch alle froh, wenn ich nicht mehr bin, die wollen doch nur mein Geld." Die Schwestern versuchen, Frau N. etwas Essen anzubieten, sie wehrt es jedoch immer wieder ab, kann dabei sehr böse werden und schimpft lautstark. Nachts schläft sie nicht durch und klagt permanent über Verdauungsprobleme.

26.5.2 Informationen zum Umfeld

Frau N. bewohnt im Haus ihrer Tochter 2 eigene Zimmer. Ihre Tochter bereitet das Frühstück und das Abendessen zu, während das Mittagessen vom Roten Kreuz gebracht wird. Frau N. isst normalerweise immer selbstständig. Beim ersten Aufenthalt im Krankenhaus bekam sie Medikamente. Als sie wieder zu Hause war, setzte der Hausarzt die Medikamente jedoch ab, da die Patientin unter Obstipation und Kreislaufproblemen litt.

26.5.3 Beschreibung der Symptome

Frau N.s ablehnendes und misstrauisches Verhalten, die Schlafstörungen, die Verdauungsprobleme und auch die negative Stimmung deuten auf eine Depression hin.

Für eine nicht ausreichende Ernährung spricht einerseits, dass die Kleidung nicht mehr richtig passt, andererseits aber auch die Beobachtung, dass Frau N. Essen verschwinden lässt.

26.5.4 Situation aus der Sicht anderer Beteiligter

▸ **Tochter.** „Ich tue doch alles für meine Mutter. Es ist nicht leicht, als erwachsene Frau sein Leben nach der Mutter auszurichten und Dankbarkeit gibt es dafür auch nicht."

▸ **Hausarzt.** „Es kann sein, dass sie eine Depression hat. Aber die Medikamente hat sie nicht vertragen und eigensinnig war sie eigentlich schon immer."

▸ **Schwester auf Station.** „Ihr kann man nichts recht machen, alles, was man tut, ist falsch. Die geht einem ganz schön auf den Nerv. Man müsste sie etwas ruhiger machen, dann würde es schon gehen, und wenn man ihr das Essen hinstellt und lange genug wartet, dann isst sie schon."

26.5.5 Pflegerische und medizinische Diagnostik

▸ **Medizinische Diagnostik.** Wenn jemand nicht mehr isst bzw. nicht mehr essen will, können sich zahlreiche somatische oder psychiatrische Krankheiten dahinter verbergen. Können sich die Betroffenen nicht mehr adäquat zu ihrem Befinden äußern, kann zum Ausschluss von Schmerzen als Ursache für die mangelnde Nahrungsaufnahme bei entsprechendem Verdacht z. B. ein Schmerzmittel gegeben werden.

Eine psychische Erkrankung kann ein wahnhaftes Erleben (S. 244) („Man will mich vergiften") oder eine depressive Störung (S. 250) sein. Beide sind medikamentös behandelbar, allerdings können Antipsychotika oder Antidepressiva ihrerseits den Appetit herabsetzen. Daher müssen auch hier, bevor Psychopharmaka eingesetzt werden, alle anderen Ursachen ausgeschlossen werden. Bei alten Menschen führen oft unterschiedliche körperliche Veränderungen zur Nahrungsverweigerung:

- Obstipation
- Infekte
- Schmerzen
- Magenulzera
- schlechter Zahnstatus
- Entzündungen im Mund- oder Speiseröhrenbereich
- unerwünschte Wirkung von Medikamenten

▸ **Pflegerische Diagnostik.** Eine gründliche Untersuchung ergibt, dass bei Frau N. keine körperlichen Ursachen für die mangelnde Nahrungsaufnahme vorliegen. Es finden nun folgende Beobachtungen bzw. Untersuchungen statt:

- Ernährungsstatus bzw. zugeführte Trinkmenge wird erhoben.
- Assessment zur Erfassung einer Depression oder Demenz wird durchgeführt.
- Verhaltensweisen, Orientierung, Stimmung, Wahrnehmung usw. beobachten.
- Ausschluss von Obstipation und Magenulzera (u. U. Gastroenterologen hinzuziehen).
- Befragung der Tochter zur genauen pflegerischen Anamnese.
- Abstimmung mit dem Arzt zur Identifikation eines Vergiftungswahns, der selbstständig oder in Verbindung mit einer Depression auftreten kann.

26.5.6 Pflegediagnosen

▸ Tab. 26.4 zeigt Pflegediagnosen, die bei Nahrungsverweigerung zutreffen können.

26.5.7 Probleme und Ressourcen

▸ **Probleme.** Frau N. ist stark untergewichtig, sie isst nicht mehr ausreichend, lehnt sowohl das von der Tochter als auch das von Pflegepersonen angebotene Essen energisch ab. Verursacht ist das Verhalten vermutlich durch:

- negative Stimmung
- Vergiftungswahn
- Fehleinschätzung der eigenen Situation
- Obstipation mit starkem Völlegefühl

26

Tab. 26.4 Pflegediagnosen (nach NANDA) bei Nahrungsverweigerung.

Name	Definition	weitere Informationen
Verschlechterung des Allgemeinzustandes	fortschreitende Verschlechterung körperlicher Funktionen und der Kognition; stark verringerte Fähigkeiten eines Menschen, mit Krankheiten zu leben, Krankheitsfolgen zu bewältigen und für sich selbst zu sorgen	Merkmale und Kennzeichen sind Interessenverlust, veränderte Stimmungslage, physische Verschlechterung, Selbstfürsorgedefizit. Dazu zählt auch der Wunsch zu sterben, der sich mitunter in unzureichender Nahrungsaufnahme manifestiert. Die begrenzte Fähigkeit zur Anpassung an die Auswirkungen des Alterns ist ebenfalls Teil der Erkrankung.
Mangelernährung	Zustand, in dem der Kalorien- und/oder Nährstoffbedarf einer Person nicht gedeckt wird	Kennzeichen sind Mangel an Nahrungsmittelvorräten, fehlendes Interesse an Essen, Bauchschmerzen, Schluckstörungen, Gewichtsabnahme.
Selbstversorgungsdefizit Essen und Trinken	Zustand, in dem bei einer Person die Fähigkeit gestört ist, die Nahrungsaufnahme eigenständig durchzuführen und abzuschließen	Merkmale können sein: • Unvermögen, Nahrung vorzubereiten • Unfähigkeit, mit Besteck umzugehen, zu kauen und zu schlucken • Schwierigkeiten eine Mahlzeit zu sich zu nehmen (z. B. durch kognitive Beeinträchtigung, reduzierte Motivation, Fatigue oder andere Beschwerden)
ineffektive Gesunderhaltung	Unfähigkeit einen Hilfebedarf bei der eigenen Gesunderhaltung zu erkennen und/oder sich Hilfe zu organisieren, um gesund zu bleiben	Ein Risiko ist im Fallbeispiel die Mangelernährung. Einflussfaktoren sind z. B. gestörte Hirnfunktionen, Mobilität, Sinnesfunktionen, Erschöpfung, fehlendes Bewusstsein.
weitere Pflegediagnosen: Obstipation – Zahnstatus beeinträchtigt		

▸ **Ressourcen.** Im Augenblick besteht keine akute Gefahr. Außerdem weist der Verdauungstrakt bis auf die Obstipation keine Erkrankung auf. Frau N. kann zu ihrem Befinden befragt werden.

26.5.8 Pflegeziele

Für Frau N. werden folgende Pflegeziele formuliert:

- Frau N. hält ihr Gewicht, ein BMI von 19 wird angestrebt.
- Diagnostik und Differenzialdiagnostik ist durchgeführt.
- Verhaltenstherapie und medikamentöse Behandlung erfolgen.
- Tochter ist beraten im Umgang mit depressiven Verhaltensweisen.
- Frau N. stellt sich regelmäßig bei einem Psychiater vor.
- Frau N. hat eine Bezugsperson in der Klinik.

26

26.5.9 Pflegerische Interventionen

Um die Pflegeziele für Frau N. zu erreichen, werden folgende Maßnahmen durchgeführt:

- Die gesamte Situation wird mit der Tochter erörtert.
- Wunschkost wird angeboten, Nahrungsaufnahme (S. 315) kontrolliert.
- Frau N. wird regelmäßig (einmal wöchentlich) gewogen.
- Fachärztliche Diagnostik und Differenzialdiagnostik findet statt.
- Klarer und einfach strukturierter Bezugsrahmen wird geschaffen (möglichst überschaubarer Personenkreis, strukturierter Tagesablauf).
- Vergiftungswahn wird nicht kommentiert (S. 245).
- Tochter wird über den Umgang mit der Mutter und veränderte Verhaltensweisen informiert (z. B. Krankheitsbild, Kommunikationsformen, medikamentöse Behandlung).
- Kontakt zu einer Selbsthilfegruppe wird vermittelt.
- Kontakt zu Fachärzten wird in Absprache mit dem Hausarzt hergestellt.

26.5.10 Evaluation

Durch den Facharzt sollte überprüft werden, ob sich der Ernährungszustand von Frau N. stabilisiert, vielleicht sogar verbessert hat und ob die depressiven Gedanken oder Wahngedanken zurückgegangen sind. Außerdem muss geklärt werden, ob Frau N. die Medikation gut verträgt und die Tochter mit der Situation sachgerecht umgehen kann.

Die beschriebenen Symptome führen in der Häuslichkeit immer wieder zu Problemen. Die Angehörigen erkennen oder verstehen die Depression oft nicht und es kommt zu Überforderungen und häufig zu Streitereien. Daher sollten diese Situationen von psychiatrisch geschulten Personen (psychiatrischer ambulanter Dienst, Institutsambulanz oder Psychiater) begleitet werden. Durch diese Vorkehrungen können die Familien entlastet und unnötige Krankenhauseinweisungen vermieden werden.

26.6 Fallbeispiel: Kotschmieren

26.6.1 Informationen zum Betroffenen

Herr R. ist 83 Jahre alt und lebt seit 4 Jahren in einem Seniorenheim. Er war Landwirt und hat 5 Kinder. Nach dem Tod seiner Frau vernachlässigte er immer mehr seine Körperpflege und seine Umgebung, tröstete sich oft mit Schnaps und ließ sich selbst von seinen Kindern nicht mehr helfen.

Die tägliche Betreuung und Pflege lässt Herr R. auch heute nur widerwillig über sich ergehen. Dies führt immer wieder zu Streitereien zwischen ihm und den Pflegepersonen. Er ist oft schlecht gelaunt und möchte am liebsten in Ruhe gelassen werden. Im vergangenen halben Jahr wurde er immer gebrechlicher und stürzte mehrfach. Außerdem beschmiert er oft sein ganzes Bett und die Zimmerwand mit Kot. In der vergangenen Woche hat eine Pflegeperson sogar beobachtet, wie er seine mit Kot beschmierten Finger abgeleckt hat. Die Pflegenden und auch seine Kinder sind über dieses Verhalten irritiert und entsetzt.

Herr R. hat seit vielen Jahren einen gut eingestellten Diabetes Typ II und eine leichte Herzschwäche, die ebenfalls medikamentös behandelt wird. Das Sehen und Hören ist in der letzten Zeit schwieriger geworden. Seit einem halben Jahr leidet er unter einer Harninkontinenz, die wahrscheinlich durch eine Vergrößerung der Prostata verursacht ist.

26.6.2 Informationen zum Umfeld

Herr R. lebt in einem kleinen Seniorenheim, in dem es keine gerontopsychiatrische Spezialisierung gibt. Die medizinische Betreuung wird hier ausschließlich durch einen Facharzt für Allgemeinmedizin gewährleistet. Ein Zahnarzt und ein Orthopäde kommen regelmäßig ins Haus. Es wird eine Mischung aus Funktions- und Bezugspersonenpflege praktiziert. Die Kommunikation im Team findet bei der täglichen Übergabe statt, bei Teambesprechungen und in einigen Arbeitskreisen zu aktuellen Themen wie Pflegestandardentwicklung. Herr R. hat keinen konstanten Ansprechpartner. Eine Mitarbeiterin der Hauswirtschaft bezeichnet er immer als seine Frau.

Sein Zimmer ist eher schmucklos. Es verfügt über ein behindertengerechtes Bad, was er bis vor kurzem auch benutzte. An den Veranstaltungen, die im Haus regelmäßig angeboten werden, nimmt er immer weniger teil.

26.6.3 Beschreibung der Symptome

Die Gesamtsituation von Herrn R. hat sich sehr verändert bzw. verschlechtert. Dabei ist das Kotschmieren und Kotessen für die Pflegenden besonders belastend, während es für ihn selbst ganz normal zu sein scheint. Es handelt sich hierbei um ein Symptom von psychischen oder physischen Veränderungen. Sein Verhalten wird genau beobachtet und dokumentiert. Kotessen und Kotschmieren können als Symptom verschiedener Erkrankungen wahrgenommen werden. Ursache für das veränderte Verhalten können z. B. Obstipation, Regression, sensorische Deprivation (S. 300) oder das Verkennen des Kotes sein. Folgende psychische Auffälligkeiten wurden bei Herrn R. beobachtet:

- Er zieht sich zunehmend von den angebotenen Aktivitäten zurück.
- Er verhält sich dysphorisch.
- Er erkennt seine Kinder kaum noch und hält die Hauswirtschaftskraft für seine Frau (evtl. Agnosie).
- Er verkennt seinen eigenen Kot.
- Seine soziale und sensorische Armut können evtl. eine Deprivation auslösen.
- Er neigt zur Verwahrlosung.
- Er ist z. T. desorientiert im Raum (Toilette wird nicht mehr aufgesucht).
- Eine volle Blase und ein voller Enddarm werden nicht mehr wahrgenommen.

Weitere physische Auffälligkeiten wurden dokumentiert:

- Er geht unsicher und stürzt häufig.
- Er sieht und hört immer schlechter.
- Eine Harninkontinenz wird beeinflusst durch eine Prostatavergrößerung und dadurch, dass er nicht mehr regelmäßig zur Toilette geht.
- Sein Allgemeinzustand ist erheblich verschlechtert.

26.6.4 Situation aus der Sicht anderer Beteiligter

Das Kotschmieren und Kotessen ist bei den meisten Beteiligten sehr negativ besetzt und ruft einen großen Ekel hervor. Trotzdem wird das Problem sehr unterschiedlich gesehen.

▸ **Tochter.** „Da muss doch mal der Arzt drauf gucken, so etwas ist doch unglaublich. Das kann man so nicht lassen. Auch wenn er verrückt ist, aber das tut ein normaler Mensch nicht."

▸ **Pflegender.** „Das ist doch eine Schweinerei. Das macht er immer kurz vor Feierabend und immer, wenn ich Dienst habe. Da steckt bestimmt ein System dahinter."

▸ **Wohnbereichsleitung.** „Das ist psychisch und physisch eine große Belastung für die Kollegen. Herr R. sollte dringend stationär untersucht werden."

▸ **Hausarzt.** „Ich kenne Herrn R. nicht so gut. Das Verhalten könnte ganz unterschiedliche Ursachen haben, wahrscheinlich wird es aber durch eine Demenz ausgelöst."

▸ **Mitarbeiter Sozialer Dienst.** „Herr R. war immer sehr eigen, aber ich bin mit ihm gut klargekommen. Vielleicht fehlt ihm Zuwendung."

26.6.5 Pflegerische und medizinische Diagnostik

Ein wesentliches Risiko bei einem solchen Verhalten ist die Ablehnung und Ausgrenzung des Betroffenen. In einer multiprofessionellen Fallbesprechung werden gemeinsame Strategien festgelegt. Die Wahrnehmungen der Beteiligten werden offen angesprochen und diskutiert, um einen gemeinsamen Handlungsplan zu erstellen. Zuvor tragen alle die Informationen zusammen, um das Kotschmieren bzw. -essen möglichst genau einzuschätzen. Eine gute Kooperation zwischen Arzt, Pflege, anderen Berufsgruppen und den Angehörigen ist hilfreich.

▸ **Medizinische Diagnostik.** Kotschmieren kann durch sog. paradoxe Diarrhöen verursacht sein. Eigentlich handelt es sich um eine Form der Obstipation, bei der sich Kotsteine gebildet haben und flüssiger Stuhlgang von dem Betroffenen nicht gehalten werden kann. Durch eine digitale Austastung des Rektums werden diese jedoch häufig entdeckt und ggf. auch ausgeräumt. Insbesondere anticholinerg wirksame Medikamente gehen häufig mit einer Obstipation einher. Halten Diarrhöen längere Zeit an (und liegt dies nicht in einer Gabe von Laxanzien begründet), wird der Stuhl nach Erregern untersucht. Eine antibiotische Vorbehandlung führt nicht selten zu einer pseudomembranösen Kolitis.

▸ **Pflegerisches Assessment.** Ein festgelegtes Assessment (z. B. bei Gewichtsverlust) ist in diesem Fall nicht sinnvoll. Vielmehr müssen individuelle Beobachtungen beim Kotschmieren gemacht werden:

- Häufigkeit des Kotschmierens
- Uhrzeiten (wann hat das Schmieren begonnen, gibt es zeitliche Zusammenhänge mit anderen Aktivitäten)
- Konsistenz der Defäkation

Außerdem müssen mögliche Ursachen des Kotschmierens ausgeschlossen werden:

- inkomplette Darmentleerung
- akute Verwirrtheitszustände bzw. Delir
- Desorientierung
- Fehlwahrnehmung (Agnosie)
- Anzeichen von Unter- oder Überreizung
- Depressionssymptome, z. B. Schlafstörungen, Antriebsstörungen, Regression
- Demenzsymptome, z. B. Desorientierung, Koordinationsstörungen

Tab. 26.5 Pflegediagnosen (nach NANDA) bei Kotschmieren.

Name	Definition	weitere Informationen
akute Verwirrtheit	reversibler, kurzfristig anhaltender (<3 Monate) Zustand, in dem es plötzlichen zu einer Häufung umfassender, sich im Verlauf verändernder Störungen des Bewusstseins, der Aufmerksamkeit und der Wahrnehmung kommt; Gedächtnis, Orientierung und Denken funktionieren nur eingeschränkt; typisch auch: gestörter Schlaf-Wach-Zyklus, verändertes psychomotorisches Verhaltens, Sinnestäuschungen	Gekennzeichnet durch: • veränderte Aufmerksamkeit • gestörter Schlaf-Wach-Rhythmus • veränderte Orientierung • verändertes Denken • ggf. Sinnestäuschungen
Obstipation	verringerte Ausscheidungsfrequenz, erschwerte/unvollständige Stuhlpassage oder Passage von harter, trockener Fäzes	Merkmale sind: • Unfähigkeit, Stuhl selbstständig auszuscheiden • rektales Völlegefühl • weicher, pastenähnlicher Stuhl im Rektum • sickernder flüssiger Stuhl • Im Standard werden auch unerklärlicher Stürze mit einer Obstipation in Verbindung gebracht.
Körperbildstörungen	verändertes mentales Bild des eigenen psychischen Selbst	Merkmale sind: • negative Gefühle gegenüber dem eigenen Körper bis hin zur Depersonalisierung • Verhalten, das eine Rückmeldung oder Bestätigung zum eigenen Körper sucht

Lebensgeschichtliche Begebenheiten und Wahrnehmung des Körpers geben weitere Informationen:

- Wann hat die Verwahrlosung begonnen und hat es zu früheren Zeiten schon Anzeichen dafür gegeben.
- Wie nimmt Herr R. seinen Köper wahr, z. B. Koordination, Orientierung, Verkennungen, Wahnvorstellungen oder Halluzinationen?

26.6.6 Pflegediagnosen

▸ Tab. 26.5 erfasst die Pflegediagnosen für das Fallbeispiel.

26.6.7 Probleme und Ressourcen

▸ **Probleme.** Herr R. geht mit den eigenen Ausscheidungen unsachgemäß um, er verschmiert und isst seinen Stuhl. Dieses Verhalten führt zur sozialen Ausgrenzung, hygienischen Problemen und deutet auf andere psychische und physische Ursachen hin:

- akutes Delir
- Regression durch Reizarmut
- keine intakte Beziehung
- inkomplette Darmentleerung
- veränderte Selbstwahrnehmung
- Sturzgefahr als Einschränkung von Selbstbestimmtheit und Lebensradius (Erlebenswelt)

▸ **Ressourcen.** Eine Tochter kommt regelmäßig zu Besuch, die anderen Kinder kommen nur selten. Er will manchmal aufstehen und gehen. Er kann seinen Willen (wenn auch oft negativ) klar artikulieren und leidet offensichtlich nicht unter seinem Verhalten.

26.6.8 Pflegeziele

Folgende Pflegeziele können für Herrn R. formuliert werden:

- Der psychiatrische, medizinische und pflegerische Status ist aktuell erhoben.
- Er hat einen Vertrauten (Bezugsperson).
- Die Ursachen für das Verschmieren oder Essen des Kotes sind eingegrenzt.
- Die Darmentleerung geschieht regelmäßig, mind. 3-mal pro Woche.
- Die Seh-, Hör- und Gehfähigkeit ist verbessert.
- Er hat über den Tag verteilt körperbezogene Reize.

26.6.9 Pflegerische Interventionen

Als medizinische Interventionen sind zu nennen:

- Der Stuhlgang wird reguliert, da durch diese Maßnahme das Kotschmieren häufig verschwindet.
- Obstipationsfördernde, z. B. anticholinerg wirksame Medikamente werden auf ihre Notwendigkeit bzw. Austauschbarkeit hin überprüft.
- Zeitweise Gabe von Laxanzien wie Suppositorien (z. B. Glycerin) oder oral (z. B. Natriumpicosulfat; Macrogol), evtl. Klysma.
- Für die längere Gabe wird z. B. Movicol verordnet, da bei diesem Vorgehen weniger Nebenwirkungen bzw. Interaktionen mit anderen Medikamenten auftreten.

Als pflegerische Interventionen sind zu nennen:

- Die Interventionen werden in einer Fallkonferenz (S. 77) vereinbart.
- Untersuchungen und Beratungen durch einen Internisten, Psychiater oder Neurologen werden veranlasst.
- Eine Bezugspflegeperson wird verbindlich ausgewählt (evtl. auch in Kombination mit der Hauswirtschaftskraft, zu der Herr R. einen Zugang hat).
- Die genannten Beobachtungen (z. B. äußere Bedingungen, internistische Ursachen und lebensgeschichtliche Bezüge) werden gemeinsam ausgewertet.
- Nach Anordnung des Arztes wird regelmäßig abgeführt (z. B. durch geeignete Abführmittel und ballaststoffreiche Kost).
- Herr R. wird angeregt, die Toilette im eigenen Zimmer zu benutzen (z. B. nach dem Frühstück durch die Ausnutzung des gastrokolischen Reflexes).

- Die Körperwahrnehmung kann durch den Einsatz von Aromen bei der täglichen Körperpflege oder durch eine Vibrationsmassage verbessert werden (S. 360).
- Die Mobilität wird gefördert, damit er selbstständiger und unabhängiger wird.
- Er wird positiv und klar in alle Prozesse einbezogen.
- Das Verhalten des Kotschmierens wird weder negativ noch positiv kommentiert, es soll lediglich ein knapper Verweis auf die Benutzung der Toilette gegeben werden.
- Im Umfeld kann der Aspekt der Milieugestaltung (S. 375) aufgenommen werden, damit die Orientierung verbessert wird.

26.6.10 Evaluation

▸ **Medizinisch.** Alle Parameter bzw. Medikamente werden auf Veränderungen hin überprüft und evtl. angepasst.

▸ **Pflegerisch.** Da der Auslöser in diesem Fallbeispiel nicht eindeutig zu identifizieren ist, kann es im fortschreitenden Prozess zu deutlichen Strategieveränderungen kommen. Parallel muss die Belastung des Teams und der Angehörigen erkannt und reduziert werden. Ein erster Schritt ist die beschriebene Fallbesprechung, die erst einmal Entlastung bringt. Dabei wurde die Hilflosigkeit allen Beteiligten deutlich. Auch eine Supervision könnte hilfreich sein.

Nach einem Monat werden folgende Fragen beantwortet, damit das weitere Vorgehen gesteuert wird:

- Gibt es Veränderungen in Qualität oder Quantität?
- Konnte eine Beziehung zu Herrn R. hergestellt werden?
- Wurden verschiedene Strategien zur Verbesserung der Körperwahrnehmung akzeptiert und vielleicht unterstützt?
- Hat sich die Wahrnehmungsfähigkeit durch angepasste Hilfen verbessert?
- Konnte die Gehfähigkeit verbessert und die Sturzhäufigkeit verringert werden?
- Konnte die Kommunikation mit Herrn R. verbessert oder stabilisiert werden?
- Bestehen aktuelle Hygiene- oder Deprivationsrisiken?

26.7 Fallbeispiel: Apathie

26.7.1 Informationen zur Betroffenen

Frau T. ist 77 Jahre alt und sitzt einen großen Teil des Tages im Tagesraum eines Seniorenheimes. Bereits zuhause, berichtet die Tochter, sei ihre Mutter dadurch aufgefallen, dass sie in letzter Zeit kaum noch „in Gang gekommen“ sei und zunehmend gesessen oder gelegen habe. Dieses Verhalten sei ganz gegensätzlich zu ihrem Verhalten von früher, da sei sie immer aktiv und interessiert gewesen sei. Die Tochter und auch die Mitarbeiter haben den Eindruck, dass sie nur noch selten zu Frau T. vordringen und sie „normal“ auf Ansprache reagiert. Wenn die Pflegenden und Betreuenden mit ihr sprechen können, spricht sie sehr leise, jedoch freundlich; allerdings entsteht dann auch der Eindruck, dass sie nicht orientiert ist. Jetzt sitzt sie meist und die Pflege- und Betreuungspersonen können sie so gut wie nicht motivieren und in Bewegung bringen, beim Essen ist sie verlangsamt und desinteressiert. In der Nacht ist es nicht klar, ob Frau T. gut schläft oder eher wach ist. Die medizinische Diagnose ist nicht eindeutig, es ist fraglich, ob eine Demenzoder eine Depression oder sogar beides vorliegt. Ein Facharzt wurde bisher nicht hinzugezogen. Die Pflegenden haben zunehmend Angst, Frau T. alleine zu lassen. Sie befürchten, dass es aufgrund der mangelnden Bewegung beim Aufstehen zu Stürzen kommen kann. Darüber hinaus wird befürchtet, dass die Bewohnerin durch die Apathie nicht mehr ausreichend Reize bekommt und sie weiter „in sich versinkt“. Die Nahrungsaufnahme gestaltet sich ebenfalls sehr zeitaufwändig, manchmal isst sie nur Teile der Portionen auf.

26.7.2 Informationen zum Umfeld

Im Umfeld leben weitere 13 Bewohner, die mehr oder weniger häufig bei Frau T. im Tagesraum sitzen, meistens aber nur zu den Mahlzeiten. In ihrem Zimmer hat sie einen Fernseher und ein Radio, diese werden durch die Mitarbeiter und die Tochter ab und zu angestellt, aber alle Beteiligten haben nicht den Eindruck, dass sie darauf positiv reagiert.

26.7.3 Beschreibung der Symptome

Frau T. wirkt apathisch und ist auf Ansprache teilnahmslos. Bis auf wenige Ausnahmen ist sie insgesamt wenig aktiv. Beim Essen zeigt sie keinen Appetit. Sie erscheint oft niedergeschlagen, ist eher schläfrig und besitzt nur noch eine reduzierte Urteilskraft. Die Mitarbeiter sind besonders besorgt über den Bewegungsmangel und eine mögliche Mangelernährung. Ebenfalls wird eine mögliche sensorische Deprivation unter den Pflegenden diskutiert.

26.7.4 Situation aus der Sicht anderer Beteiligter

▸ **Tochter.** „Meine Mutter hat sich stark verändert, früher war sie fit und agil, fast immer in Bewegung, manchmal kenne ich sie nicht wieder.“

▸ **Hausarzt.** „Einen richtigen Grund für das Verhalten kann ich nicht erkennen, es ist eben eine alte Frau, sie hat viel mitgemacht, vielleicht spielt eine Altersdepression eine Rolle? Das haben wir noch nicht abgeklärt.“

▸ **Mitarbeiter auf der Abteilung.** „Das ist wirklich schlimm, da kann man sich mühen, wie man will, das Aufstehen dauert, das Essen dauert, alles dauert. Da muss man doch was dran machen können!“, „Ich habe den Eindruck, sie ist niedergeschlagen oder in tiefer Trauer?“

26.7.5 Pflegerische und medizinische Diagnostik

Hinter der beobachteten Apathie können sich zahlreiche Erkrankungen verbergen, die es auszuschließen gilt; so könnte festgestellt werden, ob eine Demenz oder eine Depression dem Verhalten zugrunde liegt. Allerdings können auch Medikamentennebenwirkungen ein solches Verhalten verursachen, auch wenn (oder gerade weil) diese bereits seit längerem eingenommen werden. Der sog. Hang-over-Effekt (morgendliche Abgeschlagenheit nach Einnahme von Schlafmitteln am Abend vorher) oder/und Kumulationseffekt (Anhäufung des Medikamentenwirkstoffes) kann dann zu einer Überdosierung führen. Ebenfalls sollte ein Delir als Ursache, aber auch eine Schilddrüsenunterfunktion ausgeschlossen werden. Der Hausarzt kann ggf. eine Überweisung zum Neurologen oder Psychiater ausstellen.

Die Pflegenden können eine genaue pflegerische Anamnese stellen, damit mögliche Hinweise auf eine gerontopsychiatrische Erkrankung oder eine somatische Ursache sichtbarer werden.

MMST, Depressionsskalen, Confusion Assessment Method (CAM) sind auf medizinischer Seite zur Diagnosestellung hilfreich (S. 68). Ebenfalls sollte genau überprüft werden, ob Frau T. in der Nacht schläft oder vielleicht doch häufig wach ist.

Tab. 26.6 Pflegediagnosen (nach NANDA) bei Apathie.

Name	Definition	weitere Informationen
Immobilitätssyndrom	Zustand einer nicht vermeidbaren Inaktivität mit Ursache im muskuloskelettalen Apparat	Apathie führt in diesem Fall zu einem Verlust an Bewegung und Mobilität und damit zum Verlust von Muskulatur.
akute Verwirrtheit	reversibler, kurzfristig anhaltender (< 3 Monate) Zustand, in dem es plötzlichen zu einer Häufung umfassender, sich im Verlauf verändernder Störungen des Bewusstseins, der Aufmerksamkeit und der Wahrnehmung kommt; Gedächtnis, Orientierung und Denken funktionieren nur eingeschränkt; typisch auch: gestörter Schlaf-Wach-Zyklus, verändertes psychomotorisches Verhaltens, Sinnestäuschungen	Akute Verwirrtheit kann auch im Fall von Frau T. im Betracht gezogen werden, allerdings ist die Apathie kein Hauptsymptom dieser Diagnose.
Obstipation	verringerte Ausscheidungsfrequenz, erschwerte/unvollständige Stuhlpassage oder Passage harter, trockener Fäzes	Immobilität hat Auswirkungen auf die Peristaltik. Immobilität aufgrund von Apathie geht also mit einem erhöhten Obstipationsrisiko einher.
Verschlechterung des Allgemeinzustandes	fortschreitende Verschlechterung körperlicher Funktionen und der Kognition; stark verringerte Fähigkeiten eines Menschen, mit Krankheiten zu leben, Krankheitsfolgen zu bewältigen und für sich selbst zu sorgen	Verschlechterung des Allgemeinzustands ist ein Problem bei Apathie, da hier ein schleichender Prozess verläuft, der oft erst spät erkannt wird.
Fatigue	Empfindung eines langanhaltenden, überwältigenden Gefühls von Erschöpfung; verminderte Kapazitäten für physische und psychische Arbeit („normale" Alltagsaktivitäten werden bereits als viel zu anstrengend empfunden).	Auswirkung oder Ursache sind bei Apathie nicht immer direkt erkennbar.
weitere Pflegediagnosen: Selbstversorgungsdefizitsyndrom – Körperbildstörungen – soziale Isolation		

Auch die tatsächliche Sturzgefahr (S. 311) sollte ermitteln werden sowie der Ernährungsstatus, da sich durch das langsame und wenige Essen ein Gewichtsverlust oder/und ein Flüssigkeitsverlust beobachten lassen würde. In diesem Zusammenhang kann ebenfalls eine Obstipation ausgeschlossen werden.

Ebenfalls könnte das Risiko einer Deprivation eingeschätzt werden. Sowohl die Ursachen als auch die Auswirkung einer Deprivation können zur Apathie führen.

26.7.6 Pflegediagnosen

Pflegediagnosen bei Apathie sind in ▶ Tab. 26.6 erfasst.

26.7.7 Probleme und Ressourcen

▶ **Ressourcen.** Die Ressourcen sind auf den ersten Blick nicht offensichtlich, aber durch die Apathie kann das Sturzrisiko in speziellen Fällen reduziert sein. Dies würde bei Frau T. allerdings erst dann zutreffen, wenn sie gar nicht mehr in der Lage sein sollte, sich zu bewegen.

Sie macht außerdem keinen unglücklichen Eindruck, so dass nicht zwangsläufig eine reduzierte Lebensqualität bestehen muss, die einen akuten Handlungsbedarf fordert.

▶ **Probleme.** Aufgrund der geringen Bewegung sowie des Ernährungs- und Trinkdefizits wird bei Frau T. tatsächlich ein erhöhtes Sturzrisiko festgestellt. Die Pflegenden erkennen zusätzlich das Risiko der sozialen und sensorischen Isolation. Bei letztgenanntem Problem ist jedoch nicht sicher, ob die Isolation das Ergebnis der Apathie oder die Ursache ist. Ebenfalls denken die Mitarbeiter, dass Frau T. einen deutlichen Verlust von Lebensqualität erlebt, der v. a. durch die Teilnahmslosigkeit und beobachtet Traurigkeit erklärt wird.

26.7.8 Pflegeziele

- Die Ursachen für die Apathie können benannt werden.
- Es besteht keine oder geringere Isolation, weder sozial noch sensorisch.
- Die Mobilität ist erhöht.
- Bis zu einer Verbesserung passiver Sturzschutz
- BMI bleibt über 20.
- Dehydratationszeichen sind nicht erkennbar.
- Eine positive Lebensqualität kann in Beobachtungen durch Tochter und Mitarbeiter beobachtet werden.

26.7.9 Pflegerische Intervention

- Innerhalb der nächsten 2 Wochen soll die zu benennende Bezugspflegefachperson ein Fallgespräch organisieren. Sie soll als Fallkoordinatorin die Fakten zusammenfassen und vortragen. Ziel ist es, mit der Tochter, dem Hausarzt, dem Sozialen Dienst und der Pflege die nächsten Maßnahmen zu planen (S. 77).
- Medizinische Diagnostik zur Klärung einer möglichen Ursache.
- Bis zur Fallbesprechung werden die oben beschriebenen pflegerischen Beobachtungen und Assessments bearbeitet und deren Ergebnisse vorgestellt.
- Mit dem Sozialen Dienst und der Tochter werden verschiedene sensorische Angebote vereinbart, wie die tägliche stimulierende Waschung, Vorlesen und direkte Kontaktaufnahme durch eine Betreuungsperson und eine weitere Bewohnerin, die mit Frau T. am Esstisch sitzt. Zur Nacht soll Lavendel zur Einschlafförderung und morgens nach der Körperpflege ein Zitrusduft zur Anregung eingesetzt werden (Aromatherapie).
- Nach dem Ausstellen eines Rezeptes soll ein Physiotherapeut assistierte Bewegungen mit Frau T. durchführen und unterstützen. Auch in der Pflege und Betreuung soll mehr Alltagsbewegung einfließen; so soll versucht werden, das 3-Schritte Programm (S. 314) am Bett im Tagesraum und in der Toilette umzusetzen.

- Absprache mit der Kasse und der Tochter, ob ggf. Hüftprotektoren eingesetzt werden sollen.
- In Absprache mit der Tochter Lieblingsspeisen ausfindig machen, verschiedene Getränke ausprobieren, die besser aufgenommen werden, Dehydratationszeichen einmal pro Woche schriftlich ein- oder ausschließen.
- Zur nächsten Evaluation sollte eine subjektive Einschätzung des Befindens, ggf. mit einer Verbesserung oder Verschlechterung, vorgelegt werden.

26.7.10 Evaluation

Aufgrund der unklaren Ausgangssituation ist es notwendig, in einem kurzen Zeitraum die Umsetzung und erste Veränderungen zu reflektieren. Aus diesem Grund soll bereits nach 4 Wochen evaluiert werden. An dieser Evaluation nehmen nur die Tochter, die Bezugspflegefachperson und eine Mitarbeiterin des Sozialen Dienstes teil. Frau T. kommt mit den Angeboten, v. a. was Essen und Trinken angeht, gut zurecht; hier besteht kein Risiko. Der Hausarzt hat einer Überweisung zu einem Neurologen zugestimmt, den Schilddrüsenstatus selbst überprüft und hier eine leichte Unterfunktion festgestellt. Alle Gesprächsbeteiligten kommen zu dem Schluss, dass das Befinden und die Aufmerksamkeit durch die beschlossenen und durchgeführten Maßnahmen geringfügig verbessert sind. Im Bereich der Mobilität wird versucht, für die Physiotherapie ein Anschlussrezept zu erhalten.

26.8 Fallbeispiel: Akute Verwirrtheit

26.8.1 Informationen zum Betroffenen

Herr L. ist 93 Jahre alt und lebt seit mehreren Monaten im Pflegewohnheim St. Hildegard. Trotz seiner beginnenden Demenz hat er sich schnell in den Alltag des Heims eingelebt. In den vergangenen Tagen wirkt er jedoch zunehmend desorientiert. Er findet sein Zimmer nicht mehr, ist sehr unruhig und wirkt manchmal sehr ängstlich. Sein Gang ist zunehmend unsicher und gebeugt. Bei den Mahlzeiten steht er oft unbegründet auf und kommt nicht mehr an den Tisch zurück. Herr L. ist schnell erregbar und reagiert auf manche Bewohner fast aggressiv. Familienangehörige, die regelmäßig zu Besuch kommen, erkennt er häufig nicht mehr. Manchmal sitzt er auch nur schlafend auf dem Flur und ist kaum erweckbar.

Eine Kollegin bemerkt beim Blutdruckmessen, dass der Druck sehr niedrig ist. Der Puls ist unregelmäßig. Herr L. leidet an einem Asthma bronchiale und einer Herzinsuffizienz, die beide medikamentös behandelt werden. Die Pflegekollegen sind ratlos darüber, weshalb sich sein Verhalten so schnell geändert hat.

26.8.2 Informationen zum Umfeld

Herr L. lebt in einem modernen Pflegeheim. Er hat die Möglichkeit, in dem dazugehörigen, beschützten Garten spazieren zu gehen. Wegen seines unsicheren Gangs trägt Herr L. Hüftprotektoren, die ihn bei einem Sturz vor einer Hüftfraktur schützen sollen. Beim Einzug in das Heim hat ein neuer Hausarzt die Betreuung übernommen. Er besucht Herrn L. einmal im Monat. Die bisher verordneten Medikamente hat er beibehalten.

26.8.3 Beschreibung der Symptome

Eine eindeutige Zuordnung von Symptomen und Ursachen ist aufgrund der vorliegenden Beschreibung nicht möglich. Die verschiedenen Beobachtungen lassen jedoch auf eine akute Verwirrtheit (Delir) schließen. Auffällige Symptome dabei sind:
- zunehmende, plötzliche Desorientiertheit
- motorische Unruhe
- Ängstlichkeit
- unsicherer Gang
- schnelle Erregbarkeit und Aggressivität
- zunehmende Müdigkeit
- niedriger Blutdruck
- unregelmäßiger Puls

26.8.4 Situation aus Sicht anderer Beteiligter

▸ **Bezugspflegeperson.** „Herr L. sollte mal richtig durchgecheckt werden. Wer weiß, was der alles ausbrütet?“

▸ **Stellvertretende Wohnbereichsleitung.** „Herr L. ist alt und hat eine Demenz, da muss man mit so etwas rechnen. Da kann man nichts machen.“

▸ **Tochter.** „Der Papa war noch nie so. Er hat uns doch immer noch erkannt.“

▸ **Hausarzt.** „Wer weiß, woran es liegt? Vielleicht müssen wir klären, ob er noch einmal genau untersucht werden sollte. Immerhin ist Herr L. sehr alt.“

26.8.5 Pflegerische und medizinische Diagnostik

Herr L. wird engmaschig beobachtet und alle veränderten Verhaltensweisen werden dokumentiert. Besonders prägnant bei dem mutmaßlichen Krankheitsbild ist die Bewusstseinslage. Diese gibt den Pflegenden über eine positive oder negative Veränderung des Zustandes und über die Brisanz der Situation Auskunft. Sollte Herr L. mehr als beschrieben eintrüben, was sich z. B. durch eine verwaschene Sprache ankündigen kann, muss akut interveniert werden.

Blutzucker, Hydratation, Körpertemperatur, Pulsfrequenz und Blutdruck müssen engmaschig erfasst werden. Die Aufnahme ungeeigneter Mittel oder Medikamente muss unbedingt überprüft werden, um diese als Ursachen für das Delir ausschließen zu können. Auf körperliche Symptome, die auf einen Infekt oder eine Fraktur hinweisen, muss geachtet werden.

26.8.6 Pflegediagnosen

Herr L.s Pflegediagnosen sind in ▸ Tab. 26.7 erfasst.

26.8.7 Probleme und Ressourcen

▸ **Probleme.** Das Verhalten von Herrn L. hat sich in den vergangenen 3 Wochen stark negativ verändert. Dies äußert sich durch zunehmende Ängstlichkeit, Gangunsicherheit und stärkere Desorientierung. Herr L. ist schläfrig und erkennt seine Angehörigen nicht mehr. Der Zustand verschlechtert sich zunehmend.

▸ **Ressourcen.** Die Angehörigen und der Arzt sind gesprächsbereit. Ein passiver Sturzschutz wurde bereits angelegt. Herr L. ist körperlich sonst noch rüstig.

26.8.8 Pflegeziele

Für Herrn L. können folgende Pflegeziele formuliert werden:
- Die Ursache für das veränderte Verhalten ist geklärt.
- Untersuchungen und Interventionen werden mit Arzt und Angehörigen abgesprochen.

Tab. 26.7 Pflegediagnosen (nach NANDA) bei akuter Verwirrtheit (Delir).

Name	Definition	weitere Informationen
akute Verwirrtheit	reversibler, kurzfristig anhaltender (<3 Monate) Zustand, in dem es plötzlichen zu einer Häufung umfassender, sich im Verlauf verändernder Störungen des Bewusstseins, der Aufmerksamkeit und der Wahrnehmung kommt; Gedächtnis, Orientierung und Denken funktionieren nur eingeschränkt; typisch auch: gestörter Schlaf-Wach-Zyklus, verändertes psychomotorisches Verhaltens, Sinnestäuschungen	Bei Herrn L. setzen schnell Desorientiertheit, Verwirrtheit, Unruhe und Verkennung ein. Schwankungen bei Bewusstsein, Kognition und psychomotorischer Aktivität sind ebenfalls zu beobachten.
Verwirrtheit	Zustand, in welchem eine Person eine Störung des Denkvermögens, der Aufmerksamkeit, des Gedächtnisses und der Orientierung erlebt und weder Beginn noch Ende des Zustandes absehen kann	Da eine Verwirrtheit nicht immer eindeutig als akut oder chronisch eingestuft werden kann (so auch bei Herrn L.), empfiehlt sich aus diesem Grund, die allgemeine Arbeitsdiagnose „Verwirrtheit" bis durch Datenerhebung die Diagnose eindeutig gesichert ist.

- Die aktuelle Bewusstseinslage wird regelmäßig ermittelt.
- Die Selbstgefährdung ist auf ein Minimum reduziert.

26.8.9 Pflegerische Interventionen

Um die Pflegeziele zu erreichen, werden folgende Maßnahmen durchgeführt (S. 226):

- Die Bewusstseinslage wird in jeder Schicht ermittelt.
- Temperatur, Blutzucker, Puls und Blutdruck werden 3-mal tägl. gemessen.
- Ein Trinkprotokoll wird für 4 d angelegt und Dehydratationszeichen (S. 317) werden erfasst.
- Es wird unverzüglich ein Rahmen mit dem Arzt und den Angehörigen vereinbart, der die Grenzen der durchzuführenden Untersuchungen und Maßnahmen beschreibt.
- Die Bezugspflegeperson wird die Pflege von Herrn L. bis zur Aufklärung der Situation nach Möglichkeit selbst durchführen, damit alle Veränderungen schneller erkannt werden, aber auch um seine Ängstlichkeit durch Vertrautheit zu minimieren.
- Herr L. wird nach Möglichkeit weiter passiv geschützt. Der Einsatz eines Sturzhelms muss geprüft werden.

26.8.10 Evaluation

Da eine akute Verwirrtheit immer eine lebensbedrohliche Situation sein kann, müssen die Maßnahmen engmaschig überprüft werden. Der Arzt und die Angehörigen sollten direkt eingeschaltet werden. Mit der Tochter und dem Hausarzt konnte telefonisch eine schnelle Überweisung in ein Allgemeinkrankenhaus vereinbart werden. Die Pflegenden hatten auf dem Überleitungsbogen den unregelmäßigen Puls, den niedrigen Blutdruck und alle aktuellen Parameter sowie Verhaltensänderungen eingetragen. Die aktuelle Medikation wurde dem Krankenhaus mitgeteilt. In der Inneren Abteilung stellte sich eine Überdosierung der Digitalismedikation heraus, die durch das vorübergehende Absetzen des Präparates korrigiert werden konnte. Im ärztlichen Entlassungsbrief des Krankenhauses wurde eine regelmäßige Kontrolle des Digitalisspiegels empfohlen.

26.9 Fallbeispiel: Alkoholabhängigkeit

26.9.1 Informationen zum Betroffenen

Herr T. ist 63 Jahre alt und lebt seit einem Monat in einem Seniorenheim. Herr T. ist sehr abgemagert (BMI 18). Er klagt, dass er oft mit Gastritis zu tun habe, und gestürzt sei er schon oft in seinem Leben. Im Laufe der ersten Wochen wurde schnell deutlich, dass er sich eigentlich viel zu jung für diesen Wohnbereich fühlt, in dem das Durchschnittsalter bei 82 Jahren liegt. Herr T. hat verschiedene Einweisungsdiagnosen wie chronische Gastritis, Mangelernährung, multiple Stürze und eine Leberentzündung. Der genaue Auslöser für den Heimeinzug ist nicht bekannt. Er raucht viel, prahlt über die Erfolge seines Lebens und wird deshalb von anderen Bewohnern oft gemieden. Er pöbelt in solchen Situationen auch immer wieder Bewohner an und beschimpft sie manchmal regelrecht. In anderen Situationen ist er auch dabei beobachtet worden, wie er um Geld gebettelt hat.

Er kann sich allein waschen und anziehen, allerdings tut er dies nur widerwillig mit dem Kommentar, dies sei „nun wirklich nicht schon wieder nötig ". Aus der Geschichte ist nur bekannt, dass er einen Sohn aus einer geschiedenen Ehe hat, der sich aber nicht um den Vater kümmert. Nicht ganz klar ist, was er früher gearbeitet hat und seit wann er berentet ist. Herr T. gibt darüber nur spärliche Informationen preis. Ins Altenheim sei er gekommen, weil er sich zu Hause nicht mehr ausreichend gepflegt habe; einen Pflegegrad habe er nur mit Ach und Krach bekommen.

Er diskutiert viel mit den Pflegenden. Sie möchten nicht, dass er im Zimmer raucht, weil sie das Risiko für zu groß halten, dass er mit einer brennenden Zigarette einschläft. In letzter Zeit wird er immer unkonzentrierter, launischer und zittriger. Der Hausarzt kommentiert die ihm gemeldeten Beobachtungen damit, dies liege an der Veränderung der Medikamente. Die finanziellen und gesundheitlichen Angelegenheiten werden durch einen Betreuer erledigt.

26.9.2 Informationen zum Umfeld

Herr T. lebt nun in einem Einzelzimmer, mit dem er offensichtlich sehr zufrieden ist. Er hat einen neuen Hausarzt; er sagt, der alte habe „nichts getaugt". Sein Zimmer ist sehr spartanisch eingerichtet. Möbel oder Dekoration hat er nicht mitgebracht; auch die Kleidung ist in einem schlechten Zustand. Von den möglichen Angeboten, die ihm gemacht werden, nimmt er nur das Kaffeetrinken, den Dämmerschoppen und Ausflüge gern in Anspruch. Im Haus trifft er sich immer wieder mit einem etwa gleich alten Bewohner, mit dem er viel raucht.

26.9.3 Beschreibung der Symptome

Eine eindeutige Zuordnung der Symptome und Ursachen ist aufgrund der vorliegenden Beschreibung nicht möglich. Die verschiedenen Beobachtungen lassen jedoch auf eine Abhängigkeit von Alkohol schließen. Auffällige Symptome dabei sind

- motorische Unruhe
- unsicherer Gang

26

- Abmagerung und Mangelernährung bei chronischer Gastritis
- häufige Stürze
- verhältnismäßig junges Alter
- raucht viel
- Spider Naevi
- ist zunehmend unkonzentriert, launisch
- Tremor
- neigt zur Verwahrlosung
- spärliche Informationen aus der Biografie
- Verleugnung der Abhängigkeit

26.9.4 Situation aus Sicht anderer Beteiligter

▶ **Bezugspflegeperson.** „Herr T. ist nur so schwer zu motivieren, sich zu versorgen; eigentlich ist das ein ganz Netter."

▶ **Stellvertretende Wohnbereichsleitung.** „Herr T. braucht bestimmt Schnaps; eigentlich können wir mit solchen jungen Bewohnern gar nichts hier anfangen."

▶ **Mitarbeiterin.** „Der hat seinen Freund aus der 2. Etage schon ein paar Mal angehauen, ob er ihm etwas zu trinken geben kann. Das ist bestimmt ein Alkoholiker."

▶ **Hausarzt.** „Wer weiß, woran es liegt? Wir müssen vielleicht klären, wodurch dieser Zustand und dieses Verhalten ausgelöst wird."

26.9.5 Pflegerische und medizinische Diagnostik

Herr T. wird engmaschig beobachtet und alle veränderten Verhaltensweisen werden dokumentiert.

Ein Verfahren zur Einschätzung einer Alkoholabhängigkeit, z. B. CAGE (S. 73), könnte in Absprache mit dem Hausarzt durchgeführt werden. Zu klären ist, ob aktuell Alkohol eingenommen wird und ob Herr T. einen Test machen möchte. Eine genaue körperliche Untersuchung auf Leber- und Magenfunktion sollte durchgeführt werden. Beobachtungen zu Entzugserscheinungen sollten vorgenommen und dokumentiert werden. Der pflegerische Status muss, z. B. mit Assessments wie dem MNA, für die möglichen Risiken wie Sturz oder für Mangelernährung zeitnah erhoben werden. Eine eingehende pflegerische Anamnese und Biografieerhebung wird von der Bezugspflegefachperson durchgeführt.

Ein beginnendes Delir (S. 220) oder eine Depression (S. 250) sollte ausgeschlossen werden.

26.9.6 Pflegediagnosen

Beispiele für Pflegediagnosen bei Alkoholabusus finden sich in ▶ Tab. 26.8.

Tab. 26.8 Pflegediagnosen (nach NANDA) bei Alkoholabhängigkeit.

Name	Definition	weitere Informationen
unwirksame Verleugnung	bewusster oder unbewusster Versuch, das Wissen um eine Tatsache oder die Bedeutung einer Tatsache zu leugnen, mit dem Ziel Ängste zu reduzieren	Tritt häufig bei Substanzmissbrauch auf, wie z. B. Alkohol bei Herrn T. Betroffene leugnen, dass z. B. Alkoholkonsum problematisch ist.
ineffektives Coping	wiederkehrende Fehleinschätzungen von Stressfaktoren und unzureichende kognitive und verhaltensbezogene Anstrengungen, mit Stress zurechtzukommen und Wohlbefinden zu erlangen	Ineffektives Coping äußert sich in Unsicherheit und einem zu geringen Maß an Selbstvertrauen, um Situationen bewältigen zu können. Diese Merkmale kommen bei vielen Abhängigen vor.
Machtlosigkeit (schwer, mäßig, leicht)	Gefühl der mangelnden Kontrolle inklusive der Wahrnehmung, dass das eigene Tun sich nicht oder nur geringfügig auf das Ergebnis auswirkt	Wiederholte Misserfolge und das Gefühl, dem Suchtmittel ausgeliefert zu sein, können Depressionen und Frustration auslösen.
ineffektiver Selbstschutz	reduzierte Fähigkeit, sich vor Gefahren und damit z. B. vor Verletzungen zu schützen	Diese Pflegediagnose ist v. a. bei langjährigem Konsum von Alkohol zu beobachten.
Gefahr der fremdgefährdenden Gewalttätigkeit	Risiko, dass eine Person Verhaltensweisen präsentiert, die anderen körperlichen und/oder emotional schaden könnten	Gewalttätigkeit kommt im Rausch, aber auch im Entzug immer wieder vor.
fehlende Kooperationsbereitschaft	Verhalten eines Patienten und/oder eines pflegenden Angehörigen, das nicht mit dem zuvor zwischen Betroffenem/Angehörigen und Pflegenden/Ärzten abgemachten Behandlungsplan übereinstimmt. Hält/halten sich der Patient und/oder pflegende Angehörige ganz oder teilweise nicht an den Plan, kann dieser nicht effektiv sein.	Fehlende Kooperationsbereitschaft kommt bei den meisten Abhängigkeitserkrankungen vor. Dies führt bei Therapeuten und Pflegenden immer wieder zu Frustrationen, die den Betreuungsprozess zusätzlich belasten.
Sturzgefahr	erhöhte Anfälligkeit für Stürze, die zu körperlichen Schäden führen kann und somit eine Gefahr für die Gesundheit darstellt	Alkoholkonsum führt zu erhöhtem Sturzrisiko, da er zu Beeinträchtigungen des Gleichgewichtssinns, verminderter Reaktionsfähigkeit, Störungen der Koordination und Fehleinschätzungen von Situationen führen kann.
beeinträchtigte Familienprozesse	langfristig nicht klar definierte psychosoziale, geistige und physiologisch Funktionen in der familiären Gemeinschaft, die zu Konflikten, Verleugnung von Problemen und unwirksamer Problemlösung führen.	Bei Alkoholmissbrauch häufig familiärer Vorgeschichte von Alkoholismus, unzureichendes Coping.
weitere Pflegediagnosen: Schlafstörung – Rollenüberlastung pflegender Angehöriger – chronisch geringes Selbstwertgefühl		

26.9.7 Probleme und Ressourcen

▸ **Probleme.** Der Ernährungszustand, die vermutliche Sturzgefährdung, aber auch die Selbstpflege ist bei der schwachen Motivation schwierig. Ebenfalls ist eine Gefahr einer sozialen Isolation zu vermuten. Ein Alkoholentzug kann mit vielfältigen Problemen einhergehen. Im Zimmer besteht Brandgefahr. Nicht alle Mitarbeiter mögen ihn. Welche Perspektive hat Herr T. überhaupt in einem Seniorenheim?

▸ **Ressourcen.** Herr T. kann noch viele Dinge praktisch tun. Er ist immer wieder auch gut gelaunt. Er ist noch jung und oft auch hilfsbereit.

26.9.8 Pflegeziele

Für Herrn T. können folgende Pflegeziele formuliert werden:

- Die genauen Ursachen für das veränderte Verhalten und die Einzugsdiagnosen sind geklärt.
- Untersuchungen und Interventionen werden mit Arzt, Angehörigen und Betreuer abgesprochen.
- Ein Entzugssyndrom entsteht nicht.
- Die Selbstgefährdung durch Ernährungsdefizit und Stürze ist auf ein Minimum reduziert.
- Eine ausgewogene Ernährung und ein BMI von 21 werden angestrebt.
- Die Selbstpflege wird weitestgehend selbst durchgeführt.
- Es entsteht kein Suchtdruck.
- Ein Fernziel ist, für Herrn T. eine niederschwellige Aufgabe zu finden.

26.9.9 Pflegerische Interventionen

Um die Pflegeziele zu erreichen, werden folgende Maßnahmen durchgeführt:

- Bei dem Betreuer, dem früheren Hausarzt und dem Sozialamt wird nach der Vorgeschichte gefragt.
- Herr T. wird direkt auf möglichen Alkoholkonsum und auf die Vermutungen hin angesprochen.
- Wenn noch Alkohol konsumiert wird, sollte die Menge ermittelt und die Frage mit Herrn T. geklärt werden, ob er abstinent leben möchte oder nicht.
- Wenn Herr T. weiter trinken möchte, sollte mit allen Beteiligten geklärt werden, ob und in welcher Menge alkoholische Getränke zur Verfügung gestellt werden. Vielleicht abends eine Flasche Bier?
- Parallel wird immer wieder auf körperliche Entzugszeichen (S. 231) geachtet.
- Mit dem Koch wird ein Termin vereinbart, an dem die Mahlzeiten, die Herr T. mag, besprochen werden.
- Herr T. nimmt 2-mal in der Woche mit seinem Bekannten aus dem Haus an einem Kraft-Balance-Training teil.
- Mit Herrn T. wird vereinbart, jeden dritten Tag zu duschen und sich zu rasieren; die Kleidung soll immer sauber sein, nicht saubere Kleidung wird direkt gewechselt.
- Alle Prozesse werden von der Bezugspflegefachperson initiiert und durchgesetzt.
- Mit Herrn T. wird gemeinsam überlegt, was er im Haus tun möchte und kann.

26.9.10 Evaluation

Durch die verschiedenen Laboruntersuchungen und das spezielle Alkoholassessment (S. 233) sowie durch die Recherchen im Umfeld von Herrn T. wird deutlich, dass er seit über 3 Jahrzehnten einen hohen Alkoholkonsum hat. Er hat wohl immer wieder auf der Straße gelebt. Mit seiner Familie hat er gebrochen, wohl auch weil es immer wieder zu Gewalttätigkeiten unter Alkohol gekommen ist. Den kontrollierten Alkoholkonsum nimmt Herr T. gern an, auch wenn er sagt: „Das ist doch gar nichts, ein paar Kurze wären mir lieber." Die Schnapsausgabe wird durch die Pflegenden ausgeschlossen; sie beobachten jedoch, dass die Unruhe, der Tremor und die wechselnden Launen sich deutlich bessern. Das Gewicht kann stabilisiert werden und durch die mehr oder weniger regelmäßige Aufnahme von Obstsalat kann die Nährstoffzufuhr verbessert werden. Durch klare Ansprache und Motivation kann die Teilnahme am Kraft-Balance-Training gesichert werden.

26.10 Fallbeispiel: Halluzination und Wahn

26.10.1 Informationen zur Betroffenen

Frau P. ist 72 Jahre alt und lebt seit 2 Jahren im Seniorenheim St. Anna. Zuvor hat sie viele Jahre in einem Langzeitbereich einer psychiatrischen Klinik verbracht. Da ihre körperliche Pflege dort immer mehr Zeit beanspruchte, war es den Mitarbeitern nicht mehr möglich, Frau P. weiter zu versorgen. Darüber hinaus gab es immer wieder Spannungen zwischen den jüngeren Patienten und Frau P.

Frau P. leidet seit fast 50 Jahren an einer Psychose aus dem schizophrenen Formenkreis. Sie ist verwitwet und hat 2 Töchter, die aber nur noch selten zu Besuch kommen. Regelmäßiger Kontakt besteht zu einer jüngeren Schwester. Das Erleben von Frau P. ist durch wahnhafte Denkstörungen und akustische sowie körperliche Halluzinationen geprägt. Sie glaubt, schwanger zu sein, und berichtet häufig über plötzlich einsetzende Wehen. Wenn man ihren Zustand infrage stellt, so reagiert sie gereizt und wird auch aggressiv. Dann wiederum fühlt sie sich von einer imaginären Person beeinflusst. Diese schlägt ihr auf das Herz und stört die Nachtruhe. Auch betritt diese Person heimlich andere Zimmer, um sich den Mitbewohnern sexuell zu nähern. Eine weitere imaginäre Person wartet vor der Stationstür, um sie endlich abzuholen und mitzunehmen. Dabei handelt es sich um einen imaginären „Oberarzt von Chicago". Frau P. sucht dann außerhalb des Wohnbereiches nach ihm, kehrt aber unverrichteter Dinge wieder zurück, wenn sie ihn nicht im Aufzug oder im Flur entdeckt.

In wechselnden Phasen wirkt sie dysphorisch-gereizt, gespannt und sichtlich gequält durch ihr Beeinflussungserleben. Sie isst dann kaum, nimmt deutlich an Gewicht ab und kommt in der Nacht nicht zur Ruhe. Aktivitäten des Wohnbereiches lehnt sie in solchen Situationen ab und hält sich fast nur noch in ihrem Zimmer auf. Nur wenn sie die ihr zugeteilten Zigaretten abholt, sucht sie den Kontakt zum Pflegepersonal. Die Medikamenteneinnahme ist oft schwierig, da sie regelmäßig versucht, die Medikamente heimlich wieder auszuspucken.

26.10.2 Informationen zum Umfeld

Frau P. lebt in einem Wohnbereich für psychisch kranke, meist an Demenz leidende alte Menschen. Sie nimmt überwiegend nur Kontakt zum Personal auf. Über die anderen Bewohner macht sie sich eher lustig oder reagiert gereizt auf deren Nähe. Auch zu der anderen Dame in ihrem Zweibettzimmerr hat sie keinen Kontakt.

Frau P. hat in ihren jungen Jahren viel erlebt. So ist sie in Griechenland geboren und mit den Eltern erst später nach Deutschland gezogen. In „klaren" Momenten erzählt sie gern von diesen Zeiten. Nach anfänglichen Schwierigkeiten hat sie sich einigermaßen gut in die neue Umgebung eingelebt. Zumindest will sie nicht mehr in die Klinik zurück. So konnten die Mitarbeiter sie auch dafür gewinnen, an Exkursionen teilzunehmen, die ihr sichtlich Spaß machten.

26.10.3 Beschreibung der Symptome

Frau P. leidet an einer koronaren Herzkrankheit, einem Hypertonus und einer hypothyreoten Stoffwechsellage, die mittels Medikation gut kompensiert werden. Die Antipsychotika haben zu einem leichten Parkinsonoid (atypisches Parkinsonsyndrom) geführt. Änderungen in der Medikation hatten zwar die Beweglichkeit leicht verbessert, durch eine auftretende floride (stark ausgeprägte) psychotische Symptomatik musste jedoch zur ursprünglichen Therapie zurückgekehrt werden. Sie erhält ihre Medikation, soweit möglich, in Tropfenform.

26.10.4 Situation aus der Sicht anderer Beteiligter

▸ **Pflegende I.** „Frau P. ist mittlerweile auch dement. Wir müssen aufpassen, dass sie mehr isst".

▸ **Pflegende II.** „Frau P. weiß genau, was sie tut. Wenn wir ihr den kleinen Finger geben, dann zieht sie uns über den Tisch. Da müssen wir klare Grenzen setzen".

▸ **Mitarbeiter Sozialer Dienst.** „Wenn es Frau P. gut geht, ist sie eine sehr charmante Frau. Sie müsste einfach besser medikamentös eingestellt werden."

▸ **Schwester.** „Das kenne ich von ihr. Mal ist es besser, mal wieder schlechter".

▸ **Facharzt.** „Es handelt sich halt um eine schizophrene Psychose mit einem Residualzustand. Die Pflege muss darauf achten, dass Frau P. nicht mit den Medikamenten trickst. Wenn gar nichts hilft, dann muss ich sie wieder einweisen."

26.10.5 Pflegerische und medizinische Diagnostik

Vor der Einberufung einer Fallkonferenz oder der Einleitung von Interventionen werden möglichst viele Informationen gesammelt. Die medizinische und pflegerische Diagnostik umfasst die Abklärung von

- **organischen Ursachen:** z. B. Dysfunktion der Sinnesorgane, neurologische Erkrankungen, Störungen des Elektrolythaushaltes, Stoffwechselstörungen,
- **psychischen Ursachen:** z. B. Kommunikationsstörungen, Angst, Psychosen oder Schizophrenie,
- **sozialen Ursachen:** z. B. Unter- oder Überstimulierung, gestörte Interaktionsmuster oder Isolation.

Eine zusätzliche differenzielle medizinische Diagnostik umfasst zudem

- eine körperliche und neurologische Untersuchung, ggf. mit testpsychologischer Untersuchung in den Bereichen Exekutivfunktionen, Gedächtnisleistungen und Aufmerksamkeit,
- ein Blutbild und Differenzialblutbild, bei entsprechendem Verdacht weitere Laboruntersuchungen,
- ein EKG,
- eine Medikamentenbestimmung im Serum und ggf. bei entsprechenden Verdachtsmomenten eine strukturelle Bildgebung des Gehirns (CT/MRT).

Körperliche Ursachen für die psychischen Beschwerden können z. B. sein: Herzrhythmusstörung (Schlagen auf den Brustkorb), Harnwegsinfekt (Einnässen, Wehen), Zunahme der Herzinsuffizienz (nachtliches Einnässen) oder Obstipation bzw. Divertikulitis (Bauchkrämpfe als Wehen gedeutet).

26.10.6 Pflegediagnosen

▸ Tab. 26.9 fasst Frau P.s Pflegediagnosen zusammen.

Tab. 26.9 Pflegediagnosen (nach NANDA) bei Halluzination und Wahn.

Name	Definition	weitere Informationen
Wahrnehmungsstörung (näher zu bestimmen: visuelle, auditive, kinästhetische, gustatorische, taktile und olfaktorische Wahrnehmungsstörung)	verminderte/veränderte Wahrnehmung eingehender Reize bezüglich ihrer Menge, ihrer Intensität und ihres Musters (z. B. Pausen) sowie verminderte, verstärkte, verzerrte oder beeinträchtigte Reaktion auf Reize	Die Erkrankung zeigt sich u. a. in: • verzerrter sensorischer Wahrnehmung • veränderter Sinnesschärfe • fehlender Orientierung • Halluzinationen illusionärer Verkennung
gestörte Denkprozesse	Zustand, in welchem geistige Aktivitäten, wie etwa bewusstes Denken, Realitätsorientierung, das Lösen von Problem, das Urteilen und das Verstehen, unterbrochen werden bzw. gestört sind	Gestörte Denkprozesse zeigen sich in inakkurater Interpretation externer und interner Stimuli, d. h. falscher Interpretation der Umgebung, Wahnvorstellungen, bizarren Denkmustern, Hypovigilanz, kognitiver Dissonanz (negativer Gefühlzustand bei Unvereinbarkeit von Gedanken, Wünschen, Absichten usw.), beeinträchtigter Fähigkeit, Gedanken nachzuvollziehen, Entscheidungen zu treffen usw.
soziale Isolation	von dem Betroffenen erlebtes Gefühl des Alleinseins, welches als von Anderen ausgelöst erlebt und als negativer oder bedrohlicher Zustand wahrgenommen wird	Soziale Isolation ist ein subjektiver Zustand. Die Ursachen variieren und Einsamkeit wird von dem Betroffenen unterschiedlich gezeigt.
weitere Pflegediagnosen bezogen auf den veränderten Tag-Nacht-Rhythmus: Schlafstörungen – Schlafmangel weitere Pflegediagnosen bezogen auf die veränderte Ernährungssituation: Selbstversorgungsdefizit Essen und Trinken		

26.10.7 Probleme und Ressourcen

▸ **Probleme.** Frau P. leidet unter ihren psychotischen Symptomen und zieht sich zunehmend zurück. Sie reagiert gereizt auf ihre Mitbewohner und hat kaum Kontakt zur Realität ihrer Umgebung. Der Tag- und Nachtrhythmus ist aufgehoben und sie isst und trinkt zu wenig. Die Medikamenteneinnahme geschieht unregelmäßig, da sie die Medikamente nicht annimmt.

▸ **Ressourcen.** Frau P. sucht den Kontakt zu den Mitarbeitern. Unter Anleitung kann sie allein essen. Sie kann sich zu ihrem Erleben und Verhalten äußern und hat ein Recht auf ihr Anderssein. Ihr Wahnsystem verschafft ihr eine gewisse Stabilität in ihrem „verrückten" Erleben. Sie erkennt Regeln und kann sich danach verhalten, benötigt aber feste Rituale in der Kommunikation und Interaktion.

26.10.8 Pflegeziele

Für Frau P. können folgende Pflegeziele formuliert werden:
- Die Kontaktfähigkeit von Frau P. bleibt erhalten.
- Ihr Handlungsradius wird durch das wahnhafte Erleben weniger eingeschränkt.
- Sie nimmt an Alltagsaktivitäten insbesondere den Mahlzeiten teil.
- Sie nimmt ihre Medikation regelmäßig ein.
- Frau P. fühlt sich akzeptiert, auch wenn ihr Wahn nicht geteilt wird.

26.10.9 Pflegerische Interventionen

Folgende Maßnahmen werden durchgeführt:
- Bei der Pflegevisite (S. 75) wird abgesprochen, dass sich die Mitglieder des Teams einheitlich verhalten, um die nötige Kontinuität und Stabilität in der Interaktion und Kommunikation mit Frau P. zu gewährleisten.
- Sie wird in realisierbare Lösungsvorschläge miteinbezogen.
- Eine Bezugspflegefachperson stellt primär eine stabile Beziehung her und stärkt das Vertrauen.
- BMI und Gewicht werden alle 2 Wochen ermittelt.
- Ein wöchentliches Ernährungsprotokoll wird an den Hausarzt weitergegeben.
- Die Zimmertür bleibt in der Nacht einen Spalt breit offen und das Licht brennen, damit der Schlafrhythmus kontrolliert und ihr die Angst genommen wird.
- Weitere Schlafförderung z. B. durch eine Spätmahlzeit.
- Der Facharzt überprüft die aktuelle Medikation.
- Nach Verabreichung der Medikamente in Tropfenform verbleibt eine Pflegeperson einige Zeit bei der Bewohnerin.
- Der Wahn wird als subjektive, wenn auch andere Sichtweise der Welt akzeptiert (S. 245).
- Ängste werden erfasst und Sicherheit vermittelt, z. B. durch verbindliche Verhaltensweisen, Kommunikation und Rituale.
- Regelmäßige Angebote wie der Umgang mit Tieren (S. 367) oder bibliotherapeutische Angebote (S. 366) können Isolation und Rückzug mindern und eine Strukturierung des Tages fördern.

26.10.10 Evaluation

Frau P. soll ermutigt werden, in entspannter Atmosphäre über das Erleben zu berichten. Weiterhin wird regelmäßig überprüft:
- Wirksamkeit der Medikation (bei Unklarheit über die Einnahme: Spiegelkontrolle im Serum)
- Qualität des Schlafs
- Kontakt zwischen Bezugsperson und Frau P.

26.11 Fallbeispiel: Depressives Erleben und Suizidalität

26.11.1 Informationen zum Betroffenen

Herr N. ist 78 Jahre alt und lebt seit dem Tod seiner Ehefrau vor einem halben Jahr im Pflegeheim Hubertus. Er hatte ein inniges Verhältnis zu seiner Frau und litt sehr unter ihrem Tod. Nach seinem Einzug war er sehr traurig und im Laufe der Zeit wurde er immer verschlossener, ja fast abweisend. Er begann an allem und jedem zu nörgeln und klingelte den ganzen Tag nach dem Pflegeteam. Obwohl er früher ein sehr geselliger Mensch war, hatte er keine Lust mehr, an Veranstaltungen oder Festen teilzunehmen, und keiner von den Pflegenden konnte ihn dazu überreden.

Seit einiger Zeit verschenkt Herr N. seine ihm persönlich wichtigen Sachen. In Gesprächen mit den Pflegenden wirkt er zunehmend niedergeschlagen. Er wünscht sich, nicht mehr da zu sein, endlich seine Ruhe zu haben, denn es habe ja sowieso alles keinen Zweck. Das Leben habe für ihn keinen Sinn mehr. Im Heim sei es zwar nett, die Mitarbeiter seien zwar nicht alle freundlich, aber mehr könne man als alter Mann ja auch nicht mehr vom Leben erwarten. Er habe jetzt andere Ziele und Kontakt zu seinem Rechtsanwalt aufgenommen, um sein Testament noch einmal auf den neuesten Stand zu bringen. Er freue sich auf die Ruhe, die ihn bald umgeben werde.

26.11.2 Informationen zum Umfeld

Im Wohnbereich des Pflegeheims leben zusammen mit Herrn N. weitere 29 ältere Menschen, von denen die meisten dement sind. Das Pflegeheim ist nicht auf die Betreuung von Menschen mit Demenz spezialisiert. Es ist ein älteres, ländlich gelegenes Haus, das seit seiner Erbauung Anfang der 80er-Jahre nicht renoviert wurde. Herr N. lebt zusammen mit einem anderen Bewohner in einem Doppelzimmer. Seine Tochter sagte: „Dann hast du jemanden in deinem Alter, mit dem du dich unterhalten kannst".

In der Nacht stehen dem gesamten Haus nur 2 Schwestern zur Verfügung, außerdem gibt es keine regelmäßige Versorgung durch einen Psychiater oder Neurologen. Absprachen, die man mit Herrn N. trifft, hält er i. d. R. ein. Außer einem leichten Diabetes mellitus Typ II, einer Prostatavergrößerung und einer Rechtsherzinsuffizienz sind keine Erkrankungen bekannt.

26.11.3 Beschreibung der Symptome

Die offensichtlichen Hinweise auf eine akute Suizidalität (S. 255) müssen rasch abgeklärt werden:
- direkte oder indirekte Ankündigungen
- überraschende Änderungen des Verhaltens

Um die Gesamtsituation zu erfassen, werden weitere Hinweise an dieser Stelle nicht streng nach Depression und Suizidgefahr getrennt:
- Herr N. ist immer sehr traurig und niedergeschlagen.
- Er wirkt verschlossen und abweisend.
- Er nimmt an Veranstaltungen nicht mehr teil.
- Er verschenkt private Sachen.
- Er möchte nicht mehr da sein und seine Ruhe haben.
- Er empfindet alles als sinnlos.
- Er erneuert sein Testament.

Tab. 26.10 Pflegediagnosen (nach NANDA) bei depressivem Erleben und Suizidalität.

Name	Definition	weitere Informationen
erschwertes Trauern	Zustand, in dem eine Person eine anhaltende, nicht aufgelöste Trauer durchlebt; Verhalten, das nach dem Tod einer engen Bezugsperson auftritt, und das über ein „normales" Trauern hinausgeht; nicht zum Ausdruck kommende Gefühle schlagen sich in einer funktionellen Beeinträchtigung nieder	Unvermögen Herrn N.s, wieder ein normales Leben aufzunehmen, erfolglose Adaptation an den Verlust, Gefühl der Leere, andauerndes emotionales Leid, Sehnsucht nach der verstorbenen Person.
Suizidgefahr	Zustand, in dem die Gefahr besteht, dass sich eine Person selbst eine lebensbedrohliche Verletzung zufügt bzw. sich tötet	Herr N. lässt sein bestehendes Testament aktualisieren. Er verschenk seine persönlichen Besitztümer und entwickelt markante Änderungen des Verhaltens. Das Horten von Medikamenten wäre in diesen Zustand außerdem ein typisches Verhalten, das Herr N. in diesem Beispiel jedoch nicht aufzeigt.
weitere Pflegediagnosen: chronischer Kummer – Schlafstörungen – Obstipation – Appetitlosigkeit		

26.11.4 Situation aus der Sicht anderer Beteiligter

▶ **Mitarbeiter Sozialer Dienst.** „Herr N. ist wie immer, sehr akkurat und höflich, eigentlich passt er nicht hierher. Er ist absolut unterfordert."

▶ **Pflegende I.** „Ich habe Angst, dass Herr N. sich etwas antut. Er ist so komisch und sarkastisch. Ich glaube, wenn einer über den Tod spricht, ist immer was dran."

▶ **Pflegende II.** „Ich merke gar nichts bei Herrn N. Das sagt man doch schon mal so, dass alles keinen Sinn mehr macht."

▶ **Tochter.** „Ich weiß nicht, was mit meinem Vater los ist. Seit dem Tod meiner Mutter ist er immer so komisch. Ich denke, er ist depressiv."

▶ **Hausarzt.** „Herr N. wird hier ja immer beobachtet, da passiert schon nichts. Außerdem werde ich mal mit ihm sprechen."

26.11.5 Pflegerische und medizinische Diagnostik

Eine mögliche Suizidalität muss vom Facharzt, i. d. R. von einem Psychiater, abgeklärt werden. Ältere Menschen reden nicht selten vom Tod, sie wünschen sich, alle Dinge geregelt zu wissen, oder warten auf eine Erlösung von ihrem langen Leiden. Entscheidend für das Vorliegen akuter Suizidalität ist jedoch der ausdrückliche Wunsch, sich das Leben zu nehmen. Dieser Wunsch kann übergehen in mehr oder weniger konkrete Pläne, bis hin zur Ausführung eines Suizidversuches.

Falls ein Verdacht auf Suizidalität besteht, so sollte dies in einer ruhigen, einfühlsamen und vorwurfsfreien Atmosphäre von einer Bezugsperson (z. B. Bezugspflegeperson, Hausarzt, Facharzt) angesprochen werden. Es ist ein Mythos, dass über Suizid zu reden einen Menschen erst auf den Gedanken bringt. Im Gegenteil: Die Mehrzahl der Menschen kündigt den Suizid vorher an und darüber zu reden entlastet. Auch wenn der Grund für die Suizidgedanken und die evtl. Pläne schwer nachvollziehbar sind, müssen diese Äußerungen immer ernst genommen werden. Entsprechender ärztlicher und fachkundiger Rat ist einzuholen.

26.11.6 Pflegediagnosen

▶ Tab. 26.10 beschreibt die Pflegediagnosen für das depressive Erleben von Herrn N.

26.11.7 Probleme und Ressourcen

▶ **Probleme.** Die depressive Antriebsstörung und Denkhemmung erschwert das Gespräch mit Herrn N. Er muss deshalb aktiv nach seinem Befinden befragt werden. Im Rahmen seines depressiven Erlebens lässt er sich kaum zu Aktivitäten ermuntern. Es besteht die Gefahr von ausgeprägten Gegenübertragungen wie Ärger über den Patienten oder starkes Mitleid. Außerdem droht die Hoffnungslosigkeit des Patienten die Pflegenden anzustecken. Die Suizidgedanken werden von den Pflegenden als sehr beängstigend erlebt.

▶ **Ressourcen.** Herr N. ist kognitiv nicht eingeschränkt und bereit, offen seine Empfindungen und Gedanken mitzuteilen. Darüber hinaus ist er sozial gut eingebunden und absprachefähig. Er zeigt eine große Bereitschaft, sich behandeln zu lassen, und kann sich von akuten Suizidabsichten klar distanzieren.

26.11.8 Pflegeziele

Für Herrn N. können folgende Pflegeziele formuliert werden:

- Eine Bezugspflegeperson wird in den Prozess eingebunden.
- Herr N. wird durch eine kontinuierliche Betreuung genau beobachtet, damit Verhaltensänderungen sofort wahrgenommen werden.
- Tägliche Gespräche vermindern die Suizidgefahr.
- Ein Seelsorger führt die Trauerarbeit fort.
- Die behandelnden Ärzte und die Familie werden immer aktuell über den Stand informiert.

26.11.9 Interventionen

▶ **Medizinisch.** Zur Verminderung einer möglichen Gefährdung ist die Einsicht des Patienten in die stationäre Behandlung anzustreben. Sollte dies nicht möglich sein, aber eine akute Selbstgefährdung bestehen, so sind die entsprechenden Voraussetzungen des BGB bzw. der Landesgesetze für eine Einweisung gegen den Willen des Betroffenen zu berücksichtigen (S. 157). Auch diese Maßnahmen sollten Herrn N. gegenüber begründet werden. Zu den akuten Einweisungsgründen gehören:

- fehlende Distanzierung von Suizidgedanken und -plänen und damit hohe Suizidgefährdung
- wahnhafte Symptomatik
- fehlende Bereitschaft oder Fähigkeit zur Absprache bzw. für Bündnisse
- Notwendigkeit einer ständigen Betreuung z. B. bei Alleinlebenden
- Weglauftendenz im Rahmen einer suizidalen Krise

Nicht jede Form der Suizidalität bedarf jedoch zwangsläufig einer stationären Einweisung. Da Herr N. im Gespräch mit dem behandelnden Psychiater in der Lage ist, sich von suizidalen Handlungen zu distanzieren und auch Hilfe sucht, muss er nicht eingewiesen werden. Er kann über seine Nöte reden und ist dadurch psychisch deutlich entlastet. Wesentlich an diesen Gesprächen ist die enge Kommunikation zwischen behandelnden Ärzten und Pflegenden. Sinnvoll ist die Beteiligung einer Bezugsperson, mit der dann auch die Absprachen getroffen werden können. Inhalte dieser ersten Gespräche können sein:

- stützende Aussprache über die momentane Situation
- medikamentöse Therapieplanung
- Perspektiven aufzeigen: Was gibt Hoffnung? Wer gibt Unterstützung? An wen wende ich mich, wenn es mir wieder schlechter geht?

▸ **Medikamentös.** Die beobachteten Symptome von Herrn N. lassen die Diagnose einer schweren depressiven Episode zu. Ergänzend zu den psychotherapeutischen und psychosozialen Maßnahmen ist eine antidepressive Pharmakotherapie (S. 399) indiziert. Sollte eine Substanz gewählt werden, die selbst nicht sedierend wirkt, so wird das Antidepressivum häufig vorübergehend mit einer beruhigenden Substanz z. B. einem Benzodiazepin oder einem niedrigpotenten Antipsychotikum kombiniert, da die antidepressive Wirkung oft verzögert, manchmal erst nach 2 bis 3 Wochen, eintritt. Da depressive Menschen oft über Schlafstörungen klagen und insbesondere meistens in der Nacht über ihre Situation grübeln, kann auch die vorübergehende Gabe eines Hypnotikums (z. B. ein Nichtbenzodiazepin-Präparat) angezeigt sein.

▸ **Psychotherapeutisch.** Hohes Alter widerspricht keineswegs einer psychotherapeutischen Behandlung. An erster Stelle stünden bei Herrn N. sicherlich stützende Gespräche. Denkbar wären aber auch andere Ansätze wie fokale Therapien oder eine ergänzende Trauerbegleitung.

▸ **Pflegerisch.** Zum Wohlbefinden von Herrn N. tragen tagesstrukturierende Maßnahmen bei, die ihn allerdings nicht überfordern sollten. So machen Sätze wie: „Jetzt reißen Sie sich mal zusammen" oder „Das ist doch alles halb so wild" keinen Sinn und würden seinen depressiven Rückzug nur noch verstärken.

Im Pflegeteam wird eine erfahrene Pflegeperson ausgesucht, die die Schwerpunktbetreuung von Herrn N. übernimmt. Damit entsteht einerseits ein Vertrauensverhältnis, andererseits bleibt der Prozess in einer Hand. Dies führt zu klaren Absprachen, deren Umsetzung besser überprüfbar ist.

Alle Begegnungen mit Herrn N. werden möglichst klar, eindeutig und verlässlich gestaltet, damit die Betreuung zu einem zuverlässigen Partner wird. Da die Pflegeperson Herrn N. tägl. begegnet, kann diese dessen Stimmung und Veränderungen am besten registrieren. Sie sollte deshalb alle Beteiligten, wenn dies notwendig erscheint, über den aktuellen Stand informieren. Mit Herrn N. kann gemeinsam überlegt werden, ob er mit einem Seelsorger Gespräche über den Tod seiner Frau führen möchte.

Außerdem sollten folgende Aspekte in Betracht gezogen werden:

- Milieugestaltung, z. B. die Licht- (S. 378) und Farbgestaltung (S. 379)
- allgemeine Prinzipien der hilfreichen Kommunikation (S. 92)
- Atemstimulierende Einreibung (S. 359)

26.11.10 Evaluation

Nach den Gesprächen zwischen Herrn N. und dem behandelnden Psychiater wurde eine antidepressive Therapie vereinbart. Eine vorübergehende sedierende Medikation führte bereits in den darauffolgenden Tagen zu einer erkennbaren affektiven Entspannung.

Die Bezugspflegeperson hat nach 2 Wochen einen tragfähigen Kontakt zu Herr N. aufgebaut und trifft mit ihm regelmäßige Vereinbarungen über Aktivitäten, an denen er teilnimmt. Außerdem bespricht sie die Wirkung der neuen Medikamente und deren unerwünschte Begleiterscheinungen mit ihm und informiert den Psychiater.

Der Seelsorger wurde von Herrn N. nicht als Gesprächspartner akzeptiert, jedoch konnte Kontakt zu dem Sozialen Dienst hergestellt werden, dessen Mitarbeiterin eine Qualifikation in Trauerbegleitung besitzt. Dieser Kontakt entwickelt sich ebenfalls positiv.

26.12 Fallbeispiel: Manie und übergriffiges Verhalten

26.12.1 Informationen zum Betroffenen

Herr B. ist 72 Jahre alt und lebt seit Jahren allein in seiner Wohnung. Früher war der sehr attraktive Mann äußerst aktiv, lebensfroh, ging häufig aus und hatte viel Besuch. Seit einem Schlaganfall vor einem Jahr ist er halbseitig gelähmt und benötigt Hilfe bei der täglichen Körperpflege und beim Ankleiden. Er ist daraufhin sehr ruhig geworden, in sich gekehrt und zweifelte zunächst daran, weiter allein leben zu können. Seine Töchter leben in der gleichen Stadt und besuchen ihren Vater abwechselnd fast täglich. Da beide jedoch berufstätig sind, ist dies nur am Abend möglich. Immer wieder äußerte er deshalb, dass sich niemand um ihn kümmere. Er wollte das Haus nicht mehr verlassen und nahm kaum Anteil an seiner Umgebung. Die Töchter schalteten daraufhin einen ambulanten Pflegedienst ein und organisierten für ihren Vater Essen auf Rädern. Alle ermutigten ihn immer wieder und wollten dadurch einen Umzug in eine stationäre Einrichtung verhindern.

Seit 2 Monaten hat Herr B. sein Verhalten völlig verändert. Seine Kinder waren zunächst glücklich, dass er wieder aktiver wurde und an alte Gewohnheiten anzuknüpfen schien. Er ist sehr „aufgekratzt" und redet ununterbrochen, wenn Mitarbeiter des ambulanten Pflegedienstes anwesend sind. Er plant jetzt sogar eine Urlaubsreise in die Karibik. Besonders auffällig ist, dass er zunehmend anzügliche Bemerkungen macht, wenn junge weibliche Mitarbeiterinnen des ambulanten Pflegedienstes die Körperpflege durchführen.

26.12.2 Informationen zum Umfeld

Herr B. lebt im Erdgeschoss eines Mehrfamilienhauses in einer Kleinstadt. Von seinem Küchenfenster aus kann er auf eine belebte Straße schauen. Nur seine beiden Töchter besuchen ihn regelmäßig, zu anderen Angehörigen hat er keinen Kontakt mehr. Früher hatte er viele Bekannte und Freunde, die ihn jetzt nur noch selten besuchen. Einmal wöchentlich wird er von einem Fahrdienst zu einem Seniorenkaffee in einer Altentagesstätte des Stadtteils gebracht.

Da er auf Hilfe angewiesen ist, verlässt er das Haus selten. Seine Kontakte beschränken sich auf seine Töchter und die Mitarbeiter des ambulanten Pflegedienstes. Die einzige Abwechslung ist Fernsehen. Der Fernseher ist auch während der Pflegehandlungen ständig eingeschaltet. Den Videorekorder kann er selbstständig bedienen, wenn ihm die Kassetten und die Fernbedienung bereitgelegt werden. Er bevorzugt neuerdings erotische Filme und Programme, über die er dann mit den Pflegenden reden will.

26.12.3 Beschreibung der Symptome

Herr B. hat sich auffällig verändert, besonders quälend für seine Umgebung ist die innere Unruhe. Darüber hinaus kann er nur noch 3 bis 4 h in der Nacht schlafen. Er ist mit seinen Plänen und Gedanken so beschäftigt, dass er manchmal sogar das Trinken und Essen vergisst.

Er zeigt folgende auffällige Symptome:

- vermindertes Schlafbedürfnis
- motorische Unruhe
- exzessive sexuelle Phantasien
- gesteigertes Redebedürfnis
- veränderte Stimmungslage
- er springt von Gedanken zu Gedanken

26.12.4 Situation aus der Sicht anderer Beteiligter

► **Auszubildende.** „Herr B. ist unmöglich. Ich versuche ihm zu helfen und er grapscht mich an. Das muss ich mir nicht gefallen lassen."

► **Pflegende I.** „Ich habe Angst, dass Herr B. mich auch anfasst. Da gehe ich nicht mehr hin."

► **Pflegende II.** „Ich habe keine Probleme mit Herrn B., er hat doch auch Bedürfnisse. Das ist doch normal. Aber ich habe ihm klar gesagt, mit mir nicht. Jetzt lasst er mich in Ruhe."

► **Leitung des ambulanten Pflegedienstes.** „Ich spreche mit den Töchtern, so kann das nicht weitergehen. Dann sollen sie sich doch einen anderen Pflegedienst suchen."

► **Tochter I.** „So kenne ich meinen Vater nicht, er ist doch immer sehr höflich und ruhig. Ich fürchte mich fast vor jedem Besuch, immer ist wieder etwas anderes."

► **Hausarzt.** „Vielleicht sollte ich ein paar beruhigende Medikament verordnen."

► **Tochter II.** „Er ist völlig verändert, er ist so unruhig und wirkt getrieben. Ich weiß gar nicht, was ich tun soll. Wenn ich komme, schimpft er mich immer aus, ich kümmere mich zu wenig um ihn. Wenn ich dann da bin, schaut er nur fern und redet ständig von etwas anderem."

► **Leiterin der Seniorentagesstätte.** „Herr B. stört mit seinen ordinären Bemerkungen die anderen. Wenn er jetzt noch versucht, die Mitarbeiterinnen zu betatschen, kann er nicht mehr kommen."

26.12.5 Pflegerische und medizinische Diagnostik

In der bisherigen Krankheitsgeschichte ist eine manische Erkrankung nicht bekannt. Da sich das Verhalten von Herrn B. relativ plötzlich verändert hat, werden andere organische Ursachen wie eine Schilddrüsenüberfunktion überprüft. Manische Symptome können auch durch Nebenwirkungen von Medikamenten verursacht werden, z. B. durch Kortisonpräparate.

Im Zuge der Ursachenforschung für Herr B. verändertes Verhalten wird Folgendes überprüft:

- die aktuell verschriebene Medikation
- wann sich seinem Verhalten verändert hat
- wie groß das Schlafdefizit ist

26.12.6 Pflegediagnosen

Pflegediagnosen bei Manie und übergriffigem Verhalten siehe ► Tab. 26.11

26.12.7 Probleme und Ressourcen

► **Probleme.** Geplagt von seiner Unruhe, möchte Herr B. gern die Wohnung verlassen, kann dies aber ohne fremde Hilfe nicht. Er wirkt sehr unzufrieden, fast gehetzt. Dabei redet er viel, spricht über sexuelle Phantasien und macht anzügliche, sexistische Bemerkungen gegenüber jungen Mitarbeiterinnen. Während der Pflege versucht er immer wieder, Frauen – besonders junge Frauen – anzufassen. Beim wöchentlichen Duschen hat er einer Auszubildenden sogar in die Brust gekniffen. Als diese ihn daraufhin zur Rede stellte, meinte er: „Stell dich doch nicht so an." Anzügliche Bemerkungen macht er auch gegenüber freiwilligen Mitarbeiterinnen im Seniorenkaffee, sodass er dort inzwischen nicht mehr gern gesehen ist. Einmal wurde die Tochter sogar angerufen, mit der „Androhung", wenn er das noch einmal mache, könne er zu Hause bleiben.

► **Ressourcen.** Wenn Herr B. durch einen männlichen Pflegenden betreut wird, wirkt er etwas ruhiger. Zwar erzählt er auch dann von seinen sexuellen Phantasien, aber Übergriffe bleiben aus. Eine langjährig erfahrene Kollegin des ambulanten Pflegedienstes hat festgestellt, dass es möglich ist, ihm deutlich zu sagen, dass solche Gespräche von ihr nicht gewünscht sind. Wird das zu Beginn des Besuches vermittelt, kann er sich auch zurücknehmen. Bei ganz jungen Pflegenden klappt das nicht immer. Die Töchter kennen eine solche Haltung ihres Vaters überhaupt nicht, möchten aber verstehen, warum er so reagiert. Sie sind auch bereit, abwechselnd für eine Übergangszeit anwesend zu sein, wenn die Mitarbeiter des Pflegedienstes zu ihrem Vater kommen.

26

Tab. 26.11 Pflegediagnosen (nach NANDA) bei Manie und übergriffigem Verhalten.

Name	Definition	weitere Informationen
unwirksames Rollenverhalten	Verhaltensmuster und Ausdruck des Selbst, die nicht zur Umgebung, den Normen und den Erwartungen der Personen im Umfeld passen	Zu beobachten sind eine veränderte Rollen- und Selbstwahrnehmung sowie unangemessenes Coping. Herr B. zeigt übergriffiges Verhalten, indem er u. a. Mitarbeiterinnen verbal und physisch bedrängt.
weitere Pflegediagnosen: gestörte persönliche Identität oder gestörtes Denken – ineffektive Impulskontrolle – ineffektives Coping		

26.12.8 Pflegeziele

Folgende Ziele werden vereinbart:
- Herr B. lebt weiterhin in seiner häuslichen Umgebung.
- Er nimmt an Aktivitäten der Seniorentagesstätte teil.
- Er kommt zur Ruhe und kann nachts wieder besser schlafen.
- Er konzentriert seine Aufmerksamkeit auf ein Thema.
- Er beschäftigt sich nicht mehr ausschließlich mit Fernsehen, wenn er Besuch hat.

26.12.9 Pflegerische Interventionen

Um die Pflegeziele zu erreichen, werden folgende Maßnahmen durchgeführt:
- Es findet eine regelmäßige Fallbesprechung (S. 77) mit dem behandelnden Arzt statt.
- Die Töchter werden über die aktuellen, erkrankungsbedingten Veränderungen informiert.
- Eine männliche oder ältere weibliche Bezugspflegeperson werden hinzugezogen.
- Ein Neurologe wird hinzugezogen.
- Die Schlafstörung wird behandelt, da Schlafentzug die manische Symptomatik verstärkt, schlaffördernde Interventionen (S. 285) werden abgesprochen.
- Es findet eine einheitliche Kommunikation statt, die zwar respektvoll ist, jedoch auch Grenzen des Verhaltens aufzeigt (S. 265).
- Der manische Antriebsüberschuss wird medikamentös behandelt, z. B. mit hoch- oder niederpotenten Antipsychotika.
- Gegen die sexuelle Dranghaftigkeit werden homöopathische Medikamente gegeben.
- Zur Unterstützung der Aufmerksamkeit und der eigenen körperlichen Wahrnehmung können Düfte aus der Aromapflege eingesetzt werden.

26.12.10 Evaluation

Alle 14 Tage sollten die psychischen und motorischen Symptome auf Veränderungen hin überprüft werden. Mögliche Medikamentenwirkungen müssen kontinuierlich erfasst werden und der Neurologe oder Psychiater sollte regelmäßig die Differenzialdiagnosen überprüfen.

26.13 Fallbeispiel: Angststörung

26.13.1 Informationen zur Betroffenen

Frau R. ist 69 Jahre alt und lebt im betreuten Wohnen im Seniorenheim St. Sophia. Zuvor lebte sie bis zum Versterben ihres Mannes gemeinsam mit ihm in einer kleinen Eigentumswohnung. Nach der Geburt des einzigen Sohnes hatte sie stundenweise als kaufmännische Angestellte in einer Speditionsfirma gearbeitet. Dort war sie sehr beliebt. Seit einem Unfall, bei dem sie angefahren und schwer verletzt wurde, leidet sie unter einer rezidivierenden Angststörung. Aufgrund dieser Erkrankung wurde sie im Alter von 54 Jahren frühberentet. Der 10 Jahre ältere Ehemann hatte sich in den vergangenen Jahren sehr um seine Frau gekümmert. Er erledigte alle Einkäufe, da Frau R. kaum noch das Haus verließ. Auch fuhren beide nicht mehr in Urlaub. Besondere Sorgen machte sich die Patientin um ihren einzigen Sohn. Die Ängste waren z. T. so stark, dass dessen Bewegungsradius immer stärker eingeschränkt wurde. Er meldete sich schließlich als Zeitsoldat freiwillig zur Bundeswehr, um von zu Hause ausziehen zu können. Mittlerweile hat er selbst 2 Kinder.

Frau R. hat sich nur allmählich in die neue Umgebung einfinden können. Sie nimmt selten an den Angeboten der Senioreneinrichtung teil, einzig zur sonntäglichen Messe geht sie regelmäßig in das Haupthaus. Frau R. kann sich überwiegend selbst versorgen, die Mahlzeiten werden ins Appartement geliefert. Bei der Körperpflege benötigt sie allerdings unfallbedingt Hilfe, sodass ein Pflegegrad 2 besteht. Ansonsten ist sie mit Hilfsmitteln gut mobil. Medikamente werden vom Pflegedienst gestellt. Den Tag verbringt sie sehr zurückgezogen meist vor dem Fernseher. Dabei äußert sie schon Interesse an den Vorgängen im Haus. Versuche, sie zu Aktivitäten zu begleiten, lösen regelmäßig starke Ängste bis hin zu Panikattacken aus.

26.13.2 Informationen zum Umfeld

Frau R. lebt in einem Zweizimmerappartment im Bereich des Betreuten Wohnens einer großen Altenpflegeeinrichtung. Kontakt zu Nachbarn besteht nur spärlich, allerdings ist vor kurzem eine Jugendfreundin ebenfalls eingezogen, zu der sie in früheren Jahren engeren Kontakt hatte. Im Haupthaus finden zahlreiche Veranstaltungen statt, da die Einrichtung sehr in den Alltag der Gemeinde integriert ist. Zahlreiche Ortsverbände engagieren sich dort.

Der Sohn kommt einmal im Monat die Mutter besuchen. Mit ihm gelingt es ihr meist, Ausflüge, z. B. zum Grab des Ehemannes, zu machen. Große Menschenansammlungen erträgt sie jedoch kaum, sodass die Besuche meist in den Morgenstunden stattfinden müssen.

26.13.3 Beschreibung der Symptome

Frau R. leidet an einer Angststörung im Sinne einer sozialen Phobie bzw. einer Agoraphobie (S. 270). Vereinzelt kann sie den Auslöser ihrer Ängste nicht benennen. Sie zeigt dann ausgeprägte Symptome wie:
- Kloßgefühl im Hals
- Mundtrockenheit
- Engegefühl in der Brust
- Herzklopfen
- Erstickungsängste
- Zittern
- Schwitzen
- Schwindel

Frau R. hat in diesen Momenten das Gefühl, die Kontrolle zu verlieren. Manchmal glaubt sie, den Verstand zu verlieren. Mehrfache kardiologische Untersuchungen sind ohne pathologischen Befund geblieben. Ihr Hausarzt hatte ihr prophezeit: „Mit diesem Herzen werden sie noch 100 Jahre alt." Auch eine Schwindeldiagnostik beim Neurologen und beim HNO-Arzt zeigten keine wegweisenden Befunde. Eine psychiatrisch-psychotherapeutische Behandlung war zwar angedacht, wurde jedoch nie durchgeführt.

26.13.4 Situation aus der Sicht anderer Beteiligter

► **Pflegende I.** „Frau R. ist eine arme Socke. Erst der Unfall, dann die Ängste. Die kann einem richtig leidtun."

► **Pflegende II.** „Frau R. sollte sich mal zusammenreißen. Mit ihrem Sohn klappt es doch, dass sie sich unter die Leute begibt. Es ist doch zu schade, wie wenig sie ihre Ressourcen nutzt".

► **Mitarbeiter Sozialer Dienst.** „Wenn es Frau R. es schafft, ihre Ängste zu überwinden, lebt sie bei Ausflügen richtig auf. Dann ist sie ein sehr geselliger Mensch."

▸ **Sohn.** „Das kenne ich von meiner Mutter. Mal ist es besser, mal wieder schlechter."

▸ **Hausarzt.** „Das ist ja schon eine lang andauernde Symptomatik. Ob da überhaupt noch ein Medikament hilft, wage ich zu bezweifeln."

26.13.5 Pflegerische und medizinische Diagnostik

Organische Erkrankungen sollten ausgeschlossen werden. Neben der bereits stattgefundenen kardiologischen und HNO-ärztlichen Abklärung sollte noch eine Schilddrüsenfunktionsuntersuchung stattfinden. Darüber hinaus sollte fachärztlich abgeklärt werden, ob eine depressive Störung vorliegt.

Zur Abschätzung der Angst und der angstauslösender Situationen sollte Frau R. dazu motiviert werden, ein Angsttagebuch zu führen. Dies hilft u. a., angstfreie Zeiten und Situationen zu identifizieren.

26.13.6 Pflegediagnosen

Die relevanten Pflegediagnosen bei Frau R. Erkrankung zeigt ▸ Tab. 26.12.

26.13.7 Probleme und Ressourcen

▸ **Probleme.** Frau R. leidet unter ihren Angstsymptomen, die zu einer zunehmenden sozialen Isolierung führen. Eine konsequente medikamentöse oder psychotherapeutische Behandlung hat bislang nicht stattgefunden.

▸ **Ressourcen.** Frau R. kann ihre Bedürfnisse äußern. Sie kann die angstauslösenden Situationen beschreiben. Es gibt zahlreiche angstfreie Begebenheiten. Sie kann innerhalb ihres Appartements ihren Alltag weitestgehend gestalten. Eine Jugendfreundin als mögliche Bezugsperson ist in ein Nachbarappartement eingezogen.

26.13.8 Pflegeziele

Für Frau R. können folgende Pflegeziele formuliert werden:
- Das Erleben von Frau R. ist weniger angstbesetzt.
- Der Handlungsradius wird erweitert.
- Sie nimmt angstfreier an Alltagsaktivitäten teil.
- Sie nutzt ihre Ressourcen und nimmt vermehrt – soweit sie dies möchte – soziale Kontakte wahr.

26.13.9 Pflegerische Interventionen

Folgende Maßnahmen werden durchgeführt:
- Aufbau einer vertrauensvollen, stabilen Beziehung zu einem Mitarbeiter der Einrichtung
- Förderung und positive Verstärkung der selbst erbrachten Leistungen
- Entwicklung eines Therapieplanes gemeinsam mit dem Hausarzt bzw. Psychiater
- Führen eines Angsttagebuches zur Identifizierung angstauslösender Situationen
- stützende Gesprächsführung
- Identifizierung angstreduzierender Situationen wie Musik, innerer Bilder oder Entspannungsverfahren
- niederschwelliges Einüben positiv erlebter Situationen
- Bereithaltung von Lorazepam als Rescue-Medikation

26.13.10 Evaluation

Nachdem Frau R. sich in fachärztliche Behandlung begeben hat, wird ein Angsttagebuch erstellt. Dort werden weniger angstauslösende Situationen identifiziert. So ist es ihr möglich, ihr Appartement zu verlassen, um über den Flur hinweg ihre Jugendfreundin zu besuchen. Die positive Reaktion auf den Hund ihrer Freundin ermutigt sie, an der Kynotherapie (S. 367) des Hauses teilzunehmen. Der behandelnde Psychiater verordnet Citalopram, das aber erst nach 6 Wochen zu einer Verminderung der Angstsymptomatik führt. Lorazepam hat sie als Notfallmedikation in der Handtasche. Es reicht ihr aber völlig, dies zu wissen. Nehmen muss sie es nicht. Trotz ihres Alters und der schon lange bestehenden Angstsymptomatik nimmt Frau R. an dem Entspannungskurs der Senioreneinrichtung teil, bei dem die progressive Muskelrelaxation nach Jacobson und autogenes Training angeboten wird. Schließlich lässt sich ihr Angsterleben so weit reduzieren, dass sie an Ausflügen des Seniorenheims mit großem Spaß teilnimmt. Voraussetzung hierfür ist jedoch, dass sie gut auf die einzelnen Etappen vorbereitet ist und dass vertraute Personen anwesend sind.

Tab. 26.12 Pflegediagnosen (nach NANDA) bei Angstzuständen.

Name	Definition	weitere Informationen
Angst	diffuses Gefühl des Unbehagens/der Bedrohung/der Gefahr, das von einer Reaktion des vegetativen Nervensystems begleitet wird; ermöglicht dem Individuum, Maßnahmen zum Umgang mit einer Gefahr einzuleiten	Manifestationen dieser Erkrankung, die teilweise auch Frau R. aufweist, sind: • Besorgnis • Unsicherheit und unsicheres Auftreten • Nervosität • Kontrollverlust • Unfähigkeit zur Entspannung, erhöhte Hilflosigkeit • Vorahnung drohenden Unheils • Rückzugstendenz
soziale Isolation	von dem Betroffenen erlebtes Gefühl des Alleinseins, welches als von Anderen ausgelöst erlebt und als negativer oder bedrohlicher Zustand wahrgenommen wird	Betroffene wie Frau R. fühlen sich in der Öffentlichkeit unsicher, sind unkommunikativ und leben zurückgezogen. Vorherrschend ist die Beschäftigung mit den eigenen Gedanken und, bedingt durch emotionale Hemmnisse wie Angst und Phobien, der Wunsch nach dem Alleine-Sein.

26.14 Fallbeispiel: Anpassungsstörung

26.14.1 Informationen zum Betroffenen

Herr S. ist 84 Jahre alt und ist als junger Mann mit seiner Ehefrau nach Deutschland gekommen, hier hat er über viele Jahre gern in einer Fabrik gearbeitet. Er hatte mit seiner Frau 2 Kinder, die heute nicht mehr in der Stadt wohnen, ihn aber 3- bis 4-mal im Jahr besuchen kommen. Er wäre immer gerne zurück in die „Heimat" gegangen seine Frau wollte dies aber nicht. Nun ist die Ehefrau nach kurzer Pflegebedürftigkeit verstorben. Herr S., der die plötzliche Pflegebedürftigkeit seine Frau managen musste, ist jetzt unkonzentriert fahrig und man hat den Eindruck, dass er fast abwesend ist. Die Tochter die eher zufällig 2 Wochen nach der Beerdigung der Mutter nach ihrem Vater sieht, nimmt einen ängstlichen, besorgten und eher abwehrenden Vater wahr. Sie hat schnell den Eindruck, dass hier etwas nicht stimmt. Offenbar hat Herr S. nur unregelmäßig gegessen. Im Kühlschrank stehen verdorbene Lebensmittel, was bei dem früheren Hobbygärtner nie vorgekommen ist. Auf die Frage, ob er denn einkaufen gehe, sagte er, er sei noch nicht dazu gekommen und er wisse jetzt auch nicht, wie es gehen könne und wie es weiter gehe, am liebsten wäre er jetzt wieder in seiner Heimat. Die Tochter ist ratlos, was nun zu tun ist, sie hat den Eindruck, dass er allein nicht mehr zurechtkommt, zumal die Eltern im Mietshaus und in der Umgebung praktisch keine Freunde hatten.

26.14.2 Informationen zum Umfeld

Die Familie S. wohnt seit ca. 25 Jahren in dieser Wohnung am Stadtrand, sie liegt in der 2. Etage ohne Aufzug. Es gibt einen Keller, in dem auch die Mülleimer stehen, die bereits seit längerem von Herrn S. nur noch mit Mühe herausgestellt werden können. Freunde hatte die Familie eigentlich nur in der alten Heimat in Polen, die Bekannten und Arbeitskollegen, die es hier gab, sind weggezogen oder verstorben.

26.14.3 Beschreibung der Symptome

Das Verhalten von Herrn S. kann als antriebslos, unruhig, unkonzentriert, ängstlich-abwehrend und hilflos beschrieben werden. Die Symptome sind ganz offensichtlich schnell entstanden und sind im Zusammenhang mit dem Tod der Ehefrau, aber auch mit der belastenden Pflegesituation zu sehen. Hinzu kommen erste Anzeichen einer nicht mehr ausreichenden Selbstpflegefähigkeit; es fällt v. a. auf, dass er sich nicht mehr richtig rasiert und wäscht. Darüber hinaus scheint er die Wäsche nur noch unregelmäßig zu wechseln.

26.14.4 Situation aus der Sicht anderer Beteiligter

Hier gibt bisher nur eine Sicht, und zwar die der Tochter, die die Situation des Vaters eher zufällig erkennt.

▸ **Tochter.** „Meinen Vater kenne ich so nicht, ich bin hier praktisch nur aus Zufall, mein Vater hat die Situation mit meiner Mutter doch gut gemanagt und ich dachte, dass er jetzt zwar traurig sein, aber auch entlastet wird."

Pflegepersonen oder der Hausarzt sind bis zu diesem Zeitpunkt noch nicht involviert.

26.14.5 Pflegerische und medizinische Diagnostik

Im Grunde gibt es in diesem Fall weder einen medizinischen noch einen pflegerischen Kontakt, der müsste jetzt erst von der Tochter initiiert werden. Natürlich kann das Verhalten von Herrn S. noch durch die Trauer über die verstorbene Ehefrau erklärt werden, aber andere Aspekte sollten ebenfalls in Betracht gezogen werden:

- Falls der Bewohner medikamentös behandelt wird, könnte die bisherige Behandlung z. B. mit Benzodiazepinen Ursache für das Verhalten sein. Das müsste mit den behandelnden Ärzten besprochen werden.
- Kann das Verhalten auch auf ein beginnendes Delir hinweisen? Hierzu könnte die Confusion Assessment Method (CAM) eingesetzt werden (S. 221).
- Können weitere spezifische Probleme erkannt und benannt werden, die z. B. eine Depression erkennen lassen?
- Isst und trinkt Herr S. noch ausreichend oder ist bereits ein Defizit entstanden? Hierzu müsste Herr K. ggf. gewogen und der aktuelle BMI ermittelt werden; gleichzeitig müsste geklärt werden, ob und wieviel er an Gewicht verloren hat.
- Ein weiterer Aspekt ist die Mobilität, die jetzt eingeschätzt werden sollte, damit mögliche Gefahren einer Immobilisierung, z. B. durch depressiven Rückzug, frühzeitig erkannt werden (z. B. Dekubitusgefahr).
- Die Gefahr einer möglichen Suizidalität sollte ebenfalls ernst genommen werden.

26.14.6 Pflegediagnosen

Mögliche Pflegediagnosen, die jedoch im Verlauf der Anamnese und der Beobachtung spezifiziert werden müssen, zeigt ▸ Tab. 26.13

26.14.7 Probleme und Ressourcen

▸ **Probleme.** Menschen sind im Verlauf ihres Lebens verschiedenen problematischen Entwicklungen, Erlebnissen und Verlusten ausgesetzt. Diese können i. d. R. kompensiert werden, d. h., in den meisten Fällen kann sich die Person an die neue Situation anpassen. Hat der Betroffene die Möglichkeiten und Fähigkeiten nicht oder hat sie verloren, kann es zu Anpassungsstörungen, Depression und andere psychischen Störungen kommen.

Folgende Probleme können hinzukommen:

- Depression, Suizidalität
- Angst
- Verwahrlosung
- Rückzug
- Körperliche Probleme wie Ernährungsdefizit, Mobilitätseinschränkungen und die daraus resultierenden Folgen wie Stürze oder ein erhöhtes Dekubitusrisiko.

▸ **Ressourcen.** Herr S. hat auf der anderen Seite im Verlauf seines Lebens mehrere bedeutende Anpassungsprozesse bewältigt wie etwa Krieg oder den Verlust der Heimat. Dies weist daraufhin, dass er über Strategien verfügt, die augenblickliche Situation zu bewältigen. Er wird zumindest von seiner Tochter unterstützt.

26

Tab. 26.13 Pflegediagnosen (nach NANDA) bei Anpassungsstörungen.

Name	Definition	weitere Informationen
ineffektives Coping	wiederkehrende Fehleinschätzungen von Stressfaktoren und unzureichende kognitive und verhaltensbezogene Anstrengungen, mit Stress zurechtzukommen und Wohlbefinden zu erlangen	Ineffektives Coping äußert sich in Unsicherheit und einem zu geringen Maß an Selbstvertrauen und Kraft, um Situationen zu bewältigen.
soziale Isolation	von dem Betroffenen erlebtes Gefühl des Alleinseins, welches als von Anderen ausgelöst erlebt und als negativer oder bedrohlicher Zustand wahrgenommen wird	Vorherrschend ist häufig die Beschäftigung mit den eigenen Gedanken und, bedingt durch emotionale Hemmnisse wie Angst und Phobien, der Wunsch nach dem Alleine-Sein.
Hoffnungslosigkeit	Zustand, in dem der Betroffene kaum oder keine Alternativen oder persönliche Perspektiven sieht und die Fähigkeit verliert, Kräfte zu aktivieren, um etwas zu verändern	In Herr S.s Beispiel ist es die Hoffnungslosigkeit, das Leben ohne seine Ehefrau bewältigen zu können, die seine Wahrnehmung dominiert. Es scheint ihm nun noch weniger möglich, in der noch immer fremden Welt in Deutschland Fuß zu fassen.
Vereinsamungsgefahr	Risiko, in seinem Wohlbefinden beeinträchtigt zu werden, weil der Wunsch nach bzw. die Notwendigkeit von Kontakt zu anderen unerfüllt bleibt; als Folge kann die Gesundheit beeinträchtigt werden	Bezieht sich hier auf: • die physische Isolation • den Tod der Bezugsperson (der Ehefrau)

26.14.8 Pflegeziele

Aus den bisherigen Informationen wird deutlich, dass Herr S. Unterstützung benötigt. Anzustrebende Ziele wären:

- Herr S. hat einen regelmäßigen sozialen Kontakt, der die Situation und mögliche Veränderungen wahrnimmt und ggf. interveniert.
- Herr S. erhält psychologische Begleitung, wenn eine Prüfung die Sinnhaftigkeit dieser Maßnahme ergibt.
- Die Ernährungssituation sowie die Körperpflege werden sichergestellt.
- Herr S. hat Zugang zu einem Neurologen und monatliche Hausbesuche des Hausarztes sind vereinbart.
- Der Kontakt zu einem regelmäßigen Seniorentreff ist hergestellt.
- Außerdem wird der gesamte Prozess von einer ausgebildeten Case-Managerin begleitet.
- Es besteht Kontakt zu einem ambulanten Pflegedienst.

26.14.9 Pflegerische Interventionen

Gemeinsam mit dem ambulanten Pflegedienst wird die Beziehungsgestaltung geplant, in diesem Fall wird eine Mitarbeiterin mit polnischen Wurzeln gewählt. Diese Kollegin wird die Bezugspflegefachperson, steuert die Prozesse und hält den Kontakt zu der von der Pflegekasse organisierten Pflegberatung (§ 7a-c SGB XI) im Rahmen der Beratungspflicht der Pflegekassen (Case Management). Dieses Fallmanagement ist besonders wichtig, da Herr S. vorerst noch allein zuhause wohnen bleiben soll und viele Lebensbereiche organisiert werden müssen. Das Fallmanagement spricht sich eng mit der Tochter ab, u. a. darüber, wer welche Organisationsaufgaben übernimmt:

- Die Pflege organisiert eine Hauswirtschaftskraft, die die Wohnung reinigt und auf die Lebensmittel achtet.
- Da nur begrenzte finanzielle Mittel zur Verfügung stehen, wird zunächst eine wöchentliche Unterstützung bei der Körperpflege durch den Pflegedienst vereinbart. Dabei soll auch der körperliche Zustand eingeschätzt werden. Hierzu zählen der Haut-, Ernährungs-, Pflege- sowie der Allgemeinzustand von Herrn S.
- Eine Betreuungsperson kommt 2-mal pro Woche und unternimmt mit Herrn S. notwendige Gänge wie Einkäufe und Arztbesuche. Wenn Zeit bleibt, wird das Grab der Ehefrau oder der Seniorentreff besucht.
- Vorerst bekommt Herr S. an 4 d/Woche Essen auf Rädern, damit die Ernährungssituation stabilisiert werden kann. Er möchte eigentlich viel mehr selber machen, er sagt er könne das doch eigentlich alles allein.
- Kontakt zum Neurologen wird hergestellt. Abhängig von der Stimmung und Entwicklung von Herr S. ggf. Gabe bzw. Einschätzung der Wirkung von angeordneten Antidepressiva (S. 399), da die Einnahmesicherheit fraglich ist.
- Einmal pro Woche werden die Stimmung und Teilhabe von Herrn S. mittels der 10-stufigen Smilie-Skala eingeschätzt.

26.14.10 Evaluation

Nach der Aufnahme der pflegerischen und betreuerischen Angebote sollte nach bereits 3 Wochen die erste Evaluation erfolgen; dieses Intervall kann in der Zukunft bei Stabilisierung der Situation vergrößert werden. Folgende Fragestellungen sollten die Evaluation leiten:

- Wie hat sich der Beziehungsaufbau gestaltet, konnte die Bezugspflegefachperson eine stabile Beziehung anbahnen?
- Funktioniert die Vernetzung zwischen den verschiedenen Akteuren wie der Tochter, der Pflegeberatung und den anderen Diensten?
- Sind die Angebote bezüglich der Ernährung und Körperpflege ausreichend gestaltet?
- Akzeptiert Herr K. die angebotenen Leistungen und besonders die Teilnahme an den Seniorenveranstaltungen?

26.15 Fallbeispiel: Störungen des Schlafs

26.15.1 Informationen zum Betroffenen

Herr M. ist 86 Jahre alt und wurde vor 4 d in die gerontopsychiatrische Abteilung des Landeskrankenhauses eingewiesen. Er leidet an einer mittelschweren Demenz und wird zu Hause von seiner Ehefrau und einem ambulanten Dienst betreut. In der vergangenen Zeit steht Herr M. in der Nacht immer häufiger auf, läuft dann durch die Wohnung, sucht nach irgendwelchen Dingen und will zur Arbeit oder in seinen Garten gehen. Die Ehefrau überredet ihren Mann, dann wieder ins Bett zu gehen, aber dies wird immer schwieriger. Er ist dann ärgerlich und wird dabei manchmal laut.

Seine Frau ist durch die ständigen Schlafunterbrechungen, manchmal 5-mal in der Nacht, am Ende ihrer Kräfte. Die Pflegeperson vom ambulanten Dienst und der Hausarzt sind der Meinung, dass Herr M. in eine psychiatrische Klinik eingeliefert werden müsse. An Medikamenten nimmt er ein Antidementivum und ein Diuretikum gegen die Ödeme in den Beinen, jedoch keine sedierenden Medikamente. Am Tag schläft er häufig und ist wenig aktiv, nur manchmal geht er mit seiner Frau spazieren. Früher hat er nie unter Schlafstörungen gelitten.

26.15.2 Informationen zum Umfeld

Herr M. und seine Frau bewohnen eine kleine Mietwohnung, in der es nur wenig Bewegungsfreiraum gibt. Den Schrebergarten, den er nach seiner Pensionierung übernommen hatte, kann er schon seit einigen Jahren nicht mehr bewirtschaften. Der ambulante Dienst führt einmal tägl. die Körperpflege durch.

26.15.3 Beschreibung der Symptome

Der Schlaf-Wach-Rhythmus von Herrn M. verändert sich kontinuierlich. Dabei sind die Wachphasen in der Nacht immer länger, während er am Tag immer mehr schläft (chronobiologische Schlafstörung, d. h. Tag-Nacht-Umkehr). Seine Schlafstörung (S. 282) hat verschiedene Ursachen:

- Es gibt keine zeitgebenden Tätigkeiten mehr (z. B. Arbeiten oder Termine wahrnehmen).
- Wahrnehmungsstörungen verhindern, dass Hell/Dunkel oder Tag/Nacht nicht mehr mit entsprechenden Tätigkeiten in Verbindung gebracht werden (z. B. am Abend zu Bett gehen).
- Aufgrund der Desorientierung hat die Zeit keine Bedeutung mehr.
- Häufige Nickerchen am Tag führen dazu, dass Herr M. in der Nacht ausgeschlafen ist.
- Er ist am Abend nicht müde, da er tagsüber wenig aktiv ist.
- Er zeigt weitere neurophysiologische Veränderungen.

Das Symptom der Schlafstörung bei Demenz ist die häufigste Ursache dafür, dass ältere Menschen in ein Seniorenheim umziehen müssen. Oftmals ist die Schlafstörung nicht nur durch die Demenz ausgelöst, sondern ist auch ein Symptom der (häufig in Kombination vorkommenden) Depression. Die Schlafstörung selbst ist für den Patienten mit Demenz wenig belastend, da er sich i. d. R. ausgeschlafen fühlt. Zum Problem wird sie v. a. für seine Mitmenschen.

26.15.4 Situation aus der Sicht anderer Beteiligter

► **Ehefrau.** „Es ist zwar schwer mit meinem Mann und ich habe seit Wochen keine Nacht mehr durchgeschlafen. Aber ich möchte ihn eigentlich nicht ins Krankenhaus bringen."

► **Ambulant Pflegender.** „Das geht so nicht weiter, das steht die Ehefrau nicht durch, sie ist ja fast kränker als ihr Mann. Der schläft mittlerweile beim Waschen ein und kann sich kaum noch auf den Beinen halten."

► **Psychiater.** „Wenn ich Herrn M. ein Schlafmittel verordne, wird er gangunsicher und ist dann tagsüber immer müde."

26.15.5 Pflegerische und medizinische Diagnostik

► **Medizinische Diagnostik.** Schlafstörungen werden durch eine Vielzahl von körperlichen und psychischen Krankheiten ausgelöst, z. B. durch Demenz, Delir und auch Depressionen. Sie äußern sich sowohl in einer Hypo- als auch in einer Hypersomnie. Außerdem kann auch eine Schlafapnoe oder ein Restless-Legs-Syndrom vorliegen.

► **Pflegerische Diagnostik.** Die pflegerische Diagnostik des ambulanten Dienstes richtet sich i. d. R. nach den Angaben der Ehefrau. Fragen wie „Wie oft steht ihr Mann auf? Wie lange braucht er, bis er wieder müde ist? Steht er eher in der ersten Hälfte der Nacht oder in der 2. Hälfte auf?" grenzen das Problem ein. Außerdem ist es sinnvoll, Fragen nach der Anamnese zu stellen: „Wie war der Nachtschlaf früher? Gab es Schlafrituale?" Die pflegerische Diagnostik in der Klinik ist deutlich differenzierter, da es hier die Möglichkeit der engmaschigen Beobachtung und der Abklärung somatischer Ursachen gibt. Ein Schlaftagebuch wird geführt, in dem die Schlaf- und Wachzeiten und auch die Beobachtungen bezüglich Schmerzäußerungen oder Ausscheidungen vermerkt werden. Die richtige pflegerische Beobachtung während der Nacht ist anspruchsvoll und muss gewissenhaft durchgeführt werden. Verschiedene Ursachen für die Schlaflosigkeit werden so ausgeschlossen.

26.15.6 Pflegediagnose

► Tab. 26.14 erfasst die Pflegdiagnosen bei Schlafstörungen, an denen Herr M. leidet.

26.15.7 Probleme und Ressourcen

► **Probleme.** Herr M. leidet an einer Tag-Nacht-Umkehr. Die Ehefrau kann ihn in der Nacht nicht adäquat betreuen. Er ist desorientiert und verlässt dann die Wohnung. Dies kann folgende Ursachen haben:

- zeitliche Desorientiertheit
- häufige Schlafphasen am Tag
- wenige Aktivitäten am Tag
- Unverständnis für die verschiedenen Tageszeiten
- gefüllte Blase wegen der ausschwemmenden Ödeme

► **Ressourcen.** Herr M. hat trotz der bestehenden Demenz noch verschiedene Interessen und handwerkliche Fähigkeiten. Die Ehefrau möchte ihrem Ehemann helfen. Sie denkt über einen Umzug ihres Mannes in eine Pflegeeinrichtung nach. Herr M. schläft insgesamt ausreichend.

Tab. 26.14 Pflegediagnosen (nach NANDA) bei Störungen des Schlafs.

Name	Definition	weitere Informationen
Wahrnehmungsstörung (näher zu bestimmen: visuelle, auditive, kinästhetische, gustatorische, taktile und olfaktorische Wahrnehmungsstörung)	verminderte/veränderte Wahrnehmung eingehender Reize bezüglich ihrer Menge, ihrer Intensität und ihres Musters (z. B. Pausen) sowie verminderte, verstärkte, verzerrte oder beeinträchtigte Reaktion auf Reize	• verzerrte sensorische Wahrnehmung • veränderte Sinnesschärfe • fehlende Orientierung • Zeitgeber fehlen, z. B. kann die Nacht nicht mehr als Nacht wahrgenommen werden
chronische Verwirrtheit	unumkehrbare, lang andauernde, fortschreitende, schleichende Verschlechterung der Kognition, der Verhaltensmuster und Veränderung der Persönlichkeit; Ausprägungen sind Verschlechterungen in der Gedächtnisleistung, der Sprache und Aussprache, in der Entscheidungsfindung sowie in der Ausführung von Handlungen; die Abhängigkeit von anderen bei der Ausführung von Alltagshandlungen wächst; zudem treten Störungen der Orientierung auf	• Verlust des Zeitgefühls • gestörte Wahrnehmung • Verlust der Energiereserven • Rückzug oder Vermeidungsverhalten
Schlafstörung	Störungen des Schlafs in Form von geringerer Schlafdauer und verschlechterter Schlafqualität mit negativen Auswirkungen auf die Funktionsfähigkeit des Körpers	• Einschlafstörungen • Verschlechterung des Gesundheitszustandes • Durchschlafschwierigkeiten • Tagesmüdigkeit
Schlafmangel	lange Phasen ohne regelmäßigen, natürlichen Schlaf inkl. Aufhebung des relativen Bewusstseins; folglich Erholungsdefizit	Folgen des Schlafmangels sind Benommenheit am Tag, Lethargie und Müdigkeit.

26.15.8 Pflegeziele

Die Zielsetzung hängt im Wesentlichen von der gewählten Strategie ab, d. h. davon, ob Herr M. zuhause bleibt oder in ein Seniorenheim geht.

1. Sollte Herr M. bei seiner Frau zu Hause bleiben, dann müssen beide ausreichend schlafen können. Die Ziele sind:
   - Herr M. hat einen rhythmisierten Tagesablauf und schläft in der Nacht durch.
   - Aktivitätsangebote und Anforderungen am Tag finden entsprechend dem Leistungsniveau von Herrn M. statt.
   - Die Ehefrau ist über Schlafförderung gut informiert und Kontakte mit unterstützenden Institutionen sind aufgenommen.
   - Frau M. steht eine Bedarfsmedikation für ihren Ehemann zur Verfügung und sie weiß diese einzusetzen.
2. Herr M. zieht in ein Seniorenheim ein, in dem es ein sog. Nachtcafé für demenziell erkrankte Bewohner gibt.

26.15.9 Pflegerische Interventionen

Diese Interventionen scheinen oft unvereinbar zu sein. Die Möglichkeiten bzw. Vor- bzw. Nachteile müssen gut abgewogen werden. Um die Pflegeziele zu 1. zu erreichen, werden folgende Maßnahmen durchgeführt:

- Im Krankenhaus wird der Tagesablauf rhythmisiert.
- Eine Erhöhung des Pflegegrads wird geprüft.
- Zusammen mit Herrn M. und seiner Ehefrau wird eine geeignete Tagespflegeeinrichtung ausgewählt.
- Herr M. erhält am Tag eine Schlafrestriktion.
- Frau M., die Tagespflegeeinrichtung und die Hilfe, die zur niedrigschwelligen Versorgung organisiert wurde, beschäftigen Herr M. v. a. körperlich, z. B. durch Spaziergänge oder leichte Arbeiten im Garten.
- Die Pflegenden der psychiatrischen Klinik beraten die Ehefrau zur Schlafförderung (z. B. Rituale, beruhigende Fußbäder, Aromen, Spätmahlzeiten oder beruhigende Tees).
- Kontakt zu einer Selbsthilfegruppe (z. B. Alzheimer Gesellschaft) wird aufgenommen.
- Der Psychiater verordnet ein Schlafmittel als Bedarfsmedikation, das einen geringen Überhang in den nächsten Tag hat, und berät die Ehefrau im Umgang mit diesem Medikament.

26.15.10 Evaluation

Der Prozess sollte in der Verantwortung der Tagespflegeeinrichtung bleiben, da hier die meisten Aktivitäten stattfinden. Die Ehefrau wird so am ehesten entlastet. Die Überprüfung muss engmaschig durch Befragungen der Ehefrau und Herrn M. stattfinden, nicht nur um eine möglichst objektive Einschätzung der Interventionen zu erhalten, sondern auch um die Belastungssituation im familiären Bereich zu erfassen. Besonders brisant in diesen Situationen ist die starke Abhängigkeit von einer Person. Sollte die Ehefrau ausfallen, muss die Situation ad hoc neu organisiert werden. Eine Regelung über vollstationäre Betreuung oder eine Kurzzeitpflege für den Notfall scheint in dieser Situation sinnvoll.

26.16 Fallbeispiel: Menschen mit geistiger Behinderung

26.16.1 Informationen zum Betroffenen

Herr B. lebt mit seinem Bruder und dessen Ehefrau in einem Haushalt. Er kam mit dem Down-Syndrom zur Welt und ist inzwischen 64 Jahre alt. Er war zeit seines Lebens körperlich sehr aktiv und hatte wenige körperliche Einschränkungen, allerdings sind seine sprachlichen Fähigkeiten sehr eingeschränkt. Seine individuelle Lautsprache können nur „eingeweihte" und ihm nahestehenden Personen interpretieren und verstehen. Aktuell wirkt er sehr zurückgenommen und interessiert sich kaum für seine Umwelt, seine Aufgaben im Haushalt, die langjährig routiniert eingeführt sind, erledigt er nicht mehr; wird er darauf angesprochen, wird er zornig und greift seine Schwägerin verbal an.

26.16.2 Informationen zum Umfeld

Herr B. besuchte in seiner Kindheit eine spezielle Förderschule und im Anschluss daran arbeitete er viele Jahre in einer Werkstatt für geistig behinderte Menschen; inzwischen ist er berentet. Er lebt immer noch im Haus seines Bruders, dass das Elternhaus der beiden ist. Beim Tod der Eltern wurde Herr B. in den Haushalt seines Bruders integriert, zu dem früher auch die Kinder seines Bruders gehörten, die inzwischen erwachsen sind. Im Haus und im Garten hat Herr B. Aufgaben, die er bisher selbständig erledigte und für die er auch verantwortlich ist.

26.16.3 Beschreibung der Symptome

Bislang war bei Herrn B. eine körperliche Unterstützung nicht erforderlich, er sorgte im Gegenteil sehr sorgfältig für sein gepflegtes Äußeres. In letzter Zeit hat er sich sehr vernachlässigt, es ist zunehmend körperliche Pflege erforderlich. Es fällt zudem auf, dass Herr B. sich in dem kleinen Ort, in dem er wohnt, verläuft. Er findet nicht mehr nach Hause. Herr B. zeigt zunehmend Probleme bei Treffen mit unbekannten Personen, er fühlt sich offensichtlich unwohl. Das ist sehr auffällig, da er bisher sehr kommunikativ war. Zudem fallen ihm gewohnte Aufgaben wie die Spülmaschine ausräumen sehr schwer und können von ihm nicht mehr übernommen werden. Er weiß häufig nicht, wohin mit dem Geschirr, und zerbricht es dann. Wird er darauf angesprochen, wird er verbal ausfallend und schreit laut.

Es zeigen sich auch körperliche Veränderungen. So ist er in kurzer Zeit mehrmals gestürzt und ist zunehmend stuhlinkontinent. Die Schwägerin hat nach und nach immer mehr Anteile der körperlichen Versorgung übernommen, inzwischen ist eine Versorgung mit Inkontinenzhilfsmitteln erforderlich. Seit Kurzem wurde zur Entlastung der Versorgung ein ambulanter Pflegedienst hinzugezogen.

26.16.4 Situation aus der Sicht anderer Beteiligter

► **Bruder.** „Er leidet darunter, dass er berentet ist. Er kann nur schwer verstehen, dass er nicht mehr jeden Morgen abgeholt wird und zu Hause bleiben muss. Das wird sich schon geben."

► **Schwägerin.** „Ich bin auch nicht mehr die Jüngste, ich kann das nicht mehr. Ständig hinter ihm herräumen und mich dann anschreien lassen, das reicht mir jetzt."

► **Pflegende I – ambulanter Pflegedienst.** „Für jemanden mit Down-Syndrom ist Herr B. schon sehr alt, das ist im Alter eben so."

► **Pflegende II – ambulanter Pflegedienst.** „Herr B. hatte so ein sonniges Wesen, er ist gar nicht mehr wiederzuerkennen."

► **Hausarzt.** „Die körperlichen und kognitiven Veränderungen sind schon gravierend, das lässt sich nicht mit dem Down-Syndrom erklären."

26.16.5 Pflegerische und medizinische Diagnostik

Bei der nächsten Untersuchung durch den Hausarzt spricht dieser den begleitenden Bruder und die Schwägerin auf die Veränderungen an. Er regt an, die kognitiven Fähigkeiten bei Herrn B. zu prüfen. Er berichtet vom Instrument NTG-Early Detection and Screen for Dementia (NTG-EDSD) (S. 48), das für ein Screening zu Erkennung einer Demenz im frühen Stadium bei Personen mit Down-Syndrom geeignet sein soll. Dabei werden Verhaltensveränderungen, plötzliche Gedächtnisprobleme, Orientierungsschwierigkeiten, Veränderungen des Gangbildes, Verwirrtheit im vertrautem Umfeld und Veränderungen der Persönlichkeit betrachtet.

Gemeinsam besprechen der Hausarzt, der Bruder und die Schwägerin die Situation. Herr B. ist nicht dazu zu bewegen, sich an dem Gespräch zu beteiligen. Der Hausarzt bittet die Familie, mit den Pflegenden des ambulanten Pflegediensts zu sprechen und vom Vorhaben zu berichten. Denn bei der Diagnostik ist das Zusammenarbeiten aller beteiligten Personen erforderlich. Insbesondere sind in der häuslichen Umgebung die Einschätzung zu Veränderungen der Aktivitäten des täglichen Lebens, der Gemütsverfassung und die allgemeine Gesundheitseinschätzung im Verlauf der letzten 6 Monate erforderlich.

26.16.6 Pflegediagnosen

In ► Tab. 26.15 werden Pflegediagnosen von Herrn B. beschrieben

26

Tab. 26.15 Pflegediagnosen (nach NANDA) bei Patienten mit kognitiven Störungen.

Name	Definition	weitere Informationen
Verwirrtheit	Zustand, in welchem eine Person eine Störung des Denkvermögens, der Aufmerksamkeit, des Gedächtnisses und der Orientierung erlebt und weder Beginn noch Ende des Zustandes absehen kann	Gekennzeichnet ist Verwirrtheit u. a. durch Störungen • des Bewusstseins • der Aufmerksamkeit • der Wahrnehmung • des Schlaf-Wach-Rhythmus • des Gedächtnisses • der Orientierung • des Denkens • des psychomotorischen Verhaltens
beeinträchtigte soziale Interaktion	zu wenig, zu viel oder zu ineffektiver sozialer Austausch	Die Beeinträchtigung sozialer Interaktion zeigt sich u. a. durch: • Berichte der Familie über veränderte Interaktionen • gestörte Interaktion mit anderen • Unbehagen in sozialen Situationen
weitere Pflegediagnosen: beeinträchtigte verbale Kommunikation – erfolgsloses soziales Interaktionsverhalten – Risiko eines Sturzes – Stuhlinkontinenz		

26.16.7 Probleme und Ressourcen

► **Probleme.** Herr B. ist seit seiner Geburt aufgrund des Down-Syndroms kognitiv beeinträchtigt, gleichzeitig ist er in seine Familie gut integriert gewesen. Sein Hilfebedarf wurde bisher stets in der Familie aufgefangen, die aktuellen Veränderungen in seinem Verhalten führen nun zu Problemen in der Versorgung. Die Schwägerin ist nicht mehr bereit, die Pflege zu übernehmen, sie ist der Meinung, sie werde ungerecht behandelt, und kann die Veränderungen nicht akzeptieren. Die Mitarbeitenden des ambulanten Pflegedienstes erleben Herr B. nur in seiner aktuellen Situation, die Veränderungen können sie nicht beurteilen. Aufgrund der vorbestehenden kognitiven Beeinträchtigungen kann eine weitere Beeinträchtigung nur schwer eingeschätzt werden.

► **Ressourcen .** Herr B. ist verwirrt, wenn er die Situation nicht einschätzen oder beurteilen kann. Fühlt er sich sicher, ist sein bisherig freundliches Wesen wieder erlebbar. Er ist sehr gern in die Werkstatt gefahren, die handwerkliche Betätigung fehlt ihm jetzt. Der Bruder und seine Ehefrau sind bereit, Herr B. weiter zu betreuen, wenn seine Wutausbrüche aufhören.

26.16.8 Pflegeziele

Folgende Ziele werden vereinbart:
- Sichere häusliche Umgebung ist geschaffen.
- Soziale Kontakte sind vorhanden.
- Orientierung in der direkten Umgebung ist geschaffen.
- Vertraute Umgebung ist geschaffen.
- Angebote sind den Fähigkeiten angemessen gestaltet.

26.16.9 Pflegerische Interventionen

In Absprache mit allen beteiligten Personen wird die interdisziplinäre Diagnostik zur Kognition fortgesetzt. Die Familienmitglieder und die Pflegenden achten auf Veränderungen im Verhalten und in der Kommunikation. Es ist entscheidend, dass Veränderungen systematisch erfasst werden, in welchen Situationen sie auftreten und ob mögliche Auslöser identifiziert werden können. Die Diagnostik beinhaltet auch die Ergebnisse des Screenings. Den Pflegenden kommt zudem die Aufgabe zu, die Angehörigen über demenzielle Veränderungen bei Menschen mit Down-Syndrom zu informieren. Alle beteiligten Personen sind über mögliche Veränderungen bei Demenz bei Menschen mit Down-Syndrom zu beraten (S. 47).

Für Krisensituationen, in denen Herr B. verbal aggressiv wird, wird ein „Methodenkasten" der Möglichkeiten festgelegt. Dieser umfasst u. a. Hinweise, wie in solchen Situationen Beschäftigungsangebote zu machen sind. Beispielsweise handwerkliche Angebote, wie in der Werkstatt für behinderte Menschen oder Angebote zur Mobilität, wie Spazierengehen oder Radfahren auf dem Hometrainer.

Zudem sollte mit der Familie geprüft werden, ob ein Toilettentraining möglich ist, ggf. könnte ein Ritual nach dem Frühstück den Toilettengang einleiten.

Herr B. hat sich stets gern körperlich betätigt, dies könnte als Beschäftigung geprüft werden, um Gangunsicherheiten zu begegnen.

Parallel sollte über Entlastungsangebote für die Familie, insbesondere die Schwägerin, nachgedacht werden.

26.16.10 Evaluation

Das Screening ergab, dass Herr B. erste Anzeichen einer Demenz zeigt. Die Anpassung der Angebote zur Alltagsgestaltung erfolgte entsprechend den veränderten kognitiven Fähigkeiten. Es war für die Familie klärend, dass eine zusätzliche Erkrankung die Verhaltensveränderung verursachte. Die Auswertung der systematisch erfassten Verhaltensveränderungen zeigte, dass verbal auffälliges Verhalten besonders dann auftrat, wenn Herr B. seinen vertrauten Gewohnheiten nicht mehr nachgehen konnte und er deshalb Versagen erlebte.

Deshalb planten die Pflegenden mit den Angehörigen und Herrn B. gemeinsam, welche Tätigkeiten er stattdessen übernehmen sollte. Das Ausräumen der Spülmaschine fällt nun nicht mehr in seinen Aufgabenbereich.

Herr B. zeigte besonderes Interesse daran, auch zuhause handwerklichen Tätigkeiten nachzugehen. Das erinnerte ihn offensichtlich an seine Arbeit in der Werkstatt.

Die Familie ist immer noch sehr belastet, Entlastungsangebote konnten noch nicht in zufriedenstellender Weise gefunden werden. Sie sind aber nötig, soll Herrn B. ein langfristiges Verbleiben in seiner gewohnten häuslichen Umgebung ermöglicht werden.

26.17 Fallbeispiel: Sensorische Deprivation – Ständiges Rufen und Fragen

26.17.1 Informationen zur Betroffenen

Frau S. ist 80 Jahre alt und wohnt seit ca. 5 Jahren im Pflegeheim Hermanns-Au. Sie liegt seit mehreren Monaten überwiegend im Bett. In den vergangenen Tagen zieht sie sich immer mehr in sich zurück, auf Ansprache reagiert sie kaum und starrt nur noch vor sich hin. Durch eine erhöhte Dekubitusgefährdung muss Frau S. regelmäßig positioniert werden. Hierzu wird eine Weichlagerungsmatratze verwendet. Den Pflegepersonen fällt auf, dass sie immer ängstlicher wird und beim Umpositionieren Halt sucht, z. B. am Kittel oder am Nachttisch. Bei Mobilisationsversuchen taumelt sie oder fällt in sich zusammen.

Der Pflegedokumentation ist außerdem zu entnehmen, dass vermehrt psychische Auffälligkeiten beobachtet werden wie das Greifen ins Leere und das Sprechen mit imaginären Personen. Der Hausarzt stellt bei einer sorgfältigen Untersuchung fest, dass sich der organische Zustand von Frau S. nicht wesentlich verschlechtert hat. Sie ist Brillenträgerin und hat ein Hörgerät. Beides hat sie aber seit längerem nicht mehr benutzt. Bei einer guten personellen Besetzung wird sie in den Rollstuhl gesetzt und in den Tagesraum gefahren. Statt einer Verbesserung des Zustandes durch die Gesellschaft anderer Mitbewohner brummt Frau S. immer mehr vor sich hin oder ruft fortwährend „Kommen sie doch mal hierher, kommen sie doch mal hierher ...". Ihr Sohn und ihre Tochter kommen zwar regelmäßig, bleiben jedoch immer nur sehr kurz. Sie begründen dieses Verhalten damit, dass ihre Mutter ja doch nicht mit ihnen spreche.

26.17.2 Informationen zum Umfeld

Frau S. lebt in einem einfach ausgestatteten Einzelzimmer, manchmal stellen die Pflegepersonen das Bett hoch, sodass sie aus dem Fenster schauen kann.

26.17.3 Beschreibung der Symptome

Das Bild der Reizarmut ist in den meisten Fällen gekennzeichnet durch Regression, Apathie, Wahnvorstellungen und Halluzinationen. Auf diesen Mangel reagiert der Patient oft mit Selbststimulationen, was sich in diesem Fall akustisch durch Brummen und Rufen äußert. Diese Beobachtungen weisen auf eine sensorische Deprivation (S. 300) hin:

- Frau S. zieht sich immer mehr in sich zurück.
- Sie reagiert kaum.
- Sie starrt nur vor sich hin.
- Sie ist ängstlich.
- Sie taumelt.
- Sie brummt und ruft ständig.
- Sie greift ins Leere.
- Sie spricht mit imaginären Personen.

26.17.4 Situation aus der Sicht anderer Beteiligter

▶ **Pflegerin.** „Auf der einen Seite tut Frau S. mir ja leid, auf der anderen Seite geht sie einem mit dem ständigen Brummen ziemlich auf die Nerven. Da kann man die anderen Bewohner schon verstehen, wenn die dann sauer sind."

▶ **Angehörige.** „Das war früher eine ganz kluge Frau und sie war immer so zurückhaltend. Man kann das nicht mit ansehen. Sie nimmt uns gar nicht mehr wahr. Da kann man nur hoffen, dass sie nicht mehr so lange leiden muss."

▶ **Arzt.** „Der Körper funktioniert noch ganz gut, aber der Geist eben nicht und sie ist doch sehr alt."

▶ **Mitarbeiterin Sozialer Dienst.** „Wenn man den ganzen Tag an die Decke guckt, dann muss man ja so werden."

26.17.5 Pflegerische und medizinische Diagnostik

Eine körperliche Untersuchung gibt Auskunft über die Seh- und Hörfähigkeit. Mittlerweile gibt es auch automatisierte Messverfahren, die keine oder wenig aktive Mitarbeit der Betroffenen erfordern. Oft gibt schon die Anamnese Auskunft über visuelle oder auditive Einbußen. Je nach Befund wird Frau S. dann einem Augenarzt oder einem Hörakustiker vorgestellt. Eine Störung im Bereich des Sinnesorganes wird durch entsprechende Hilfen ausgeglichen. Schwieriger ist dies bei Fehlfunktionen der entsprechenden Hirnregion. Sinnesreize werden dann so angeboten, dass Frau S. z. B. bei bekannten Gesichtsfeldeinbußen die verbleibende Sehfähigkeit noch nutzen kann.

Halluzinationen oder Verkennungen zählen zu den häufigen begleitenden Symptomen einer Demenzerkrankung oder einem Delir. Bei einer Demenz gehen sie allerdings nach einer gewissen Zeit vorüber. Abhängig davon, wie sehr Frau S. unter ihnen leidet, sind zumindest zeitweise Psychopharmaka (hochpotente Antipsychotika) indiziert. Zuvor sollten jedoch andere Ursachen ausgeschaltet werden. Dies gilt insbesondere, wenn die ärztliche Untersuchung ergibt, dass Frau S. an einer deliranten Symptomatik (S. 220) leidet.

Es ist notwendig, die psychischen und physischen Symptome genau zu erfassen. In Absprache mit einem Facharzt wird erörtert, ob diese durch eine psychiatrische Erkrankung wie eine Demenz oder ein Delir zu erklären sind. Sollte dies nicht der Fall sein, werden die räumlichen und sozialen Bedingungen der Patienten hinzugezogen. Im Fall von Frau S. sind einige psychische Symptome durch ein wenig reizvolles Umfeld und gleichzeitiger Sinnes- und Sozialeinschränkung begründet. Die Einschränkung der Selbst- und Fremdwahrnehmung kompensiert sie mit Autostimulationen.

26.17.6 Pflegediagnosen

Die Pflegediagnosen für die sensorische Deprivation, die zu ständigen Rufen und Fragen führt, folgen in ▶ Tab. 26.16.

26.17.7 Probleme und Ressourcen

▶ **Probleme.** Frau S. leidet an einer sensorischen Deprivation (Reizarmut). Dies äußert sich u. a. durch Halluzinationen, ständiges Rufen, Regression und Körperbildstörungen. Verursacht wird das Verhalten wahrscheinlich durch:
- Isolation
- ein reizarmes Umfeld
- wenig soziale Kontakte
- Einschränkung der Seh- und Hörfähigkeit
- Weichlagerung

▶ **Ressourcen.** Die Situation wird von allen Beteiligten erkannt. Die Angehörigen sind regelmäßig da (Zeitressourcen). Körperlich ist die Verfassung vergleichsweise gut.

26.17.8 Pflegeziele

Für Frau S. können folgende Pflegeziele formuliert werden:
- Sie hat angepasste Hör- und Sehhilfen.
- Sie nimmt sich und ihr Umfeld wahr.
- Die psychiatrischen Symptome sind reduziert.

Tab. 26.16 Pflegediagnosen (nach NANDA) bei sensorischer Deprivation.

Name	Definition	weitere Informationen
Körperbildstörung	verändertes mentales Bild des eigenen psychischen Selbst	Symptome, die teilweise auch Frau S. aufweist, sind: • negative Gefühle • Depersonalisierung • Verhalten, das eine Rückmeldung oder Bestätigung zum eigenen Körper sucht
Wahrnehmungsstörung (näher zu bestimmen: visuelle, auditive, kinästhetische, gustatorische, taktile und olfaktorische Wahrnehmungsstörung)	verminderte/veränderte Wahrnehmung eingehender Reize bezüglich ihrer Menge, ihrer Intensität und ihres Musters (z. B. Pausen) sowie verminderte, verstärkte, verzerrte oder beeinträchtigte Reaktion auf Reize	Viele Faktoren können zu einer Wahrnehmungsstörung beitragen. Dazu zählen auch organische Erkrankungen wie z. B. Demenz oder ein Apoplex. Andere geriatrische Probleme sollten darüber hinaus immer auch in Erwägung gezogen werden: So entwickeln ältere Menschen infolge von Einsamkeit, körperlicher Isolation und einer erhöhten Inzidenz chronischer Behinderungen vermehrt eine sensorische Deprivation.
weitere Pflegediagnosen: Verschlechterung des Allgemeinzustandes – beeinträchtigte Mobilität im Bett		

- Das direkte Umfeld ist anregend und abwechslungsreich gestaltet.
- Die Angehörigen sind beraten und angeleitet.

26.17.9 Pflegerische Interventionen

Um die Pflegeziele zu erreichen, werden folgende Maßnahmen durchgeführt:
- Termine mit Optiker und Hörakustiker werden vereinbart und durchgeführt.
- Alle Mitarbeiter und die Angehörigen werden im Umgang mit entsprechenden Hilfsmitteln geschult.
- Vorhandene Hilfsmittel werden überprüft und instandgesetzt.
- Alle angebotenen Reize, auch Ansprache oder Berührung, werden eindeutig durchgeführt, sodass Frau S. diese Reize auch wahrnehmen kann.
- Eine normale Matratze, bei der die Körperwahrnehmung besser möglich ist, wird eingesetzt, soweit die Dekubitusprophylaxe dies zulässt.
- Die Mitarbeiter überprüfen Einsatzmöglichkeiten aus dem Snoezelen, der Basalen Stimulation (S. 355) und Aromapflege (S. 360) zur sinnlichen Anregung.
- Das direkte Umfeld um das Bett herum wird im Sinne eines fördernden Milieus gestaltet.
- Die Pflegepersonen erklären den Angehörigen, wie sie sich am besten verhalten und wie die Besuchszeiten fördernd für Frau S. gestaltet werden können.
- Die Körperpflege wird stimulierend und die Bewegungen nach kinästhetischen Prinzipien durchgeführt.
- Ein sinnvolles Angebot mit dem Ziel der Stimulation lässt sich auch durch Aromen (S. 360) oder spezielle Ansprache mittels einer Handpuppe (S. 348) oder Biografiearbeit (S. 361) am Bett erweitern.

26.17.10 Evaluation

Alle 14 Tage werden die psychischen Symptome auf Veränderungen hin überprüft, mögliche körperliche Einflussfaktoren (Hören und Sehen), aber auch Medikamentenwirkungen werden alle 3 Monate überprüft. Die Angehörigen werden alle 6–8 Wochen zur Situation befragt. Der Neurologe oder Psychiater überprüft regelmäßig die Differenzialdiagnosen.

26.18 Fallbeispiel: Schmerzen

26.18.1 Informationen zur Betroffenen

Frau T. ist 71 Jahre alt und lebt seit vielen Jahren im Seniorenhaus „Am Alten Amt". Sie hat dort fast 40 Jahre als Küchenhilfe gearbeitet und auch gelebt. Seit ihrer Berentung lebt sie weiter als Bewohnerin in der Einrichtung, da sie keine Angehörigen mehr hat. Durch eine Erkrankung in ihrer Kindheit ist sie intellektuell beeinträchtigt. Die sehr lebhafte und agile Frau ist fast den ganzen Tag im Haus unterwegs und schaut überall nach dem Rechten. Zu einigen ehemaligen Arbeitskolleginnen und Kollegen hat sie bis heute einen anhaltenden privaten Kontakt. In der vergangenen Zeit hat sich ihr Verhalten stark allerdings verändert. Sie verlässt ihr Zimmer kaum noch und liegt oft im Bett.

26.18.2 Informationen zum Umfeld

Das Haus „Am Alten Amt" liegt inmitten eines ehemals selbstständigen Stadtteils einer Großstadt. Das weitläufige Gebäude ist zu Beginn des vergangenen Jahrhunderts erbaut und seitdem mehrmals umgebaut worden. Fast 300 Menschen leben hier in diesem denkmalgeschützten Bau. Die Einrichtung hat sich auf die Betreuung und Pflege von Menschen mit gerontopsychiatrischen Veränderungen spezialisiert. Sie verfügt über spezielle Betreuungsangebote für Menschen mit Demenz und ist gut an das Vereinsleben im Stadtteil und an die Kirchengemeinde angebunden.

26.18.3 Beschreibung der Symptome

Frau T. ist aufgrund ihrer intellektuellen Beeinträchtigung nicht in der Lage, komplexe Sachverhalte selbstständig zu verstehen. Sie konnte aber bisher ihre Wünsche und Bedürfnisse formulieren. Auch ist sie in ihren Alltagsaktivitäten bisher selbstständig gewesen. Bis auf eine Osteoporose sind keine Erkrankungen bekannt. Sie wird mit einer Basistherapie von Kalzium und Vitamin D_3 versorgt. Eine besondere kalziumreiche Diät kann sie nicht einhalten.

Seit ca. 4 Wochen fällt auf, dass sie ihr Zimmer kaum noch verlässt und am Morgen nicht aufstehen will. Das Essen schmeckt ihr nicht und sie isst nur noch wenig. Sie hat seit der letzten Gewichtskontrolle vor 6 Wochen, bei einem sonst konstanten Gewicht, 5 Kilogramm abgenommen. Frau T., die sonst stets fröhlich war, wirkt jetzt in sich gekehrt und sehr ruhig. Eine Hilfe beim morgendlichen Duschen lehnt sie oft ab, will nicht aufstehen und spricht kaum noch.

26.18.4 Situation aus der Sicht anderer Beteiligter

► **Pflegende I.** „Mir ist gar nicht aufgefallen, dass Frau T. sich zurückzieht. Sie ist ja sonst den ganzen Tag im Haus unterwegs, deshalb fehlte sie im Wohnbereich nicht."

► **Pflegende II.** „Erst als sie bei der morgendlichen Pflegesituation ungehalten reagierte und nicht aufstehen wollte, fiel mir auf, dass sie sich verändert hatte. Sie wollte sich nicht bewegen und auch nicht frühstücken, obwohl sie immer so gern gegessen hat."

► **Hausarzt.** „Das ist doch normal, dass zu einer Osteoporose immer Schmerzen gehören, aber jetzt hat sie 5 Kilogramm in 6 Wochen abgenommen, das ist doch ein bisschen viel."

► **Eine ehemalige Arbeitskollegin.** „Das kommt bestimmt von der Osteoporose."

26.18.5 Pflegerische und medizinische Diagnostik

Die körperliche Untersuchung ergibt schmerzhafte Bewegungseinschränkungen beider Hüften und der Knie. Die radiologische Darstellung der Gelenke zeigt ausgeprägte arthrotische Veränderungen, die der Wirbelkörper mäßiggradige osteoporotische Veränderungen bei erhaltenen Wirbelkörpern. Abdominelle Beschwerden scheinen nicht vorzuliegen.

Frau T. wiegt bei einer Größe von 1,70 m nur noch 59 kg. Sie isst und trinkt nicht ausreichend und ist aufgrund ihrer neuerdings eingeschränkten Bewegungsfähigkeit und des häufigen Liegens dekubitusgefährdet. Eine Schmerzeinschätzung mittels einer numerischen Rangskala (NRS) war nicht durchzuführen, da Frau T. nicht in der Lage war, einen Punktwert auf der Skala zwischen 0 und 10 zu benennen. Die Frage nach Schmerzen bejaht sie, kann aber keine Angaben zur Intensität, Qualität, Lokalisation und zum Verlauf machen. Eine Schmerzeinschätzung als Fremdeinschätzung mittels BESD ist geplant.

Tab. 26.17 Pflegediagnosen (nach NANDA) bei Schmerzpatienten.

Name	Definition	weitere Informationen
akuter Schmerz	unangenehme sensorische und emotionale Erfahrung, die mit einer tatsächlichen oder potenziellen Gewebeschädigungen einhergeht oder als solche beschrieben wird (S. 305); plötzlicher oder allmählicher Beginn; Intensität leicht bis schwer; erwartetes/ vorhersagbares Ende; Dauer < 3 Monate	Gekennzeichnet ist Schmerz u. a. oft durch: • verbale Schmerzäußerung (auch verschlüsselte Äußerungen möglich) • beobachtbare Schmerzzeichen wie z. B. Schwitzen • veränderten Appetit • auffällige oder ablenkende Verhaltensweisen • veränderte Atmung • Schlafstörungen • Ruhelosigkeit • Schreien • veränderter Gesichtsausdruck • Schonhaltung/schützende Gesten • Schutzverhalten • Selbstfokussierung Zur Einschätzung können Selbst- und Fremdbeurteilungsskalen verwendet werden. Bei Unklarheiten sollten beide Verfahren angewendet werden. Schmerz kann von kognitiv stark eingeschränkten Menschen nicht immer eindeutig beschrieben/benannt bzw. deutlich gemacht werden.
chronischer Schmerz	unangenehme sensorische und emotionale Erfahrung, die mit einer tatsächlichen oder potenziellen Gewebeschädigungen einhergeht oder als solche beschrieben wird (S. 305); plötzlicher oder allmählicher Beginn; Intensität leicht bis schwer; KEIN erwartetes/vorhersagbares Ende; Dauer > 3 Monate	Die Beschreibungen wie Schutzverhalten, veränderte Atmung usw. sind ähnlich wie beim akuten Schmerz. Die Unterschiede liegen eher im Umgang damit. Gerade bei älteren Menschen entsteht oft ein Vermeidungsverhalten, bei dem viele Tätigkeiten unterlassen werden, die vermehrt Schmerzen verursachen. Zur Einschätzung werden hier wie bei akuten Schmerzen Selbst- und Fremdbeurteilungs-Skalen verwendet.

Darüber hinaus wird in der NANDA-Systematik (Herdman u. Kamitsuru 2019) das chronische Schmerzsyndrom beschrieben, das geprägt ist durch wiederkehrende und/oder anhaltende Schmerzen, die mind. 3 Monate andauern und die Mobilität/Funktionsfähigkeit oder das Wohlbefinden erheblich beeinflussen.

26.18.6 Pflegediagnosen

Im Rahmen der Schmerzbeschreibung werden akute und chronische Schmerzen unterschieden, dies spiegelt sich ebenfalls in den beiden Expertenstandard des DNQP in der Pflege wider. Bei Frau T. trifft beides zu (▸ Tab. 26.17), durch die Arthrose liegen chronische Schmerzen vor, die sich u. a. in reduzierter Mobilität und eingeschränkter Teilhabe zeigen. Akute Schmerzen belasten Frau T. zusätzlich, insbesondere wenn sie sich bewegt und so Schmerzspitzen auftreten.

26.18.7 Probleme und Ressourcen

▸ **Probleme.** Die Beweglichkeit von Frau T. ist durch die Osteoporose und ihre Schmerzen sehr eingeschränkt. Weitere unmittelbare Komplikationen sind die Dekubitusgefahr und der Gewichtsverlust (BMI 20,4). Die Atmung ist zurzeit noch nicht beeinträchtigt. Neben den körperlichen Symptomen ist Frau T. massiv in ihrer Lebensqualität eingeschränkt. Sie kann nicht mehr in gewohnter Weise durchs Haus gehen oder einen Plausch mit Mitarbeitenden der Küche halten. Die Pflegebedürftigkeit hat stark zugenommen. Durch die Veränderungen der Mobilität, des Appetits und des erhöhten Ruhebedürfnisses droht ein Immobilitätssyndrom. Andauernde und nicht adäquat behandelte akuten Schmerzen können zudem chronifizieren.

▸ **Ressource.** Frau T. möchte wieder so aktiv sein wie zuvor. Sie möchte wieder nur zu den Schlafens- und Ruhezeiten im Bett liegen.

26.18.8 Pflegeziele

Für Frau T. können folgende Pflegeziele formuliert werden:
- Schmerzauslösende Faktoren bei chronischem Schmerz sind identifiziert.
- Frau T. ist zur Reduktion von schmerzauslösenden Faktoren angeleitet.
- Akute Schmerzen werden auf ein für sie erträgliches Maß reduziert.
- Eine akzeptable Schmerzsituation ist erreicht und wird stabil gehalten.
- Frau T. verbringt den Tag wieder in der für sie üblichen Weise und nimmt an Aktivitäten in der Einrichtung teil.

26.18.9 Pflegerische Interventionen

Um die Pflegeziele zu erreichen, werden folgende Maßnahmen durchgeführt (S. 305):
- Mit dem behandelnden Arzt eine mögliche Ursache für akuten Schmerz abklären.
- Frau T. so weit wie möglich über die Situation aufklären und in die Maßnahmen einbeziehen.
- Schmerzauslösende Faktoren und den individueller Schmerzausdruck regelmäßig erfassen.
- Schmerzverlauf als Behandlungsgrundlage für den Arzt dokumentieren.
- Schmerzmedikamente regelmäßig in Absprache mit dem Arzt geben, dabei Wirkweise und Wirkdauer beachten. Die Halbwertszeit der Medikamente berücksichtigen, um Schmerzspitzen und lange Überlappungszeiten zu vermeiden.

- Je nach Ursache der Schmerzen gezielte nicht medikamentöse schmerzreduzierende Maßnahmen wie Wärmeapplikation oder entspannende Positionierung anbieten.
- Die Wirkweise der schmerzreduzierenden medikamentösen und nicht medikamentösen Maßnahmen beobachten und dokumentieren.
- Wenn erforderlich, vor anstrengenden Aktionen wie dem Aufstehen oder Waschen Bedarfsmedikamente oder nicht medikamentöse Maßnahmen (z. B. Wärme) anwenden.

26.18.10 Evaluation

Eine Medikamentengabe zeigte zunächst nicht den gewünschten Erfolg. Die weitere kontinuierliche Beobachtung mittels eines Fremdeinschätzungsinstruments (S. 308) (z. B. BESD), mit dem sich das mit Schmerz assoziierte Patientenverhalten erfassen lässt, ergab keine Hinweise darauf, dass sich für Frau T. eine wesentliche Verbesserung einstellte. Das zunächst verordnete Metamizol hat eine Halbwertszeit von 4 h. Es wurde aber zum Frühstück, Mittagessen und Abendessen verabreicht, sodass die Intervalle zu unterschiedlich waren, der zirkadiane Rhythmus bei der Schmerzmittelgabe wurde dadurch nicht abgedeckt. Das heißt, es kam z. T. zu langen Pausen (in der Nacht) oder Überlappungen während der Mittagsstunden und Schmerzen konnten nicht kontinuierlich gelindert werden. Der behandelnde Arzt passte die Medikation an, indem er ein schwach wirksames Opioid verordnete (S. 408). Es stand in retardierter Form mit einer Halbwertszeit von 12 h zur Verfügung. So konnte gleichzeitig der Einnahmerhythmus entzerrt werden.

Die Verhaltensmerkmale zu Schmerz bei Frau T. waren unter der Gabe dieses schwachen Opioids rückläufig. Sie wurde wieder aktiver und konnte wie gewohnt ihr Schwätzchen halten. Die Einnahmeintervalle der Dauerschmerzmedikation waren der Halbwertszeit des Medikamentes angepasst. Sie nahm es morgens um 6.00 Uhr, bereits vor dem Frühstück, mit einer großen Tasse Milchkaffe und Zwieback. Die nächste Dosis gab es um 18.00 Uhr. Eine anfängliche Übelkeit legte sich nach 2 d, einer Obstipation wurde durch ballaststoffreiche Kost und erhöhte Trinkmenge entgegengewirkt. Es zeigte sich ebenfalls, dass ergänzende nicht medikamentöse Maßnahmen wie Wärmeanwendungen eine entspannende Wirkung hatten. Wurde von diesem Rhythmus abgewichen, verschlechterte sich die Situation wieder. Der Verlauf konnte nun mittels der regelmäßig durchgeführten Fremdeinschätzung BESD gut verfolgt werden. Veränderungen im beobachteten Verhalten zeigten sich nach schmerzreduzierenden Interventionen innerhalb der gültigen Halbwertzeit.

Auch die Beweglichkeit, das Ausmaß der Aktivität und der Appetit verbesserten sich durch die Gabe stärker wirksamer Schmerzmedikamenten und ergänzende nicht medikamentöse Maßnahmen.

26.19 Fallbeispiel: Einschränkung der Mobilität – Sturz

26.19.1 Informationen zur Betroffenen

Frau L. ist 79 Jahre alt und seit 10 Jahren Witwe. Sie unterrichtete über 30 Jahre lang Deutsch und Geschichte an einem großstädtischen Gymnasium. Vor 3 Monaten zog sie nach einem 2 Monate langen Krankenhausaufenthalt in die stationäre Einrichtung „Am Stadtpark“ in die Nähe ihres einzigen Sohnes. Zuvor bewohnte sie eine große 3-Zimmer-Wohnung im 2. Stock ohne Aufzug ca. 200 km entfernt. Der Umzug wurde durch den alleinstehenden Sohn initiiert, der seit Jahren über eine Vorsorgevollmacht für seine Mutter verfügt. Frau L. war vor dem Heimeinzug gestürzt und konnte nicht mehr alleine aufstehen. Nachbarn waren durch ihre Hilferufe aufmerksam geworden und hatten die Wohnungstür aufgebrochen.

Frau L. hatte sich bei dem Sturz eine Fraktur des rechten Oberschenkelhalses zugezogen. Außerdem machte sie einen verwahrlosten Eindruck. Die sonst so gepflegte, immer elegante Frau, trug völlig verschmutzte und viel zu große Kleidung. Frau L. hatte offensichtlich nicht mehr regelmäßig gegessen und stark abgenommen. In der Akutklinik wirkte sie desorientiert. Für den Sohn war es undenkbar, dass seine Mutter in die Wohnung zurückkehrte und dort weiterhin allein leben könnte. Er suchte nach dem Krankenhausaufenthalt eine Einrichtung in seiner Nähe, in der seine Mutter stationär betreut werden sollte, und wählte liebevoll vertraute Gegenstände aus der alten Wohnung aus. Die Kleidung und die Schuhe hatte er allerdings zum größten Teil zur Altkleidersammlung gegeben, da sie seiner Mutter inzwischen viel zu groß geworden waren. Um ihre Mobilität zu fördern, kaufte er für sie orthopädische Laufschuhe und bequeme, leicht waschbare Freizeitkleidung.

26.19.2 Informationen zum Umfeld

Die Einrichtung „Am Stadtpark“, in der Frau L. jetzt lebt, liegt idyllisch in einem kleinen Park am Rande einer größeren Stadt. Ringsherum stehen einige wenige gepflegte Einfamilienhäuser. Das Gebäude hat 3 Etagen, auf denen jeweils 35 Menschen leben. Ihr Sohn hat gezielt eine Einrichtung gewählt, die sich auf die Versorgung von Menschen mit gerontopsychiatrischen Veränderungen spezialisiert hat.

Frau L. hat ein Einzelzimmer in der 3. Etage mit angrenzendem Duschbad und Toilette. Den Bewohnern des Bereichs steht eine Wohnküche zur Verfügung, in der tägl. hauswirtschaftliche Tätigkeiten wie das Zubereitung von Salaten oder Eindecken der Tische mit einigen Bewohnern gemeinsam durchgeführt wird. Der Sohn besucht seine Mutter i. d. R. einmal wöchentlich. Aus beruflichen Gründen kann er meist nur am Abend oder am Wochenende kommen.

26.19.3 Beschreibung der Symptome

Frau L. leidet seit Jahren an Arthrose, die sie in ihren Bewegungen sehr einschränkt. Sie nutzte in der Klinik zuletzt einen 4-Punkt-Stock. Seit dem Einzug in das Heim besitzt sie einen Rollator, da ihre Gangunsicherheit aus Sicht der Pflegenden mit dem Stock nur unzureichend kompensiert werden konnte. Wenn sie in der Wohnküche war, findet sie häufig ihr Zimmer oder den Weg zur Toilette nicht mehr. Ihren Rollator lässt sie meist dort stehen, wo sie sich zuletzt aufgehalten hat.

Bereits zu Hause ist Frau L. nur noch wenig gelaufen und hat die Wohnung nur in Begleitung verlassen. Vielmehr saß sie überwiegend in ihrem Wohnzimmer, ging aber noch selbstständig zur Toilette. Auch im Pflegeheim sitzt sie meistens. Wenn sie aufsteht, ist sie zunächst sehr gangunsicher, kann dann aber mit ihrem Rollator eine Flurlänge laufen. Da sie ihn jedoch immer wieder stehen lässt, verschafft er nur begrenzt die gewünschte Sicherheit.

26.19.4 Situation aus der Sicht anderer Beteiligter

▸ **Sohn.** „Ich sorge mich sehr um meine Mutter und habe Angst davor, dass sie sich eine erneute Fraktur zuzieht. Immer wieder sage ich ihr, dass sie nicht allein aufstehen soll. Den Pflegenden kann man auch gar nicht oft genug sagen, dass sie sie nicht allein laufen lassen sollen. Sicher ist es besser, wenn sie nachts ein Gitter vor dem Bett hat, notfalls auch gegen ihren Willen. Ich möchte doch, dass es ihr gut geht und sie alles hat, was sie braucht. Au-

Tab. 26.18 Pflegediagnosen (nach NANDA) bei Sturzgefahr und eingeschränkter Mobilität.

Name	Definition	weitere Informationen
Sturzgefahr	erhöhtes Risiko von Stürzen, die zu physischen Schäden und einer negativen Beeinflussung der Gesundheit führen können	Faktoren, die Stürze begünstigen, sind u. a.: • hohes Lebensalter • Stürze in der Vorgeschichte • unzureichende Beleuchtung • ungewohnte Umgebung • kognitive Beeinträchtigung • Gangunsicherheit • bestimmte Erkrankungen wie Arthritis • Gleichgewichtsstörungen • Behandlung mit bestimmten Medikamenten • Alkoholkonsum • physiologische Veränderungen wie Inkontinenz oder Diarrhö • Seh- oder Hörstörungen
Bei eingeschränkter körperlicher Mobilität kommen grundsätzlich weitere Pflegediagnosen in Frage, z. B. Selbstfürsorgedefizit sich kleiden/äußere Erscheinung – Selbstfürsorgedefizit Nahrungsaufnahme – Beschäftigungsdefizit		

ßerdem verbrauchen die Pflegenden zu viel Wäsche. Es gibt doch Inkontinenzvorlagen."

▸ **Pflegende I.** „Wir können Frau L. kaum allein laufen lassen. Sie ist doch, besonders wenn sie aufsteht, sehr unsicher und kann die Balance nur mühsam halten."

▸ **Pflegende II.** „Wir sind bemüht, sie bei allen Gehversuchen zu begleiten, aber immer wieder steht sie auf und will zur Toilette gehen."

▸ **Pflegende III.** „Wenn Frau L. nachts ein Bettgitter hat, ist sie bestimmt sehr aufgebracht und unzufrieden."

▸ **Hausarzt.** „Der Sohn möchte, dass ich seiner Mutter ein Medikament verordne, damit sie nachts durchschläft. Aber dadurch erhöht sich vielleicht sogar das Sturzrisiko."

26.19.5 Pflegerische und medizinische Diagnostik

Die Anamnese zeigt, dass eine Beeinträchtigung der kognitiven Fähigkeiten vorliegt. Ein durchgeführter Mini-Mental-Status-Test ergab 17 Punkte. Frau L. ist zeitlich, örtlich, situativ und zur Person zeitweise desorientiert. Zusätzlich ist sie durch eine Katarakt stark sehbehindert und nutzt seit ihrem 40. Lebensjahr eine Lesebrille.

Sie steht zwar allein auf, kann aber ihre Körperbalance nicht immer halten, wenn sie unerwartet abgelenkt wird. Sie benötigt einen Halt in ihrer unmittelbaren Umgebung, z. B. durch einen Rollator. Wenn die Bewegung eingeleitet ist, kann sie eine Wegstrecke mit ihrem Rollator laufen, z. B. von ihrem Zimmer bis zur Wohnküche (ca. 30 m). Danach ist sie jedoch völlig erschöpft. Sie klagt beim Aufstehen (besonders morgens) über Schmerzen in der rechten Hüfte.

Frau L. ist 1,60 m groß und wiegt zurzeit 45 kg. Sie isst wenig und trinkt nur, wenn sie dazu aufgefordert wird. Sie hat eine leichte Dranginkontinenz, ist aber kontinent, wenn sie die Toilette gleich nach dem Verspüren des Harndrangs aufsuchen kann. Sie benötigt allerdings Unterstützung bei der Körperpflege und beim Ankleiden.

Frau L. hat keine Einschlaf- oder Durchschlafstörungen. Wenn sie zur Toilette möchte, was i. d. R. 2-mal pro Nacht geschieht, steht sie auf. Danach schläft sie aber immer wieder schnell ein.

Die radiologische Diagnostik ergab eine beidseitige Gonarthrose.

26.19.6 Pflegediagnosen

Pflegediagnosen (▸ Tab. 26.18) für die eingeschränkte Mobilität mit Sturzgefahr lauten:

26.19.7 Probleme und Ressourcen

▸ **Probleme.** Frau L. nutzt ihren Rollator nur, wenn sie daran erinnert wird. Seit 3 Monaten läuft sie immer weniger und sitzt häufig lange am Tisch in der Wohnküche. Verspürt sie allerdings Harndrang, steht sie sofort auf und will loslaufen. Oft weiß sie dann nicht, wohin, oder ist nicht schnell genug. Vorlagen akzeptiert sie nur widerwillig und entfernt diese selbstständig. Die Pflegenden sind daher oft damit beschäftigt, ihr frische Wäsche anzuziehen. Frau L. findet ihre Kleidung und auch die orthopädischen Schuhe unbequem und nicht schick. Sie möchte am Tag gern ein Kostüm und ihre Pumps tragen. Es steht aber überwiegend nur Freizeitkleidung zur Verfügung, da diese sich besser waschen lässt. Besonders in der Nacht kommt es vor, dass Frau L. plötzlich aus dem Bett aufsteht und dann, „ganz schnell", wie sie sagt, zur Toilette möchte. Dabei ist es schon 2-mal dazu gekommen, dass sie beim Versuch, die Schnürschuhe anzuziehen und zur Toilette zu laufen, gestürzt ist. Diese plötzlichen Aufstehversuche sind v. a. in der Nacht, aber auch am Tag ein Problem. Frau L. lehnt ein Bettgitter zur Nacht vehement ab und äußert deutlich, dass sie die Möglichkeit haben will, aus dem Bett aufzustehen, wann sie will. Sie duldet es nicht, „eingesperrt" zu werden.

▸ **Ressourcen.** Frau L. unterhält sich gern und ausgiebig mit den Pflegenden. Gespräche mit Mitbewohnern vermeidet sie allerdings. Besonders aufgeschlossen ist sie, wenn ihr Sohn da ist. Sie liebt es, Gedichte zu rezitieren, und liest gern die Zeitung. Pflegenden erzählt sie häufig davon, wie gern sie an Volkshochschulkursen teilgenommen hat.

26.19.8 Pflegeziele

Um das Ziel der pflegerischen Versorgung von Frau L. zu definieren und die Maßnahmenplanung darauf abzustimmen, wird eine Fallbesprechung mit dem behandelnden Hausarzt anberaumt. Folgende Ziele werden vereinbart:

- Maßnahmen, die Frau L. in ihrer Freiheit einschränken, werden vermieden.
- Ihre Mobilität wird erhalten.
- Frau L. stürzt nicht.
- Frau L. soll das Kontinenzprofil (S. 320) „abhängig erreichte Kontinenz" erreichen.

26.19.9 Pflegerische Interventionen

Bei der Fallbesprechung wird deutlich, dass unterschiedliche Meinungen über die Maßnahmen zur Zielerreichung im Raum stehen. Frau L. selbst hat den Wunsch nach Autonomie, sie möchte aufstehen, wann immer sie will. Der Sohn möchte seine Mutter vor weiteren Stürzen bewahren. Die Pflegenden lehnen die Forderung des Sohnes nach einem Bettgitter ab. Der behandelnde Hausarzt sieht keinen Bedarf für eine Schlafmedikation. Einigkeit besteht darin, dass Frau L. ein hohes Sturzrisiko hat.

Die Analyse des Sturzrisikos anhand der häufigsten Sturzrisikofaktoren gemäß dem Nationalen Expertenstandard „Sturzprophylaxe in der Pflege" (DNQP 2013) ergibt, dass unterschiedliche Faktoren zum Tragen kommen. Innere Sturzrisikofaktoren sind durch Frau L. selbst begründet, z. B. durch die eingeschränkte Balancefähigkeit, die Sehbeeinträchtigung durch die Katarakt, die Dranginkontinenz, die Beeinträchtigung der Kognition und die Stürze in der Vorgeschichte. Ein weiteres spezielles Problem ist, dass sie oft das Bedürfnis hat, ihre gewohnten schicken Pumps zu tragen. Äußere Sturzrisikofaktoren sind durch die Umgebung begründet, z. B. durch die undeutliche, für Frau L. nicht erkennbare Kennzeichnung der Toilette.

Als Maßnahmen werden geplant:

- Die Bezugspflegefachperson wird einen Termin mit dem Sohn vereinbaren, um ihn über die Auswirkungen von sedierenden Medikamenten und freiheitsentziehenden Maßnahmen (z. B. Bettgitter) auf die Sturzgefahr zu beraten.
- Frau L. soll mit ihrem Sohn prüfen, ob sie in Schuhen mit leichtem Absatz gangsicherer ist.
- Ein Kraft- und Balancetraining, das eine Krankengymnastin 2-mal wöchentlich als Gruppenangebot durchführt, soll die Balancefähigkeit verbessern.
- Frau L. wird eine Trochanterschutzhose angepasst. Dieser Hüftprotektor sollte im Schritt offen sein, damit Frau L. die Toilette aufsuchen und ihre eigene Wäsche darüber tragen kann.
- Die Kennzeichnung der Toilettenräume soll durch ein für Frau L. vertrautes Symbol erfolgen, da das Piktogramm von ihr nicht erkannt wird.
- Durch ein 1-wöchiges Miktionsprotokoll werden die Ausscheidungsintervalle erfasst. Dadurch kann ein gezieltes Toilettentraining, auch in der Nacht, erfolgen.
- Die Schmerzsymptomatik in den Hüften wird zunächst mit einem nichtsteroidalen Antirheumatikum behandelt.
- Es wird ein Termin beim Augenarzt vereinbart. Die Augenuntersuchung soll u. a. die Notwendigkeit einer ambulanten Katarakt-OP klären.
- Damit Frau L.s geistige Ressourcen erhalten werden, könnte sie sowohl in eine Bibliotherapiegruppe oder ein Einzelangebot in der 10-Minuten-Aktivierung erhalten. Das Umfeld kann unter milieugestalterischen Aspekten (Sicherheit und Anregung) überprüft (S. 375) und angepasst werden.

26.19.10 Evaluation

Während einer Fallbesprechung wird die Situation von Frau L. nach 4 Wochen Aufenthalt im Pflegeheim evaluiert. Die Kontinenz konnte während des Tages erreicht werden, in der Nacht zeigte sich, dass gezielte Toilettengänge nicht möglich waren. Es haben sich 3 weitere Stürze, alle in der Nacht, ereignet. Dabei zog Frau L. sich Prellungen, aber keine Fraktur zu.

Sie trägt jetzt Schuhe mit leichtem Absatz, die sie sich selbst anziehen kann. Die Balancefähigkeit und die Ausdauer haben sich leicht verbessert. Am Tag läuft Frau L. die 30-Meter-Strecke jetzt ohne Rollator. Sie nutzt dabei einen Spazierstock, den der Sohn ihr besorgt hat. Am Morgen beim Aufstehen klagt sie allerdings immer noch über Schmerzen und ist dann auch unsicher.

Die Sehbeeinträchtigung ist massiv, besonders problematisch sind das Nebelsehen und die Blendungsempfindlichkeit z. B. bei spiegelnden Fußböden oder hellem Sonnenlicht. Eine Brille benötigt Frau L. lediglich beim Lesen, ansonsten ist sie durch eine Brille eher verunsichert. Die Toilette im Flur erkennt sie, seit diese mit einem Herz gekennzeichnet ist, während sie das Bad direkt neben ihrem Zimmer weiterhin nicht findet.

Die Trochanterschutzhose hat sie nach einer Eingewöhnungszeit akzeptiert. Wichtig dabei war, dass sie ihre eigene Wäsche dazu tragen kann.

Die Bedarfsschmerzmedikation wird in Absprache mit dem behandelnden Arzt in eine Dauermedikation umgewandelt, die ihr bereits am Morgen eine halbe Stunde vor dem Aufstehen verabreicht wird.

Der Sohn ist mit der Situation in der Nacht nicht zufrieden und möchte gern weiterhin ein Bettgitter. Bei der Evaluation der Situation wird deshalb darüber nachgedacht, in der Nacht eine Sensormatte (S. 389) vor dem Bett einzusetzen. Diese würde über die zentrale Klingelanlage ein Signal abgeben, wenn Frau L. darauf träte. So wäre es den Kollegen im Nachtdienst möglich, sie umgehend zur Toilette zu begleiten. Mit dieser Lösung erklärt sich der Sohn einverstanden.

26.20 Fallbeispiel: Mangelernährung

26.20.1 Informationen zum Betroffenen

Herr B. ist 63 Jahre alt und wohnt seit 2 Jahren im St.-Josef-Heim. Von seiner Ehefrau wurde er vor über zwanzig Jahren geschieden und sein einziger Sohn ist vor vielen Jahren nach Norwegen ausgewandert. Die gesetzliche Betreuung hat ein Berufsbetreuer übernommen.

Herr B. leidet an einer weit fortgeschrittenen Demenz bei Chorea Huntington, d. h., er kann Gegenstände oft nicht erkennen und Handlungen nicht koordinieren. Er hat in den vergangenen anderthalb Jahren ca. 16 kg abgenommen und wiegt nur noch 48 kg bei einer Körpergröße von 182 cm.

Er leidet unter starken Hyperkinesien, kann sich aufgrund der fortgeschrittenen Erkrankung nicht mehr selbstständig fortbewegen oder selbstständig essen. Die Hyperkinesien treten v. a. tagsüber auf, in der Nacht kann er dagegen ruhig schlafen. Er verschluckt sich häufig und hatte bereits mehrfach eine Pneumonie, die mit Antibiotika behandelt werden musste. Außerdem war die Umgebung nach dem Essen immer übersät mit ausgespuckten Essensresten. Vor einem halben Jahr ist eine PEG (perkutane endoskopisch kontrollierte Gastrostomie) gelegt worden. Er erhält 3 Flaschen Nahrung und 2 Flaschen abgekochtes Wasser pro Tag.

26.20.2 Informationen zum Umfeld

Herr B. lebt in einem Zweibettzimmer mit einem älteren Herrn zusammen. Er wird von seiner Hausärztin und einem Neurologen seit einigen Jahren medizinisch betreut. Das St.-Josef-Seniorenheim hat keine spezielle Abteilung für gerontopsychiatrische Erkrankungen, jedoch hat die Bezugspflegeperson eine Weiterbildung zur gerontopsychiatrischen Fachkraft absolviert.

26

26.20.3 Beschreibung der Symptome

Das besondere Problem bei der Chorea Huntington mit Hyperkinese ist, dass die Patienten durch die ständige Bewegung sehr viele Kalorien verbrauchen. Sie verlieren an Gewicht trotz Bettlägerigkeit und gesicherter Kalorienzufuhr mittels einer Magensonde. Herr B. leidet v. a. unter folgenden Symptomen:

- hohem Kalorienverbrauch
- Schluckstörungen (oral kann kaum noch Nahrung aufgenommen werden)
- Obstipation mit Appetitverlust
- starker Dysarthrie (Störung des Sprechens) und Dysphagie (Schluckstörung)
- progredienter Kachexie
- Aspirationspneumonie
- Unterernährung (Gewichtsverlust, sichtbare Abnahme des Körperumfanges, Verlust von Körperfetten)
- eingeschränkten Aktivitäten
- Verlust der Körperkraft

26.20.4 Situation aus der Sicht der Beteiligten

► **Bezugspflegefachperson.** „Das ist eine so schwierige Krankheit, die wird auch nicht besser. Warum sollen die Menschen so lange leiden, man sollte nur Flüssigkeit geben und nicht das Leben unnötig verlängern."

► **Betreuer.** „Ich richte mich nach der Anweisung der Hausärztin, die wird es wohl wissen, denn sie kennt Herrn B. bereits seit vielen Jahren. Sie kennt seinen mutmaßlichen Willen wahrscheinlich besser als ich."

► **Hausärztin.** „1 500 ml entsprechen etwa 1 500 kcal. Das muss reichen. Herr B. ist eben alt."

► **Neurologe.** „Bei so viel Bewegung benötigt ein Mensch wahrscheinlich doppelt oder 3-mal so viel Kalorien wie ein anderer, der im Bett liegt."

Aus diesen unterschiedlichen Meinungen entsteht eine schwierige Situation für alle Beteiligten. Herr B. kann nicht befragt und der Sohn aufgrund der räumlichen Distanz nicht mit einbezogen werden. Eine Konsensbildung und eine einheitliche Strategie sind jedoch unbedingt notwendig, da diese Situation auch rechtlich äußerst schwierig ist (bei liegender PEG und kalorischer Unterversorgung besteht ein Schaden für den Betroffenen, der beeinflussbar ist).

Ein Gespräch mit der Hausärztin und der Bezugspflegefachperson ist sinnvoll, besser wäre jedoch eine multiprofessionelle Fallbesprechung, in der die einzelnen Positionen dargestellt und Strategien entwickelt werden.

26.20.5 Pflegerische und medizinische Diagnostik

Die pflegerische Diagnostik bezieht sich auf folgende Bereiche:

- Tatsächlichen Kalorienbedarf im Verhältnis zu den zugeführten Kalorien feststellen.
- Kurze Version des Mini Nutritional Assessment (MNA-SF) anwenden, um das Risiko zu ermitteln (oder ein Assessment, das das Ernährungsrisiko einschätzt).
- BMI (S. 316) ermitteln.
- Speisen oral zuführen (speziell zubereitet, z. B. angedickt).
- Grundstimmung und Stimmung nach der Aufnahme der Sondenkost beschreiben.
- Kontakt mit dem Sohn aufnehmen und diesen fragen, ob Wünsche oder Vorstellungen des Vaters bezüglich lebensverlängernder Maßnahmen bekannt sind.

26.20.6 Pflegediagnosen

► Tab. 26.19 erfasst die Pflegediagnosen für das Fallbeispiel einer Chorea-Huntington-Erkrankung.

Tab. 26.19 Pflegediagnosen (nach NANDA) bei Mangelernährung.

Name	Definition	weitere Informationen
Selbstversorgungsdefizit Essen und Trinken	Zustand, in dem bei einer Person die Fähigkeit gestört ist, die Nahrungsaufnahme eigenständig durchzuführen und abzuschließen	Der Bewohner ist nicht in der Lage, Gefäße zum Mund zu führen und Nahrung sicher und ausreichend zu sich zu nehmen. Die Ursache liegt in einer kognitiven und muskuloskelettalen Beeinträchtigung.
Mangelernährung	Zustand, in dem der Kalorien- und/oder Nährstoffbedarf einer Person nicht gedeckt wird	Gewicht liegt 20 % unter dem Idealgewicht. Durch die Hyperkinese steigt der Kalorienbedarf deutlich an (Anorexie bei physischer Agitiertheit) und die Schluckstörung verhindert die Nahrungsaufnahme (deshalb bekam Herr B. bereits eine PEG). Bei älteren Patienten ohne Chorea Huntington ist der Kalorienbedarf üblicherweise reduziert.
Schluckstörung	Beeinträchtigung des Schluckvorgangs durch bzw. mit strukturellen und/oder funktionellen Veränderungen der Mundhöhle, des Rachens oder der Speiseröhre	Bei der Erkrankung des Bewohners ist dieses Phänomen besonders stark ausgeprägt. Es kommt zu Stase von Nahrung in der Mundhöhle, häufig gefolgt von Husten oder Würgen nach der Nahrungs- oder Flüssigkeitsaufnahme. Ein Bolus (zum Schlucken geeigneter Bissen) kann oft nicht im Mund gebildet werden oder es wird zu früh oder zu spät geschluckt.
Aspirationsgefahr	Risiko, dass feste oder flüssige Substanzen aus dem Mund-Rachenraum, dem Magen oder dem Darm in die Luftröhre und/oder Bronchien gelangen	Diese Diagnose wird insbesondere bei Erkrankungen wie Apoplex und Demenz gestellt. Bei Chorea Huntington erscheint die Kombination von Psychose, Hyperkinese und Demenz (v. a. bei fortgeschrittener Erkrankung) die Aspirationsgefahr zu erhöhen.

26.20.7 Probleme und Ressourcen

► **Probleme.** Herr B. nimmt zu wenige Kalorien auf und verliert weiter an Gewicht. Der aktuelle BMI beträgt 14,5. Ein direkter körperlicher Schaden ist zu vermuten. Ursachen hierfür sind:
- hoher Kalorienverbrauch durch Hyperkinesie
- Schluckstörungen mit geringerer oraler Kalorienaufnahme
- zu geringe Kalorienzufuhr über die PEG
- geringe Übereinstimmung der beteiligten Parteien über weiteren Verlauf
- Betreuer und Sohn sind nicht ausreichend über die PEG informiert.

Es liegt zudem keine Patientenverfügung von Herrn B. vor

► **Ressourcen.** Es gibt noch einen Sohn, der befragt werden kann. Die PEG bietet die Möglichkeit, größere Mengen an Kohlehydraten und Flüssigkeit zu verabreichen.

26.20.8 Pflegeziele

Folgende Pflegeziele können formuliert werden:
- Herr B. verliert nicht weiter an Gewicht.
- Kalorienzufuhr ist erhöht.
- Rechtssicherheit ist hergestellt (alle Beteiligten sind über die Anwendung der PEG informiert und wissen über die Konsequenzen der Unterversorgung Bescheid).
- Herr B. ist in den Prozess einbezogen.
- Herrn B.s Stimmungslage ist erfasst.
- Möglichkeiten einer zusätzlichen oralen Versorgung sind geprüft.

26.20.9 Pflegerische Interventionen

Es wird besprochen, dass Herrn B. mehr Kalorien zugeführt werden. Die folgenden Maßnahmen stehen im Vordergrund:
- Versorgung durch Sondennahrung wird erhöht (versuchsweise auf 2 500 kcal täglich) in Absprache mit der Hausärztin.
- Neurologe verordnet ein Medikament, das die Hyperkinesien vermindert.
- Sedierend wirkende Medikamentengabe wird überprüft.
- Logopäde klärt, wie die Schluckstörung beeinflusst werden kann.
- Hochkalorische, angedickte Nahrung wird angereicht.
- Um den Kalorienverbrauch zu reduzieren, werden keine unnötigen Aktivitäten angeboten.
- Der Sohn wird über E-Mail in den Prozess einbezogen.
- Alle beteiligten Personen werden durch die Ernährungsberaterin und den Neurologen über die Besonderheiten der Chorea Huntington und die PEG informiert.
- Die Stimmung von Herrn B. wird regelmäßig bei den verschiedenen Aktivitäten dokumentiert (u. a. werden Lust, Frust und Trauer erfasst).
- Der Träger des St.-Josef-Stifts wird zu seiner Haltung im Fall eines möglicherweise zukünftigen Ernährungsabbruches befragt für den Fall, dass sich die Demenz deutlich verschlechtert und dieser Abbruch dem mutmaßlichen Willen von Herrn B. entspricht (S. 154).
- Im Rahmen der Milieugestaltung (S. 375) wird geprüft, ob das Umfeld für Herrn B. sicherer und anregender gestaltet werden kann. Hierzu werden v. a. die 10-Minuten-Aktivierung (S. 365), die Bibliotherapie (S. 366) aber auch das Snoezelen (S. 357) in Betracht gezogen.

26.20.10 Evaluation

Eine Evaluation sollte nach 2 bis 3 Wochen erfolgen. Die Risiken sollten einmal monatlich z. B. durch einen MNA einschätzt werden. Das Gewicht wird alle 2 Wochen überprüft, um möglichst bald zu sehen, wie sich es sich unter den eingesetzten Maßnahmen entwickelt. Auch die ärztlichen Anordnungen sollten auf Aktualität überprüft werden. Nach ca. 2 Monaten könnte über Reflexionsgespräche der Beteiligten oder eine Fallbesprechung die Situation ausgewertet und Erfolge bzw. Misserfolge in der Umsetzung einschätzt werden.

26.21 Fallbeispiel: Dehydratation

26.21.1 Informationen zur Betroffenen

Frau P. ist 79 Jahre alt, ledig und lebt zusammen mit ihrer Schwester, von der sie auch versorgt wird, in der eigenen Wohnung. Früher war sie Maschinenbauingenieurin und immer sehr stolz darauf, in ihrem Leben autonom und selbstständig gewesen zu sein. In letzter Zeit ist Frau P. ihrer Schwester mehrmals durch ein merkwürdiges Verhalten aufgefallen. Sie fühlte sich verfolgt und sah in der Wohnung ständig fremde Menschen. Manchmal erkannte sie ihre Schwester nicht mehr.

Frau P. leidet seit Jahren an einer zunehmenden Demenz bei Morbus Parkinson. Sie hat in letzter Zeit immer größere Probleme beim Schlucken von Speisen, aber auch von Flüssigkeiten. Ihre Schwester kommt kaum noch zur Ruhe und glaubt, nicht genug für sie tun zu können. Außerdem leidet sie sehr unter deren Hustenanfällen und dem ständigen Speichelfluss. Der Hausarzt meint, dass Frau P. mehr trinken müsse. Sie ist nur noch zu ihrer Person orientiert und findet sich selbst in ihrer Wohnung nicht immer zurecht. Manchmal geht sie auch ganz unsicher. Alle Tätigkeiten wie Anziehen, zur Toilette gehen oder Köperpflege müssen unterstützt werden. Sie wiegt 55 kg und 163 cm groß. Sie klagt schon seit Jahren über trockene Haut, die sie früher immer ausgiebig mit Lotion gepflegt hat. Die Blutzuckerwerte sind durch Medikamente gut eingestellt.

26.21.2 Informationen zum Umfeld

Frau P. ist in den Pflegegrad 2 eingestuft. Seit 3 Monaten kommt ein ambulanter Dienst in die Wohnung, der ihr bei der Körperpflege hilft. Die junge Pflegende verfügt allerdings nicht über eine gerontopsychiatrische Fachausbildung. In den vergangenen Tagen kamen bei den Kollegen des Pflegedienstes Zweifel auf, ob die Pflegesituation noch haltbar sei. Der Hausarzt kennt Frau P. schon seit mehreren Jahrzehnten und hat bisher keinen Facharzt hinzugezogen.

26.21.3 Beschreibung der Symptome

Die akute Dehydratation muss bei diesem Fallbeispiel besonders beachtet werden. Sie wird wahrscheinlich durch eine fortgeschrittene Demenz bei Parkinson und einen Diabetes mellitus Typ II verursacht. Die plötzlichen Verhaltensänderungen deuten auf einen akuten Verwirrtheitszustand hin, der wahrscheinlich durch einen Mangel an Flüssigkeit hervorgerufen wird. Unterstützt wird diese Annahme durch die Halluzinationen und Wahnideen. Als Ursache können mangelnde Flüssigkeitsaufnahme durch die Schluckstörungen, zusätzlicher Flüssigkeitsverlust durch Speichelfluss und ihr Diabetes vermutet werden. Die Symptome der Dehydratation sind:
- plötzlich auftretendes, verändertes Verhalten
- Halluzinationen und/oder Wahnideen
- Ängste
- Schluckstörungen
- trockene Schleimhäute
- Desorientierung
- Gangstörungen
- reduzierter Hautturgor

26.21.4 Situation aus der Sicht anderer Beteiligter

▸ **Schwester von Frau P.** „Ich möchte, dass meine Schwester zu Hause bleiben kann. Außerdem hat sie nie viel getrunken. Sie hatte immer Angst, nachts oft aufstehen zu müssen."

▸ **Mitarbeiterin des ambulanten Dienstes.** „Frau P. trinkt zu wenig, weil sie es nicht mehr kann, und die Schwester ist völlig überfordert mit dieser Situation. Die Möglichkeiten zu Hause sind eben eingeschränkt. Ich glaube, ein Heim wäre das Beste. Und wir als ambulanter Dienst können da sowieso nichts machen, wir kommen ja nur einmal am Tag."

▸ **Hausarzt.** „Ich kenne Frau P. schon sehr lange. Wenn sie nicht mehr zu Hause sein kann, wird sie eingehen wie eine Primel. Sie war immer sehr selbstständig und die Schwester bekommt das schon hin. Vielleicht müssen wir über subkutane Infusionen oder eine Magensonde nachdenken, aber auch die würde ihre Eigenständigkeit sehr einschränken."

26.21.5 Medizinische und pflegerische Diagnostik

Es ist notwendig, unverzüglich die genauen Ursachen für die Verhaltensweisen und deren Ausmaß festzustellen. Hierzu werden sowohl medizinische Parameter als auch pflegerische Beobachtungen zusammengetragen und ausgewertet. Allerdings muss immer den unterschiedlichen Voraussetzungen Rechnung getragen werden, denn die diagnostischen Möglichen im ambulanten und stationären Altenhilfebereich sind gegenüber denen in einem Krankenhaus deutlich eingeschränkt.

▸ **Medizinische Diagnostik.** Die verminderte Nahrungsaufnahme, aber auch die unzureichende Flüssigkeitsaufnahme mit daraus resultierender Dehydratation bedarf einer gründlichen körperlichen Untersuchung. Hält dieser Zustand an, droht ein Delir, das wiederum zu einer verminderten Flüssigkeitsaufnahme führt.

Eine Dehydratation wird verursacht durch:
- Schluckstörungen
- zerebrale Insulte
- Infekte
- Diarrhöen
- diabetische oder hyperthyreote Entgleisung des Stoffwechsels
- Diuretika
- wahnhaftes Erleben (z. B. das Gefühl, vergiftet zu werden)

▸ **Pflegerische Diagnostik.** Die pflegerische Diagnostik bei Dehydratation ist in der stationären und ambulanten Altenhilfe nicht unproblematisch. Es gibt verschiedene Pflegebeobachtungen, die auf eine Dehydratation hinweisen können, die meisten dieser Zeichen sind jedoch nicht sicher. So ist z. B. auch die Frage nach dem Durstgefühl schwierig, da sie von älteren Menschen anders beantwortet wird als von jüngeren (S. 317). Folgende pflegerischen Beobachtungen werden bei Frau P. gemacht:
- trockene, warme und blasse Haut
- erhöhte Temperatur
- trockene Schleimhäute (Speichelseen unter der Zunge sind ausgetrocknet)
- mehr als eine Längsfurche auf der Zunge
- muskuläre Schwäche
- verminderter Hautturgor (auf der Stirn und dem Brustbein)
- Schwindel
- Ödeme an den Füßen
- Füllungszustand der Venen gering (erkennbar bei regelmäßigem Tasten des Pulses)
- niedriger Blutdruck, hoher Puls
- trockene Achseln, da der Achselschweiß fehlt

Weitere wichtige Information liefert ein Einfuhrprotokoll. Dieses wird über mehrere Tage geführt, da Tagesschwankungen möglich sind. Außerdem wird die tägliche Flüssigkeitsmenge ermittelt, die Frau P. zuführen sollte, und mit der tatsächlich getrunkenen Menge verglichen. So können die Beobachtungen zur Dehydratation vertieft und präzisiert werden. Allerdings muss auch an andere mögliche Ursachen gedacht werden:
- entgleisten Blutzucker
- Schlaganfall
- veränderte Gabe von Medikamenten
- Wechselwirkungen von Medikamenten

26.21.6 Pflegediagnosen

Pflegediagnosen bei der Dehydratation sind in ▸ Tab. 26.20 erfasst.

Tab. 26.20 Pflegediagnosen (nach NANDA) bei Dehydratation.

Name	Definition	weitere Informationen
Selbstversorgungsdefizit Essen und Trinken	Zustand, in dem bei einer Person die Fähigkeit gestört ist, die Nahrungsaufnahme eigenständig durchzuführen und abzuschließen	In Frau P.s Fall: • Unvermögen, Durst zu empfinden • Unfähigkeit, das Getränk vorzubereiten • Schwierigkeiten, das Gefäß sicher zum Mund zu führen und • Schwierigkeiten sicher zu schlucken • fehlende Fähigkeit, einzuschätzen, ob Flüssigkeitsmenge ausreichend ist
Flüssigkeitsdefizit	zu geringes intravaskuläres, interstitielles und/oder intrazelluläres Flüssigkeitsvolumen ohne Veränderung des Natriumgehalts	Merkmale eines Flüssigkeitsdefizits sind: • negative Flüssigkeitsbilanz (Ausscheidung > Zufuhr) • trockene Haut (verminderter Hautturgor) • Gewichtsabnahme Es gibt verschiedene Einflussfaktoren/Ursachen, so z. B.: • Diabetes mellitus • Erschöpfung • Depression
weitere Pflegediagnosen: Schluckstörungen – akute Verwirrtheit		

26.21.7 Probleme und Ressourcen

▸ **Probleme.** Der akute Verwirrtheitszustand wird offensichtlich durch eine Dehydratation verursacht. Frau P. entwickelt plötzlich Halluzinationen und Wahnvorstellungen und die Gangstörungen sind ausgeprägter als bisher. Ursachen hierfür können sein:

- Durch die von der Demenz verursachte Desorientiertheit hat sie keine Möglichkeit, sich selbstständig Flüssigkeit zuzuführen.
- Sie verliert zusätzlich Flüssigkeit durch den starken Speichelfluss.
- Sie vergisst oft zu trinken, trotz Aufforderung durch die Schwester.
- Sie verschluckt sich häufig und stark.
- Der Blutzucker ist entgleist.
- Schlaganfall
- Nebenwirkungen von Antiparkinsonmitteln

▸ **Ressourcen.** Frau P. ist ihrer Umgebung zugewandt und akzeptiert pflegerische Unterstützung. Die Schwester möchte helfen, der Hausarzt hat einen sehr guten Kontakt zur Familie und ist kooperativ. Frau P. kann die meisten festeren Speisen gut herunterschlucken.

26.21.8 Pflegeziele

Folgende Pflegeziele bei Frau P. können formuliert werden:

- Ein akuter Verwirrtheitszustand ist abgewendet bzw. entsteht nicht.
- Medizinische und pflegerische Diagnostik und Beobachtung sind bezogen auf Dehydratation, Hyper- oder Hypoglykämie.
- Schlaganfall oder Antiparkinsonmittel sind überprüft.
- Frau P. nimmt im Durchschnitt mind. 2 000 ml Gesamtflüssigkeit auf.
- Sie kann Flüssigkeit aufnehmen, ohne sich zu verschlucken.
- Die Schwester der Patientin kennt die notwendigen Interventionen zur Flüssigkeitssubstitution und kann dies dokumentieren.

26.21.9 Pflegerische Interventionen

Die genannten Maßnahmen und die Diagnostik werden durch den ambulanten Dienst und den Hausarzt innerhalb der nächsten 2 d durchgeführt, ausgewertet und die entsprechenden Maßnahmen festgelegt.

Für die nächsten Tage werden in einem Plan die Trinkmengen und besondere Vorlieben dargestellt. Gleichzeitig wird dort eingetragen, welche Flüssigkeiten am besten geschluckt werden können. Die durchschnittliche Tagesmenge sollte 2 000 ml nicht unterschreiten. Dehydratationszeichen werden tägl. eingeschätzt. Die Tagesmengen werden vom Pflegedienst addiert und ausgewertet. Sollte die Trinkmenge nicht erreicht werden, wird der Hausarzt umgehend informiert. Dieser entscheidet dann über eine Infusion, ob eine Sonde gelegt oder Frau P. in ein Krankenhaus eingewiesen wird. Weiterhin werden versuchsweise alle Getränke bis auf Joghurtkonsistenz angedickt. In diesem Zusammenhang kann geprüft werden, ob eine Begleitung durch einen Logopäden oder einen Ergotherapeuten möglich ist (S. 324).

Die Schwester von Frau P. wird durch die Pflegenden in den wesentlichen Beobachtungen (Dehydratationszeichen, Schluckstörung), Interventionen (Umgang mit Hilfsmitteln) und der Dokumentation (Führung des Einfuhrprotokolls) angeleitet und geschult. Es wird geprüft, ob ein Hauspflegekurs nach § 45 SGB XI infrage kommt. Ein einmaliges Konsilium durch eine Logopädin wird innerhalb der nächsten Woche beauftragt, um evtl. Ursachen für die Schluckstörung bzw. deren Interventionen zu finden. Die Möglichkeit einer PEG wird mit den Beteiligten diskutiert.

26.21.10 Evaluation

Eine Dehydratation kann sehr schnell, d. h. innerhalb weniger Tage, zu akuter Lebensgefahr führen. Daher empfiehlt es sich, die Evaluationsabstände kurz zu wählen. Die Diagnostik und Beobachtung sollte in jedem Fall innerhalb der nächsten 2–3 d abgeschlossen sein, die Schulung der Schwester und die Einführung des Trinkprotokolls sollten hingegen innerhalb der nächsten 2 bis 3 Wochen initiiert sein.

Ob Frau P. in ihrer Wohnung bleiben kann, hängt im Wesentlichen davon ab, ob die Beteiligten gut kooperieren, die Schwester unterstützt wird und die Anforderungen erfüllen kann. Eine durch den Hausarzt verabreichte Infusion führt rasch zu einer deutlichen Besserung der Symptomatik.

Damit ausreichend Hilfe zur Verfügung gestellt werden kann, muss der ambulante Dienst eine Pflegestufenerhöhung prüfen, die zur Verbesserung der Sachleistungen führen wird. Darüber hinaus muss geprüft werden, ob andere Hilfen, z. B. eine Angehörigenschulung oder niedrigschwellige Angebote nach § 45 a SGB XI (S. 170), infrage kommen.

Dieser komplexe Prozess, den der demente Patient meist nicht selbst beeinflussen kann, muss von außen gesteuert werden. Dies ist v. a. im ambulanten Bereich schwierig, da es hier keine Kommunikationsstrukturen gibt wie im stationären Bereich. Oft ist es ein Problem, dass sich jeder nur für seinen eigenen Bereich zuständig fühlt und auch nur diesen abrechnen kann. Daher sollte eine Person den gesamten Prozess lenken, z. B. die Bezugspflegeperson des Pflegedienstes, da sie über Schlüsselqualifikationen verfügt und jeden Tag bei Frau P. ist.

26.22 Fallbeispiel: Palliative Versorgung

26.22.1 Informationen zur Betroffenen

Frau D. ist 83 Jahre alt und leidet seit einem Jahr an einem ossär und pulmonal metastasierten Mammakarzinom. Wegen einer zunehmenden Dyspnoe sowie Schmerzen im Bereich der Brustwirbelsäule wird sie zur Symptomeinstellung stationär auf eine Palliativstation aufgenommen. Hier drängt sie rasch nach Hause. Sie vergisst teilweise getätigte Absprachen. Der körperliche Allgemeinzustand ist herabgesetzt. Zeitweise klingen paranoide Gedankeninhalte an. Sie begründet diese Gedanken damit, dass man sie ja nicht nach Hause lasse. Dann wiederum ist sie froh, in der Obhut der behandelnden Ärzte zu sein. Besonders ihre ambulant behandelnde qualifizierte Palliativärztin hat sie sehr in ihr Herz geschlossen. Nach Bekanntwerden der Erkrankung hat Frau D. sich zwar in eine onkologische Abklärung und Therapie begeben, jetzt lehnt sie jedoch eine weitere Diagnostik und tumorspezifische Therapie kategorisch ab. Im Rahmen des Ausschlusses zerebraler Metastasen zeigt eine Computertomografie des Schädels eine ausgeprägte subkortikale arteriosklerotische Enzephalopathie.

26.22.2 Informationen zum Umfeld

Frau D. lebt alleine in ihrer Mietwohnung in einer westdeutschen Großstadt und wird durch eine angeheiratete Großnichte sowie eine befreundete Nachbarin versorgt. Sie hat bis zur Tumorerkrankung ihr Leben sehr selbstbestimmt gestaltet. Mit der Diagnosestellung der Karzinomerkrankung hat sie die Großnichte und die Nachbarin als Bevollmächtigte eingesetzt. Die Wohnung ist nicht behindertengerecht ausgebaut, kann jedoch durch Umstellen des Mobiliars für ein Pflegebett hergerichtet werden. Einen ambulanten Pflegedienst hat Frau D. bislang abgelehnt.

Tab. 26.21 Pflegediagnosen (nach NANDA) bei palliativer Versorgung.

Name	Definition	weitere Informationen
ineffektiver Atemvorgang	Einatmung und Ausatmung, die nicht zu einer ausreichenden Belüftung (Ventilation) der Lungen führen	Dyspnoe mit veränderter Inspiration ist verbunden mit Angst, Schmerz, Fatigue und geschwächter Kondition, die in einem palliativen Prozess oft beobachtbar ist.
chronischer Schmerz	unangenehme sensorische und emotionale Erfahrung, die mit einer tatsächlichen oder potenziellen Gewebeschädigungen einhergeht oder als solche beschrieben wird (S. 305); plötzlicher oder allmählicher Beginn; Intensität leicht bis schwer; KEIN erwartetes/vorhersagbares Ende; Dauer > 3 Monate	In diesem Fall sollte obligatorisch der Expertenstandard „Schmerzmanagement in der Pflege" (DNQP 2020) angewendet werden. Hinweise sind: • veränderte Schlafmuster • Fatigue • Schonhaltung • Abwehrhaltung • Ruhelosigkeit • Depression

In einem palliativen Prozess treffen häufig viele Pflegediagnosen zu. Ziel ist jedoch primär die Verbesserung der Lebensqualität, in diesem Fall durch eine Reduktion der Schmerzen und eine Verbesserung der Dyspnoe.

26.22.3 Beschreibung der Symptome

Neben der Dyspnoe und den Schmerzen zeigen sich Symptome einer beginnenden Demenz. Die wechselnde kognitive Symptomatik entspricht zusammen mit der cCT-Aufnahme am ehesten einer vaskulären Demenz.

Auffällige Symptome dabei sind:

- wechselnde Desorientiertheit
- situative Verkennungen
- mnestische Einbußen
- Misstrauen den Behandlern gegenüber

26.22.4 Situation aus Sicht anderer Beteiligter

▸ **Bezugspflegeperson.** „Frau D. sollte mal richtig eingestellt werden. Die ist ja zeitweise völlig durch den Wind und droht dann auch noch mit Schlägen."

▸ **Oberarzt.** „Frau D. ist alt und hat eine Demenz, da muss man mit so etwas rechnen. Da kann man nichts machen. Wir müssen uns mehr um die Atemnot und die Schmerzen kümmern."

▸ **Großnichte.** „Wir können das alleine zu Hause nicht schaffen. Sie hat sich in der letzten Zeit zunehmend vernachlässigt. Sie gefährdet sich selbst."

▸ **Ambulante qualifizierte Palliativärztin.** „Wer weiß, woran es liegt? Frau D. hat bislang sehr selbstbestimmt gelebt. Allerdings überschätzt sie sich jetzt sehr."

26.22.5 Pflegerische und medizinische Diagnostik

Frau D. wird engmaschig begleitet. Da sie sich kaum selbst bei Schmerzen und Dyspnoe meldet, wird sie häufiger im Zimmer aufgesucht. Soweit sie selbst über ihre Symptome Auskunft geben kann, werden sie über eine numerische Ratingskala (S. 307) erfasst. Die medikamentöse Therapie mit Morphinen gegen die Schmerzen und die Dyspnoe wird regelmäßig auf ihre Wirkung sowie auf unerwünschte Nebenwirkungen wie Übelkeit oder Obstipation hin überprüft.

26.22.6 Pflegediagnosen

Bei der palliativen Versorgung von Frau D. ergeben sich die folgenden (▸ Tab. 26.21) Pflegediagnosen:

26.22.7 Probleme und Ressourcen

▸ **Probleme.** Das Verhalten von Frau D. hat sich in den vergangenen Monaten sehr verändert. Sie zeigt Symptome einer beginnenden Demenz und kann ihre körperlichen Symptome kaum adäquat benennen. Sie drängt sehr nach Hause, wo sie allein leben würde, lässt aber keine Hilfen zu.

▸ **Ressourcen.** Die Großnichte kennt die Eigenheiten der Patientin schon seit Jahren und ist bereit, sich darauf weiter einzulassen. Die Großnichte und die Nachbarin sind bevollmächtigt. Frau D. hat ein besonderes Vertrauensverhältnis zu ihrer ambulanten Palliativärztin, die immer wieder einen Zugang zu ihr findet. Trotz ihrer fortgeschrittenen Tumorerkrankung ist Frau D. körperlich noch sehr rüstig.

26.22.8 Pflegeziele

Für Frau D. können folgende Pflegeziele formuliert werden:

- Trotz kognitiver Beeinträchtigung sind die Symptome und medikamentöse Nebenwirkungen adäquat erfasst.
- Dyspnoe und Schmerzen sind gelindert.
- Die pflegerische Beziehung bleibt trotz des Misstrauens erhalten.
- Die Situation wird durch die Patientin besser erfasst und Einsichtsfähigkeit wird gefördert.
- Die Selbstgefährdung ist so weit wie möglich reduziert.
- Die Patientin hat die Möglichkeit, ihrer Trauer Ausdruck zu geben.

26.22.9 Pflegerische Interventionen

Um die Pflegeziele zu erreichen, werden folgende Maßnahmen durchgeführt:

- Die Symptome werden in jeder Schicht ermittelt.
- Die unerwünschten Wirkungen wie Übelkeit, Obstipation werden regelmäßig erfasst.
- In der Einsatzplanung wird darauf geachtet, dass die Pflegefachperson nicht häufiger als nötig wechselt und bevorzugt

diejenigen Pflegefachpersonen zu Frau D. kommen, denen sie nicht misstraut.
- Die ehrenamtlichen Helfer, die einen guten Bezug zu ihr haben, werden für Frau D. verlässlich eingeplant.
- In Gesprächen wird die Situation ihrer fortgeschrittenen Erkrankung thematisiert.
- Die Bezugspflegeperson wird über demenzielle Symptome informiert und im Umgang damit geschult.
- Eine verlässliche Entlassplanung wird gemeinsam mit der Patientin entwickelt. Dazu gehört auch die Beratung in der Umgestaltung der Wohnung, damit Frau D. auch im Falle einer Bettlägerigkeit weiter zu Hause versorgt werden kann.
- Unter Zuhilfenahme der ambulanten Versorgungsstrukturen wird ein aufsuchendes Versorgungsnetzwerk gestaltet.
- Pflegerische Interventionen zur Verbesserung der Atmung mittels verschiedener Techniken der Positionierung werden Frau D. und den Angehörigen vorgestellt und eingeübt.

26.22.10 Evaluation

Frau D. wird auf orales Morphin zur Behandlung der Dyspnoe und der Schmerzen eingestellt (S. 408). Eine vorübergehende Müdigkeit und Übelkeit legt sich nach einigen Tagen der Behandlung. Der Stuhlgang ist regelmäßig. Zeitweise sind Gespräche über die noch verbleibende Lebenszeit möglich, jedoch leugnet sie immer häufiger die Schwere ihrer Erkrankung. Ob es sich hierbei um eine Folge der demenziellen Symptomatik handelt oder um eine psychische „Verdrängung“ der krankheitsbedingten Tatsachen, lässt sich nicht mit ausreichender Sicherheit sagen. Die Situation erfordert eine engmaschige Zusammenarbeit zwischen Pflegenden und Ärzten sowohl im stationären als auch ambulanten Versorgungsbereich. Da Frau D. über noch verbliebene kognitive Fähigkeiten verfügt, kann sie mit in die Entlassplanung und die notwendigen Entscheidungen einbezogen werden. Dies geschieht unter enger Einbindung der Angehörigen und ihrer ambulant behandelnden Palliativärztin. Der stationäre Aufenthalt wird neben der Schmerz- und Dyspnoe-Einstellung zur Umgestaltung der Wohnung genutzt. Darüber hinaus wird eine 24-Stunden-Präsenzkraft organisiert, die mit in der Wohnung leben kann.

26.23 Fallbeispiel: Gewalttätiges Verhalten

26.23.1 Informationen zur Betroffenen

Die 80-jährige Frau M. lebt seit Jahren in einem Seniorenheim. Ursprünglich war sie nach dem Tod ihres Ehemanns dort eingezogen, um nicht allein zu leben. Das Ehepaar hat sehr erfolgreich ein großes Einzelhandelsgeschäft geführt, Frau M. ist gut situiert. Ihre beiden Kinder leben in weit entfernten Städten und besuchen sie nur zu Feiertagen.

Zunächst lebte Frau M. im Bereich „betreutes Wohnen“; ihre zunehmenden körperlichen Beeinträchtigungen erforderten durch vermehrten pflegerischen Bedarf einen Umzug in den vollstationären Bereich. Sie leidet an Rheuma und einer Gonarthrose, sie hat dadurch Gangprobleme und klagt beständig über Schmerzen im linken Knie. Sie verlässt das Zimmer kaum noch, was sie zusätzlich belastet, da sie dadurch kaum ihre sozialen Kontakte pflegen kann. Ihre Bekannten und Freunde sind zwischenzeitlich selber im fortgeschrittenen Alter oder bereits verstorben. Frau M. beklagt stets, dass sie sich allein fühlt und niemand sie besucht. Eine Operation zum Ersatz des Knies lehnte sie bisher vehement ab. Seit einiger Zeit machen sich bei Frau M. zudem kognitive Beeinträchtigungen bemerkbar.

26.23.2 Informationen zum Umfeld

Das Seniorenheim „Haus Morgensonne“ liegt in einer mittelgroßen Kleinstadt mitten im Grünen. Es hat 100 Plätze, dazu einen Wohnbereich für betreutes Wohnen. Der Träger der Einrichtung legt großen Wert auf ein angemessenes Ambiente, die Eingangshalle ist zugleich ein Ausstellungsort für den örtlichen Kunstverein. Die Kinder haben sich sehr bewusst gemeinsam mit ihrer Mutter für dieses Haus entschieden, da es den entsprechenden Rahmen bietet.

26.23.3 Beschreibung der Symptome

Frau M. ist in ihrer Mobilität eingeschränkt, ihr Rheuma und ihre Gonarthrose im Knie lassen nur bedingt Bewegung zu und sie ist gangunsicher. Dadurch hat sie Probleme, ihr Zimmer zu verlassen; sie hat einen Rollator, vergisst aber zunehmend, ihn auch zu nutzen. Meist steht er irgendwo im Zimmer und Frau M. weiß gar nicht mehr, dass er ihr gehört.

Die Frage nach Schmerzen verneint Frau M. regelmäßig, daher erhält sie auch keine Schmerzmedikamente.

Frau M. zeigt neben den körperlichen Einschränkungen kognitiven Beeinträchtigungen, sie hält die Pflegenden für ihre Angestellten. Reagieren die Pflegenden nicht unmittelbar, wenn sie angesprochen werden wird Frau M. sehr ungehalten. In letzter Zeit schreit sie die Pflegenden an, sie wird geradezu verbal aggressiv, besonders wenn sie sich bewegen soll, z. B. beim Laufen, Aufstehen oder Duschen.

Sie benötigt Hilfe bei der Körperpflege, insbesondere beim Duschen oder Baden. Die Pflegenden bieten ihr regelmäßig Unterstützung an, aber Frau M. lehnt dies ab. Sie möchte weder unter die Dusche noch in die Badewanne. Es kommt zu regelrechten Rangeleien ums Duschen oder Baden, wenn die Pflegenden versuchen, sie zu waschen oder sie dabei zu unterstützen.

Die Kinder beschweren sich regelmäßig bei der Heimleitung, dass ihre Mutter keine ausreichende Pflege erhalte und ungepflegt sei. Die Pflegenden versuchen sie dennoch stets bei der Körperpflege zu unterstützen; dabei kommt es vor, dass Frau M. nach den Pflegenden schlägt, wenn diese versuchen, ihr ein Bad zu ermöglichen.

26.23.4 Situation aus Sicht anderer Beteiligter

▸ **Heimleitung.** „Wir müssen in diesem Konflikt eine Lösung finden, schlechte Werbung können wir uns nicht leisten.“

▸ **Wohnbereichsleitung.** „Frau M. lehnt Pflege ab, aber die Kinder verlangen, dass wir sie baden, wie sollen wir diesen Konflikt auflösen?“

▸ **Pflegende I.** „Ich lass mich doch nicht schlagen, dann bleibt Frau M. eben ungewaschen.“

▸ **Pflegende II.** „Es muss doch einen Grund geben, warum Frau M. schlägt.“

▸ **Tochter.** „Wir zahlen hier viel Geld in diesem hochpreisigen Haus, da kann man doch verlangen, dass meine Mutter gepflegt aussieht, wie in ihrem ganzen Leben.“

26.23.5 Pflegerische und medizinische Diagnostik

Für die Pflegenden stehen die verbalen und körperlichen Angriffe bei der Mobilisation und der Körperpflege im Vordergrund. In Absprache mit dem behandelnden Arzt und den Kindern werden die kognitiven Fähigkeiten geprüft, der Mini Mental Test ergibt 14 Punkte. Frau M. scheint die Fassade gut wahren zu können: Sie beherrscht die Alltagskonversation immer noch sehr gut und plaudert viel. Zur weiteren Diagnostik werden die Verhaltensweisen von Frau M. im Folgenden systematisch erfasst. Dazu wird das Neuropsychiatrische Inventar (NPI) (S. 82) genutzt, damit die herausfordernden Verhaltensweisen möglichst objektiviert und nicht gefühlt erfasst werden.

Über die möglichen kognitiven Beeinträchtigungen hinaus müssen die körperlichen Beeinträchtigungen überprüft werden. Wie ausgeprägt sind die Bewegungseinschränkungen, gibt es aktuelle Veränderungen? Kann sie noch bis in den Tagesraum gehen? Vor allem ist zu klären, ob Frau M. bei ihrer Grunderkrankung Schmerzen hat. Bei einem Mini Mental State von 14 Punkten ist es durchausmöglich, dass sie die Frage nach Schmerzen verneint, aber dennoch Schmerzen hat. Dazu muss der Schmerz zusätzlich zur verbalen Erfassung über eine numerische Rangskala (NRS) auch als Fremdeinschätzung wie über die BESD Skala erfasst werden. Die Pflegenden nutzen zur Einordnung des herausfordernden Verhaltens in die Gesamtsituation den systematischen Ablauf der Serial Trial Intervention (S. 88) in deutscher Fassung (STI-D).

26.23.6 Pflegediagnose

In ▸ Tab. 26.22 werden Pflegediagnosen von Frau M. beschrieben.

26.23.7 Probleme und Ressourcen

▸ **Probleme.** Frau M. reagiert mit verbaler und körperlicher Gewalt auf pflegerische Angebote. Pflegende sind in einer Konfliktsituation, da sie einerseits Frau M. nicht überrumpeln wollen und andererseits den Angehörigen gerecht werden wollen.

Frau M. hat kognitive Beeinträchtigungen, die es ihr erschweren, Fragen nach ihrem Zustand zu beantworten. Fragen nach Schmerz oder der Schmerzintensität können bei Personen mit kognitiven Beeinträchtigungen nicht immer mit dem entsprechenden Empfinden in Verbindung gebracht werden: So kann es dazu kommen, dass die Frage nach Schmerz verneint wird. Bei unbehandeltem Schmerz kann es so zu herausforderndem Verhalten oder auch verbaler oder körperlicher Gewalt gegen Dritte kommen. Frau M. hat eine Gonarthrose, erhält aber keinerlei Schmerztherapie.

▸ **Ressourcen.** Eine Schmerztherapie ist möglich, möglicherweise könnte so das herausfordernde Verhalten reduziert werden.

26.23.8 Pflegeziele

Mit Frau M. und den Kindern werden folgende Pflegeziele vereinbart:

- Mobilität ist erhalten.
- Sichere Umgebung im direkten Umfeld ist gewährleistet.
- Selbstkontrolle bei Denk- und Wahrnehmungsverzerrung ist bei Frau M. gegeben.
- Beruhigungsmaßnahmen werden durchgeführt.
- Schmerzauslösender Faktoren sind identifiziert.
- Schmerzauslösenden Faktoren sind reduziert.
- Schaffung und Erhaltung einer stabilen Schmerzsituation bei chronischem Schmerz.
- Frau M. ist gepflegt und trägt saubere Kleidung.

26.23.9 Pflegerische Interventionen

Für Frau M. werden pflegerische Interventionen geplant, die ihre Mobilität unterstützen, ihren kognitiven Beeinträchtigungen Beachtung schenken und möglichen Schmerzen reduzieren. Es ist unklar, ob unbehandelter Schmerz oder Auswirkungen ihrer Demenzerkrankung zu herausforderndem Verhalten führen. Um künftiger Gewalt gegen Pflegende vorzubeugen, werden Maßnahmen mit unterschiedlicher Zielsetzung verfolgt.

Tab. 26.22 Pflegediagnosen (nach NANDA) bei gewalttätigem Verhalten.

Name	Definition	weitere Informationen
beeinträchtigte Gehfähigkeit	Zustand, in dem ein Mensch nur eingeschränkt gehen kann und dadurch potenziell gefährdet ist	Bedingt ist die beeinträchtige Gehfähigkeit u. a. oft durch: • ungenügende Muskelkraft • begrenzte Ausdauer • beeinträchtigtes Gleichgewicht
chronische Verwirrtheit	unumkehrbare, lang andauernde, fortschreitende, schleichende Verschlechterung der Kognition, der Verhaltensmuster und Veränderung der Persönlichkeit; Ausprägungen sind Verschlechterungen in der Gedächtnisleistung, der Sprache und Aussprache, in der Entscheidungsfindung sowie in der Ausführung von Handlungen; die Abhängigkeit von anderen bei der Ausführung von Alltagshandlungen wächst; zudem treten Störungen der Orientierung auf	Gekennzeichnet ist chronische Verwirrtheit u. a. oft durch • Unfähigkeit, Entscheidungen zu treffen • veränderte Wahrnehmung • verminderte Hemmung • Verlust der Fähigkeit zu planen • Vermeidungsverhalten Bei Frau M. scheint die Verwirrtheit außerdem zu aggressivem Verhalten zu führen, das aufgrund von veränderter Wahrnehmung und verminderter Hemmung zu Tage tritt.
chronischer Schmerz	unangenehme sensorische und emotionale Erfahrung, die mit einer tatsächlichen oder potenziellen Gewebeschädigungen einhergeht oder als solche beschrieben wird (S. 305); plötzlicher oder allmählicher Beginn; Intensität leicht bis schwer; KEIN erwartetes/vorhersagbares Ende; Dauer > 3 Monate	Gekennzeichnet ist chronischer Schmerz u. a. oft von • verbalen Äußerungen über Schmerz • Veränderung frühere Fähigkeit, frühere Aktivitäten fortzusetzen • Abwehrhaltung • Reizbarkeit und aggressives Verhalten
weitere Pflegediagnose: Selbstversorgungsdefizit		

Zunächst wird eine Fallkonferenz mit Beteiligung der Kinder und des behandelnden Arztes einberufen. Dabei werden die kognitiven Beeinträchtigungen und ihre Bewegungseinschränkungen thematisiert und das daraus möglicherweise resultierende herausfordernde Verhalten. Ergebnis dieser Fallkonferenz ist, dass die Pflegenden den herausfordernden Verhaltensweisen und der körperlichen und verbalen Gewalt bei Pflegehandlungen vorbeugen möchten.

Bei Frau M. wird ein Schmerzassessment (S. 306) durchgeführt, das systematische Fremd- und Selbsteinschätzung umfasst. Eine analgetische Bedarfsmedikation wird angesetzt, damit auf ggf. beobachtete herausfordernde Verhaltensweisen mit Schmerzmitteln reagiert werden kann. Das Auftreten des aggressiven Verhaltens bei Frau M. wird ebenfalls systematisch erfasst und analysiert, insbesondere wann und bei welchen Gelegenheiten es auftritt. So besteht in der Folge die Möglichkeit, rechtzeitig zu reagieren und so dieser Verhaltensweise vorzugbeugen. Ein Ablauf von Assessments und Interventionen bei herausforderndem Verhalten analog zur STI-D wird festgelegt. Zunächst wird geprüft ob Frau M. ein körperliches Bedürfnis hat, das berücksichtigt werden muss. Anschließend wird beurteilt, ob ein affektives Bedürfnis vorliegt, dem nachgegangen werden kann. Beispielsweise, ob sie sich in ihrer Umgebung zurechtfindet oder sie sich überfordert fühlt. Ist dieses Vorgehen ohne Erfolg, werden nicht medikamentöse Maßnahmen zur Schmerzreduktion wie Wärme für ihr Knie angeboten. In einem weiteren Schritt können außerdem Medikamente zur Schmerzreduktion angesetzt werden. Auf eine Verabreichung von Sedativa als fünften und letzten Schritt im STI-D wird verzichtet, da dadurch die Gangunsicherheit möglicherweise verstärkt wird.

Zu diesen auf eher körperliche Faktoren zielende Maßnahmen werden Angebote zur Beschäftigung für Frau M. gemacht. So soll sie z. B. mit Unterstützung die Möglichkeit bekommen, ihr Zimmer mit Bildern aus ihrer Jugendzeit individuell wohnlich zu gestalten.

26.23.10 Evaluation

Die Kinder haben sich bereit erklärt, Bilder und Möbel aus der früheren Wohnung mitzubringen, diese wurden z. T. bei ihnen aufbewahrt. Das Schmerzassessment ergab, dass Frau M. mit Schmerz assoziierte Verhaltensweisen zeigte. Daraufhin wurde die Bedarfsmedikation in eine Regelmedikation umgewandelt. Bei kontinuierlicher Schmerzmittelgabe zeigte Frau M. deutlich weniger herausfordernde Verhaltensweisen. Die verbalen und körperlichen Angriffe auf Pflegende unterblieben fast gänzlich.

Parallel verbesserte sich die Gangfähigkeit von Frau M., sie war wieder in der Lage, im Tagesraum an den gemeinsamen Mahlzeiten und auch an den Singkreisen teilzunehmen. Ihre Integration in die Wohngemeinschaft auf dem Wohnbereich war wieder möglich. Die Problematik beim Duschen und Baden trat in den Hintergrund; Duschen war kein Problem mehr, wenn sie zuvor ein Schmerzmedikament erhielt. Das Baden empfand Frau M. bei einer kontinuierlichen Schmerztherapie offensichtlich als angenehm, es kam zu keinem herausfordernden Verhalten mehr.

Anhang

Abkürzungen

ABEDL	Aktivitäten, soziale Beziehungen und existenzielle Erfahrungen des Lebens
ACP	Advanced Care Planning
ACT	Akzeptanz- und Commitment-Therapie
ADL	Aktivitäten des täglichen Lebens
AEDL	Aktivitäten und existenzielle Erfahrungen des Lebens
AIDS	Acquired Immunodeficiency
APA	American Psychiatric Association
App	Applikation
ASE	Atemstimulierende Einreibung
ASTRAIN	Alzheimer Sprach-Training
AUDIT	Alcohol Use Disorders Identification Test
AWMF	Arbeitsgemeinschaft der wissenschaftlichen medizinischen Fachgesellschaften
BAR	Bundesarbeitsgemeinschaft für Rehabilitation
BCD	Best Care for the Dying
BESD	Beurteilung von Schmerzen bei Demenz
BGB	Bürgerliches Gesetzbuch
BI	Barthel-Index
BISAD	Beobachtungsinstrument für das Schmerzassessment bei alten Menschen mit Demenz
BGB	Bürgerliches Gesetzbuch
BMBF	Bundesministerium für Bildung und Forschung
BMFSFJ	Bundesministerium für Familie, Senioren, Frauen und Jugend
BMG	Bundesministerium für Gesundheit
BMJV	Bundesministerium für Justiz und Verbraucherschutz
BMI	Body Mass Index
BPSD	Behavioral and psychological symptoms of dementia
bvFTD	Behaviorale Variante der frontotemporalen Degeneration
CAM	Confusion Assessment Method
cCT	Kraniale Computertomographie
CMAI	Cohen Mansfield Agitation Inventory
CPAP	Continuous-Positive-Airway-Pressure
DAS	Datenauswertungsstelle
DAT	Demenz vom Alzheimer-Typ
DBfK	Deutscher Berufsverband für Pflegeberufe
DCM	Dementia Care Mapping
DGBS	Deutsche Gesellschaft für bipolare Störungen DGGG. Deutsche Gesellschaft für Gerontologie und Geriatrie
DGGPP	Deutsche Gesellschaft für Gerontopsychiatrie und -psychotherapie
DGP	1. Deutsche Gesellschaft für Palliativmedizin 2. Deutsche Gesellschaft für Pflegewissenschaft
DGPPN	Deutsche Gesellschaft für Psychiatrie und Psychotherapie, Psychosomatik und Nervenheilkunde
DGN	Deutsche Gesellschaft für Neurologie
DGSM	Deutsche Gesellschaft für Schlafforschung und Schlafmedizin
DHPV	Deutscher Hospiz- und Palliativverband
DHS	Deutsche Hauptstelle für Suchtfragen
DNQP	Deutsches Netzwerk für Qualitätsentwicklung in der Pflege
DOS	Delirium Observatie Screening Schaal
DSM	Diagnostisches und Statistisches Manual Psychischer Störungen
DVE	Deutscher Verband der Ergotherapeuten
EBoMo	Erfassungsbogen Mobilität
EEG	Elektroenzephalogramm
EFQM	European Foundation for Quality Management
EKT	Elektrokonvulsionstherapie
EMDR	Eye Movement Desensitization and Reprocessing
FBI	Frontal Behavioral Inventory
FEM	Freiheitsentziehende Maßnahme
FICA	Faith Importance Community Adress
FIM	Functional Independence Measure
FORTA	Fit fOR The Aged
FTD	Frontotemporale Demenz
FTLD	Frontotemporale Lobärdegeneration
FVNF	Freiwilliger Verzicht auf Nahrungs- und Flüssigkeitsaufnahme
GDS	1: Geriatrische Depressionsskala 2: Global Deterioration Scale
GPS	Global Positioning System
GPZ	Gerontopsychiatrisches Zentrum
HAMA	Hamilton Anxiety-Scale
HILDE	Heidelberger Instrument zur Erfassung der Lebensqualität demenzkranker Menschen
HIS	Hachinsiki-Ischämie-Score
HIV	Human Immunodeficiency Virus
HOT	Handlungsorientierter Therapieansatz
HPG	Hospiz- und Palliativgesetz
HWZ	Halbwertszeit
ICD	International Classification of Diseases
ICF	International Classification of Functioning, Disability and Health
IdA	Innovatives demenzorientiertes Assessmentsystem
IQM	Integriertes Qualitätsmanagement
i. v.	Intravenös
IVA	Integrative Validation
IQM	Integriertes Qualitätsmanagementsystem
KDA	Kuratorium Deutsche Altershilfe
KODOP	Kommunizieren, Dokumentieren, Präsentieren
KTQ	Kooperation für Transparenz und Qualität im Gesundheitswesen
LAST	Lübecker Alkoholabhängigkeits- und -missbrauchs-Screening-Test LBD. Lewy-Body-Dementia
LBSTI	Lesbische, schwule, bisexuelle, trans- und intergeschlechtliche Menschen
LKB	Leichte kognitive Beeinträchtigung
LKD	Lewy-Körperchen-Demenz
MALT	Münchner Alkoholismus-Test
MAOH	Monoaminooxidasehemmer
MBCT	Mindfulness-Based Cognitive Therapy
MCI	Mild Cognitive Impairment
MDK	Medizinischer Dienst der Krankenkassen
MDS	Medizinischer Dienst des Spitzenverbandes Bund der Krankenkassen
MEFES	Multidisziplinäre ethische Fallbesprechung in schwierigen Entscheidungssituationen
MID	Multiinfarktdemenz
MMST	Mini-Mental-Status-Test
MNA	Mini Nutritional Assessment
MNI	Mini Nutritional Assessment
MRT	Magnetresonanztomografie
MoCA	Montreal Cognitive Assessment
NADA	National Acupuncture Detoxification Association
NANDA	North American Nursing Diagnosis Association
NBA	Neues Begutachtungsassessment
NBI	Neues Begutachtungsinstrument
NDB	Need driven dementia compromised behaviour

NINDS-AIREN National Institute of Neurological Disorders and Stroke – Association Internationale pour la Recherche et l'Enseignement en Neurosciences
NOSGER Nurses' Observation Scale for Geriatric Patients
NPI Neuropsychiatrisches Inventar
NPK Nationale Präventionskonferenz
NRS Numerische Rangskala
NSAR Nicht steroidale Antirheumatika
p. o. Per os
PAS Panik- und Agoraphobie-Skala
PAS Pflegeabhängigkeitsskala
PEG Perkutane endoskopische Gastrostomie
PEMU Pflegerische Erfassung von Mangelernährung und deren Ursachen
PET Positronenemissionstomografie
PG Pflegegrad
PPA Primär progressive Aphasie
PSG Pflegestärkungsgesetz
PsychKG-NRW Gesetz über Hilfen und Schutzmaßnahmen bei psychischen Krankheiten
PTBS Posttraumatische Belastungsstörung
RAI Resident Assessment Instrument
RCT Randomised Controlled Trial
RKI Robert Koch Institut
RLS Restless-legs-Syndrom
ROT Realitätsorientierungstraining
QI Qualitätsindikator
QPR Qualitätsprüfungsrichtlinie
QUALIDEM Quality of life in dementia
s. c. Subkutan
s. l. Sublingual
SAE Subkortikale arteriosklerotische Enzephalopathie
SAPV Spezialisierte ambulante Palliativversorgung
SET Selbsterhaltungstherapie
SGB Sozialgesetzbuch
SIDAM Strukturiertes Interview zur Diagnose der Alzheimer- und Multiinfarktdemenz
SNRI Serotonin-Noradrenalin-Wiederaufnahmehemmer
SPECT Single-Photonen-Emissionscomputertomografie
SSRI Selektiver Serotoninwiederaufnahmehemmer
SGB Sozialgesetzbuch
STAI State-Trait-Angstinventar
STGB Strafgesetzbuch
STI Serial Trial Intervention
TCM Traditionellen chinesische Medizin
TMS Transkranielle Magnetstimulation
TZA Trizyklische Antidepressiva
USOT Umgekehrt symptomorientierte Therapie
VAS Visuelle Analogskala
VD Vaskuläre Demenz
VRS Verbale Ratingskala
WHO World Health Organization
WTG Wohn- und Teilhabegesetz
ZQP Zentrum für Qualität in der Pflege

Glossar

▸ A

Abhängigkeit Unwiderstehliches Verlangen, eine Substanz immer wieder oder immer mehr einnehmen zu müssen.

Absetzphänomen Unspezifische Beschwerden, die nach Absetzen von zahlreichen Medikamenten auftreten können, wie Schlafstörungen, Übelkeit, Erbrechen, erkältungsähnliche Symptome, Schwindel, Reizbarkeit, Unruhe, sensorische Missempfindungen.

Adherence Übereinstimmung zwischen dem Patientenverhalten und dem Therapieplan bzw. den pflegerischen Empfehlungen.

Ätiologie Lehre von den Krankheitsursachen.

Affektinkontinenz Unfähigkeit, Emotionsausbrüche zu kontrollieren.

Affektlabilität Schnell wechselnde Stimmungen/Gefühlszustände, oft Schwankungen (wehmütig – heiter).

Agitiertheit Ruhelose Getriebenheit, oft kombiniert mit einem Gefühl der inneren Anspannung.

Agnosie Störung des Erkennens.

Agraphie Nicht schreiben können.

Akalkulie Nicht rechnen können.

Akathisie Sitzunruhe, unstillbarer Drang, sich zu bewegen, bis hin zur Unfähigkeit, ruhig zu sitzen.

Akkommodation Anpassung der Brechkraft der Augenlinse an unterschiedliche Entfernungen.

Akronym Kurzwort, meist zusammengesetzt aus den Anfangsbuchstaben der verwendeten Wörter.

Alexie Nicht lesen können.

Allokation Zuteilung bzw. Zuordnung von Ressourcen.

Alter chronologisches: Alter als reine Zeitangabe.
biologisches: Alter gemessen am körperlichen und geistigen Entwicklungszustand.

Altruismus Uneigennützigkeit, Selbstlosigkeit.

Amnesie Gedächtnisschwund, Erinnerungslosigkeit.

Amyloid Wörtlich: stärkeähnlich, Bezeichnung für veränderte Proteine im Rahmen einer demenziellen Entwicklung.

Anticholinerg Eigenschaft, den Neurotransmitter Acetylcholin zu hemmen.

Anosognosie Unfähigkeit, die eigene Krankheit und die durch sie bedingten Funktionsausfälle zu erkennen.

Anthropometrie Ermittlung und Anwendung der Maße des menschlichen Körpers.

Anthropologie Lehre des Menschen und seiner Entwicklung.

Anti-Aging Hemmung des Voranschreitens des Alterns.

Aphasie Störung der Sprache aufgrund einer Schädigung des Sprachzentrums im Gehirn.

Apraxie Störung bei der Ausführung willkürlicher, zielgerichteter und geordneter Bewegungen bei an sich intakter motorischer Funktion.

Apoplex Schlaganfall.

Ataxie Komplexe Bewegungsstörung, die nicht nur Bewegungen, sondern auch Haltung, Sprache und Sehen beeinträchtigen kann. Die Bewegungen sind abgehackt und unkoordiniert.

Arousal Grad der Aktivierung des zentralen Nervensystems.

Assessment Erfassung und Einschätzung bestimmter Merkmale.

Aufmerksamkeit Umfang und Intensität der bewussten Aufnahme von Wahrnehmungen, Handlungen oder Gedankeninhalten.

▸ B

Benommenheit Leichteste Form der quantitativen Bewusstseinsstörung, verlangsamtes Denken und Handeln, v. a. undeutliche Sprache.

bipolar Zweipolig entgegengesetzte Stimmungslagen von depressiven und manischen Phasen im Krankheitsverlauf.

▸ C

Chronobiologie Zeitliche Organisation in Physiologie und Verhalten von Organismen, „biologische Uhr".

Compliance Einhaltung von Therapieanweisungen sowie therapeutischen Verhaltensregelungen und Richtlinien durch den Patienten. Dass für den Therapieerfolg die Mit- bzw. Zusammenarbeit von Patient und Behandler nötig ist, bleibt unbeachtet.

Coping Psychische Verarbeitung oder Bewältigung belastender Situationen.

Cut-off point Wert, der einen Toleranzwert oder eine Toleranzgrenze festlegt, z. B. wann ein Wert pathologisch ist oder eine Behandlung erforderlich wird.

▸ D

Déja-vu Täuschung der Erinnerung, bei der eine Person glaubt, eine aktuelle Situation früher bereits erlebt zu haben.

Dysarthrie Störung des Sprechens, die durch erworbene Schädigungen bzw. Beeinträchtigungen des Gehirns, der Hirnnerven oder der peripheren Gesichtsnerven verursacht wird.

Dyskinesie Störung des physiologischen Bewegungsablaufs einer Körperregion, eines Körperteils oder eines Organs.

Dysphagie Schluckstörung.

Dyssomnien Schlaf ist in Dauer, Qualität oder Zeitpunkt gestört.

▸ E

Early onset Erstmaliges Auftreten einer Erkrankung in frühen Lebensjahren.

Echtheit Authentische Übereinstimmung der Aussagen eines Menschen mit seinen Handlungen und Gefühlen.

Einwilligungsfähigkeit Fähigkeit, die Art, Bedeutung und Tragweite einer ärztlichen Maßnahme zu erfassen.

Empathie Einfühlungsvermögen.

Entzugssyndrom Körperliche und psychische Auswirkungen einer Reduktion oder eines Weglassens psychotroper Substanzen wie Alkohol, Nikotin, Medikamente oder illegale Drogen.

Epidemiologie Wissenschaftliche Disziplin, die sich mit den Ursachen, der Verbreitung und den Folgen von gesundheitsbezogenen Sachverhalten in einer Bevölkerung befasst.

Evidenz Augenscheinlichkeit, Gewissheit.
Ausmaß nachgewiesener empirischer Wirksamkeit einer Therapie oder pflegerischen Maßnahme.

Extra-pyramidal motorische Symptome (EPMS) Neurologische Symptome wie Früh- oder Spätdyskinesien, Akathisie, Parkinsonoid.

▸ F

Fehlidentifikation Irrtümliche Annahme über eine Situation oder Person teilweise von wahnhaftem Charakter.

Frühdyskinesien Extrapyramidale und hyperkinetische Symptome zu Beginn einer Behandlung mit Antipsychotika wie z. B. Verkrampfungen der mimischen Muskulatur (Zunge, Schlund) oder der Augenmuskulatur.

▸ G

Gegenübertragung Unbewusste Reaktionen des Therapeuten/Pflegenden auf die Übertragungen des Patienten, im weiteren Sinne die Gefühle, die der Therapeut/Pflegende dem Patienten gegenüber empfindet.

Genese Entwicklung, Entstehung.

▸ H

Halbwertszeit Pharmakologie: Zeitspanne, in der die Plasmakonzentration des eingenommenen Wirkstoffs um 50 % sinkt.

Halluzination Sinneswahrnehmung ohne entsprechenden Reiz. Diese Fehlwahrnehmungen können in allen Sinnesbereichen auftreten.

Hermeneutik Auslegung und Verstehen von Sinnzusammenhängen.

Hyperkinesie Unwillkürliche, in Form und Entstehung unterschiedliche Extrabewegungen bedingt durch Schädigungen des zentralen Nervensystems.

Hyperoralität Alles mit dem Mund erfassen.

Hypersomnie Zustand exzessiver Schläfrigkeit während des Tages. Schlafattacken. Verlängerte Übergangszeiten bis zum Wachzustand nach dem Aufwachen.

▸ I

Iatrogen Durch ärztliches Handeln entstanden.

Informed consent Einwilligung in eine Behandlung oder Untersuchung nach erfolgter Aufklärung.

Insomnie Ein- und Durchschlafstörungen.

Integrativ Zusammenführend, i. d. R. Menschen mit verschiedenen Krankheitsbildern oder unterschiedlichen Krankheitsstadien.

Inzidenz Anzahl der Neuerkrankungen an einer bestimmten Erkrankung oder in einer bestimmten Bevölkerungsgruppe i. d. R. bezogen auf das Jahr.

▸ K

Konfabulation Erinnerungslücken werden vom Patienten im Gespräch mit Einfällen gefüllt, die von dem Betroffenen selbst für reale Erinnerungen oder gemachte Erfahrung gehalten werden.

Kongruenz Übereinstimmung verbaler und nonverbaler Äußerungen eines Menschen mit seinen Handlungen und Gefühlen.

Kontraindikation Relative oder absolute Gegenanzeigen gegen eine therapeutische Maßnahme oder medikamentöse Therapie.

Kybernetik Wissenschaft der Steuerung und Regelung von Maschinen, lebenden Organismen und sozialen Organisationen.

▸ L

Larviert Versteckt, maskiert. Ein laviertes Krankheitsbild wird zunächst nicht als solches erkannt.

Late onset Erstmaliges Auftreten einer Erkrankung zu einem späten Zeitpunkt im Leben.

Letalität Sterblichkeit bei einer Erkrankung bezogen auf die Anzahl der Erkrankten.

Liaisondienst Mitbetreuung durch eine andere medizinische Fachdisziplin.

▸ M

Minus-Symptomatik Wegfall zuvor vorhandener Persönlichkeitsmerkmale mit dem Resultat einer Antriebsminderung, Vernachlässigung der Körperpflege, Sprachverarmung, Verminderung der Leistungsfähigkeit, Gefühlsverflachung und eines sozialen Rückzugs.

Mood stabilizer Stimmungsstabilisierer. Medikamente gegen bipolare Verläufe, Phasenprophylaktika.

Morbidität Krankheitshäufigkeit bezogen auf eine bestimmte Bevölkerungsgruppe.

Mortalität Anzahl der Todesfälle bezogen auf die Gesamtzahl der Individuen oder eine betroffene Population.

Multimorbidität Gleichzeitiges Vorhandensein mehrerer Krankheiten bei einer Person.

▸ N

Neglect Störung der Aufmerksamkeit. Der Betroffene nimmt eine Hälfte seiner Umgebung bzw. des eigenen Körpers nicht oder nur schlecht wahr, z. B. nach Apoplex.

Neurotransmitter Endogene, biochemische Substanzen zur Informationsübertragung zwischen Nervenzellen.

Niederflurbett/Niedrigbett Bett mit niedriger Einstellhöhe, z. B. 20 cm Bodenabstand.

Nystagmus Ruckartige, rhythmische Bewegung beider Augäpfel (Augenzittern).

▸ O

Off-label-use Verordnung eines zugelassenen Arzneimittels außerhalb des in der Zulassung beantragten und von den nationalen oder europäischen Zulassungsbehörden genehmigten Gebrauchs hinsichtlich Indikationen, Dosierung oder Behandlungsdauer.

▸ P

Paramnesie Patient zeigt falsches Wiedererkennen und vermeintliche Vertrautheit (Déja-vu-Erlebnis),
auch das Gegenteil ist möglich: Patient meint, eine Situation noch nie erlebt zu haben, obwohl er sie erlebt hat (Jamais-vu-Erlebnis), zudem: Störungen des Zeiterlebens sind möglich.

Paranoid Wahnhaft, meist im Sinne eines Verfolgungswahns.

Parasomnien Abnorme, während des Schlafs auftretende Episoden, z. B. Schlafwandeln, Albträume.

Parkinsonoid Symptombild ähnlich eines Morbus Parkinson.

Pathologisch Krankhaft.

Perseveration Festhalten an denselben Themen und Gedankengängen.

Persistierend Anhaltend.

Plus-Symptomatik „Produktive" Symptome wie z. B. Halluzinationen, Wahnvorstellungen oder Ich-Störungen.

Polypharmazie Behandlung eines Patienten mit mehr als 6 Medikamenten gleichzeitig.

Prävalenz Häufigkeit einer Erkrankung bezogen auf eine bestimmte Population.

Prävention Vorbeugung oder Verhütung von Neu- oder Wiedererkrankungen.

Presbyakusis Altersschwerhörigkeit.

Presbyopie Alters(weit)sichtigkeit. Verlust der Nahanpassungsfähigkeit des Auges mittels Akkommodation.

Prosopagnosie Besondere agnostische Störung, Nichterkennen von Gesichtern, „Gesichtsblindheit".

Psychotisch Schwere psychische Gestörtheit mit weitgehendem Verlust des Realitätsbezuges meist mit wahnhafter und/oder halluzinatorischer Symptomatik.

▸ R

Rapid Cycler Patienten, die schnell und häufig zwischen depressiven und manischen Zuständen wechseln.

Raptusartig Impulsiv.

Rebound Wiederauftreten von Symptomen der behandelten Erkrankung nach Absetzen eines Medikaments z. B. durch überschießende Gegenregulation des Körpers, oft mit stärkerer Ausprägung der Symptomatik als vor dem Absetzen.

Reliabilität Maß für die formale Genauigkeit bzw. Verlässlichkeit einer wissenschaftlichen Messung.

Remission Dauerhaftes oder zeitweises Nachlassen von Krankheitssymptomen ohne jedoch geheilt zu sein.
Unvollständig oder vollständig symptomfreies Intervall ohne Auftreten von Krankheitssymptomen.

Resilienz Widerstandsfähigkeit.

Residualzustand Zustand des Fortbestehens psychotischer Symptome nach Abklingen der akuten Symptomatik, meist verbunden mit einer Minus-Symptomatik.

Restless-legs-Syndrom Syndrom der ruhelosen Beine oder seltener auch der Arme. Unwillkürlicher Bewegungsdrang, Missempfindungen und Schmerzen in den Beinen mit verstärktem Auftreten in der Nacht.

Rezidiv Wiederauftreten der Krankheitssymptome einer wiederkehrenden Erkrankung nach vorheriger Remission.

Rigidität Neurologie: erhöhter Muskeltonus (Rigor).
Psychiatrie: Starre im Denken, Unbeweglichkeit der (geistigen) Haltung.

▸ S

Schlafpolyphasie Mehrere Schlafphasen, die über den Tag verteilt sind.

Segregation Entmischung z. B. von Gruppen mit unterschiedlichen Krankheitsbildern und -stadien mit dem Ziel eines spezialisierten Therapie- und Betreuungsangebotes.

Sensitivität Fähigkeit einer diagnostischen Untersuchung, tatsächlich Kranke als krank zu identifizieren.

Somnolenz Quantitative Bewusstseinsstörung, bei der Betroffene sehr schläfrig, aber durch Reize leicht erweckbar sind.

Sopor Quantitative Bewusstseinsstörung, bei der Betroffene tief schläfrig sind und nur noch kurz auf sehr starke Reize reagieren.

Spätdyskinesien Meist irreversible hyperkinetische Symptome nach längerfristiger Einnahme von Antipsychotika wie autonome Saug-, Schmatz- und Zungenbewegungen oder sonstige Bewegungsstörungen.

Spezifität Fähigkeit, einer diagnostischen Untersuchung, tatsächlich Gesunde als gesund zu identifizieren.

Spiegelneurone Sich über das Großhirn erstreckendes System von speziellen Nervenzellen, die erfassen, wie das wahrgenommene Gegenüber empfindet. Bilden Empathie aus.

Survey Wissenschaftliche Studie, Befragung.

Stupor Zustand der Regungslosigkeit ohne erkennbare psychische und physische Aktivität.

Symptom Zeichen, welches auf eine Krankheit hinweist.

Syndrom Gleichzeitiges Vorliegen verschiedener Symptome mit vermutetem Zusammenhang zu einem Krankheitsbild.

▸ T

Time-Out-Room Reizarmer Raum, der der Deeskalation angespannter Situationen dient. Meist sind Boden/Wände gepolstert, der Raum ist schalldicht und verfügt nur über Milchglasfenster.

Transponder Funk- und Ortungsgerät.

▸ V

Validation Methode, um wertschätzend mit an Demenz erkrankten Menschen zu kommunizieren.

Valide Argumentative Stärke und Gültigkeit einer (meist wissenschaftlichen) Aussage, Untersuchung oder Theorie.

Vulnerabilität Verwundbarkeit, Verletzbarkeit. Anfälligkeit an bestimmten psychischen oder körperlichen Störungen zu erkranken.

▸ W

Wahn Inhaltliche Denkstörung. Nicht korrigierbare, objektiv falsche Überzeugung von der Realität mit absoluter subjektiver Gewissheit.

Weltoffenheit Durch die Entbundenheit von organisch-triebhaften bzw. instinkthaften Zwängen gegebene Offenheit des Menschen gegenüber unterschiedlichen Umwelten.

Literatur

[1] Aarts M. Marte Meo Handbuch. 4. Aufl. Eindhoven: Verlag Marte Meo® international; 2016

[2] Abderhalden C. Gibt es ein Pflegemodell Abderhalden? Was sagt Abderhalden selbst dazu? Psychiatrische Pflege heute 1999; 5: 176f

[3] Abraha I, Rimland JM, Trotta FM et al. Systematic Reviews of Non-Pharmacological Interventions to Treat Behavioural Disturbances in Older Patients With Dementia. The SENATOR-OnTop Series. BMJ Open 2017; 7: e012759

[4] Ackermann A. Gedächtnis. Ergotherapie und Rehabilitation 2008; 11: 25f

[5] Ahrens R. Achtsamkeit. In: Sauter D, Abderhalden C, Needham I, Wolff S, Hrsg. Lehrbuch Psychiatrische Pflege. 3. Aufl. Bern: Huber; 2011: 399–402

[6] Alt-Epping B, Sitte T, Nauck F et al. Sedierung in der Palliativmedizin – Leitlinie für den Einsatz sedierender Maßnahmen in der Palliativversorgung. Z Palliativmed 2010; 11: 112–122

[7] Alzheimer's Disease International. World Alzheimer Report 2016. Im Internet: https://www.alz.co.uk/research/world-report-2016; Stand: 24.11.2020

[8] Amberger S, Roll SC, Hrsg. Psychiatriepflege und Psychotherapie. Stuttgart: Thieme; 2010

[9] Ambient Assisted Living Deutschland (Stralau Ventures GmbH). Im Internet: http://www.aal-deutschland.de/; Stand: 24.11.2020

[10] American Psychiatric Association (APA). Diagnostisches und Statistisches Manual Psychischer Störungen DSM-5©. Deutsche Ausgabe. 2. Aufl. Göttingen: Hogrefe; 2018

[11] American Psychological Association (APA). Sexual orientation and gender identity (2011). Im Internet: https://www.apa.org/topics/sexual-orientation; Stand: 24.11.2020

[12] Andreas S, Schulz H, Volkert J et al. Prevalence of Mental Disorders in Elderly People: The European MentDis_ICF65+Study. Br J Psychiatry 2017; 210: 125–131

[13] Antonovsky A. Salutogenese. Zur Entmystifizierung der Gesundheit. Tübingen: dgvt; 1997

[14] Aoki Y, Brown HW, Brubacker L et al. Urinary incontinence in women. Nat Rev Dis Primers 2017; 3: 17042

[15] Arbeitsgemeinschaft der Wissenschaftlichen Medizinischen Fachgesellschaften (AWMF). Das AWMF-Regelwerk Leitlinien (2012). Im Internet: https://www.awmf.org/fileadmin/user_upload/Leitlinien/AWMF-Regelwerk/AWMF-Regelwerk.pdf; Stand: 24.11.2020

[16] Arbeitsgemeinschaft der Wissenschaftlichen Medizinischen Fachgesellschaften (AWMF). AWMF Jahresbericht 2019. Im Internet: https://www.awmf.org/fileadmin/user_upload/Service/Publikationen/20200518_AWMF_Jahresbericht_2019_Einzelseiten_final.pdf; Stand: 26.10.2020

[17] Arbeitsgemeinschaft für Methodik und Dokumentation in der Psychiatrie. Das AMDP-System, Manual zur Dokumentation psychiatrischer Befunde. 10. Aufl. Göttingen: Hogrefe; 2018

[18] Auer S, Boetsch T. Erfassung von Verhaltensstörungen. In: Hampel H, Padberg F, Möller HJ, Hrsg. Alzheimer-Demenz. Stuttgart: Wissenschaftliche Verlagsgesellschaft; 2003: 149f

[19] Baltes PB, Baltes MM, Freund AM, Lang F. The measurement of selection, optimization, and compensation (SOC) by self report: Technical report 1999. Materialien aus der Bildungsforschung Nr. 66. Berlin: Max-Planck-Institut für Bildungsforschung; 1999

[20] Bandelow B, Wiltink J, Alpers G et al. S3-Leitlinie Behandlung von Angststörungen. Im Internet: https://www.dgppn.de/_Resources/Persistent/0c2fc607fa678377a9efb4f13d5ce7007f2c43d0/S3-LL_Lang_Angstst%C3%B6rungen_2014.pdf; Stand: 24.11.2020

[21] Bandura A, Ross D, Ross S A. Imitation of film-mediated agressive models. J Abnorm Soc Psychol 1963; 66: 3–11

[22] Bartels C. Demenz bei degenerativen Systemerkrankungen. In: Wallesch CW, Förstl H, Hrsg. Demenzen. 3. Aufl. Stuttgart: Thieme; 2017: 246–260

[23] Bartholomeyczik S. Sinn und Unsinn von Pflegestandards. Heilberufe 2002; 5: 12–16

[24] Bartholomeyczik S, Gordon M. Pflegediagnosen. Theoretische Grundlagen. München: Urban & Fischer; 2001

[25] Bartholomeyczik S, Halek M, Hrsg. Assessmentinstrumente in der Pflege. Möglichkeiten und Grenzen. Hannover: Schlütersche Pflege; 2004

[26] Basler HD, Bloem R, Casser HR et al. Ein strukturiertes Schmerzinterview fur geriatrische Patienten. Schmerz 2001; 15: 164–171

[27] Basler HD, Huger D, Kunz R et al. Beurteilung von Schmerz bei Demenz (BESD). Untersuchung zur Validität eines Verfahrens zur Beobachtung des Schmerzverhaltens. Schmerz 2006; 20: 519–526

[28] Bates-Jensen B, Cadogan M, Storms L et al. The Minimum Data Set Bedfast Quality Indicator. Nursing research 2004; 53: 260–272

[29] Bauer J. Warum ich fühle, was du fühlst: Intuitive Kommunikation und das Geheimnis der Spiegelneurone. München: Heyne; 2006

[30] Bäuerle K. Aufenthalt im Freien sollte Teil des Konzepts sein. Gärten für Menschen mit Demenz. Altenheim 2006; 3: 17f

[31] Bäuml J, Hewer W. Elektrokrampftherapie (EKT) und repetive transkranielle Magnetstimulation (rTMS). In: Förstl H, Hrsg. Lehrbuch der Gerontopsychiatrie und -psychotherapie. 2. Aufl. Stuttgart: Thieme; 2003: 249f

[32] Beauchamp T, Childress J. Principles of Biomedical Ethics. 7. Aufl. New York: Oxford University Press; 2012

[33] Becker S, Kaspar R, Kruse A et al. H.I.L.DE. Heidelberger Instrument zur Erfassung der Lebensqualität demenzkranker Menschen. Bern: Huber; 2011

[34] Becker S, Kruse A, Schröder J et al. Das Heidelberger Instrument zur Erfassung von Lebensqualität bei Demenz (H.I.L.DE.). Z Gerontol Geriat 2005; 38: 108–121

[35] Behl Ch, Moosmann B. Molekulare Mechanismen des Alterns. In: Staudinger UM, Häfner H, Hrsg. Was ist Alter(n)? Neue Antworten auf eine scheinbar einfache Frage. Berlin/Heidelberg: Springer; 2008

[36] Behrens J, Langer G. Evidence-based Nursing and Caring: Methoden und Ethik der Pflegepraxis und Versorgungsforschung – Vertrauensbildende Entzauberung der „Wissenschaft". 4. Aufl. Bern: Hogrefe; 2016

[37] Beikirch E, Nolting HD, Wipp M. Dokumentieren mit dem Strukturmodell, Grundlagen, Einführung, Management. Hannover: Vincentz; 2017

[38] Benkert O, Hippius H. Kompendium der psychiatrischen Pharmakotherapie. 12. Aufl. Berlin/Heidelberg: Springer; 2019

[39] Berendonk C, Stanek S, Schönit M et al. Biographiearbeit in der stationären Langzeitpflege von Menschen mit Demenz. Z Gerontol Geriat 2011; 44: 13–18

[40] Bibliographisches Institut GmbH. Evidenz, die. Im Internet: https://www.duden.de/rechtschreibung/Evidenz; Stand: 30.09.2020

[41] Bickel H. Epidemiologie psychischer Störungen im Alter. In: Förstl H, Hrsg. Lehrbuch der Gerontopsychiatrie und -psychotherapie. 2. Aufl. Stuttgart: Thieme; 2003: 11f

[42] Bickel H. Deutsche Version der Confusion Assessment Method (CAM) zur Diagnose eines Delirs. Psychosomatik und Konsiliarpsychiatrie 2007; 1: 224f

[43] Bickel H. Die Häufigkeit von Demenzerkrankungen. Informationsblatt 11 der DAlzG (2020). Im Internet: https://www.deutsche-alzheimer.de/fileadmin/alz/pdf/factsheets/infoblatt1_haeufigkeit_demenzerkrankungen_dalzg.pdf; Stand: 15.10.2020

[44] Bickel H, Gradinger R, Kochs E et al. High risk of cognitive and functional decline after postoperative delirium. A three-year prospective study. Dement Geriatr Cogn Disord 2008; 26: 26–31

[45] Biedermann M. Essen als basale Stimulation. 3. Aufl. Hannover: Vincentz; 2011

[46] Bienstein C, Fröhlich A. Basale Stimulation in der Pflege©. Die Grundlagen. 8. Aufl. Bern: Hogrefe; 2016

[47] Birch D, Draper J. A critical literature review exploring the challenges of delivering effective palliative care to older people with dementia. J Clin Nurs 2008; 17: 1144–1163

[48] Birch D, Stokoe D. Caring for people with end-stage dementia, Nurs Older People 2010; 22: 31–36

[49] Bischofberger I. Das kann ja heiter werden. Humor und Lachen in der Pflege. 2. Aufl. Bern: Huber; 2008

[50] Bleuler E. Dementia praecox oder Gruppe der Schizophrenien. Erstausgabe 1911. Neuausgabe Gießen: Psychosozial; 2014

[51] Bode S, Reddemann L. Die vergessene Generation: Die Kriegskinder brechen ihr Schweigen. Stuttgart: Klett-Cotta; 2013

[52] Boetsch T. Operationalisierte Demenzdiagnostik. In: Hampel H, Padberg F, Möller HJ, Hrsg. Alzheimer-Demenz. Stuttgart: Wissenschaftliche Verlagsgesellschaft; 2003: 99f

[53] Böhm E. Verwirrt nicht die Verwirrten. 12. Aufl. Bonn: Psychiatrie Verlag; 2012

[54] Böhm E. Psychobiographisches Pflegemodell nach Böhm – Band I: Grundlagen. Facultas: Maudrich; 2018

[55] Böhm E. Psychobiographisches Pflegemodell nach Böhm – Band II: Arbeitsbuch. Facultas: Maudrich; 2019

[56] Böhmer M. Erfahrungen sexualisierter Gewalt in der Lebensgeschichte alter Frauen: Ansätze für eine frauenorientierte Altenarbeit. 4. Aufl. Frankfurt am Main: Mabuse; 2011

[57] Borutta M. Pflege zwischen Schutz und Freiheit. Das Selbstbestimmungsrecht verwirrter alter Menschen. Hannover: Vincentz; 2000

[58] Borutta M, Lennefer J. Fallarbeit. In: Saßen S, Borutta M, Lennefer J. Risikomanagement. Hannover: Vincentz; 2007

[59] Bosch C. Vertrautheit. Studie zur Lebenswelt dementierender alter Menschen. Wiesbaden: Ullstein Medical; 1998

[60] Braak H, Braak E. Neuropathological stageing of Alzheimer-related changes. Acta Neuropathol 1991; 82: 239–259

[61] Brandenburg H. Das Resident Assessment Instrument (RAI) – Eine Chance für Deutschland. In: Bartholomeyczik S, Halek M, Hrsg. Assessmentinstrumente in der Pflege. Wittener Schriften. Hannover: Schlütersche; 2004: 69f

[62] Brandenburg H, Dorschner S, Hrsg, Pflegewissenschaft 1. Lehr- und Arbeitsbuch zur Einführung in das wissenschaftliche Denken in der Pflege. Bern: Huber; 2015

[63] Brandenburg H., Schollmann S, Sirsch E et al. Pflegetheorien, Pflegewissenschaft und Pflegeforschung. In: Schwewior-Popp S, Sitzmann F, Ullrich L, Hrsg. Thiemes Pflege. Stuttgart: Thieme; 2017: 80–110

[64] Brasure M, Jutkowitz E, Fuchs E et al. Nonpharmacologic Interventions for Agitation and Aggression in Dementia. Agency for Healthcare Research and Quality (US) 2016; PMID: 27099894

[65] Bräutigam K, Flemming A, Schulz H. Wie zuverlässig ist das Functional Independence Measure (FIM)? Pflege 2002; 15: 31–36

[66] Brettschneider J. Mit H.P. im Snoezelen-Raum. Ergotherapie und Rehabilitation 2008; 5: 12f

[67] Brieger P, Assion HJ. Bipolare Störung im Alter. In: Klöppel St, Jessen F, Hrsg. Praxishandbuch Gerontopsychiatrie und -psychotherapie. 2. Aufl. München: Elsevier; 2021: 270–283

[68] Brooker D. Person-zentriert pflegen. Das VIPS-Modell zur Pflege und Betreuung von Menschen mit einer Demenz. Bern: Huber; 2008

[69] Bruder J, Glauche M, Hamborg M et al. Entwicklung eines Qualitätssicherungs- und Prüfungsinstrumentes für die spezialisierte Dementenbetreuung (QSP-Projekt) (2007). Im Internet: http: //wp.iqm-demenz.de/wp-content/uploads/2020/04/11_QSP-Bericht_lang.pdf; Stand: 23.11.2020

[70] Bryant C, Jackson H, Ames D. The prevalence of anxiety in older adults: Methodological issues and a review of the literature. J Affect Disord 2008; 109: 233–250

[71] Buber M. Ich und Du. 10. Aufl. Gütersloh: Gütersloher Verlagshaus; 2006

[72] Buchholz T, Schürenberg A. Lebensbegleitung alter Menschen. Basale Stimulation in der Pflege alter Menschen. 4. Aufl. Bern: Huber; 2015

[73] Buijssen HP, op de Haar MT. Abhängigkeit und Sucht. In: Buijssen HP, Hirsch RD, Hrsg. Probleme im Alter. Weinheim: Beltz; 1997: 217f

[74] Bundesarbeitsgemeinschaft der Freien Wohlfahrtspflege e. V. Informationen und Schulungsunterlagen zur Einführung des Strukturmodells in der ambulanten, stationären und teilstationären Langzeitpflege. Im Internet https://www.ein-step.de/downloads/; Stand: 24.11.2020

[75] Bundesarbeitsgemeinschaft der Freien Wohlfahrtspflege e. V. Über EinSTEP. Im Internet: https://www.ein-step.de/ueber-einstep/; Stand: 24.11.2020

[76] Bundesarbeitsgemeinschaft der Klinisch-Geriatrischen Einrichtungen e. V., Deutsche Gesellschaft für Geriatrie e.V (DGG), Deutsche Gesellschaft für Gerontologie und Geriatrie e. V. (DGGG). Abgrenzungskriterien der Geriatrie. 2004. Im Internet: http://www.geriatrie-drg.de/public/docs/Abgrenzungskriterien_Geriatrie_V13_16-03-04.pdf; Stand: 24.11.2020

[77] Bundesarbeitsgemeinschaft für Rehabilitation e. V. (BAR). Arbeitshilfe für die Rehabilitation und Teilhabe psychisch kranker und behinderter Menschen (2010). Im Internet: https://www.bar-frankfurt.de/fileadmin/dateiliste/_publikationen/reha_grundlagen/pdfs/Arbeitshilfe_Psych.pdf; Stand: 24.11.2020

[78] Bundesarbeitsgemeinschaft Wohnungsanpassung e. V. Im Internet: http://www.wohnungsanpassung-bag.de/; Stand: 24.11.2020

[79] Bundesärztekammer (BÄK). Hinweise und Empfehlungen der Bundesärztekammer und der Zentralen Ethikkommission bei der Bundesärztekammer zum Umgang mit Vorsorgevollmacht und Patientenverfügung in der ärztlichen Praxis (25.10.2018). Im Internet: https: //www.bundesaerztekammer.de/fileadmin/user_upload/downloads/pdf-Ordner/ Patienten/Hinweise_Patientenverfuegung.pdf; Stand: 23.11.2020

[80] Bundesgerichtshof (BGH); Beschl. vom 14. Juli 2005; AZ: III ZR 391/04. Im Internet: http://juris.bundesgerichtshof.de/cgi-bin/rechtsprechung/document.py?Gericht=bgh&Art=en&Datum=Aktuell&nr=33256&linked=pm; Stand: 30.11.2020

[81] Bundesministerium für Bildung und Forschung (BMBF). Medikamente im Alter: Welche Wirkstoffe sind ungeeignet?. Im Internet: https://www.bmbf.de/upload_filestore/pub/Medikamente_im_Alter.pdf; Stand: 30.10.2020

[82] Bundesministerium für Familie, Senioren, Frauen und Jugend (BMFSFJ). Dritter Bericht zur Lage der älteren Generation. Alter und Gesellschaft. Dritter Altenbericht. Bonn: Bundesanzeiger Verlagsgesellschaft; 2001

[83] Bundesministerium für Familie, Senioren, Frauen und Jugend (BMFSFJ). Vierter Bericht zur Lage der älteren Generation (2002). Im Internet: https://www.bmfsfj.de/bmfsfj/service/publikationen/4–altenbericht-/95594?view=DEFAULT; Stand: 23.11.2020

[84] Bundesministerium für Familie, Senioren, Frauen und Jugend (BMFSFJ). Sechster Bericht zur Lage der älteren Generation in der Bundesrepublik Deutschland. Bundesministerium für Familie, Senioren, Frauen und Jugend (2010). Im Internet: https://www.bmfsfj.de/blob/77898/a96affa352d60790033ff9bbeb5b0e24/bt-drucksache-sechster-altenbericht-data.pdf; Stand: 23.11.2020

[85] Bundesministerium für Familie, Senioren, Frauen und Jugend (BMFSFJ), Bundesministerium für Gesundheit (BMG). Entwicklung und Erprobung von Instrumenten zur Beurteilung der Ergebnisqualität in der stationären Altenhilfe – Abschlussbericht (2011). Im Internet: https://www.bagfw.de/fileadmin/user_upload/Abschlussbericht_Ergebnisqualitaet_.pdf; Stand: 24.11.2020

[86] Bundesministerium für Familie, Senioren, Frauen und Jugend (BMFSFJ). Siebter Altenbericht (2016). Im Internet: https://www.siebter-altenbericht.de/fileadmin/altenbericht/pdf/Der_Siebte_Altenbericht.pdf; Stand: 24.11.2020

[87] Bundesministerium für Familie, Senioren, Frauen und Jugend (BMFSFJ), Bundesministeriums für Gesundheit (BMG). Ausbildungs- und Prüfungsverordnung für die Pflegeberufe (2018). Im Internet: https://www.bundesgesundheitsministerium.de/fileadmin/Dateien/3_Downloads/Gesetze_und_Verordnungen/GuV/A/Ausbildungs-_und_Pruefungs_Verordnung_Pflegeberufe_final.pdf; Stand: 30.09.2020

[88] Bundesministerium für Familie, Senioren, Frauen und Jugend (BMFSFJ) und Bundesministerium für Gesundheit (BMG). Charta der Rechte hilfe- und pflegebedürftiger Menschen (2019). Im Internet: https://www.bmfsfj.de/blob/93450/534bd1b2e04282ca14bb725d684bdf20/charta-der-rechte-hilfe-und-pflegebeduerftiger-menschen-data.pdf; Stand: 20.08.2020

[89] Bundesministerium für Familie, Senioren, Frauen und Jugend (BMFSFJ). Herausforderungen an das Management am Beispiel IQM Demenz. Im Internet: https://www.wegweiser-demenz.de/blog/autoren-des-blogs/hamborg-martin/herausforderungen-an-das-management-am-beispiel-von-iqm-demenz.html; Stand: 17.11.2020

[90] Bundesministerium für Familie, Senioren, Frauen und Jugend (BMFSFJ). Länger zuhause Leben. Ein Wegweiser für das Wohnen im Alter. Im Internet: https://www.bmfsfj.de/bmfsfj/service/publikationen/laenger-zuhause-leben/77502; Stand: 24.11.2020

[91] Bundesministerium für Gesundheit (BMG). Rahmenempfehlungen zum Umgang mit herausforderndem Verhalten bei Menschen mit Demenz in der stationären Altenhilfe (2006). Im Internet: https://www.bundesgesundheitsministerium.de/fileadmin/Dateien/Publikationen/Pflege/Berichte/Bericht_Rahmenempfehlungen_zum_Umgang_mit_herausforderndem_Verhalten_bei_Menschen_ mit_Demenz_in_der_stationaeren_Altenhilfe.pdf; Stand: 24.11.2020

[92] Bundesministerium für Gesundheit (BMG). Zahlen und Fakten zur Pflegeversicherung (2017). Im Internet: https://www.bundesgesundheitsministerium.de/fileadmin/Dateien/3_Downloads/Statistiken/Pflegeversicherung/Zahlen_und_Fakten/Zahlen_und_Fakten.pdf; Stand: 08.09.2020

[93] Bundesministerium für Gesundheit (BMG). Entlassmanagement. Im Internet: https://www.bundesgesundheitsministerium.de/service/begriffe-von-a-z/e/entlassmanagement.html; Stand: 24.11.2020

[94] Bundesministerium für Gesundheit (BMG). Sucht im Alter. Im Internet: http://www.alter-sucht-pflege.de/Zahlen_&_Fakten/Alkohol.php; Stand: 22.11.2020

[95] Bundesministerium für Gesundheit (BMG), Bundesministerium für Familie Senioren, Frauen und Jugend (BMFSFJ). Nationale Demenzstrategie. Im Internet: https://www.nationale-demenzstrategie.de/; Stand: 24.11.2020

[96] Bundesministerium für Justiz und Verbraucherschutz (BMJV). Entwurf eines Gesetzes zur Reform des Vormundschafts- und Betreuungsrechtes. Im Internet: https://www.bmjv.de/SharedDocs/Gesetzgebungsverfahren/Dokumente/RefE_Vormundschaft_Betreuungsrecht.pdf?__blob=publicationFile&v=1; Stand: 21.11.2020

[97] Bundesministerium für Justiz und Verbraucherschutz (BMJV). Gesetz über die Pflegeberufe (Pflegeberufegesetz – PflBG), Teil 1, Abschnitt 2, § 4 Abs. 2 (Vorbehaltene Tätigkeiten). Im Internet: https://www.gesetze-im-internet.de/pflbg/__4.html; Stand: 24.11.2020

[98] Bundesverband für Seniorentanz e. V. Im Internet: http://www.seniorentanz.de; Stand: 24.11.2020

[99] Bundeszentrale für politische Bildung (bpb). Dossier Migration. Im Internet: https://www.bpb.de/gesellschaft/migration/dossier-migration/; Stand: 24.11.2020

[100] Bundeszentrale für politische Bildung (bpb). Oltmer J. Deutsche Migrationsgeschichte seit 1871. Im Internet: https://www.bpb.de/gesellschaft/migration/dossier-migration-ALT/56355/migration-1871–1950; Stand: 24.11.2020

[101] Bürger K et al. Neurodegenerative Demenzen. In: Hampel H, Padberg F, Möller HJ, Hrsg. Alzheimer-Demenz. Stuttgart: Wissenschaftliche Verlagsgesellschaft; 2003a: 235f

[102] Bürger K et al. Vaskuläre Demenz. In: Hampel H, Padberg F, Möller HJ, Hrsg. Alzheimer-Demenz. Stuttgart: Wissenschaftliche Verlagsgesellschaft; 2003b: 270f

[103] Buscher I, Reuther S, Holle D et al. Wittener Modell der Fallbesprechung bei Menschen mit Demenz mit Hilfe des Innovativen-demenzorientierten-Assessmentsystems WELCOME-IdA (2012). Im Internet: https://www.dzne.de/fileadmin/Dateien/editors/documents/Standorte/Witten/2012_WELCOME-IdA.pdf; Stand: 24.11.2020

[104] Caceres BA. Care of LGBTQ older adults: What geriatric nurses must know. Geriatric nursing 2019; 40: 342–343

[105] Carr E, Mann E. Schmerz und Schmerzmanagement. Praxishandbuch für Pflegeberufe. 4. Aufl. Bern: Hogrefe; 2020

[106] Chabot B, Walther Ch. Ausweg am Lebensende: Selbstbestimmtes Sterben durch freiwilligen Verzicht auf Essen und Trinken. 5. Aufl. München: Reinhardt; 2017

[107] Charta zur Betreuung schwerstkranker und sterbender Menschen in Deutschland. Im Internet: www.charta-zur-betreuung-sterbender.de/nationale-strategie_handlungsempfehlungen.html; Stand: 24.11.2020

[108] Chochinov HM, Hack T, Hassard T et al. Dignity in the terminally ill: a cross-sectional, cohort study. Lancet 2002; 360: 2026–2030

[109] Chochinov HM, Hack T, Hassard T et al. Dignity therapy: a novel psychotherapeutic intervention for patients near the end of life. J Clin Oncol 2005; 23: 5520–5525

[110] Chung JC, Lai CK, Chung PM et al. Snoezelen for dementia. Cochrane Database Syst Rev 2002; (4): CD003152

[111] Collegium Internationale Psychiatriae Scalarum (CIPS), Hrsg. Internationale Skalen für Psychiatrie. Göttingen: Beltz; 2015

[112] Coyle N, Sculco L. Expressed Desire for Hastened Death in Seven Patients Living With Advanced Cancer: A Phenomenologic Inquiry. Oncol Nurs Forum 2004; 31: 699–709

[113] Crusius G. Nur gut geplante Gärten werden gerne genutzt. Altenheim 2006; 3: 14f

[114] Cummings J, Mega M, Gray K et al. The Neuropsychiatric Inventory: Comprehensive assessment of psychopathology in dementia. Neurology 1994; 44, 2308–2314

[115] Dasch B, Bausewein C, Feddersen B. Place of death in patients with dementia and the association with comorbidities: a retrospective population-based observational study in Germany. BMC Palliat Care 2018; 17: 80

[116] Demenz Support Stuttgart. Menschen mit Lernschwierigkeiten und Demenz (2014) Im Internet: https://www.lebenshilfe.de/fileadmin/Redaktion/PDF/3_Aus_dem_Leben/3_6_1_dess-orientiert-2014-01-MmD-LS.pdf; Stand: 24.11.2020

[117] Demenz Support Stuttgart. Technische Unterstützung bei Demenz – Fokus eigene Häuslichkeit. Produktkatalog (2019). Im Internet: https://www.demenz-support.de/Repository/desswork_4_3_Produktkatalog_2019.pdf; Stand: 19.11.2020

[118] Dempsey L, Dowling M, Larkin P et al. The unmet palliative care needs of those dying with dementia. Int J Palliat Nurs 2015; 21: 126–133

[119] Depauli C, Plaute W. Stopp! Ich möchte das nicht!. Die Schwester Der Pfleger 2016; 55: 34–37

[120] Der Paritätische. Wohnmobil Beratungsstelle für Wohnraumanpassung und Wohnungswechsel. Im Internet: http://www.parisozial-koeln.de/content/e670/; Stand: 24.11.2020

[121] Deutsche Alzheimer Gesellschaft (DAlzG), Hrsg. Gemeinsam handeln. Referate auf dem 3. Kongress der Deutschen Alzheimer Gesellschaft, Friedrichshafen, 12.–14.06.2002. Berlin: DAlzG; 2003

[122] Deutsche Alzheimer Gesellschaft (DAlzG). Hilfe beim Helfen. Schulungsreihe für Angehörige von Alzheimer-Kranken. CD-ROM. Berlin: DAlzG; 2007

[123] Deutsche Alzheimer Gesselschaft (DAlzG). Die nicht-medikamentöse Behandlung von Demenzerkrankungen (2016). Im Internet: https://www.deutsche-alzheimer.de/fileadmin/alz/pdf/factsheets/infoblatt6_nichtmedikamentoese_behandlung.pdf; Stand: 24.11.2020

[124] Deutsche Gesellschaft für bipolare Störungen (DGBS), Hrsg. Manie und Depression die Bipolarestörung Ratgeber für Betroffene und Angehörige. DGBS Patientenbroschüre (2017). Im Internet: https://dgbs.de/fileadmin/cust/dgbs-materialien/DGBS-Patientenbroschuere_2017.pdf; Stand: 22.11.2020

[125] Deutsche Gesellschaft für bipolare Störungen (DGBS), Deutsche Gesellschaft für Psychiatrie und Psychotherapie, Psychosomatik und Nervenheilkunde (DGPPN), Hrsg. S3-Leitlinie zur Diagnostik und Therapie Bipolarer Störungen. Im Internet: https://www.awmf.org/uploads/tx_szleitlinien/038-019l_S3_Bipolare-Stoerungen-Diagnostik-Therapie_2020-05.pdf; Stand: 22.11.2020

[126] Deutsche Gesellschaft für Gerontologie und Geriatrie (DGGG), Deutsche Gesellschaft für Psychiatrie und Psychotherapie, Psychosomatik und Nervenheilkunde (DGPPN), Deutsche Gesellschaft für Neurologie (DGN), Hrsg. Einwilligung von Menschen mit Demenz in medizinische Maßnahmen. Interdisziplinäre S2k-Leitlinie für die medizinische Praxis (2020). Im Internet: https://www.awmf.org/uploads/tx_szleitlinien/108-001l_S2k_Einwilligung_von_Menschen_mit_Demenz_in_medizinische_Maßnahmen_2020-10_01.pdf; Stand: 24.11.2020

[127] Deutsche Gesellschaft für Neurologie (DGN), Hrsg. Alkoholdelir und Verwirrtheitszustände (2015). Im Internet: https://dgn.org/leitlinien/ll-85-ll-alkoholdelir-und-verwirrtheitszustaende/; Stand: 22.11.2020

[128] Deutsche Gesellschaft für Pflegewissenschaften (DGP), Hrsg. S1-Leitlinie. Soziale Teilhabe und Lebensqualität in der stationären Altenhilfe unter den Bedingungen der COVID-19-Pandemie (2020). Im Internet: https://dg-pflegewissenschaft.de/wp-content/uploads/2020/08/184-001m_S1_Soz_Teilhabe_Lebensqualitaet_stat_Altenhilfe_Covid-19_2020-08-Rep.pdf; Stand: 24.11.2020

[129] Deutsche Gesellschaft für Psychiatrie und Psychotherapie, Psychosomatik und Nervenheilkunde (DGPPN), Hrsg. S3-Leitlinie Zwangsstörungen (2013). Im Internet: https://www.awmf.org/uploads/tx_szleitlinien/038_017l_S3_Zwangsstörungen_2013-abgelaufen.pdf; Stand: 24.11.2020

[130] Deutsche Gesellschaft für Psychiatrie und Psychotherapie, Psychosomatik und Nervenheilkunde (DGPPN), Hrsg. S3-Leitlinie Verhinderung von Zwang: Prävention undTherapie aggressiven Verhaltens bei Erwachsenen (2018a). Im Internet: https://www.awmf.org/uploads/tx_szleitlinien/038-022l_S3_Verhinderung-von-Zwang-Praevention-Therapie-aggressiven-Verhaltens_2018-11.pdf; Stand: 24.11.2020

[131] Deutsche Gesellschaft für Psychiatrie und Psychotherapie, Psychosomatik und Nervenheilkunde (DGPPN), Hrsg. S3-Leitlinie Psychosoziale Therapien bei schweren psychischen Erkrankungen (2018a). Im Internet: https://www.awmf.org/uploads/tx_szleitlinien/038-020l_S3_Psychosoziale_Therapien_bei_schweren_psychischen_Erkrankungen_2019-07.pdf; Stand: 24.11.2020

[132] Deutsche Gesellschaft für Psychiatrie und Psychotherapie, Psychosomatik und Nervenheilkunde (DGPPN), Bundesärztekammer (BÄK), Kassenärztliche Bundesvereinigung (KBV), Arbeitsgemeinschaft der Wissenschaftlichen Medizinischen Fachgesellschaften (AWMF), Hrsg. S3-Leitlinie/Nationale VersorgungsLeitlinie Unipolare Depression (2. Aufl. 2015). Im Internet: https: //www.awmf.org/uploads/tx_szleitlinien/nvl-005l_S3_Unipolare_Depression_2017-05.pdf; Stand: 23.11.2020

[133] Deutsche Gesellschaft für Psychiatrie und Psychotherapie, Psychosomatik und Nervenheilkunde (DGPPN), Deutsche Gesellschaft für Neurologie (DGN), Hrsg. S3-Leitlinie „Demenzen“ (2016). Im Internet: https://www.awmf.org/uploads/tx_szleitlinien/038-013l_S3-Demenzen-2016-07.pdf; Stand: 06.11.2020

[134] Deutsche Gesellschaft für Schlafforschung und Schlafmedizin (DGSM), Hrsg. S3-Leitlinie Nicht erholsamer Schlaf/Schlafstörungen. Somnologie 2009; 13: 4–160

[135] Deutsche Gesellschaft für Soziale Psychiatrie (DGSP). Neuroleptika reduzieren und absetzen Eine Broschüre für Psychose-Erfahrene, Angehörige und Professionelle aller Berufsgruppe (2014). Im Internet: https://www.dgsp-ev.de/fileadmin/user_files/dgsp/pdfs/Flyer_Infoblatt_KuFo-Programme_Broschueren/ReduktionNeuroleptika_2014_web.pdf; Stand: 23.11.2020

[136] Deutsche Hauptstelle für Suchtfragen e.V. (DHS), Hrsg. Suchtprobleme im Alter, Informationen und Praxishilfen für Fachkräfte und Ehrenamtliche im Sozial-, Gesundheits- und Bildungswesen (2020). Im Internet: https://www.dhs.de/fileadmin/user_upload/pdf/Broschueren/Suchtprobleme_im_Alter.pdf; Stand: 24.11.2020

[137] Deutsche Krebsgesellschaft (DKG), Deutsche Krebshilfe, Arbeitsgemeinschaft der Wissenschaftlichen Medizinischen Fachgesellschaften (AWMF), Hrsg. Evidenztabellen der erweiterten S3-Leitlinie Palliativmedizin für Patienten mit

einer nicht-heilbaren Krebserkrankung (2020). Im Internet: https://www.dgpalliativmedizin.de/images/stories/pdf/LL_Palliativmedizin_Langversion_2.2.pdf; Stand: 02.11.2020
[138] Deutsche Schmerzgesellschaft, Hrsg. Leitlinie Langbehandlung von Opioiden bei chronischen nicht-tumorbedingten Schmerzen (LONTS; 2020). Im Internet: https://www.awmf.org/uploads/tx_szleitlinien/145-003l_S3_LONTS_2020-10.pdf; Stand: 23.11.2020
[139] Deutsche Schmerzgesellschaft, Deutsches Zentrum für Neurodegenerative Erkrankungen (DZNE). Schmerzassessment bei älteren Menschen in der vollstationären Altenhilfe (2018). Im Internet: https://www.awmf.org/uploads/tx_szleitlinien/145-001m_S3_Schmerzassessment-bei-aelteren-Menschen_in-der-vollstationaeren_Altenhilfe_2018-02_01.pdf; Stand: 24.11.2020
[140] Deutscher Berufsverband für Pflegeberufe (DBfK). Expertengruppe „Kultursensible Pflege". Kultursensibel pflegen. Fallbeispiel zur theoretischen Umsetzung des Pflegeprozesses. Berlin: DBfK; 2005a
[141] Deutscher Berufsverband für Pflegeberufe (DBfK). ZAG Altenpflege. Gewaltprophylaxe in der Altenpflege, Gewalt erkennen – Gewalt vermeiden. Berlin: DBfK; 2005b
[142] Deutscher Berufsverband für Pflegeberufe (DBfK). Definition der Pflege International Council of Nurses ICN. Im Internet: https://www.dbfk.de/de/themen/Bedeutung-professioneller-Pflege.php; Stand: 24.11.2020
[143] Deutscher Berufsverband für Pflegeberufe (DBfK). Die Bedeutung professioneller Pflege. Im Internet: https://www.dbfk.de/de/themen/Bedeutung-professioneller-Pflege.php; Stand: 24.11.2020
[144] Deutscher Berufsverband für Pflegeberufe (DBfK). Volltextsuche: Migration. Im Internet: https://www.dbfk.de/de/search/index.php?searchTerm=migration; Stand: 24.11.2020
[145] Deutscher Berufsverband für Pflegeberufe (DBfK), Österreichischer Gesundheits- und Krankenpflegeverband (ÖGKV), Schweizer Berufsverband der Pflegefachfrauen und Pflegefachmänner (SBK-ASI). Positionspapier DBfK, ÖGKV und SBK zu Advanced Nursing Practice in Deutschland, Österreich und der Schweiz. Berlin: DBfK; 2013
[146] Deutscher Berufsverband Logopädie (dbl). Homepage. Im Internet: https://www.dbl-ev.de/; Stand: 24.11.2020
[147] Deutscher Ethikrat. Selbstbestimmung und Fürsorge am Lebensende (2006). Im Internet: https://www.ethikrat.org/fileadmin/Publikationen/Stellungnahmen/Archiv/Stellungnahme_Selbstbestimmung_und_Fuersorge_am_Lebensende.pdf; Stand: 24.11.2020
[148] Deutscher Fachverband für Kunst- und Gestaltungstherapie (DFKGT). Im Internet: http://www.kunsttherapie.de/beruf/berufs-fachverband-dfkgt.html; Stand: 24.11.2020
[149] Deutscher Hospiz- und PalliativVerband (DHPV). Der Verband. Im Internet: https://www.dhpv.de/ueber-uns_der-verband.html; Stand: 24.11.2020
[150] Deutscher Hospiz- und PalliativVerband (DHPV). Zahlen und Fakten. Im Internet: https://www.dhpv.de/service_zahlen-fakten.html; Stand: 24.11.2020
[151] Deutscher Verband der Ergotherapeuten (DVE). Definition Ergotherapie (2007). Im Internet: https://dve.info/ergotherapie/definition; Stand: 24.11.2020
[152] Deutscher Verband der Ergotherapeuten e.V. Im Internet: https://dve.info/; Stand: 24.11.2020
[153] Deutsches Netzwerk für Qualitätsentwicklung in der Pflege (DNQP), Hrsg. Expertenstandard zur Sturzprophylaxe. Osnabrück: Hochschule Osnabrück; 2006
[154] Deutsches Netzwerk für Qualitätsentwicklung in der Pflege (DNQP), Hrsg. Expertenstandard zur Sturzprophylaxe. 1. Aktualisierung. Osnabrück: Hochschule Osnabrück; 2013
[155] Deutsches Netzwerk für Qualitätsentwicklung in der Pflege (DNQP), Hrsg. Expertenstandard Förderung der Harnkontinenz in der Pflege. Hochschule Osnabrück; 2014
[156] Deutsches Netzwerk für Qualitätsentwicklung in der Pflege (DNQP), Hrsg. Expertenstandard Ernährungsmanagement zur Sicherung und Förderung der oralen Ernährung in der Pflege. Osnabrück: Hochschule Osnabrück; 2017
[157] Deutsches Netzwerk für Qualitätsentwicklung in der Pflege (DNQP), Hrsg. Expertenstandard Beziehungsgestaltung in der Pflege von Menschen mit Demenz. Osnabrück: Hochschule Osnabrück; 2018
[158] Deutsches Netzwerk für Qualitätsentwicklung in der Pflege (DNQP), Hrsg. Expertenstandard Entlassungsmanagement in der Pflege. Osnabrück: DNQP; 2019
[159] Deutsches Netzwerk für Qualitätsentwicklung in der Pflege (DNQP), Hrsg. Expertenstandard Schmerzmanagement in der Pflege. Osnabrück: Hochschule Osnabrück; 2020
[160] Deutsches Netzwerk für Qualitätsentwicklung in der Pflege (DNQP), Hrsg. Expertenstandard nach § 113a SGB XI Erhaltung und Förderung der Mobilität in der Pflege (2014; Konsultationsfassung 2020). Im Internet: https://www.gkv-spitzenverband.de/media/dokumente/pflegeversicherung/qualitaet_in_der_pflege/expertenstandard/Pflege_Expertenstandard_Mobilitaet_Abschlussbericht_14-07-14_finaleVersion.pdf; Stand: 24.11.2020
[161] Deutsches Zentrum für Alterfragen (DZA). Runder Tisch Pflege Arbeitsgruppe III, Entbürokratisierung (2005). Im Internet: https://www.dza.de/fileadmin/dza/pdf/ergebnisse_runder_tisch_arbeitsgruppe_III.pdf; Stand: 24.11.2020
[162] Deutsches Zentrum für Altersfragen (DZA). Akteure. Im Internet: https://www.nationale-demenzstrategie.de/akteure; Stand: 19.11.2020
[163] Di Giulio P, Toscani F, Vilani D et al. Dying with advanced dementia in long-term care geriatric institutions: A retrospective study. J Palliat Med 2008; 11: 1023–1028
[164] Dichter M, Dortman O, Halek M et al. Scalability and internal consistency of the German version of the dementia-specific quality of life instrument QUALIDEM in nursing homes – a secondary data analysis. Health & Quality of Life Outcomes 2013; 11f
[165] Dichter M, Halek M. Die Lebensqualität verbessern. Das QUALIDEM – ein Instrument zur Erfassung der pflegebezogenen Lebensqualität von Menschen mit Demenz. Pflegen: Demenz 2011; 1: 18f
[166] Dichter M, Schwab CG, Meyer G et al. Item distribution, internal consistency and inter-rater reliability of the German version of the QUALIDEM for people with mild to severe and very severe dementia. BMC Geriatr 2016; 126
[167] Die Träger der Nationalen Präventionskonferenz (NPK). Bundesrahmenempfehlungen nach § 20d Abs. 3 SGB V, 2018, 2019/01/15 (2018). Im Internet: https://www.bundesgesundheitsministerium.de/fileadmin/Dateien/3_Downloads/P/Praeventionsgesetz/BRE_Fassung_vom_29.08.2018.pdf; Stand: 24.11.2020
[168] Die Träger der Nationalen Präventionskonferenz (NPK). Ziel Gesund im Alter. Im Internet: https://www.npk-info.de/praeventionsstrategie/bundesrahmenempfehlungen/ziel-gesund-im-alter; Stand: 26.11.2020
[169] Diehl-Schmid J. Die Frontotemporale Demenz. Informationsblatt 11 der DAlzG (2017). Im Internet: http://www.deutsche-alzheimer.de/fileadmin/alz/pdf/factsheets/infoblatt11_frontotemporale_demenz.pdf; Stand: 25.11.2020
[170] Dijkstra A, Buist G, Dassen Th W N. Nursing Care Dependency: Development of an assessment scale for demented and mentally handicapped patients. Scand J Caring Sci 1996; 10: 137–143

[171] Ding-Greiner Ch. Demenz bei geistiger Behinderung. Informationsblatt 16 der DAlzG (2014). Im Internet: https://www.deutsche-alzheimer.de/fileadmin/alz/pdf/factsheets/infoblatt16_geistige_behinderung_dalzg.pdf; Stand: 25.11.2020

[172] Ding-Greiner C, Lang E. Alternsprozesse und Krankheitsprozesse – Grundlagen. In: Kruse A, Martin M, Hrsg. Enzyklopädie der Gerontologie. Bern: Huber; 2004: 182–206

[173] Doenges ME, Moorhouse MF, Murr AC. Pflegediagnosen und Pflegemaßnahmen. 6. Aufl. Bern: Hogrefe; 2019

[174] Dollard J, Miller NE, Doob LW, Mowrer OW, Sears RS. Frustration and aggression. New Haven: Yale University Press; 1939

[175] Dominguez LJ, Barbagallo M. Nutritional Prevention of Cognitive Decline and Dementia. Acta Biomed 2018; 89: 276–290

[176] Drach LM. Nicht-pharmakologische Maßnahmen beim Delir. In: Hewer W, Thomas C, Drach LM, Hrsg. Delir beim alten Menschen: Grundlagen – Diagnostik – Therapie – Prävention. Stuttgart: Kohlhammer; 2016: 175–178

[177] Dreher J. Psychopharmakotherapie griffbereit. 3. Aufl. Stuttgart: Schattauer; 2017

[178] Dreher M, Kunz I, Kutschke A et al. Konsum von Benzodiazepinen. Ein Leitfaden für ÄrztInnen. Salzburg: Christian Doppler Klinik; 2013

[179] Drewes V. Lesen und Entspannung. Die therapeutische Wirkung des Lesens (2006). Im Internet: https://www.beratungtherapie.de/25-0-Bibliotherapie.html; Stand: 24.11.2020

[180] Dütthorn N. Berufsbildungsforschung im Gesundheitsbereich. Pflegespezifische Kompetenzen im europäischen Bildungsraum – eine empirische Studie zur Inhomogenität des Kompetenzbegriffs (2015). Im Internet: http://www.bwpat.de/spezial10/duetthorn_gesundheitsbereich-2015.pdf; Stand: 24.11.2020

[181] Duxbury J. Umgang mit „schwierigen" Klienten leicht gemacht. Bern: Huber; 2002

[182] Dyer SM, Harrison StL, Laver K et al. An Overview of Systematic Reviews of Pharmacological and Non-Pharmacological Interventions for the Treatment of Behavioral and Psychological Symptoms of Dementia. Psychogeriatrics 2018; 30: 295–309

[183] Eggert S, Schnapp P, Sulmann D. Gewalt in der stationären Langzeitpflege (2017). Im Internet: https://www.zqp.de/wp-content/uploads/2017_06_13_AnalyseGewaltStationaerePflege_vf.pdf; Stand: 20.11.2020

[184] Eichhorn-Kissel J, Lohrmann C. Die Pflegeabhängigkeitsskala. In: Bartholomeyczik S, Halek M, Hrsg. Assessmentinstrumente in der Pflege. Möglichkeiten und Grenzen. Wittener Schriften, Hannover: Schlütersche Pflege; 2004: 46f

[185] EinStep. SIS – Tagespflege. Im Internet: https://www.einstep.de/fileadmin/content/documents/SIS-TP_A4_ausfuellbar.pdf; Stand: 24.11.2020

[186] Eisenmann Y, Golla H, Schmidt H, Voltz R, Perrar KM. Palliative Care in Advanced Dementia. Front Psychiatry 2020; 21: 699

[187] Ellershaw JE, Lakhani M. Best care for the dying patient Why do so many people die badly when we know how to care for them well? BMJ 2013; 347: f4428

[188] Elsesser K, Sartory G. Medikamentenabhängigkeit. Göttingen: Hogrefe; 2001

[189] Erikson EH. The life cycle completed. London: WW Norton & Company ltd.; 1998

[190] Escobar Pinzon LC, Claus M, Perrar KM et al. Dying With Dementia: Symptom Burden, Quality of Care, and Place of Death. Dtsch Arztebl 2013; 110: 195–202

[191] Ettema PT, Dröes RM, de Lange J et al. QUALIDEM: Development and evaluation of a dementia specific Quality of Life instrument. Scability, reliability and internal structure. Int J Geriatr Psychiatry 2007; 22: 549

[192] European Foundation for Quality Management (EFQM). Das Kriterienmodell. Im Internet: http://www.efqm.de/kriterienmodell.html; Stand: 24.11.2020

[193] Evangelisches Krankenhaus Bielefeld. Homepage. Im Internet: https://evkb.de/kliniken-zentren/besondere-angebote/delir-praevention-help/; Stand: 24.11.2020

[194] Fanner D, Urquhart C. Bibliotherapy for mental health service users Part 1: A systematic review. Health Information & Libraries Journal 2008; 25: 247

[195] Feil N, de Klerk-Rubin V. Validation. München: Reinhardt; 2017

[196] Ferber R, Gans M. Indikationskatalog Ergotherapie: Die Darstellung des derzeitigen Spektrums der Ergotherapie in der Sozialversicherung. Deutscher Verband der Ergotherapeuten e. V. Idstein: Schulz-Kirchner; 2004

[197] Fey U. Clowns für Menschen mit Demenz. Frankfurt: Mabuse; 2013

[198] Fiechter V, Meier M. Pflegeplanung. Fritzlar: Recom; 1987

[199] Fischer P, Assem-Hilger E. Delir/akuter Verwirrtheitszustand. In: Förstl H, Hrsg. Lehrbuch der Gerontopsychiatrie und -psychotherapie. 2. Aufl. Stuttgart: Thieme; 2003: 394f

[200] Fischer T. Instrumente für die Schmerzeinschätzung bei Personen mit schwerer Demenz: Hilfsmittel für die Beobachtung, aber kein Ersatz der Fachlichkeit. Pflege 2007; 6: 308f

[201] Fischer T, Kuhlmey A, Sibbel R et al. Die deutsche Fassung der „Serial Trial Intervention" (STI-D), Entwicklung und Testung eines pflegerischen Ansatzes zur Reduktion von herausforderndem Verhalten bei Menschen mit Demenz. Zeitschrift für Gerontopsychologie und -psychiatrie 2008; 21: 199–203

[202] Fischer T, Spahn C, Kovach C. Die „Serial Trial Intervention" (STI). Pflege Z 2007; 7: 370–374

[203] Flatten G, Gast U, Hofmann A, Knaevelsrud Ch, Lampe A, Liebermann P, Maercker A, Reddemann L, Wöller W. S3 Leitlinie Postraumatische Belastungsstörung. Berlin/Heidelberg: Springer; 2019

[204] Foa EB, Huppert JD, Leiberg S et al. The Obsessive-Compulsive Inventory: development and validation of a short version. Psychol Assess 2002; 14: 485–496

[205] Folstein MF, Folstein SE, Mc Hugh PR. Mini Mental A Practical method for grading the cognitive state of patients for the Clinician. J Psychiatr Res 1975; 12: 189–198

[206] Forrester LT, Maayan N, Orrell M et al. Aromatherapy for dementia. Cochrane Database of Syst Rev 2014; 25: CD003150

[207] Forschungsgruppe Weltanschauungen in Deutschland. Religionszugehörigkeiten 2019. Im Internet: https://fowid.de/meldung/religionszugehoerigkeiten-2019; Stand: 08.09.2020

[208] Förstl H, Bickel H, Kurz A et al. Sterben mit Demenz. Fortschr Neurol Psychiatr 2010; 78: 203–212

[209] Frauenhofer Allianz Ambient Assisted Living. Im Internet: https://www.aal.fraunhofer.de/, Stand: 24.11.2020

[210] Frerich G, Romotzky V, Galushko M et al. Communication about the desire to die: Development and evaluation of a first needs-oriented training concept – A pilot study. Palliat Support Care 2020; 5: 1–9

[211] Freund AM, Baltes PB. Life-management strategies of selection, optimization, and compensation: Measurement by self-report and construct validity. J Pers Soc Psychol 2002; 82: 642–662

[212] Fried LP, Tangen CM, Walston J et al. Frailty in older adults: evidence for a phenotype. J Gerontol A Biol Sci Med Sci 2001, 56: M146–56

[213] Fringer A. Engpässe vermeiden, Pflegerische Interventionen bei alten Menschen mit geistiger Behinderung. Nightingale 2005; 1: 33f
[214] Fröhlich A. Basale Stimulation – ein Konzept für die Arbeit mit schwer beeinträchtigten Menschen. Düsseldorf: Verlag selbstbestimmtes Leben; 2015
[215] Fuchs-Frohnhofen P, Riesner C, Borutta M. INTEGRA – Gute Arbeit und gute Pflege für demenzerkrankte alte Menschen. Ergebnisse und Perspektiven eines Modellprojekts. Baden-Baden: Tectum Wissenschaftsverlag; 2008
[216] Galtung J. Frieden mit friedlichen Mitteln: Friede und Konflikt, Entwicklung und Kultur. Münster: Agenda-Verlag; 2007
[217] Gäng M, Turner DC. Mit Tieren leben im Alter. 2. Aufl. München: Reinhardt; 2005
[218] Ganß M. Demenz-Kunst und Kunsttherapie. Künstlerisches Gestalten zwischen Genius und Defizit. Frankfurt am Main: Mabuse; 2009
[219] Gaschler K. Spieglein, Spieglein im Gehirn. Woher ich weiß, wie du dich fühlst. In: Spitzer M, Bertram W, Hrsg. Braintertainment. Expeditionen in die Welt von Geist und Gehirn. Stuttgart: Schattauer; 2007: 72–80
[220] Geiger PJ, Boggero IA, Brake CA et al. Mindfulness-Based Interventions for Older Adults: A Review of the Effects on Physical and Emotional Well-being. Mindfulness N Y 2016; 7: 296–307
[221] Gemeinsamer Bundesausschuss (GBA). Heilmittel-Richtlinie/HeilM-RL. Im Internet: https://www.g-ba.de/downloads/62-492-2265/HeilM-RL_2020-09-17_iK-2020-10-01.pdf; Stand: 24.11.2020
[222] Gemeinsamer Bundesausschuss (GBA). Heilmittel-Richtlinie: Änderungen der Heilmittel-Richtlinie einschließlich des Heilmittelkatalogs. Im Internet: https://www.g-ba.de/beschluesse/3973/; Stand: 24.11.2020
[223] Gemeinsamer Bundesausschuss (GBA). Richtlinie des Gemeinsamen Bundesausschusses über die Durchführung der Psychotherapie. Im Internet: https://www.g-ba.de/downloads/62-492-2029/PT-RL_2019-11-22_iK-2020-01-24.pdf; Stand: 24.11.2020
[224] Gennrich R. Hightech wohnt im Hintergrund. Trend beim Einrichten und Ausstatten. Altenpflege 2018
[225] Gerlach H, Schupp M. Lebenslagen, Partizipation und gesundheitlich-/pflegerische Versorgung älterer Lesben und Schwuler in Deutschland. Expertise zum Siebten Altenbericht der Bundesregierung (2016). Im Internet: https://www.siebter-altenbericht.de/fileadmin/altenbericht/pdf/Expertise_Gerlach_Schupp.pdf; Stand: 24.11.2020
[226] GKV-Spitzenverband. Infobrief 02. Modellprogramm zur Weiterentwicklung neuer Wohnformen. 2016. Im Internet: https://www.gkv-spitzenverband.de/media/dokumente/pflegeversicherung/forschung/projekte_wohnen_45f/Infobrief_02_Modellprogramm_neue_Wohnformen_barrierefrei.pdf; Stand: 24.11.2020
[227] GKV-Spitzenverband, Verband der Privaten Krankenversicherung, Deutsche Krankenhausgesellschaft. Vereinbarung zur Stationsäquivalenten psychiatrischen Behandlung nach § 115d Abs. 2 SGB V. 2017. Im Internet: https://www.gkv-spitzenverband.de/media/dokumente/krankenversicherung_1/krankenhaeuser/psychiatrie/2017_08_01_KH_Vereinbarung_StaeB_115_d_Abs_2_SGB_V_Unterschriftenfassung.pdf; Stand: 24.11.2020
[228] Glaeske G, Schicktanz C. BARMER GEK Arzneimittelreport (2014). Im Internet: https://www.barmer.de/blob/36154/b4096cf40a812a4fcd017b026162392f/data/pdf-arzneimittelreport-2014.pdf; Stand: 22.11.2020
[229] Godijn B. Ethische Diskussionen im Team. Die Schwester Der Pfleger 2000; 2: 114–117
[230] Goffman E. Asyle. Frankfurt/Main: Suhrkamp; 1973
[231] Göhner A, Hüll M, Voigt-Radolff S. Z Gerontol Geriatr 2016; 51: 169–183
[232] Gold K, Schlegel Y, Stein K-P. Pflege konkret. Neurologie Psychiatrie. 6. Aufl. München: Elsevier Urban & Fischer; 2018
[233] Gönner S, Ecker W, Leonhart R. Das Zwangsinventar OCI-R – die deutsche Version des Obsessive-Compulsive Inventory-Revised (2007). Im Internet: https://www.researchgate.net/publication/331862321_Das_Zwangsinventar_OCI-R_-_die_deutsche_Version_des_Obsessive-Compulsive_Inventory-Revised; Stand: 22.11.2020
[234] Gönner S, Ecker W, Leonhart R. Multidimensionales Zwangsstörungsinventar (MZI). Deutsche Revision des Vancouver Obsessional-Compulsive Inventory. Göttingen: Hogrefe; 2016
[235] Görgen T. Gewaltprävention in der Pflege. Zentrum für Qualität in der Pflege 2017; 8–12
[236] Görß D, Kilimann I, Dyrba M et al. LATE: Nicht jede Demenz ist Alzheimer – Diskussion einer neuen Krankheitsentität am Fallbeispiel. Nervenarzt 2020; https: //doi.org/10.1007/s00115-020-00922-z
[237] Gouzoulis-Mayfrank E. Affektive Störungen. In: Haupt WF, Gouzoulis-Mayfrank E, Kabbasch C, Hrsg. Neurologie und Psychiatrie. 10. Aufl. Stuttgart: Thieme; 2016
[238] Gove D, Sparr S, Dos Santos Bernardo AM et al. Recommendations on end-of-life care for people with dementia. J Nutr Health Aging 2010; 14: 136–139
[239] Graf G. Das HoLDe Konzept in Auszügen. Ein integrierter Ansatz in der stationären Gerontopsychiatrie. Demenz – Das Magazin 2011; Beilage: Bausteine Demenz: 8f
[240] Graf G, Ecker M, Caro K. Mahlzeit: Demenz: Fürsorgekultur im hospizlichen Kontext. Esslingen: Der Hospiz Verlag; 2012
[241] Gratz M, Roser T. Curriculum Spiritualität für ehrenamtliche Hospizbegleitung. Göttingen: Vanderhoeck & Ruprecht; 2016
[242] Grest A. Bibliotherapie in Bibliotheken. Berlin: Institut für Bibliotheks- und Informationswissenschaft der Humboldt-Universität zu Berlin; 2020
[243] Grond E. Palliativpflege in der Gerontopsychiatrie. 2. Aufl. Stuttgart: Kohlhammer; 2011
[244] Großjohann K. Keine Einführung von PLAISIR in Deutschland. KDA: Ein Rückschlag für die stationäre Altenpflege. Kuratorium Deutsche Altershilfe – Wilhelmine Lübke Stiftung e. V. 2004
[245] Grün H D. Sprachtherapeutische Möglichkeiten bei Menschen mit Demenz. Vorgehen – Ziele – Interventionen. Forum Logopädie 2016; 30: 18–21
[246] Gunia, H. Ängstliche Persönlichkeitsstörung. In: Amberger ST, Roll SC, Hrsg. Psychiatriepflege und Psychotherapie. Stuttgart: Thieme; 2010: 397–398
[247] Gurlit S. Spezialisierte Betreuung von an Demenz erkrankten Menschen für den OP: Mehr als Händchen halten. Pflegezeitschrift 2008; 71: 130–132
[248] Haas P. Hinschauen und Vertrauen bauen, Verpflegen. Hamburg: Behr`s Verlag; 2015
[249] Haberl RL, Schreiber AK. Vaskuläre Demenzen. In: Wallesch CW, Förstl H, Hrsg. Demenzen. Stuttgart: Thieme; 2005: 221f
[250] Haberstroh J. Psychosoziale und nichtpharmakologische Intervention. In: Pantel, Schröder, Bollheimer, Sieber, Kruse. Praxishandbuch Altersmedizin. Geriatrie-Gerontopsychiatrie-Gerontologie. Stuttgart: Kohlhammer; 2014: 660–666
[251] Hajak G, Lange K, Ibach B et al. Schlaf und Schlafstörungen im Alter. In: Bergener M, Hampel H, Möller HJ, Zaudig M,

Hrsg. Gerontopsychiatrie. Stuttgart: Wissenschaftliche Verlagsgesellschaft; 2005: 666–702

[252] Halek M. Bartholomeyczik S. Verstehen und Handeln. Forschungsergebnisse der Pflege von Menschen mit Demenz und herausforderndes Verhalten. Hannover: Schlütersche; 2006

[253] Halek M, Bartholomeyczik S. Assessmentinstrument für die verstehende Diagnostik bei Demenz: Innovatives demenzorientiertes Assessmentsystem (IdA). In: Bartholomeyczik S, Halek M, Hrsg. Assessmentinstrumente in der Pflege. Hannover: Schlütersche; 2009: 94f

[254] Halek M, Reuther S, Schmidt J. Herausforderungen für die pflegerische Versorgung in der stationären Altenpflege. MMW Fortschr Med 2020 May; 162: 51–54

[255] Hamann G.F. Vaskuläre Demenzen. In: Wallesch CW, Förstl H, Hrsg. Demenzen. 3. Aufl. Stuttgart: Thieme; 2017: 272–282

[256] Hamberger M, Muthesius D. Mit Musik Demenzkranke begleiten. Informationen und Tipps. Praxisreihe der Deutschen Alzheimer Gesellschaft, Band 3. 4. Aufl. Berlin: Deutsche Alzheimer Gesellschaft; 2012

[257] Hamborg M. Corona – was tun, bei Demenz?. Im Internet: https://www.demenz-sh.de/wp-content/uploads/2020/03/Corona-Hinweise-IQM-Demenz.pdf; Stand: 19.11.2020a

[258] Hamborg M. IQM Demenz in der Altenpflege. Berlin/Heidelberg: Springer; 2020b

[259] Hänsch T. Wie helfen Hunde Demenzkranken. Dogs and Jobs 2019; 1

[260] Happe S, Paulus W. Schlafstörungen im Alter. In: Deuschl G, Reichmann H, Hrsg. Gerontoneurologie, Stuttgart: Thieme; 2005: 85–96

[261] Hasemann W, Hafner M, Kressig RW et al. Delirprävention – Das Basler Modell. Therapeutische Umschau 2010; 67: 95–99

[262] Hasemann W, Kressig RW, Ermini-Fünfschilling D et al. Delir: Sreening, Assessment und Diagnose. Pflege 2007; 20; 191–204

[263] Hasseler M, Stemmer R, Macsenaere M et al. Abschlussbericht Entwicklung eines wissenschaftlich basierten Qualitätsverständnisses für die Pflege- und Lebensqualität. 2016. Im Internet: https://www.gkv-spitzenverband.de/media/dokumente/pflegeversicherung/qualitaet_in_der_pflege/wiss_qualitaetsverstaendnis/2016-08-25_Abschluss bericht_wiss_Qualitaetsverstaendnis.pdf; Stand: 24.11.2020

[264] Hayder-Beichel DH. Interdisziplinäre Kontinenzberatung: Patientenorientierte Pflege, Medizin und Therapie. Stuttgart: Kohlhammer; 2013

[265] Hayes SC, Strosahl KD, Wilson KG. Akzeptanz und Commitment Therapie. Ein erlebnisorientierter Ansatz zur Verhaltensänderung. München: CIP-Medien; 2004

[266] Heinrich S, Weigelt I, Rapp K et al. Sturz- und Frakturprävention auf der Grundlage des Nationalen Expertenstandards Sturzprophylaxe. Zeitschrift für Gerontologie und Geriatrie 2012; 45: 128–137

[267] Heinsohn J, Eisenberg S, Mai C. Abschlussbericht des Projektes Weiterentwicklung stationärer Angebote für Menschen mit Demenz. Stiftung Das Rauhe Haus. Landesinitiative Leben mit Demenz in Hamburg (2017). Im Internet: https://www.hag-gesundheit.de/fileadmin/hag/data/Arbeitsfelder/Gesundheit_im_Alter/Leben_mit_Demenz/Abschlussbericht_Weiterentwicklung_station%C3%A4rer_Angebote_f%C3%Bcr_Menschen_mit_Demenz_Mai_2017.pdf; Stand: 24.11.2020

[268] Heitmeyer W, Hagan J. Internationales Handbuch der Gewaltforschung. Wiesbaden: VS Verlag für Sozialwissenschaften; 2002

[269] Held Ch, Ermini-Fünfschilling D. Das demenzgerechte Heim. 2. Aufl. Basel: Karger; 2006

[270] Helmchen H, Baltes MM, Geiselmann B et al. Psychische Erkrankungen im Alter. In: Mayer KH, Baltes PB, Hrsg. Die Berliner Altersstudie. 2. Aufl. Berlin: Akademie-Verlag; 1999: 185f

[271] Helmchen H, Kanowski S, Lauter H. Ethik in der Altersmedizin. Stuttgart: Kohlhammer; 2006

[272] Hendriks SA, Smalbrugge M, Hertogh CM et al. Dying with dementia: symptoms, treatment, and quality of life in the last week of life. J Pain Symptom Manage 2014; 47: 710–720

[273] Henke F. Fixierung in der Pflege. Stuttgart: Kohlhammer; 2006

[274] Herdman H, Kamitsuru S. Pflegediagnosen Definition und Klassifikation 2015–2017, NANDA International, Defining The Knowledge of Nursing. Kassel: Recom; 2016

[275] Herdman H, Kamitsuru S. NANDA International Nursing Diagnosis – Definitions and Classifications 2018–2020. 11. Aufl. Stuttgart: Thieme; 2017

[276] Herdman H, Kamitsuru S. NANDA-I-Pflegediagnosen: Definitionen und Klassifikation 2018–2020. Lörrach: Recom; 2019

[277] Herriger N. Empowerment in der Sozialen Arbeit: Eine Einführung. 6. Aufl. Stuttgart: Kohlhammer; 2020a

[278] Herriger N. Ressourcenorientierte Biografiearbeit (2020b). Im Internet: https://www.empowerment.de/empowerment.de/files/Materialien-4-Ressourcenorientierte-Biografiearbeit.pdf; Stand: 24.11.2020

[279] Herrschaft H, Glaser A. Psychometrische Tests zur Demenzdiagnose und Therapieverlaufskontrolle in der hausärztlichen Praxis. Bonn: Merz; 2003

[280] Heuft G, Kruse A, Radebold H. Lehrbuch der Gerontopsychosomatik und Alterspsychotherapie. 2. Aufl. München: Reinhardt; 2005

[281] Hewer W, Drach LM, Thomas C. Das Delir beim alten Menschen. Der Neurologe und Psychiater 2009; 5: 47–54

[282] Hewer W, Thomas C. Ursachen, Auslöser und Risikofaktoren. In: Hewer W, Thomas C, Drach LM. Delir beim alten Menschen: Grundlagen – Diagnostik – Therapie – Prävention. Stuttgart: Kohlhammer; 2016: 51–76

[283] Hirsch RD. Gerontopsychiatrie – zum Selbstverständnis der Gerontopsychiatrie. Bonn: DGGPP; 1998

[284] Hirsch RD. Pharmakotherapie bei Menschen mit Demenzerkrankungen. Internist 2003; 44: 1584

[285] Hirsch RD. Humor und Heiterkeit im Alter – Ressource und Schmiermittel. In: Bischofberger I, Hrsg. Das kann ja heiter werden. Humor und Lachen in der Pflege. 2. Aufl. Bern: Huber; 2008: 197f

[286] Hirsch RD. Das Humor-Buch: Die Kunst des Perspektivenwechsels in Theorie und Praxis. Stuttgart: Schattauer; 2019

[287] Hirsch RD, Kastner U. Psychische Störungen in Heimen. Köln: Kuratorium Deutsche Altershilfe; 2004

[288] Hirsch RD, Nikolaus TH. Aspekte zur Gewalt im häuslichen Bereich und in Institutionen. Zeitschrift für Gerontologie und Geriatrie 2005; 3: 1

[289] Hirschberg K-R, Zeh A, Kähler B. Gewalt und Aggression in der Pflege – ein Kurzüberblick-. BGW (2009). Im Internet: https://www.bgw-online.de/DE/Arbeitssicherheit-Gesundheitsschutz/Grundlagen-Forschung/GPR-Medientypen/Downloads/BGW08-00-113-Gewalt-und-Aggression-in-der-Pflege-Kurzueberblick_Download.pdf?__blob=publicationFile; Stand: 24.11.2020

[290] Hofmann I. Die Rolle der Pflege im Gesundheitswesen, Historische Hintergründe und heutige Konfliktkonstellationen. Berlin/Heidelberg: Springer; 2013

[291] Holthoff VA, Marschner K, Scharf M et al. Effects of physical activity training in patients with Alzheimer's dementia: results of a pilot RCT study. PLoS One 2015; 10: e0121478
[292] Holzbach R. Lippstädter Benzo-Check (LBC). Im Internet: https://www.lwl.org/klinik_warstein_bilder/global/flyershop/10079.pdf; Stand: 25.08.2020
[293] Howard R. Late-onset schizophrenia and very late-onset schizophrenia-like psychosis. In: Jacoby R, Oppenheimer C, Hrsg. Psychiatry in the Elderly. 3. Aufl. Oxford: Oxford University Press; 2002: 744f
[294] Hulsegge J, Verheul A. Snoezelen – Eine andere Welt. 10. Aufl. Marburg/Lahn: Bundesvereinigung Lebenshilfe für Geistig Behinderte; 2005
[295] Hülsken-Giesler M, Korporal J, Hrsg. Fachqualifikationsrahmen Pflege für die hochschulische Bildung. Berlin: Purschke + Hensel; 2013
[296] Hülsken-Giesler M, Kreutzer S, Dütthorn N, Hrsg. Rekonstruktive Fallarbeit in Pflege. Osnabrück: V & R unipress; 2016
[297] Hungelmann J, Kenkel-Rossi E, Klassen L et al. Spiritual well-being in older adults: Harmonious interconnectedness. J Relig Health 1985; 24: 147–153
[298] Ibach B. Frontotemporale Demenzen (mit ALS-Demenz-Komplex). In: Wallesch CW, Förstl H, Hrsg. Demenzen. Stuttgart: Thieme; 2005: 180f
[299] ICN-Ethikkodex für Pflegende. Im Internet: https://www.wege-zur-pflege.de/fileadmin/daten/Pflege_Charta/Schulungsmaterial/Modul_5/Weiterführende_Materialien/M5-ICN-Ethikkodex-DBfK.pdf; Stand: 24.11.2020
[300] IFT Institut für Therapieforschung. Kurzbericht Epidemiologischer Suchtsurvey 2018. Im Internet: https://www.esa-survey.de/fileadmin/user_upload/Literatur/Berichte/ESA_2018_Trends_Drogen.pdf; Stand: 22.11.2020
[301] Ingham A. Can your public library improve your health and well-being? An investigation of East Sussex Library and Information Service. Health Info Libr J 2014; 31: 156–160
[302] Innes A. Die Dementia Care Mapping Methode (DCM). Anwendung und Erfahrungen mit Kitwoods person-zentriertem Ansatz. Bern: Huber; 2004
[303] Innes A, McCabe L, Watchman K. Caring for older people with an intellectual disability: a systematic review. Maturitas 2012; 72: 286–295
[304] Inouye S, Charpentier P. Precipitating factors for delirium in hospitalized elderly persons. Predictive model and interrelationship with baseline vulnerability. J Am Med Assoc 1996; 275: 852–857
[305] Institut für Pflegewissenschaft an der Universität Bielefeld. Im Internet: https://www.uni-bielefeld.de/gesundhw/ag6/ipw/; Stand: 24.11.2020
[306] International Association for the Study of Pain (IASP). IASP Terminology, Pain Terms, Pain. Im Internet: https://www.iasp-pain.org/Education/Content.aspx?ItemNumber=1698#Pain; Stand: 24.11.2020
[307] International Counsil of Nurses. Nursing Definitions. Im Internet: https://www.icn.ch/nursing-policy/nursing-definitions; Stand: 24.11.2020
[308] IQM Demenz. Das Integrierte Qualitätsmanagementsystem – Demenz für stationäre Einrichtungen. Im Internet: https://www.iqm-demenz.de/; Stand: 24.11.2020
[309] Isfort M. Der Versuch einer Ordnung von Instrumentenarten. In: Bartholomeyczik S, Halek M, Hrsg. Assessmentinstrumente in der Pflege. Möglichkeiten und Grenzen. Wittener Schriften, Hannover: Schlütersche Pflege; 2004: 213f
[310] Ivemeyer D, Zerfaß R. Demenztests in der Praxis. Ein Wegweiser. 2. Aufl. München: Urban u. Fischer; 2006
[311] Jacobi F, Höfler M, Strehle J et al. Psychische Störungen in der Allgemeinbevölkerung – Studie zur Gesundheit Erwachsener in Deutschland und ihr Zusatzmodul Psychische Gesundheit (DEGS 1-MH). Nervenarzt 2015; 85: 77–87
[312] Jens T. Demenz. Abschied von meinem Vater. Gütersloh: Gütersloher Verlagshaus; 2009
[313] Jonas I. Wenn die Welt abhanden kommt. Altenpflege 2011; 36: 36–37
[314] Kaiser G. Wohnformen und Bauvorschriften, Wohnen im Alter, Wohin geht die Reise? Fachzeitschrift Rhw management 2/2017
[315] Kämmer K. Pflegemanagement in Altenpflegeeinrichtungen. Hannover: Schlütersche; 2008
[316] Kämmer K. Die neue Pflegedokumentation, Das Management Handbuch für den optimalen Umstieg. Hannover: Schlütersche Verlagsgesellschaft; 2017
[317] Kämmer K, Huhn S. Hilfe für die Helfer. Altenpflege 2002; 3: 43f
[318] Karaca I, Wagner H, Ramirez A. Die Genetik der Alzheimer-Krankheit. In: Jessen F, Hrsg. Handbuuch Alzheimer-Krankheit. Berlin: DeGruyter; 2018: 86–123
[319] Karwath BS. Rituale offenbaren Unsagbares. Lebendige Seelsorge 2011; 4: 251–254
[320] Kast V. Was wirklich zählt, ist das gelebte Leben. Die Kraft des Lebensrückblicks. Freiburg: Kreuz; 2010
[321] Kaufmann P, Trachsel M, Walther C. Sterbefasten. Stuttgart: Kohlhammer; 2020
[322] Kemper J, Zulley J. Gestörter Schlaf im Alter. München: MMV Medizin; 1994
[323] Kessler J. DemTect: Ein neues Screening. Verfahren zur Unterstützung der Demenzdiagnostik. Psycho 2000; 26: 343f
[324] Kielhofner G, Marotzky U, Mentrup C. Model of human occupation (Moho). Grundlagen für die Praxis. Berlin/Heidelberg: Springer; 2005
[325] Kipp J, Trilling A. Kunst-, Musik- und Tanztherapie im Alter – eine Annäherung. In: Psychotherapie im Alter. Forum für Psychotherapie, Psychiatrie, Psychosomatik und Beratung 2006: 3: 7–21
[326] Kitwood T. Demenz: Der person-zentrierte Ansatz im Umgang mit verwirrten Menschen. 8. Aufl. Bern: Hogrefe; 2019
[327] Klie T. Pflegeversicherung. Hannover: Vincentz; 2003
[328] Klie T. Echte WGs sind rar gesät. Altenheim. Lösungen fürs Management 2018; 57: 16–18
[329] Kluge F. Etymologisches Wörterbuch der deutschen Sprache. 25. Aufl. herausgegeben von E. Seebold Berlin: De Gruyter; 2011
[330] Knels C. Sprachtherapie bei Demenz in Deutschland. Was haben wir, was brauchen wir. Forum Logopädie 2017; 31: 30–33
[331] Knoll F. Paradigmen der Krankenhausseelsorge – was brauchen wir für die Zukunft? Seelsorge in der Spannung zwischen eigener Sendung, Spiritual Care und Personalreduktion. In: Hagen T, Groß N, Jacobs W, Seidl C, Hrsg. Seelsorge im Krankenhaus und Gesundheitswesen. Freiburg: Herder; 2017: 56–74
[332] Knoll F. Mensch bleiben! Lehrbuch Anthropologie, Ethik und Spiritualität für Pflegeberufe. Stuttgart: Kohlhammer; 2020
[333] Kohlen H. Ethische Fragen der Pflegepraxis im Krankenhaus und Möglichkeiten der Thematisierung. Ethik in der Medizin 2019; 4: 325–343
[334] Kolanowski AM. An overview of the Need-Driven Dementia-Compromised Behavior Model. Journal of Gerontological Nursing 1999; 25: 7–9

[335] Konrad M, Rosemann M. Betreutes Wohnen, Mobile Unterstützung zur Teilhabe, Basiswissen. Köln: Psychiatrie Verlag; 2016

[336] Kooperation für Transparenz und Qualität im Gesundheitswesen (KTQ). Das KTQ-Verfahren. Im Internet: https://www.ktq.de/index.php?id=9; Stand: 24.11.2020

[337] Köpke S, Möhler R, Abraham J et al. Leitlinie FEM – Evidenzbasierte Praxisleitlinie Vermeidung von freiheitseinschränkenden Maßnahmen in der beruflichen Altenpflege (2015) Im Internet: http://www.leitlinie-fem.de/download/LL_FEM_2015_Internet_gesamt.pdf; Stand: 24.11.2020

[338] Koppitz A, Bosshard G, Schuster DH et al. Type and course of symptoms demonstrated in the terminal and dying phases by people with dementia in nursing homes. Z Gerontol Geriatr 2015; 48: 176–183

[339] Kornadt HJ, Zumkley-Münkel C, Zumkley H. Aggressionsmotiv und Aggressionshemmung I. Bern: Huber; 1993

[340] Kornadt HJ. Aggression: Die Rolle der Erziehung in Europa und Ostasien. Wiesbaden: VS Verlag für Sozialwissenschaften; 2010

[341] Kovach CR, Noonan PE, Schlidt AM et al. The Serial Trial Intervention: an innovative approach to meeting needs of people with dementia. J Gerontol Nurs 2006; 32: 18–36

[342] Kovach CR, Noonan PE, Schlidt AM et al. A model of consequences of need-driven, dementia-compromised behavior. J Nurs Scholarsh 2015; 37: 134–140

[343] Krankenpflegelehrbuch. 17. Aufl. Stuttgart: Thieme; 1950

[344] Krebs-Roubicek E. Jeder sechste Patient in der Alterspsychiatrie leidet unter Alkoholabhängigkeit. Sucht Magazin 2003; 29: 9f

[345] Kremeike K, Frerich G, Romotzky V et al. The desire to die in palliative care: a sequential mixed methods study to develop a semi-structured clinical approach. BMC Palliat Care 2020; 19: 49

[346] Kremeike K, Galushko M, Frerich G et al. The Desire to Die in Palliative care: Optimization of Management (DEDIPOM) – a study protocol. BMC Palliat Care 2018; 17: 30

[347] Kremeike K, Perrar KM, Lindner R et al. Todeswünsche bei Palliativpatienten – Hintergründe und Handlungsempfehlungen. Z Palliativmed 2019; 20: 323–335

[348] Krietenstein U. „Ältere Leute können selber probieren, wie sie wohnen wollen" KDA-Architekt Holger Stolarz zu neuen, gemeinschaftlichen Wohnprojekten. ProAlter 1999; 3: 80

[349] Kubny B. Ergotherapie im Arbeitsfeld Psychiatrie. 4. Aufl. Stuttgart: Thieme; 2020

[350] Kuhlmann A. Case Management für demenzkranke Menschen. Münster: LitVerlag; 2005

[351] Kunz I, Dreher M, Schmidt V et al. Alkohol- und Benzodiazepin-Konsum bei älteren und hochbetagten Menschen – Ergebnisse aus dem INTERREG-Projekt Alter und Sucht. Suchttherapie 2014; 15: 105–112

[352] Kuratorium Deutsche Altershilfe. Farbe ins Heim. Farbvorschläge des Kuratoriums Deutsche Altershilfe. Köln: Kuratorium Deutsche Altershilfe; 1997

[353] Kurz, A. Psychosoziale Interventionen bei Demenz. Nervenarzt 2013; 84: 93–105

[354] Kurz A, Jansen S, Tenge B. Gerontopsychiatrische Versorgungsstrukturen. In: Förstl H, Hrsg. Lehrbuch der Gerontopsychiatrie und -psychotherapie. 2. Aufl. Stuttgart: Thieme; 2003

[355] Kuske B, Gövert U, Wolff C et al. Früherkennung von Demenzerkrankungen bei Menschen mit geistiger Behinderung mit psychometrischen Instrumenten. In: Müller S, Gärtner C, Hrsg. Lebensqualität im Alter. Wiesbaden: Springer VS; 2016: 141f

[356] Kutschke A. Reizarmut macht krank. Pflege ambulant 2001; 3: 14f

[357] Kutschke A. Sucht – Alter – Pflege, Praxishandbuch für die Pflege suchtkranker aller Menschen. Bern: Huber; 2012

[358] Kutschke A. Wieviel Schutz ist richtig? Altenpflege 2020; 11f

[359] Landeszentrum Gesundheit NRW. Qualitätsdimensionen in der Gesundheitsförderung und Prävention: Planungs-, Struktur-, Prozess- und Ergebnisqualität (2018). https://www.lzg.nrw.de/ges_foerd/qualitaet/basiswissen/qualitaets-dimensionen/index.html; Stand: 24.11.2018

[360] Lange C, Manz K, Kuntz B. Alkoholkonsum bei Erwachsenen in Deutschland: Riskante Trinkmengen. Journal of Health Monitoring 2017; 2: 66–73

[361] Lauster U. Konzentrationsspiele in der 1. und 2. Klasse. München: Lentz; 2006

[362] Lautenbacher S, Kunz M. Physiologische Veränderungen in der Schmerzwahrnehmung Schmerztherapie beim älteren Menschen. Berlin/Boston: Walter de Gruyter GmbH. 2016; 1: 27–54

[363] Lebert F, Stekke W, Hasenbroekx C et al. Frontotemporal dementia: a randomised, controlled trial with trazodone. Dement Geriatr Cogn Disord 2004; 17: 355–359

[364] Lehmann P, Hrsg. Psychopharmaka absetzen: Erfolgreiches Absetzen von Antipsychotika, Antidepressiva, Phasenprophylaktika, Ritalin und Tranquilizern 5. Berlin: Peter Lehmann Antipsychiatrieverlag; 2019

[365] Lehr U. „Alter ist anders" – Älterwerden in unserer Zeit – Herausforderung und Chance. Ergotherapie und Rehabilitation 2011; 1

[366] Liermann B. Kunst- und Gestaltungstherapie in der Gerontopsychiatrie. Psychotherapie im Alter. Forum für Psychotherapie, Psychiatrie, Psychosomatik und Beratung 2006: 3: 23–33

[367] Lindau ST, Schumm LP, Laumann EO et al. A study of sexuality and health among older adults in the United States. N Engl J Med 2007; 357: 762–774

[368] Littbrand H, Stenvall M, Rosendahl E. Applicability and effects of physical exercise on physical an cognitive Functions an activities of daily living among people with dementia: a systematic review. American Journal of Physical medicine & Rehabilitation 2011; 90: 495–518

[369] Lomen-Hoerth C, Anderson T, Miller B. The overlap of amyotrophic lateral sclerosis and frontotemporal dementia. Neurology 2002; 59: 1077–1079

[370] Lorenzen H. Demographische Alterung unserer Gesellschaft – Chancen und Gefahren für die Ergotherapie. Ergotherapie und Rehabilitation 2004; 4: 19

[371] Lottmann R, Lautmann R. Queer und Alter(n) – zum Forschungsstand. In: Schmidt F, Schondelmayer AC, Schröder UB, Hrsg. Selbstbestimmung und Anerkennung sexueller und geschlechtlicher Vielfalt. Wiesbaden: Springer Fachmedien; 2015

[372] Lukas A, Niederecker T, Gunther I et al. Self- and proxy report for the assessment of pain in patients with and without cognitive impairment: experiences gained in a geriatric hospital. Z Gerontol Geriatr 2013; 46: 214–221

[373] Maciejewski B, Sowinski C, Besselmann K, Rückert W. Qualitätshandbuch Leben mit Demenz. Köln: Kuratorium Deutsche Altershilfe; 2001

[374] Mader P, Gassmann R. Suchterkrankungen im Alter: Erkennen und Ansprechen! ProAlter 2006; 6: 6f

[375] Maercker A. Formen des Lebensrückblicks. In: A. Maercker, S. Forstmeier, Hrsg. Der Lebensrückblick in Therapie und Beratung. Berlin/Heidelberg: Springer; 2013

[376] Maercker A. Psychologie des höheren Lebensalters. In Maercker A, Hrsg. Alterspsychotherapie und klinische Gerontopsychologie. 2. Aufl. Berlin/Heidelberg: Springer; 2015; 3–42

[377] Mahoney FI, Barthel DW. Functional Evaluation. The Barthel Index. Maryland State Medical Journal 1965; 14: 61f

[378] Maio G. Mittelpunkt Mensch. Lehrbuch Ethik in der Medizin. Stuttgart: Schattauer; 2017

[379] Mall W. Kommunikation ohne Voraussetzungen mit Menschen mit schwersten Behinderungen. 6. überarbeitete Aufl. Heidelberg: Universitätsverlag Winter; 2008

[380] Mall W. Sensomotorische Lebensweisen: Wie erleben Menschen mit geistiger Behinderung sich und ihre Umwelt?. Heidelberg: Universitätsverlag Winter; 2014

[381] Mall W. Basale Kommunikation, Kommunikation ohne Voraussetzung. Im Internet: https://www.basale-kommunikation.ch/bk_referat.html; Stand: 24.11.2020

[382] Malteser. Ethische Fallbesprechung. Eine interdisziplinäre Form klinischer Ethikberatung (2005). Im Internet: https://www.malteser.de/fileadmin/Files_sites/Fachbereiche/Krankenhaeuser/Downloads/ethische_fallbesprechung.pdf; Stand: 24.11.2020

[383] Mandel, S. Ratgeber Schluckstörungen. Im Internet: https://www.schluckstoerungen.com/; Stand: 24.11.2020

[384] Manthey M. Primary Nursing: Ein personenbezogenes Pflegesystem. Bern: Huber; 2011

[385] Markwardt F. Bau und Funktion. In: Gekle M, Wischmeyer E, Gründer S et al., Hrsg. Taschenlehrbuch Physiologie. 2. Aufl. Stuttgart: Thieme; 2015

[386] Maseda A, Sánchez A, Marante MP et al. Effects of Multisensory Stimulation on a Sample of Institutionalized Elderly People With Dementia Diagnosis: A Controlled Longitudinal Trial. American Journal of Alzheimer's Disease & Other Dementias Am J Alzheimers 2014 Aug; 29: 463–73

[387] McCaffery M. Nursing Practice Theories Related to Cognition, Bodily Pain, and Man-environment Interactions. Los Angeles: University of California Students Store; 1968

[388] Medizinischer Dienst des Spitzenverbandes Bund der Krankenkassen (MDS). Grundsatzstellungsnahme Pflegeprozess und Dokumentation (2005). Im Internet: https://www.mds-ev.de/fileadmin/dokumente/Publikationen/SPV/Grundsatzstellungnahmen/30_Pflegeprozess_Dok_2005.pdf; Stand: 10.12.2020

[389] Medizinischer Dienst des Spitzenverbandes Bund der Krankenkassen (MDS). Grundsatzstellungnahme Essen und Trinken im Alter, Ernährung und Flüssigkeitsversorgung älterer Menschen (2014). Im Internet: https://www.mds-ev.de/fileadmin/dokumente/Publikationen/SPV/Grundsatzstellungnahmen/MDS_Grundsatzstellungnahme_EssenTrinken_im_Alter_Mai_2014.pdf; Stand: 24.11.2020

[390] Medizinischer Dienst der Krankenkassen (MDS). Richtlinien des GKV-Spitzenverbandes zur Feststellung der Pflegebedürftigkeit nach dem XI. Buch des Sozialgesetzbuches. 2017. Im Internet: https://www.mds-ev.de/fileadmin/dokumente/Publikationen/SPV/Begutachtungsgrundlagen/17-07-17_BRi_Pflege.pdf; Stand: 15.11.2020

[391] Medizinischer Dienst der Spitzenverbände der Krankenkassen (MDS). Qualitätsprüfungsrichtlinien (2019a). Im Internet: https://www.mds-ev.de/richtlinien-publikationen/pflegeversicherung/qualitaetspruefungen-rechtliche-grundlagen.html?tx_mdsbestellsystem_frontend%5B%40widget_0%5D%5BcurrentPage%5D=2&cHash=b30bb7d28d8b348235ca0a9f10879a83; Stand: 24.11.2020

[392] Medizinischer Dienst der Spitzenverbände der Krankenkassen (MDS). Richtlinien des GKV-Spitzenverbandes zur Feststellung der Pflegebedürftigkeit nach dem XI. Buch des Sozialgesetzbuches (2019b). Im Internet: https://www.mdk.de/fileadmin/MDK-zentraler-Ordner/Downloads/01_Pflegebegutachtung/2019-11_BRi_Pflegegutachtung.pdf; Stand: 24.11.2020

[393] Medizinischer Dienst des Spitzenverbandes Bund der Krankenkassen (MDS). Das neue Begutachtungsinstrument der sozialen Pflegeversicherung, Die Selbstständigkeit als Maß der Pflegebedürftigkeit. Im Internet: https://www.mds-ev.de/uploads/media/downloads/Fachinfo_PSG_II_01.pdf; Stand: 11.11.2020

[394] Medizinischer Dienst der Spitzenverbände der Krankenkassen (MDS) & GKV-Spitzenverband. Qualitätsprüfungs-Richtlinien Transparenzvereinbarung. Grundlagen der Qualitätsprüfungen nach den §§ 114 ff SGB XI. Teil 2 – Stationäre Pflege (2018). Im Internet: https://www.mds-ev.de/fileadmin/dokumente/Publikationen/SPV/PV_Qualitaetspruefung/_18-04-13_QPR_Teil_2_PTVS_FIN.pdf; Stand: 24.11.2020

[395] Meier R. Indikationen-Set für Seelsorge entwickelt. Schweizerische Ärztezeitung 2019; 33: 1084–1086

[396] Meier SC, Labuski CM. The demographics of the transgender population. In: Baumle, AK, Hrsg. International handbooks of population: Vol. 5. International handbook on the demography of sexuality. Wiesbaden: Springer Science + Business Media; 2013

[397] Meleis A. Pflegetheorien. Bern: Huber; 1999

[398] Meyer C, O'Keefe F. Non-pharmacological interventions for people with dementia: a review of the reviews dementia. Dementia 2020; 19: 1927–1954

[399] Meyer H. Traditionelle und evolutionäre Erkenntnistheorie. Hildesheim: Olms; 2000

[400] Miethe I. Biografiearbeit. Lehr- und Handbuch für Studium und Praxis. 3. Aufl. Weinheim/Basel: Beltz Juventa; 2017

[401] Miller WR, Rollnick S. Motivierende Gesprächsführung. 3. Aufl. Freiburg: Lambertus; 2015

[402] Ministerium für Gesundheit, Emanzipation, Pflege und Alter des Landes Nordrhein-Westfalen. Der alte Mensch im OP. Praktische Anregungen zur besseren Versorgung und Verhinderung eines perioperativen Altersdelirs (2012). Im Internet: https://www.dkgev.de/fileadmin/default/Mediapool/2_Themen/2.3_Versorgung-Struktur/2.3.6_Versorgungsformen /2.3.6.8._Demenz/Best-Practice/MGEPA-Broschuere_Der_alte_Mensch_im_OP.pdf; Stand: 24.11.2020

[403] Ministerium für Gesundheit, Emanzipation, Pflege und Alter NRW. Landeseinheitlicher Rahmenprüfkatalog zur Qualitätssicherung von Wohn- und Betreuungsangeboten nach § 14 des Wohn- und Teilhabegesetzes (WTG), Teil 3 Anbieterverantwortete Wohngemeinschaften. Im Internet: http://www.pflege-gt.de/uploads/Pruefber_WTG/Wohngruppe/Katalog_Wohngruppe.pdf; Stand: 24.11.2020

[404] Ministerium für Heimat, Kommunales, Bau und Gleichstellung NRW. Definition Quartier. Im Internet: http://www.aq-nrw.de/quartier-gestalten/prozessmodul/uebersicht-prozessmodul/definition-des-quartiers/?schluessel=wie#wie; Stand: 24.11.2020

[405] Mitchell G, McCormack B, McCance T. Therapeutic use of dolls for people living with dementia: A critical review of the literature. Dementia 2016, 15: 976–1001

[406] Mitchell SL, Teno JM, Kiely DK et al. The clinical course of advanced dementia. The New England Journal of Medicine 2009; 361: 1529–1538

[407] Möhler R, Richter T, Kopke S et al. Interventions for preventing and reducing the use of physical restraints in long-term geriatric care – a Cochrane review. J Clin Nurs 2012; 21: 3070–3081

[408] Mohr C. Ergotherapie bei Demenz – Progression verzögern. ergopraxis 2008; 01: 20–23

[409] Möller HJ, Laux G, Deister A. Psychiatrie, Psychosomatik und Psychotherapie. 6. Aufl. Stuttgart: Thieme; 2015

[410] Moosbach D. Angst. Im Internet: https://www.wortbedeutung.info/Angst/; Stand: 27.11.2020

[411] Moosbach D. Besorgnis. Im Internet: https://www.wortbedeutung.info/Besorgnis/; Stand: 27.11.2020

[412] Moosbach D. Furcht. Im Internet: https://www.wortbedeutung.info/Furcht/; Stand: 27.11.2020

[413] Moosbach D. Panik. Im Internet: https://www.wortbedeutung.info/Panik/; Stand: 27.11.2020

[414] Moosbach D. Schreck. Im Internet: https://www.wortbedeutung.info/Schreck/; Stand: 27.11.2020

[415] Morgan K, Closs JS. Schlaf – Schlafstörungen – Schlafförderung. Ein Handbuch für die Pflegepraxis. Bern: Huber; 2000

[416] Morrison RS, Siu AL. A comparison of pain and its treatment in advanced dementia and cognitively intact patients with hip fracture. J Pain Symptom Manage 2000; 19: 240–248

[417] Mühlig S, Wolter DK. Psychische und Verhaltensstörungen durch psychotrope Substanzen/Sucht und Substanzstörungen im Alter. In: Klöppel St, Jessen F, Hrsg. Praxishandbuch Gerontopsychiatrie und -psychotherapie. 2. Aufl. München: Elsevier; 2021: 201–234

[418] Müller U, Bertram L. Die Genetik der Alzheimer-Krankheit. 2016. Im Internet: https://www.deutsche-alzheimer.de/fileadmin/alz/pdf/factsheets/infoblatt4_genetik_dalzg.pdf; Stand: 24.11.2020

[419] Muthesius D. Gefühle altern nicht. Musiktherapie mit dementen Patienten. In: Deutsche Alzheimer Gesellschaft, Hrsg. Fortschritte und Defizite im Problemfeld Demenz. Referate auf dem 2. Kongress der Deutschen Alzheimer Gesellschaft, Berlin 9.–11. September 1999. Berlin: DAlzG; 2000: 167f

[420] National Research Council (US), Committee on Diet and Health. Diet and Health: Implications for Reducing Chronic Disease Risk. Washington (DC): National Academies Press (US; 1989). Im Internet: https: //www.nal.usda.gov/sites/default/files/fnic_uploads/Diet_Health_Implications_Reducing_Chronic_Disease_Risk.pdf; Stand: 24.11.2020

[421] Navazio F, Timiras PS. Healthful Aging: Nutrition and Exercise and Experimental Strategies in Dietary Restriction. In: Timiras PS. Hrsg. Physiological Basis of Aging and Geriatrics. 3. Aufl. Florida: CRC Press Boca Raton; 2003: 415f

[422] Needham I, Sauter D. Aggression und Gewalt. In: Sauter D, Abderhalden C, Needham I, Wolff S, Hrsg. Lehrbuch Psychiatrische Pflege. 3. Aufl. Bern: Huber; 2011; 619–640

[423] Nordhausen T, Abraham J, Kupfer R et al. Freiheitseinschränkung aus Sicht der Interessenvertretungen von Pflegeheimbewohnerinnen und -bewohnern – eine qualitative Studie. Pflege 2019 Jun;32: 147–156

[424] Nullbarriere.de (HyperJoint GmbH). DIN 77800 Betreutes Wohnen. Im Internet: https://nullbarriere.de/din77800_betreutes_wohnen.htm, Stand: 24.11.2020

[425] Nydahl P, Bartoszek G. Basale Stimulation – Neue Wege in der Pflege Schwerstkranker. 7. Aufl. München: Urban & Fischer; 2020

[426] O'Keeffe S. Delir-Prävention. In: Lindesay J, Maconald A, Rockwood K, Hrsg. Akute Verwirrtheit – Delir im Alter. Bern: Huber; 2009: 271–316

[427] Oerter R, Montada L, Hrsg. Entwicklungspsychologie. 5. Aufl. Weinheim: Beltz PVU; 2002

[428] Olbrich E, Otterstedt C. Menschen brauchen Tiere. Stuttgart: Kosmos; 2003

[429] Oluwasayo Ijaopo E, Oluwasolape Ijaopo R. Tube Feeding in Individuals with Advanced Dementia: A Review of Its Burdens and Perceived Benefits. J aging res 2019; 12: 1–16

[430] Ostgathe C, Gaertner J, Voltz R. Cognitive failure in end of life. Curr Opin Support Palliat Care 2008; 2: 187–912

[431] Oswald WD. Kognitive und körperliche Aktivität – ein Weg zur Erhaltung von Selbstständigkeit und zur Verzögerung demenzieller Prozesse? Zeitschrift für Gerontopsychologie und -psychiatrie 2004; 3: 147f

[432] Oswald WD. Training gegen Alzheimer. Freiburg im Breisgau: Kreuz; 2011

[433] Palm R, Trutschel D, Sorg CGG et al. Quality of Life in People With Severe Dementia and Its Association With the Environment in Nursing Homes: An Observational Study. Gerontologist 2019; 4: 665–674

[434] Peplau H. Interpersonale Beziehungen in der Pflege. Ein konzeptualer Bezugsrahmen für eine psychodynamische Pflege. Basel: Recom; 1995

[435] Perneczky R. Persönlichkeitsstörungen im Alter. In: Klöppel St, Jessen F, Hrsg. Praxishandbuch Gerontopsychiatrie und -psychotherapie. 2. Aufl. München: Elsevier; 2021: 319–325

[436] Perrar KM. Snoezelen – ein Betreuungsangebot auch für alte und hochbetagte Menschen?. Ergotherapie und Rehabilitation 2003a; 12: 5–11

[437] Perrar KM. Snoezelen – ein Betreuungsangebot auch für alte und hochbetagte Menschen? Ergotherapie und Rehabilitation 2003b; 12: 13f

[438] Perrar KM. Angehörige als Partner im multiprofessionellen Team – Fallkonferenzen in der Altenpflege. In: Deutsche Alzheimer Gesellschaft, Hrsg. Keine Zeit verlieren. Referate aus dem 4. Kongress der Deutschen Alzheimer Gesellschaft Lübeck. Berlin: DAG; 2005a: 231f

[439] Perrar KM. Gerontospychiatrie und Sterbebegleitung. Hospizzeitschrift, Sonderausgabe 2005b; 1: 15

[440] Perrar KM. Hospizliche und palliativmedizinische Begleitung von Menschen mit Demenz in ihrer letzten Lebensphase. In: Nübel G, Kuhlmann P, Meißnest B, Hrsg. Leben bis zuletzt. Das Ende neu entdecken. Frankfurt: Mabuse; 2007a: 147f

[441] Perrar KM. Die Begleitung Demenzkranker in ihrer letzten Lebensphase aus palliativmedizinischer Sicht. In: Deutsche Alzheimergesellschaft, Hrsg. Demenz – eine Herausforderung für das 21. Jahrhundert. Referate auf dem internationalen Kongress von Alzheimer's Disease. Berlin: DAG 2007b: 469f

[442] Perrar KM. Demenz und Hospiz. Eine gerontopsychiatrische Sicht. Die Hospiz-Zeitschrift. Fachforum für Palliative Care 2008a; 36: 4f

[443] Perrar KM. Humorvolle Kommunikation in der Gerontopsychiatrie. In: Nübel G, Kuhlmann P, Meißnest B, Hrsg. Alter Tage schwere Last. Trauer und Depression im Alter. Frankfurt: Mabuse; 2008b 73f

[444] Perrar KM, Golla H, Voltz R. Medikamentöse Behandlung des Delirs bei Palliativpatienten. Eine systematische Literaturübersicht. Schmerz 2013; 27: 190–198

[445] Perrar KM, Rüsing D. 10 Regeln für den Einsatz von Psychopharmaka. pflegen: Demenz 2006; 1: 24f

[446] Perrar KM, Schmidt H, Eisenmann Y et al. Needs of people with severe dementia at the end-of-life: A systematic review. J Alzheimers Dis 2015; 43: 397–413

[447] Perrar KM, Sirsch E, Kutschke A. Gerontopsychiatrie für Pflegeberufe. 2.Aufl. Stuttgart: Thieme; 2011

[448] Perrar KM, Voltz R, Schmidt H, Eisenmann Y. Abschlussbericht für das Forschungsprojekt „Entwicklung eines Krisenkatalogs zur Erfassung palliativer Bedürfnisse von Menschen mit fortgeschrittener Demenz in der stationären Altenhilfe (2015). Im Internet: https://palliativzentrum.uk-koeln.de/forschung/neuro-palliativ/entwicklung-arbeitshilfe-demenz/; Stand: 24.11.2020

[449] Perrar KM, Voltz R, Schmidt H, Eisenmann Y. Kölner Arbeitshilfe zur bedürfnisorientierten Versorgung von Menschen mit schwerer Demenz (2017). Im Internet: https://palliativzentrum.uk-koeln.de/forschung/neuro-palliativ/implementierung-arbeitshilfe-bei-demenz/; Stand: 19.11.2020

[450] Perspektive Demenz (Klee-Reiter B). Demenz-Balance Modell. Im Internet: https://perspektive-demenz.de/demenz-balance-modell/; Stand: 24.11.2020

[451] Pflege.de (web care LBJ GmbH). Betreutes Wohnen. Im Internet: https://www.pflege.de/altenpflege/betreutes-wohnen/; Stand: 24.11.2020

[452] Philipp-Metzen E, Schönhof B. Autofahren und Demenz. Inforamtionsblatt 19 der DAlzG (2017). Im Internet: http://www.deutsche-alzheimer.de/fileadmin/alz/pdf/factsheets/Infoblatt19_Autofahren_und_Demenz.pdf; Stand: 24.11.2020

[453] Pickel G. Konfessionslose – Kirchenfern, indifferent, religionslos oder atheistisch? In: Siegers P, Schulz S, Hochman O, Hrsg. Einstellungen und Verhalten der deutschen Bevölkerung. Wiesbaden: Springer; 2018: 123–153

[454] Piontek D, Atzendorf J, Gomes de Matos E et al. Kurzbericht Epidemiologischer Suchtsurvey 2015. Tabellenband: Medikamenteneinnahme und Hinweise auf klinisch relevanten Medikamentengebrauch nach Geschlecht und Alter im Jahr 2015. München: IFT Institut für Therapieforschung; 2016

[455] Prinzinger R. Das Geheimnis des Alterns. Frankfurt: Campus; 1996

[456] Programm für Nationale Versorgungsleitlinien. Rechtliche Aspekte. Leitlinien als Entscheidungshilfen. Im Internet: https://www.leitlinien.de/leitlinien-grundlagen/rechtliche-aspekte/#; Stand: 26.11.2020

[457] Puchalski C. Spiritual Care – Practical tools. Dies: A time for listening and caring. New York: Oxford University Press; 2006: 229–251

[458] Rabe M. Dumm gelaufen – und was dann? Intensiv 1998; 6: 217–221

[459] Rabe M. Ethik in der Pflegeausbildung. 2. Aufl. Bern: Hogrefe; 2017

[460] Rabenschlag F, Needham I. Recovery. In: Sauter D, Abderhalden C, Needham I, Wolff S, Hrsg. Lehrbuch Psychiatrische Pflege. 3. Aufl. Bern: Huber; 2011: 870–891

[461] Radebold H. Die dunklen Schatten unserer Vergangenheit. Stuttgart: Klett-Cotta; 2005

[462] Radzey B. Lebenswelt Pflegeheim. Eine nutzerorientierte Bewertung von Pflegeheimbauten für Menschen mit Demenz. Frankfurt am Main: Mabuse; 2014

[463] Rahmenvertrag zwischen DVE und den Ersatzkassen. Im Internet: https://www.vdek.com/vertragspartner/heilmittel/rahmenvertrag/_jcr_content/par/download_18/file.res/Rahmenvertrag Ergotherapeuten.pdf; Stand: 24.11.2020

[464] Reichies F. Religiös-spirituelle Dimension bei psychischen Krankheiten – Depression: positive und negative Auswirkungen religiösen Erlebens. Spiritual Care 2017; 1: 31–35

[465] Reisberg B, Ferris SH, de Leon MJ et al. Global Deterioration Scale (GDS). Psychopharmacol Bull 1988; 24: 661–663

[466] Remmers H. Zur Bedeutung biografischer Ansätze in der Pflegewissenschaft. Zeitschrift für Gerontologie und Geriatrie 2006; 39: 183–191

[467] Reppermund S, Trollor JN. Successful ageing for people with an intellectual Disability. Curr Opin Psychiatry 2016; 29: 149–154

[468] Richard N. Wertschätzende Begegnungen – integrative Validation (IVA). In: Dürrmann P, Hrsg. Besondere stationäre Dementenbetreuung. Hannover: Vincentz; 2001

[469] Riecher-Rössler A. Spät beginnende schizophrene und paranoide Psychosen. In: Förstl H, Hrsg. Lehrbuch der Gerontopsychiatrie und -psychotherapie. 2. Aufl. Stuttgart: Thieme; 2003: 414f

[470] Riedel-Heller SG, Busse A, Angermeyer MC. The state of mental health in old-age across the „old" European Union – a systematic review. Acta Psychiatr Scand. 2006; 113: 388–401

[471] Riedel-Heller SG, Luck T. Epidemiologie gerontopsychiatrischer Erkrankungen. In: Klöppel St, Jessen F, Hrsg. Praxishandbuch Gerontopsychiatrie und -psychotherapie. 2. Aufl. München: Elsevier; 2021: 7–14

[472] Riemann D, Baum E, Cohrs S et al. S3-Leitlinie Nicht erholsamer Schlaf/Schlafstörungen, Kapitel „Insomnie bei Erwachsenen", Update 2016. Somnologie 2017; 21: 2–44

[473] Rinckens S. „Eine Ausrede findet sich immer!" Die subjektive Rückfallbegründung alkoholabhängiger Patienten. Bonn: Psychiatrie-Verlag; 2003

[474] Ringel E. Der Selbstmord. Abschluß einer krankhaften Entwicklung. Wien/Düsseldorf: Maudrich; 1953

[475] Robert Koch Institut (RKI). Das Unfallgeschehen bei Erwachsenen in Deutschland (2013). Im Internet: https://www.rki.de/DE/Content/Gesundheitsmonitoring/Gesundheitsberichterstattung/GBEDownloadsB/unfallbericht_geda.html; Stand: 24.11.2020

[476] Robert Koch Institut (RKI). Gesundheit in Deutschland aktuell (GEDA). Im Internet: https://www.rki.de/DE/Content/Gesundheitsmonitoring/Studien/Geda/Geda_2014_inhalt.html; Stand: 22.11.2020

[477] Romero B. Selbst-Erhaltungs-Therapie (SET): Betreuungsprinzipien, psychotherapeutische Interventionen und Bewahren des Selbstwissens bei Alzheimer Kranken. In: Weis S, Weber G, Hrsg. Handbuch Morbus Alzheimer. Neurobiologie, Diagnose, Therapie. Weinheim: Beltz; 1997: 1209f

[478] Romero B. Selbsterhaltungstherapie. Konzept, klinische Praxis und bisherige Ergebnisse. Zeitschrift für Gerontopsychologie und -psychiatrie 2004; 2: 119f

[479] Roper N, Logan WW, Tierney A. Die Elemente der Krankenpflege. Basel: Recom; 1993

[480] Röseler V. Professionelle Pflege bei Zwangsstörungen, better care. Köln: Psychiatrie Verlag; 2015

[481] Rothgang H, Hasseler M, Fünfstück M et al. Das NBA funktioniert. Altenheim 2015; 54(8): 20–25

[482] Royal College of Nursing. When someone asks for your assistance to die. RCN guidance on responding to a request of hasten death (2011). Im Internet: https://www.rcn.org.uk/professional-development/publications/pub-005822; Stand: 24.11.2020

[483] Rumpf HJ. Diagnostik von alkoholbezogenen Störungen im Alter. Zeitschrift für Gerontopsychologie und -psychiatrie 2006; 19: 201f

[484] Rumpf HJ, Hapke U, John U. Lübecker Alkoholabhängigkeits- und Missbrauchs-Screening Test (Last). Manual. Göttingen: Hogrefe; 2001

[485] Rumpf HJ, Weyerer S. Suchterkrankungen im Alter. In: Deutsche Hauptstelle für Suchtfragen, Hrsg. Jahrbuch Sucht 2006. Geesthacht: Neuland; 2006: 189–199

[486] Ruthemann U. Aggression und Gewalt im Altenheim: Verständnishilfen und Lösungswege für die Praxis. Basel: Recom; 1993

[487] Ryan DJ, O'Regan NA, Caoimh RO et al. Delirium in an adult hospital population: Predictors, prevalence and detection. BMJ open 2013; 3

[488] Sachweh S. Noch ein Löffelchen? Effektive Kommunikation in der Altenpflege. Bern: Huber; 2002

[489] Sachweh S. Spurenlesen im Sprachdschungel. Kommunikation und Verständigung mit demenzkranken Menschen. 2. Aufl. Bern: Hogrefe; 2019

[490] Sackett DL, Rosenberg WM, Gray JA et al. Evidence based medicine: what it is and what it isn't. BMJ 1996; 312: 71–72

[491] Sampson EL, Candy B, Davis S et al. Living and dying with advanced dementia: A prospective cohort study of symptoms, service use and care at the end of life. Palliat Med 2018; 32: 668–681

[492] Sampson EL, Gould V, Lee D et al. Differences in care received by patients with and without dementia who died during acute hospital admission: a retrospective case note study. Age Ageing 2006; 35: 187–189
[493] Sánchez A, Milla´n-Calenti JC, Lorenzo-López L et al. Multisensory Stimulation for People with Dementia: A Review of the Literature. Am J Alzheimers Dis Other Demen 2012; 28: 7–14
[494] Sartorius A, Fröhlich L. Nicht invasive Hirnstimulation. In: Klöppel St, Jessen F, Hrsg. Praxishandbuch Gerontopsychiatrie und -psychotherapie. 2. Aufl. München: Elsevier; 2021: 103–111
[495] Sauter D. Grundlagen der Psychiatrie. In: Sauter D, Abderhalden C, Needham I, Wolff S, Hrsg. Lehrbuch Psychiatrische Pflege. 3. Aufl. Bern: Huber; 2011: 82–109
[496] Schaade G. Ergotherapie bei Demenzkranken. 5. Aufl. Berlin/Heidelberg: Springer; 2012
[497] Schaade G. Ergotherapeutische Behandlungsansätze bei Demenz und dem Korsakow-Syndrom. 2. Aufl. Berlin/Heidelberg: Springer; 2016
[498] Schacter DL. Wir sind Erinnerung: Gedächtnis und Persönlichkeit. Hamburg: Rowohlt; 2001
[499] Schädle-Deiniger H, Wegmüller D. Psychiatrische Pflege: Kurzlehrbuch und Leitfaden für Weiterbildung, Praxis und Studium. 3. Aufl. Bern: Hogrefe 2017
[500] Schaeffer D, Moers M. Pflegetheorien. Beispiele aus den USA. Bern: Huber; 2009
[501] Schäfer I, Gast U, Hofmann A, Knaevelsrud C, Lampe A, Liebermann P, Lotzin A, Maeker A, Rosner R, Wöller W. S3-Leitlinie Posttraumatische Belastungsstörung. Berlin/Heidelberg: Springer; 2019
[502] Scharfetter CH. Allgemeine Psychopathologie. 7. Aufl. Stuttgart: Thieme; 2017
[503] Schäufele M, Kohler L, Hendlmeier I et al. Prevalence of dementia and medical care in German nursing homes: a nationally representative survey. Psychiatr Prax 2013; 40: 200–206
[504] Scherder E, Herr K, Pickering G et al. Pain in dementia. Pain 2009; 145: 276–278
[505] Scheule R. „Manni ohne Mantel" klinischen Fallberatungen dominiert die sogenannte Prinzipienethik. Ist das gut? Eine fallbezogene Anfrage. Blick in die Wissenschaft 2018; 37: 21–25
[506] Schilder M. Lebensgeschichtliche Erfahrungen in der stationären Altenpflege. Bern: Huber; 2007
[507] Schilder M, Brandenburg H. Transkulturelle Pflege. Stuttgart: Kohlhammer; 2020
[508] Schindler U. Die Pflege demenziell Erkrankter neu erleben. Mäeutik im Praxisalltag. Hannover: Vincentz; 2003
[509] Schmidt D. Demenz & Sexualität im Pflegealltag aus LSBTI* Perspektive (2019). Im Internet: https://www.deutsche-alzheimer.de/fileadmin/alz/pdf/2019_09_05_Fachtagung_Demenz_Sexualit%C3%A4t_Vortrag_Schmidt.pdf; Stand: 24.11.2020
[510] Schmidt-Hackenberg U. Wahrnehmen und Motivieren. 4. Aufl. Hannover: Vincentz; 2010
[511] Schmidtke K, Otto M. Alzheimer-Demenz. In: Wallesch C, Förstl H, Hrsg. Demenzen. 3. Auflage. Stuttgart: Thieme; 2017: 203–227
[512] Schmiedgen St, Nitschke B, Schädle-Deiniger H, Schoppmann S. Psychiatrie. Stuttgart: Kohlhammer; 2014
[513] Schneider A, Bartels C. Altersdepression. In: Jessen F, Hrsg. Handbuch Alzheimer-Krankheit. Berlin: DeGruyter; 2018: 391–425
[514] Schneider K. Klinische Psychopathologie. Stuttgart: Thieme; 1967
[515] Schnell W. Die Delegation von Infusionen und Blutentnahmen auf nichtärztliches Personal – ein Dauer-Rechtsproblem im Bereich der vertikalen Arbeitsteilung (2018). Im Internet: http://www.wernerschell.de/Rechtsalmanach/Diagnostik%20und%20Therapie/delegation.php; Stand: 24.11.2020
[516] Schreier M. Nationale Pflegeassessmentgruppe Deutschland: Positionspapier der nationalen Pflegeassessmentgruppe Deutschland zur Grundsatzstellungnahme „Ernährung und Flüssigkeitsversorgung älterer Menschen". Pflegezeitschrift 2005; 7
[517] Schreier M, Bartholomeyczik S. Mangelernährung bei alten und pflegebedürftigen Menschen. Ursachen und Prävention aus pflegerischer Perspektive. Hannover: Schlütersche; 2004
[518] Schrems B. Der Prozess des Diagnostizierens in der Pflege. Wien: Facultas; 2003
[519] Schrems B. Verstehende Pflegediagnostik. Wien: Fakultas Universitätsverlag; 2008
[520] Schuler MH, Hrsg. Schmerztherapie beim älteren Menschen. Berlin: DeGruyter; 2016
[521] Schulte D. Atemstimulierende Einreibung (ASE). I care Pflege. 2. überarbeitete Auflage. Stuttgart: Thieme; 2020
[522] Schuster P. Logopädie im Arbeitsfeld Demenz. Herausforderungen und Chancen – Aufgaben und Kompetenzen. Forum Logopädie 2016; 30f
[523] Schwalbe O, Freiberg I, Kloft C. Die Beers Liste. Ein Instrument zur Optimierung der Arztneimitteltherapie geriatrischer Patienten (2007). Im Internet: https://www.bcp.fu-berlin.de/pharmazie/faecher/klinische_pharmazie/arbeitsgruppe_kloft/materialien/Beers-Liste.pdf; Stand: 24.11.2020
[524] Schwärzer F, Hautzinger M. Verhaltenstherapie. In: Kasper S, Volz HP, Hrsg. Psychiatrie und Psychotherapie compact: Das gesamte Facharztwissen. Stuttgart: Thieme; 2014: 400–410
[525] Schweizerisches Gesellschaft für Ernährung. D-A-CH-Referenzwerte. Im Internet: http://www.sge-ssn.ch/grundlagen/lebensmittel-und-naehrstoffe/naehrstoffempfehlungen/dachreferenzwerte/; Stand: 24.11.2020
[526] Schwulenberatung Berlin. Vielfalt in der Pflege. Ein Praxisleitfaden für stationäre und ambulante Dienste (2020). Im Internet: https://uploads-ssl.webflow.com/5e611da6df9df8352cedce45/5f58ce231ff7fca7045dce38_SchwuBe_Leitfaden_Online.pdf; Stand: 24.11.2020
[527] Segal ZV, Williams JMG, Teasdale JD. Achtsamkeitsbasierte Kognitive Therapie der Depression: ein neuer Ansatz zur Rückfallprävention. Tübingen: DGVT; 2008
[528] Seitz N-N, John L, Atzendorf J et al. Kurzbericht Epidemiologischer Suchtsurvey 2018. Tabellenband: Alkoholkonsum, episodisches Rauschtrinken und Hinweise auf Konsumabhängigkeit und -missbrauch nach Geschlecht und Alter im Jahr 2018. München: IFT Institut für Therapieforschung; 2019
[529] Selg H, Mees U, Berg D. Psychologie der Aggressivität. Göttingen: Hogrefe; 1997
[530] Senaratna CV, Perret JL, Lodge CJ et al. Prevalence of obstructive sleep apnea in the general population: A systematic review. Sleep Med Rev. 2017; 34: 70–81
[531] Sheikh JI, Yesavage JA. Geriatric Depression Scale (GDS): Recent evidence and development of a shorter version. In: Brink TL, Hrsg. Clinical Gerontology: A Guide to Assessment and Intervention. New York: The Haworth Press; 1986: 165–173
[532] Shell Deutschland Holding, Hrsg. Jugend 2019. Eine Jugend meldet sich zu Wort. Weinheim: Beltz; 2019
[533] Shulman KI, Shedletsky R, Solver IL. The challenge of time: Clock-drawing and cognitive function in the elderly. Intl J Geriatr Psychiatry 1986; 1: 124f

[534] Siegmund-Schultze N. Polypharmakotherapie im Alter: Weniger Medikamente sind oft mehr. Dtsch Arztebl 2012; 109: A-418/B-360/C-356

[535] Simpson H. Pflege nach Peplau. Freiburg i.Br.: Lambertus; 1997

[536] Sinclair S, Chochinov HM. The role of chaplains within oncology interdisciplinary teams. Curr Opin Support Palliat Care 2012 Jun; 6: 259–268

[537] Sirsch E. Entscheidungsfindung zum Schmerzassessment bei Menschen mit Demenz im Krankenhaus – Vom Problem zum Konzept See-Pain. Weinheim: Belz Juventa; 2020

[538] Sirsch E, Gnass I, Fischer T. Diagnostik von Schmerzen im Alter: Perspektiven auf ein multidimensionales Phänomen. Schmerz 2015; 29: 339–348

[539] Sirsch E, Perrar K. Schmerz erkennen und behandeln. Informationsblatt 19 der DAlzG (2015). Im Internet: https://www.deutsche-alzheimer.de/fileadmin/alz/pdf/factsheets/infoblatt18_schmerz_erkennen_dalzg.pdf; Stand: 24.11.2020

[540] Smeding R, Aulbert E. Trauer und Trauerbegleitung in der Palliativmedizin. In: Aulbert E, Zech D, Hrsg. Lehrbuch der Palliativmedizin. 3. Aufl. Stuttgart: Schattauer; 2011: 1177–1188

[541] Smeding R, Heitkönig-Wilp M. Trauer erschließen – eine Tafel der Gezeiten. Wuppertal: Hospiz Verlag; 2010

[542] SOCIUM Forschungszentrum Ungleichheit und Sozialpolitik, Institut für Public Health und Pflegeforschung (IPP), Institut für Arbeit und Wirtschaft (iaw), Kompetenzzentrum für Klinische Studien Bremen (KKSB), Hrsg. Zweiter Zwischenbericht – Finale Version zur Abnahme durch den Auftraggeber – im Projekt Entwicklung eines wissenschaftlich fundierten Verfahrens zur einheitlichen Bemessung des Personalbedarfs in Pflegeeinrichtungen nach qualitativen und quantitativen Maßstäben gemäß § 113c SGB XI (PeBeM; 2020). Im Internet: https://www.gs-qsa-pflege.de/wp-content/uploads/2020/02/2.-Zwischenbericht-Personalbemessung-§-113c-SGB-XI.pdf; Stand: 24.11.2020

[543] Sommer F, Baake N, Kollmeier CH et al. Veränderungen im Alter – Muskel und Skelettsystem. In: Jacobi G, Biesalski HK, Gola U, Huber J, Sommer F, Hrsg. Kursbuch Anti-Aging. Stuttgart: Thieme; 2004: 133–139

[544] Sowinski C et al. Theoriegeleitetes Arbeiten in Ausbildung und Praxis. Ein Baustein zur Qualitätssicherung in der Altenpflege. Forum 24. Köln: Kuratorium Deutsche Altershilfe; 1997

[545] Spangler G. Kollegiale Beratung. Heilsbronner Modell zur kollegialen Beratung. 2. Aufl. Nürnberg: Mabase; 2012

[546] Specht-Tomann M. Biografiearbeit. 3. Aufl. Berlin/ Heidelberg: Springer; 2018

[547] Speck O. In Würde alt werden. In: Bundesvereinigung Lebenshilfe für Menschen mit geistiger Behinderung e. V., Hrsg. Persönlichkeit und Hilfe im Alter, zum Alterungsprozess bei Menschen mit geistiger Behinderung. Marburg: Lebenshilfe; 2000

[548] Stangl W. Lernen am Modell – Albert Bandura – Modelllernen. Werner Stangls Arbeitsblätter. Im Internet: https://arbeitsblaetter.stangl-taller.at/LERNEN/Modelllernen.shtml; Stand: 24.11.2020

[549] Statista. Europäische Union. Altersstruktur von 2009 bis 2019. Im Internet: https://de.statista.com/statistik/daten/studie/248980/umfrage/altersstruktur-in-der-europaeischen-union-eu/; Stand: 24.11.2020

[550] Statistisches Bundesamt (Destatis). Bevölkerungsvorausberechnung Ergebnisse der 14. koordinierten Bevölkerungsvorausberechnung (2019a). Im Internet: https://www.destatis.de/DE/Themen/Gesellschaft-Umwelt/Bevoelkerung/Bevoelkerungsvorausberechnung/Tabellen/variante-1-2-3-altersgruppen.html;jsessionid=238D4C6AC3894AD6AB63C5E2F293C8F1.internet8732; Stand: 24.11.2020

[551] Statistisches Bundesamt (Destatis). Jede vierte Person in Deutschland hatte 2018 einen Migrationshintergrund (2019b). Im Internet: https://www.destatis.de/DE/Presse/Pressemitteilungen/2019/08/PD19_314_12511.html; Stand: 08.09.2020

[552] Statistisches Bundesamt (Destatis). Pflege. Im Internet: https://www.destatis.de/DE/Themen/Gesellschaft-Umwelt/Gesundheit/Pflege/_inhalt.html; Stand: 20.11.2020a

[553] Statistisches Bundesamt (Destatis). Personen mit Migrationshintergrund. Im Internet: https://www.destatis.de/DE/Themen/Gesellschaft-Umwelt/Bevoelkerung/Migration-Integration/Methoden/Erlauterungen/migrationshintergrund.html; Stand: 24.11.2020b

[554] Statistisches Bundesamt (Destatis). Todesursachen Suizid. Im Internet: https://www.destatis.de/DE/Themen/Gesellschaft-Umwelt/Gesundheit/Todesursachen/Tabellen/suizide.html; Stand: 22.11.2020c

[555] Steinert T, Hirsch S. S3-Leitlinie Verhinderung von Zwang: Prävention und Therapie aggressiven Verhaltens bei Erwachsenen. Berlin/Heidelberg: Springer; 2019

[556] Stengel F. Heitere Gedächtnisspiele. Stuttgart: memo; 1997

[557] Stengel F. Heitere Gedächtnisspiele im Großdruck. Bd. 1 Stuttgart: memo; 1998

[558] Stengel F, Ladner-Merz S. Merken, Denken, Erinnern. Kognitives Training nach der Stengel-Methode. 4. Aufl. Stuttgart: memo; 2019

[559] Stiftung ZQP (Zentrum für Qualität in der Pflege). Bewegungsförderung. Im Internet: https://www.zqp.de/bewegungsfoerderung-pflege/; Stand: 24.11.2020

[560] Stoppe G. Diagnose und Differenzialdiagnose der Demenzerkrankungen. In: Wächtler C, Hrsg. Demenzen. 2. Aufl. Stuttgart: Thieme; 2003: 24f

[561] Stoppe G. Demenz. München: Reinhardt Verlag; 2006

[562] Störmer N. Trivialisierungen und Irrationalismen in der pädagogisch-therapeutischen Praxis. Behindertenpädagogik 1987; 2: 157f

[563] Strauss A, Corbin J. Grounded Theory: Grundlagen Qualitativer Sozialforschung. Weinheim: Psychologie Verlags Union; 1996

[564] Strøm BS, Ytrehus S, Grov E-K. Sensory stimulation for persons with dementia: a review of the Literature. Journal of Clinical Nursing, 2016; 25: 1805–1834

[565] Stuhlmann W. Demenz braucht Bindung: Wie man Biographiearbeit in der Altenpflege einsetzt. 3. Aufl. München: Reinhardt; 2018

[566] Synofzik M. PEG-Ernährung bei fortgeschrittener Demenz: eine evidenzgestützte ethische Analyse. Nervenarzt 2007; 78: 418–428

[567] Tagay S, Linder M. Delayed-Onset PTSD bei älteren Menschen. In: Klöppel St, Jessen F, Hrsg. Praxishandbuch Gerontopsychiatrie und -psychotherapie. 2. Aufl. München: Elsevier; 2021: 299–304

[568] Tagay S, Schlottbohm E, Lindner M. Posttraumatische Belastungsstörung. Diagnostik, Therapie und Prävention. Stuttgart: Kohlhammer; 2016

[569] Taulbee LR, Folsom JC. Reality orientation for geriatric patients. Hosp Community Psychiatry 1966; 17: 133–135

[570] Teising M. Die Pflegebeziehung – Psychodynamische Überlegungen. Pflege 2004; 17: 312f

[571] Theunissen G. Alte Menschen mit geistiger Behinderung und Demenz: Handlungsmöglichkeiten aus pädagogischer Sicht. In: Bundesvereinigung Lebenshilfe für Menschen mit geistiger Behinderung e. V., Hrsg. Persönlichkeit und Hilfe im Alter: Zum Alterungsprozess bei Menschen mit geistiger Behinderung. Marburg: Lebenshilfe; 2000

[572] Thomas C. Epidemilogie. In: Hewer W, Thomas C, Drach LM, Hrsg. Delir beim alten Menschen: Grundlagen – Diagnostik – Therapie – Prävention. Stuttgart: Kohlhammer; 2016a: 46–50

[573] Thomas C. Syndromale Diagnostik. In: Hewer W, Thomas C, Drach LM, Hrsg. Delir beim alten Menschen: Grundlagen – Diagnostik – Therapie – Prävention. Stuttgart: Kohlhammer; 2016b: 85–112

[574] Thomas C, Weller S. Prävention. In: Hewer W, Thomas C, Drach LM, Hrsg. Delir beim alten Menschen: Grundlagen – Diagnostik – Therapie – Prävention. Stuttgart: Kohlhammer; 2016: 209–238

[575] Thomas C, Kreisel SH, Oster P et al. Diagnosing delirium in older hospitalized adults with dementia: adapting the confusion assessment method to international classification of diseases, tenth revision, diagnostic criteria. J Am Geriatr Soc 2012; 60: 1471–1477

[576] Thomas HN, Hess R, Thurston RC. Correlates of Sexual Activity and Satisfaction in Midlife and Older Women. Ann Fam Med 2015; 4: 336–342

[577] Tranklage E. Gedächtnistraining für Seniorengruppen. Weinheim: Beltz; 2001

[578] Treede R D, Rief W, Barke A et al. Chronic pain as a symptom or a disease: the IASP Classification of Chronic Pain for the International Classification of Diseases (ICD-11). Pain 2019; 160: 19–27

[579] Trilling A, Bruce E, Hodgson S, Schweitzer P. Erinnerungen pflegen. Unterstützung und Entlastung für Pflegende und Menschen mit Demenz. Hannover: Vincentz; 2001

[580] Tschirner K. Erinnerungsreisen: Lebendige Vergangenheit trotz Demenz. Ergotherapie und Rehabilitation 2003; 9f

[581] UBC-Zentrum für Alterns-und Pflegeforschung und UBC-Zentrum für Sozialpolitik. Modellhafte Pilotierung von Indikatoren in der stationären Pflege (MoPIP) (SV14–9015). Im Internet: https://www.gkv-spitzenverband.de/media/dokumente/pflegeversicherung/qualitaet_in_der_pflege/indikatoren/20170320_Erganzt_Abschlussbericht_MoPIP_Universitat_Bremen.pdf; Stand: 26.11.2020

[582] United Nations (UN). Migration. Im Internet: https://www.un.org/en/sections/issues-depth/migration/index.html; Stand: 24.11.2020

[583] Universität Heidelberg. Forta – Fit for the Aged. Im Internet: https://www.umm.uni-heidelberg.de/klinische-pharmakologie/forschung/forta-projekt-deutsch/; Stand: 24.11.2020

[584] Universitätsspital Basel. Praxisentwicklung Pflege Programm Delirmanagement Pflege. Im Internet: https://www.unispital-basel.ch/ueber-uns/ressorts/pflege-mtt/ueber-uns/abteilungen/praxisentwicklung-pflege/aufgabenangebot/advanced-nursing-practice-anp/programm-delirmanagement-pflege/; Stand: 24.11.2020

[585] van den Block L. Palliative care for older people: a public health perspective. Oxford: Oxford Univ. Press; 2015

[586] van der Kooij C. Das mäeutische Pflege- und Betreuungsmodell: Darstellung und Dokumentation 2. Aufl. Bern: Hogrefe; 2017

[587] van der Steen JT. Dying with dementia: What we know after more than a decade of research, J Alzheimers Dis 2010; 22: 37–55

[588] van der Steen JT, Di Giulio P, Giunco F et al. Pneumonia in Nursing Home Patients With Advanced Dementia: Decisions, Intravenous Rehydration Therapy, and Discomfort. End of Life Observatory–Prospective Study on DEmentia Patients Care (EoLO-PSODEC) Research Group. Am J Hosp Palliat Care 2018; 35: 423–430

[589] van der Steen JT, Radbruch L, Hertogh C et al. White paper defining optimal palliative care in older people with dementia: A Delphi study and recommendations from the European Association for Palliative Care. Palliat Med 2014; 28: 197–209

[590] van Weert JCM. Multi-Sensory Stimulation in 24-hour Dementia Care. Utrecht: NIVEL; 2004

[591] Vandervoort, A, van den Block L, van der Steen JT et al. Nursing home residents dying with dementia in Flanders, Belgium: A nationwide postmortem study on clinical characteristics and quality of dying. Journal of the American Medical Directors Association 2013; 14: 485–492

[592] Verein Deutscher Ingenieure (VDI). VDI/VDE 6008 Blatt 3, Barrierefreie Lebensräume – Möglichkeiten der Elektrotechnik und Gebäudeautomation (2014). Im Internet: https://www.vdi.de/richtlinien/details/vdivde-6008-blatt-3-barrierefreie-lebensraeume-moeglichkeiten-der-elektrotechnik-und-gebaeudeautomation; Stand: 24.11.2020

[593] Verlag Konradshöhe GmbH. Wohnen im Alter: betreut oder allein? (2017). Im Internet: https://www.senioren-ratgeber.de/altersgerecht-wohnen; Stand: 24.11.2020

[594] Vincentz Network. Ab 2016 gilt die neue ISO 9001: Was sich im Qualitätsmanagement ändert (2016). Im Internet: http://www.altenheim.net/Infopool/Nachrichten/Qualitaet/Ab-2016-gilt-die-neue-ISO-9001-Was-sich-im-Qualitaets-management-aendert; Stand: 24.11.2020

[595] von Arnim Ch. Ernährung. In: Jessen F. Handbuch Alzheimer-Krankheit. Berlin: DeGruyter; 2018: 521–528

[596] Vossmann U, Geyer D. Abhängigkeitserkrankungen im Alter. Therapeutische Erfahrungen mit älteren Patienten. Zeitschrift für Gerontopsychologie und -psychiatrie 2006; 4: 221f

[597] Wallesch CW, Förstl H. Klinische Diagnostik. In: Wallesch CW, Förstl H, Hrsg. Demenzen. 3. Aufl. Stuttgart: Thieme; 2017a: 128–135

[598] Wallesch CW, Förstl H. Demenz mit Lewy-Körperchen. In: Wallesch CW, Förstl H, Hrsg. Demenzen. 3. Aufl. Stuttgart: Thieme; 2017b: 228–232

[599] Wang W, Sun G, Feng T et al. Sodium oligomannate therapeutically remodels gut microbiota and suppresses gut bacterial amino acids-shaped neuroinflammation to inhibit Alzheimer's disease progression. Cell Research 2019; 29: 787–803

[600] Web4health. Anpassungsstörung Patienteninformation. Im Internet: https://web4health.info/de/answers/soma-adj-start.htm; Stand: 22.11.2020

[601] Wei LA et al. The Confusion Assessment Method: a systematic review of current usage. Journal of the American Geriatrics Society 2008; 56: 823–830

[602] Werdenfelser Weg GbR. Idee (2020a). Im Internet: https://www.werdenfelser-weg-original.de/idee/; Stand: 24.11.2020

[603] Werdenfelser Weg GbR. Regionale Verbreitung (2020b). Im Internet: https://www.werdenfelser-weg-original.de/idee/regionale-verbreitung/; Stand: 24.11.2020

[604] Wetzstein V. Diagnose Alzheimer. Grundlagen einer Ethik der Demenz. Frankfurt/Main: Campus; 2005

[605] Weyer G, Hrsg. Internationale Skalen für Psychiatrie. Collegium Internationale Psychiatriae Scalarum. Göttingen: Beltz; 2005

[606] Weyerer S, Schäufele M, Hendlmeier I. Lebens- und Betreuungsqualität demenzkranker Menschen in der besonderen stationären Betreuung in Hamburg (2005). Im Internet: https://dg-pflegewissenschaft.de/wp-content/uploads/2017/06/PG-2-2005-Weyerer.pdf; Stand: 24.11.2020

[607] Whitehouse PJ, George D. Mythos Alzheimer. Bern: Huber; 2009

[608] Wiese CHR, Bartels U, Geyer A et al. Göttinger Palliativkrisenbogen: Verbesserung der notfallmedizinischen Versorgung von ambulanten Palliativpatienten Deutsche Medizinische Wochenzeitschrift 2008; 133: 972–976

[609] Wilz G, Reiter C, Risch AK. Akzeptanz und Commitment Therapie im Alter: Therapeutisches Vorgehen und klinische Erfahrungen. Psychotherapie im Alter 2017; 14: 83–95

[610] Wingenfeld K, Stegbauer C, Willms G et al. Entwicklung der Instrumente und Verfahren für Qualitätsprüfungen nach §§ 114 ff. SGB XI und die Qualitätsdarstellung nach § 115 Abs. 1a SGB XI in der stationären Pflege (2018). Im Internet: https://www.gs-qsa-pflege.de/wp-content/uploads/2018/10/20180903_Entwicklungsauftrag_stationär_Abschlussbericht.pdf; Stand: 24.10.2020

[611] Winkler M. Anpassungsstörungen. Im Internet: http://web4health.info/de/answers/soma-adj-start.htm; Stand: 25.11.2020

[612] Wittchen HU, Hoyer J. Klinische Psychologie & Psychotherapie. Berlin/Heidelberg. Springer; 2011

[613] Wojnar J. Besondere Betreuung Demenzkranker in Hamburg. Unveröffentlichtes Manuskript, o. J

[614] Wojnar J. Die Welt der Demenzkranken – Leben im Augenblick. Hannover: Vincentz; 2007

[615] Wolfersdorf M, Schüler M. Depression im Alter. Stuttgart: Kohlhammer; 2005

[616] Wolff S. Pflegebeziehung und Interaktion. In: Sauter D, Abderhalden C, Needham I, Wolff S, Hrsg. Lehrbuch Psychiatrische Pflege. 3. Aufl. Bern: Huber; 2011a: 309–346

[617] Wolff S. Verwirrtheit. In: Sauter D, Abderhalden C, Needham I, Wolff S, Hrsg. Lehrbuch Psychiatrische Pflege. 3. Aufl. Bern: Huber; 2011b; 1062–1085

[618] Wolter DK. Alkohol-assoziierte kognitive Beeinträchtigungen. Editorial: Sucht im Alter. Zeitschrift für Gerontopsychologie und -psychiatrie 2006; 4: 189f

[619] Wolter DK. Sucht im Alter – Altern und Sucht, Grundlagen, Klinik, Verlauf und Therapie, Stuttgart: Kohlhammer; 2011

[620] Wolter DK. Skala zur Eignung von Patienten für eine längerfristige Opioidbehandlung (DIRE) (2015). Im Internet: https://dggpp.de/arbeitsmaterialien/docs/sucht/DIRE-Skala.pdf; Stand: 24.11.2020

[621] Wolter-Henseler DK. Therapeutische Strategien beim Altersalkoholismus. In: Kretschmar C et al., Hrsg. Angst – Sucht – Anpassungsstörungen im Alter. Düsseldorf: Deutsche Gesellschaft für Gerontopsychiatrie und -psychotherapie; 2000: 606f

[622] Wood P. Psychopharmacology in the elderly. In: Jacoby R, Oppenheimer C, Hrsg. Psychiatry in the Elderly, 3. Aufl. Oxford: Oxford University Press; 2002: 286f

[623] Woods RT. Psychologische Therapie bei fortgeschrittener Demenz. In: Maercker A, Hrsg. Alterspsychotherapie und klinische Gerontopsychologie. Berlin/Heidelberg: Springer; 2015: 337–346

[624] World Health Organization (WHO). The World Health Organization Quality of Life assessment (WHOQOL): position paper from the World Health Organization. Soc Sci Med 1995; 41: 1403–1409

[625] World Health Organization (WHO). International classification of functioning, disability and health (2001). Im Internet: https://apps.who.int/gb/archive/pdf_files/WHA54/ea54r21.pdf; Stand: 23.11.2020

[626] World Health Organization (WHO). WHO Definition of Palliative Care (2002). Im Internet: http://www.who.int/cancer/palliative/definition/en/; Stand: 15.10.2020

[627] World Health Organisation (WHO). Dementia: a public health priority (2012). Im Internet: https://www.who.int/mental_health/publications/dementia_report_2012/en/; Stand: 24.11.2020

[628] Wortmann M. Die Lebenslage älterer lesbischer Frauen in Deutschland. Annäherung an ein verdrängtes Thema. Berlin: trafo; 2005

[629] Yang M, Lin L, Wu S et al. Comparison of the efficacy of aroma-acupressure and aromatherapy for the treatment of dementia-associated agitation. BMC Complement Altern Med 2015; 15: 93

[630] Yesavage JA, Brink TL, Rose TL et al. Development and validation of a geriatric depression screening scale: A preliminary report. Journal of Psychiatric Research 1983; 17: 37–49

[631] Zander M. Behindert alt werden – spezifische Lebenslagen und Bedarfe: Expertise zum Siebten Altenbericht der Bundesregierung (2016). Im Internet: https://www.siebter-altenbericht.de/fileadmin/altenbericht/pdf/Expertise_Zander.pdf; Stand: 24.11.2020

[632] Zaworka W, Hand I, Jauernig G, Lünenschloß K. Hamburger Zwangsinventar. Fragebogen zur Erfassung von Zwangsgedanken und Zwangsverhalten. Göttingen: Hofgrefe; 1983

[633] Zegelin A. Festgenagelt sein: Der Prozess des Bettlägerigwerdens. 2. Aufl. Bern: Huber; 2013

[634] Zegelin A. Beweggründe Schaffen. Die Schwester der Pfleger 2017; 10: 40f

[635] Zentrum für Qualität in der Pflege (ZQP). Migration und Pflege. Im Internet. https://www.zqp.de/migration-pflege/; Stand: 24.11.2020

[636] Zentrum für Qualität in der Pflege. ZQP-Report: Pflege und digitale Technik. Berlin: ZQP; 2019

[637] Zhuang J, Zhan Y, Zhang F et al. Self-reported insomnia and coronary heart disease in the elderly. Clin Exp Hypertens 2016; 38: 51–55

[638] Zielke-Nadkarnie A. Bedürfnisse individuell erfassen. Pflegezeitschrift 2006; 4: 211f

[639] Zimber A. Pflegen fängt bei sich selbst an: Individuelle Gesundheitsförderung im Überblick. In: Berger G et al., Hrsg. Erfolgsfaktor Gesundheit. Handbuch zum betrieblichen Gesundheitsmanagement, Teil 2. Hannover: Vincentz; 2006

[640] Zwakhalen SM, van der Steen JT, Najim MD. Which Score Most Likely Represents Pain on the Observational PAINAD Pain Scale for Patients with Dementia? J Am Med Dir Assoc 2012; 13: 384–389

Sachverzeichnis

A

B

C

D

E

F

G

H

L

M

Q

R

S